D1723487

100 Jahre
Deutsche Gesellschaft
für Unfallchirurgie

DGU 1922–2022

Festschrift anlässlich
des 100-jährigen Bestehens

Geschichte – Bilanz – Zukunft

Herausgegeben von
Hans Zwipp und Hans-Jörg Oestern

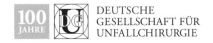

Unseren
Wegbereitern
Gründern
Kümmerern

100 Jahre Deutsche Gesellschaft für Unfallchirurgie

DGU 1922–2022

Festschrift anlässlich
des 100-jährigen Bestehens

Geschichte – Bilanz – Zukunft

Herausgegeben von
Hans Zwipp und Hans-Jörg Oestern

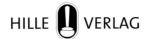

HILLE VERLAG

Bibliografische Information der Deutschen Nationalbibliothek
Die Deutsche Nationalbibliothek verzeichnet diese Publikation in der Deutschen
Nationalbibliografie; detaillierte bibliografische Daten sind im Internet über
http://dnb.dnb.de abrufbar.

Hans Zwipp und Hans-Jörg Oestern (Hrsg.):
100 Jahre Deutsche Gesellschaft für Unfallchirurgie DGU 1922–2022
Festschrift anlässlich des 100-jährigen Bestehens
Geschichte – Bilanz – Zukunft

Im Auftrag der Deutschen Gesellschaft für Unfallchirurgie e. V.
herausgegeben von Hans Zwipp und Hans-Jörg Oestern

Redaktion: Hans Zwipp und Hans-Jörg Oestern
Layout, Satz: Ines Lehmann, Druckerei & Verlag Fabian Hille, Dresden
Druck: Druckerei Thieme Meißen GmbH
Printed in Germany

ISBN Hardcover 978-3-947654-30-7
ISBN E-Book   978-3-947654-35-2

Inhalt

II. Teil | Bilanz: *DGU – sie ist* 191

Grußwort des Präsidenten der Gesellschaft Deutscher Naturforscher und Ärzte (GDNÄ)

Im Namen der GDNÄ, der Gesellschaft Deutscher Naturforscher und Ärzte, möchte ich der DGU ganz herzlich zum hundertsten Geburtstag gratulieren! Diese hundert Jahre haben die Entwicklung der Unfallchirurgie in ganz besonderer Weise geprägt und ungeheure Fortschritte in der Wissenschaft, klinischen Verfahren und der Versorgung Verletzter gebracht!

Die Geschichte der GDNÄ und der DGU sind auf innige Weise verwoben: 1822 gegründet, ist die GDNÄ die älteste deutsche wissenschaftliche Vereinigung. Mit ihrer ersten Versammlung am 18. September 1822 in Leipzig wurde die GDNÄ zum zentralen Vortrags- und Diskussionsforum für neue Forschungsergebnisse auf allen Gebieten der Naturwissenschaften und der Medizin. Die folgenden Jahre und Jahrzehnte brachten zunehmende Spezialisierungen mit sich. Schon 1828 schuf deshalb Alexander von Humboldt verschiedene Sektionen in der GDNÄ, aus denen sich später zahlreiche Fachgesellschaften bildeten.

Auf eben diese Weise hat sich auch die Unfallchirurgie Ende des 19. Jahrhunderts zunächst in der GDNÄ als „Abteilung für Unfallheilkunde" organisiert. Es stellte sich aber bald heraus, dass dieser Rahmen für eine eigenständige Entwicklung zu eng war. Die Tagung zum 100sten Geburtstag der GDNÄ an ihrem Gründungsort Leipzig war deshalb konsequenterweise die Geburtsstunde der DGU: Am 23. September 1922 erblickte sie mit über hundert Teilnehmern in der Universität Leipzig als „Deutsche Gesellschaft für Unfallheilkunde, Versicherungs- und Versorgungsmedizin" das Licht der Welt. Nach einer kurzen Zeit der Blüte in der Weimarer Republik erlebte die DGU in der Zeit des Nationalsozialismus dunkle Jahre, die auf Initiative von Jürgen Probst vor einigen Jahren vorbildlich reflektiert wurden. Nach dem Zweiten Weltkrieg musste sie neu gegründet werden und gelangte aus bescheidenem Neuanfang in den folgenden Jahrzehnten zu ihrer heutigen Bedeutung.

In den hundert Jahren ihres Bestehens hat die DGU in ihren verschiedenen Facetten und unter wechselnden Namen das Fach wissenschaftlich und klinisch entwickelt. Sie hat die Weiterbildung erst innerhalb der Chirurgie, dann zunehmend eigenständig und schließlich in enger Kooperation mit der Orthopädie konzipiert und für die Implementierung entsprechender Curricula gesorgt. Sie hat die Etablierung von Lehrstühlen an allen medizinischen Fakultäten erreicht und durch Leitlinien und den Aufbau überregionaler Netzwerke und Strukturen die Versorgung von Trauma-Patienten beispielhaft organisiert. Im September 2022 feiern nun beide Gesellschaften an ihrem Gründungsort Leipzig ihre runden Geburtstage. Die GDNÄ wünscht der DGU, dass sie die weitere Entwicklung des Faches auch in den kommenden hundert Jahren prägen und gestalten wird und freut sich über die fortbestehende Verbundenheit!

Prof. Dr. med. Martin Lohse
Präsident der GDNÄ

Grußwort der Rektorin der Universität Leipzig

„Ein wissenschaftlicher Kongress von imposantem Ausmaß" – heißt es über die Versammlung der Gesellschaft Deutscher Naturforscher und Ärzte (GDNÄ) in den Rektoratsreden im Jahresbericht der Universität Leipzig 1921/1922. Sie bildete anlässlich ihres hundertjährigen Jubiläums den Rahmen für die Gründung der Deutschen Gesellschaft für Unfallchirurgie (DGU) am 23. September 1922 im Auditorium der Universität Leipzig. Die Chirurgie-Hochburg Leipzig mit Thiersch, Trendelenburg, Perthes und Payr steht für das Leitbild der 1409 gegründeten Alma Mater Lipsiensis „Aus Tradition Grenzen überschreiten". Dies galt von jeher der Förderung von Freiheit in Forschung und Lehre sowie dem Erfindungs-und Gründungsgeist. Leipzig, seit 1190 die Stadt mit einer der ältesten Messen der Welt, ist ein historisches Zentrum für Wirtschaft, Handel und Kultur. Sie ist insbesondere auch bekannt für den Buchdruck, Buchhandel mit großem Verlagswesen besonders im medizinischen Bereich.

Auf dem Humboldt'schen Bildungsideal fußend und dem Prinzip der klassischen Volluniversität verpflichtet gehört die Universität Leipzig zu den Treibern und Trägern der Wissensgesellschaft. So haben wir heute einen Standort der Universitätsmedizin Leipzig, an dem der interdisziplinäre Diskurs jeden Tag sichtbar ist. Mit rund 50 Instituten, selbstständigen Abteilungen und Kliniken zählt die Leipziger Universitätsmedizin bundesweit zu einer der größten Einrichtungen.

Wir stehen als Alma Mater für Tradition und für exzellente Forschung und Lehre. So feiert 2022 die GDNÄ als älteste und größte interdisziplinäre wissenschaftliche Vereinigung Deutschlands ihr 200-jähriges Bestehen an ihrem Gründungsort Leipzig. Auch die Deutsche Gesellschaft für Chirurgie (DGCH) mit ihren zehn Säulen der chirurgischen Fachgesellschaften ist in ihrem 150. Gründungsjahr mit ihrem Kongress in Leipzig zu Gast. Ebenso feiert auf den Tag genau am 23. September 2022 die DGU ihren 100. Gründungstag in Leipzig, was Anlass zur vorliegenden Festschrift wurde. An diese Gründung erinnern bereits seit fast fünf Jahren 36 Stolpersteine und zwei Stolperschwellen vor dem Haupteingang zum Universitätsklinikum Leipzig in der Liebigstraße 20. Immerhin waren zahlreiche Gründungsmitglieder der DGU jüdischer Herkunft, an deren Schicksale mit der Teilnahme am größten dezentralen Mahnmal der Welt erinnert wird.

Als Vertreterin der Universität Leipzig gratuliere ich der DGU zum hundertjährigen Bestehen und wünsche mir, dass Sie unserer Alma Mater weiterhin verbunden bleibt.

Prof. Dr. med. Beate Schücking
Rektorin der Universität Leipzig (2011–2022)

Grußwort der Präsidenten der Deutschen Gesellschaft für Chirurgie (DGCH)

Die Deutsche Gesellschaft für Chirurgie und die Deutsche Gesellschaft für Unfallchirurgie haben ihre gemeinsamen Wurzeln in der Gesellschaft für Deutsche Naturforscher und Ärzte (GDNÄ), die 1822 in Leipzig gegründet worden war. Alle drei Gesellschaften feiern 2022 ihre runden Geburtstage, so blickt die GDNÄ als älteste und größte interdisziplinäre Wissenschaftsvereinigung in Deutschland auf ihr 200-jähriges Jubiläum in Leipzig. Die DGCH feiert ihr 150-jähriges Bestehen in Berlin, nachdem die Chirurgen nach 50 Jahren die GDNÄ verließen und 1872 unter Federführung von Bernhard von Langenbeck (1810–1887) ihre eigene Gesellschaft gründeten. Die DGU feiert 2022 am Gründungsort Leipzig, exakt am Gründungstag, den 23. September 1922, ihren 100. Geburtstag. Zeit und Ort waren seinerzeit bewusst gewählt worden, feierte doch dort im September 1922 die GDNÄ in Leipzig ihre 100. Tagung, jene Gesellschaft, die den Altvorderen der Unfallchirurgie wie Carl Thiem (1850–1917) mit der *Abtheilung für Unfallheilkunde* innerhalb der GDNÄ von 1884 bis 1900 eine geistige Heimat geboten hatte.

Die DGCH und DGU haben nicht nur die gleichen Wurzeln, sondern sind im Wesentlichen durch chirurgisches Denken und ein gemeinsames Weiterbildungscurriculum verbunden. 1968 wurde innerhalb des Fachgebietes Chirurgie das Teilgebiet Unfallchirurgie etabliert. Nach sechs Jahren gemeinsamen Curriculums und einer teilgebietsspezifischen Weiterbildungszeit von nochmals zwei Jahren konnte jetzt der Schwerpunkt Unfallchirurgie erworben werden. 1992 wurde die Weiterbildungszeit für Chirurgie auf fünf Jahre reduziert, während gleichzeitig für die sich anschließenden Schwerpunkte der Chirurgie, wie auch für die Unfallchirurgie, die Weiterbildungszeit auf drei Jahre erhöht wurde.

Bei sich verknappenden Ressourcen in der Gesundheitsvorsorge um die Jahrtausendwende wurden nach Sondierungsgesprächen in Marburg zwischen originären Unfallchirurgen und Orthopäden Wege für einen gemeinsamen, neuen Facharzt gesucht. Von der Bundesärztekammer wurde 2003 das neue Fach für Orthopädie und Unfallchirurgie innerhalb der Chirurgie eingeführt, eine neue Facharztausbildung für Orthopädie und Unfallchirurgie von allen Landesärztekammern bis 2005 umgesetzt. Zwei bis drei Jahre sind noch im Curriculum mit der Chirurgie verknüpft. DGU als auch DGOOC sind heute zwei von insgesamt zehn Fachgesellschaften, die sich im Rahmen der Spezialisierung des Chirurgischen Fachgebietes neben oder aus der DGCH heraus entwickelt haben, jedoch weiterhin unter dem Dach der DGCH vereint sind.

Die Deutsche Gesellschaft für Chirurgie spricht der DGU zu ihrem 100-jährigen Jubiläum die allerherzlichsten Glückwünsche aus, verbunden mit der Hoffnung auf eine fortbestehende enge Kooperation, um letztlich die Zukunft beider Fachgesellschaften zu gewährleisten.

Univ.-Prof. Dr. Hauke Lang
Präsident der DGCH 2021/2022

Univ.-Prof. Dr. Andres Seekamp
Präsident der DGCH 2022/2023

Grußwort des Präsidenten der Deutschen Gesellschaft für Orthopädie und Orthopädische Chirurgie (DGOOC)

Es ist mir eine Freude und Ehre, im Namen der Deutschen Gesellschaft für Orthopädie und Orthopädische Chirurgie, der Deutschen Gesellschaft für Unfallchirurgie die herzlichsten Glückwünsche zum 100-jährigen Bestehen übermitteln zu dürfen!

Beide Gesellschaften haben gemeinsame Wurzeln und dieselben Gründerväter. So waren es der orthopädische Chirurg Albert Hoffa aus Würzburg und der unfallchirurgisch tätige Arzt Carl Thiem aus Cottbus, die mit anderen auf der 66. Tagung der Gesellschaft Deutscher Naturforscher und Ärzte (GDNÄ) in Wien 1894 die „Abteilung für Unfallheilkunde" gründeten. Als diese gegen deren Widerstand im Jahr 1900 aufgelöst wurde, weil man die „Berechtigung der Unfallheilkunde als Specialität überhaupt verneine", gründete Albert Hoffa zusammen mit seinem Schüler Alfred Schanz aus Dresden 1901 die Deutsche Gesellschaft für Orthopädische Chirurgie (DGOC). In dieser Gesellschaft setzten sich jedoch die zumeist konservativ tätigen Orthopäden durch und benannten die DGOC 1913 in Deutsche Orthopädische Gesellschaft (DOG) um.

Vier Jahre nach dem Ersten Weltkrieg gelang Walther Kühne, dem Schüler des 1917 verstorbenen Carl Thiem, gemeinsam mit anderen unter der Federführung von Hans Liniger am 23. September 1922 anlässlich der 100-jährigen Tagung der GDNÄ in Leipzig die Gründung der „Deutschen Gesellschaft für Unfallheilkunde, Versicherungs- und Versorgungsmedizin" (DGU). An dieser war zwar nicht der schon 1907 verstorbene Albert Hoffa, wohl aber Alfred Schanz beteiligt. Beide Gesellschaften gingen getrennte Wege, bis 2003 Orthopäden und Unfallchirurgen eine gemeinsame Weiterbildungsordnung entwarfen und 2005 erstmals zusammen ihre Jahrestagungen durchführten. Im Jahr 2008 schließlich gründeten DGU und DGOOC die Deutsche Gesellschaft für Orthopädie und Unfallchirurgie (DGOU).

Der Weg beider Gesellschaften begann also zusammen und wird jetzt seit 2008 gemeinsam fortgesetzt. Seither kennzeichnen eine gemeinsame Berufspolitik, gemeinsame Leitlinien, gemeinsame Fortbildung in der Akademie für Orthopädie und Unfallchirurgie (AOUC), gemeinsame Wissenschaft und Forschung, gemeinsame Preise und Ehrungen sowie eine gemeinsame Nachwuchsförderung in der Summer School die Aktivitäten der DGOU. Dabei haben sich bei aller notwendigen inhaltlichen Diskussion die gemeinsamen Aktivitäten als höchst effektiv und erfolgreich erwiesen. Bei aller Verschiedenheit der Aufgaben steht doch die umfassende Versorgung des verletzten oder erkrankten Menschen im Vordergrund unserer gemeinsamen Bemühungen.

In diesem Sinne beglückwünschen wir die Kollegen der Deutschen Gesellschaft für Unfallchirurgie zum 100. Jubiläum und freuen uns auf die weitere Zusammenarbeit!

Prof. Dr. med. Andreas Halder
Präsident der Deutschen Gesellschaft für Orthopädie und Orthopädische Chirurgie

Grußwort des Präsidenten der Österreichischen Gesellschaft für Unfallchirurgie (ÖGU)

Die Deutsche Gesellschaft für Unfallchirurgie ist uns mit ihrer Struktur, ihrer Qualität und ihrer Umsetzungskompetenz in vielerlei Hinsicht ein großes Vorbild. Die Unfallchirurgie ist im Wandel und die zukünftigen Herausforderungen werden u. a. Ausbildung und Erhaltung der Expertise, die demographische Entwicklung und die kosteneffiziente Strukturierung des Systems sein.

Zum einen liegen im neuen Ausbildungscurriculum, nach Zusammenführung der Fächer Unfallchirurgie (U) und Orthopädie (O) in Österreich, die Schwerpunkte des neuen Faches „Orthopädie und Traumatologie" (O&T) klar in der Behandlung von Verletzungen und Erkrankungen des Bewegungsapparates. Damit werden zukünftig der Fachkompetenz scharfe Grenzen gesetzt. Die Situation vor allem in abgelegenen Krankenhäusern, in denen derzeit die meisten Schädelhirntraumata aller Grade von Unfallchirurgen versorgt werden, zeigt, dass wir in Zukunft Nachteile in der Schwerverletztenbehandlung erwarten müssen. Wie in Deutschland sind wir deshalb bemüht, ein Curriculum für eine Zusatzausbildung „spezielle Unfallchirurgie" zu erstellen. Es gilt dabei dem Polytrauma auch in Zukunft seinen Platz in der Ausbildung zu erhalten.

Zum anderen gilt es jetzt die Interessen der drei Fachgruppen O, U und O&T zu bündeln und diese vor dem Hintergrund eines zukünftig geforderten alleinigen Ansprechpartners für Ministerium und Ärztekammer in einer wissenschaftlichen Gesellschaft zu vereinen.

Die vernetzte Trauma-Versorgung der DGU ist ein weltweit anerkanntes Erfolgskonzept. In den Bundesländern Salzburg und Kärnten wurden bereits zwei grenzüberschreitende Trauma-Netzwerke zertifiziert. Als Grundlage für eine österreichweite Errichtung von Netzwerken mit abgestufter Versorgung, ist es der ÖGU gelungen, die bundesländerübergreifende Bildung von Trauma-Netzwerken im Strukturplan für Gesundheit nach dem Modell der DGU zu verankern. Auch die demographische Entwicklung stellt uns infrastrukturell und konzeptionell vor große Herausforderungen. Bereits 2008 wurde das erste Mal im deutschsprachigen Raum an der Universitätsklinik für Unfallchirurgie in Innsbruck in Österreich ein ‚Zentrum für Altersfrakturen' gegründet. Damit wurde das erste Mal im deutschsprachigen Raum ein traumatologisch-geriatrisches Co-Management-Konzept umgesetzt. Mit der Ausarbeitung eines Weißbuchs, in dem Qualitätskriterien für Altersfrakturzentren festgelegt wurden, setzte folglich die DGU neue Maßstäbe.

Der Blick nach Deutschland war für uns immer lehrreich und lohnend. So freuen wir uns auch in Zukunft über den wechselseitigen Austausch und gratulieren zu 100 Jahren DGU dem Präsidenten, dem Vorstand und allen Mitgliedern recht herzlich.

Privatdozent Dr. med. Vinzenz Smekal, Klagenfurt am Wörthersee
Präsident der ÖGU

Grußwort des Präsidenten der Schweizerischen Gesellschaft für Traumatologie und Versicherungsmedizin (SGTV)

Liebe KollegInnen der DGU,

wir danken herzlich für die Ehre, ein Grusswort zu Ihrem Jubiläum «100 Jahre DGU» zu verfassen. Hundert Jahre sind eine lange Zeit, erst recht in einer sich immer schneller wandelnden Gesellschaft und auch Medizin. Gerne erinnert sich die SGTV, damals noch Schweizerische Gesellschaft für Unfallmedizin und Berufskrankheiten, SGUB, an die gemeinsame Vergangenheit mit den deutsch-österreichisch-schweizerischen Unfalltagungen, die in einem bestimmten Jahresrhythmus 1972 auf Initiative von M. E. Müller in Bern ins Leben gerufen wurden. Es folgten die Tagungen in Berlin, Wien, Lausanne und wieder Berlin 1987. Natürlich gab es schon früher internationale Unfallkongresse in Europa. Mit dem Zweiten Weltkrieg aber „starb" diese Tradition. Nach den deutschsprachigen Dreiländertagungen wurde dann der Kreis der teilnehmenden Länder an den zentraleuropäischen Unfallkongressen erweitert. Dann kam EATES und ETS (European Association for Trauma & Emergency Surgery and the European Trauma Society) und jetzt sind wir ESTES, die European Society for Trauma and Emergency Surgery. Die deutsch-österreichisch-schweizerischen Unfalltagungen waren aber immer etwas ganz Besonderes: Man sprach die gleiche Sprache (auch unfallchirurgisch), man lernte seine Kollegen im deutschsprachigen Raum kennen und schätzen und erweiterte so seinen persönlichen, fachlichen und freundschaftlichen Horizont!

Die Geschichte der Schweizerischen Gesellschaft für Traumatologie und Versicherungsmedizin (SGTV) hat noch etwas früher, 1912, begonnen als Gesellschaft für Schweizer Unfallärzte. Fast zeitgleich, 1918, wurde dann die Suva, die Schweizerische Unfallversicherungsanstalt, gegründet. Das war ganz wichtig. Denn man merkte damals, dass die Ausbildung in Unfallmedizin und auch Unfallprophylaxe sehr dürftig war und den Anforderungen der zunehmenden Industrialisierung mit Berufstrauma/Berufskrankheiten nicht mehr entsprach. Dann wurden Fachgesellschaften gegründet, chirurgische, orthopädische und andere mehr, und man stritt über die Positionierung der Unfallchirurgie.

Und heute? Heute stehen wir mit der rasant zunehmenden Subspezialisierung der Unfallmedizin wieder dort, wo wir einmal waren! Wir können fast alles, aber nicht mehr alles umfassend.

Wir gratulieren der DGU zu ihrem 100. Geburtstag und wünschen ihr eine Zukunft mit dem heutigen Wissen, auf dass es dem ganzheitlichen Wohl aller Verunfallten zugute komme.

Im Namen des Vorstandes der SGTV

Dr. Beat Gründler, St. Gallen
Präsident der SGTV

Geleitwort des Präsidenten der Deutschen Gesellschaft für Unfallchirurgie und der Deutschen Gesellschaft für Orthopädie und Unfallchirurgie (DGU und DGOU)

Herzlichen Glückwunsch zum 100. Geburtstag!

Dieser Satz war vor einhundert Jahren ein sehr seltener Glückwunsch, den man einem Menschen aussprechen konnte. Hingegen aber der Gesellschaft Deutscher Naturforscher und Ärzte, die im September 1922 ihren 100. Geburtstag in Leipzig gefeiert hat. Magisch war diese Grenze aber schon immer!

1960 lag der Anteil der über 80-Jährigen bei zwei Prozent, 2020 bei sieben Prozent. Nach den Daten des Statistischen Bundesamtes waren im Jahr 2020 immerhin 0.025 Prozent der Deutschen 100 Jahre alt und älter. Man darf aber davon ausgehen, dass für die 1922 Geborenen das Erreichen ihres 100. Geburtstags eher eine Rarität sein dürfte. So können wir nicht den 100. Geburtstag vieler Prominenter feiern, wie den von Doris Day (1922–2019), Frank Lee (1922–2015), bekannt als Dracula, oder von Aristotelis „Telly" Savalas (1922–1994), berühmt geworden als Kojak. Ebenso wenig von dem Friedensnobelpreisträger Jitzchak Rabin (1922–1995), dem SPD-Politiker Egon Bahr (1922–2015), von Karl-Heinz Köpcke (1922–1991), unserem Mr. Tagesschau, von Christiaan Barnard (1922–2001), dem ersten Herz-Transplanteur, oder von Emil Zátopek (1922–2000), dem tschechischen Leichtathleten. Alle diese Menschen haben in ihrem Leben für eine ganz besondere Sache, für besondere Inhalte und Ziele gelebt. Ja sie haben zum Teil ihr Leben voll und ganz in den Dienst dieser besonderen Sache gestellt, für die sie eine tiefe Begeisterung empfunden haben. Letztlich haben sie aber ihr Leben gelebt.

Bei Organisationen sieht dieses gänzlich anders aus. Bei diesen interessieren sich viele Menschen gemeinsam für ein Thema, bei dem oft langfristige Ziele verfolgt und erreicht werden sollen, Themen die eine sehr lange Zeit brauchen, um sich entwickeln zu können. Der Aufbau einer Organisation ist vom Grundsatz her auf eine Langlebigkeit über mehrere Generationen ausgerichtet. Hieraus ergibt sich aber auch die Notwendigkeit, Menschen zu finden, die das gleiche Interesse für ein Thema begeistert teilen, für eine Sache, für ein Ziel brennen, aber auch fähig sind, junge Menschen für dieses Ziel zu begeistern.

In der DGU wurde dieses Ziel erreicht, denn wir können ihren 100. Geburtstag feiern. 100 Jahre, eine magische Zahl, ein ganz besonderer Geburtstag, auf den wir alle gemeinsam stolz sein können. Aber was ist das Besondere der Unfallchirurgie, warum kann sie Menschen so fesseln? Ich denke, weil Verletzungen als etwas Schicksalshaftes von uns wahrgenommen werden, etwas, was einem passiert, etwas, was das Leben grundlegend verändert. Und in solchen Situationen muss man helfen und sich um den anderen kümmern, denn er kann es selber nicht. Unfallchirurgische Operationen waren eine der frühesten medizinischen Behandlungen, belegt z. B. durch das Öffnen der Schädeldecke bereits um

10 000 vor Chr. mit nachfolgender Knochenheilung als Beweis des Überlebens. Zugegeben, es hat dann noch einige Zeit gedauert, bis sich die moderne Unfallchirurgie entwickelt hat. Schon immer hatte sie aber etwas mit gesellschaftlicher Daseinsvorsorge zu tun. So war es auch bei der Gründung der „Deutschen Gesellschaft für Unfallheilkunde, Versicherungs- und Versorgungsmedizin" am 23. September 1922 in Leipzig. Allein aus dem Namen der neugegründeten Fachgesellschaft lässt sich die Zielrichtung erkennen, die gesellschaftliche Auswirkungen von Verletzungen einschließt. Gerade das sich verändernde Arbeitsumfeld in den Fabriken zum Ende des 19. Jahrhunderts hat dazu geführt, dass sich immer mehr Menschen an Maschinen schwer verletzten, was auf die Erwerbsfähigkeit, die Versorgung der Familie usw. eine relevante Auswirkung hatte. Nicht ohne Not wurden 1885 die ge- setzliche Unfallversicherung und die ersten Berufsgenossenschaften etabliert, um genau diesen Aspekt in den Mittelpunkt zu rücken.

Und heute, über 100 Jahre später? Die DGU ist weiterhin eine Fachgesellschaft, die 1993 zur Qualitätssicherung unfallchirurgischer Versorgung ein TraumaRegister DGU® landes- weit einführte, Leitlinien erstmals 1997, ein erstes Weißbuch 2006 sowie eine S3-Leitlinie zur Schwerverletztenversorgung 2009 herausgab und kontinuierlich novelliert. Mit dem zertifizierten, dreistufigen TraumaNetzwerk DGU® seit 2008 gewährleistet die DGU eine flächendeckende Versorgung in Deutschland, was Nachbarländer aufgreifen und Politikern signalisiert, wie nachhaltige Daseinsvorsorge aussehen sollte. Mit der Deutschen Gesetzli- chen Unfallversicherung (DGUV) kümmert sich die DGU gemeinsam mit den Rehabilita- tionsmedizinern und anderen Kostenträgern darum, das finanziell begründete „Rehaloch" zu schließen, um eben die Teilhabe des Unfallverletzten weiter zu verbessern.

Fachliche Weiterentwicklung, Daseinsvorsorge, Kümmerer des Verletzten zu sein, sind die Kerninhalte, für die die DGU seit 100 Jahren steht und um die es auch in den nächs- ten 100 Jahren gehen muss. Eine Gesellschaft ohne Unfälle wird es nicht geben. Die Ur- sachen werden sich verändern, aber es wird weiterhin notwendig sein, eine Versorgung der Patienten über 24 Stunden an sieben Tagen der Woche zu gewährleisten. Unsere He- rausforderung ist es, junge Menschen für diese Aufgabe zu begeistern, sie mitzunehmen und ihnen klarzumachen, dass es hier nicht nur um die Behandlung von Patienten geht, sondern um eine gesamtgesellschaftliche Aufgabe, die der Unfallchirurgie und damit der DGU zukommt.

Lassen Sie uns zusammen dafür gemeinsam werben – und dieses mit der uns eigenen Begeisterung und Überzeugung für unser Handeln.

Ihr Präsident
Prof. Dr. med. Benedikt Friemert

PS: Kurz vor Drucklegung ist mit Putins Angriffskrieg auf die Ukraine seit dem 24. Februar 2022 eine transnationale Erfordernis für die DGU entstanden. So können nach telemedizinischer Beurteilung der Verletzungsschwere Kriegsopfer auf Krankenhäuser der Level 1–3 innerhalb unseres TraumaNetzwerks DGU® verteilt und operativ versorgt werden.

Geleitwort der Generalsekretäre der DGU, der DGOOC und DGOU (Deutsche Gesellschaft für Orthopädie und Unfallchirurgie)

Der 100. Geburtstag ist für einen Menschen nach wie vor ein seltenes Ereignis. Eine 100 Jahre alte Fachgesellschaft musste im 20. Jahrhundert die Einflüsse vieler gravierender Ereignisse verarbeiten. Das Gleiche gilt für die mit uns eng verbundene Deutsche Gesellschaft für Chirurgie, die in diesem Jahr ihren 150. Geburtstag feiert, und die Deutsche Gesellschaft für Orthopädie und Orthopädische Chirurgie, die im vergangenen Jahr ihr 120. Gründungsjubiläum beging.

Treibende Kraft für die Gründung der Deutschen Gesellschaft für Unfallheilkunde, Versicherungs- und Versorgungsmedizin war der Unfall als solcher und damit ein zeitlich und örtlich bestimmbares von außen einwirkendes Ereignis, bei dem eine natürliche Person geschädigt wird. Zu Zeiten von Ambroise Paré waren kriegerische Auseinandersetzungen der wesentliche Grund für Unfallereignisse. Dieser hat mit der Einführung von Ambulanzgefährten einen bedeutenden Fortschritt in der Versorgung von Kriegsverletzten herbeigeführt, welche er zu einem zentralen Verbandsplatz bringen ließ. Die Deutsche Gesellschaft für Unfallchirurgie (DGU) hat in ihrem 100-jährigen Bestehen mit den Auswirkungen des Ersten und den direkten Folgen des Zweiten Weltkrieges zu tun gehabt. Diese dramatischen Ereignisse brachten die zu diesem Zeitpunkt unfallchirurgisch tätigen Ärzte in die Situation, innovative Lösungen für eine Vielzahl von akuten und posttraumatischen Zuständen finden zu müssen.

Verkehrsunfälle haben seit Gründung der Fachgesellschaft deutlich an Bedeutung gewonnen. Waren diese im 19. Jahrhundert noch singuläre und spektakuläre Ereignisse, wie der erste tödliche Unfall der Eisenbahngeschichte 1830 und der erste tödliche Verkehrsunfall im Jahre 1896 in Großbritannien, so hat mit der Industrialisierung und dem zunehmend aufkommenden Individualverkehr diese Unfallursache erheblich an Bedeutung gewonnen. Die WHO ging von jährlich weltweit 1,2 Millionen tödlichen Unfällen im Jahr 2003 aus, ab 2020 werden Verletzungen weltweit die häufigste Todesursache darstellen und damit die tödlichen Folgen übertragbarer Krankheiten übertreffen. In Deutschland erlitten im Jahr 2004 mehr als 8,5 Millionen Menschen einen Unfall. Dies entspricht mehr als zehn Prozent der Gesamtbevölkerung. Die Häufigkeit ist über die Jahre konstant. Durch Unfälle wurden im Jahr 2000 fast 57 Millionen Tage Arbeitsunfähigkeit ausgelöst mit einem Produktionsausfall von 5,2 Milliarden Euro jährlich.

Die Entwicklung der gesetzlichen Unfallversicherung, begründet durch Otto von Bismarck, machte die Weitsichtigkeit dieses Politikers deutlich, der die Folgen des Arbeitsunfalles in finanzieller und rehabilitativer Weise abzumindern suchte. Hierdurch verfestigte sich der berechtigte Anspruch der Bevölkerung, dass das Unfallgeschehen im Rahmen der Daseinsfürsorge abgedeckt werden müsse. Dies setzt eine komplexe Infrastruktur mit hohen Vorhaltekosten in der stationären und ambulanten Versorgung dieser Patienten voraus, als deren Anwalt sich die DGU seit Beginn verpflichtet fühlt.

Neben der eigentlichen Behandlung stellen sowohl die Prävention als auch die Notfallversorgung am Unfallort, die Rehabilitation und die Forschung wesentliche Elemente der modernen Unfallchirurgie dar. Die Zusammenarbeit mit der Automobilindustrie in der Entwicklung aktiver und passiver Sicherheitselemente zum Schutz der Fahrzeuginsassen, aber auch der Fußgänger entstand aufgrund detaillierter Analysen der Unfallgeschehen. Erste Versuche, ein kompetentes Team zum Patienten zu bringen, wurden bereits im Jahre 1957 unternommen. Die Gründung des Traumaregisters der DGU im Jahre 1993 trug dieser bedeutsamen Entwicklung Rechnung und fokussierte auf die besonders schwer verletzten Patienten. Die logische Konsequenz der Auswertung der Daten war die Konzeption des TraumaNetzwerkes auf der Basis des ersten Weißbuches im Jahr 2006. Die Entwicklung des TraumaNetzwerkes stellt flächendeckend die Versorgung Verunfallter aller Altersgruppen in Deutschland sicher. Durch die zertifizierten Verbindungen der drei Versorgungsstufen untereinander werden Überlastungen einzelner Kliniken verhindert und auch Möglichkeiten geschaffen, Verletzte im Falle des immer unkalkulierbaren Massenanfalls von Verletzten (MANV) als Folge von Großschadensfällen oder Terroranschlägen im Rahmen des TraumaNetzwerkes einer sicheren Versorgung zuzuführen, dies über 24 h/Tag und 365 Tage/Jahr.

Die Gründung der Deutschen Gesellschaft für Orthopädie und Unfallchirurgie 2008 hat komplexe Auswirkungen auf die Weiterbildung und spätere ärztliche Tätigkeit auch im unfallchirurgischen Schwerpunkt. Sie ermöglicht eine Schärfung und Weiterentwicklung des unfallchirurgischen Profils.

Unfallchirurginnen und Unfallchirurgen verstehen sich als Anwalt des Verletzten von der präklinischen Versorgung bis zur Rehabilitation über sämtliche Altersklassen hinweg.

Nach 100 Jahren erscheint die Gesellschaft nach wie vor jung, aktiv und interessant. Die Bedeutung der Unfallchirurgie in einer industrialisierten Welt, aber auch für den Wissenstransfer in sich entwickelnde Länder ist von großer Bedeutung.

Aufgabe der DGU wird es auch in Zukunft sein, junge Ärztinnen und Ärzte für diesen Beruf zu begeistern mit dem Ziel, kompetent für alle Belange des Verletzten tätig zu sein.

Prof. Dr. med. Dietmar Pennig
Generalsekretär der DGU
Stellvertretender Generalsekretär der DGOU

Prof. Dr. med. Bernd Kladny
Generalsekretär der DGOOC
Generalsekretär der DGOU

Editorial Preface – Vorwort der Editoren

This book is dedicated to all regular, honorary and corresponding members of the DGU span-ning a hundred year period, i.e. former, present and future members. Because a significant number of members does not belong to the huge majority of native German speakers, a KEY NOTE chapter of this book is written exclusively in English. This chapter describes the progress of the last 65 years achieved in polytrauma management at the scene of an accident, in the emergency room, in the intensive care unit and in surgical settings. All other chapters end with an English summary to give non-german proficient readers an idea of the main content. Adding an international language is a first for books edited for an anniversary of the DGU. It is as well the first time that the development of the society is reviewed in a critical manner by analyzing the national-socialist years from 1933 to 1945 and also the years following the sec-ond world war up to 1968 in relation to the election of DGU presidents. Furthermore the book includes a chapter concerned with the Jewish members of the DGU and their fates. May the reader find answers to hidden questions and recognize the open-minded way which the DGU as a society presented itself from the very beginning since 1922.

Rettung, Behandlung und Wiederherstellung Unfallverletzter sind Prärequisiten zur Wah-rung der Würde des Menschen. So galt von jeher unseren Altvorderen der Unfallchirurgie: *Reductio saucii ad integrum suprema lex.* Dies verdeutlicht auch das heutige DGU-Motto: „*Die Unfallchirurgie in Deutschland – unsere Verantwortung und Verpflichtung*".

Die vorliegende Festschrift wurde nicht konzipiert, um die Entwicklung der Unfall-chirurgie als operatives Fach aufzuzeigen, welche bereits zuvor in Festschriften zu den 50- und 75-Anniversaria der DGU gewürdigt wurde, sondern die historische Entwicklung der Gesellschaft selbst. Mit ihrer Vorphase als *Abtheilung für Unfallheilkunde* (1894–1900) innerhalb der GDNÄ umspannt die Historie bis heute sogar über 125 Jahre, dies im politischen Kontext von zwei Weltkriegen. So erschien im Januar 2022 der 125. Band *Der Unfallchirurg* als Fachzeitschrift der DGU, die bereits 1894 mit dem ersten Band der *Monatsschrift für Unfallheilkunde* und dem Titel: „Was wir wollen!" ihren Anfang nahm.

DGU – sie war erzählt im ersten Teil des Werkes ihre eigene Geschichte. Ihre Intention zur Gründung, ihre Offenheit gegenüber allen am Unfall Interessierten, aber auch ihre Schwäche in der NS- und Nachkriegszeit. Dazu gehört als zweites Kapitel die Aufarbei-tung der Gesellschaft im Umgang mit ihren jüdischen Mitgliedern, ein Prozess der erst 2013 durch Jürgen Probst eingeleitet worden war. Als Drittes galt es die DGU in einem zweigeteilten Land von 1949 bis 1989 zu betrachten, die in der DDR bedeutungslos war und erst durch die friedliche Revolution im Herbst 1989 Unfallchirurgen und Unfallchir-urginnen aus Ost und West in der DGU wieder zusammenfinden ließ. Im vierten Kapi-tel werden alle Präsidenten von Liniger (1922) bis Friemert (2022) kursorisch gewürdigt, alle Generalsekretäre, Schatzmeister, Schriftführer sowie korrespondierende Mitglieder des Auslands, Ehrenmitglieder und durch Preise Geehrte. Auch das Zusammenfinden von originären Orthopäden und Unfallchirurgen nach 100-jähriger Trennung wird im fünften Kapitel bis ins Jahr 2008 betrachtet, in dem O und U in der DGOU zusammenfanden.

DGU – sie ist zieht im mittleren und größten Teil der Festschrift in 44 Beiträgen Bilanz. Von Leitern und Leiterinnen verschiedener Ausschüsse, Kommissionen, Arbeitsgemeinschaften und Sektionen sowie anderen Funktionsträgern der DGU, teils der DGOU, werden Prozesse, Fortschritte und Innovationen spezieller unfallchirurgischer Bereiche gebündelt und spannend zu lesen beschrieben. Früchte der DGU, insbesondere der letzten 50 Jahre, werden hier sichtbar wie optimierte Wege in der prähospitalen Unfallrettung, ausgeklügelte Neuerungen in der Frakturversorgung, Updates in der Intensivmedizin, Weißbücher und S3-Leitlinien der AWMF in der Schwerverletztenversorgung. All diese Neuerungen wie auch zertifizierte Traumazentren der Level 1–3 haben in ihrer Summe zu einer Reduktion der Sterblichkeit von Schwerverletzten ($>$ISS 16) von ca. 40 Prozent in den 1960er auf annähernd zehn Prozent bereits in den 2010er Jahren geführt.

DGU – sie wird sein findet im dritten Teil des Werkes mit zehn Kapiteln ihre Projektierung zur Zukunft, die insbesondere in einem zusätzlichen Block des Jungen Forums O und U mit *La Futura* beleuchtet, analysiert und entworfen wird.

Summarisch wird von mehr als 100 Autoren und Autorinnen ein äußerst wertvolles Wissen weitergegeben, ergänzt durch Kernbotschaften in einem englisch-sprachigen Summary. Diese Summaries und die englische KEY Note zum Polytrauma-Management sind unseren korrespondierenden Mitgliedern und Gästen gewidmet.

Gendern: Bei derzeit noch nicht perfektionierten Formen einer gendergerechten deutschen Sprache haben die Editoren auf Forderungen zur Schreibweise verzichtet. Dies unter der Prämisse, dass in diesem unseren Vorwort erklärt wird, dass in allen Beiträgen, wenn z. B. von Patient, Arzt, Autor gesprochen wird, auch immer jeweils Patientin, Ärztin und Autorin gleichermaßen gemeint ist.

Unser Dank gilt allen Autorinnen und Autoren für wertvolle Kapitel, Geleit- und Grußworte, dem Vorstand der DGU für die finanzielle Realisierung der Festschrift mit einer Auflage von insgesamt 6 000 Exemplaren als Hardcover- oder E-Book, dem Geschäftsführer der DGU, Dipl.-Pol. Joachim Arndt, und seinem Team für Antworten auf viele Fragen, Prof. Friedrich Baumgaertel für sein Gegenlesen englischer Zusammenfassungen und der Key Note sowie dem Verlag Hille in Dresden, insbesondere Ines Lehmann, die das Konvolut unzähliger Beiträge in höchster Qualität bündelte.

Möge die Lektüre dieser Festschrift als haptisches Buch oder E-Book Leserinnen und Lesern Antworten auf Fragen zur Geschichte, Gegenwart und Zukunft der DGU geben. Möge das Werk dazu beitragen, die Essenz unfallchirurgischen Handelns zu erkennen. Möge es auch bewirken, dass das U im großartigen Fach O&U in Zukunft ebenso viele weibliche wie männliche Protagonisten ausweisen wird, die sich in der Rettung, Behandlung und Wiederherstellung Unfallverletzter mit ganzem Herzen engagieren. Möge der am 24. Februar 2022 ausgebrochene Krieg in der Ukraine bald beendet sein und Frieden in Europa und dieser Welt einziehen.

Dresden, im Frühjahr 2022   Hans Zwipp und Hans-Jörg Oestern

DGU –
sie war

I. Geschichte

Am Anfang war die Tat

J. W. v. Goethe (Faust I)

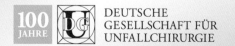

DEUTSCHE
GESELLSCHAFT FÜR
UNFALLCHIRURGIE

1   Geschichte der Deutschen Gesellschaft für Unfallchirurgie (DGU): 1922–2022

Hans Zwipp, Dresden

„Was Du ererbt von Deinen Vätern hast, erwirb es, um es zu besitzen."

J. W. von Goethe (Faust I, 682)

Die Deutsche Gesellschaft für Unfallchirurgie e. V. ist laut ihrer Satzung § 1, Absatz 1 (Stand 23. Oktober 2019) eine Vereinigung von natürlichen und juristischen Personen. Sie ist die wissenschaftliche Gesellschaft der Unfallchirurgen Deutschlands und integriert darüber hinaus alle Disziplinen, die sich mit Unfallverletzten befassen. Sie wurde vor 100 Jahren am 23. September 1922 als „Deutsche Gesellschaft für Unfallheilkunde, Versicherungs- und Versorgungsmedizin" im Auditorium Maximum der Leipziger Universität gegründet. Nach dem Zweiten Weltkrieg wurde sie im Sommer 1950 in Bochum wiedergegründet. Sie hat ihren Sitz in Bochum, ihre Geschäftsstelle heute im Tiergarten-Tower Berlin. Vor 100 Jahren führte sie nicht nur Chirurgen und Orthopäden, sondern auch Augenärzte, Internisten, Radiologen, Neurologen, Rechtsmediziner und Ärzte anderer Fachrichtungen in Deutschland zusammen, die beruflich mit Unfällen und Unfallfolgen in Klinik, Praxis und Forschung befasst waren.

Das *Ziel dieser Gesellschaft* war es von Anbeginn, verunfallten Patienten die bestmögliche Behandlung vom Unfalltag bis zur Wiederherstellung der Erwerbsfähigkeit und die Rückkehr ins soziale Umfeld zu gewährleisten. Dies reichte von wissenschaftsbasierter Prävention, Diagnostik, Therapie und Rehabilitation verunfallter Menschen bis hin zu versicherungsrechtlichen Begutachtungen von Unfallfolgen und Erwerbsminderung. Insbesondere sollten gemeinsam mit den in den 1890er Jahren entstandenen Berufsgenossenschaften und weltweit ersten Unfallkrankenhäusern wie in Bochum (1890) oder Halle/Saale (1894) patientensichere Versorgungsstrukturen, effiziente Fort- und Weiterbildungskonzepte geschaffen werden. Dies galt auch sehr früh für den Transfer von Forschungsergebnissen durch jährliche Unfalltagungen oder internationale Unfallkongresse, die bereits 1905 in Liège, 1909 in Rom oder 1912 in Düsseldorf ihren Anfang nahmen. Bei ihrer Gründung 1922 zählte die Gesellschaft 113 [16], bei Wiedergründung in Bochum 1950 schon 464 Mitglieder und zum hundertjährigen Bestehen 2022 hat die DGU ca. 4 700 eingeschriebene Mitglieder [20]. Sie ist heute in Deutschland insbesondere durch ihr bundesweites, teils länderübergreifendes TraumaNetzwerk® bekannt geworden.

Drei Namen der Gesellschaft: 1922 – 1958 – 1991

Die ursprüngliche Namensgebung von 1922 als *Deutsche Gesellschaft für Unfallheilkunde, Versicherungs- und Versorgungsmedizin* wurde nach der Wiedergründung und angesichts zunehmender Unfälle im Straßenverkehr der 1950er Jahre um Inhalte der Verkehrsmedizin erweitert und 1958 als *Deutsche Gesellschaft für Unfallheilkunde, Versicherungs-, Versorgungs- und Verkehrsmedizin* umbenannt. Die dritte Namensgebung erfolgte nach der Wiedervereinigung Deutschlands 1990 unter Aufnahme aller Unfallchirurgen und Unfallchirurginnen der früheren DDR. Seit 1991 steht das Kürzel DGU für ihre essentielle Kernkompetenz als *Deutsche Gesellschaft für Unfallchirurgie.*

Drei Phasen der DGU: a) 1894 bis 1900 b) 1922 bis 1939 c) 1950 bis 2022

a) Die erste Phase als Vorphase der Gesellschaft setzte bereits 1894 in Wien ein, als mit Schaffung einer *Abtheilung für Unfallheilkunde* innerhalb der Gesellschaft für Deutsche Naturforscher und Ärzte (GDNÄ) ein Grundstein für die DGU gelegt wurde. Aus ihr sollte später die eigenständige Gesellschaft hervorgehen, da diese Abteilung innerhalb der GDNÄ insbesondere durch Interessenskonflikte mit Rechtsmedizinern nur sieben Jahre, d. h. bis 1900 Bestand hatte. Hätte diese Abteilung sich frei entwickeln können, hätte das Gründungsmitglied *Albert Hoffa (1859–1907)* unter Umständen die Deutsche Gesellschaft für Orthopädische Chirurgie 1901 *(Abb. 1)* gar nicht gründen müssen und dieser unfallheilkundigen Phalanx wäre bereits im Jahr 2021 ein 125-jähriges Bestehen vergönnt gewesen.

b) Erst vier Jahre nach dem Ersten Weltkrieg konnte am 23. September 1922 die zweite Wegmarke mit Gründung der Gesellschaft für Unfallheilkunde, Versicherungs- und Versorgungsmedizin im Rahmen der 100. Jahrestagung der GDNÄ in Leipzig gesetzt werden. Sie markiert den Beginn der heute hundertjährigen Phase der Unfallheilkunde. Das Leben dieser noch jungen Gesellschaft wurde nach 17 Jahren jäh 1939 mit Ausbruch des Zweiten Weltkriegs unterbrochen. Deshalb kann diese Phase als Interimsphase retrospektiv betrachtet werden.

c) Der dritte geschichtliche Meilenstein wurde nach dem Zweiten Weltkrieg mit Wiedergründung der Gesellschaft gesetzt, als diese wie *Phönix aus der Asche,* im Sommer 1950 in Bochum, noch vor der dortigen ersten Nachkriegstagung im Spätherbst 1950 wiedererstand. Diese dritte Phase wurde bereits 2010 in einer Festschrift zum 60-jährigen Bestehen nach Wiedergründung gewürdigt [22]. Somit kann in diesem Jahr das 100-jährige Bestehen einer eigenständigen Gesellschaft der Unfallheilkunde mit all ihren Aspekten in der sie umspannenden Unfallchirurgie heutigen Verständnisses gewürdigt werden.

1894: Der Weg zur *Abtheilung Unfall-, Heil- und Gesetzeskunde in der GDNÄ*

Noch vor der industriellen Revolution und Reichsgründung entstanden bereits zu Beginn des 19. Jahrhunderts kleinere wissenschaftliche Vereinigungen, die von Ärzten zum unfall-heilkundlichen Austausch in Lübeck (1809), Hamburg (1816), Kassel (1823) und Hanno-ver (1829) initiiert wurden [21]. Der Arzt und Naturphilosoph *Lorenz Oken (1779–1851)* rief 1821 zur Gründung einer Gesellschaft Deutscher Naturforscher und Ärzte (GDNÄ) auf, die im September 1822 in Leipzig etabliert wurde. Neben anderen namhaften Perso-nen war *Carl Gustav Carus (1789–1869)*, Arzt, Forscher, Naturphilosoph und Maler aus Leipzig, Gründungsmitglied. Ab 1830 beförderten die Chirurgen *Johann Friedrich Dief-fenbach (1792–1847)* und *Georg Friedrich Louis Stromeyer (1804–1876)* maßgeblich den chirurgisch-wissenschaftlichen Austausch innerhalb der GDNÄ [22]. Dennoch dauerte es bis zu deren 66. Tagung in Wien im September 1894, mittlerweile 22 Jahre nach Gründung der Deutschen Gesellschaft für Chirurgie 1872 durch *Bernhard von Langenbeck (1810–1887)*, dass dort beim Treffen von Unfallärzten, Rechts- und Versicherungsmedizinern eine *Abtheilung für Unfall-, Heil-und Gesetzeskunde* ins Leben gerufen wurde *(Abb. 1)*.

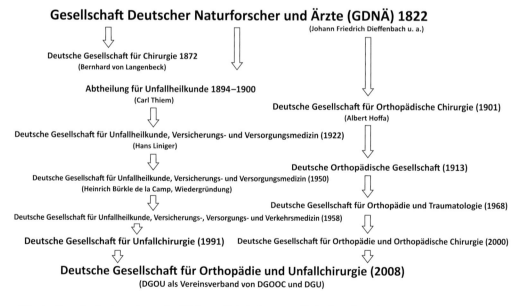

Abb. 1: Genealogie der wissenschaftlich-medizinischen Gesellschaften für Chirurgie, Orthopädie sowie Unfallchirurgie der Jahre 1822 bis 2008

Mit Beginn der industriellen Revolution wurde nicht nur die Häufigkeit, sondern auch die Schwere von Knochenbrüchen durch Unfälle an Maschinen evident. So schrieb *Carl Thiem (1850–1917),* der als Chirurg in Cottbus zahlreiche Verletzte der dort ansässigen

Textilindustrie behandeln musste und später das Attribut „Vater der Unfallheilkunde" erhielt, bereits 1880:

„Gerät jetzt ein Mensch mit dem Arm oder Bein in das Getriebe … oder wird er um eine Welle herumgeschleudert, so gibt es nicht einfache Brüche …, sondern der Knochen wird nebenbei um die Längsachse gedreht, vielfach gesplittert, zwei- oder mehrfach gebrochen, ganz große Knochenstücke werden aus dem Zusammenhang herausgerissen, sodass an ein kunstfertiges Zusammenpassen der Bruchstücke gar nicht mehr zu denken ist. Die Heilerfolge sind dementsprechend ungünstiger und die Heilungsdauer zieht sich unendlich in die Länge" [14].

Begünstigt wurde diese Vorphase der DGU durch das von Kaiser Wilhelm I. bereits 1881 empfohlene und 1883 vom Reichskanzler Otto von Bismarck erlassene Krankenversicherungsgesetz. Mit diesem und den folgenden Unfallversicherungs-, Invaliditäts- und Altersversicherungen (1884, 1889) und den damit verknüpften Gründungen von Berufsgenossenschaften sowie der Errichtung von weltweit ersten Unfallkrankenhäusern wie dem „Bergmannsheil" in Bochum (1890) oder dem „Bergmannstrost" in Halle (1894) kam für Unfallärzte noch beflügelnd hinzu, dass mit Entdeckung der X-Strahlen durch Röntgen (1896) die Erkennung von Knochenbrüchen nicht nur erleichtert, sondern auch Repositionsergebnisse und Verlaufskontrollen zur Knochenheilung möglich geworden waren:

„… 242 Frakturen behandelt, welche fast alle ein oder mehrere Male aktinographisch kontrollirt oder und in ihrem späteren Heilungsverlauf revidirt wurden …" Kümmel, 1897 [17].

Bereits am 12. Januar 1893 hatten sich in Berlin 15 Vertrauensärzte der vereinigten Schiedsgerichte und verschiedener Berufsgenossenschaften zum „Verein von Unfallversicherungsärzten zu Berlin" zusammengeschlossen, dessen Vorsitzender *Dr. Heinrich Blasius (1845–1906)*, Vertrauensarzt in Berlin, wurde. Blasius war es auch, der am 20. Januar 1894 gemeinsam mit *Dr. C. Thiem (1850–1917)* und *Dr. G. Schütz* (Director des Berliner medico-mechanischen Institus) die Monatsschrift für Unfallheilkunde unter dem Titel *„Was wir wollen"* in Berlin herausgab *(Abb. 2)*.

Am 10. Mai 1892 erschien eine Notiz in der Münchener Medizinischen Wochenschrift, wonach erstmals an deutschen Universitäten Vorlesungen über Unfallverletzungen gehalten wurden, so vom Nervenarzt *Prof. Fuchs* gemeinsam mit dem Chirurgen *Prof. Witzel* in Bonn, als auch in Straßburg vom Chirurgen *Dr. Ledderhose* [30].

Treibende Kraft und *spiritus rector* zur Gründung der *Abtheilung Unfall-, Heil- und Gesetzeskunde* innerhalb der GDNÄ 1894 war Carl Thiem, der in Cottbus tagtäglich komplizierte Knochenbrüche der Textil-Industriearbeiter behandeln musste. Aktive Gründungsmitglieder waren Albert Hoffa aus Würzburg, der sieben Jahre später, nach Auflösung der *Abtheilung Unfallheilkunde* 1900, die Deutsche Gesellschaft für Orthopädische Chirurgie 1901 begründete. Gestaltend engagierte sich auch der Schweizer Chirurg *Constantin*

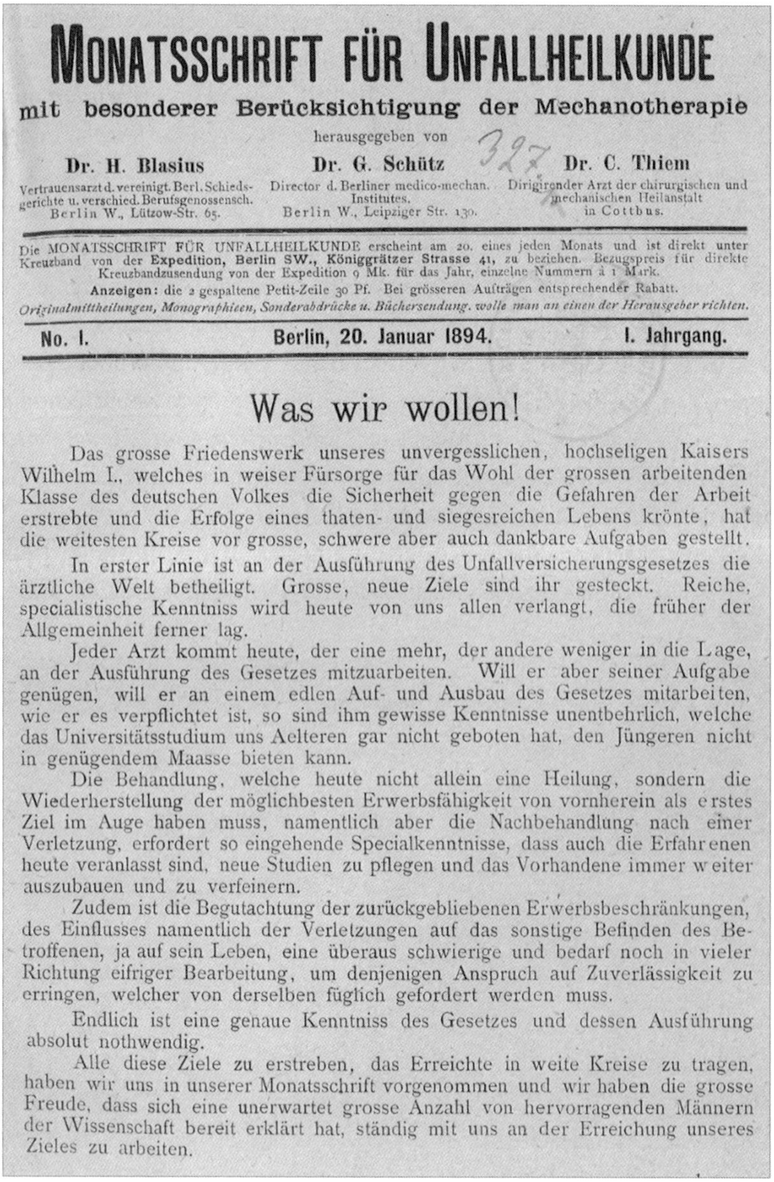

MONATSSCHRIFT FÜR UNFALLHEILKUNDE
mit besonderer Berücksichtigung der Mechanotherapie

herausgegeben von

Dr. H. Blasius   **Dr. G. Schütz**   **Dr. C. Thiem**

Vertrauensarzt d. vereinigt. Berl. Schieds-   Director d. Berliner medico-mechan.   Dirigirender Arzt der chirurgischen und
gerichte u. verschied. Berufsgenossensch.   Institutes.   mechanischen Heilanstalt
Berlin W., Lützow-Str. 65.   Berlin W., Leipziger Str. 130.   in Cottbus.

Die MONATSSCHRIFT FÜR UNFALLHEILKUNDE erscheint am 20. eines jeden Monats und ist direkt unter Kreuzband von der **Expedition, Berlin SW., Königgrätzer Strasse 41**, zu beziehen. Bezugspreis für direkte Kreuzbandzusendung von der Expedition 9 Mk. für das Jahr, einzelne Nummern à 1 Mark.
Anzeigen: die 2 gespaltene Petit-Zeile 30 Pf. Bei grösseren Aufträgen entsprechender Rabatt.
Originalmittheilungen, Monographieen, Sonderabdrücke u. Büchersendung. wolle man an einen der Herausgeber richten.

No. I.   **Berlin, 20. Januar 1894.**   **I. Jahrgang.**

Was wir wollen!

Das grosse Friedenswerk unseres unvergesslichen, hochseligen Kaisers Wilhelm I., welches in weiser Fürsorge für das Wohl der grossen arbeitenden Klasse des deutschen Volkes die Sicherheit gegen die Gefahren der Arbeit erstrebte und die Erfolge eines thaten- und siegesreichen Lebens krönte, hat die weitesten Kreise vor grosse, schwere aber auch dankbare Aufgaben gestellt.

In erster Linie ist an der Ausführung des Unfallversicherungsgesetzes die ärztliche Welt betheiligt. Grosse, neue Ziele sind ihr gesteckt. Reiche, specialistische Kenntniss wird heute von uns allen verlangt, die früher der Allgemeinheit ferner lag.

Jeder Arzt kommt heute, der eine mehr, der andere weniger in die Lage, an der Ausführung des Gesetzes mitzuarbeiten. Will er aber seiner Aufgabe genügen, will er an einem edlen Auf- und Ausbau des Gesetzes mitarbeiten, wie er es verpflichtet ist, so sind ihm gewisse Kenntnisse unentbehrlich, welche das Universitätsstudium uns Aelteren gar nicht geboten hat, den Jüngeren nicht in genügendem Maasse bieten kann.

Die Behandlung, welche heute nicht allein eine Heilung, sondern die Wiederherstellung der möglichbesten Erwerbsfähigkeit von vornherein als erstes Ziel im Auge haben muss, namentlich aber die Nachbehandlung nach einer Verletzung, erfordert so eingehende Specialkenntnisse, dass auch die Erfahrenen heute veranlasst sind, neue Studien zu pflegen und das Vorhandene immer weiter auszubauen und zu verfeinern.

Zudem ist die Begutachtung der zurückgebliebenen Erwerbsbeschränkungen, des Einflusses namentlich der Verletzungen auf das sonstige Befinden des Betroffenen, ja auf sein Leben, eine überaus schwierige und bedarf noch in vieler Richtung eifriger Bearbeitung, um denjenigen Anspruch auf Zuverlässigkeit zu erringen, welcher von derselben füglich gefordert werden muss.

Endlich ist eine genaue Kenntniss des Gesetzes und dessen Ausführung absolut nothwendig.

Alle diese Ziele zu erstreben, das Erreichte in weite Kreise zu tragen, haben wir uns in unserer Monatsschrift vorgenommen und wir haben die grosse Freude, dass sich eine unerwartet grosse Anzahl von hervorragenden Männern der Wissenschaft bereit erklärt hat, ständig mit uns an der Erreichung unseres Zieles zu arbeiten.

*Abb. 2: Erstausgabe der Monatsschrift für Unfallheilkunde am 20. Januar 1894 mit dem großen Titel: **Was wir wollen!** und anhängender Liste von 81 Ärzten, die ihre Mitarbeit zusagten [2]*

Kaufmann (1853–1937) aus Zürich. Kaufmann, der bereits 1893 ein *Handbuch der Unfallverletzungen* herausgegeben hatte, forderte schon in dieser ersten Sitzung 1894 erstmals:

„Die Notwendigkeit der Vorbildung der Ärzte in der Unfallheilkunde " C. Kaufmann, 1894

Dieser Beitrag von C. Kaufmann erschien zusammen mit 20 anderen Themen zur therapeutischen Sehnen- und Muskeldurchtrennung bei Gelenksteifen, zur Behandlung akuter Gelenkverletzungen, zur Knochenmarksentzündung und zu Prinzipien der Physikalischen Therapie bis hin zur Unfallprävention in einer späteren Ausgabe der *Monatsschrift für Unfallheilkunde* [3].

Im VIII. Jahrgang dieser Reihe beschrieb 1901 Riedinger [25], warum die *Abtheilung für Unfallheilkunde* von der Liste der Versammlung der GDNÄ zum Herbst 1900 gestrichen worden war: Erstens habe die Notwendigkeit der Reduzierung der Abteilungen zugunsten der Verschmelzung mit anderen Abteilungen oder Sektionen bestanden. Zweitens hätte es Rivalität zwischen den Vertretern der gerichtlichen Medizin und denen der Unfallheilkunde gegeben. Drittens hieß es dort wortwörtlich „… *daß man die Berechtigung der Unfallheilkunde als Specialität überhaupt verneine, weil sie kein Eintheilungsprinzip für sich hat …* " Auch wurden wiederholte Anträge von Carl Thiem auf eine selbstständige Abteilung „… *mit verbindlichen Worten, aber rundweg abgelehnt* " [25].

Dieser herbe Rückschlag 1900 mit Auflösung in der GDNÄ führte dazu, dass Albert Hoffa ein Jahr später die Deutsche Gesellschaft für Orthopädische Chirurgie gründete.

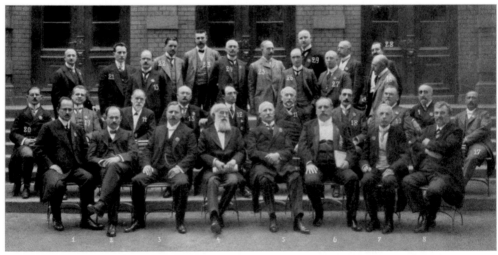

Abb. 3: Dritter Internationaler Medizinischer Unfallkongress 1912 in Düsseldorf [33]: Dr. Waegner, Charkow (1); Dr. Steinmann, Bern (2); Prof. Dr. Liniger, Düsseldorf (3); Geh.-Rat Prof. Dr. Bardenheuer, Köln (4); Wirkl. Geh. Ober-Reg.-Rat Dr. Kaufmann, Präsident des Reichsversicherungsamts (5); Geh.-Rat Prof. Dr. Thiem, Kottbus (6); Dr. Kaufmann, Zürich (7); Dr. Remy, Paris (8); Dr. Bum, Wien (9); Geh.-Rat Prof. Dr. Rumpf, Bonn (10); Dr. Kooperberg, Amsterdam (11); Dr. Burnea, Bukarest (12); San.-Rat Dr. Bettmann, Leipzig (13); Prof. Dr. Lucas-Championnière, Paris (14); Bergrat Flemming, Saarbrücken (15); Dr. de Marbaix, Antwerpen (16); Dr. Luxembourg, Warschau (17); Dr. A. Rowley Moody, Shelton, England (18); Ober-Reg.-Rat Dr. Schmucker, Stuttgart (19); Regierungsrat Fritz, Berlin, Reichsversicherungsamt (20); Dr. Nasta, Bukarest (21); Dr. Koch, Saarburg (22); Dr. Mossel, Groningen (23); Dr. Lehmann, Bernkastel (24); Moody, Shelton (25); Dr. F. Shufflebotham, Newcastle under Lyne (26); Dr. M. de Hartogh, Amsterdam (27); Dr. Verstraete, Lille (28); Landessekretär Kulmann, Düsseldorf (29)

Andere Gründungsmitglieder der zerschlagenen *Abtheilung für Unfallheilkunde* kompensierten ihre Enttäuschung dadurch, dass sie neben der Monatsschrift für Unfallheilkunde und dem Archiv für Unfallheilkunde, die bereits seit 1894 bzw. 1896 erschienen waren, jetzt weitere Fachzeitschriften wie das Archiv für Orthopädie, Mechanotherapie und Unfallchirurgie sowie die Monatsschrift für Unfallheilkunde und Versicherungsmedizin ab 1903 herausgaben. Zusätzlich initiierten sie Internationale Unfallkongresse wie den ersten 1905 in Lüttich mit 300 sachverständigen Teilnehmern. Nach Rom (1909) wurde schon 1912 der dritte Internationale Medizinische Unfallkongress in Deutschland unter der Präsidentschaft von Carl Thiem in Düsseldorf abgehalten, der ihm den Namen „*Vater der Unfallchirurgie*" einbrachte *(Abb. 3)*. Unterstützt wurde er dabei vom Kongresssekretär *Hans Liniger (1863–1933)*. Noch während des Ersten Weltkrieges forderte 1916 *Lorenz Böhler (1885–1973),* der österreichische Vater der Unfallchirurgie, täglich mit Kriegsverletzungen befasst, erstmals eigenständige Lehrstühle für Unfallchirurgie.

Der vierte für 1915 in Paris vorgesehene Kongress musste wegen Ausbruch des Ersten Weltkriegs verschoben werden. Er sollte dann auf Betreiben des Nestors der schweizerischen Unfallärzte Dr. C. Kaufmann im August 1921 in Zürich stattfinden, scheiterte aber an der Ablehnung deutscher Beteiligung durch die französisch orientierten Ärzte der Schweiz. Deshalb erhob *Dr. Walther Kühne (1877–1939),* Schüler des 1917 verstorbenen Carl Thiem, in der jetzt von ihm herausgegebenen Ausgabe der Monatsschrift für Unfallheilkunde und Versicherungsmedizin diesen denkwürdigen **Aufruf im Februar 1922:**

„Der letzte Unfallkongreß fand vor 10 Jahren statt. Seitdem hat der Weltkrieg getobt … er hat …Verletzungen hervorgerufen, wie sie in Friedenszeit nicht beobachtet werden konnten. Daher ist es jetzt um so notwendiger, ärztliche Erfahrungen über die schädigenden Wirkungen mechanischer, chemischer, bakterieller und psychischer Einflüsse auf den Körper und Geist des Menschen zu sammeln, sie kritisch zu bearbeiten und nach gemeingültigen Richtlinien für die Beurteilung und Behandlung zu suchen … Forderung der Schaffung von Lehrstühlen an den Universitäten … Diese Ziele werden am besten erreicht durch Zusammenschluß aller deutschen Ärzte, welche sich der Beratung, Behandlung und Beurteilung von Kriegs- und Friedensverletzungen und Schädigungen widmen, zu einer

Deutschen Gesellschaft für Unfallkunde

… Je kräftigeren Widerhall dieser Aufruf findet, um so sicherer wird der Erfolg sein. Nur als geschlossene, große zielbewusste Organisation würde es auch gelingen, mitbestimmenden Einfluß auf gesetzgeberische Maßnahmen zu gewinnen."

Aufruf von Dr. Walther Kühne im Februar 1922 [15]

1922: Die Gründung der Gesellschaft für Unfallheilkunde, Versicherungs- und Versorgungsmedizin in Leipzig

Vier Jahre nach dem Ersten Weltkrieg wurde anlässlich der 100. Versammlung der Gesellschaft Deutscher Naturforscher und Ärzte (GDNÄ), die am 17. September 1822 unter Initiative des Naturforschers und Arztes Lorenz Oken an der Universität Leipzig ins Leben gerufen worden war, zu einem Unfallkongress am 23. September 1922 mit anschließender Gründung einer neuen Gesellschaft in das Auditorium 30 der Universität Leipzig eingeladen *(Abb. 4)*.

Initiator des Kongresses und Einladender zur anschließenden Gründung einer Gesellschaft für Unfallheilkunde und Versicherungsmedizin war Dr. Walther Kühne aus Cottbus, der bereits mit seinem Aufruf vom Februar 1922 [15] das umsetzen wollte, was seinem Lehrer Carl Thiem durch sein plötzliches und allzu frühes Ableben 1917 nicht mehr vergönnt war. Die Unterbringung der Gäste und ein zwangloses Treffen am Vorabend organisierte der ortsansässige Leipziger *Sanitätsrat Dr. med. Hans Isidor Bettmann (1866–1944)*. Der Ideengeber und *spiritus rector* zur Gründung der Gesellschaft war *Prof. Dr. med. Hans Liniger*, der an der Universität Frankfurt/Main Versicherungsmedizin las.

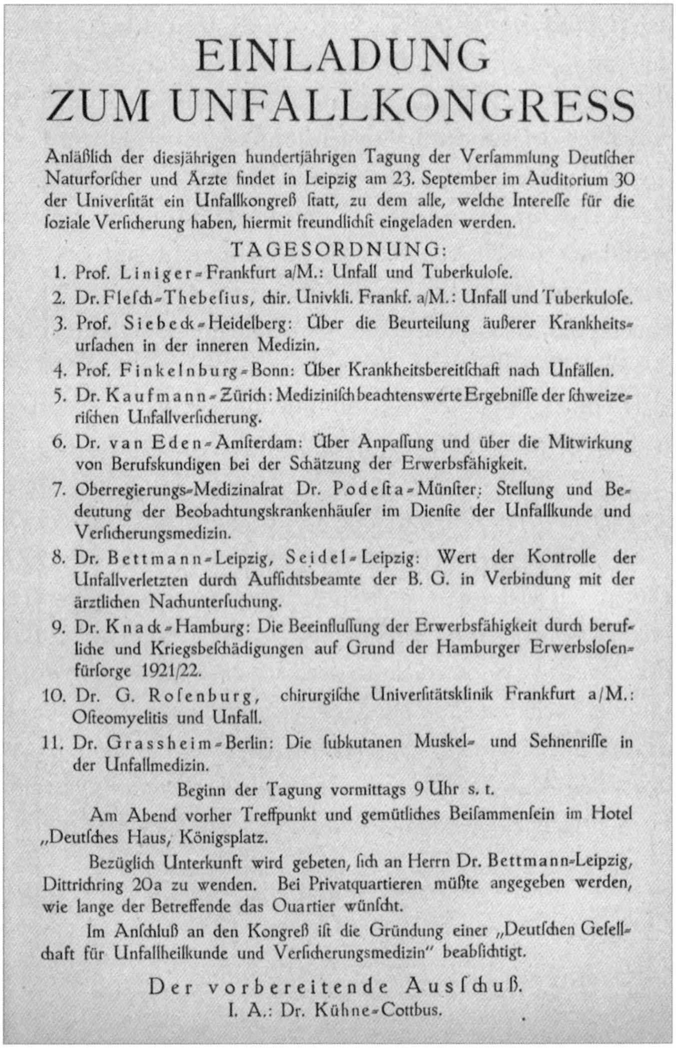

EINLADUNG ZUM UNFALLKONGRESS

Anläßlich der diesjährigen hundertjährigen Tagung der Versammlung Deutscher Naturforscher und Ärzte findet in Leipzig am 23. September im Auditorium 30 der Universität ein Unfallkongreß statt, zu dem alle, welche Interesse für die soziale Versicherung haben, hiermit freundlichst eingeladen werden.

TAGESORDNUNG:

1. Prof. Liniger-Frankfurt a/M.: Unfall und Tuberkulose.
2. Dr. Flesch-Thebesius, chir. Univkli. Frankf. a/M.: Unfall und Tuberkulose.
3. Prof. Siebeck-Heidelberg: Über die Beurteilung äußerer Krankheitsursachen in der inneren Medizin.
4. Prof. Finkelnburg-Bonn: Über Krankheitsbereitschaft nach Unfällen.
5. Dr. Kaufmann-Zürich: Medizinisch beachtenswerte Ergebnisse der schweizerischen Unfallversicherung.
6. Dr. van Eden-Amsterdam: Über Anpassung und über die Mitwirkung von Berufskundigen bei der Schätzung der Erwerbsfähigkeit.
7. Oberregierungs-Medizinalrat Dr. Podesta-Münster: Stellung und Bedeutung der Beobachtungskrankenhäuser im Dienste der Unfallkunde und Versicherungsmedizin.
8. Dr. Bettmann-Leipzig, Seidel-Leipzig: Wert der Kontrolle der Unfallverletzten durch Aufsichtsbeamte der B. G. in Verbindung mit der ärztlichen Nachuntersuchung.
9. Dr. Knack-Hamburg: Die Beeinflussung der Erwerbsfähigkeit durch berufliche und Kriegsbeschädigungen auf Grund der Hamburger Erwerbslosenfürsorge 1921/22.
10. Dr. G. Rosenburg, chirurgische Universitätsklinik Frankfurt a/M.: Osteomyelitis und Unfall.
11. Dr. Grassheim-Berlin: Die subkutanen Muskel- und Sehnenrisse in der Unfallmedizin.

Beginn der Tagung vormittags 9 Uhr s. t.

Am Abend vorher Treffpunkt und gemütliches Beisammensein im Hotel „Deutsches Haus, Königsplatz.

Bezüglich Unterkunft wird gebeten, sich an Herrn Dr. Bettmann-Leipzig, Dittrichring 20a zu wenden. Bei Privatquartieren müßte angegeben werden, wie lange der Betreffende das Quartier wünscht.

Im Anschluß an den Kongreß ist die Gründung einer „Deutschen Gesellschaft für Unfallheilkunde und Versicherungsmedizin" beabsichtigt.

Der vorbereitende Ausschuß.
I. A.: Dr. Kühne-Cottbus.

Abb. 4: Einladungsblatt zum Unfallkongress am 23. September 1922 in Leipzig und zur Gründung einer „Deutschen Gesellschaft für Unfallheilkunde und Versicherungsmedizin" [15]

Bei dieser konstituierenden Sitzung wurde Hans Liniger zum 1. Vorsitzenden gewählt, was heute dem Präsidenten der DGU entspricht. Walther Kühne wurde zum 1. Schriftleiter bestimmt, was (seit 1978) dem Amt des Generalsekretärs gleichkommt. Hans Isidor Bettmann wurde zum 2. Schriftführer und Kassenführer gewählt, was dem heutigen Schatzmeister entspricht [7, 9, 10, 23].

Von den 113 Gründungsmitgliedern waren 97 reguläre Mitglieder, zehn Vorstandsmitglieder, zwei Ehrenmitglieder und vier korrespondierende Mitglieder [11, 16]. Außerdem waren, wie wir heute wissen, neben dem Sanitätsrat Dr. Hans Isidor Bettmann zwölf weitere Gründungsmitglieder jüdischer Herkunft [16, 45].

Unter den Teilnehmern dieser Tagung waren namhafte Chirurgen wie *Prof. Erich Freiherr von Redwitz (1883–1964)* aus München, bekannte Orthopäden wie *Prof. Hans Ritter von Baeyer (1875–1941)*, Ordinarius in Heidelberg, und *Dr. Alfred Schanz (1868–1931)* aus Dresden. Aber auch die Teilnahme von Internisten, Nerven- und Augenärzten, Radiologen, Gerichts- und Versicherungsmedizinern war bemerkenswert. Von zahlreichen Gästen aus der Schweiz, Österreich und den Niederlanden wurden *Dr. Piet Hendrik van Eden (1862–1933)* aus Amsterdam, *Prof. Arnold Wittek (1871–1956)* aus Graz, *Dr. Daniele Pometta (1869–1949)* aus Luzern und *Dr. Friedrich Zollinger (1858–1950)* aus Aarau zu korrespondierenden Mitgliedern ernannt. Dies spiegelte bereits bei Gründung die Offenheit und Interdisziplinarität einer neugegründeten Gesellschaft mit länderübergreifendem Interesse an ihr wider. Auch der Verband der deutschen Berufsgenossenschaften war durch seinen Syndikus *Dr. jur. Roewer* vertreten [21].

Die zweite Tagung der DGU sollte am 6. Oktober 1923 in Frankfurt am Main stattfinden, musste aber wegen der verhängten Reisesperre ins Rheinland sowie hochgradiger Teuerung der Lebenskosten als Nachwehen des Ersten Weltkriegs abgesagt werden. Sie fand am 23. September 1924 anlässlich der 88. Versammlung der GDNÄ in Innsbruck unter erneutem Vorsitz von Hans Liniger statt. 1925 folgte nach zehnjähriger Pause alternierend zur Jahresversammlung der 4. Internationale Unfallkongress in Amsterdam. Auch die folgenden Jahrestagungen in Köln 1926 und in Nürnberg 1927 *(Abb. 5)* wurden unter dem Vorsitz von Hans Liniger abgehalten. Entsprechend dem vereinbarten Drei-Jahres-Turnus traf sich die DGU 1928 beim 5. Internationalen Unfallkongress in Budapest und 1929 zur 5. Tagung in Berlin, hier letztmals unter dem Vorsitz von Liniger [19].

1930 gab es zur 6. Jahrestagung in Breslau erstmals mit *Dr. Paul Jottkowitz (1868–1936)* einen neuen Vorsitzenden, der nicht nur Gründungsmitglied, sondern auch jüdischer Herkunft war. Bei aufkeimenden Repressalien durch die Nationalsozialisten verblieb er nur drei weitere Jahre in der DGU [7, 23]. 1931 traf sich die Gesellschaft im Rahmen des 6. Internationalen Unfallkongresses in Genf.

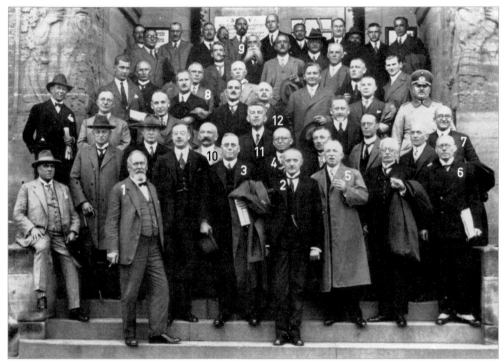

Abb. 5: Vierte Tagung der „Deutschen Gesellschaft für Unfallheilkunde und Versicherungsmedizin" in Nürnberg 1927: Prof. Dr. Vulpius, Heidelberg (1); Prof. Dr. Reichhardt, Würzburg (2); Vorsitzender Prof. Dr. Hans Liniger, Frankfurt a. M. (3); Dr. Joseph, Berlin (4); Sanitätsrat Dr. Jottkowitz, Berlin (5); 1. Schriftführer Dr. Walther Kühne, Cottbus (6); Direktor Dr. Hörnig, Allianz, Berlin (7); Prof. Dr. zur Verth, Hamburg (8); Dr. Lorenz Böhler, Wien (9); Sanitätsrat Dr. Rothenberg (10); Dr. Ruhemann (11); Sanitätsrat Dr. Cohn (12); aus [20], hier um die Personenidentifizierung 10–12 ergänzt

1932 lud der Chirurg *Georg Magnus (1883–1942)* als neuer Vorsitzender zur 7. Jahrestagung nach Bochum ein, wo er dem „Bergmannsheil" seit 1925 vorstand und zu der Zeit ein vierbändiges Handbuch der gesamten Unfallheilkunde gemeinsam mit *Fritz König (1866–1956)* herausgab [19, 20, 40]. Ab 1932 luden die jährlich wechselnden Vorsitzenden zur Jahresversammlung an ihre berufliche Wirkungsstätte ein. Magnus trat 1933 in die NSDAP (Nationalsozialistische Deutsche Arbeiterpartei) ein [13, 29, 40].

Im März 1933 beginnt nach der Rede des 1. Vorsitzenden des NSDÄB (Nationalsozialistischer Deutscher Ärztebund) *Gerhard Wagner (1888–1939)* eine Kaskade an Veränderungen im ärztlichen Sektor. So ergeht bereits am 5. April 1933 ein Schreiben des Syndikus Dr. Roewer vom Verband der Deutschen Berufsgenossenschaften (Außerordentliches Mitglied der DGU seit 1922) an die Geschäftsführer der gewerblichen Berufsgenossenschaften mit der Anregung, von sich aus tätig zu werden und jüdischen Mitgliedern von BG-Vorständen den Rücktritt nahezulegen [1, 3]. Noch am selben Tag erfolgt eine Vorstandssitzung des Reichsverbandes der für die Berufsgenossenschaften tätigen Ärzte mit Auflösung und Neuwahl des Vorstandes, dem *Dr. Ernst Joseph (1872–1937)* als bisheriger 1. Vorsitzender nicht mehr angehört. Der Rücktritt des DGU-Vorstandes im Mai 1933 schließt den Rücktritt des seit 1922 langjährig amtierenden 2. Schrift- und Kassenführers (Schatzmeister) *Dr. Hans Isidor Bettmann* mit ein. Er verlässt als Gründungsmitglied jüdischer Herkunft den Vorstand der DGU für immer, dem er seit 1922 angehörte. *Dr. Ernst Joseph* hatte bereits im September 1932 sein Amt als 1. Schriftführer zur Verfügung gestellt, das – auf seinen Vorschlag hin – *Max zur Verth* übernommen hatte. Ob beide zu diesem Schritt gedrängt wurden oder ihn von sich aus gingen, ist nicht bekannt. Mit der kommissarischen Fortführung der Geschäfte wurden *Victor Schmieden (1874–1945)* als 1. Vorsitzender und *Max zur Verth (1874–1941)* als 1. Schriftführer betraut [1].

So lud 1933 der Chirurg *Victor Schmieden* zur 8. Tagung nach Frankfurt am Main ein, wo er als Ordinarius für Chirurgie seit 1919 tätig war [19]. Er war bekannt durch sein Lehrbuch zur Kriegschirurgie (1917) und galt als ausgesprochener Förderer der Unfallchirurgie, zumal er bereits 1931 eine Unfallklinik in Frankfurt eingerichtet hatte [43]. Victor Schmieden war seit 1933 förderndes Mitglied der SS (Schutzstaffel) und seit 1937 Mitglied der NSDAP [13, 43], wobei er nach Sachs und Enke [26] im Mai 1937 von der NSDAP zum Mitglied ernannt worden war, ohne dazu gefragt worden zu sein.

1934 lud *Fritz König,* Ordinarius der Chirurgie, Pionier der Osteosynthese und Neurochirurgie sowie Mitherausgeber des Handbuchs der gesamten Unfallheilkunde, als Vorsitzender der 9. DGU-Tagung nach Würzburg ein, obwohl er erst seit 1933 DGU-Mitglied war. In seiner Eröffnungsrede würdigte er das Vermächtnis von Hans Liniger, der am 11. November 1933 verstorben war [19, 38].

1935 folgte der 7. Internationale Unfallkongress in Brüssel, der mit der 10. Jahrestagung der DGU unter dem Vorsitz des Chirurgen *August Borchard (1864–1940)* verbunden wurde. Er hatte das außergewöhnliche und visionäre Motto gewählt: *Unfallverhütung ist besser als Unfallvergütung.*

1936 übernahm *Max zur Verth,* Orthopäde, der bereits seit Mai 1933 1. Schriftführer der DGU war, den Vorsitz und lud zur 11. Tagung nach Hamburg ein. Die Gesellschaft zählte in diesem Jahr bereits 471 Mitglieder, laut Liste 1936 aber nur noch zehn von 33 zu der Zeit noch lebenden jüdischen Mitgliedern [1, 19, 32].

1937 fand in Würzburg die 12. DGU-Jahrestagung unter dem Vorsitz des Psychiaters *Martin Reichardt (1874–1966)* statt, der eine primär psychiatrische Thematik gewählt hatte [18]. Er war im Gegensatz zu Fritz König, August Borchard und Max zur Verth

NSDAP-Mitglied und zusätzlich Förderer des SS-Psychiaters Werner Heyde, was erst später deutlich wurde [13, 42].

1938 fand der im Drei-Jahres-Zyklus stattfindende Internationale Unfall-Kongress in Frankfurt am Main sein Ende, da der nahende Zweite Weltkrieg bereits seine Schatten vorauswarf.

Mit der 13. DGU-Tagung in Kiel vom 7. bis 8. Juli 1939 endete unter dem Vorsitz von *Albert Wilhelm Fischer (1892–1969)* für über ein Jahrzehnt das jährliche Treffen der DGU-Mitglieder. Wenngleich Wilhelm Fischer, als Universitätschirurg im April 1938 nach Kiel berufen, im Personenlexikon zum Dritten Reich von Klee [13] nicht erwähnt ist, wissen wir heute, dass er Mitglied der SS und NSDAP, des NSKK (Nationalsozialistisches Kraftfahrkorps), der NS-Volkswohlfahrt als auch Mitglied des NS-Ärztebundes und NS-Altherrenbundes war [13, 24]. Nach Ratschko [24] war er Nazi, aber kein Parteimann. Er ließ es sich – seinem ärztlichen Ethos entsprechend – nicht nehmen, die in der Pogromnacht vom 9. zum 10. November 1938 in Kiel durch Schüsse lebensbedrohlich verletzten jüdischen Kaufleute Gustav Lask und Peter Leven persönlich zu operieren und auch nachzubehandeln, wenngleich ihm damit Repressalien drohten [19, 24, 35].

Ähnlich wie in der DGCH (Deutsche Gesellschaft für Chirurgie), in der von neun Präsidenten der Jahre 1933 bis 1945 immerhin drei *(Borchard, Fromme, Nordmann)* nicht der NSDAP angehörten [29], waren in der DGU von sieben *Ersten Vorsitzenden* drei *(Borchard, König, zur Verth)*, die ohne NSDAP-Mitgliedschaft in den Jahren des Nationalsozialismus (1933–1945) von ihren Mitgliedern gewählt wurden. Im Mitgliederverzeichnis der DGU 1936/1937 [1] ist dort im Beirat der DGU u. a. „Prof. Dr. Gebhardt, Hohenlychen" verzeichnet, Chirurg und Leibarzt Himmlers, der wegen Menschenversuchen an KZ-Häftlingen in Hohenlychen, Ravensbrück und Auschwitz in Nürnberg 1947 verurteilt und 1948 hingerichtet wurde [13].

In den Wirren und Bombardements des Zweiten Weltkriegs gingen sämtliche Unterlagen der Gesellschaft verloren. Erst nach Kriegsende mit Wiedergründung der Gesellschaft 1950 fanden erneut jährliche Tagungen statt [20].

1950: Die Wiedergründung der DGU nach dem Zweiten Weltkrieg in Bochum

Die besatzungsrechtliche Unterbindung der Tätigkeit aller, auch wissenschaftlicher Gesellschaften, erforderte nach dem Zweiten Weltkrieg die Neugründung der DGU. Beim ersten Nachkriegskongress der DGCH 1949 dazu aufgefordert, gründete *Bürkle de la Camp (1895– 1974)* als Vorsitzender die DGU in Bochum neu [19]. Gemeinsam mit *Wilhelm Fischer* als Stellvertreter, *Walther Schwarz (1891–1971)* als Schriftführer und *Paul Hörnig (1879–1953)* als erneuter Schatzmeister, beide Berlin, entstand die Geschäftsstelle in Berlin-Charlottenburg 9, Brixplatz 4 (Britischer Sektor). Sie riefen im Sommer 1950 frühere Mitglieder dazu auf, ihre Anschriften für das neue Mitgliederverzeichnis mitzuteilen und kündigten für den Spätherbst die erste DGU-Tagung nach dem Krieg an, die vom 20. bis 21. Oktober 1950 in Bochum für inzwischen 464 Mitgliedern stattfand [DGU-Tagungsführer, 1969, S. 57–58]. Da Geldmittel, Dokumente und Mitgliederlisten kriegsbedingt verloren gegangen waren, half die Bergbau-Berufsgenossenschaft mit einem Darlehen über die Hürde der Mittellosigkeit hinweg. Mitgliederlisten wurden aus Fragmenten, nach dem Gedächtnis und später durch antiquarisch erworbene Fachzeitschriften rekonstruiert und ergänzt [1, 21].

Wenngleich die Verdienste von Heinrich Bürkle de la Camp als maßgeblicher Initiator der Neugründung der Deutschen Gesellschaft für Unfallheilkunde, als Vorsitzender der 1. Nachkriegstagung 1950 in Bochum und als Förderer der Unfallchirurgie in Deutschland schlechthin unbestritten sind, weswegen er 1969 auch zum Ehrenpräsidenten der Deutschen Gesellschaft für Unfallheilkunde ernannt wurde [19], soll nicht unerwähnt bleiben, dass auch er NSDAP-Mitglied war, wie manch späterer Nachkriegspräsident der DGU. Wenn auch Bürkle de la Camp erst ab 1937 der NSDAP angehörte, so ist er nicht nur deswegen im Personenlexikon zum Dritten Reich von Ernst Klee [13] erwähnt, sondern insbesondere als ‚Persilscheinschreiber‘ für Himmlers Leibarzt Karl Gebhardt (DGU-Mitglied des Beirats 1936), der für seine Verbrechen im Nürnberger Ärzteprozess verurteilt und 1948 hingerichtet wurde.

1951 hielt Freiherr von Redwitz, Chirurg und Gründungsmitglied der DGU, als Vorsitzender die 15. DGU-Tagung in Bonn mit aktuellen Themen zur Wunde und Antibiotikatherapie ab.

1952 lud der Internist *Helmut Bohnenkamp (1892–1973)* als 1. Vorsitzender zur 16. DGU-Tagung nach Oldenburg ein, 1953 der Ministerialrat a.D. Prof. Dr. Dr. *Michael Bauer († 1959)* zur 17. Tagung nach Bad Neuenahr, 1954 der Orthopäde *Lothar Kreuz (1888–1969)* zur 18. Tagung nach Stuttgart und 1955 der Gerichtsmediziner *Gottfried Jungmichel (1902–1981)* zur 19. Tagung nach Goslar. Wie auch immer die Entscheidungen im Vorstand der Nachkriegs-DGU getroffen wurden und wieviel den Entscheidungsträgern und Mitgliedern zur Wahl ihrer Präsidenten in Bezug auf deren Zeit von 1933 bis 1945 seinerzeit bekannt war, so standen Bohnenkamp, Kreuz und Jungmichel der Nachkriegs-DGU vor, die zwar im Entnazifizierungsprozess als „entlastet" geführt wurden, aber deren Funktion im NS-Regime erst später ab der 2000er Jahre bei Wikipedia [34, 37, 39] bzw. seit 2003 bei Klee [13] für jedermann nachlesbar wurde.

1956 wies *Karl Heinrich Bauer (1890–1978)* als Vorsitzender der Jahrestagung in Heidelberg zur Eröffnung darauf hin, dass Westdeutschland vergleichsweise doppelt so viele Verkehrsopfer wie England und über dreieinhalbmal so viele wie die gesamten U.S.A. zu beklagen hatte [5]. Außerdem hätte der Straßenverkehr nach der Fünf-Jahres-Statistik (1951–1955) mit fast 50 000 Verkehrstoten annähernd doppelt so viele Tote gefordert wie das Erbeben von

Lissabon 200 Jahre zuvor. Diese Thematik wurde letztlich zum Anlass, den Namen der Gesellschaft 1958 um den Topos Verkehrsmedizin als *Deutsche Gesellschaft für Unfallheilkunde, Versicherungs-, Versorgungs- und Verkehrsmedizin* zu erweitern. Auch Karl Heinrich Bauer, dessen Verdienste in der Chirurgie, nicht nur in Breslau, sondern auch später in Heidelberg, in der DGCH und in der DGU unbestritten sind, der sich zu keiner Zeit von seiner jüdischen Ehefrau distanzierte oder gar scheiden ließ*, findet sich im Personenlexikon zum Dritten Reich [13]. Dies mit seinem Beitrag zur Unfruchtbarmachung schwer Erbkranker 1934 im Chirurgen [4] sowie mit seiner Berufung 1944 in den Wissenschaftlichen Beirat des Bevollmächtigten für das Gesundheitswesen Karl Brandt, welcher später als ranghöchster NS-Mediziner im Rahmen des Nürnberger Ärzteprozesses am 2. Juni 1948 hingerichtet wurde [13].

1957 stand der Neurochirurg *Wilhelm Tönnis (1898–1978)* der 21. DGU-Tagung mit Themen zum Schädelhirntrauma in Köln vor. Er war NSDAP-Mitglied und wurde vom oben genannten Karl Brandt mit dem Ritterkreuz ausgezeichnet [13, 44].

1958 leitete der Psychiater und Neurologe *Gustav Störring (1903–2000)* die 22. DGU-Tagung in Kiel, während deren Verlauf durch Beirat und Vorstand die Erweiterung der Namensgebung um Verkehrsmedizin beschlossen wurde [19]. Nach Klee [13] war Störring Mitwisser davon, dass der Leiter des organisierten Krankenmords, Werner Heyde, sein damaliger psychiatrischer Co-Assistent in Würzburg, seit 1950 unter dem Namen Dr. Fritz Sawade lebte.

1959 stand der Internist *Helmuth Reinwein (1895–1966)*, SA-, NSDAP-, NSKK- und NS-Ärzte-Mitglied [13], der 23. DGU-Tagung in Berlin vor.

1960 war der Rechtsmediziner *Berthold Müller (1898–1976)* 1. Vorsitzender der 24. Tagung in Lindau (Bodensee). Er war frühes SA- und NSDAP-Mitglied und neun Jahre später, also 1969, der Arzt, der dem Holocaust-Massenmörder Erich Ehrlinger Verhandlungsunfähigkeit attestierte [13, 41].

In den Jahren 1961 bis 1965 wurden mit Lob, Dierkes, Lauterbach, Witt und Humperdinck Vorsitzende der DGU gewählt, deren Namen bei Klee [13] keine Erwähnung finden.

1966 lud der sächsische Chirurg *Herbert Junghanns (1902–1986),* der bereits 1961 Präsident der Deutschen Gesellschaft für Chirurgie war und seit 1962 die Berufsgenossenschaftliche Unfallklinik Frankfurt am Main leitete, zur 30. Tagung nach Frankfurt ein. Da Hans Liniger die DGU sieben Jahre lang mit fünf Tagungen wissenschaftlich weiterentwickelt

---

* *Persönliche Kommunikation mit den Herausgebern von Die Verfolgten [29]*

hatte, wurde hier in Frankfurt, wo er zu Beginn des Jahrhunderts Versicherungsmedizin gelesen hatte, der seit 1956 ausgelobte Wissenschaftspreis auf Antrag von Junghanns mit dem Namen von „Hans Liniger" künftig verknüpft. Heute wissen wir, dass Herbert Junghanns nicht nur SA-, NSDAP- und NSDÄB-Mitglied war, sondern auch 1944 im Waldkrankenhaus Köppern als Arzt in der Aktion Brandt, einer verdeckten Aktion T4, tätig war [13, 36].

1967 stand der Gerichtsmediziner *Herbert Elbel (1907–1986)* der 31. DGU-Jahrestagung in Berlin vor. Er war Mitbegründer des NS-Studentenbundes bereits 1928 in Innsbruck, ab 1932 NSDAP-Mitglied, später auch der SS. Mit ihm endet die Serie von insgesamt 11 von 18 Nachkriegsvorsitzenden der DGU, deren Namen sich bei Klee [13] finden. Inwieweit die 1968er Bewegung eine kritischere Wahl der Präsidenten bedingte, bleibt offen. Durch die stringenteren Entnazifizierungsprozesse führender Chirurgen in der DDR findet sich bei Klee [13] nur der Name von *Nicolai Guleke (1878–1958),* der – obwohl NSDAP- und förderndes SS-Mitglied – als Ordinarius für Chirurgic in Jena bis 1951 im Amt blieb.

1968 lud der Internist *Heinrich Bartelheimer (1908–1985)* nach Hamburg, 1969 der Chirurg und Chefarzt der Allianz-Versicherungs-Gesellschaft *Wolfgang Perret (1908–1983)* zur 33. Jahrestagung nach Nürnberg ein, in deren Rahmen Bürkle de la Camp für seine Verdienste als Ehrenvorsitzender gewürdigt wurde. 1970 stand der Pathologe *Günther Könn (1917–1989)* der DGU-Jahrestagung in Düsseldorf vor und 1971 *Jörg Rehn (1918–2002)* in Freiburg im Breisgau, wenngleich er in Bochum das „Bergmannsheil" in der Nachfolge von Bürkle de la Camp 1962 bis 1983 leitete.

1972 berichtete *Georg Maurer (1909–1980)* als Präsident der DGU während der ersten Drei-Länder-Tagung (Deutschland-Österreich-Schweiz) in Bern in seiner Festrede zum 50-jährigen Bestehen der DGU ausführlich über die vorausgegangen jährlich stattfindenden Tagungen an wechselnden Orten [19].

Erst ab 1973 wurde Berlin fester Tagungsort der jährlichen DGU-Kongresse, die 1973 bis 1980 in der Kongresshalle Berlin, bekannt auch als „Schwangere Auster" *(Abb. 6a),* stattfanden. Nach der ersten Drei-Länder-Tagung 1972 in Bern fand die zweite 1975 in Berlin statt *(Abb. 6b),* um danach im Vier-Jahres-Turnus alternierend zur jährlichen DGU-Tagung in Berlin abgehalten zu werden. So 1979 in Wien, 1983 in Lausanne, 1987 erneut in Berlin und zuletzt in Wien 1991, wo ihr Zyklus endete. Nachdem 1980 die Kongresshalle Berlin einen Teileinsturz erlitten hatte, wurde die DGU-Jahrestagung ab 1981 bis 2013 im ICC (Internationales Congress Centrum) Berlins abgehalten *(Abb. 6c).* Die seit 2005 gemeinsam mit der DGOOC-Tagung veranstaltete DGU-Tagung firmiert ab 2006 als DKOU

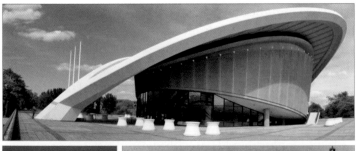

a

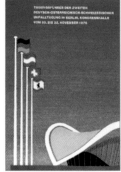

b

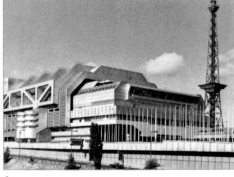

c

Abb. 6: In der Kongress-halle Berlin (a), 1957 er-baut und 1980 teileinge-stürzt, die von Berlinern wegen ihrer eigenwilligen Form „Schwangere Auster" genannt wird, fanden von 1973 bis 1980 die jährli-chen DGU-Tagungen so-wie die erste Drei-Länder-Tagung in Deutschland 1975 (b) statt. Von 1981 bis 2013 erfolgten die DGU-Jahrestagungen im ICC Berlin (c).

(Deutscher Kongress für Orthopädie und Unfallchirurgie). Dieser wird wegen Bauschä-den des ICC seit 2014 in den Messe-Hallen Berlin veranstaltet.

1997 berichtete Jürgen Probst in der von ihm und Hans-Jörg Oestern herausgegebenen Festschrift zum 75-jährigen Bestehen der DGU ausführlich zur historischen Entwicklung der Unfallchirurgie und zur Entstehung der DGU [21].

2004 wurde zu Beginn des neuen Millenniums von Ekkernkamp und Probst [8] die histo-rische Entwicklung von der Unfallheilkunde hin zur Unfallchirurgie gewürdigt.

2010 erschien die Festschrift *60 Jahre Deutsche Gesellschaft für Unfallchirurgie nach Wie-dergründung* [22], in der eingangs von Jürgen Probst und Hartmut Siebert sehr präzise der Weg von der Wund- und Kriegschirurgie bis hin zur heutigen hochdifferenzierten und teamorientierten Unfallchirurgie beschrieben wird.

2012 folgte zum 90-jährigen Bestehen der DGU ein Bericht in unserer Fachzeitschrift *Der Unfallchirurg* zur Entstehung und Gründung der DGU in Leipzig 1922. Überraschend zu lesen ist darin, dass von 113 Gründungsmitgliedern ein gewisser Prof. Dr. Marcus aus Breslau sich im September 1922, also bereits vor 100 Jahren, als *Facharzt für Orthopädie und Unfallheilkunde* in die Teilnehmerliste eintrug [11]. Seit 2021 wissen wir auch, dass dieser Prof. Marcus einer der 13 jüdischen Gründungsmitglieder war *(siehe Kapitel I.2)*.

Die frühere Tradition, die Jahrestagung am Ort des amtierenden Präsidenten abzuhalten, ist rudimentär für das jährliche Sommer-Präsidium erhalten geblieben. 90 Jahre nach Gründung der DGU an der Universität Leipzig wurden die Mitglieder des Präsidiums vom amtierenden Präsidenten Christoph Josten 2012 nach Leipzig eingeladen *(Abb. 7)*.

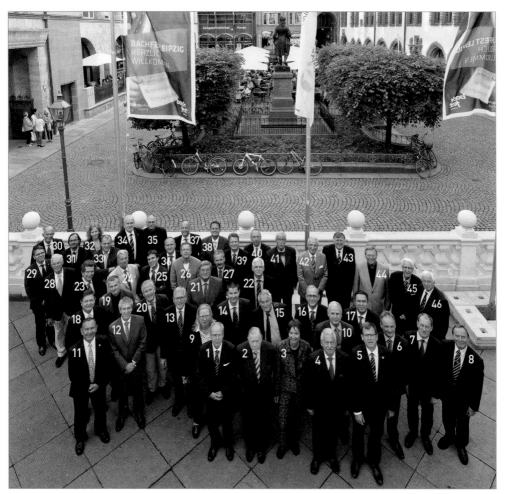

Abb. 7: 90 Jahre nach Gründung der DGU tagt das Sommer-Präsidium 2012 erstmals am Ort der Gründung in Leipzig, eingeladen vom 2012 amtierenden Präsidenten Christoph Josten (1)
Jürgen Probst † (2), Julia Seifert (3), Kuno Weise (4), Tim Pohlemann (5), Andreas Seekamp (6), Ingo Marzi (7), Hans Zwipp (8), Almut Tempka (9), Hans-Jörg Oestern (10), Günther Lob (11), Felix Bonnaire (12), Reinhard Hoffmann (13), Joachim Windolf (14), Tilman Mischkowsky † (15), Peter Kalbe (16), Matthias Münzberg (17), Klaus Stürmer (18), Sascha Flohé (19), Andreas Wentzensen (20), Johannes Sturm (21), Wolf Mutschler (22), Helmut Mälzer (23), Hartmut Siebert (24), Stefan Rammelt (25), Dirk Sommerfeldt (26), Florian Gebhard (27), Fritz Uwe Niethard (28), Lutz Mahlke (29), Bertil Bouillon (30), Gerrit Matthes (31), Christine Voigt (32), Klaus-Dieter Schaser (33), Norbert Haas (34), Volker Bühren (35), Andreas Bonk (36), Steffen Ruchholtz (37), Alexander Beck (38), Ulf Culemann (39), Peter Strohm (40), Klaus Rehm (41), Rahim Rachmanzadeh (42), Peter Kirschner (43), Eberhard Markgraf (44), Siegfried Weller † (45), Ulrich Holz † (46)

Heutige Struktur der DGU

Mitgliederversammlung: Diese findet jährlich während der Jahrestagung statt. Hier entscheiden die Mitglieder über vorgeschlagene Haushaltsfragen und Satzungsänderungen. Neben dem jährlich wechselnden Präsidenten der DGU werden auch Generalsekretär, Schriftführer und Schatzmeister auf Vorschlag des Präsidiums von den Mitgliedern gewählt.

Präsidium: Es besteht neben dem Präsidenten, der jeweils zum 1. Januar sein Amt antritt und zum 31. Dezember des Jahres beendet, aus dem Geschäftsführenden Vorstand, dem Präsidialrat, dem Ständigen Beirat, dem Nichtständigen Beirat, dem Fachbeirat und dem Senat. Alle Aspekte der Geschäftsführung werden gemäß der Satzung und der Geschäftsordnungen des Präsidiums geregelt.

Arbeitsgremien: Dazu gehören *Ausschüsse* (Grundsatz, Wissenschaft, Traumanetzwerk, Niedergelassene Vertragsärzte), *Arbeitsgemeinschaften* (Alterstraumatologie, Einsatz-, Katastrophen- und Taktische Chirurgie, Beckentrauma, Unfallprävention, Bildgebung, Ethik, Recht und Geschichte), *Kommissionen* (Leitlinien, D-Ärzte) und *Sektionen* (Handchirurgie, Kindertraumatologie, Notfall-, Intensivmedizin, Schwerverletztenversorgung, Alterstraumatologie). Seit Gründung der DGOU 2008 sind zwischenzeitlich einige Arbeitsgruppen der DGU mit denen der DGOOC in den Arbeitsplattformen der DGOU vereint.

Satzung und Geschäftsordnung: In der Satzung sind Zweck, Aufgaben, Gemeinnützigkeit, die sieben Organe der DGU und anderes in 20 Paragraphen verankert, zuletzt aktualisiert am 27. Oktober 2021. Die Geschäftsordnung ist für alle sieben Organe gesondert formuliert und wie die Satzung für jedermann im Netz einsehbar: https://www.dgu-online.de/

Fort- und Weiterbildung: Die Fortbildung wird durch zahlreiche Kurse der Akademie der Unfallchirurgie (AUC), die Weiterbildung für das Fach Orthopädie und Unfallchirurgie sowie für die Spezielle Unfallchirurgie in einer Weiterbildungsordnung und durch Weiterbildungsbefugte geregelt.

Studierende der Medizin: Sie werden am Tag der Studierenden innerhalb des DKOU und in der Summerschool der DGOU sowie in Nachwuchskongressen wie „Hammerexamen und Karriere" in das großartige Fach Orthopädie und Unfallchirurgie eingeführt, um sie als kommende Generation zu gewinnen.

Qualitätssicherung: Sie wird durch Erhebungen des Traumaregisters seit 1993, durch Vorgaben des Weißbuches der Schwerverletztenversorgung seit 2006, durch regelmäßige

Analysen des Traumanetzwerkes und durch die Kooperation mit dem vernetzten Krankenhaus-Berichtssystem CIRS (Critical Incident Reporting System) und dem „Aktionsbündnis Patientensicherheit" gewährleistet.

Mitgliederzeitschrift: Früher als *Mitteilungen der DGU* ist sie seit Oktober 2011 durch die Zeitschrift *Orthopädie und Unfallchirurgie Mitteilungen und Nachrichten* (OUMN) ersetzt worden. Die Fachzeitschrift *Der Unfallchirurg* entspricht der seit 1894 erscheinenden Monatsschrift für Unfallheilkunde mit besonderer Berücksichtigung der Mechanotherapie. In ihrer über 125-jährigen Geschichte trägt sie seit 1985 diesen 10. neuen Namen und enthält Themen der Unfallchirurgie und Orthopädie, insbesondere der Speziellen Unfallchirurgie.

Ehrungen und Preise

Ehrenmitglieder: Die beiden ersten wurden bereits bei Gründung am 23. September 1922 ernannt [15]: Der Geheime Medizinalrat Prof. Dr. Theodor Rumpf (1851–1934) als Internist, Infektiologe und Neurologe aus Bonn sowie der schweizerische Protagonist der Unfallheilkunde aus Zürich, Dr. Constantin Kaufmann, bekannt auch als einer der ersten Herausgeber eines Handbuchs für Unfallverletzungen (1892). 1922 bis 2021 hat die DGU insgesamt 90 Ehrenmitglieder ernannt.

Korrespondierende Mitglieder: Als erste wurden bei Gründung 1922 Dr. van Eden aus Amsterdam, Prof. Wittek aus Graz, Dr. Pometta aus Luzern und Dr. Zollinger aus Aarau mit dieser Ehrung ausgezeichnet. Bis zum Jahr 2021 ist die Zahl internationaler, korrespondierender Mitglieder auf 105 angewachsen, wovon 2021 noch 65 leben.

Johann-Friedrich-Dieffenbach-Büste: Zum 60-jährigen Bestehen der DGU 1982 wurde diese für besondere wissenschaftliche Forschung auf dem Gebiet der Unfallchirurgie erstmals vergeben, bis 2021 an 38 Preisträger.

Reisestipendien: Diese wurden seit 1983 jährlich zur Förderung des Nachwuchses und wissenschaftlichen Wettbewerbs ausgelobt.

Carl-Thiem-Gedenkmünze: Zum 75-jährigen Bestehen der DGU und zeitgleich zum 80. Todestag von Carl Thiem wurde sie 1997 erstmals an ein DGU-Mitglied ob seiner besonderen Verdienste um die DGU und zur Erinnerung an den Protagonisten der Unfallheilkunde vergeben. Bis 2021 wurden 22 Personen damit geehrt.

Goldene Ehrennadel: Sie wurde 1989 gestiftet und bis 2021 an 28 der DGU nahestehende Personen, Vereine oder Stiftungen vergeben.

Louis-Stromeyer-Medaille: Seit 2001 wurde diese durch Jürgen Probst für literarisch hochwertige Monographien zu Themen der Unfallheilkunde vergeben. Seit 2020 heißt sie in Anerkennung der hohen Verdienste von Jürgen Probst als langjähriger Generalsekretär, Präsident und stets ratgebender Senator *Stromeyer-Probst-Medaille.* Sie wurde bis 2021 an 20 Autoren bzw. Autorenpaare ausgereicht.

Hans-Liniger-Preis: Dieser erste Wissenschaftspreis wurde nach dem Zweiten Weltkrieg erstmals 1956 ausgelobt. Seither ist er, nicht jährlich, bis 2021 an 43 Wissenschaftler und Wissenschaftlerinnen verliehen worden.

Herbert-Lauterbach-Preis: Zur hundertjährigen Wiederkehr der Gründung der ersten Berufsgenossenschaft (1884) wurde dieser 1984 von den Berufsgenossenschaften für Forschungsarbeiten zur Unfallmedizin und/oder Berufskrankheiten ausgelobt und von den BG Kliniken seither an 38 Preisträger bis 2021 vergeben.

Innovationspreis: Seit 1999 wurde dieser für Neuerungen im Spektrum unfallchirurgischer Patientenversorgung an 27 Erfinder oder methodische Neuentwickler vergeben.

Promotionspreis: Seit 2013 wurde dieser für den wissenschaftlichen Nachwuchs bis 2021 an zehn Promovendinnen bzw. Promovenden ausgereicht.

NIS-Generali-Preis: Dieser jüngste Wissenschaftspreis wurde 2020 erstmals für ausgezeichnete Forschung in der Notfall-, Intensivmedizin und Schwerverletztenversorgung ausgelobt und vergeben.

Berufspolitik

Die DGU bewirkte, dass 1968 im Fachgebiet Chirurgie das Teilgebiet Unfallchirurgie mit teilgebietsspezifischer Weiterbildungszeit von zwei Jahren entstand. 1992 wurde die Weiterbildungszeit für Chirurgie von sechs auf fünf Jahre reduziert und für die Schwerpunkte der Chirurgie wie Unfallchirurgie auf eine Weiterbildungszeit von drei Jahren erhöht. Durch die richtungsweisende Kooperation zwischen DGU und der Deutschen Gesellschaft für Orthopädie und Orthopädischer Chirurgie wurde 2003 die (Muster-)Weiterbildungsordnung der Bundesärztekammer dahingehend geändert, dass der Schwerpunkt Unfallchirurgie und das bisherige Fachgebiet Orthopädie zum neuen Fach Orthopädie und Unfallchirurgie im Gebiet der Chirurgie wurden. Die Zusatz-Weiterbildung *Spezielle Unfallchirurgie* umfasst in Ergänzung zu der Facharztkompetenz für Orthopädie und Unfallchirurgie die Behandlung von Verletzungen höherer Schwierigkeitsgrade und deren Folgezuständen sowie die Organisation, Überwachung und Durchführung der Behandlung von Schwerverletzten.

Akademie der Unfallchirurgie (AUC)

Sie wurde als Wirtschaftsbetrieb der DGU 2004 an der Schnittstelle von klinischer Medizin, Gesundheitsforschung und Management gegründet. Sie bietet medizinische Fort- und Weiterbildungsprogramme an wie spezielle Kurse: Advanced Trauma Life Support (ATLS), Definitive Surgical Trauma Care (DSTC), Prehospital Trauma Life Support (PTLS), Terror and Desaster Surgical Care (TDSC). Auch Kurse für Evidenzbasierte Medizin, Interpersonal Competence, Studierende und Pflegende sowie der Aufbau eines bundesweiten Teleradiologie- und Telekonsultationsnetzwerkes sind dank des jahrelangen, engagierten AUC-Leiters Johannes Sturm angebotene Dienstleistungen im Wissensmanagement, der Qualitätssicherung und Forschungskoordination.

Kongress und Konvergenz mit der DGOOC

Während die früheren Tagungen für Unfallheilkunde seit 1922 und später bis 2004 als alleinige DGU-Jahrestagung abgehalten wurden, kam es erstmals 2005, im Jahr der zwischenzeitlich bundesweiten Einführung des Facharztes für Orthopädie und Unfallchirurgie in allen Landesärztekammern, zu einer DGU-Jahrestagung, die gemeinsam mit der Jahrestagung der DGOOC abgehalten wurde. Seit 2006 gibt es den Deutschen Kongress für Orthopädie und Unfallchirurgie in Berlin. 2008 wurde von DGU und DGOOC die Deutsche Gesellschaft für Orthopädie und Unfallchirurgie als deren Dachverband *(siehe Kapitel I.5)* gegründet, die heute zahlreiche muskuloskelettale Fachgesellschaften, Assoziationen, Sektionen und Arbeitsgemeinschaften umfasst.

Saucii reductio ad integrum suprema lex MCMXXII
Die vollständige Wiederherstellung des Verletzten ist unser oberstes Gesetz 1922

Dieser Leitspruch wurde in Analogie zum obersten Gesetz der griechischen Antike *Salus aegroti suprema lex* (Hippokrates 460–377 v. Chr.) nicht von unseren Altvorderen geprägt, wenngleich die Gründungsväter der DGU dies als ihren inneren Auftrag von Anbeginn verstanden. Er entstand 2009, nachdem 2008 die DGOU gegründet worden war. Übergab doch, was nun offenkundig wurde, der scheidende Präsident der DGOOC seinem Nachfolger eine goldene Kette als Machtsymbol des Präsidenten, so erwarb Axel Ekkernkamp als amtierender Präsident der DGU 2008, um orthopädischer Tradition nicht nachzustehen, ein kräftiges, goldfarbenes Zepter zur Übergabe an seinen Nachfolger im Amt. Dieser wiederum wollte allen seinen Vorgängern gerecht werden und ließ deshalb den auf das Jahr 1922 zurückreichenden Leitgedanken in das Zepter gravieren, um es in dieser Form an seinen Nachfolger Norbert Südkamp am letzten Tag des DKOU 2009 weiterzureichen.

Sternstunden der DGU

Der erste Stern wurde bereits in der Vorgründungsphase der DGU mit Errichtung des weltweit ersten Unfallkrankenhauses, dem *Bergmannsheil in Bochum* 1890 sichtbar, dem 1894 das *Bergmannstrost* in Halle/Saale sowie weitere sechs Unfallkliniken der Berufsgenossenschaften folgten. Im Januar 1894 erschien zudem die erste Ausgabe der Monatsschrift für Unfallheilkunde, sodass wir bereits mit der Januarausgabe 2019 von *Der Unfallchirurg* auf eine 125-jährige Tradition zurückblicken können, die mit dem 125. Band im Januar 2022 als Leitstern für 100 Jahre DGU aufleuchtete.

Die zweite Sternstunde entspricht der Einführung des Teilgebiets Unfallchirurgie im Fach Chirurgie durch den Deutschen Ärztetag 1968.

Als dritte Sternstunde ist die Etablierung des *1. Lehrstuhls für Unfallchirurgie 1970* an der Medizinischen Hochschule Hannover anzusehen, auf den *Prof. Harald Tscherne* aus Graz berufen wurde. Die universitäre Entwicklung der Unfallchirurgie zeigte danach eine rasch folgende Einrichtung von 33, heute gesamtdeutsch von 40 Lehrstühlen für Unfallchirurgie an allen Medizinischen Fakultäten Deutschlands.

Die vierte Sternstunde leuchtete im *November 1989* mit dem überraschenden Zusammenfinden tausender westdeutscher und mehr als 300 ostdeutscher Unfallchirurgen kurz nach dem Mauerfall, weswegen die 53. Jahrestagung der DGU in den Tagen vom 22. bis 25. November 1989 in Berlin zu den Sternstunden zählt. Noch am ereignisreichen Tag des *9. November 1989* formulierten der amtierende DGU-Präsident Klaus-Peter Schmit-Neuerburg (1932–2003) und der damalige Generalsekretär Jürgen Probst (1927–2016) ein Einladungsschreiben an die Unfallchirurginnen und Unfallchirurgen der DDR, das eine historische Sternstunde der DGU markiert: „… *Die von uns allen so lange gehegte Hoffnung auf die Möglichkeit der Teilnahme unserer Kolleginnen und Kollegen aus der DDR an den Tagungen der Deutschen Gesellschaft für Unfallheilkunde hat mit der Öffnung der deutsch-deutschen Grenze endlich ihre Erfüllung gefunden …*" [28]. In seiner Eröffnungsrede 1989 begrüßte Klaus-Peter Schmit-Neuerburg die neuen Gäste: „*Ich bin der erste Präsident, den Sie selbst dank Ihrer friedlichen Revolution in die Lage versetzt haben, Sie hier als Teilnehmer begrüßen zu dürfen. Sollten Sie irgendeinen Wunsch haben: wir werden alles tun, was in unseren Kräften steht*" [21, 28].

Nach der Wiedervereinigung Deutschlands am 3. Oktober 1990 und nach Auflösung der „Sektion Traumatologie", verbunden mit dem Eintritt von mehr als 200 Sektionsmitgliedern der ehemaligen DDR, beschloss die DGU im November 1990 in ihrer Mitgliederversammlung fortan, fokussiert auf ihre Kernkompetenz, nur noch den Namen *Deutsche*

Gesellschaft für Unfallchirurgie zu tragen [6]. Dank der Initiative „*Wider das Vergessen und wider das Verfälschen*" von Eberhard Markgraf, Jena, sowie Wieland Otto (1942–2021), Leipzig, und Klaus Welz (1934–2015), Cottbus, erfuhren später westdeutsche Unfallchirurgen u. a., dass es in der 1949 gegründeten Deutschen Demokratischen Republik (DDR) keine Fortsetzung der Arbeit der 1922 in Leipzig gegründeten Deutschen Gesellschaft für Unfallheilkunde, Versicherungs- und Versorgungsmedizin gab [18]. Auch, dass bereits 1969, also noch ein Jahr vor Hannover, in Rostock der erste Lehrstuhl für Traumatologie eingerichtet und mit *Helmut Brückner (1919–1988)* besetzt worden war [27].

Als fünfte Sternstunde ist das 100-jährige Bestehen der DGU am 23. September 2022 selbst zu betrachten, das nicht nur mit dieser Festschrift, sondern mit Einführung einer jährlichen *Harald Tscherne – Lecture* zum DKOU gewürdigt und im Oktober 2022 inauguriert werden wird.

Meilensteine der DGU

Die zahlreichen Meilensteine, angefangen mit Einführung des *TraumaRegister DGU®* 1993, den ersten *Leitlinien der DGU* 1997, dem *Weißbuch Schwerverletztenversorgung* 2006, über die Etablierung eines zertifizierten *TraumaNetzwerk DGU®* im Jahr 2008 einschließlich eines Telekooperations-Systems TKmed®, bis hin zur Erstedition einer *S3-Leitlinie Polytrauma/Schwerverletzten-Behandlung* 2009 und zum ersten zertifizierten *AltersTraumaZentrum DGU®* 2014, spiegeln in ihrer Gesamtheit die kontinuierliche und energievolle Arbeit dieser Gesellschaft mit wichtigen Wegmarken und Sternstunden wider, die an anderer Stelle dieser Festschrift detailliert und gebührend beschrieben werden.

Aufarbeitung der DGU im Umgang mit ihren jüdischen Mitgliedern (2013–2022):

2013 berichtete Jürgen Probst erstmals in der Zeitschrift Orthopädie und Unfallchirurgie [23] über 28 jüdische Mitglieder der DGU, die in der Zeit von 1933 bis 1945 den Entzug der Approbation, Promotion oder Lehrerlaubnis erdulden mussten. Die Beschreibung der Flucht ins Ausland, in den Freitod oder gar deren Verschleppung ins KZ, teils mit Ermordung, gab diesen vergessenen Mitgliedern wieder ein Gesicht. Der Idee von Jürgen Probst folgend, wurden am 30. November 2017 als sichtbares Zeichen nach außen vom Künstler Gunter Demnig vor dem Eingang der Universitätsklinik in Leipzig, dem Gründungsort der DGU, *36 Stolpersteine und zwei Stolperschwellen* verlegt und der Mitglieder gedacht [10].

Noch im gleichen Jahr wurde am 13. Dezember 2017 auf Initiative der Senatoren der DGU ein *Stein des Gedenkens* für alle jüdischen Mitglieder der zehn chirurgischen Fachgesellschaften im Garten des Langenbeck-Virchow-Hauses in Berlin errichtet [9]. Seit 2018 pflegen die Senatoren der DGU jährlich am 9. November, der wiederkehrenden Pogromnacht von 1938, die 36 Stolpersteine mit zwei Stolperschwellen vor dem Universitätsklinikum Leipzig in der Liebigstraße 20 zur besseren Lesbarkeit der eingravierten Namen und erinnern dort mit Lesung von Curricula an ihre früheren jüdischen Mitglieder [45].

Résumé und Ausblick

Beim Rückblick auf die 100-jährige Geschichte der DGU beobachtet der kritische Betrachter eine Häutung dieser Gesellschaft nach 50 Jahren, zeitlich etwa um das Jahr 1970. Seit ihrer Gründung war die Gesellschaft fachlich sehr heterogen ausgerichtet, d. h. für jedermann offen, der an unfallheilkundlichen Themen interessiert war. Dies zeigte sich nicht nur an der dreifältigen Namensgebung, sondern auch an der Wahl ihrer Vorsitzenden, die neben Chirurgen auch Internisten, Rechtsmediziner, Neurochirurgen oder Psychiater, selbst Juristen waren. Die thematische Orientierung war vorrangig auf Versicherungs- und Versorgungsmedizin sowie berufsgenossenschaftliche Heilverfahren ausgerichtet, erst spät (1958) kam die Verkehrsmedizin als vierter Bestandteil des Namens der Gesellschaft hinzu.

1970 begann die zweite wissenschaftliche Hälfte der DGU, die durch Einrichtung eines ersten Unfallchirurgischen Lehrstuhls in Hannover mit universitärer Ausrichtung der Unfallchirurgie ein komplementäres Gegengewicht zur bisherigen Prävalenz der berufsgenossenschaftlichen Krankenhäuser bewirkte. Dies beschleunigte in einer aufblühenden Wirtschaft nach dem Zweiten Weltkrieg alle wesentlichen Neuerungen in der luft- und bodengebundenen Unfallrettung, die Einrichtung von interdisziplinär-vorbereiteten Schockräumen mit Etablierung von zielgerichteten Behandlungs-Algorithmen in der Schwerstverletztenversorgung. Wissenschaftlichen Studien zu allgemeinen Osteosyntheseverfahren in der Knochenbruchbehandlung führten zur Schaffung definierter Operationsverfahren bis hin zur Etablierung von Traumaregistern und bundesweiten Traumanetzwerken. Selbst die politische Häutung um etwa 1968, aber auch generationsbedingt, ist unverkennbar, indem ab 1969 kein 1. Vorsitzender oder Präsident gewählt, ab 1973 kein Ehrenmitglied ernannt wurde, dessen Name im Personenlexikon zum Dritten Reich bei Klee [13] zu finden wäre. In einer seit 1970 sich verselbstständigenden Unfallchirurgie wurden zunehmend nur noch Unfallchirurgen, gelegentlich Chirurgen oder Orthopäden zum Präsidenten der DGU gewählt. Dennoch ging die ursprüngliche Offenheit und das interdisziplinäre Prinzip in Forschung und Krankenversorgung nicht verloren. Zum 60-jährigen Bestehen der DGU formulierte 1982 der Festredner Richard Toellner einen Wunsch am Ende seines Vortrags:

„Ich wünsche Ihrer Gesellschaft, dass sie sich in den nächsten 60 Jahren treu bleibt und die Unfallheilkunde zum Modell einer Disziplin zwischen den Disziplinen macht. Integration als ihre ureigenste Aufgabe begreift und immer neue Wege und neue organisatorische Formen findet, um die Desintegration zu steuern und die Integration durch echte Interdisziplinarität zu steigern."

Richard Toellner (1930–2019), Medizinhistoriker [31]

Vieles dieses Wunsches ist bereits in Erfüllung gegangen. Bereits 20 Jahre später trafen sich genuine Unfallchirurgen und Orthopäden und gestalteten einen gemeinsamen Facharzt für Orthopädie und Unfallchirurgie. Dies, nach getrennten Wegen seit 1901 mit Gründung der DGOC, da Gemeinsamkeiten 1894 bis 1900 in der *Abtheilung für Unfallheilkunde der GDNÄ* mit Auflösung derselben zerschlagen wurden, die aber 2008 mit Gründung der DGOU auf einem gemeinsamen Weg wiederentdeckt wurden. Somit konnte die Desintegration gesteuert und die Integration durch echte Interdisziplinarität gesteigert werden. Möge der Benefit dieser Reunion allen Unfallverletzten zu ihrer vollständigen Wiederherstellung dienen.

Summary

The DGU is the German Society for Trauma Surgery which was founded on September 23 in 1922, at the University of Leipzig. Three phases of its developement are described. The goal of this society from the very beginning up to the present day was to provide excellent medical care for the injured patient in the prehospital setting, in the perioperative phase and in the rehabilitative period to return the patient to a full capacity to work and to re-integrate him or her into a normal social life. After the second world war the society was reestablished by Bürkle de la Camp and others in 1950. Highlights of the society have been in its prephase in 1890 when the first worldwide hospital exclusively for the care of injured patients was built in Bochum, named "Bergmannsheil". The second highlight came about in 1970, when the first university department for trauma surgery in Western Germany was established in Hannover, chaired by Harald Tscherne from Graz. Subsequently, 33 departments for Trauma Surgery were created in Western Germany. Today there are 40 chairs for Trauma Surgery in the re-unified Germany. The third highlight was seen when the wall in Berlin was torn down following a peaceful revolution by the East Germans. In its wake a couple of days later three hundred trauma surgeons from the GDR could join our annual meeting for trauma surgery in West-Berlin during November 22 to 25, 1989.

The DGU was initiated in 1922 with a total of 113 founding members and in 2022, a 100 years later, the active participation of over 4750 members reflects the successful work of this open-minded society. This success notwithstanding, is this book chapter the very first communication in the 100-year history of the DGU that does not omit sensitive topics. These concern the way we dealt with our Jewish members during the Nazi period, the behavior of our founding Extraordinary Member (Verband der Deutschen Berufsgenossenschaften) towards Jews and the election of DGU presidents from 1933 to 1945 and from 1950 to 1967 with regard to Nazi memberships.

Die Bildrechte der Abbildungen liegen, wenn nicht anders angegeben, beim DGU-Archiv oder beim Autor.

Literatur

1. Arndt J (2020) Chronologie wichtiger Ereignisse für die Unfallchirurgie und die Deutsche Gesellschaft für Unfallchirurgie. Teil I: 1884 bis 1945. Mitgliederlisten der DGU 1930, 1932, 1936. Unpubl. Dokumentation der Geschäftsstelle der DGU, Berlin

2. Blasius H, Schütz G, Thiem C (1894) Was wir wollen! Monatsschrift für Unfallheilkunde mit besonderer Berücksichtigung der Mechanotherapie 1. Jg., Nr. 1: 1

3. Blasius H, Thiem C (1894) Bericht über die Sitzungen der Abteilung für Unfall-, Heil- und Gesetzeskunde der 66. Versammlung Deutscher Naturforscher und Ärzte zu Wien. Monatsschrift für Unfallheilkunde mit besonderer Berücksichtigung der Mechanotherapie 1. Jg., Nr. 10, 11: 19, 289–384

4. Bauer KH (1934) Die Bedeutung des Gesetzes zur Verhütung erbkranken Nachwuchses für die Chirurgie. Der Chirurg 9: 329–334

5. Bauer KH (1957) Eröffnungsrede des Vorsitzenden zur 20. DGU-Tagung 17.–18. Mai 1956 in Heidelberg. Hefte zur Unfallheilkunde 55: 1–13

6. Deutsches Ärzteblatt DÄB 88 (1991) 6: A-366

7. DGU (2017) 36 Kurzbiographien. Leipzig, am 30. November 2017. https://www.dgu-online.de/fileadmin/published_content/2.Aktuelles/News/Textdateien/2017/2017_11_30_Kurzbiografien_juediche_DGU-Mitglieder.pdf (aufgerufen: 21.02.2021)

8. Ekkernkamp A, Probst J (2004) Von der Unfallheilkunde zur Unfallchirurgie. Z ärztl Fortbild Qual Gesundh wes 98: 31–36

9. Fuchs J, Zwipp H (2018) Fachgesellschaften erinnern an das Schicksal jüdischer Chirurgen. Passion Chirurgie 06/II/2018. S. 96–97

10. Herda S, Meier S (2018) 36 Stolpersteine in Leipzig. Orthopädie und Unfallchirurgie Mitteilungen und Nachrichten 2018/01: 72–73

11. Josten C (2012) 90 Jahre Deutsche Gesellschaft für Unfallchirurgie. Entstehung und Gründung. Unfallchirurg 115: 862–865

12. Junghanns H (1967) Eröffnungsansprache der 30. DGU-Tagung 23.–25. Mai 1966 in Frankfurt/Main. Hefte zur Unfallheilkunde 91: 1–13

13. Klee E (2003) Das Personenlexikon zum Dritten Reich. Wer war was vor und nach 1945. Fischer Taschenbuch Verlag, Zweite aktualisierte Auflage, Frankfurt am Main 2005, S. 292

14. Korsten D (2014) Das Carl-Thiem-Klinikum Cottbus zwischen 1914 und 2014. Hrsg. Carl-Thiem-Klinikum. Geschichtsbüroverlag, Köln. S. 12

15. Kühne W (1922) Monatsschrift für Unfallheilkunde, XXIX. Jahrgang, Nr. 2. Verlag von F. C. W. Vogel, Leipzig, S. 25 ff., S. 169

16. Kühne W (1922) Verhandlungen der Deutschen Gesellschaft Monatsschrift für Unfallheilkunde, Versicherungs- und Versorgungsmedizin. 1. Jahresversammlung gehalten zu Leipzig am 23. September 1922 im Auditorium 36 der Universität Leipzig. Sonderheft der Monatsschrift für Unfallheilkunde und Versicherungsmedizin. Nr. 11 und 12, XXIX. Jahrgang. Verlag von F. C. W. Vogel, Leipzig, S. 250 ff.

17. Kümmel H (1897) Die Bedeutung der Röntgenstrahlen in der Chirurgie. Zbl Chir Beibl.: 18–33

18. Markgraf E, Otto W (2008) Unfallchirurgie an den Hochschuleinrichtungen der DDR. In: DGU Mitteilungen und Nachrichten. Supplement 1, Hrsg. Markgraf E, Otto W, Welz K. 30. Jg., S. 15–23

19. Maurer G (1972) 50 Jahre Deutsche Gesellschaft für Unfallheilkunde, Versicherungs-, Versorgungs- und Verkehrsmedizin. Monatsschrift für Unfallheilkunde 10: 433–441

20. Probst J (1986) Die Deutsche Gesellschaft für Unfallheilkunde 1922 bis 1986. Zur 50. Jahrestagung der Deutschen Gesellschaft für Unfallheilkunde. Herausgeber Probst J – Geleitwort Cotta H. Demeter, Gräfelfing. S. 17–45

21. Probst J (1997) Die Entstehung der Deutschen Gesellschaft für Unfallchirurgie. In: Unfallchirurgie in Deutschland. Bilanz und Perspektiven. Hrsg. Oestern HJ, Probst J. Springer, Berlin-Tokio. S. 3–62

22. Probst J, Siebert HR (2010) Von der Unfallheilkunde zur Orthopädie und Unfallchirurgie. Der Verletzte im Mittelpunkt. In: 60 Jahre Deutsche Gesellschaft für Unfallchirurgie nach Wiedergründung. Hrsg.: Probst J, Siebert H, Zwipp H. Marinadesign, Hannover. S. 15–39

23. Probst J (2013) Gedenken der jüdischen Mitglieder der Deutschen Gesellschaft für Unfallheilkunde, Versicherungs- und Versorgungsmedizin. Orthopädie und Unfallchirurgie Mitteilungen und Nachrichten 10: 606–613

24. Ratschko KW (2015) Ein Nazi, kein Parteimann. Der Chirurg Albert Wilhelm Fischer als Klinikchef und Dekan der Medizinischen Fakultät Kiel im Nationalsozialismus. Schleswig-Holsteinisches Ärzteblatt 5, S. 18–21

25. Riedinger J (1901) „Unfallheilkunde" oder „social-medicinische Praxis" auf der Naturforscher- und Aerzte-Versammlung. Monatsschrift für Unfallheilkunde und Invalidenwesen. VIII. Jg., Nr. 4, S. 125–128

26. Sachs M, Enke A (1997) Victor Schmieden (1874–1945) und seine Bedeutung für die Entwicklung der modernen Chirurgie. Zentralbl Chir 122: 597–609

27. Sanders K, Senst W, Markgraf E (2008) Die medizinisch-wissenschaftlichen Gesellschaften in der DDR. In: DGU Mitteilungen und Nachrichten. Supplement 1, Hrsg. Markgraf E, Otto W, Welz K. 30. Jg., S. 26–30

28. Schmit-Neuerburg KP (1990) Eröffnungsrede des Präsidenten zur Jahrestagung der Deutschen Gesellschaft für Unfallheilkunde, 22.–25. November 1989. DGU Mitteilungen und Nachrichten. 1990/21: 10–16

29. Steinau HU, Bauer H (2011) Vorwort. In: Deutsche Gesellschaft für Chirurgie 1933–1945. Die Präsidenten. Sachs M, Schmiedebach HP, Schwoch R, (Hrsg) Steinau HU, Bauer H. Kaden Verlag, Heidelberg. S. XV

30. Tagesgeschichtliche Notizen 10. Mai 1892. Münchner Medicinische Wochenschrift, 10. Mai 1892, S. 337

31. Toellner R (1982) Integration als Aufgabe. 60 Jahre Deutsche Gesellschaft für Unfallheilkunde – eine Disziplin zwischen den Disziplinen. Festrede 1982. In: Hefte zur Unfallheilkunde (1984) Heft 164: 30–36. Hrsg. A. Pannike. Springer-Verlag, Berlin-Heidelberg

32. Universität Hamburg: Max zur Verth. https://www.hpk.uni-hamburg.de/resolve/id/cph_person_00000327 (aufgerufen: 03.02.2021)

33. Verhandlungen des III. Internationalen Medizinischen Unfallkongresses zu Düsseldorf 1912. Verlag L. Schwann, Düsseldorf, 1912

34. Wikipedia zu Bohnenkamp, Helmuth. https://de.wikipedia.org/wiki/Helmuth_Bohnenkamp (aufgerufen: 29.03.2021)

35. Wikipedia zu Fischer, Wilhelm. https://de.wikipedia.org/wiki/Wilhelm Fischer_(Mediziner) (aufgerufen: 02.02.2021)

36. Wikipedia zu Junghanns, Herbert. https://de.wikipedia.org/wiki/Herbert_Junghanns_(Mediziner) (aufgerufen: 21.02.2021)

37. Wikipedia zu Jungmichel, Gottfried. https://de.wikipedia.org/wiki/Gottfried_Jungmichel (aufgerufen: 29.03.2021)

38. Wikipedia zu König, Fritz. https://de.wikipedia.org/wiki/Fritz_König_(Mediziner,_1866) (aufgerufen: 03.02.2021)

39. Wikipedia zu Kreuz, Lothar. https://de.wikipedia.org/wiki/Lothar_Kreuz (aufgerufen: 29.03.2021)

40. Wikipedia zu Magnus, Georg. https://de.wikipedia.org/wiki/Georg_Magnus (aufgerufen: 02.02.2021)

41. Wikipedia zu Müller, Berthold. https://de.wikipedia.org/wiki/Berthold_Mueller (aufgerufen: 21.02.2021)

42. Wikipedia zu Reichardt, Martin. https://de.wikipedia.org/wiki/Martin_Reichardt_(Mediziner) (aufgerufen: 02.02.2021)

43. Wikipedia zu Schmieden, Victor. https://de.wikipedia.org/wiki/Victor_Schmieden (aufgerufen: 02.02.2021)

44. Wikipedia zu Tönnis, Wilhelm. https://de.wikipedia.org/wiki/Wilhelm_Tönnis (aufgerufen: 21.02.2021)

45. Zwipp H (2021) Immer noch rege Nachforschungen. Gedenken an die jüdischen Kollegen der DGU. Orthopädie und Unfallchirurgie Mitteilungen und Nachrichten 11: 67

2 Die DGU und ihre jüdischen Mitglieder

Hans Zwipp, Dresden und Joachim Arndt, Berlin

„Es obliegt den Lebenden, das aus dem Versäumnis drohende Vergessen zu beenden, stattdessen zum Opfer der verlorenen Kollegen sich zu bekennen. Nicht nur das geschehene Unrecht, sondern bereits die Tatsache, dass die Verfolgten wie alle anderen deutsche Staatsbürger mit uneingeschränkten Rechten und gleichermaßen unsere Mitglieder waren, nötigt uns, ihnen die Anerkennung unserer Gesellschaft wiederzugeben, sie aber auch sichtbar zu machen."

Jürgen Probst, 2013 [38]

Lange waren die unter der nationalsozialistischen Diktatur verfolgten Mitglieder kein Thema in unserer wissenschaftlichen Gesellschaft. Diejenigen, die bei der Wiedergründung der DGU 1950 noch hätten berichten können, haben dies nicht getan. Mitgliedsunterlagen aus der Zeit bis 1945 lagen nicht vor, ebenso wenig Vorstandsprotokolle. Selbst die Aufarbeitung von Biographien verfolgter Ärztinnen und Ärzte in der nationalsozialistischen Zeit in Deutschland erfolgte durch Historiker erst zunehmend seit den 1990er Jahren.

Auslöser für die Rückbesinnung auf die jüdischen Mitglieder der DGU war das Buch der Deutschen Gesellschaft für Chirurgie (DGCH) über ihre Präsidenten der Jahre 1933 bis 1945, das 2011 erschien [48]. Dieses Werk enthielt auch eine erste Namensliste verfolgter jüdischer DGCH-Mitglieder. Durch die Initiative des früheren Generalsekretärs, Präsidenten und langjährigen Senators der DGU, Jürgen Probst (1927–2016), wurde im Jahr 2013, d. h. 80 Jahre nach der Machtergreifung des nationalsozialistischen Regimes am 30. Januar 1933, der jüdischen Mitglieder unserer Gesellschaft anhand einer von ihm verfassten Publikation gedacht [38]. Zur Ausarbeitung und Aufstellung der betroffenen DGU-Mitglieder war es insbesondere wichtig, aus antiquarisch erworbenen Monatsschriften für Unfallheilkunde die darin enthaltenen Mitgliederlisten der DGU mit jenen des Reichsarztregisters abzugleichen. Durch die Hilfe von Frau Dr. Ellen Harnisch von der Kassenärztlichen Bundesvereinigung konnten so vor neun Jahren die ersten 28 jüdischen Mitglieder unserer Gesellschaft bekannt werden.

Bis 2017 konnten durch weiterführende Recherchen des Zweitautors dieses Beitrags zusätzlich acht jüdische Mitglieder gefunden werden. Somit konnten durch die von Jürgen Probst initiierte Teilnahme am weltweit größten dezentralen Mahnmal, dem Stolperstein-Projekt, am 30. November 2017 insgesamt 36 Stolpersteine und zwei Stolperschwellen vor dem Haupteingang des Universitätsklinikums Leipzig in der Liebigstraße 20 durch den Künstler Gunter Demnig verlegt werden *(Abb. 1)*. Dieser Ort war bewusst gewählt worden, da unweit von hier im Auditorium der Universität Leipzig die DGU am

23. September 1922 gegründet worden war. Anlässlich des feierlichen Gedenkens wurden für die Öffentlichkeit zusätzlich 36 Kurzbiographien verfasst [10].

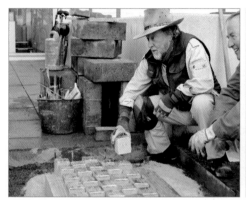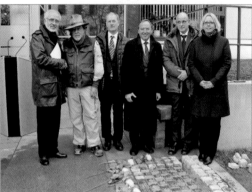

23. SEPTEMBER 1922 ALMA MATER LIPSIENSIS
GRÜNDUNG DER DEUTSCHEN GESELLSCHAFT FÜR UNFALLCHIRURGIE
WIR ERINNERN AN DIE 36 JÜDISCHEN MITGLIEDER 1933 - 1945
ENTZUG DER PROMOTION / APPROBATION / KASSENZULASSUNG – LEHRVERBOT
FLUCHT INS EXIL – FLUCHT IN DEN TOD – IM KZ ERMORDET

WIR GEDENKEN IHRER MIT HOCHACHTUNG, DANK UND DEMUT MIT DER HOFFNUNG UND IN DER VERANTWORTUNG, DASS DIESE MENSCHENVERACHTUNG, DIESES UNRECHT, SOLCHE VERBRECHEN IN UNSEREM LAND NIE WIEDER GESCHEHEN

DER PRÄSIDENT, DIE MITGLIEDER DER DEUTSCHEN GESELLSCHAFT FÜR UNFALLCHIRURGIE
LEIPZIG – BERLIN 23. SEPTEMBER 2017

Abb. 1: Verlegen der 36 Stolpersteine und der zwei Stolperschwellen (links) vor der Universitätsklinik Leipzig (UKL) in der Liebigstraße 20 durch Gunter Demnig, den Initiator des Stolpersteinprojekts. Anschließende feierliche Inauguration am 30. November 2017 (rechts), von links nach rechts: Prof. Wolfgang Fleig (Medizinischer Vorstand des UKL 2005–2019), Künstler Gunter Demnig, Prof. Ingo Marzi (DGU-Präsident 2017), Prof. Hans Zwipp (Sprecher der DGU-Senatoren 2016–2019), Prof. Ingo Bachmann (Prodekan der Medizinischen Fakultät Leipzig) und Frau Marya Verdel (Kaufmännischer Vorstand des UKL 2016–2018) [17]. Text der zwei verlegten Stolperschwellen (unten)

Durch eine weiterführende Initiative der DGU-Senatoren wurde noch im Dezember 2017 im Garten des Langenbeck-Virchow-Hauses in Berlin, Luisenstraße 58/59, eine mannshohe Stele errichtet *(Abb. 2)*. Dieser Stein des Gedenkens erinnert an alle jüdischen Mitglieder, die jemals Mitglied einer der zehn chirurgischen Fachgesellschaften waren, auch wenn deren Namen nie bekannt wurde oder nie wieder zu finden sein wird. Ein Grund auf Namensnennungen hierbei zu verzichten bestand darin, dass die Veröffentlichung des zweiten Werkes der DGCH: *Die Verfolgten* [50] sich um Jahre bis 2019 verzögert hatte, da ständig weitere, zuletzt 308 jüdische Mitglieder gefunden wurden, wohlwissend aber, dass alle Namen niemals wiedergefunden werden können.

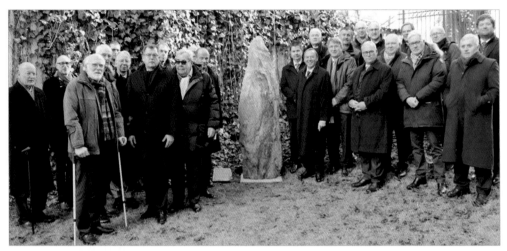

Abb. 2: Errichtung des Steins des Gedenkens im Garten des Langenbeck-Virchow-Hauses Berlin, Luisenstraße 58/59, zur Erinnerung an alle jüdischen Mitglieder der zehn Chirurgischen Fachgesellschaften, deren Vertreter zum Gedenken mit feierlicher Inauguration am 13. Dezember 2017 zusammengekommen waren [15]. Auf einer Tafel links neben der Stele ist der Text zu diesem Mahnmal sowie auf einer zweiten Tafel auf dem Balkon mit Blick auf die Stele im Garten nachlesbar:

> *Die Deutsche Gesellschaft für Chirurgie und alle mit ihr verbundenen chirurgischen Fachge-sellschaften erinnern gemeinsam mit diesem Stein an alle ihre früheren jüdischen Mitglieder. Diese mussten in der Zeit des Nationalsozialismus 1933–1945 Repressalien wie Entzug der Promotion, der Approbation, der Berufserlaubnis oder des Lehramts erdulden. Sie wurden in die Flucht ins Ausland oder in den Tod getrieben, nicht wenige sogar in Konzentrationslager verschleppt und ermordet. Wir gedenken ihrer mit Hochachtung, Dank und Demut sowie im Bewusstsein und in der Verantwortung, dass diese Menschenverachtung, dieses Unrecht und solche Verbrechen nie wieder geschehen.*
> *Berlin, im Herbst 2017*

„Wäre es nicht höchste Zeit, Zeugnis abzulegen, bevor unser Gedächtnis endgültig nachlässt und die Kräfte nicht mehr reichen?"
Ivan Levkovits [28]

Da sich das Datum vom 23. September 1922 in diesem Jahr zum 100. Mal jährt, gab es Anlass zu dieser Festschrift, insbesondere auch zu einer neuerlichen Würdigung unserer jüdischen Mitglieder, deren ausführliche Lebensläufe in diesem Kapitel dargestellt werden. Durch fortgesetzte Recherchen der Autoren konnten fünf weitere, bisher unbekannte jü-dische Mitglieder: **Max Flesch-Thebesius, Max Kroner, Carl Marcus, Konrad Ruhemann und Rudolf Selig** gefunden werden [6, 7, 9, 34]. Dazu kommen noch vier sogenannte „jüdisch versippte" Mitglieder: *Werner Budde, Johannes Fielitz, Curt Martini und Hans Streckfuß*, die wegen ihrer jüdischen Frauen Repressalien erdulden mussten [6, 32, 42]. Somit werden in dieser Festschrift insgesamt 45 frühere Mitglieder gewürdigt. Ein wei-teres jüdisches Mitglied: *Otto Mugdan (1862–1925)*, soll namentlich, stellvertretend für andere, die vor 1933 verstarben und damit den nationalsozialistischen Terror nicht mehr zu erleiden hatten, erwähnt werden, da er einer der 13 uns bis heute bekannten jüdischen

Gründungsmitglieder von 113 unserer Gesellschaft war. Von den bisher uns bekannten 41 jüdischen Mitgliedern der Zeit 1933 bis 1945 waren 32 auch Mitglied der DGCH und zusätzlich mindestens zwölf der DOG (Deutsche Orthopädische Gesellschaft) [50, 60]. Während in der DGCH von 312 Verfolgten immerhin sechs Ärztinnen (2 %) betroffen waren, gab es in der DGU nur verfolgte Ärzte. Konnten in der DGCH von 312 jüdischen Mitgliedern 171 (55 %) ins Ausland fliehen, so war dies in der DGU mit 22 von 39 (56 %) der gleiche Anteil. Überlebten neun von 51 (17,6 %) ins KZ verschleppte jüdische DGCH-Mitglieder dieses, war der Proporz bei einem von fünf DGU-Mitgliedern analog [50].

„Wehe, wenn ich erzähle, wehe, wenn ich nicht erzähle."   *Tora*, 192

Die Lebensgeschichten unserer 45 Mitglieder sind schwer zu lesen, lösen Betroffenheit, Scham und Berührung aus. Wir wollen aber keines von ihnen vergessen und noch nicht Gefundene finden. Deswegen wollen wir auch nach dem Erscheinen dieser Festschrift noch nach weiteren jüdischen Mitgliedern suchen.

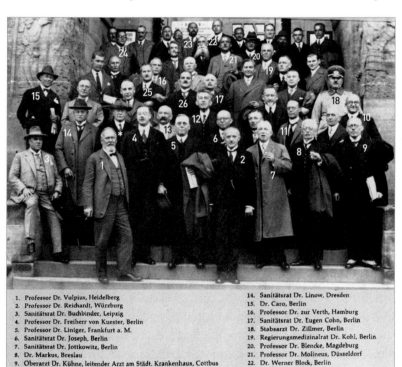

1. Professor Dr. Vulpius, Heidelberg
2. Professor Dr. Reichardt, Würzburg
3. Sanitätsrat Dr. Buchbinder, Leipzig
4. Professor Dr. Freiherr von Kuester, Berlin
5. Professor Dr. Liniger, Frankfurt a. M.
6. Sanitätsrat Dr. Joseph, Berlin
7. Sanitätsrat Dr. Jottkowitz, Berlin
8. Dr. Markus, Breslau
9. Oberarzt Dr. Kühne, leitender Arzt am Städt. Krankenhaus, Cottbus
10. Direktor Dr. Hörnig, Allianz, Berlin
11. Dr. Zollinger, Aarau, Kreisarzt der Schweizerischen Unfallversicherungsanstalt
12. Dr. Ruhemann, Nervenarzt, Berlin
13. Sanitätsrat Dr. Rothenberg, Berlin
14. Sanitätsrat Dr. Linow, Dresden
15. Dr. Caro, Berlin
16. Professor Dr. zur Verth, Hamburg
17. Sanitätsrat Dr. Eugen Cohn, Berlin
18. Stabsarzt Dr. Zillmer, Berlin
19. Regierungsmedizinalrat Dr. Kohl, Berlin
20. Professor Dr. Blencke, Magdeburg
21. Professor Dr. Molineus, Düsseldorf
22. Dr. Werner Block, Berlin
23. Dr. Lorenz Böhler, Wien
24. Dr. Heinz Beck, Berlin
25. Sanitätsrat Dr. Robert Franz Müller, Berlin
26. Dr. Knoll, Ministerialdirektor im RAM, Berlin

Abb. 3: Bei der Nürnberger Tagung 1927, fünf Jahre nach Gründung der DGU, sind von 26 ausgewiesenen aktiven Mitgliedern allein sieben jüdischer Herkunft (Cohn, Joseph, Jottkowitz, Marcus/Markus, Rothenberg, Ruhemann), wobei das siebte jüdische Mitglied (*) erst 2021, d.h. nach 94 Jahren als Hans Isidor Bettmann von dessen Enkelin Susan Bettmann identifiziert werden konnte. Foto und Teilnehmerliste entsprechen dem Tagungsführer der DGU von 1967 [58]

Verfolgungsmaßnahmen und ihre Auswirkungen auf die DGU-Mitglieder

Die gegen jüdische Ärztinnen und Ärzte gerichteten Repressionsmaßnahmen zum Zweck der Ausschaltung dieser Gruppe begann massiv bereits im Frühjahr 1933 und zwar in einer vielfach unkoordinierten, aber regen Maßnahmenkonkurrenz zwischen NSDAP (Nationalsozialistische Deutsche Arbeiterpartei), Ministerien, Universitäten und gleichgeschalteten Verbänden und Kostenträgern wie auch der Berufsgenossenschaften. Entscheidend war dabei die menschenverachtende Denkweise der Nationalsozialisten, da nicht nur der als Jude oder als „Mischling" etikettiert und verfolgt wurde, der sich als Jude empfand, sondern alle, deren Vorfahren bis zu den Großeltern als Juden gegolten hatten, gleichgültig, ob sie im Ersten Weltkrieg ihr Vaterland verteidigt hatten, selbst verwundet und nach Rückkehr als Frontkämpfer hochdekoriert worden waren. Dies angesichts der Tatsache, dass von 85 000 jüdischen Soldaten in der kaiserlichen Armee über 12 000 für ihr deutsches Vaterland gefallen waren und über 3 000 statt ihrer Verdienstkreuze den gelben Stern tragen mussten, viele trotz des sogenannten Frontkämpfer Privilegs zum Schluss komplett entrechtet oder sogar im KZ ermordet wurden [3].

Von ca. 51 000 Ärzten in Deutschland begann für etwa 8 000 jüdische Ärzte (16 %) ab 1933 der erzwungene Rückzug aus deren Tätigkeit. An Universitäten gab es bereits ab April 1933 mit dem Gesetz zur Wiederherstellung des Beamtentums den Entzug der Lehrerlaubnis, später auch der der Promotion. Es kam zur Auflösung von Verträgen in Kliniken, Kranken- und Gesundheitsbehörden, bei Berufsgenossenschaften oder für Niedergelassene zur Aufhebung der Zulassung zur Kassenarztpraxis. Den Betroffenen blieb vielfach nur die Tätigkeit als privat praktizierende Ärzte – mit wenig Patienten. Mit den im September 1935 erlassenen Nürnberger Rassengesetzen verschärfte sich die Situation. Nach der 4. Verordnung der Reichsärzteordnung vom April 1936 konnte ab dem 1. Oktober 1938 allen mit Entziehung der Approbation die reguläre ärztliche Tätigkeit vorenthalten werden. Lediglich 709 Ärztinnen und Ärzte wurde es widerruflich gestattet, als sogenannte „Krankenbehandler" weiterzuarbeiten, d. h. nur für die Behandlung von jüdischen Patienten. Rund die Hälfte dieser verbliebenen Ärzte praktizierte in Berlin. Damit hatte das Regime über 90 % der jüdischen bzw. jüdisch etikettierten Ärzte aus dem Berufsleben hinausgedrängt [63].

In den Gesellschaften und Vereinen – Deutsche Gesellschaft für Unfallheilkunde, Reichsverband der für die Berufsgenossenschaften tätigen Ärzte, Verein für Unfallheilkunde und Versicherungsmedizin (Berlin), Deutsche Orthopädische Gesellschaft – traten die Vorstände zurück und in den neu konstituierten Vorständen waren die jüdischen Mitglieder nicht mehr vertreten.

So stellte Sanitätsrat *Dr. Hans Isidor Bettmann (1866–1942)* aus Leipzig als unser Gründungsmitglied und seit 1922 tätiger Schatzmeister sein Amt in der DGU bereits im Mai 1933 zur Verfügung. Dies, wenngleich er im DGU-Mitgliederverzeichnis 1936/1937 noch geführt und trotz extremer Repressalien erst im Jahr 1940 floh. Über die Hintergründe und Diskussionen im Vorstand wissen wir nichts. Es ist aber zu vermuten, dass sich die nicht betroffene Mehrheit landesweit rasch und gründlich entsolidarisierte. Auch auf Kongressvorträge mussten jüdische Mitglieder früh verzichten wie Ernst Bettmann, Sohn von Hans Isidor Bettmann, der Mitglied der DGU und habilitierter Orthopäde bei Prof. Franz Schede (1882–1976) an der Universitätsklinik Leipzig war. Er zog noch vor dem DOG-Kongress 1933, obwohl Schede Präsident war und ihn ermutigte vorzutragen, seinen Vortrag zurück [29]. Die teilweise dramatischen psychischen Folgen für die betroffenen Ärzte und ihre Familien können nur unvollkommen aus den Biographien erschlossen werden.

Ein Fanal, das Terror verbreitete, welches Flucht in den Tod oder ins Ausland beschleunigen sollte, waren willkürliche Verhaftungen, Verschleppung in Konzentrationslager und Folter vieler Juden, darunter auch von Ärzten im Gefolge der Reichspogromnacht im November 1938. Enteignungen, Besitzverbote, Aufenthalts-, Wohn-, Kaufverbote, Zwangsarbeit, Einschüchterungen durch die Gestapo und vieles mehr gehörten zur Tagesordnung. Aber auch die Erhebung einer „Reichsfluchtsteuer", erzwungene „Judenabgaben" oder „Notverkäufe" von Immobilien weit unter dem Marktwert erschwerten die Flucht ins Ausland, insbesondere als 1938 auf der Konferenz in Evian 32 Staaten sich davor drückten, deutsche Juden aufzunehmen [47].

Letztes Kapitel war der staatliche Schwenk zur Ermordung aller Juden, dem die Deportation in die Konzentrationslager, Ghettos und Vernichtungslager folgte, was auch auf fünf unserer jüdischen Mitglieder zutraf.

45 jüdische oder „jüdisch versippte" Mitglieder der DGU 1933–1945

Von den 41 DGU-Mitgliedern jüdischer Herkunft, deren Lebensläufe folgen, waren nach den Nürnberger Rassengesetzen 39 „Volljuden", einer „Halbjude" (Flesch-Thebesius), einer „Vierteljude" (von Baeyer). Im Ersten Weltkrieg hatten 28 von 41 für ihr Vaterland mit der Waffe gekämpft oder als Lazarett-Ärzte gearbeitet. Mit Kriegsorden dekorierte Frontsoldaten und Kriegsversehrte wurden von den Nazis nur anfangs geschont. Von 39 „Volljuden" gelang 22 die Flucht ins Ausland, zwei flüchteten sich in den Tod (Rothschild und Weinbaum). Einer (Hirschfeld) überlebte bis 1945 im Versteck bei Verwandten und in Wäldern. Fünf der 39 wurden in ein Konzentrationslager verschleppt, wovon einer (Simon) einen Monat verblieb, dann ins Ausland fliehen konnte. Einer suizidierte sich dort (Jungmann). Zwei von ihnen wurden ermordet (Mosberg und Rothenberg) und einer (Wolfskehl) starb im Krankenhaus Jena an den unmittelbaren Folgen von Misshandlungen im KZ Buchenwald. In der letzten noch erhaltenen Mitgliederliste der DGU von 1936/37 erschienen nur noch zehn von 33 Namen, der derzeit noch im Reich lebenden jüdischen Mitglieder [36]. Zehn der 39 „Volljuden", die dem Dritten Reich nicht entflohen, starben zwischen 1933 und 1940 eines natürlichen Todes im mittleren Alter von 66,9 Jahren. Die 22, die ins Ausland fliehen konnten, verstarben dort mit 75,5 Jahren im Mittel, was eine um 8,6 Jahre höhere Lebensdauer erkennen lässt *(Tabelle 1)*.

Name	JG	GM	DGCH	DOG	KT	M 36	FLUCHT	KZ	TOT
1. Alexander-Katz, Willy	1867	–	ja	–	?	+	1939	–	1945
2. Altmann, Reinhold	1865	–	ja	ja	+	–	–	–	1934
3. Baeyer, Hans Ritter von [1]	1875	ja	ja	ja	+	–	–	–	1941
4. Berliner, Kurt	1879	–	ja	–	?	+	–	–	1937
5. Bettmann, Hans Isidor	1866	ja	ja	ja	?	+	1940	–	1942
6. Bettmann, Ernst	1899	–	–	–	+	–	1937	–	1988
7. Cohn, Eugen	1860	–/V	ja	–	?	–	–	–	1933
8. Ehrlich, Kurt	1871	–	ja	–	+	+	1939	–	1962
9. Engel, Hermann	1886	–	ja	ja	+	+	1936	–	1971
10. Flesch-Thebesius, Max [2]	1889	ja	ja	–	+	–	–	–	1983
11. Frank, Paul	1867	ja	–	–	?	–	–	–	1936
12. Fuchs, Julius	1888	–	ja	ja	?	–	1938	–	1953
13. Grassheim, Kurt Max	1897	ja	ja	–	+	+	1938	–	1948
14. Guttmann, Ludwig	1899	–	ja	ja	+	–	1939	–	1980
15. Hirschfeld, Kurt	1898	–	ja	–	+	–	Versteck	–	1971
16. Jordan-Narath, Heinz	1897	–	–	–	+	–	1933	–	1970
17. Joseph, Ernst [3]	1872	–	ja	–	+	–	–	–	1937
18. Jottkowitz, Paul [4]	1868	ja	ja	–	?	–	–	–	1936
19. Jungmann, Eugen	1871	ja	ja	–	+	–	–	ja [5]	1943
20. Kaufmann, Hermann	1887	–	ja	–	+	–	1941	–	1967
21. Kroner, Max	1874	ja	–	–	+	–	1938 (?)	–	1951
22. Lissauer, Karl	1869	–	ja	–	+	–	–	–	1940
23. Mainzer, Max	1872	–	ja	ja	+	–	1939	–	1952
24. Marcus, Carl	1870	ja	–	–	+	–	–	–	1932
25. Meyer, Oscar	1880	–	ja	ja	+	–	1937	–	1959
26. Meyerstein, Wilhelm	1881	–	–	–	?	–	1938	–	1959
27. Mosberg, Bernhard	1874	–	ja	–	+	+	1938	ja [6]	1944
28. Muskat, Gustav	1874	–	ja	ja	?	–	–	–	1938
29. Rosenburg, Gustave	1891	ja	ja	–	+	–	1936	–	1978
30. Rosenfeld, Leonhard	1865	–	ja	–	?	–	–	–	1934
31. Rothenberg, Moritz	1862	ja	ja	ja	?	+	–	ja [6]	1942
32. Rothschild, Otto	1872	–	ja	–	+	–	>Tod	–	1940
33. Ruhemann, Konrad	1864	ja	–	–	?	–	–	–	1933
34. Ruhemann, Ernst	1897	–	ja	–	+	+	1938	–	1952
35. Schück, Franz	1888	–	ja	–	+	–	1934	–	1958
36. Segall, Walter	1881	–	ja	–	+	–	1934	–	1959
37. Selig, Rudolf	1886	–	ja	–	+	–	1936	–	1957
38. Simon, Walter Veith	1882	–	ja	ja	+	+	1938	ja 1M	1958
39. Weil, Paul	1894	–	ja	ja	+	–	1939	–	1963
40. Weinbaum, Siegfried	1866	–	–	–	+	–	>Tod	–	1934
41. Wolfskehl, Henry	1878	–	–	–	+	–	–	ja [7]	1938

Tabelle 1: Jüdische Mitglieder der DGU

JG = Jahrgang; **GM** = Gründungsmitglied der DGU; **DGCH** = Mitglied Deutsche Gesellschaft für Chirurgie; **DOG** = Mitglied Deutsche Orthopädische Gesellschaft; **KT** = Kriegsteilnahme (Erster Weltkrieg) oder Militärdienst, + = Dienst an der Waffe/Militärarzt/Soldat im Ersten Weltkrieg; **M 36** = Mitglied der DGU laut Mitgliederliste 1936; **FLUCHT** = Flucht ins Ausland, >Tod = Flucht in den Tod (Terminologie im Stolpersteinprojekt statt Suizid); **KZ** = Konzentrationslager; **TOT** = Sterbejahr; **1** = Vierteljude; **2** = Halbjude; **3** = 1. Schriftführer (Generalsekretär) 1929–1933; **4** = 1. Vorsitzender (Präsident) 1930; **5** = Flucht in den Tod im KZ; **6** = im KZ ermordet; **7** = gestorben an den Folgen des KZ-Aufenthalts; **M** = Monat; **V** = Vorstandsmitglied der DGU

Nicht nur alle 41 jüdischen Mitglieder, sondern auch die vier „jüdisch versippten" Mitglieder wurden gedemütigt und entrechtet, weshalb allen 45 Mitgliedern mit diesem Beitrag ein Gesicht gegeben werden soll. Wir wollen nicht nur an deren Namen erinnern, sondern mit deren jeweiligem Curriculum Vitae das Mitglied, den Mitmenschen im sozialen Umfeld und seine Lebensleistung schildern, aber insbesondere dessen erlittenes Unrecht in einer menschenverachtenden Zeit des grausamen Nationalsozialismus.

Nur in den Fällen, in denen uns ein Portrait des Mitglieds fehlt, soll deren Stolperstein oder eine Arbeit des Autors als Bild an ihn erinnern. Es ist ein Versuch, diese vergessenen Mitmenschen, vor allem den Jüngeren der heute fast 5 000 DGU-Mitglieder, vorzustellen. Dies in der Hoffnung, dass wir sie – wie es Jürgen Probst 2013 [39] formulierte – „wieder in unser Herz einschließen".

„Ein Mensch ist erst dann vergessen, wenn sein Name vergessen ist."

Gunter Demnig

Georg Willy Alexander-Katz
Dr. med. (1867–1945)

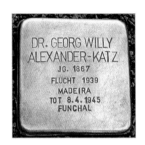

Er wurde am 23. Mai 1867 in Liegnitz, der früheren Hauptstadt des preußischen Regierungsbezirkes Liegnitz in Niederschlesien, dem heutigen Legnica in Polen, geboren. Er studierte Medizin in Berlin, später in Leipzig, wo er 1893 an der Medizinischen Fakultät der Universität Leipzig mit dem Thema *Ein Fall von diphterischer Ulnaris-Lähmung* promoviert wurde. Ebenfalls 1893 erhielt er die ärztliche Approbation.

Er wurde 1895 Allgemeinpraktiker und 1903 Facharzt für Magen-, Darm- und Stoffwechselerkrankungen in Hamburg, wo er 40 Jahre lang ärztlich tätig war. Anfangs wohnte er in Hamburg-Rotherbaum, in der Alsterterrasse 11, später in Hamburg-Groß Flottbek, in der Otto-Ernst-Straße 9. 1936/1937 ist er noch im DGU-Mitgliederverzeichnis gelistet. Ab 1938 war er in den Colonnaden 70 und ab Juli 1938 bei Neumann in der Grindelallee 159, Hamburg-Rotherbaum gemeldet.

Er floh 1939 gemeinsam mit seiner Frau Edith nach Funchal auf Madeira (Portugal), wo sein Sohn Walter bereits seit 1938 als Augenarzt arbeitete. Er selbst konnte mangels eines portugiesischen Diploms dort nicht praktizieren.

Am 18. Mai 1945 druckte der Aufbau, die deutsch-jüdische Exilzeitung in New York, eine Todesanzeige von Dr. Willy Alexander-Katz, wonach er plötzlich und unerwartet bereits am 8. April 1945 verstorben war. In tiefer Trauer verblieben seine Ehefrau Edith Alexander-Katz, geb. Koehne, sowie seine beiden Söhne Dr. Walter Alexander-Katz und Hans Alexander-Katz [10, 38, 50, 61].

Altmann, Reinhold Otto Georg
Sanitätsrat Dr. med. (1865–1934)

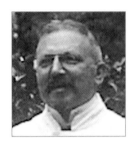

Reinhold Altmann wurde am 14. März 1865 in Adelnau, in der früheren preußischen Provinz Posen, dem heutigen Odolanów, in Polen geboren. Er war Sohn des Pfarrers und Königlichen Superintendenten Dr. phil. Karl Friedrich Wilhelm Altmann (1824–1889) und dessen Ehefrau Judith Ida, geb. Heinersdorff (1828–1887). Seine Mutter war Sopranistin und Pianisten in der Berliner Singakademie, die als Jüdin im Rahmen ihrer Heirat zum evangelisch-lutherischen Glauben konvertiert war.

Reinhold Altmann erhielt 1888 in München die ärztliche Approbation und wurde an der Medizinischen Fakultät der Ludwig-Maximilian-Universität (LMU) mit der Dissertation *Ueber Inactivitätsatrophie der weiblichen Brustdrüse* in München zum Dr. med. promoviert.

1898 ist er als Chirurg und Knappschaftsarzt am Knappschaftskrankenhaus in Schwientolochwitz (Kreis Beuthen) in der Woiwodschaft Schlesien erwähnt. 1910 wurde er Chefarzt am Knappschaftslazarett in Hindenburg (1915–1945), dem früheren und heutigen Zabrze, Zentrum des oberschlesischen Industriegebietes, in Polen.

Er wurde später zum Sanitätsrat ernannt und war Oberstabsarzt der Reserve sowie Mitglied der DGCH. Reinhold Altmann starb am 14. Juli 1934 in Breslau, dem heutigen Wrocław. Er hatte eine Schwester namens Ida und einen Bruder Alfred Altmann, der seit 1927 psychisch erkrankt war und 1940 im Rahmen der „T4-Aktion" ermordet wurde [10, 38, 50].

Baeyer, Hans Emil Ritter von
Gründungsmitglied
Prof. Dr. med. (1875–1941)

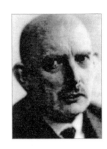

Er wurde am 28. Februar 1875 in Straßburg im Elsass geboren. Sein Vater war der Nobelpreisträger für Chemie Johann Friedrich Wilhelm Adolf Ritter von Baeyer (1835–1917), seine Mutter Adelheid Bendemann (1847–1910), Tochter des Oberbergrates Emil Bendemann und Nichte des Malers Eduard Bendemann.

Hans studierte Medizin an der Thüringischen Landesuniversität Jena und an der Ludwig-Maximilian-Universität München, wo er 1901 mit dem Thema *Über Chromsäure-Vergiftung* promoviert wurde.

1903 heiratete der evangelisch getaufte Hans von Baeyer Hildegard Merkel (1882–1958). Mit ihr bekam er vier Kinder namens Walter Johannes Adolf, Lieselotte, Erich Otto und Hans Jakob Johann.

1908 habilitierte sich Hans von Baeyer an der LMU mit dem Thema *Über Fremdkörper im Organismus* für das Fach Orthopädie.

1915 erhielt er an der Orthopädischen Universitätsklinik München eine außerordentliche Professur und wurde im Juli 1917 als Direktor des König-Ludwig-Hauses in Würzburg berufen. Während des Ersten Weltkrieges war er zeitweilig als Militärarzt in einem Reservelazarett in Trier, später an dem großen Fürsorge-Reservelazarett in Ettlingen (Baden) tätig, wo er sehr bemerkenswerte Methoden zur Wiederherstellung der Arbeitskraft von Kriegsopfern entwickelte.

Im März 1918 erhielt er den Ruf als Direktor an die Orthopädische Universitätsklinik Heidelberg, wo er ab 1919 als ordentlicher Professor an der neugegründeten und nach seinen Plänen errichteten Orthopädischen Klinik in Heidelberg-Schlierbach tätig war. 1926/27 war er Mitglied des engeren Senats und Dekan der Medizinischen Fakultät der Ruprecht-Karls-Universität Heidelberg.

Am 1. März 1933 wurde er als „Nichtarier" entlassen, da seine Großmutter väterlicherseits und sein Großvater mütterlicherseits jüdischer Herkunft waren. Er wurde mit 58 Jahren „aus rassischen Gründen" zwangspensioniert. Da ihm auch Vorlesungen untersagt wurden, ließ er sich in Düsseldorf in einer Orthopädischen Privatpraxis 1934 nieder. Er war dort in der Humboldtstraße 23 gemeldet. Gedemütigt und entrechtet verstarb er am 22. Januar 1941 an einem Herzinfarkt und wurde auf dem Münchner Waldfriedhof im Grab seiner Eltern beigesetzt. Hans Emil von Baeyer war Träger des Ordens *Pour le Mérite* für Wissenschaft. Nach ihm wurde eine Fibularisfeder zur Behandlung des Spitzfußes bei Peroneuslähmung als „Baeyer-Feder" benannt. Er war 1922 Gründungsmitglied unserer Gesellschaft [2, 10, 38, 50].

Berliner, Kurt
Prof. Dr. med. (1879–1937)

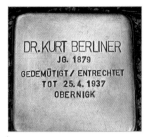

Kurt Berliner wurde am 24. Mai 1879 in Breslau, dem heutigen Wrocław, als Sohn des Kaufmanns Jakob Berliner und dessen Frau Margarete, geb. Rothschild, geboren. Er studierte Medizin an der 1811 in Breslau gegründeten Medizinischen Fakultät.

1900 war er Volontär in der Entwicklungsgeschichtlichen Abteilung am Anatomischen Institut in Breslau bei Prof. Schaper. 1903 wurde er Volontärassistent an der Königlichen Universitäts-Poliklinik für Nervenkranke in Breslau. 1904 wurde er mit dem Thema *Beiträge zur Histologie und Entwicklungsgeschichte des Kleinhirns* promoviert. 1905 wurde er Assistent an der Klinik für psychische und nervöse Krankheiten der Großherzoglich Hessischen Ludwigs-Universität Gießen bei Robert Sommer.

1908 wurde Kurt Berliner in Breslau mit seiner Habilitationsschrift *Akute Psychosen nach Gehirnerschütterung* habilitiert und am 4. November 1914 zum außerordentlichen Professor ernannt.

1926 wurde er als Ärztlicher Leiter der Lewald'schen Heilanstalt für Nerven- und Gemütskranke in Obernigk bei Breslau berufen.

Kurt Berliner war mit Thekla Katnitzky, verwitwete Schweitzer, geb. am 6. Januar 1887 in Myslowitz bei Kattowitz, verheiratet. Er war 1930 bis 1937 über die Lewald'sche Kuranstalt in Obernigk bei Breslau gemeldet [46]. Sein wissenschaftliches Œuvre vor und nach Promotion umfasst von 1902 bis 1928 bedeutende Arbeiten der Neurologie und Psychiatrie, wie *Die Entwicklung des Geruchsorgans der Selachier. Arch Mikr Anatom 1902* oder *Die psychologisch, psychophysische Methodik bei Begutachtung von Unfallkranken Z. Neur., Ref. u. Erg., 23, 1921.*

Mit 58 Jahren starb Kurt Berliner am 25. April 1937 in Obernigk, nahe Breslau.

Seine Witwe Thekla Berliner wurde 1942 verhaftet und in das Sammellager Grüssau verbracht. Von dort erfolgte die Deportation am 3. Mai 1942 in den „Distrikt Lubin", das Vernichtungslager Majdanek. Dort wurde sie vermutlich bald nach dem Eintreffen ermordet. Über das Schicksal von möglichen Kindern wissen wir nichts [10, 25, 38, 50].

Bettmann, Hans Isidor
Gründungsmitglied
Sanitätsrat Dr. med. (1866–1942)

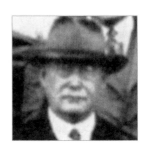

Er wurde am 1. März 1866 in Geisa bei Weimar geboren. Er studierte Medizin in Berlin, später in Würzburg. 1891 wurde er dort mit der Dissertation *Anatomischer Befund in einem Falle von Hornhauterkrankung im Gefolge der Blennorrhoea neonatorum* promoviert und erhielt die ärztliche Approbation.

Er arbeitete anfangs in Tann an der Rhön, um sich dann in Berlin 1895 als Chirurg und Unfallchirurg zwei Jahre zu qualifizieren. 1897 wurde er Praktischer Arzt in Crimmitschau, Sachsen. Im März 1898 heiratete er Charlotte Frank aus Meiningen, mit der er im November desselben Jahres nach Leipzig umzog. Dort wurde 1899 sein Sohn Ernst und 1902 sein Sohn Otto geboren [10, 16, 29, 38].

Dr. Hans Isidor Bettmann arbeitete als Chirurg, Unfallchirurg und Orthopäde in der Johannisgasse 16 gemeinsam mit dem Chirurgen und Orthopäden Dr. med. Friedrich Dumstrey, der bereits 1895 dort eine Privatklinik „Dr. Dumstrey's Mechano-therapeutische Heilanstalt" gegründet hatte. Beide waren in der Begutachtung und Rehabilitation verunfallter Patienten mit damals äußerst fortschrittlichen Geräten zu Bewegungs- und Kraftübungen in enger Kooperation mit den neu gegründeten Berufsgenossenschaften (BG) tätig. Dadurch, dass Dumstrey als erster Arzt in Leipzig die neuentwickelten Röntgenstrahlen zur Diagnostik einsetzte, wurden die Heilanstalt für Krankenkassen, Gemeindeunfallversicherung (GUV) und die BG's noch wichtiger. Nach dem Wegzug von Dr. Dumstrey 1899 übernahm Hans Bettmann die Heilanstalt, erweiterte sie mit Dr. Hacker, die sich 1909 als „Dr. Bettmanns Chirurgisch-orthopädische Heilanstalt und Mediko-Mechanisches Institut Leipzig" am Matthäikirchhof 30/Ecke Thomasring befand. Diese Klinik gewann immer größeres Ansehen bei Patienten, Kassen und Berufsgenossenschaften und hatte einen vergleichbaren Ruf wie die Orthopädische Universitätsklinik [10, 16, 29, 38].

Am 23. September 1922 wurde Hans Bettmann Gründungsmitglied der DGU. Sein Amt als 2. Schriftführer und Kassenwart, das er seit 1922 innehatte, stellte er nach Rücktritt des Vorstands im Mai 1933 zur Verfügung. Er war Mitglied auch der DGCH und DOG. Sein Sohn Ernst Bettmann floh bereits 1937 in die U.S.A. 1938 verlor Bettmann seine Promotion sowie Approbation und durfte nur noch als „Krankenbehandler" seine jüdischen Patienten versorgen. Anfang 1939 musste er seine Klinik sowie seine Wohnung im Dittrichring 20a räumen und mit seiner Frau in ein sogenanntes Judenhaus ziehen. Ab dem 28. März 1939 wohnten sie in der Jacobistraße 11, um dann im März 1940 endlich in Triest an Bord des letzten Schiffes zu gehen, das gerade noch Flüchtende nach Amerika aufnahm. Dort, als 74-Jähriger angekommen, gebrochen vom Verlust seiner Klinik und seines Lebenswerkes, verstarb er zwei Jahre später, geschwächt durch seinen Röntgenkrebs der Hand, am 10. Oktober 1942 in New York. Durch den Rehabilitations-Beschluss der Universität Würzburg erhielt er posthum 2011 seine Doktorwürde wieder zurück [10, 16, 29, 38, 50].

Bettmann, Ernst
Sohn von Hans Isidor Bettmann
Prof. Dr. med. (1899–1988)

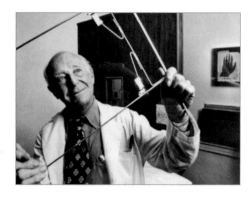

Er wurde am 19. März 1899 in Leipzig geboren.
Er besuchte hier die Höhere Bürgerschule und
von 1909 bis 1917 das Leipziger Thomas Gymnasium, wo er als Mitglied des Thomaner-Cho-
res 1917 mit einem Notabitur abschloss und im
Ersten Weltkrieg als Sanitätssoldat in Reservela-
zaretten eingesetzt wurde [16, 29].

1918 nahm er das Studium der Jurisprudenz auf, wechselte bald zur Medizin in Leipzig, Freiburg, zuletzt Leipzig, wo er 1921 mit dem Staatsexamen abschloss.

Es folgte seine Ausbildung an der Frauenklinik in Chemnitz, an der Chirurgischen Universitätsklinik Leipzig bei Payr (1871–1946), in Hamburg-Eppendorf u. a. in der Pathologie bei Fraen-
kel (1853–1925). Nach kurzer Arbeit als Schiffsarzt wurde er 1923 an der Medizinischen Fakultät
Leipzig mit einer Dissertation zum Thema der habituellen Schulterluxation promoviert. 1923
wechselte er in die Orthopädische Universitätsklinik zum frisch berufenen Franz Schede. Erst
mit einer zweiten Habilitationsarbeit *Die klinischen Behandlungsmethoden zur Fußsenkung* vom
20. Juli 1931, wurde er nach jetzt positiven Voten, Probevorlesung und Kolloquium am 19. Februar 1932 Privatdozent für das Fach Orthopädische Chirurgie. Erkennend, keine Professur zu
erhalten, ließ er sich noch 1932 als Privatdozent und Facharzt für Orthopädie in der Klinik seines
Vaters nieder. 1933 verlor er seinen Lehrauftrag [15, 26]. Resigniert und entkräftet durch „täglich
stärker werdende seelische und materielle Beengungen", wie er später schrieb [4], floh er 1937
in die U.S.A. Dort erfuhr er durch Prof. Arthur Steindler (University of Iowa) menschliche und
fachliche Hilfsbereitschaft. Bereits im Ausland, wurden ihm am 30. September 1938 Approbation
und Kassenzulassung entzogen. Sein Bruder Otto war bereits 1935 in die U.S.A. geflohen [29].

37-jährig, berufserfahren, fasste er rasch Fuß und konnte bei Leo Meyer an dessen New Yorker
Klinik für Gelenkerkrankungen arbeiten. Am 15. Oktober 1938 heiratete er die aus Wien geflo-
hene Dr. Hilda Kallberg, die als Kinderärztin und Endokrinologin am New Yorker Albert Einstein-
College für Medizin tätig war. Nach Sohn Michael Bettmann (geb. 4. November 1943), der später
Radiologe wurde, folgte Tochter Susan (geb. 19. August 1947), die erfolgreiche Vermont-Movie-
Filmproduzentin wurde. Ernst Bettman arbeitete in einer Privat-Praxis in Yonkers, in White Plains
im New Yorker Montefiore Hospital und im Mount Sinai Hospital sowie später im Orthopedic
Children's Hospital in Valhalla, zudem 1943 im Blythedale Hospital for crippeled children. Zu sei-
nen Patienten zählten Orson Welles, Minnie Guggenheim, die Schwester von Sigmund Freud und
Fritz Busch, der frühere Dresdner Dirigent und spätere Conductor of the Metropolitan Opera of
New York. Neben vielen wichtigen Publikationen ist seine berufliche Geschichte 1974 eindrucksvoll wiedergegeben in: Born and reborn, Log book of fifty years of medical experience [5].

Am 22. September 1988 starb Ernst Bettmann, 89-jährig, in White Plains (N.Y.) [10, 29, 38].

*Das Foto wurde uns von Susan Bettmann, der Tochter von Ernst Bettmann, im Rahmen persönlicher
Kommunikation per E-Mail aus den U.S.A. zugesandt und der Abdruck dankenswerterweise genehmigt.
Fotograf: Andrew J. Popper*

Cohn, Eugen Alexander
Geh. Sanitätsrat
Dr. med. (1860–1933)

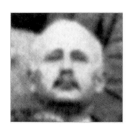

Er wurde als Sohn des Kaufmanns Joseph Cohn am 23. September 1860 in Berlin geboren, wo er zunächst die Dorotheenstädtische Realschule besuchte. Nach Eintritt 1869 in die Sexta des Friedrichswerder'schen Gymnasiums, schloss er dort 1877 mit dem Zeugnis der Reife ab. Eugen Cohn nahm das Studium der Medizin in Berlin auf und wechselte dann nach Würzburg. In seiner Vita zur Dissertationsschrift hob er hervor: „Während seiner Studienzeit besuchte er die Kliniken, Vorlesungen und Curse folgender Herren: Bardeleben, Bernhardt, Du Bois-Reymond, Fräntzel, Frerichs, Grawitz, Gusserow, Hartmann, Henoch, Hirsch, Hirschberg, Hofmann, Jürgens, Kohlrausch, v. Kölliker, Küster, Landau, v. Langenbeck, Leyden, Liebreich, Meyer, Mendel, Reichert, Runge, v. Sachs, Schröder, Sonnenburg, Virchow, Waldenburg, Westphal". Am 22. November 1879 legte er das tentamen physicum, am 19. Juli 1881 das Examen rigorosum ab. 1881 wurde seine Dissertation mit dem Thema *Diabetes und Psychose* abgeschlossen und ihm der Titel Dr. med verliehen. 1882 erhielt er die ärztliche Approbation.

1930 bis 1933 war er in Berlin W 35 in der Lützowstraße 44 als unverheiratet gemeldet. Als Schüler von Eugen Hahn, dem Chefarzt der Chirurgischen Abteilung des Krankenhauses Friedrichshain in Berlin, wurde er zum Chefarzt des Ambulatoriums der Buchdrucker-Berufsgenossenschaft und zum Vertrauensarzt deren Sektion VIII berufen. Er war Mitglied der DGCH und wurde 1932 Mitglied des Beirats im Vorstand der DGU. Außerdem war er „*6 Jahre lang Vorsitzender des Berliner Vereins für Unfallheilkunde und bis vor kurzem Mitglied des geschäftsführenden Vorstandes des Reichsverbandes der für BGen tätigen Ärzte*", wie es 1933 in der Nr. 7 *Die Berufsgenossenschaft* hieß [11].

Nach seinem Ableben am 1. März 1933 hieß es im Nachruf der Sektion VIII der Holz-BG:

„*Am 1. März d. J. verstarb Geh. San.-Rat Dr. Eugen Cohn, der langjährige ärztliche Berater der Sektion VIII der Deutschen Buchdrucker-Genossenschaft. Ausgestattet mit reichem Wissen, geleitet von dem Willen, den bei der Ausübung ihres Berufes Verunglückten die Wiederherstellung ihrer Arbeitsfähigkeit zu geben, stets beseelt von menschlichem Mitgefühl und dem Wunsch zu helfen, ist er den Verletzten ein echter Vertrauensarzt gewesen. Seine Mitarbeiter im Vorstand der Sektion haben sein reifes Können und seine wertvolle Erfahrung hoch gewertet, seine gütige Menschlichkeit stets empfunden. Sie gedenken seiner in Trauer*" [56, 57].

Am 16. März 1933 wurde Eugen Cohn auf dem Friedhof Berlin, Schönhauser Allee beigesetzt. Bestellt wurde das Begräbnis von seinem Bruder Willy Calé, geb. am 17. Januar 1868, der im Oktober 1942 in den Suizid flüchtete [10, 38, 50].

Ehrlich, Kurt
Oberregierungsmedizinalrat
Dr. med. (1871–1962)

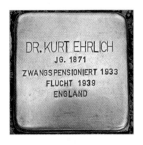

Er wurde als Sohn evangelisch getaufter Juden am 24. Februar 1871 in Neisse geboren, das als „Schlesisches Rom" der Woiwodschaft Opole (heute Nysa, Polen) früher bekannt war. Sein Vater war der Oberstabsarzt 1. Klasse und Regimentsarzt des 2. Badischen Feld-artillerie-Regimentes Nr. 30, Jakob Johann Ehrlich aus Straßburg im Elsass. Seine Mutter war Rosa Haberkorn, gebürtig aus Berlin. Kurt besuchte das Gymnasium in Neisse, später in Rastatt, wo er 1889 mit dem Abitur abschloss. Vom 1. Oktober 1889 bis 1. April 1890 leistete er sei-nen Militärdienst bei der 4. Companie des Infanterie-Regimentes von Lützow (1. Rhein. No. 25). Laut Vita seiner Dissertationsschrift *Über die Fälle von sogenannter prima intentio nervorum* von 1894 war er bereits ab dem 25. April 1890 Mitglied des Königlich-medizinisch-chirurgischen Friedrich-Wilhelm-Instituts zu Berlin [50]. 1896 erhielt Kurt Ehrlich die ärztliche Approbation.

1914 bis 1918 nahm Kurt Ehrlich am Ersten Weltkrieg teil. Er wurde 1920 Vertragsarzt, spä-ter Leiter der Versorgungsärztlichen Untersuchungsstelle in Köln des Hauptversorgungsamtes Koblenz. 1921 wurde er zum Regierungsmedizinalrat des Versorgungskrankenhauses Köln er-nannt. Er war ausgebildeter Chirurg, Mitglied auch der DGCH und gab 1930 ein wichtiges Werk heraus: *Die sog. Bechterew'sche Krankheit* [10, 38, 50]. 1932 war er als nebenamtlicher Vertrau-ensarzt der Reichsbahn-Betriebskrankenkasse in Köln mit der Adresse Köln-Deutz, Siegburger Straße 97–99 gemeldet. Am 23. Mai 1933 wurde der 62-jährige Oberregierungsrat Dr.med. Kurt Ehrlich, der herz- und magenkrank war und seine jüdische Herkunft zu vertuschen versuchte, vom Reichsarbeitsminister schriftlich informiert, dass seinem Antrag auf Versetzung in den dau-ernden Ruhestand stattgegeben wurde [46]. 1936/37 ist er in Köln-Sülz, Sülzgürtel 69 und bis 1939 im Reichsarztregister in Köln-Lindenthal, Am Krieler Dom 36, erwähnt.

1939 unternahm Kurt Ehrlich nach einer Sinusitis-Operation eine Erholungsreise auf einem Schiff im Mittelmeer, auf dem er an einem Mitpassagier eine lebensrettende Operation aus-führte. Zum Dank dafür wurde er von der Schifffahrtsgesellschaft zu einer Kreuzfahrt im Mittel-meer und Schwarzen Meer eingeladen. Nach Kriegsausbruch wurde das Schiff zunächst in Grie-chenland festgehalten, bevor es in die Niederlande fahren konnte. In Amsterdam erfuhr er, dass er wegen der Kreuzfahrt ausgebürgert worden war und heuerte daraufhin als Schiffsarzt bei der Niederländischen Handelsmarine an. Als 1940 die Niederlande besetzt wurden, fuhr das Schiff statt nach Westafrika nach England. In London war er ab 1940 in der 11, Arundel Gardens, spä-ter in der 35, Cavendish Avenue gemeldet. Er war bis 1954 als Surgeon, also noch als 83-Jähriger, ärztlich tätig. Er verstarb am 19. Oktober 1962 in London und wurde im South Ealing Cemetry, Ealing bestattet [10, 38, 50].

Engel, Hermann
Dr. med. (1886–1971)

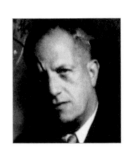

Er wurde als Sohn des Kaufmanns Gustav Engel und dessen Frau Jenny, geb. Loewy, am 4. September 1886 in Hamburg geboren. 1891 zog die Familie nach Berlin.

Dort besuchte er die Schule und schloss mit dem Abitur ab, um dann zuerst in Berlin, anschließend in Heidelberg Medizin zu studieren. Dort wurde er 1912 mit der Dissertation *Chemotherapeutische Versuche mit Adrenalin und ähnlich constituirten Stoffen bei tumorkranken Thieren* promoviert und ärztlich approbiert.

1912 bis 1914 war er u. a. als Schiffsarzt tätig und studierte drei Monate in den U.S.A. 1914 bis 1918 war er dreieinhalb Jahre als Feldarzt in Russland und an der vordersten Linie bei Verdun eingesetzt, später ausgezeichnet mit dem Eisernen Kreuz, dem Mecklenburger Kriegsverdienstkreuz sowie mit dem Hamburger Verdienstkreuz [46]. 1919 bis 1925 arbeitete er als Assistenzarzt an der Orthopädischen Universitäts- und Poliklinik der Charité Berlin bei Prof. Hermann Gocht. Danach wurde er als orthopädischer Chirurg in eigener Privatklinik in Berlin NW, in der Karlstraße 21 sowie ab 1927 in der Praxis Berlin NW 40 in der Hindersinstraße 11 tätig.

Bereits 1921 hatte Hermann Engel die Säuglingspflegerin Alice, geb. Wronker, geheiratet und mit ihr die beiden Töchter Ruth Edith (geb. 1924) und Marion-Rosi (geb. 1927) bekommen. Ab 1924 war der leidenschaftliche Tennisspieler Engel auch Dozent und Sportarzt an der Berliner Hochschule für Leibesübungen, deren Mitbegründer er war. 1935 wurde er Mitbesitzer der Orthopädischen Privat- und Kassenklinik in der Budapester Straße 12. Privat war er 1929 bis 1936 in Berlin-Westend, Am Rupenhorn 10, ab September 1936 in Berlin W 15, Rankestraße 3 (Pension Goetze) gemeldet [50].

Zur Flucht aus Berlin schickten Hermann und Alice Engel ihre zwölf und neun Jahre alten Töchter mit Erzieherin nach Baden-Baden voraus, um ihnen dann kurz nach der Olympiade im August 1936 im eigenen Pkw nachzureisen. Über die Schweiz mit Stopp in Bologna zwecks Besuchs des Internationalen Kongresses für Orthopädie und Traumatologie in Bologna erreichten sie Genua, wo sie am 2. Oktober 1936 nach Alexandrien ausliefen. In Kairo arbeitete Hermann Engel von 1936 bis 1949 in eigener Praxis und verschiedenen Krankenhäusern.

Nach Ägyptens verlorenem Krieg gegen Israel veranlassten judenfeindliche Erfahrungen in Kairo die Familie im Sommer 1949 zur Emigration nach New York, U.S.A. Dort waren sie in New York City ab September 1949 in der 1143 Fifth Avenue, später in der 1199 Park Avenue wohnhaft. Engel eröffnete in New York eine kleine Praxis, in der er bis 1966 arbeitete. Sein Bruder Heinz Engel starb 1941 im Konzentrationslager, seine Mutter Ende 1942 in Theresienstadt den Hungertod. Hermann Engel war Mitglied der DGCH, der DOG und DGU. Er verstarb in New York am 16. Mai 1971 [10, 38, 50].

Flesch-Thebesius, Max
Gründungsmitglied
Prof. Dr. med. (1889–1983)

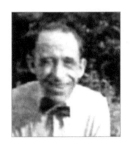

Max Wilhelm Ludwig Ernst Flesch wurde am 9. Juli 1889 in Frankfurt am Main als Sohn von Dr. Karl Ferdinand Moritz Flesch und Ida Flesch, geb. Ebeling, geboren. Sein Vater war Rechtsanwalt, Stadtrat, Leiter des Armen- und Waisenamtes sowie Abgeordneter im preußischen Parlament. Max hatte vier Geschwister. Nach seinem Abitur am Frankfurter Goethe-Gymnasium studierte er Medizin in Heidelberg, Berlin, Jena, Freiburg und München. 1913 promovierte er in Heidelberg mit der Dissertation *Ueber den Zuckergehalt bei Morbus Basedowii und über thyreogene Hyperglykämie.*

Kaum mit seiner Ausbildung zum Chirurgen an der Chirurgischen Universitätsklinik in Frankfurt-Sachsenhausen begonnen, nahm er 1914 bis 1918 am Ersten Weltkrieg teil. Noch während des Krieges heiratete er 1916 Amalie Thebesius (1894–1984), deren Namen er als Nachnamen hinzunahm. 1920 wurde deren Tochter Marlies, 1924 Sohn Hans geboren. Innerhalb der Familie bestand striktes Schweigen über die jüdische Herkunft der seit 1530 in Frankfurt am Main angesiedelten Fleschs [13].

Ausgebildet bei Ludwig Rehn und Victor Schmieden ließ sich Flesch-Thebesius 1923 als Facharzt für Chirurgie in Frankfurt nieder. Er wurde Mitbegründer des Privatkrankenhauses Frankfurt-Sachsenhausen und 1928 Chefarzt der Chirurgischen Abteilung dieser Klinik. Wenngleich evangelisch getauft, christlich und patriotisch erzogen, wurde Max nach den Nürnberger Rassengesetzen als Halbjude (Mischling 1. Grades), seine Kinder als Vierteljuden angesehen. Er wurde 1933 wegen seiner jüdischen Wurzeln als Chefarzt entlassen. Er wurde in einer Privatpraxis und bis 1938 als Belegarzt am Frankfurter Viktoria-Institut (Sanatorium Westendstraße) tätig. Ab 1941 übernahm er Chefarzt-Vertretungen für Prof. Wilhelm Bender im Diakonissen-Krankenhaus. 1944 wurde er Leitender Chirurg im Darmstädter Elisabethen-Stift als Vertreter von Dr. Paul Zander. 1945 arbeitete er als Chirurg am Wormser Krankenhaus. Nach Kreft [24] wurde Max Flesch-Thebesius durch die Perfidie des nationalsozialistischen Denkens zum Vollzugsorgan der Ausschaltung anderer jüdischer Kollegen, indem er an ihnen wiederholte, was er zuvor erleiden musste.

Nach dem Krieg gehörte er „zu den prominenten unter den Bürgern der Stadt Frankfurt am Main" [24]. Er wurde 1945 Direktor der Chirurgie des Städtischen Krankenhauses Frankfurt-Höchst, der er bis 1958 vorstand. Als CDU-Mitglied des Gesundheits- und des Kulturausschusses war er 1946 bis 1964 Mitglied der Stadtverordnetenversammlung von Frankfurt. Mit der Aktion „Rettet das Opernhaus" wurde er Hauptinitiator zum Wiederaufbau der Kriegsruine der Alten Oper.

Er war Mitbegründer der Gesellschaft der Frankfurter Ärzte, deren Präsident und später Ehrenpräsident. 1968 war er Ehrenpräsident des 71. Deutschen Ärztetages.

Am 6. April 1983 starb Max Flesch-Thebesius in Kronberg im Taunus. Er war Mitglied der DGCH und Gründungsmitglied der DGU [13, 14, 27, 51]. Seine Tochter Marlies beschrieb das Problem des Schweigens und die Ambivalenz eines leidenschaftlichen Chirurgen [13].

Frank, Paul
Gründungsmitglied
Sanitätsrat Dr. med. (1867–1936)

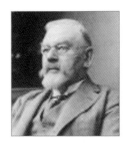

Er wurde am 24. März 1867 in Staßfurt im Salzlandkreis von Sachsen-Anhalt geboren. Er war Sohn eines jüdischen Vaters. 1890 wurde er an der Medizinischen Fakultät der Ludwig-Maximilian-Universität München mit seiner Dissertationsschrift: *Beobachtungen über Keratitis nach Influenza* promoviert. Er war 1922 Beisitzer und Gründungsmitglied der DGU in Leipzig und ist im Protokoll [27] als Direktor des Städtischen Rettungsamtes Berlin genannt. Außerdem war er zeitweiliger Kommissar des preußischen Rettungswesens. Er starb am 26. Januar 1936 in Berlin.

Seine Witwe und seine beiden Söhne flüchteten 1938/39 in die U.S.A.

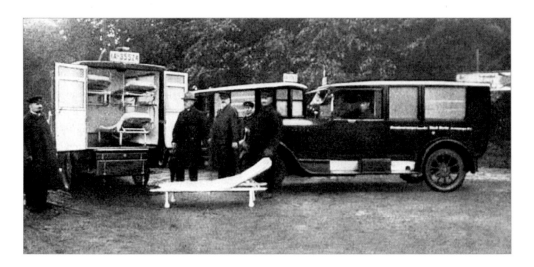

Das Portraitfoto stammt aus dem Familienbesitz, Judy Frank, North Carolina. Die Rettungsszene mit Paul Frank mitten im Bild ist aus dem Buch Paul Frank: Das Berliner öffentliche Rettungswesen, seine Entwicklung und seine jetzige Gestalt. Schoetz, Berlin, 1927 (Fotos mit Genehmigung der Familie)

Fuchs, Julius
Dr. med. (1888–1953)

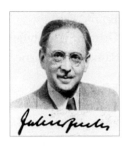

Julius Fuchs wurde am 30. Mai 1888 in Odenheim im Landkreis Karlsruhe im Kraichgau als Sohn von Gustav Moses Fuchs und seiner Frau
Dina, geb. Buttenwieser, geboren. Seine Schwester hieß Betty (1890–
1942). Er besuchte die Schule in Bruchsal, wo er 1907 mit dem Reifezeugnis abschloss.

An den Universitäten Heidelberg, Würzburg und München studierte er Medizin und wurde
Ende 1913 in Heidelberg mit der Dissertationsschrift: *Experimentelle Untersuchungen über die
Wirkung von Presssäften und Extrakten aus Schilddrüse, Eierstock und Placenta auf den überlebenden Kaninchenuterus* promoviert. Im gleichen Jahr erhielt er die ärztliche Approbation und
wurde während des Ersten Weltkriegs ärztlich tätig [50].

1920 wurde er Facharzt für Orthopädie und in einer Praxis in Baden-Baden tätig. Im selben
Jahr heiratete er in Bruchsal Helene Levy, mit der er 1921 den gemeinsamen Sohn Ernest Martin
bekam.

1927 gab er das Buch *Technische Operationen in der Orthopädie (Orthokinetik)* heraus. Bis
zum 25. April 1933 arbeitete er in Baden-Baden mit einer Kassenzulassung. Mit Entzug derselben am 25. September 1933 zog er nach Hamburg in die Goethestraße 29. Am 30. September
1938 wurde ihm sogar die ärztliche Approbation entzogen, was Anlass zur Flucht in die U.S.A.
gab. In New York war er selbständig orthopädisch tätig. Im Nachruf auf Julius Fuchs in der
34. Ausgabe der in New York erscheinenden Ausgabe des „Aufbau" (1953), einer deutsch-jüdi-
schen Zeitschrift, schrieb Dr. Hermann Engel auf S. 15: „… *stets versuchte er, blutige Operationen
zu vermeiden … Fuchs war ein liebenswürdiger, gutherziger, ideenreicher und technisch hochbegab-
ter Arzt. Alle Apparate, Bandagen, Korsette, individuell gearbeitet, stellte er in eigener Werkstatt her."*

Sein Sohn, später auch Arzt, lebte 1941 in Australien und war 1945 Soldat in der U.S. Navy.
Seine Schwester Betty wurde 1941 von Köln in das Ghetto Litzmannstadt (Lodsch) deportiert
und am 25. Mai 1942 im Vernichtungslager Kulmhof (Chelmno) im besetzten Polen ermordet [50].

Julius Fuchs war Mitglied auch der DGCH und der DOG. Er verstarb am 15. August 1953
nach längerer Krankheit in New York City, U.S.A. [10, 38, 50, 60].

Grassheim, Kurt Max
Gründungsmitglied
Privatdozent Dr. med. (1897–1948)

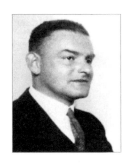

Er wurde am 12. Februar 1897 als Sohn des Kaufmanns Ernst Grassheim und dessen Ehefrau Else, geb. Lefeber, in Berlin geboren. Er nahm sein Medizinstudium an der Friedrich-Wilhelms-Universität in Berlin auf. Noch als Medizinstudent und Offizier-Aspirant (1915–1917) wurde er im Ersten Weltkrieg im Mai 1917 am rechten Arm und an seiner rechten Hand schwerverletzt. Im April 1918 wurde er als „kriegsunbrauchbar mit Versorgung" entlassen. Er erhielt die Rote-Kreuz-Medaille 3. Klasse sowie das Eiserne Kreuz 1. und 2. Klasse. Seinen Traum, auch Musiker zu werden, konnte er dennoch umsetzen, war aber zeitlebens gehandicapt [48].

Nach dem Krieg setzte er sein Studium der Medizin in Frankfurt am Main fort, wo er 1921 mit der Dissertationsschrift *Ein neuer Weg zur aetiologischen Erklärung tabischer Skeletterkrankungen* promoviert wurde und 1921 ebenfalls seine ärztliche Approbation erhielt.

1922 wurde er in Leipzig Gründungsmitglied der DGU. Beim Gründungskongress hielt er einen Vortrag über „Indirekte Muskel- und Sehnenrisse in der Unfallmedizin". 1922 wurde er Allgemeinpraktiker in Berlin, wo er mit Wohnung und Praxis in Berlin W 56, Werderscher Markt 4a gemeldet war. 1922 bis April 1933 war er Assistenzarzt an der 1. Inneren Universitätsklinik der Charité bei Geheimrat Prof. His. Er wurde 1929 für Innere Medizin habilitiert und erhielt den Titel Privatdozent an der Friedrich-Wilhelms-Universität zu Berlin. Seine wissenschaftlichen Schwerpunkte waren Stoffwechsel, Endokrinologie und Biochemie.

Er war mit der Ärztin Dr. med. Margarete Grassheim, geb. Gottschalk, verheiratet, deren Vater „Halbjude" und deren Mutter Nichtjüdin war. Durch die Heirat mit einem „Volljuden" galt sie nach dem Reichsbürgergesetz als Jüdin, was sie nationalsozialistischer Verfolgung aussetzte.

1933 wurde PD Kurt Max Grassheim die Lehrerlaubnis entzogen. Trotz Widerspruchs aufgrund seines Frontkämpferstatus wurde ihm auch die Zulassung zu den RVO-Kassen* als Facharzt für Innere Krankheiten verweigert. 1938 folgte der Entzug der Kassenzulassung, sodass er zuletzt in Berlin als Internist in einer Privatpraxis arbeitete. Mit einem Besuchervisum für die U.S.A. hielt er sich wegen der Befristung vorübergehend in Kuba auf, bevor er 1939 endgültig in die U.S.A. übersiedeln konnte. Er legte 1940 das Medizinische Examen des Staates New York ab und wurde in New York City ärztlich tätig. Dort war er in New Rochelle, N.Y.C., in der 71 Calton Road gemeldet und praktizierte als Arzt bis 1948. Am 15. November 1948 verstarb Kurt Max Grassheim in New York City, U.S.A. [10, 38, 50].

---

*   *RVO (Reichsversicherungsordnung)*

Guttmann, Ludwig
Prof. Dr. med. (1899–1980)

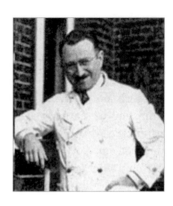

Er wurde am 3. Juli 1899 in Tost (Oberschlesien), dem heutigen polnischen Toszek, in der Woiwodschaft Schlesien als Sohn eines Fabrikanten geboren. Er besuchte zunächst die Volksschule, dann das humanistische Gymnasium in Königshütte, Oberschlesien. 1917 wurde er zum 156. Infanterieregiment Beuthen einberufen und arbeitete dort als Hilfssanitäter im Knappschaftskrankenhaus.

Ludwig Guttmann studierte von 1918 bis 1923 Medizin in Breslau und Halle/Saale, zuletzt in Freiburg im Breisgau, wo er mit der Dissertationsschrift *Über die Tumoren der Trachea* 1924 promoviert wurde. Im selben Jahr erhielt er auch seine ärztliche Approbation. Er wurde Assistenzarzt der Neurologischen Abteilung am Wenzel-Hancke-Krankenhaus in Breslau und 1928 im psychiatrischen Krankenhaus in Friedrichsberg. 1929 kehrte er ans Wenzel-Hancke-Krankenhaus zurück.

1930 wurde er mit der Habilitationsschrift *Die Schweißsekretion des Menschen in ihren Beziehungen zum Nervensystem* an der Universität Breslau habilitiert und 1933 zum Privatdozenten für Nervenkrankheiten ernannt. Am 17. Juli 1933 wurde er Facharzt für Nervenkrankheiten. Bereits zum 30. Juni 1933 war ihm am Wenzel-Hancke-Krankenhaus gekündigt worden. Daraufhin wurde er als Oberarzt an die neu gegründete Abteilung für Neurologie des Jüdischen Krankenhauses Breslau berufen, dessen Direktor er 1937 wurde. Er war Mitglied auch der DGCH und DOG [50, 60].

Auf Wunsch des Auswärtigen Amtes übernahm er 1938 die Behandlung eines Freundes des portugiesischen Diktators Salzar in Lissabon. Dort nahm Guttmann Kontakt zu der *Society for the Protection of Science and Learning* auf, die jüdischen Ärzten bei der Ausreise half. Im März 1939 flüchtete er mit seiner Frau und den beiden Kindern nach England. 1939 bis 1943 arbeitete er als Arzt in der Abteilung für Neurochirurgie in Nuffield. 1943 erhielt er den Auftrag der Regierung, eine Spezialklinik für Wirbelsäulenverletzte im Stoke Mandeville Hospital in Aylesbury aufzubauen. 1943 bis 1967 arbeitete er als Arzt an dieser Spezialklinik für Wirbelsäulenverletzungen des Stoke Mandeville, wo er 1948 die First Stoke Mandeville Games für Behinderte initiierte, die als Vorläufer der Paralympics gelten. 1966 wurde ihm das Adelsprädikat „Sir" verliehen. Sir Ludwig Guttmann war in den 1960er Jahren beratend für die Bundesregierung und die Berufsgenossenschaften beim Aufbau der Versorgung Querschnittsgelähmter in der Bundesrepublik tätig. 1963 wurde ihm die Korrespondierende Mitgliedschaft der DGU verliehen. Als weltweit bekannter Neurologe und Neurochirurg verstarb er am 18. März 1980 in Aylesbury/Großbritannien [10, 38, 50].

Hirschfeld, Kurt Eduard
Dr. med. (1898–1971)

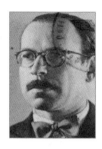

Kurt Eduard Hirschfeld wurde als Sohn des Zahnarztes Dr. Julius Hirschfeld und seiner Frau Martha, geb. Laserstein, am 9. Januar 1898 in Braunsberg (Ostpreußen) geboren, dem heutigen Braniewo in der polnischen Woiwodschaft Ermland-Masuren. Sehr jung noch nahm er am Ersten Weltkrieg teil und studierte Medizin an der Universität Königsberg. Er promovierte dort 1922 mit der Dissertationsschrift *Ueber post-operative Tetania parathyreopriva und Epithelkörperchentransplantation*. Er erhielt 1922 die ärztliche Approbation sowie zum 1. Oktober 1922 die Zulassung als Kassenarzt in Königsberg [38, 49]. 1926 heiratete er Charlotte Auguste Rector. 1928 wurde er Facharzt für Orthopädie, SPD-Mitglied, Kursus-Leiter im Arbeiter-Samariter-Bund und Sportarzt im „Sturmvogel" sowie im Segel-Club „Undine". Am 4. April 1930 wurde seine Tochter Renate Maria geboren.

Schon am 17. Mai 1933 wurde ihm die Kassenzulassung entzogen. Er war bis 1933 in Königsberg, Bergplatz 18 gemeldet. Seine Ausreise 1936 in die Sowjetunion misslang, weswegen er sich in Berlin W 15, Lietzenburger Straße 4 niederließ, wo er bis 1938 gemeldet war. Er war Mitglied der DGCH und 1937 als Orthopäde in Berlin-Wilmersdorf tätig [46]. 1937 wurde seine Ehe aufgelöst und ihm am 30. September 1938 die Kassenzulassung entzogen, sodass er bis 1941 nur noch als „Krankenbehandler" tätig sein konnte. Nach dem Entzug seiner Approbation wurde er zwangs-verpflichteter Arzt in einer Deportationsstelle, wo er sein eigenes Deportationsdatum erfuhr und am 18. November 1942 untertauchte [49].

Er wurde von seiner „arischen" Lebensgefährtin Edith Berlow zunächst in deren Grunewalder Wohnung (Menzelstraße 9) versteckt. Danach musste er sich bis Kriegsende wegen seiner Beteiligung an der Widerstandsgruppe „Gemeinschaft für Frieden und Aufbau" um Werner Scharff, der im März 1945 hingerichtet wurde, in Wäldern verstecken. Seine Tochter Renate Maria Hirschfeld wurde 1943 als 13-Jährige nach Theresienstadt deportiert und 1944 in Auschwitz ermordet. Sein Bruder Fritz Hirschfeld war als sozialdemokratischer Redakteur in Danzig wegen Hochverrats angeklagt und 1935 in das Konzentrationslager Lichtenburg überführt worden, von wo er 1941 nach Polen deportiert wurde.

Kurt heiratete am 1. Juni 1945 Edith Berlow und wurde Chefarzt der Orthopädischen und Physikalischen Abteilung des Rudolf-Virchow-Krankenhauses (1945–1948) in Berlin. Fortgesetztem Antisemitismus ausgesetzt emigrierte er mit seiner Frau Edith Hirschfeld-Berlow 1948 in die U.S.A. Dort erhielt er 1951 die ärztliche Lizenz, eine Membership in der Constituent State Organization und der Rudolf Virchow Medical Society in New York City. In Copiague auf Long Island von New York wurde er im Lakeside Hospital Direktor. Nach einem bewegten Leben starb Kurt Eduard Hirschfeld am 7. Juli 1971 in Lindenhurst, Long Island of New York, U.S.A. Seine Frau, die nach dem Tod ihres Mannes nach Berlin zurückkehrte, erhielt 1992 von der Gedenkstätte Yad Vashem den Ehrentitel „Gerechter unter den Völkern" [10, 38, 50].

Jordan-Narath, Heinrich
Dr. med. (1897–1970)

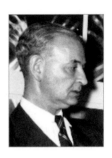

Heinrich Jordan wurde als Sohn von Max Jordan, dem Heidelberger Universitäts-Professor für Chirurgie und Leiter der Abteilung für Kinderchirurgie der Luisenanstalt Heidelberg, am 20. März 1897 in Heidelberg geboren. Er wurde evangelisch getauft und erzogen. Von 1905 bis 1914 besuchte er das Humanistische Gymnasium in Heidelberg und erwarb im Juli 1914 die Hochschulreife.

Er leistete mit dem Patent als Königlich Bayerischer Leutnant der Reserve vom 1. August 1914 bis 5. Dezember 1918 seinen Heeresdienst. Zum Wintersemester 1918 nahm er das Studium der Medizin in Heidelberg auf. Am 14. August 1920 heiratete er Johanna Narath, die Tochter des Heidelberger Anatomen und Professors für Chirurgie Albert Narath. Mit Johanna Narath, deren Nachnamen er seinem Namen anfügte, bekamen sie am 31. Mai 1921 den Sohn Heinz Hellmuth. 1922 wurde Heinrich Jordan-Narath an der Medizinischen Fakultät der Ruprecht-Karls-Universität Heidelberg mit der Dissertationsschrift *Experimentelle Studie zur Frage der Krebsentstehung durch Gaswerkteer* promoviert.

1925 zog die Familie von Heidelberg nach Mannheim, wo er Pächter der Orthopädischen Heilanstalt in Mannheim und Durchgangsarzt (D-Arzt) wurde, eine Qualifikation für Ärzte, die 1931 in Mannheim entwickelt wurde. Dies beschrieb er gemeinsam mit Jos Wolf 1932 im Beitrag „Die Tätigkeit des Durchgangsarztes" in den Heften zur Unfallheilkunde 13, S. 1–13. In dieser Orthopädischen Heilanstalt entwickelte Heinrich Jordan auch einen Apparat zur Anfertigung axialer Röntgenaufnahmen, was er 1933 mit dem Beitrag: Zur Röntgenuntersuchung des Schultergelenks in der Röntgenpraxis 5, S. 686–688, beschrieb.

Am 24. April 1933 wurde ihm das D-Arzt-Verfahren entzogen. Am 6. Mai 1933 wurden die Ärzte Dr. med. Jordan-Narath und Dr. med. Rusche, wie es im „Hakenkreuzbanner" vom 10. Mai 1933 hieß, in „Schutzhaft" genommen, vermutlich wegen des Widerspruchs zum Entzug der D-Arzt-Zulassung durch den Kollegen Rusche. Am 1. August 1933 wurde unter „Abmeldung" in Mannheim vermerkt: „Reisen, angeblich London".

Gemäß einer Passagierliste [18] schiffte sich Jordan-Narath von Southampton aus nach New York, U.S.A., wo er den Antrag auf Einbürgerung stellte und seit 1934 ärztlich tätig war. In seiner Publikation aus dem Jahr 1935: New Technique for the Roentgen examination of the shoulder joint (Radiology 25, S. 480–484) ist der Autor mit Jordan H, MD, New York City angegeben. In einem Nachruf in der New York Times hieß es: *"Dr. Jordan, consulting orthopedic surgeon at Lenox Hill and Manhattan State Hospitals, was former chief of orthopedic surgery at Lenox Hill. Until the beginning of this year he had been director of the hemophilia center there … Dr. Jordan was a trustee of the medical advisory council of the National Hemophilia Foundation and a member of the medical and advisory committee of the World Federation of Hemophilia. He wrote several books and many articles on his specialty. He was a diplomate of the American Board of Orthopedic Surgery."*

Nach Auskunft des Stadtarchivs Mannheim vom 12. Dezember 2016 ist Dr. med. Heinrich Jordan-Narath am 18. April 1970 in New York City, U.S.A., verstorben [10, 18].

Joseph, Ernst
1. Schriftführer der DGU (1929–1933)
Sanitätsrat Dr. med. (1872–1937)

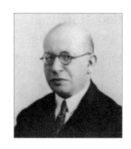

Ernst Joseph wurde als Sohn des Praktischen Arztes und Badearztes,
Dr. Ludwig Joseph, in Breslau, dem heutigen Wrocław, am 7. April
1872 geboren. Er wurde evangelisch getauft und erzogen. Ernst Joseph
besuchte zunächst das Gymnasium in Liegnitz, dem heutigen Legnica
in der Woiwodschaft Niederschlesien und dann das Königliche Wilhelm-Gymnasium zu Berlin,
wo er 1890 mit dem Abitur abschloss. Er studierte 1890 bis 1894 Medizin in Berlin, Freiburg
im Breisgau, Breslau und zuletzt Berlin, wo er 1894 mit der Dissertationsschrift *Ein Beitrag zur
Kenntnis der Hemiatrophia faciei* promoviert wurde. Während der Studienzeit leistete er 1893
seine Heerespflicht beim 5. Badischen Infanterie Regiment Nr. 113 ab. 1893 bis 1894 war er Un-
terassistent an der Chirurgischen Klinik von Geheimrat Mikulicz [10, 38].

1900 wurde er für die Sektion IV der Norddeutschen Holz-Berufsgenossenschaft tätig. 1901
bis 1920 war er Leitender Arzt der Heilanstalt für Unfallverletzte vom Roten Kreuz am Mari-
annenufer in Berlin sowie zusätzlich 1903 bis 1919 Ärztlicher Direktor des Verbandes für *Erste
Hülfe* (Berlin). Dieser machte sich insbesondere um die Professionalisierung des Berliner Rettungswesens verdient. Er nahm 1908 und 1913 am I. und II. Internationalen Kongress für Rettungswesen teil und wurde 1913 für ein nach seinen Vorgaben konstruiertes, motorisiertes, drei-
rädriges Krankentransportfahrzeug mit dem *Maria-Feodorowna-Preis* auf der Internationalen
Ausstellung vom Roten Kreuz in Washington ausgezeichnet. 1914 bis 1918 diente er im Ersten
Weltkrieg.

Von 1920 bis 1933 war er Sekretär des Berliner Vereins für Unfallheilkunde und Versicherungsmedizin. Seit 1923 war er als Chirurg und Rettungsmediziner Leitender Arzt der Unfallstation der Sektion IV der Norddeutschen Holz-BG. 1926 wurde er deren Sekretär, später Vorsitzender des Reichsverbandes der für die Berufsgenossenschaften tätigen Ärzte. 1927 wurde
er Mitherausgeber der Monatsschrift für Unfallheilkunde und deutscher Geschäftsführer zur
Vorbereitung des V. Internationalen Kongresses (1929) für Unfallheilkunde in Budapest. 1929
wurde er zum 1. Schriftführer (Generalsekretär) der DGU gewählt [10, 38].

Bereits im April 1933 wurde er aus den Vorständen des Reichsverbandes der für Berufsgenossenschaften tätigen Ärzte und des Vereins für Unfallheilkunde und Versicherungsmedizin (Berlin) ausgeschieden. Seinen Rücktritt als 1. Schriftführer der DGU hatte er zuvor im September
1932 angeboten.

Schon am 20. April 1933 war Ernst Joseph wegen seiner jüdischen Herkunft seitens der Sektion IV der Norddeutschen Holz-BG gekündigt worden. Nach Widerspruch beim Reichsversicherungsamt wurde die Kündigung zum 1. Juli 1933 wirksam. Dem Druck, sich von seiner
nichtjüdischen Frau, mit der er einen Sohn hatte, scheiden zu lassen, widerstand er. 1930 bis
1932 war er in Berlin-Wilmersdorf, Prinzregentenstraße 11, 1933 in Berlin-Schöneberg, Inns-
brucker Straße 16 und zuletzt 1937 in Berlin-Neukölln, Bergstraße 163 gemeldet. Ernst Josef war
auch DGCH-Mitglied und Besitzer des Bülow-Sanatoriums, Berlin. Er starb am 5. April 1937 in
Berlin [10, 38, 50].

Jottkowitz, Paul
Gründungsmitglied und 1. Vorsitzender (1930)
Oberregierungsmedizinalrat Dr. med. (1868–1936)

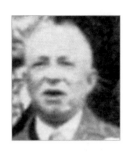

Er wurde als Sohn eines königlichen Stabsarztes am 24. Juli 1868 in Sa-
motschin, einer Stadt von etwa 2 000 Einwohnern im damaligen preußischen Großherzogtum Posen, geboren. 1879 bis 1886 besuchte er die
„Fürstenschule" zu Pless in Oberschlesien, wo er 1886 mit dem Abitur
abschloss und das Studium der Medizin an der Universität Breslau aufnahm. 1891 wurde er mit
der Inaugural-Dissertation *Wärme-Regulation des normalen, fiebernden und künstlich entfieber-
ten Organismus* am 3. August 1891 zum Dr. med. promoviert. 1891 erhielt er auch die ärztliche
Approbation.

Er begann als Assistenzarzt am Knappschaftskrankenhaus Königshütte bei Prof. Dr. W. Wagner und wurde 1899 in einer Praxis in Oppeln tätig. 1910 zog er nach Berlin und arbeitete in
Berlin-Niederschöneweide. 1911 war er „Spezialarzt für Chirurgie und Orthopädie" und Leiter
der „chirurgisch-orthopädischen Privatanstalt". Er publizierte früh zu Themen der Unfallheilkunde und nahm bereits vor Gründung der DGU am III. Internationalen Medizinischen Unfallkongress 1912 in Düsseldorf teil.

Am 15. November 1919 trat er mit seiner Frau Toni, geb. Zuckhaus, mit der er zwei Kinder
hatte, aus der jüdischen Gemeinde Berlin aus. Paul Jottkowitz wurde 1921 Ärztlicher Leiter der
Berliner Beschaffungsstelle für orthopädische Versorgung und des Kurhauses Charlottenburg.
1922 war er Gründungsmitglied der DGU. Er war Mitglied auch der DGCH und DOG [50, 60].
1926 wurde er in den Vorstand der DGU gewählt und auch Gründungsmitglied des Reichsverbandes der für die Berufsgenossenschaften tätigen Ärzte. In der DGU-Geschäftssitzung vom
22. September 1929 wurde er zum Vorsitzenden des Jahres 1930 gewählt. Unter seiner Leitung
fand im Frühjahr 1930 mit Unterstützung des Reichsarbeitsministeriums ein Fortbildungskurs
über Unfallheilkunde und Berufskrankheiten in Berlin statt. Im Herbst 1930 lud er vom 26. bis
27. September zur 6. Jahrestagung der DGU nach Breslau ein [10, 38, 50].

1936 wurde er wegen ausstehender Beiträge von der Mitgliederliste der Deutschen Gesellschaft für Chirurgie gestrichen. Er fehlte bereits 1936 in der Mitgliederliste der DGU, während
Karl Gebhardt (Begleitarzt Himmlers) im Beirat saß [36]. Beim Chirurgenkongress 1937 erin-
nerte der DGCH-Präsident Stich in seiner Eröffnungsansprache an das Ableben von Paul Jottkowitz am 26. Mai 1936 in Berlin. Er war bis 1932 in Berlin-Charlottenburg, Berliner Straße 103,
bis 1936 in der Lyckallee 2 gemeldet. Seine Witwe musste am 1. Mai 1939 das Grundstück (Hau-
bachstraße 24, Ecke Kirchstraße 30) zwangsverkaufen, um die Judenvermögensabgabe zahlen
zu können. Kurz vor ihrer Deportation flüchtete Toni Jottkowitz am 1. Mai 1942 in den Tod [10,
38, 50]. Neben seiner Funktion als Gründungsmitglied 1922 und 1. Vorsitzender der DGU 1930
hinterließ Paul Jottkowitz ein umfangreiches wissenschaftliches Œuvre, das zahlreiche Publikationen zu unfallchirurgischen Themen zwischen 1893 und 1931 sowie ein *Lehrbuch zur Unfallheilkunde* 1928 im Lehmanns Verlag, München einschließt.

Jungmann, Eugen
Gründungsmitglied
Dr. med. (1871–1943)

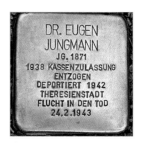

Eugen Jungmann wurde am 27. Februar 1871 in Breslau geboren. Er studierte Medizin an der Julius-Maximilians-Universität zu Würzburg, wo er 1895 mit der Dissertationsschrift *Einfluss der menschlichen Verdauungssäfte auf altbackenes und frisches Brot* zum Dr. med. promovierte. 1895 erhielt er außerdem die ärztliche Approbation.

1902 wirkte er als Allgemeinpraktiker. 1905 war er als städtischer Armenarzt, ab 1906 als Vertrauensarzt der Bekleidungsindustrie-BG und 1908 als Orthopäde registriert. 1912 war er im Berliner Adressbuch als praktischer Arzt, Spezialarzt für Massage und Inhaber eines medico-mechanischen Kabinettes registriert.

Während des Ersten Weltkriegs (1914–1918) war er im Reserve-Lazarett II in Cottbus ärztlich tätig. Im September 1922 gehörte er in Leipzig zu den Gründungsmitgliedern der DGU und war außerdem Mitglied der DGCH [10, 38, 50].

Eugen Jungmann hatte eine Praxis von 1902 bis 1938 in Berlin-Mitte, Burgstraße 4 mit privatem Wohnsitz in Berlin C 2, in der Königstraße 51, später in Berlin, Spichernstraße 9 und Berlin-Wilmersdorf, Sächsische Straße 25 [46]. Er war mit Rosalie Lina Rosa Dreschfeldt (geb. am 27. Januar 1870) verheiratet und hatte mit ihr zwei Kinder. Sein Sohn Hans überlebte den Holocaust und arbeitete später als promovierter Radiologe in London [49].

Im Juni 1933 wurde er als Wohlfahrts-Arzt aus dem städtischen Gesundheitswesen Berlin entlassen. Am 19. März 1938 wurde ihm zusätzlich die Kassenzulassung entzogen, sodass er nur noch als „Krankenbehandler" ärztlich tätig sein konnte.

Am 3. Oktober 1942 wurde Eugen Jungmann zusammen mit seiner Frau Rosalie von Berlin in das Ghetto Theresienstadt deportiert. Der Transport trug als dritter großer Alterstransport die Bezeichnung „I/71". Von 1 021 inhaftierten Personen im Zug überlebten nur 22 Menschen [10, 38, 49].

Seine Frau Rosalie Jungmann starb am 24. Januar 1943 an „Herzschwäche" in Theresienstadt. Für ihn lautete am 24. Februar 1943 die Todesfallanzeige des Ghetto Theresienstadt: „Suicidium veronal" [10, 20, 38, 50].

Kaufmann, Hermann
Dr. med. (1887–1967)

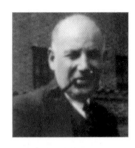

Hermann Kaufmann wurde am 26. August 1887 in Köln am Rhein geboren. Er besuchte das Städtische Gymnasium in der Kreuzgasse von Köln, wo er 1906 mit der Reifeprüfung abschloss. Er studierte von 1906 bis 1911 Medizin in Freiburg im Breisgau, Gießen, Bonn und Straßburg im Elsass (heute Strasbourg). Während seiner Studienzeit absolvierte er 1907 seinen Militärdienst beim Infanterie-Regiment ‚Kaiser Wilhelm‘ in Gießen.

An der Medizinischen Fakultät zu Straßburg wurde er 1911 an der dortigen Medizinischen Fakultät mit der Dissertationsschrift *Zur Kasuistik und Genese der Sirenenmissbildungen* promoviert. Er erwarb die ärztliche Approbation 1911.

Ab 1914 war er in Köln als Allgemeinarzt tätig. Er war 1933 in Köln am Platz der Republik 1 als verheiratet mit zwei Kindern gemeldet.

Am 30. September 1938 wurde ihm die Kassenzulassung entzogen, sodass er ab 1939 nur als „Krankenbehandler" zugelassen war und nur so Sprechstunden im Jüdischen Gemeindehaus abhalten konnte.

Seine Frau Anne (geb. Meyer, 1892) und seine Tochter Annemarie (geb. 1923) konnten bereits 1939 in die U.S.A. flüchten. Er selbst konnte ihnen erst 1941 folgen.

Seine Mutter Alice (geb. Hess, 1866) kam im Ghetto Theresienstadt um. Sein Sohn Fritz (geb. 1921), der 1938 in die Niederlande geflüchtet war, wurde von dort in das KZ Mauthausen in der Ostmark, heute Österreich, verschleppt und dort ermordet.

Hermann Kaufmann starb am 14. April 1967 in New York City, U.S.A. [10, 38, 50].

Kroner, Max Ludwig
Gründungsmitglied
Regierungsmedizinalrat (1874–1951)

Max Ludwig Kroner wurde am 26. Dezember 1874 in Berlin als Sohn des Sanitätsrats Dr. Moritz Kroner geboren. Seine Mutter war Emilie Kroner, geb. Fraenckel. Sein um ein Jahr älterer Bruder Eugene Salomon wurde später bekannt als Berliner Kaufmann und Miteigner von Wolff & Kroner [26]. Er hatte vier Brüder und eine Schwester. Max besuchte das Luisenstädtische Gymnasium zu Berlin, wo er am 29. September 1892 das Zeugnis der Reife 1892 erhielt (CV in der Dissertation).

Er wurde in die Kaiser-Wilhelms-Akademie aufgenommen und leistete im Sommer 1893 seine Dienstpflicht mit der Waffe als Einjährig-Freiwilliger bei der 8. Kompanie des Garde-Füsilier-Regiments. Er studierte Medizin in Berlin und besuchte Vorlesungen bei von Bardeleben, von Bergmann, Blasius, Gurlt, Virchow, Waldeyer und anderen namhaften Dozenten. 1894 legte er die ärztliche Vorprüfung ab, 1896 das Tentamen medicum sowie das Examen rigorosum. 1896 wurde er an der Medizinischen Fakultät der Friedrich-Wilhelms-Universität zu Berlin mit der Dissertationsschrift *Ueber Chorea gravidarum* promoviert (CV in der Dissertation).

Am 23. September 1922 wurde er in Leipzig Gründungsmitglied der DGU [27]. Er war als Regierungsmedizinalrat Dr. med. Max Kroner in Brandenburg an der Havel bis 1938/1939 in der Magdeburger Straße 1 registriert. Er war mit Martha Kroner, geb. Salzmann, verheiratet und hatte mit ihr die Tochter Renate Emilie (Henderson) [26].

Entsprechend dem Center for Jewish History in New York waren Moritz Kroner und Eugene Salomon Kroner 1939 in die U.S.A. geflüchtet. Von Max Kroner ist bis heute nur bekannt, dass er am 12. Januar 1951 im Alter von 76 Jahren verstarb [26].

Lissauer, Karl
Sanitätsrat Dr. med. (1869–1940)

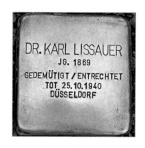

Karl Lissauer wurde am 4. Mai 1869 in Obersaula, Hessen-Nassau, als Sohn eines praktischen Arztes, „mosaischer Religion", geboren. Er besuchte die Latein-Schule in Fritzlar sowie in Kassel das König-liche Friedrichs-Gymnasium, wo er 1888 mit dem Abitur abschloss. Er studierte Medizin in Heidelberg, Freiburg im Breisgau und Ber-lin. Er absolvierte während seiner Studienzeit 1891 bis 1892 den Militärdienst beim Hessischen Feld-Artillerie-Regiment Nr. 11. Am 21. März 1893 wurde er an der Medizinischen Fakultät der Friedrich-Wilhelms-Universität zu Berlin mit der Dissertationsschrift *Über Diplopia monocula-ris hysterica* promoviert. 1894 erhielt er die ärztliche Approbation.

An der *Abtheilung für Unfallverletzte der Dr. Vulpius'schen orthopädisch-chirurgischen Heilan-stalt* in Heidelberg erhielt er seine Ausbildung zum Chirurgen und Orthopäden. Sein Lehrer Prof. Vulpius hatte die Synergie von Orthopädie und Unfallchirurgie früh erkannt.

1900 wurde Karl Lissauer als Spezialarzt für Chirurgie und Orthopädie zum Sanitätsrat er-nannt. Er zog im gleichen Jahr nach Düsseldorf, wo er die *Orthopädische Heilanstalt Dr. Lissauer und Dr. Ebermaier* eröffnete. Dort war er als Chirurg und Orthopäde tätig und in der Kaiser-Wilhelm-Straße 8 gemeldet. Er war auch Mitglied der DGCH [50].

1912 nahm er am III. Internationalen Medizinischen Unfallkongress in Düsseldorf teil. 1933 heiratete er Hermine Chalous (ev.), mit der er in Düsseldorf, Fürstenwall 127 gemeldet war.

Karl Lissauer starb am 25. Oktober 1940 in Düsseldorf [10, 38, 50].

Mainzer, Max
Dr. med. (1872–1952)

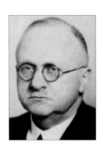

Max Mainzer wurde am 30. Januar 1872 in Heppenheim an der Bergstraße geboren. Er studierte Medizin in Heidelberg, wo er Mitbegründer der jüdischen Studentenvereinigung *Badenia* wurde. Er wechselte dann nach Würzburg, wo er 1894 mit der Dissertationsschrift *Histologische Beiträge zur Entstehung und Struktur von Hämorrhoidalknoten* zum Dr. med. promoviert wurde. 1895 erhielt er in Würzburg die ärztliche Approbation [38].

1895 bis 1899 war er in Berlin Assistenzarzt und erhielt 1899 seine Anerkennung als Facharzt für Orthopädie. Noch 1899 ließ er sich in Frankfurt am Main nieder und stand einer Orthopädischen Anstalt mit zwölf Betten in der Taunusstraße 6 vor. 1904 erfolgte der Umzug der Klinik in einen extra errichteten Neubau mit 15 Betten in der Neckarstraße 5, wo er auch als orthopädischer Chirurg und Röntgenarzt gemeldet war. In Verbindung mit der Klinik bestanden ein Medico-mechanisches Institut nach Dr. Zander für die physikalisch-therapeutische Rehabilitation sowie ein Röntgenlaboratorium. 1910 war Max Mainzer in Frankfurt am Main in der Neckarstraße 5 gemeldet.

Während des Ersten Weltkrieges war die Klinik mit 15 Verwundeten als Vereinslazarett belegt. Vier Krankenschwestern und ein Krankenpfleger versahen den Dienst. 1914 bis 1918 war Max Mainzer Leitender Arzt der chirurgischen Abteilung der Reservelazarette II und XI in Frankfurt am Main. [50].

1916 war er Herausgeber des „Kriegsteilnehmerverzeichnisses der Kartellbrüder".

Max Mainzer war zeitweilig Vorstandsmitglied des Kartell-Convents der Verbindungen deutscher Studenten jüdischen Glaubens sowie der Israelitischen Gemeinde in Frankfurt. Er war auch Leiter der Landesgruppe Hessen des Central-Vereins deutscher Staatsbürger jüdischen Glaubens, der sich seit 1893 zur Bekämpfung des Antisemitismus einsetzte. Max Mainzer war Mitglied des Erweiterten Vorstandes der Demokratischen Partei Frankfurts, der DGU, der DGCH und der DOG [10, 38, 50, 60].

1933 wurde er einige Tage in polizeiliche „Schutzhaft" genommen. Nach dem Suizid seiner Frau Lucie Mainzer war er im Juni 1933 erneut in „Schutzhaft". Wegen der Verfolgung verbrachte er einige Zeit in Berlin. 1934 verlor er seine Privatklinik. 1938 wurde er als Nachfolger für Dr. Ettlinger in den Vorstand der jüdischen Gemeinde in Frankfurt am Main gewählt.

1939 flüchtete er nach England, wo er zeitweilig interniert wurde. Dr. Mainzer setzte am 23. September 1940 auf der S.S. Samaria seine Flucht von Liverpool in die U.S.A. fort. In New York City wohnte er bei seinen Kindern. Am 1. September 1941 gab der Reichsanzeiger und Preußische Anzeiger die Ausbürgerung von Max Mainzer und die Beschlagnahme seines Vermögens bekannt. Erst 1957 wurden die enteigneten Praxisräume den Erben zurückgegeben.

Am 22. August 1952 starb Max Mainzer in New York City, U.S.A. [10, 12, 38, 50, 62].

Marcus, Callmann, später **Carl**
Gründungsmitglied
Prof. Dr. med. (1870–1932)

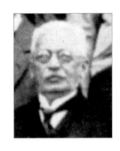

Er wurde am 29. Mai 1870 in Schubin, dem heutigen Szubin (Polen) der historischen Region von Posen, geboren. Nach seinem Schulbesuch studierte er Medizin in Breslau, München und Berlin, wo er an der Medizinischen Fakultät der Friedrich-Wilhelms-Universität zu Berlin mit der Dissertationsschrift *Zur Technik der Darmnähte* 1894 zum Dr. med. promoviert wurde [31].

Ab 1907 wurde Marcus für die städtische „Krüppelfürsorge" in Breslau tätig. Er publizierte 1910 über die Heilerfolge bei Schulkindern der Jahre 1907 bis 1910, wobei sein Beitrag „Über Krüppelfürsorge bei Schulkindern" als Meilenstein galt. 1911 erschien sein Ratgeber für praktische Ärzte zur Technik der Begutachtung Unfallverletzter mit besonderer Berücksichtigung der Verletzungen der Gliedmaßen. Callmann Marcus, nach 1914 *Carl,* war mit Hedwig Marcus, geb. Schmul (geb. 13. Dezember 1886) verheiratet. 1914 erschienen allein drei von 30 seiner Publikationen, die vorwiegend in der Monatsschrift für Unfallheilkunde erschienen. So die „Mitteilung eines Falles von Gefässkrampf" (Nr. 9, S. 280–285), anschließend die „Mitteilung eines Falles von ‚Gewaltbruch'" (Nr. 9, S. 285–289) sowie „Betrachtungen über die orthopädische Fürsorge für die Kriegsverletzten" (Nr. 12, S. 285–289), alle desselben Jahres 1914.

Während des Ersten Weltkriegs war Carl Marcus Leitender Arzt des orthopädischen Festungs-Lazaretts VI in Posen. Später war er in Posen als Facharzt für Orthopädie und Unfallheilkunde und als Leitender Arzt eines Medico-mechanischen Institutes sowie ab 1920 Leitender Arzt der Posener Anstalt für Unfallverletzte. Ab 1922 war er Leiter der orthopädischen Poliklinik am Israelitischen Krankenhaus Breslau.

Im Februar 1922 war Marcus Mitunterzeichner des Aufrufs zur Gründung einer „Deutschen Gesellschaft für Unfallkunde", der in der Monatsschrift für Unfallheilkunde und Versicherungsmedizin erschien. Am 23. September 1922 wurde er in Leipzig Gründungsmitglied der DGU. Dort firmierte er in der Mitgliederliste als Facharzt für Orthopädie und Unfallheilkunde [19, 25]. 1930 wurde Carl Marcus Mitorganisator der am 26. September 1930 stattfindenden Hauptversammlung des Reichsverbandes der für Berufsgenossenschaften tätigen Ärzte an der Technischen Hochschule Breslau. 1930 bis 1932 war er Vorsitzender des Bezirksverbandes VIII (Schlesien) und Mitglied des erweiterten Vorstandes des Reichsverbandes der für Berufsgenossenschaften tätigen Ärzte. Bis 1932 war er als *Prof., Orth. u. Unf.-Heilk., Breslau, Neudorfstr. 120,* offiziell im Reichs-Medizinal-Kalender registriert, bis 1914 als Callman Marcus, danach als Carl Marcus [31].

Kurz vor der Machtergreifung verstarb Carl Marcus am 27. November 1932 in Breslau, sodass ihm Entwürdigungen wie anderen jüdischen Mitgliedern erspart blieben. Er wurde am 8. November 1932 auf dem jüdischen Friedhof Lohestraße in Breslau beigesetzt [31].

Meyer, Oskar Salomon
Dr. med. (1880–1959)

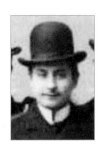

Oskar Salomon Meyer wurde am 12. September 1880 als Sohn des Kaufmanns Hermann Meyer und dessen Ehefrau Johanna, geb. Jüdel, in Lübeck geboren. Er studierte Medizin in Heidelberg, Kiel und Berlin. 1904 wurde er an der Medizinischen Fakultät zu Kiel mit der Dissertationsschrift *Beitrag zur Casuistik der acuten Beckenosteomyelitis* zum Dr. med. promoviert. 1904 erhielt er seine ärztliche Approbation.

1905 bis 1906 wurde er Assistent an der Chirurgischen Klinik Kiel, 1907 am Pathologischen Institut St. Georg bzw. im Hafenkrankenhaus Hamburg. 1908 bis 1909 war er in der Orthopädischen Klinik Heidelberg bei Prof. Vulpius tätig.

1909 kaufte Oskar Meyer das Haus Königstraße 17 in Lübeck, wo er 1910 seine Praxistätigkeit in der Orthopädischen Heilanstalt aufnahm. Er war seinerzeit bekannt mit dem Spitznamen „Knochen-Meyer".

Seit Dezember 1910 war er mit der Lübeckerin Lilli, geb. Cohn, verheiratet. Das Paar bekam zwei Kinder, den Sohn Kurt (geb. 1913) und die Tochter Ilse (geb. 1918).

Während des Ersten Weltkriegs leitete er ab 1915 das Lübecker Lazarett. Dr. Meyer engagierte sich innerhalb der jüdischen Gemeinde in der zionistisch geprägten Esra-Loge. Oskar Meyer war nicht nur Mitglied der DGU, sondern auch der DGCH und DOG [10, 38, 50, 60].

1935 wurde sein Name auf einem NSDAP-Flugblatt „Erwerbstätige Juden in Lübeck" erwähnt. 1936 kam es zum „Ruhen" seiner Kassenzulassung. Daraufhin verkaufte er noch 1936 das Haus Königstraße 17 an einen anderen Arzt und war zuletzt in Hamburg-Harvestehude in der Hagedornstraße 5 mit einer Praxis als Chirurg gemeldet.

1937 floh er mit seiner Frau nach London, wo er sich eine eigene Praxis aufbaute. Dort war er im Oktober 1937 in der 23 Chilwarthstreet (Hyde Park) gemeldet. Auch seine Kinder konnten rechtzeitig ins Ausland fliehen. 1939 wurde ihm in absentia der Doktortitel durch die Medizinische Fakultät der Universität Kiel aberkannt. Der Reichsanzeiger und der Preußische Anzeiger gaben 1939 die Ausbürgerung von Oskar Meyer und Beschlagnahmung seines Eigentums bekannt.

Während des Besuchs seiner Tochter in den U.S.A. verstarb Oskar Salomon Meyer am 9. November 1959 in Sisseton, South Dakota, U.S.A. [10, 38, 50, 61].

Meyerstein, Wilhelm
Regierungsmedizinalrat
Prof. Dr. med. (1881–1959)

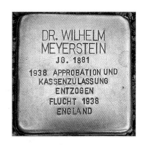

Wilhelm Meyerstein wurde am 18. Mai 1881 als Sohn eines Kauf-
manns und Stadtverordneten in Posen an der Warthe, dem heutigen Poznań im Westen Polens, geboren. Er besuchte das königliche
Friedrich-Wilhelm-Gymnasium in Posen als auch das Königstäd-
tische Gymnasium in Berlin und schloss 1900 mit der Matura ab. Er nahm das Studium der
Medizin in Heidelberg und Berlin auf, wechselte nach München, wo er an der Medizinischen
Fakultät der Ludwig-Maximilian-Universität am 18. Oktober 1905 mit seiner Dissertation *Das
Carcinom des Wurmfortsatzes* zum Dr. med. promoviert wurde. Nach ärztlicher Approbation
erhielt er 1905 die Kassenzulassung. 1920 erfolgte ein Umzug von Konstanz nach Kassel, wo
er 1930 bis 1933 als Facharzt für Innere Medizin in der Kaiserstraße 15, 1936 in der Goethestraße 32 gemeldet war.

Ab Mai 1936 stand Wilhelm Meyerstein auf einer Liste der Staatspolizeistelle als „Prof. und
Arzt". Am 30. September 1938 wurde ihm die Approbation und Kassenzulassung entzogen. In
der Reichspogromnacht vom 9. November 1938 wurde er vorrübergehend verhaftet. Kurz darauf gelang ihm die Flucht nach England. 1940 heiratete er Marieluise Wolff.

1941 wurde Wilhelm Meyerstein am Department of Physiology of the University of Birmingham tätig und veröffentlichte einen weithin beachteten Artikel *Effect of light on red blood cells* im
Journal for Physiology (1941) 99, S. 510–514.

1946 wurde die Aussage des früheren Oberbefehlshabers der Heeresgruppe F 1 O.B. Suedost,
Maximilian Freiherr von Weichs, vor dem Internationalen Gerichtshof in Nürnberg bekannt,
die u. a. die plötzliche Ausreisebewilligung von Wilhelm Meyerstein nach England erklärte:
*„Dass ich jede ungerechte Verfolgung von Juden innerlich ablehnte, beweist die Tatsache, dass ich
mich zweimal durch Privatbriefe bei Himmler fuer Juden verwendete. In einem Fall handelte es sich
um den juedischen Prof. Dr. Meyerstein, Mediziner, der mit meiner Familie in Verkehr stand und
mich gelegentlich einer schweren Erkrankung behandelt hatte. Er war verhaftet worden. Ich bat, ihm
die gewuenschte Ausreise nach England zu bewilligen. Die Ausreise ist erfolgt …"* [1].

Am 31. Mai 1959 starb Wilhelm Meyerstein in Birmingham, Stanmore Road, Edgbaston,
Großbritannien [10, 22, 30, 38].

Mosberg, Bernhard
Dr. med. (1874–1944)

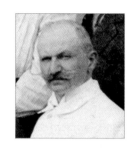

Bernhard Mosberg wurde am 20. Februar 1874 in Bielefeld als Sohn des Stoffhändlers Jonas Mosberg (geb. 3. April 1830) und dessen Frau Henriette (geb. Eber) geboren [46]. Er besuchte die Schule in Bielefeld und studierte Medizin in Würzburg, wo er 1898 an der Medizinischen Fakultät der Königlich Bayerischen Julius-Maximilians-Universität mit der Dissertationsschrift *Die Ausscheidung des Phlorhizins und des Zuckers in der Niere* promoviert wurde. 1899 erhielt er die ärztliche Approbation [10].

1899 bis 1902 war er Assistenzarzt bei Vulpius (Heidelberg), Hoffa (Würzburg), Joachimsthal (Berlin). 1902 erfolgte die Niederlassung als Facharzt für Chirurgie und Orthopädie in Bielefeld.

Im Ersten Weltkrieg war er Militärarzt im Reservelazarett in Bethel. Bis 1919 waren fast 4 400 kriegsversehrte Soldaten beruflich in Bethel rehabilitiert worden, teils mit sogenannten Mosberg-Armen. Bodelschwing selbst hatte sich bemüht, Mosberg ab 1919 als Leitenden Arzt der Orthopädischen Heilanstalt und des Krüppelheims Heilgarten der Bodelschwing'schen Anstalten Bielefeld, Koblenzer Straße 4, zu haben. Bernhard Mosberg war mit Rosalie (Roza), geb. Oppenheimer, verheiratet. Das Paar hatte zwei Kinder, Gertrud Julie (geb. 1903) und Sohn Hermann (geb. 1918) [50].

Bereits 1932 wurde Bernhard Mosberg der Arbeitsvertrag mit Bethel gekündigt. Er war der erste und einzige jüdische Arzt, der je für Bethel tätig war. 1932 bis 1938 war Mosberg als Orthopäde in Bielefeld privatärztlich tätig, bis ihm am 30. September 1938 die Approbation entzogen wurde. Am 22. November 1938 floh er mit Frau und Tochter in die Niederlande. Ihren 17-jährigen Sohn Hermann hatten sie zuvor bereits in ein Schweizer Internat in St. Gallen geschickt, von wo aus er bereits 1937 nach Cambridge gelangen konnte, dort Volkswirtschaft studierte und später beim BBC tätig wurde. Er sollte der Einzige der Familie werden, der den Holocaust überlebte.

1943 wurden Bernhard, Roza und Getrud Mosberg in den Niederlanden verhaftet und ins Lager Westerbork verbracht. Seine Frau Roza Mosberg, die durch die Repressalien der Gestapo psychisch erkrankt und zwischendurch im niederländischen Sanatorium „Port Natal" in Assen behandelt worden war, wurde im März 1943 vom Lager Westerbork in das Vernichtungslager Sobibor verschleppt und dort oder in Auschwitz am 26. März 1943 ermordet. Bernard Mosberg und seine Tochter, Dr. med. Gertrud Mosberg, wurden 1943 von Westerbork Anfang 1944 deportiert und nach Auschwitz verschleppt. Die Tochter wurde im Januar 1945 von Auschwitz nach Ravensbrück gebracht und kam dort im März 1945 um. Bernhard Mosberg selbst wurde im Vernichtungslager des KZ Auschwitz ermordet und am 1. Juni 1944 für tot erklärt [10, 38, 50].

Dank der Bielefelder Friedensgruppe wurde 1987 die Adolf-Stöcker-Straße in Bielefeld-Schildesche in die *Bernhard-Mosberg-Straße* umbenannt. 1992 erhielt eine der Werkstätten in Bethel seinen Namen [50].

Muskat, Gustav

Dr. med. (1874–1938)

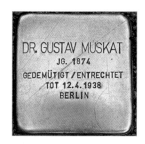

Gustav Muskat wurde als Sohn von David und Malwine Muskat, geb. Ningo, am 19. März 1874 in Breslau geboren. Er besuchte das Friedrich-Gymnasium in Berlin, wo er 1893 die Reifeprüfung ablegte. Er nahm das Studium der Medizin in Berlin, Zürich und Freiburg im Breisgau auf. Zurück in Berlin wurde er an der Medizinischen Fakultät der Friedrich-Wilhelms-Universität zu Berlin 1897 aufgrund seiner Dissertation *Die congenitalen Luxationen im Kniegelenk* zum Dr. med. promoviert.

1898 bis 1901 war er Assistent der Chirurgischen Universitätsklinik Berlin bei Prof. von Bergmann, danach im Städtischen Krankenhaus am Urban Berlin bei Körte und in Wien bei Lorenz Böhler. Er wurde Inhaber einer Orthopädischen Anstalt in Berlin und heiratete 1903. 1920 nahm er an der 3. Jahresversammlung der Gesellschaft für Mechanotherapie teil und trug dort zu *Fehldiagnosen bei Fußerkrankungen* vor. Sein wissenschaftliches Œuvre betraf sehr viele Publikationen von 1899 bis 1932 zum Thema Fuß und zur Hand. So behandelte die erste Arbeit zum Fuß: *Die Brüche der Mittelfußknochen in ihrer Bedeutung für die Lehre von der Statik des Fußes* (In: Sammlung klinischer Vorträge begründet von R v Volkmann. Chirurgie Nr. 76, 1899, Breitkopf & Härtel, Leipzig) und die letzte Arbeit zur Hand: *Sportbrüche der Finger durch Ballspiel* (Deutsche Medizinische Wochenschrift, Bd. 58, 1932, S. 2032–2033).

Gustav Muskat war nicht nur Mitglied der DGU, sondern auch der DGCH und DOG [10, 38, 50, 60].

Er war 1903 in Berlin als Chirurg, Orthopäde, Kinderarzt, Medico-Mechaniker und Röntgenarzt mit einer Privatklinik in Berlin W in der Potsdamer Straße 16 gemeldet. Im Jahr 1910 war er mit einer Privatklinik am Lützowplatz 8 registriert, 1930 am Kurfürstendamm 56 und 1938 in der Kurfürstenstraße 124.

Mit 64 Jahren verstarb Gustav Muskat an den Folgen einer Grippe am 12. April 1938 in seiner Wohnung in der Clausewitzstraße 2, in Berlin-Charlottenburg. Seine Witwe wurde am 5. September 1942 nach Riga deportiert und ist dort vermutlich umgekommen. Seine Tochter konnte nach New York, in die U.S.A. fliehen [10, 38, 50].

Rosenburg, Gustave
Gründungsmitglied
Dr. med. (1891–1978)

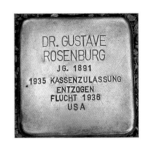

Gustav Rosenburg wurde als Sohn des Bankiers William Rosenburg und dessen Ehefrau Lilly, geb. Benjamin, am 7. Juli 1891 in Karlsruhe geboren. Gustav hatte drei Brüder, Albert, Richard und Robert. Gustav besuchte die Schule in Karlsruhe und Frankfurt am Main und studierte Medizin in Freiburg im Breisgau, Würzburg und München.

Mit Ausbruch des Ersten Weltkriegs nahm er als Kriegsfreiwilliger und Feldunterarzt an Kämpfen in Lothringen und den mittleren Vogesen 1914 bis 1916 teil. Während des genehmigten Urlaubs absolvierte er sein Staatsexamen. Am 11. April 1916 erhielt er die ärztliche Approbation als praktischer Arzt. Als Truppenarzt nahm er 1917 in den Feldzügen gegen Rumänien und Italien sowie 1918 in den Schlachten im Westen teil. Nach Entlassung aus dem Heeresdienst Ende 1918 wurde er Volontärassistent an der Universitätsfrauenklinik zu Frankfurt am Main, wo er mit der Dissertation *Die Wechselbeziehungen zwischen Nierenerkrankungen und Schwangerschaft, Geburt und Wochenbett* 1919 promovierte [50]. Er wurde Assistent beim Gynäkologen Walthard sowie den Chirurgen Rehn und Schmieden in Frankfurt am Main.

1922 wurde er Gründungsmitglied der DGU [27] und hielt bei deren Gründungstagung in Leipzig ein Referat über Osteomyelitis und Unfall *(siehe Abb. 4, Kapitel I.1)*.

1924 erfolgte die Niederlassung von Gustav Rosenburg als Facharzt für Chirurgie in Frankfurt am Main, wo er bis 1931 in der Beethovenstraße 59 gemeldet war.

Gustav Rosenburg, der sich später „Gustave" nannte, war Mitglied der DGCH [50] und bereits 1933 in der Mitgliederliste der DGU nicht mehr verzeichnet [10, 38].

1935 verlor er seine Kassenzulassung als Chirurg, Sportarzt und Belegarzt, was ihn bei erfolglosem Widerruf zur Flucht am 7. Januar 1936 über Le Havre in die U.S.A. bewegte. Die Ausreise erfolgte erst nach Zahlung der sogenannten Reichsfluchtsteuer von 25 000 Reichsmark [46]. In Forrest Hills, New York City, war er bis 1947 zeitweilig als *Senior Clinical Assistant* im *Out-Patient Department des Mount Sinai Hospital* tätig. Danach war er in Manhattan bis 1962 unter *General practise in surgery and traumatic surgery* geführt [50].

Sein Bruder Albert Rosenburg, der wie er Chirurg war, flüchtete sich am 25. Mai 1935 in Auerbach in den Tod [46]. Seine Mutter und sein Bruder Robert Rosenburg wurden am 19. Oktober 1941 in das Ghetto Litzmannstadt verschleppt, wo beide 1943 starben [10, 21, 38, 43, 50].

Laut *Social Security Death Master File* hatte ein Gustave Rosenburg eine US-amerikanische *Social Security Number* und war im September 1978 verstorben, vermutlich in Moroni, der Hauptstadt der Komoren [43].

Rosenfeld, Leonhard
Oberregierungsmedizinalrat
Dr. med. (1865–1934)

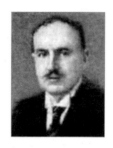

Leonard Rosenfeld wurde am 29. April 1865 in Nürnberg als Sohn von David Rosenfeld und dessen Frau Marie, geb. Seligsberg, geboren. Er studierte Medizin an der Ludwig-Maximilians-Universität, wo er an der Medizinischen Fakultät 1889 mit der Dissertationsschrift *Vergiftung mit Laugenstein: Ein Beitrag zur Casuistik der Laugenvergiftungen* zum Dr. med. promoviert wurde. Bereits 1888 hatte er die ärztliche Approbation erhalten und wurde Assistent bei Albert Hoffa in Würzburg und bei Julius Wolff in Berlin.

Er war seit 1897 mit Bertha, geb. Rau, verheiratet und hatte mit ihr zwei Kinder. Als Chirurg und Orthopäde wurde er Inhaber einer orthopädischen Privatklinik in Nürnberg. Seit ca. 1900 engagierte er sich zunehmend auf dem Gebiet der „Krüppelfürsorge". Als Erster forderte er eine statistische Erhebung über die Häufigkeit der „Verkrüppelung in Deutschland". Er fand ärztliche Unterstützung in der Krüppelvorsorge vor allem durch Vulpius, Lange, Krukenberg, Reichhardt und Cramer [54].

1909 wurde er Gründungsmitglied und Vorstandsmitglied im „Verein für Krüppelfürsorge" in Nürnberg. 1926 wurde er zum Oberregierungsmedizinalrat und Leiter der orthopädischen Versorgungsstelle des Mittelfränkischen Krüppelheims Nürnberg ernannt. Er war auch Mitglied der DGCH und in Nürnberg in der Frommannstraße 23 gemeldet [50].

Im Frühjahr 1933 trat er auf Druck der jeweiligen Vorstände als 2. Schriftführer der Vereinigung für Krüppelfürsorge und Vorsitzender des Vereins für Krüppelfürsorge in Nürnberg e. V. zurück.

Er verstarb 69-jährig in Nürnberg am 3. November 1934. Seine Witwe Marie Rosenfeld wurde im September 1942 nach Theresienstadt deportiert, überlebte dort aber [10, 38, 50, 54].

Rothenberg, Moritz
Gründungsmitglied
Sanitätsrat Dr. med. (1862–1942)

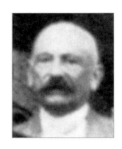

Er wurde am 25. Dezember 1862 Ratzebuhr, Pommern, dem heutigen Okonek, in der polnischen Woiwodschaft Großpolen als Sohn des Kaufmanns Philipp Rothenberg und seiner Ehefrau Therese, geb. Elkisch, geboren. Sein Vorname ist auch als Mordscha oder Mordechai bekannt [10, 38, 50]. Er studierte Medizin in Königsberg, wo er 1887 aufgrund der Dissertationsschrift *Missbildungen des weiblichen Genitalschlauchs* zum Dr. med. promoviert wurde. 1887 erhielt er die ärztliche Approbation.

Seit Ende 1891 bis 1933 war er Vertrauensarzt der Nordöstlichen Baugewerks-Berufsgenossenschaft in Berlin-Wilmersdorf. Er war bereits am 25. September 1894 Referent der frisch gegründeten *Abtheilung für Unfallheilkunde* im Rahmen der 66. Versammlung Deutscher Naturforscher und Ärzte in Wien, mit dem Beitrag „Ueber die Geräusche in verletzten und in gesunden Gelenken und in ihrer Nachbarschaft". Zusammen mit Hoffa, Thiem und Kaufmann hatte er die dort gegründete *Abtheilung für Unfallheilkunde* mit ins Leben gerufen.

1912 war er als Deputierter der Nordöstlichen Baugewerks-BG beim III. Internationalen Medizinischen Unfallkongress in Düsseldorf zugegen. Er wurde erster Träger der Boedecker-Gedenkmünze des Reichsversicherungsamtes [38].

Moritz Rothenberg war Mitglied der DGCH, der DOG und wurde 1922 eines der 13 jüdischen Gründungsmitglieder der DGU in Leipzig [10, 38, 50, 60].

Er war in Berlin W 50 in der Rankestraße 9 gemeldet. Dort wurde er in der Pogromnacht vom 9. auf den 10. November 1938 in seiner Wohnung von SA-Leuten überfallen. 1942 wurde er verhaftet und in einem Sammellager in Berlin festgehalten. Im September 1942 wurde er in das Ghetto Theresienstadt verschleppt. Bei diesem Transport I/65 überlebten nur 57 von 999 Personen. Er kam dort im Ghetto Theresienstadt drei Wochen nach Ankunft am 5. Oktober 1942 ums Leben. Seine Frau und seine Tochter konnten nach Argentinien entkommen [10, 38, 50].

Rothschild, Robert Otto
Dr. med. (1872–1940)

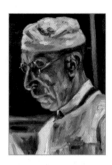

Robert Otto Rothschild wurde am 21. Oktober 1872 in Frankfurt am Main als Sohn des Kaufmanns August Daniel Rothschild (geb. 1835) und dessen Frau Eugenie, geb. Lenel, geboren. Er besuchte die Schule in Frankfurt und studierte nach Erlangung der Hochschulreife Medizin in Bonn, München und Berlin. 1895 wurde er an der Medizinischen Fakultät der Rheinischen Friedrich-Wilhelms-Universität zu Bonn mit der Dissertationsschrift *Elephantiasis scroti et penis* zum Dr. med. promoviert. 1896 erhielt er in Bonn die ärztliche Approbation [10, 38].

Er wurde zunächst Assistenzarzt am Jüdischen Krankenhaus Berlin und wechselte 1901 an das Städtische Krankenhaus Frankfurt am Main zum Chirurgen Rehn, 1902 an die Chirurgische Universitätsklinik in Breslau zu Mikulicz. 1903 wurde er Facharzt für Chirurgie und ließ sich in Frankfurt am Main nieder. Er war mit Johanna Rothschild (geb. Lachmann, 30. Januar 1885 in Frankfurt am Main) verheiratet und hatte mit ihr zwei Söhne, Hans (geb. 1905) und Chaime Herman (geb. 1909) [50].

Im Ersten Weltkrieg war er erst landsturmpflichtiger Arzt, dann ordentlicher Arzt im Reservelazarett Frankfurt am Main. Er war Mitglied auch der DGCH und in Frankfurt am Main 1931 in der Mainzer Landstraße 34, 1933 in der Miquelstraße 8 gemeldet [50].

Am 30. September 1938 wurde ihm die Approbation entzogen. Am 9. Dezember 1940 flüchtete Robert Otto Rothschild gemeinsam mit seiner Frau Johanna in den Tod [10, 38, 50].

Das Portrait von Robert Otto Rothschild ist Teil des Gemäldes „OP im St. Markus-Krankenhaus" von Friedrich Mook, um 1932 (© Institut für Stadtgeschichte Frankfurt/Main)

Ruhemann, Konrad
Gründungsmitglied
Sanitätsrat Dr. med. (1864–1933)

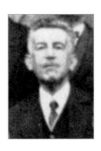

Konrad Ruhemann wurde am 7. März 1864, jüdischer Religion, in Zempelburg (Ostpreußen), dem heutigen Sępólno Krajeńskie, in der Woiwodschaft Kujawien-Pommern geboren. Er besuchte die ehemalige Französische Knabenschule und das Sophien-Gymnasium zu Berlin, welches er Ostern 1884 mit dem Zeugnis der Reife verließ. Er nahm das Studium der Medizin in Berlin auf, wo er am 16. Januar 1886 das Tentamen physicum, am 26. Januar 1886 das Tentamen medicum und am 14. Februar 1888 das Examen rigorosum ablegte. An der Medizinischen Fakultät der Friedrich-Wilhelms-Universität zu Berlin wurde er 1888 mit der Dissertationsschrift *Über Lungensyphilis* zum Dr. med. promoviert [45].

Seine anfängliche praktische Ausbildung erhielt er vom 1. April bis zum 1. Juli 1887 als poliklinischer Praktikant in der Königlichen Frauenklinik bei Dr. Reichel, danach in der chirurgischen Abteilung des Geheimrats Hahn im städtischen Krankenhaus Friedrichshain sowie anschließend in der inneren Abteilung bei Prof. Fürbringer. Er wurde Nervenarzt in Berlin und erhielt am 13. Oktober 1913 den Titel „Sanitätsrat".

1922 wurde Konrad Ruhemann Gründungsmitglied der Deutschen Gesellschaft für Unfallheilkunde in Leipzig. 1927 nahm er auch an der 4. DGU-Jahrestagung in Nürnberg teil, wo er im Gruppenfoto abgebildet wurde *(siehe Abb. 5, Kapitel I.1)*. Er war mit Elise Ruhemann, geb. Licht, verheiratet und hatte mit ihr zwei Söhne, Hans und Ernst Adolf. 1929/1930 war er im Jüdischen Adressbuch für Groß-Berlin, Oranienburger Straße 60 gemeldet. Im DGU-Mitliederverzeichnis wurde er bis 1930 aufgeführt [27].

Er übergab seine Praxis an seinen Sohn Dr. med. Ernst Adolf Ruhemann, der ebenfalls Mitglied der DGU war (siehe folgende Seite).

Zu seinen zahlreichen Publikationen werden beispielspielhaft *Über spastische Spinalparalyse nach Unfall* (1913, Ärztliche Sachverständigen-Zeitung, Nr. 15) sowie *Über die Beziehungen von Hirngefäßverkalkung und Blutdrucksteigerung mit Kopfverletzung* (1929, Monatsschrift für Unfallheilkunde Nr. 1, S. 28–35), genannt [46].

Der Sanitätsrat Dr. med. Konrad Ruhemann verstarb mit 69 Jahren am 10. Juni 1933 in Baden-Baden, kurze Zeit nach der Machtergreifung, sodass ihm persönlich Entehrung und Verfolgung durch die Nationalsozialisten erspart blieben, die seinen Sohn Ernst Adolf aber 1938 in die Flucht ins Ausland zwangen (siehe folgende Seite).

Ruhemann, Ernst Adolf
Sohn von Konrad Ruhemann
Dr. med. (1897–1952)

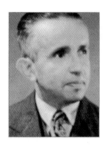

Er wurde am 13. Oktober 1897 als Sohn des Arztes Dr. Konrad Ruhemann und dessen Frau Elise, geb. Licht, in Berlin geboren. Gerade erst 17-jährig trat Ernst Adolf als Kriegsfreiwilliger in das Dritte Garde-Feldartillerie-Regiment ein und wurde bereits am 3. November 1914 an der Westfront verwundet. Während des Lazarettaufenthaltes absolvierte er das 1. Semester der Medizin in Berlin. 1917 kehrte er mit doppelseitiger Rippenfellentzündung nach Berlin zurück und setzte nach Genesung sein Studium in München fort. Unterbrochen durch einen Sanatoriumsaufenthalt im Schwarzwald setzte er das Studium in Freiburg im Breisgau fort. 1921 wurde er an der Medizinischen Fakultät der Ludwig-Maximilians-Universität zu München (LMU) mit der Dissertationsschrift *Ueber einen Fall von Thoraxdeformität* promoviert [10, 38, 50].

1921 erhielt er die ärztliche Approbation und absolvierte sein Praktisches Jahr im Pathologischen Institut der LMU, wobei ihm die letzten fünf Monate unter Anrechnung des Kriegsdienstes erlassen wurden. Es folgte eine mehrjährige Assistententätigkeit an den Universitäten Erlangen, Freiburg im Breisgau, Gießen (Prosektor 1926) und Leipzig. 1930 zog er nach Berlin, um dort die Facharzt- und Gutachterpraxis des erkrankten Vaters Konrad zu übernehmen. Er war evangelisch verheiratet mit der Nicht-Jüdin Hildegard Ruhemann, geb. Westenhöfer (geb. 21. März 1902, in Westhofen). Mit ihr hatte er den Sohn Karl-Heinrich (geb. 21. März 1929, in Leipzig) und die Tochter Hedwig Ursula (geb. 14. Mai 1931, in Berlin). In Berlin war er ausschließlich für etliche Berufsgenossenschaften (Eisen- und Stahl-BG, Feinmechaniker-BG u. a.) tätig. Er war DGCH-Mitglied und 1930 bis 1932 in der Oranienburger Straße 60 gemeldet, später bis 1937 in der Oranienburger Straße 60/63 [50].

1933 wurde ihm die Zulassung für die Berufsgenossenschaften entzogen, sodass er als Kassenarzt, ab 1938 nur noch als „Krankenbehandler" arbeitete. Im November 1938 tauchte er beim Schwager in Weimar und bei Anverwandten im Badischen unter, um der Deportation ins KZ zu entgehen. Im Dezember 1938 gelang ihm die Flucht – ohne seine Familie – mithilfe der *London Hebrew Christian Mission* nach England. Er arbeitete auf Zypern für andere Verfolgte und versuchte vergebens in Palästina oder Syrien Plätze zur Einwanderung zu finden. Dies löste bei dem Internisten und Nervenarzt, der sich jetzt Dan Ruhemann nannte, Verfolgungsideen aus. Nach Kriegsausbruch 1939 wurde er interniert und sollte nach Kanada überführt werden. Das Schiff, die Arandora Star, wurde auf dem Weg nach Kanada von einem deutschen U-Boot getroffen. Als einer der wenigen Überlebenden wurde er ins *North Wales Counties Mental Hospital* in Denbigh, eine psychische Heilanstalt in Nordwales eingeliefert, wo er drei Jahre blieb und dort durch ein Unglück ein Auge verlor. Zuletzt konnte er als Arzt in Bristol und Mendip, Somerset bis 1950 arbeiten. Wenngleich 1940 geschieden, zogen 1949 Frau Hildegard und Tochter Hedwig nach England. Am 23. Dezember 1952 starb Ernst Adolf Ruhemann nach Schlaganfall in Bristol, Großbritannien. Sein Sohn Karl-Heinrich lebte nach 1945 in Unna [10, 38, 50].

Schück, Franz
Prof. Dr. med. (1888–1958)

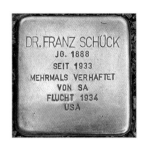

Franz Schück wurde als *Franz Isaac Breslauer*, Sohn des Fabrikanten Bruno Breslauer und seiner Ehefrau Marta, geb. Glücksmann, in Breslau am 24. Oktober 1888 geboren [46]. Er studierte Medizin an den Universitäten Würzburg, Freiburg im Breisgau, Breslau und Berlin. 1912 wurde er in Breslau noch unter dem Namen Franz Breslauer mit der Dissertation *Experimentelle Untersuchungen über die rückläufige Durchströmung parenchymatöser Organe* promoviert. 1912 erhielt er die ärztliche Approbation.

Nach dem Ersten Weltkrieg, an dem er teilnahm, war er bis 1924 Assistent, später Oberarzt an der Chirurgischen Universitätsklinik der Charité bei Hildebrand. Bereits 1918 dort habilitiert, erhielt er 1921 an der Charité eine außerordentliche Professur für Chirurgie. 1920 wurde er auf Antrag seines Onkels, dem Kammergerichtsrat Dr. Schück, der seinen einzigen Sohn verloren hatte, auf Franz Schück umbenannt [50].

1923 bis 1933 war er Ärztlicher Direktor des Städtischen Krankenhauses Am Urban in Berlin und Leiter der Chirurgie I, wo er besonders neurochirurgisch tätig wurde. Über seine Verfolgung 1933 schrieb er nach dem Kriege:

„Da ich Träger verschiedener hoher Auszeichnungen, u. a. des EK I, des Verwundetenabzeichens und anderer Medaillen war und außerdem die Rechte eines Stabsarztes in Reserve hatte, konnte man mich auf gesetzlichem Weg 1933 nicht unmittelbar aus meinen Ämter entfernen. Die Folge waren fast 6 Monate dauernde systematische Erpressungen, falsche Anklagen und Gewalttätigkeiten. Ich wurde 6 Monate lang fast jede Woche von SA-Leuten ‚verhaftet‘, meine Wohnung wurde fortgesetzt von SA-Truppen durchsucht […]. Auch im Urban-Krankenhaus erfolgten Angriffe und Tätlichkeiten gegenüber mir und anderen jüdischen Kollegen, ausgeführt durch bewaffnete SA-Leute. Hätte ich resigniert, als Zondek resignierte und als die anderen Nichtarier entfernt wurden, wären natürlich derartige Angriffe gegen meine persönliche Ehre nicht erforderlich geworden. Da ich Stabsarzt der Reserve mit den oben erwähnten Auszeichnungen war, konnte man mich auf gesetzlichem Wege nicht entfernen, und ich dachte nicht daran, meine Universitätslaufbahn und meine Beamtenstelle am Urban freiwillig aufzugeben. Als eine erneute Verhaftung bevorstand, wurde ich jedoch rechtzeitig von deutschen Freunden gewarnt und konnte im letzten Augenblick mit 300 oder 500 Mark in 2 kleinen Koffern, die nur meine wissenschaftlichen Papiere enthielten, nach Amerika entkommen …“ [52].

1934 floh Franz Schück über Montreal, Kanada, nach New York City, U.S.A. Dort war er als Neurochirurg am *Queens General Hospital New York*, *Research Fellow* der *Rockefeller Foundation* tätig. Er war *Lecturer in Neurology* am *New York University College of Medicine*, Beratender Arzt des *Public Health Service's physical fitness program* und *Senior physician of neurology* im *N.Y. regional office of the United States Veterans Administration*.

Sein Lehrbuch zur Neurochirurgie *Diagnostik und Indikation in der Neurochirurgie mit therapeutischen Hinweisen* war 1934 im De Gruyter Verlag unter dem Namen *Franz Schueck* erschienen. Er verstarb am 19. Januar 1958 in New York City, U.S.A. [10, 38, 50].

Segall, Walter Josef
Dr. med. (1881–1959)

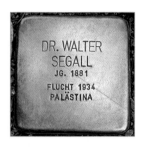

Walter Segall wurde am 22. Dezember 1881 als Sohn des Kaufmanns Siegfried Segall und dessen Ehefrau Rosa, geb. Pinn, in Dessau geboren. Die Familie zog 1885 nach Berlin, wo Walter Segall das Königstädtische Gymnasium besuchte, an dem er 1901 die Reifeprüfung ablegte. Er studierte Medizin in Berlin, München und Freiburg im Breisgau. Nach Abschluss der Examina nahm er 1906 das Praktische Jahr an der Inneren Abteilung des Allgemeinen Krankenhauses in Mannheim auf. Am 3. Juni 1908 wurde er mit der Dissertationsschrift *Ueber einen Fall von multiplen Dermoidzysten des Ovarium und des grossen Netzes bei Torsion der Tube* an der Medizinischen Fakultät der Ludwig-Maximilians-Universität zu München promoviert.

In den Jahren 1907 bis 1912 war er an den Berliner Krankenhäusern Friedrichshain bei Pick, in der Krüppelheilanstalt bei Biesalski und am Virchow-Krankenhaus bei Hermes tätig. 1912 arbeitete er als Orthopädischer Chirurg in Berlin-Charlottenburg und war in der Wilmersdorfer Straße 86 gemeldet [50].

Während des Ersten Weltkrieges war er 1915 Stabsarzt, danach Frontarzt und die meiste Zeit als Chirurg in Kriegslazaretten eingesetzt, zuletzt in einem Lazarett in Frankfurt/Oder. Nach dem Krieg war Dr. Segall ab 1918 in Frankfurt/Oder in der Hohenzollernstraße 10 gemeldet. 1919 eröffnete er eine Praxis für Orthopädische Chirurgie in Frankfurt/Oder und war dort in der Fürstenwalder Straße 60 gemeldet. 1925 konnte er seine Praxis um ein Röntgeninstitut erweitern. Walter Segall war stimmfähiges Mitglied der Frankfurter Synagogengemeinde [50].

1933 wurde er namentlich in der erst-erschienen „Liste der nichtarischen Geschäfte und Inhaber von freien Berufen in Frankfurt/Oder" der Stadtverwaltung aufgeführt.

1935 gelang ihm die Flucht nach Palästina, wo er im Oktober 1935 in Tel Aviv, 1940 in Haifa registriert war. Dort konnte er aber aufgrund von Sprachschwierigkeiten und im Alter von 75 Jahren, wie er drei Jahre vor seinem Tod schrieb, beruflich nicht mehr Fuß fassen [41].

Während einer Reise nach Europa verstarb er am 22. September 1959 im Krankenhaus des Roten Kreuzes in Zürich. Er wurde auf dem Israelitischen Friedhof Oberer Friesenberg der Cultusgemeinde Zürich bestattet [10, 38, 50].

Selig, Rudolf

Dr. med. (1886–1957)

Rudolf Selig wurde am 19. Februar 1886 als Sohn des Kaufmanns Ludwig Selig (1834–1886) und dessen Ehefrau Emma, geb. Mayer (1847–1920) in Hechtsheim, heute Mainz-Hechtsheim, geboren. Er besuchte das Realgymnasium in Mainz und schloss 1905 mit der Reifeprüfung ab. Er studierte Medizin in München, Freiburg im Breisgau, Berlin, Kiel und Heidelberg. 1912 wurde er an der Medizinischen Fakultät der Karl-Ruprechts-Universität zu Heidelberg mit der Dissertationsschrift *Ueber die Vorstadien der Mycosis fungoides,* einem Thema aus der Dermatologischen Klinik, promoviert.

Selig's operation*

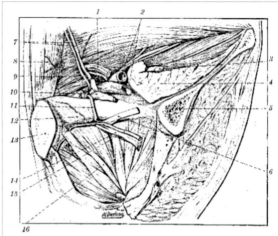

Nervus obturatorius von innen gesehen. Das Peritoneum ist entfernt. (Präparat der Sammlung.)

1 Samenstranggebi.de. *2* A. und V. iliaca externa. *3* N. femoralis. *4* M. iliopsoas. *5* Os ilium. *6* N. obturatorius. *7* A. und V. epigastrica inferior. *8* M. rectus abdominis. *9* A. transversus abdominis. *10* Rosenmüller'sche Drüse. *11* Venenanastomose zwischen V. epigastrica inferior und V. obturatoria. *12* Horizontaler Ast, Ossis pubis. *13* Symphyse. *14* V. obturatoria. *15* A. obturatoria. *16* M. obturatorius internus.

Von 1914 bis 1918 nahm er am Ersten Weltkrieg teil und wurde verwundet. Ab 1919 war er als Chirurg und Orthopäde in einer Praxis und einem Röntgeninstitut in Stettin tätig.

Er war Mitglied der Deutschen Gesellschaft für Chirurgie [46] und 1933 Mitglied der DGU [5]. In Stettin war er in der Friedrich-Karl-Straße 12a, später bis 1933 unter der Adresse Berliner Tor 2/3 gemeldet.

1936 gelang ihm die Ausreise mit seiner nicht-jüdischen Frau Hildegard Anna, geb. Fischer (1891–1989) und seinen beiden Töchtern nach New York City, U.S.A.:

„Es gelang ihm, die gesamte Wohnungseinrichtung von sechs Zimmern sowie die Einrichtung des Orthopädischen Instituts von Stettin nach New York verschiffen zu lassen. Außerdem konnte er einen Teil seines Barvermögens transferieren – wenn auch mit einem Verlust von etwa 70 %" [41].

In New York erhielt er gerade noch vor dem Zulassungsstopp (15. Oktober 1936) die ärztliche Lizenz und betrieb 1937 bis 1956 eine eigene Praxis als *Orthopedic Surgeon* in New York City, die anfangs schlecht lief. 1941 wurde er Mitglied der *Rudolf Virchow Medical Society in the City of New York.* Von allen seinen Publikationen ist die 1912 erschienene Arbeit *Die intrapelvine extraperitoneale Resektion der Nervi obturatorii bei Spasmen der Adduktoren* die bekannteste, weshalb bis heute seine Technik bei amerikanischen Chirurgen als *"Selig's operation"* bekannt ist. 1956 musste er seine Praxis krankheitsbedingt aufgeben. Er verstarb am 5. Juni 1957 in New York City, U.S.A. [41, 50].

---

* Aus: Arch. f. klin. Chir. (1914) 38: S. 994–1011

Simon, Walter Veith
Prof. Dr. med. (1882–1958)

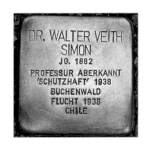

Walter Veith Simon wurde am 28. Dezember 1882 als Sohn von Theodor August Veith Simon und dessen Frau Hedwig Luise, geb. Liebermann, in Berlin geboren. Er besuchte das Gymnasium im ostpreußischen Insterburg und studierte Medizin in Berlin, Würzburg und Freiburg im Breisgau. 1909 wurde er an der Medizinischen Fakultät der Albert-Ludwigs-Universität zu Freiburg mit der Dissertationsschrift *Pigmentierungen im Darm, mit besonderer Berücksichtigung des Wurmfortsatzes* promoviert. 1909 erhielt er die ärztliche Approbation und wurde ab 1910 bis 1914 Assistent der Chirurgischen Universitätsklinik bei Prof. Küttner in Breslau.

1914 bis 1918 nahm er am Ersten Weltkrieg anfangs als Oberarzt, dann als Stabsarzt, später als Truppenarzt teil und wurde zweimal verwundet. Er wurde mit dem Eisernen Kreuz 1. und 2. Klasse, dem Verwundetenabzeichen schwarz und der Rote-Kreuz-Medaille 3. Klasse für seine Lazaretttätigkeit ausgezeichnet [10, 38, 50].

Er war seit dem 2. April 1910 mit Elise Sophie Saulmann-Lesser, geb. Saulmann, verheiratet und hatte mit ihr zwei Söhne, Karl Theodor Veith (geb. 1911) und Helmut Veith (geb. 1918). Mit Unterbrechungen war er 1914 bis Ende 1922 Oberarzt an der Orthopädischen Universitätsklinik Friedrichsheim in Frankfurt am Main bei Prof. Ludloff. Noch während des Krieges wurde ihm 1916 die Venia legendi für Chirurgie erteilt. 1919 bis 1923 war er Leitender Arzt der Krüppelfürsorge in Frankfurt am Main und war bereits am 5. September 1921 zum außerordentlichen Professor ernannt worden. 1923 ließ er sich als Facharzt für orthopädische Chirurgie in Frankfurt am Main nieder. 1934 erhielt er das Ehrenkreuz für Frontkämpfer. Bis 1935 war er vereidigter Sachverständiger am Oberversicherungsamt in Wiesbaden. Prof. Simon war Mitglied der DGCH, der DOG und der DGU [10, 38, 50, 60].

1935 wurde er – wie es hieß – „Im Hinblick auf die in Aussicht stehenden Durchführungsbestimmungen zum Reichsbürgergesetz vom 15. September 1935" von seiner Lehrtätigkeit beurlaubt. Er war in Frankfurt am Main bis 1933 in der Bockenheimer Landstraße 70, zuletzt 1936/1937 in der Mendelssohnstraße 92 gemeldet. Im Dezember 1937 folgte die Aberkennung der Berechtigung zur Führung des Titels außerordentlicher Professor.

Am 10. November 1938 wurde Simon verhaftet und mit anderen Frankfurter Juden ins KZ Buchenwald deportiert, wo er bis zum 17. Dezember 1938 verbleiben musste. Im Februar 1939 konnte er über New York nach Chile gelangen. Dort holte er das chilenische Staatsexamen nach und konnte in privatärztlicher Praxis tätig werden sowie in der Traumatologischen Abteilung des Hospitals San Borja. 1946 erhielt er die chilenische Staatsangehörigkeit und wurde Gründungsmitglied der Orthopädisch-Traumatologischen Gesellschaft in Chile. Walter Veith Simon starb am 21. April 1958 in Santiago de Chile, Chile [10, 12, 21, 38, 50, 60].

Weil, Paul
Regierungsmedizinalrat
Dr. med. (1894–1963)

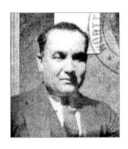

Paul Weil wurde als Sohn des Rechtsanwaltes und Notars Heinrich Hermann Weil und dessen Ehefrau Flora, geb. Neuburger, am 10. September 1894 in Stuttgart geboren. Er erwarb die Reifeprüfung 1913 und nahm nach einem Freiwilligen-Jahr das Studium der Medizin 1914 in München auf. Durch die Teilnahme am Ersten Weltkrieg wurde sein Studium unterbrochen, er selbst verwundet. Nach dem Krieg wurde er mit dem Eisernen Kreuz II. Klasse ausgezeichnet. Er setzte sein Medizinstudium in München, Heidelberg und Tübingen fort und wurde 1921 promoviert und approbiert.

1923 erfolgte die Niederlassung als Praktischer Arzt und Chirurg in Stuttgart. Im selben Jahr wurde er Beisitzer der sozialen Fürsorge beim Versorgungsgericht Stuttgart, 1926 Gerichtsarzt des Oberversorgungsamtes und des Versorgungsgerichtes Stuttgart. 1926, kinderlos, geschieden von Margarete Hänle, trat Paul Weil aus der Israelitischen Kultusgemeinde aus. 1929 erhielt er eine Anstellung als Regierungsmedizinalrat beim Hauptversorgungsamt Stuttgart. 1931 heiratete Weil die Katholikin Emma Möhrle (geb. 18. Juli 1895), mit der er 1932 die Tochter Brigitte bekam. Er war auch Mitglied der DGCH und der DOG [10, 38, 50, 60].

1933 wurde er in den dauernden Ruhestand versetzt, dies aufgrund des § 6 des Gesetzes zur Wiederherstellung des Berufsbeamtentums und Beurlaubung bis zum Erreichen des Ruhestandes. Im Dezember 1933 wurde sein Antrag auf Zulassung als Kassenarzt abgelehnt. Dies wurde mit Bestimmungen des Reichsarbeitsministeriums begründet, wonach in Städten mit mehr als 100 000 Einwohnern keine Ärzte mehr, die nichtarischer Abstammung waren, bei den gesetzlichen Kassen zugelassen werden durften.

Am 31. Juli 1933 reiste Paul Weil nach Zürich aus, kehrte aber 1935 nach Stuttgart zurück und eröffnete eine Privatpraxis. 1937 wurde er wegen eines „Devisenvergehens" festgenommen und in der Untersuchungshaft gefoltert. 1938 wurde er zu zwei Jahren Zuchthaus verurteilt und im Zuchthaus Ludwigsburg inhaftiert. 1938 erfolgte der Entzug der Approbation, 1939 die Aberkennung der Doktorwürde sowie seiner Pensionsansprüche.

Während seiner Haft bereitete seine Frau Emma seine Flucht ohne Familie am 26. August 1939 nach England vor. Dort erhielt er 1942 die erste Anstellung als Assistenzarzt am psychiatrischen Krankenhaus in Prestwich, der zweitgrößten jüdischen Gemeinde im Nordwesten Englands. 1946 war er als Psychiater im District Mapperley of Nottingham registriert. 1947 wurde Paul Weil Britischer Staatsbürger und bekam 1948 eine Festanstellung bei einer regionalen Krankenhausbehörde. Weils Tochter Brigitte durfte als „Mischling 1. Grades" keine höhere Schule besuchen. Nach dem Krieg zog Weils Familie ebenfalls nach England.

Am 8. Juni 1963 starb Paul Weil in Nottingham, Großbritannien [10, 38, 44, 50].

Weinbaum, Siegfried
Sanitätsrat
Dr. med. (1866–1934)

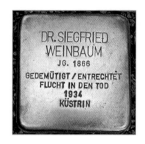

Siegfried Weinbaum wurde am 21. Februar 1866 in Berlin als Sohn eines jüdischen Religionslehrers geboren. 1873 bis 1883 besuchte er das Königliche Wilhelms-Gymnasium in Berlin, wo er am 10. März 1883 sein Reifezeugnis erhielt. Am 20. April 1883 immatrikulierte sich Siegfried Weinbaum für Medizin an der Königlichen Friedrich-Wilhelms-Universität zu Berlin. Nach Bestehen der ärztlichen Vorprüfung am 7. Februar 1885, des Tentamen medicum am 19. Februar 1887 und des Examen rigorosum am 22. Februar 1887 wurde er noch im selben Jahr mit der Dissertationsschrift *Drei Fälle von chronischem ‚Morbus Brightii‘ infolge von Schwangerschaft* zum Dr. med. promoviert.

1899/1900 eröffnete er in Frankfurt/Oder eine augenärztliche Privatklinik. 1907 veröffentlichte er einen Ratgeber für Studierende „Wer kann und soll Arzt werden? Ratgeber für angehende Mediziner", der vom Verband der Ärzte Deutschlands zur Wahrung ihrer wirtschaftlichen Interessen in mehreren Auflagen herausgegeben wurde. Während des Ersten Weltkrieges behandelte Siegfried Weinbaum als ausgewiesener Augenarzt u. a. den Feldmarschall Paul von Hindenburg.

1930 war Sanitätsrat Dr. med. Siegfried Weinbaum als Augenarzt und Allgemeinmediziner in Küstrin an der Oder, dem heutigen Kostrzyn nad Odrą in Polen, 33 km nördlich von Frankfurt/Oder gemeldet. In der Zeit zwischen 1930 und 1932 erlosch Weinbaums Mitgliedschaft in der DGU.

Seine zwei Söhne flohen ins Ausland, er selbst flüchtete sich 1934 in den Tod. Sein Sohn Martin Weinbaum wurde als Historiker in den U.S.A. bekannt [10, 59].

Wolfskehl, Henry

Regierungsmedizinalrat
Dr. med. (1878–1938)

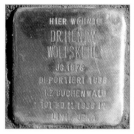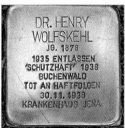

Henry Wolfskehl wurde am 24. Dezember 1878 als Sohn eines Bankiers (Vorstandsmitglied und zeitweiliger Direktor der Deutschen Bank) in Frankfurt am Main geboren. Er besuchte dort das Lessing-Gymnasium, wo er 1897 die Reifeprüfung ablegte. Er studierte Medizin in Heidelberg und Straßburg, später in München, wo er 1905 an der Medizinischen Fakultät der Ludwig-Maximilians-Universität anhand der Dissertation *Auffassungs- und Merkstörungen bei manischen Kranken* promoviert wurde. Bereits am 13. März 1902 hatte er die ärztliche Approbation erhalten. 1908 wurde er Facharzt für Nerven- und Gemütskranke und arbeitete an den Psychiatrischen Kliniken in Heidelberg und Mannheim [12].

Während des Ersten Weltkriegs wurde er im Lazarett der Klinik Hohemark in Oberursel (Taunus) ärztlich tätig. Nach dem Krieg erhielt er eine Anstellung als Medizinalrat im Versorgungsamt Frankfurt am Main. Er heiratete 1920 Elisabeth, geb. Creizenbach, und hatte später mit ihr zwei Kinder, Tochter Eva Irina (geb. 1920) und Sohn Dieter (geb. 1924).

Zwischen 1930 und 1932 erlosch seine Mitgliedschaft in der DGU. Im Dezember 1933 begann der Ausschluss von den Rechnungserstattungen durch die private Krankenversicherung „Deutscher Ring", der im Mai 1934 zunächst wieder aufgehoben wurde. 1935 erst, da Frontkämpfer im Ersten Weltkrieg, wurde der Regierungsmedizinalrat aus dem Dienst des Versorgungsamtes entlassen. Deswegen arbeitete er jetzt in einer Privatpraxis in Frankfurt am Main, Kurhessenstraße 63. Nach der Entschädigungsakte [12] wurde Dr. Wolfskehl definitiv am 31. Dezember 1937 aus seiner Stellung aufgrund des nationalsozialistischen Gesetzes für das Berufsbeamtentum entlassen, weil er Jude war.

In der Pogromnacht am 9. November 1938 wurde Henry Wolfskehl verhaftet, als er einen Freund im Krankenhaus besuchen wollte. Er wurde wie die meisten jüdischen Männer aus Frankfurt am Main in das Konzentrationslager Buchenwald verschleppt und dort misshandelt. Im KZ wurde er bewusstlos aufgefunden und in das psychiatrische Krankenhaus Jena gebracht. Dort verstarb er am 30. November 1938.

1939 flüchtete seine Witwe mit den Kindern nach England. Sie lebten in London und in Dorking. Die Versorgungsbezüge wurden noch ausgezahlt (Sperrkonto), allerdings nicht für den Sohn Dieter, da dieser „unerlaubt" schon am 1. Januar 1939 nach England gereist war.

Das Grab von Henry Wolfskehl befindet sich auf dem Friedhof an der Rat-Beil-Straße in Frankfurt am Main.

2005 wurde ein Stolperstein für Henry Wolfskehl in Frankfurt am Main-Eschersheim vor dem Haus Kurhessenstraße 63 verlegt (oben, links*), am 30. November 2017 (oben, rechts) ein zweiter Stolperstein als Mitglied der DGU vor der Chirurgischen Universitätsklinik Leipzig *(Abb. 1)* in der Liebigstraße 20 [10, 17, 65].

* Foto: Jochen Boczkowski, Kassel, mit freundlicher Genehmigung

Demütigungen der „jüdisch versippten" DGU-Mitglieder

Budde, Werner
Prof. Dr. med. (1886–1960)

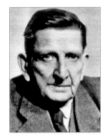

Werner Budde wurde am 1. September 1886 in Konstantinopel als Sohn des Physikers Emil Arnold Budde geboren. Er besuchte das humanistische Gymnasium der Klosterschule Ilfeld, wo er 1907 mit der Reifeprüfung abschloss. Er studierte Medizin in Berlin, München und Bonn. 1912 legte er das Staatsexamen ab und wurde im Folgejahr zum Doktor der Medizin promoviert und erhielt außerdem die Approbation als Arzt. Ab Oktober 1913 wurde er Volontär an der Universitätsklinik Halle/Saale. 1914 bis 1918 arbeitete er als Zivilarzt.

Ab 1919 wurde Budde an der chirurgischen Universitätsklinik Halle tätig, wo er im nächsten Jahr habilitiert wurde. 1924 wurde er zum Oberarzt ernannt und erhielt 1925 eine nichtbeamtete, außerordentlichen Professur der Universität Halle. 1926 wurde er leitender Arzt der Abteilung für Chirurgie im St.-Barbara-Krankenhaus in Halle.

Am 1. Juli 1937 verlor Werner Budde durch das Ministerium für Wissenschaft sowohl seine Lehrberechtigung wie auch das Professorenamt. Grund dafür war, dass er mit einer jüdischen Frau verheiratet war.

Von August bis Oktober 1939 war Budde Chefarzt im Reservelazarett Wurzen, um danach als Leitender Chirurg am St.-Barbara-Krankenhaus bis 1945 weiterzuarbeiten. Am 12. Mai 1945 wurde er von den Amerikanern als Leiter der Chirurgischen Klinik der Universität Halle eingesetzt. Am 1. Oktober 1945 erfolgte seine Ernennung zum ordentlichen Professor in Halle. 1946 wurde er Dekan der Medizinischen Fakultät und musste Streitereien mit der Regierung aushalten. Das Dekanat wurde ihm 1947 infolge einer Tuberkuloseerkrankung entzogen. Im März 1948 gründete er die „Medizinisch-Wissenschaftliche Gesellschaft für Chirurgie an der Universität Halle-Wittenberg", die sich später ab Anfang der 1980er Jahre „Medizinisch-Wissenschaftliche Gesellschaft für Chirurgie an der Martin-Luther-Universität Halle-Wittenberg" nannte. Im Jahr 1950 wurde er zum Mitglied der Leopoldina gewählt.

69-jährig wurde er 1956 in den Ruhestand versetzt und starb vier Jahre darauf am 28. August 1960 in Halle im Alter von 73 Jahren. Sein Grab befindet sich auf dem Laurentius-Friedhof in Halle an der Saale. Seine jüdische Frau, Margarete Budde, geb. Goldschmidt (geb. 4. Februar 1883), freischaffende Bildhauerin, überlebte an der Seite von Werner Budde nicht nur die Nazi-Diktatur und den Krieg, sondern auch ihn. Sie verstarb in Halle an der Saale 1967 und ist neben ihm auf dem Laurentius-Friedhof beigesetzt [8, 33].

Foto aus Heinz Neef (2020) Universitäre Herzchirurgie und Thoraxchirurgie in Halle. Pionierzeit und Wandel. Mironde Verlag, Niederfrohna (Autor des Fotos unbekannt)

Fielitz, Johannes
Gründungsmitglied
Dr. med. (1875–1960)

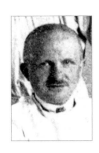

Johannes Fielitz wurde am 17. Mai 1875 in Lauchstedt, dem heutigen Bad Lauchstädt, geboren. Er besuchte ab 1886 die Lateinschule der Francke-schen Stiftung in Halle an der Saale. Er studierte Medizin an der Universität Halle-Wittenberg, wo er 1900 unter der Supervision von Prof. von Bramann (Nachfolger von Richard von Volkmann) mit der Dissertationsschrift *Die operative Behandlung der Gallensteinkrankheit und ihre Erfolge* zum Dr. med. promoviert wurde. Im Jahr 1900 erhielt Johannes Fielitz ebenfalls die ärztliche Approbation.

1909 war er bereits neuneinhalb Jahre chirurgischer Assistenzarzt, davon viereinhalb Jahre am Diakonissenhaus Halle an der Saale, wo er ab 1909 zusätzlich Leiter der Krankenpflegeschule wurde. 1912 wurde er zum Oberarzt und designierten Chefarzt-Nachfolger von Prof. Genzmer ernannt [55].

1922 war er Gründungsmitglied der Deutschen Gesellschaft für Unfallheilkunde in Leipzig [27]. 1925 wurde er Chefarzt im Diakonissenhaus Halle an der Saale und war wohnhaft in der Lafontainstraße 20, nahe zum Diakonissenhaus, gemeldet [55]. Heute* wissen wir, dass Johannes und Rose Fielitz, geb. Mekus (geb. 5. Dezember 1881) drei Töchter hatten: Hedwig (geb. 5. April 1909), Marianne (geb. 16. November 1911) und Barbara (geb. 4. Oktober 1914). Wenngleich er angesehener und verdienstvoller Chefarzt war, musste er jedoch 1939 wegen seiner jüdischen Ehefrau die Leitung der Krankenpflegeschule niederlegen:

„Dagegen musste Chefarzt Dr. Hans Fielitz, seit 1909 auch Leiter der Krankenpflegeschule, sein Amt als Schulleiter niederlegen, weil er mit einer Jüdin verheiratet war. Adelheid von der Marwitz, die der Bekennenden Kirche nahestand, stellte sich als Oberin gemeinsam mit dem Vorstand des Hauses (Karl Schroeter) schützend vor ihren Chefarzt, der so mit seiner Frau die NS-Zeit und den Holocaust überlebte" [23].

1940 war der Vermerk „Ehefr. nichtarisch" aus dem Reichsarztregister gestrichen worden. 1946 wurde Hans Fielitz wieder als Leiter der Krankenpflegeschule eingesetzt. Gleichzeitig mit seinem Ruhestand als Chefarzt nach insgesamt 45 Jahren Dienst im Diakonissenhaus, davon 25 als Chefarzt, wurde er am 5. Mai 1950 zu dessen Ehrenmitglied ernannt.

Zu den Feierlichkeiten am 5. Mai 1950 war auf der Einladung ausdrücklich „Dr. med. Fielitz und Frau Gemahlin" vermerkt, was bereits erkennen ließ, dass die jüdische Ehefrau an seiner Seite die Zeit des Nationalsozialismus und des Krieges überlebt hatte [23, 40, 55]. Zehn Jahre später am Heiligabend, den 24. Dezember 1960, verstarb Hans Fielitz in Halle an der Saale. Auf dem Nordfriedhof Halle ist neben Dr. Johannes Fielitz sein Frau Rose Fielitz bestattet, die knapp acht Jahre nach ihm am 16. September 1968 in Halle verstorben war.

---

* Nachricht des Sohnes von Barbara Fielitz am 11. Mai 2021. Das Foto ist einem Gruppenfoto entnommen mit freundlicher Genehmigung durch den Autor Laurenz Stapf [55]

Martini, Curt Albert Hermann
Stadtobermedizinalrat
Dr. med. (1884–1941)

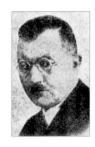

Curt Martini wurde am 1. März 1884 in Kiel als Sohn des Marine-Stabs-arztes Dr. med. Ferdinand Martini (1846–1904) und dessen Frau Gertrude Martini, geb. Hoffmann, geboren. Er besuchte die Schule in Krotoschin, einer Kreisstadt südlich von Posen, wo er 1908 mit dem Abitur abschloss.
Im August 1909 heirate er Pauline Singer (geb. 1884) aus Gerstheim (Unter-Elsass) jüdischer Herkunft. Er studierte zunächst sechs Semester Jura, dann Medizin in Berlin, Straßburg/Elsass, Halle/Saale und Leipzig. Im Juni 1913 wurde er an der Medizinischen Fakultät Leipzig mit der Dissertationsschrift *Über die Hämatocelen nach Tubargravidität mit besonderer Berücksichtigung der Hämatocele anteuterina.* Nach ärztlicher Approbation nahm er im Mai 1914 in Chemnitz eine Tätigkeit als Hilfsarzt auf und war 1914 bis 1918 Kriegsteilnehmer [50].

Mit seiner Frau Pauline hatte er drei Kinder, Erna Gertrud (geb. 1910), Herbert (geb. 1912) und Ilse Marie (geb. 1918). Ab 1919 war er Assistenzarzt, später 1. Oberarzt am Stadtkranken-haus Chemnitz an der Zschopauer Straße, wo er mit einer Dienstwohnung in der Zschopauer Straße 91 gemeldet war. Ab 1930 wurde er Direktor der Chirurgie am Stadtkrankenhaus Chem-nitz am Küchwald. Im April 1934 wird auf Beschluss des Stadtrates Oberarzt Dr. Hansen Di-rektor der Chirurgie des Stadtkrankenhauses am Küchwald und Medizinalrat Dr. med. Curt Martini wird Leiter der chirurgischen Abteilung des Krankenhauses Zschopauer Straße und hat die Dienstbezeichnung Obermedizinalrat zu tragen. Curt Martini war Mitglied der Deutschna-tionalen Volkspartei (DNVP) und des Vereins „Chemnitzer Kunsthütte". Letzterer drängte ihn ab 1936 zum Austritt [50].

Am 31. Januar 1937 wurde er mit 52 Jahren in den Ruhestand versetzt, vermutlich wegen seiner jüdischen Ehefrau.

Im Mai 1939 war er in Berlin-Schöneberg in der Apostel-Paulus-Straße 30 mit einer Privat-praxis als Chirurg und Gynäkologe gemeldet. Er war Mitglied der DGCH und bis 1932 der DGU. Zuletzt war Dr. Martini im Berliner Adressbuch 1941 als Facharzt registriert [35, 50].

Am 10. Juli 1941 starb Curt Martini 57-jährig in Berlin [46]. Nach einer Traueranzeige, er-schienen im Chemnitzer Tageblatt am 20. Juli 1941*, war er einem langen, schweren Leiden erlegen und hinterließ in tiefem Weh Ehefrau Pauline Martini und Kinder in Berlin-Schöneberg, Apostel-Paulus-Straße 30 [37, 50].

Das Foto entspricht einem Bild in der Allgemeinen Zeitung Chemnitz, Nr. 48 vom 26. Februar 1930. Dieses und eine kopierte, schwer lesbare Traueranzeige(*) wurde uns vom medizinhistorischen Fundus des Klinikums Chemnitz über Herrn Chefarzt Dr. med. Ludwig Schütz dankenswerterweise überlassen.

Streckfuß, Hans
Dr. med. (1902–1969)

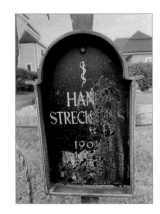

Hans Streckfuß wurde am 14. Juni 1902 in Brüssel geboren. Er studierte Medizin und erhielt 1926 seine ärztliche Approbation. 1927 wurde er an der Medizinischen Fakultät der Friedrich-Wilhelms-Universität zu Berlin mit der Dissertationsschrift *Operationsmethoden bei angeborenem Hochstand des Schulterblattes* zum Dr. med. promoviert.

1927 bis 1930 arbeitete er am Anatomischen Institut der Universität Hamburg. 1930 bis 1933 war er chirurgischer Assistent bei Prof. Stich der Universitätsklinik Göttingen. Am 30. Juni 1933 verlor er dort wegen seiner jüdischen Ehefrau Elisabeth aufgrund des Reichsbeamtengesetzes vom 31. März 1873 in der Fassung des Gesetzes vom 30. Juni 1933 laut § 1a (3) seine Anstellung.

Reichsbeamtengesetz vom 31. März 1873 in der Fassung des Gesetzes vom 30. Juni 1933.

§ 1a (3) Wer nicht arischer Abstammung oder mit einer Person nicht arischer Abstammung verheiratet ist, darf nicht als Reichsbeamter berufen werden. Reichsbeamte arischer Abstammung, die mit einer Person nicht arischer Abstammung die Ehe eingehen sind zu entlassen.

Durch Unterstützung seines Mentors Stich erhielt er eine Anstellung an der Orthopädischen Versorgungsstelle Hamburg-Altona bei Privatdozent Max zur Verth. 1934 kehrte er als Assistenzarzt zu Prof. Stich nach Göttingen zurück, wo er bis 1935 verblieb, um dann als Oberarzt der chirurgischen Abteilung des Landeskrankenhauses Fulda tätig zu werden. Hans Streckfuß war Mitglied der DGCH und der DGU. Im Mitgliederverzeichnis der DGU 1936/1937 war er mit Fulda, Rhabanusstraße 32 gelistet [36].

1945 wurde in Fulda aufgrund von Subspezialisierung eine Abteilung für Orthopädie und Unfallheilkunde eingerichtet, die unter Leitung von Dr. Hans Streckfuß stand [29]. 1950 bis 1968 war er Chefarzt der Unfallchirurgischen und Orthopädischen Abteilung des Städtischen Krankenhauses Fulda.

Vom 2. Februar 1952 gibt es eine Meldekartei* zum Umzug der Ehefrau Elisabeth Streckfuß, geb. 30. November 1912, aus Herzfeld, Kreis Osterode, von Fulda nach Göttingen. Danach hat die jüdische Ehefrau an der Seite ihres Mannes die Zeit des Holocaust überlebt. Am 16. August 1969 verstarb Hans Streckfuß in Seehausen am Staffelsee [56].

---

* *Persönliche Kommunikation mit Prof. Dr. Martin Hessmann vom Klinikum Fulda am 26. April 2021. Das oben gezeigte Foto der Grabstelle von Hans Streckfuß in Seehausen am Staffelsee wurde von Dr. med. Michael Lang, BG Unfallklinik Murnau, am 3. Mai 2021 erstellt, der Abdruck genehmigt.*

Résumé und Ausblick

Liest der unbefangene Leser all diese erschütternden Lebensläufe unserer vergessenen Mitglieder, muss es ihm unfassbar erscheinen, was kaum drei Jahre nach Kriegsende und Befreiung der Deutschen von der nationalsozialistischen Diktatur im Bayrischen Ärzteblatt im Januar 1948 zu lesen war. Dort schrieb zur beruflichen Wiedereingliederung überlebender und aus dem Ausland rückgekehrter jüdischer Ärztinnen und Ärzte der Präsident der Bayrischen Landesärztekammer Dr. Karl Weiler bezüglich der Erteilung von Niederlassungsgenehmigungen diese Worte [64]:

„… Insbesondere wird dies bittere Los solche Ärzte treffen, die ihren Wohnsitz in außerbayrischen Bezirken erst während des Krieges oder noch später freiwillig verließen. Diesen aus dem einen oder anderen Grund emigrierten Ärzten muss zu bedenken gegeben werden, ob es sich wirklich mit den ungeschriebenen Gesetzen ärztlicher Berufsauffassung verträgt, dass ein Arzt seine Klienten in Notzeiten verlässt."

Dr. Karl Weiler war während des Nazi-Regimes im Oberkommando der Wehrmacht als Sonderführer und beratender Psychiater tätig und entschied jetzt über Genehmigungen im Hauptversorgungsamt Bayern [50].

Im Jahr 2020 wurden in Deutschland 2 275 antisemitische Straftaten gemeldet, davon 55 Gewalttaten. Dies war die Höchstmarke seit Einführung des Erfassungssystems „Politisch motivierte Kriminalität (PMK)" im Jahr 2001. Die Polizei konnte 1 367 Tatverdächtige ermitteln, wovon fünf festgenommen, keiner verurteilt wurde*.

Möge dieser Beitrag dazu dienen, dass die von der Bundesregierung beschlossenen Maßnahmen gegen Rechtsextremismus, Rassismus und Antisemitismus leichter umgesetzt werden können und in einem seit über 75 Jahren friedvollen und vereinten Europa das Wort „Nie wieder Krieg", aber auch „Nie wieder Menschenverachtung" unbeirrbarer Imperativ bleibt.

Leider gibt es kein „friedvolles Europa" mehr, da Wladimir Putin seit dem 24. Februar 2022 einen brutalen Angriffskrieg gegen die gesamte Ukraine zur „Entnazifizierung" und „Entmilitarisierung" führt, der bis zur Drucklegung dieser Festschrift andauert. Jeder, der in Russland diese „Militäroperation" einen „Krieg" nennt, kann per Eil-Gesetz bis zu 15 Jahre inhaftiert werden.

Das Erfreulichste in der meist niederdrückenden Recherche zu unseren vergessenen Mitgliedern fand sich in den Lebensläufen der vier „jüdisch versippten" DGU-Mitglieder. Keiner von ihnen trennte sich trotz Repressalien und Demütigungen von seiner jüdischen Ehefrau, wodurch alle vier Frauen an der Seite ihrer Männer den Holocaust überlebten. Dies erinnert die Autoren an den Aphorismus (Vers 137) aus Schillers Ballade *Die Bürgschaft* (1798): *„Und die Treue, sie ist doch kein leerer Wahn"*.

---

* *https://www.tagesspiegel.de/politik/hoechststand-antisemitischer-kriminalitaet-seit-20-jahren-taeglich-mindestens-sechs-angriffe-von-judenhassern/26905120.html (aufgerufen: 08.05.2021)*

Summary

Until 2013 we knew nothing about our Jewish members that were lost to the DGU during the Nazi-period (1933–1945). In 2013, Jürgen Probst [35] published a paper about 28 Jewish members which he had found through extensive research. More or less all documents of the DGU had been lost during the second world war. Encouraged by this first report, the senators of the DGU followed the idea of Probst to take part in the Stolperstein-project for their Jewish members, which is the world's largest decentralized memorial, initiated 1992 in Cologne by the artist Gunter Demnig. Resulting from this participation, we found eight more Jewish DGU members. Therefore on November 30, 2017, not only 28, but 36 "stumbling stones" were laid into Liebigstraße 20, in front of the entrance to the University Hospital of Leipzig, by the artist Gunter Demnig *(Fig. 1)*. This place was chosen because our society was founded in close proximity to the hospital on Sepember 23, 1922, in awareness of the fact that 13 of 113 founding members were Jewish.

The senators of the DGU initiated another very visable project to commemorate the Jewish members of all ten surgical societies in Germany. A huge menhir was placed in the garden of the Langenbeck-Virchow-house in the Luisenstr. 58/59 in Berlin in December 2017 *(Fig. 2)*. Many of the Jewish members were stripped of their titles as doctor or professor, lost their approbation and were forced to cease working as medical doctors. As "treaters of the sick" they were allowed to treat only Jewish patients.

In the commemorative publication for the 100th anniversary of our society in 2022 this chapter is dedicated to our Jewish members. In preparation for this we found five more members (Flesch-Thebesius, Marcus, Kroner, Ruhemann sen., and Selig) in addition to the 36 we were aware of already. We found also four members (Budde, Fielitz, Martini and Streckfuß) who were not Jewish themselves but were married to Jewish women, a reason for subsequent oppression. We know that in four of the four cases their Jewish wives survived the Holocaust.

Today, 100 years after our society was founded, we know that at least 45 of our members were humiliated and disenfranchised between 1933 and 1945. According to the Nuremberg Race Laws, out of 41 DGU members there were 39 "full Jews", one was a "half Jew" (Flesch-Thebesius) and one a "quarter Jew" (von Baeyer). 28 of 41 were in the armed services, worked as military hospital doctors in World War I or were front soldiers, some coming home disabled. We learned that 22 of 39 Jews were able to flee abroad, three chose to end their lives and five were deported to concentration camps, where three were murdered *(Table 1)*. Eleven of 39 members who remained in Nazi Germany and died of natural causes between November 1932 and October 1940 had a significantly shorter lifespan than the 22 who escaped (66,9 vs 75,5 ys).

This book chapter is important for the younger of our almost 5 000 members today who probably know little about these Nazi-years. When reading about the 45 curricula vitae they would understand what incredible suffering and what excruciating injustice befell our Jewish members. Every reader could take the opportunity to plant these forgotten members in his or her heart, as Jürgen Probst hoped and asked for in 2013 [36].

Die Bildrechte der Abbildungen liegen, wenn nicht anders angegeben, beim DGU-Archiv oder beim Autor.

Literatur

1. Affidavit General Staff and OKW-1630, in: Trial of the major war criminals before the International Tribunal, Bd. XLII, Nürnberg 1949, S. 282–284

2. Baeyer von, Hans Emil Ritter. https://de.wikipedia.org/wiki/Hans_Ritter_von_Baeyer (aufgerufen: 04.03.2021)

3. Berger M (2006) Eisernes Kreuz und Davidstern. Die Geschichte der jüdischen Soldaten in deutschen Armeen. Trafo Verlag, Berlin

4. Berliner Kurt. Persönliche Mitteilung (2013) Frau Felschow, Universitätsarchiv Gießen

5. Bettmann E (1974) Born and reborn. Log book of fifty years of medical experience, New York State Journal of Medicine 6: 1063–1070

6. Blencke A et al. (1933) Mitgliederverzeichnis 1933. Archiv für Orthopädische und Unfall-Chirurgie. 34. Band, Heft 2, Sonderdruck. Julius Springer Verlag, Berlin. S. 7

7. Breslauer Jüdisches Gemeindeblatt Nr. 12 (1932), S. 144 zu Marcus Carl. https://archive.org/details/BreslauerjuedischesGemeindeblatt/Jg.%209%2C%20Nr.%2012%20%281932%29/page/n7/mode/2up (aufgerufen: 01.04.2021)

8. Budde Werner. https://de.wikipedia.org/wiki/Werner_Budde (aufgerufen 24.03.2020)

9. Centralna Biblioteka Judaistyczna, Bestand Gmina Zydowska We Wrocławiu/Die Jüdische Gemeinde zu Breslau, Signatur 105-0682 zu Marcus Carl. https://cbj.jhi.pl/documents/362120/0/ (aufgerufen: 01.04.2021)

10. DGU (2017) 36 Kurzbiographien. Leipzig, am 30. November 2017. https://www.dgu-online.de/fileadmin/published_content/2.Aktuelles/News/Textdateien/2017/2017_11_30_Kurzbiografien_juedische_DGU-Mitglieder.pdf (aufgerufen: 02.02.2021)

11. Die Berufsgenossenschaft Nr. 7 vom April 1933. Zum Tod von Geh. Sanitätsrat Dr. med. Eugen Cohn. S. 192

12. Drexler-Gormann B (2009) Jüdische Ärzte in Frankfurt am Main 1933-1945. Isolation, Vertreibung, Ermordung. Mabuse-Verlag, Frankfurt/Main. S. 80–81

13. Flesch-Thebesius M (1988) Hauptsache Schweigen. Leben unterm Hakenkreuz. Radius-Verlag, Stuttgart. S. 99

14. Flesch-Thebesius Max. https://de.wikipedia.org/wiki/Max_Flesch-Thebesius (aufgerufen: 05.03.2021)

15. Fuchs J, Zwipp H (2018) Fachgesellschaften erinnern an das Schicksal jüdischer Chirurgen. Passion Chirurgie 06/II/2018. S. 96–97

16. Hebenstreit U (1997) Die Verfolgung jüdischer Ärzte in Leipzig in den Jahren der nationalsozialistischen Diktatur. Medizinische Dissertation, Universität Leipzig

17. Herda S, Meier S (2018) Erinnerung an jüdische Ärzte im Nationalsozialismus. 36 Stolpersteine in Leipzig. OUMN 8: S. 72–73

18. Jordan-Narath, Heinrich. http://search.findmypast.co.uk/results/world-records/passenger-lists-leaving-uk-1890 1960firstname=heinz&firstname_variants=true&lastname=jordan%20narath (aufgerufen 09.12.2016) HENRY H. JORDAN, PHYSICIAN, DEAD, in New York Times April 19, 1970, Page 85, https://www.nytimes.com/1970/04/19/archives/henry-h-jordan-physician-dead-pioneer-in-the-orthopedic-treatment.html (aufgerufen 20.04.2021)

19. Josten C (2012) 90 Jahre Deutsche Gesellschaft für Unfallchirurgie. Entstehung und Gründung. Unfallchirurg 115: 862–865

20. Jungmann Eugen. https://www.holocaust.cz/de/datenbank-der-digitalisierten-dokumenten/dokument/95565-jungmann-eugen-todesfallanzeige-ghetto-theresienstadt/ (aufgerufen: 02.02.2021)

21. Kallmorgen W (1936) Siebenhundert Jahre Heilkunde in Frankfurt am Main, Moritz Diesterweg, Frankfurt am Main

22. Kleinert B, Prinz W (1986) Namen und Schicksale der Juden Kassels 1933-1945. Grafische Werkstatt von 1980 GmbH, Kassel. S. 42

23. Kolling H (2020) Marwitz, Adelheid von der (1894–1944). In: Hubert Kolling (Hrsg) Biographisches Lexikon zur Pflegegeschichte („Who was who in nursing history") Bd. 9., hpsmedia, Hungen. S. 130

24. Kreft G (1998) „Ich habe Angst, ich darf es mir aber nicht anmerken lassen". Zu den Tagebüchern (1933–1945) des „Mischlings 1. Grades" Prof. Dr. med. Max Flesch-Thebesius (1889–1983). Medizinhist J 33: 323–347

25. Kreuter A (1995) Deutschsprachige Neurologen und Psychiater: Ein biographisch-bibliographisches Lexikon von den Vorläufern bis zur Mitte des 20. Jahrhunderts, de Gruyter, Berlin, S. 106

26. Kroner Max (2021) Wikipedia: https://forum.ahnenforschung.net/archive/index.php/t-62314-p-3.html; https://www.geni.com/people/Max-Kroner/6000000172958541075; https://archives.cjh.org/repositories/5/resources/17215 (aufgerufen: je 23.03.2021)

27. Kühne W (1922) Verhandlungen der Deutschen Gesellschaft für Unfallheilkunde, Versicherungs- und Versorgungsmedizin. 1. Jahresversammlung gehalten zu Leipzig am 23. September 1922 im Auditorium 36 der Universität Leipzig. Sonderheft der Monatsschrift für Unfallheilkunde und Versicherungsmedizin. Nr. 11 und 12, XXIX. Jg. Verlag von F. C. W. Vogel, Leipzig, S. 250 ff.

28. Levkovits I (2016) Mit meiner Vergangenheit lebe ich. Memoiren von Holocaust-Überlebenden. Jüdischer Verlag im Suhrkamp Verlag, Berlin

29. Lorz A (2005) Damit sie nicht vergessen werden. Eine Spurensuche zum Leben und Wirken jüdischer Ärzte in Leipzig. Passage-Verlag, Leipzig. S. 60–99

30. Luft ED (2015) The Jews of Posen Province in the Nineteenth Century. A Selective Source Book, Research Guide, and Supplement to The Naturalized Jews of the Grand Duchy of Posen in 1834 and 1835. Washington, DC. S. 245

31. Marcus C (1894) Zur Technik der Darmnähte. Diss. med. 261-58. C. Vogts Buchdruckerei, Berlin, digital. Bayrische Staatsbibliothek/Deutsche Nationalbibliothek http://d-nb.info/gnd/1042737819 (aufgerufen: 01.04.2021) / Reichs-Medizinal-Kalender für Deutschland. https://digital.zbmed.de/medizingeschichte/periodical/titleinfo/4948689 1900, 1907, 1909, 1914, 1918, 1929, 1931 (aufgerufen: 01.04.2021)

32. Marquard O (2021) Geschichte der Chirurgischen Klinik am Klinikum Fulda. https://www.klinikum-fulda.de/medizin-pflege/allgemein-und-viszeralchirurgie/geschichte-der-chirurgischen-klinik/ (aufgerufen: 25.03.2021)

33. Miehle D (2021) Recherche durch Dozent Dr. med habil Dietrich Miehle, Zwickau. Persönliche Kommunikation 13.04.2021

34. Mitgliederverzeichnis 1930. Hefte zur Unfallheilkunde. 1931. Heft 8: I–VIII

35. Mitgliederverzeichnis 1932. Archiv für orthopädische und Unfall-Chirurgie. 1932. Bd. XXXII: 517–522

36. Mitgliederverzeichnis 1936/1937. Deutsche Gesellschaft für Unfallheilkunde, Versicherungs- und Versorgungsmedizin (Hrsg.) Stand vom 1. Februar 1937. S. 1–11

37. Nitsche J, Heidel CP (2005) Biographische Dokumentation. In: Heidel CP (Hrsg) Ärzte und Zahnärzte in Sachsen 1933-1945. Eine Dokumentation von Verfolgung, Vertreibung, Ermordung. Mabuse, Frankfurt/Main. S. 83–84

38. Probst J (2013a) Gedenken der jüdischen Mitglieder der Deutschen Gesellschaft für Unfallheilkunde, Versicherungs- und Versorgungsmedizin. OUMN 10: 606–613

39. Probst J (2013b) Gedenken jüdischer Mitglieder. OUMN 12: 780

40. Radbruch C, Koch E (2011) In: Von der Diakonissenanstalt zum Diakoniewerk Halle. Biografie einer kirchlichen Institution in Halle an der Saale. (Hrsg.): Radbruch C, Koch E. Halle (Saale). S. 85

41. Raute M (2014) Jude – venia entzogen 1934. Schicksale deutsch-jüdischer Chirurgen nach 1933. Leipziger Universitätsverlag, Leipzig. S. 69; S. 88

42. Reichsbeamtengesetz vom 31. März 1873 in der Fassung des Gesetzes vom 30. Juni 1933. http://www.documentarchiv.de/ns/rbeamten1933_ges.html (aufgerufen: 25.03.2021)

43 Rosenburg Gustave Eidesstattliche Erklärung von Gustave Rosenburg vom 16.09.1958 (Hessisches Hauptstaatsarchiv Wiesbaden, Abt. 518 Nr. 20399)

44. Rueß S (2009) Stuttgarter jüdische Ärzte während des Nationalsozialismus. Königshausen & Neumann, Würzburg. S. 300–308.

45. Ruhemann K (1888) Lungensyphilis. Inauaugural-Dissertation. Friedrich-Wilhelms-Universität zu Berlin. 8. März 1888. Lebenslauf. S. 42

46. Ruhemann Konrad. Jüdisches Adressbuch für Groß-Berlin 1929. https://digital.zlb.de/viewer/fulltext/34039536_1929_1930/284/ (beide aufgerufen: 31.03.2021) https://www.geni.com/people/KonradRuhemann/6000000009385031316

47. Schmid T, Heim S (1998) Konferenz von Evian 1938: Wir sind kein Einwanderungsland. Wie sich 1938 auf der Konferenz in Evian 32 Staaten höflich davor drückten, die deutschen Juden zu retten. DIE ZEIT, 28 vom 02.07.1998

48. Schwoch R (2011) Verfolgte und Vertriebene unter den Mitgliedern der „Deutschen Gesellschaft für Chirurgie" In: Deutsche Gesellschaft für Chirurgie 1933–1945. Die Präsidenten. Hrsg. Steinau HU, Bauer H. Kaden Verlag, Heidelberg. S. 215–225

49. Schwoch R (2018) Jüdische Ärzte als Krankenbehandler in Berlin zwischen 1938 und 1945. Mabuse-Verlag, Frankfurt a. M. S. 327–330

50. Schwoch R (2019a) Entrechtet und ausgestoßen – 312 verfolgte Mitglieder der Deutschen Gesellschaft für Chirurgie. In: Deutsche Gesellschaft für Chirurgie 1933–1945. Band II: Die Verfolgten. Hrsg. Steinau HU, Bauer H. Kaden Verlag, Heidelberg. S. 17–384

51. Schwoch R (2019b) Flecken auf der weißen Weste? In: Deutsche Gesellschaft für Chirurgie 1933–1945. Band II: Die Verfolgten. Hrsg. Steinau HU, Bauer H. Kaden Verlag, Heidelberg. S. 295–300

52. Schück Franz (1957) Brief vom 14.11.1957; Berliner Landesarchiv: Reg. Nr. 309.272

53. Social Security Death Master File, free http://ssdmf.info/by_number/pages/013415.html (aufgerufen: 09.03.2021)

54. Stadler D (2015) Krüppel ist keine Diagnose. Krüppel ist ein sozialer Begriff – Zum Lebenswerk des Nürnberger Orthopäden Dr. med. Leonhard Rosenfeld, in: NORICA. Berichte und Themen aus dem Stadtarchiv Nürnberg, Heft 11, S. 76–93

55. Stapf L (2021) Recherchen der Diakonie-Werke Halle. Persönliche Mitteilung 25.03.2021

56. Steinau HU, Krämer N (2019) Memento. In: Deutsche Gesellschaft für Chirurgie 1933–1945. Band II: Die Verfolgten. Hrsg. Steinau HU, Bauer H. Kaden Verlag, Heidelberg. S. 381

57. Sydow Dr., Vorstand der Sektion VIII der Deutschen Buchdrucker-Genossenschaft. In: Berechnungsamts-Nachrichten. Sonderbeilage der Zeitschrift für Deutschlands Buchdrucker Nr. 3 (März 1933), S. 13

58. Tagungsführer zur 31. Jahrestagung vom 8. bis 10. Mai 1967 in Berlin (1967) Hrsg. Deutsche Gesellschaft für Unfallheilkunde, Versicherungs-, Versorgungs- und Verkehrsmedizin e. V. Demeter Verlag, Gräfelfing vor München. S. 70

59. Tamm RH (2004) Juden in Küstrin. In: Königsberger Kreiskalender 59. 2004. S. 76–83

60. Thomann KD, Rauschmann M (2001) Orthopäden und Patienten unter der nationalsozialistischen Diktatur. Orthopäde 30: 696–711

61. Villiez, von A (2009) Mit aller Kraft verdrängt. Entrechtung und Verfolgung „nicht arischer" Ärzte in Hamburg 1933 bis 1945. Studien zur jüdischen Geschichte, Bd. 11. Dölling und Galitz, Hamburg

62. Walk J (1988) Kurzbiographien zur Geschichte der Juden: 1918–1945. K. G. Saur-Verlag, München – New York. S. 252

63. Wissenschaftlicher Dienst, 2018 Deutscher Bundestag, WD 1 – 3000 – 035/18, S. 9

64. Weiler K (1948) Zum neuen Jahr. Bayrisches Ärzteblatt 3 (1/2): 1–6

65. Wolfskehl Henry. https://frankfurt.de/frankfurt-entdecken-und-erleben/stadtportrait/stadtgeschichte/stolpersteine/stolpersteine-in-eschersheim/familien/wolfskehl-henry (aufgerufen: 18.03.2021)

3 Die Bedeutung der Unfallchirurgie in der DDR (1949–1989) und ihre Beziehung zur Deutschen Gesellschaft für Unfallchirurgie

Eberhard Markgraf, Jena; Wolfgang Senst, Frankfurt an der Oder; Karlheinz Sandner, Markneukirchen-Landwüst

Deutschland nach dem Ende des Zweiten Weltkrieges

Der von den Nationalsozialisten systematisch vorbereitete und mit nicht gekannter Brutalität erzwungene und durchgeführte Zweite Weltkrieg hat nach seiner Niederschlagung im Jahr 1945 eine erschütternde Not und eine fast ausweglose Situation in den europäischen Ländern, vorrangig auch in Deutschland, hinterlassen.

Die Städte und die Infrastrukturen waren erheblich zerstört. Es herrschte ein extremer Mangel an Unterkünften, Nahrungsmitteln, Kleidung, Heizmaterialien, Medikamenten, aber auch an räumlichen Kapazitäten für die Versorgung von Kranken und Verletzten. Es trat ein sprunghafter Anstieg vielfältiger Erkrankungen auf, bei denen Mangelernährung, aber auch Fleckfieber, Tuberkulose, Typhus und venerische Infektionen eine besondere Rolle spielten. Die Flüchtlingsströme aus den ehemaligen deutschen Ostgebieten verschärften die Notsituation. Eine enorme Zahl von Angehörigen der ehemaligen Wehrmacht war gefallen, in Kriegsgefangenschaft geraten oder galt als vermisst. Die Zivilbevölkerung beklagte ebenfalls schwere Verluste, insbesondere durch die massive Zerstörung der Städte. Es bedurfte im westlichen wie im östlichen Teil des geschrumpften und inzwischen in Besatzungszonen aufgeteilten Deutschlands einer erheblichen Aufbauleistung.

Der Wiederaufbau in der ostdeutschen Besatzungszone gestaltete sich gegenüber den westlichen schwieriger, weil hier die Hauptlast an Reparationsleistungen erbracht werden musste und spezielle Förderungsprogramme wie der Marshall-Plan (European Recovery Program) nur den westlichen Ländern vorbehalten waren. Es fehlte auch an geeigneten Fachkräften, weil die „Entnazifizierung" in der sowjetischen Besatzungszone in den ersten Jahren nach dem Krieg konsequenter als in den westlichen Besatzungszonen erfolgte, wo leitende Mitarbeiter und Beamte aus der Nazizeit kritikloser übernommen wurden.

Die Aufteilung des Landes und die Abhängigkeit von den Besatzungsmächten wurde 1949 durch die Gründung der Bundesrepublik Deutschland (BRD) und der Deutschen Demokratischen Republik (DDR) zementiert und bestimmte unveränderbar die weitere Entwicklung.

Das Ziel der politischen Entwicklung in der DDR war der Aufbau eines Arbeiter- und Bauernstaates unter Führung der Sozialistischen Einheitspartei Deutschlands (SED).

Andere Parteien, die nominell eine christliche oder liberale Ausrichtung hatten, wurden zunehmend gleichgeschaltet und hatten im Prinzip keinen politischen Einfluss.

Der Alleinvertretungsanspruch der SED in allen gesellschaftlichen Strukturen wurde systematisch durchgesetzt. Sichtbarer Ausdruck dafür waren die zentral bestimmte Planwirtschaft der Industrieproduktion und die Kollektivierung der Landwirtschaft. In der Bildungspolitik war das Bekenntnis zur Staatsdoktrin in der Regel eine Voraussetzung zur positiven Gestaltung des weiteren Entwicklungsweges. Da das SED-System grundsätzlich atheistisch und mit einer weltanschaulichen Intoleranz ausgerichtet war, wurden religiös orientierte Menschen kritisch gesehen oder als systemfeindlich eingestuft.

Für die Vergabe eines Studienplatzes für Medizin wurde teilweise ein Wehrdienst in der Nationalen Volksarmee von drei, gegebenenfalls auch mehr Jahren vorausgesetzt.

Es existierten in der DDR bis zu ihrem Untergang auch einige konfessionelle Krankenhäuser. Die von der evangelischen und katholischen Kirche betriebenen Einrichtungen waren angesehene und zuverlässige Partner bei der Grund- und spezialisierten Betreuung.

In den Anfangsjahren blieb die Verbindung mehrerer älterer Chirurgen zu denen in der BRD und zur Fachgesellschaft bestehen [4], die Erwartung der DDR-Regierung zielte aber dahin, dass solche Verbindungen möglichst bald und vollkommen abgebrochen werden. So ist es regelhaft auch geschehen. Das führte dazu, dass sich die fachlichen Beziehungen zu den Unfallchirurgen Österreichs und der Schweiz stärker als zu den westdeutschen Kollegen entwickelte. Die Teilnahme ostdeutscher Kollegen an Kongressen und persönliche Begegnungen mit Kollegen in der BRD wurden immer mehr erschwert und kamen nach dem Bau der innerdeutschen Mauer (1961) praktisch zum Erliegen.

Eine besondere Erschwernis für die medizinische Betreuung der Bevölkerung war der Weggang zahlreicher Ärzte ins Ausland, vorwiegend in die Bundesrepublik Deutschland. Das war in den wenigsten Fällen durch ideologische Notsituationen bedingt. Soweit es sich um leitende Ärzte der Hochschulen handelte, waren zahlreiche Doktoranden mit ihrer bisher erbrachten, nunmehr gegenstandslosen Arbeit, besonders betroffen. Bei den leitenden Unfallchirurgen der DDR hat es solche Abwanderungen nur in Einzelfällen gegeben.

Bis über die Mitte des 20. Jahrhunderts war die Versorgung verletzter Menschen in beiden Teilen Deutschlands sowie weltweit zwar ein wichtiger Teil chirurgischer Obliegenheiten, die unfallchirurgischen Aktivitäten waren aber völlig in die Gesamtchirurgie integriert [3]. Die Unfallchirurgie hatte noch kein herausragendes Profil, die Ergebnisse der operativen Eingriffe waren nicht überzeugend. An den Medizinischen Fakultäten gab es keine unfallchirurgische Repräsentanz. Der erste Lehrstuhl für Traumatologie in Deutschland wurde 1969 an der Universität in Rostock geschaffen. 1970 wurde ein Lehrstuhl für Unfallchirurgie an der Medizinischen Hochschule Hannover eingerichtet. Erst mit der Entwicklung diverser neuer überzeugender Operationsverfahren und der Realisierung

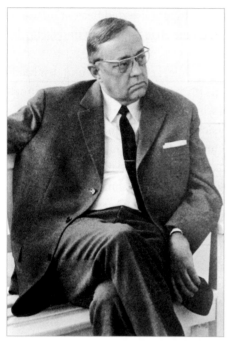

Abb. 1: Prof. Theo BECKER (1916–1993) förderte die Spezialisierung in der Chirurgie (Privatarchiv E. Markgraf)

pathophysiologischer Erfordernisse hat sich die Unfallchirurgie in den folgenden Jahrzehnten der zweiten Jahrhunderthälfte zur notwendigen Selbständigkeit entwickelt [2, 3]. An den kleineren Häusern spezialisierten sich Oberärzte, vorwiegend in der Unfall- und Gefäßchirurgie. Vorteile dieser Lösung waren die Leistungsbreite der Klinik und der hier zum Facharzt ausgebildeten Ärzte. Das traf auch durch gezielte Teamauswahl und Rufbereitschaft für den Bereitschaftsdienst zu.

Viele Ordinarien, Chefärzte und andere Verantwortungsträger erkannten die Notwendigkeit der Spezialisierung. Zu ihnen gehörte THEO BECKER (1916–1993), Ordinarius für Chirurgie und Verfasser unfallchirurgischer Fachbücher an der Friedrich-Schiller-Universität Jena *(Abb. 1)*.

Die Struktur und Organisation der Unfallchirurgie im Krankenhauswesen der DDR in den folgenden Jahrzehnten werden nachfolgend mitgeteilt.

Die Unfallchirurgie im staatlichen Gesundheitswesen

Es war das gemeinsame Ziel der staatlichen Organe und der wissenschaftlichen Gesellschaften, die Einheit der großen klinischen Fachrichtungen zu bewahren, so auch der Chirurgie. Der Spezialisierung trug man durch die Einführung des Departement-Systems sowohl an Kliniken der Universitäten und Medizinischen Akademien als auch an Krankenhäusern der Maximal- und Schwerpunktversorgung Rechnung – wie in anderen Ländern auch. Die spätere Einrichtung von Lehrstühlen, besonders der Unfallchirurgie, war ein weiterer Schritt.

Das Versorgungsprofil der Krankenhäuser war in einer Rahmenkrankenhausordnung (RKO) von 1954 festgelegt und wurde 1979 den erhöhten Anforderungen angepasst. Die Unfallchirurgie zählte zur medizinischen Grundbetreuung innerhalb der Chirurgie und gehörte laut RKO zum Leistungsprofil der Häuser für die spezialisierte und hochspezialisierte Versorgung.

Während im stationären Bereich bewährte deutsche Strukturen im staatlichen Gesundheitswesen weitgehend erhalten blieben, ging die DDR im ambulanten Bereich besondere

Wege. Die allgemeine Basis der ambulanten Grund- und spezialisierten Betreuung waren die Polikliniken. Mit dem stationären Bereich bestand eine enge logistische und fachliche Verknüpfung [1].

An den Universitäten (Berlin, Rostock, Greifswald, Halle, Leipzig, Jena) und den Medizinischen Akademien (Magdeburg, Erfurt, Dresden) blieben die Polikliniken traditionell integrierter Bestandteil der Kliniken für Lehre, Forschung und Behandlung.

Das System der Berufsgenossenschaften als Versicherungsträger und zugleich das Unfallverletzten-Heilverfahren wurde in der DDR liquidiert. Diese Aufgabe übernahm die Arbeitsschutz-Inspektion des Freien Deutschen Gewerkschaftsbundes (FDGB), zu dem auch als Struktureinheit die Sozialversicherungs-Kasse (SVK) zählte. BG Unfallkrankenhäuser existierten nicht. In diesem Zusammenhang waren die ersten selbstständigen Kliniken für Unfallchirurgie an den Schwerpunktkrankenhäusern Berlin-Friedrichshain (1956), Berlin-Köpenick (1961), Karl-Marx-Stadt (1968), Cottbus (1971), Zwickau (1975) und Dessau (1975) ein Fortschritt.

Als eine schwerwiegende Lücke blieb das Fehlen von Verbrennungszentren mit entsprechender Ausrüstung. Aber das erforderliche wissenschaftliche Niveau war durch die 1968 gegründete Arbeitsgemeinschaft (AG) Thermische und Kombinierte Schäden der Sektion Traumatologie und Symposien mit ausgewiesenen Referenten aus Ost und West gegeben. Zu den Erfolgen der AG zählen die Entwicklung des Hautersatzes „Xenoderm" (desantigenisierte lyophilisierte Schweinehaut) durch SIEGFRIED KIENE Rostock. Die Entwicklung eines synthetischen Hautersatzes aus Polyurethan (Syspur-derm®) erfolgte durch den VEB Synthesewerk Schwarzheide in Zusammenarbeit mit JÖRG RIEDEBERGER (1939–1996) aus der Abteilung für Traumatologie der Chirurgischen Universitätsklinik Leipzig.

Ebenso fehlte ein Zentrum für Querschnittsgelähmte. Über Jahrzehnte musste die Versorgung regional bewältigt werden. PETER FRIEDRICH MATZEN (1909–1986), Ordinarius für Orthopädie in Leipzig, setzte frühzeitig auf eine operative Stabilisierung der Wirbelfrakturen und intensive Frührehabilitation. In den letzten Jahren der DDR besserte sich der Zustand durch Ausbau der Zentren in Sülzhain (Harz) und Berlin-Buch. Aber die Versorgung mit Hilfsmitteln ließ immer zu wünschen übrig.

Die Voraussetzungen zur Nachbehandlung traumatisierter Patienten waren ausreichend. Problematisch blieb die Früh- bzw. spezielle Rehabilitation schwerer und besonderer Unfallfolgen. Zum Teil wurden die traditionellen Kur- und Bädereinrichtungen aus der Vorkriegszeit erweitert und ausgebaut, z. B. das Sanatorium für Unfall- und Sportverletzungen „Raupennest" im Osterzgebirge. Das sehr gut ausgestattete Sanatorium in Kreischa war vorwiegend den Leistungssportlern vorbehalten.

Von Vorteil war die fachliche und wissenschaftliche Unterstützung durch die Gesellschaft für Physiotherapie.

Medizintechnische Ausrüstung

Bis zum Ende der DDR wies die medizintechnische Ausrüstung aller Bereiche des Gesundheitswesens Mängel auf und setzte den Bemühungen, mit dem schnell steigenden technischen Niveau in den westlichen Ländern Schritt zu halten, Grenzen [2]. Die steigenden Unfallzahlen bedeuteten auch für das DDR-Gesundheitswesen eine große Herausforderung. Die Bürger waren durch das Westfernsehen über den neuesten Stand informiert und erwarteten gleichwertige Behandlungsergebnisse. Nicht ausreichende Importe und Lizenzprodukte erzwangen Improvisationen. Eine solche ist bei der Verriegelungsnagelung eines Patienten mit Oberschenkelbruch aus der Chirurgischen Klinik in Frankfurt/Oder dargestellt *(Abb. 2)*.

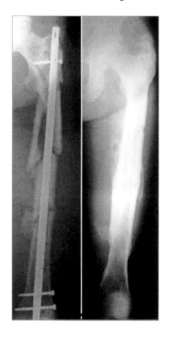

Abb. 2: Gedeckte Verriegelungsnagelung eines Trümmerbruchs des Oberschenkelschaftes (1978). Der Marknagel aus DDR-Produktion wurde per Hand mit Bohrlöchern versehen. Als Verriegelungsbolzen dienten AO-Kortikalisschrauben. Proximal musste aus technischen Gründen eine Spongiosaschraube ausreichen. Die Fraktur hat sich durchgebaut (Privatarchiv W. Senst)

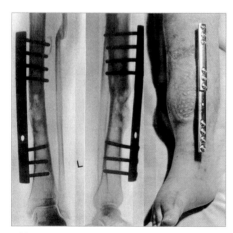

Abb. 3: Das polnische Osteosynthese-System („Zespolenie"-Verbindung) ist ein Verfahren, das RAMOTOWSKI, Warschau, und BIELAWSKI, Lubmin, mit ihren Mitarbeitern entwickelt haben. Eine Distanzplatte wird paraossal, subkutan oder extern montiert (Privatarchiv W. Senst)

Besonders der Fixateur externe war oft ein Eigenbau [2]. So entwickelte DIETRICH MIEHLE aus Karl-Marx-Stadt einen Gewinde-Fixateur externe. Häufig wurde auch ein Fixateur-externe-System verwendet, das von dem sowjetischen Orthopäden GAWRIIL ABRAMOWITSCH ILISAROW (1921–1992) entwickelt wurde. Ihm wurde ein eigener imponierender Klinikkomplex mit ausgiebiger Forschungskapazität in Kurgan (Westsibirien) erbaut.

WOLFGANG SENST brachte ein von Unfallchirurgen und Orthopäden aus Polen entwickeltes Fixateursystem „Zespol" in der DDR zur Anwendung *(Abb. 3, 4)*. Später besserte sich die Situation wesentlich. Die eigene Produktion wurde ausgebaut, Westimporte wurden wesentlich erweitert. Ein Defizit aber blieb.

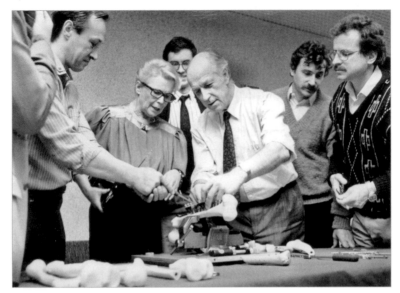

Abb. 4: Zespol-Workshop im Osteosynthese-Kabinett in der Klinik für Chirurgie in Frankfurt/Oder (1989). Links: Chefarzt der Klinik für Orthopädie Gorzow, Dr. Wasilewski; Mitarbeiterin von Prof. Giebel (Lüdenscheid); Mitte: Prof. Senst (Frankfurt/Oder) (Privatarchiv W. Senst)

Fachliteratur

Die führenden medizinischen Verlage der DDR waren „Johann Ambrosius Barth" (Leipzig, 1780 bis 1991) und „Volk und Gesundheit" (Berlin, 1952 bis 1991). Sie verlegten Lehr- und Fachbücher der DDR-Autoren, ebenso Periodika für Ärzte und Heilberufe. Für den privaten Bezug westlicher Literatur standen keine staatlichen Devisen zur Verfügung. Fachbücher und Zeitschriften waren zentral und an den wissenschaftlichen Bibliotheken der Hochschulkliniken und Bezirkskrankenhäusern konzentriert worden.

Ein grundsätzliches Problem waren die dürftigen räumlichen Verhältnisse. Besonders die kleinen Krankenhäuser waren bis zur Wiedervereinigung auf die längst überholte Altbausubstanz angewiesen. Das System des Gesundheits- und Sozialwesens der DDR hatte eine leistungsfähige Struktur. Die Mängel basierten vorwiegend auf wirtschaftlichen Ursachen. Es fehlten ständig die nötigen Valutamittel, um moderne Geräte und Instrumentarien in ausreichender Menge zu importieren [2].

Weiterbildung, Subspezialisierung, Fortbildung

Nach dem Studium oblag die Verantwortung für die Weiterbildung zum Facharzt und die kontinuierliche berufsbegleitende Fortbildung aller Hochschulabsolventen, außer denen in Hochschuleinrichtungen, der 1954 gegründeten Akademie für Ärztliche Fortbildung der

DDR, einer nachgeordneten Einrichtung des Ministeriums [2]. Sie war den Hochschulen gleichgestellt und hatte das Promotions- und Habilitationsrecht. Weitere Aufgaben: Internationale Zusammenarbeit, Facharzt-Weiterbildung und Qualifizierung von Ausländern, Forschung, Tagungen, Publikationen. Aufgabe der Sektion Marxismus-Leninismus als Struktureinheit dieser Akademie war die Verankerung der sozialistischen Gesellschaftspolitik. Das fand in allen Programmen und Ordnungen Niederschlag, auch in der Promotionsordnung.

Mit dem weiteren Ausbau des Gesundheitswesens und der berufsbegleitenden Fortbildung wurde der Lehrkörper erweitert und mit habilitierten Chefärzten der Bezirkskrankenhäuser auf Honorarbasis besetzt. Diese Professoren und Dozenten waren befugt, Promotionen zu vergeben und zu betreuen. Das war für promotionswillige Ärzte der Praxis von Vorteil. Der Lehrkörper Chirurgie bestand zum Schluss aus 15 Professoren, alle Chefärzte an Bezirkskrankenhäusern.

a) Weiterbildung zum Facharzt

Die Akademie war für Koordinierung und Kontrolle verantwortlich. An der Seite der Akademie für ärztliche Fortbildung existierte eine Zentrale Fachkommission (ZFK) für jede Fachrichtung. Dieses berufene Gremium setzte sich aus Mitgliedern des Lehrkörpers, Ordinarien und erfahrenen Ärzten aus kleineren Häusern zusammen. Letzter Leiter der ZFK Chirurgie war W. SENST.

Die Zulassung einer Klinik als Weiterbildungseinrichtung erteilte der Bezirksarzt. Diese basierte auf Empfehlungen der Fachkommissionen. Maßstäbe waren Profil und Leistungsumfang. Während die Bezirkskrankenhäuser in der Regel die volle Weiterbildungsberechtigung erhielten, war die Zeit in Kreiskrankenhäusern zumeist auf drei bis vier Jahre, selten auf zwei Jahre begrenzt. Der Rest musste in einem größeren Haus absolviert werden. Die Planstelle in der Stammklinik blieb erhalten.

b) Subspezialisierung

Die schnellen Entwicklungen in der Medizin erforderten auch in der DDR neue Regelungen. Die 1974 verabschiedete Anordnung zur „Spezialisierung" trug einerseits dem Fortschritt Rechnung, andererseits hatte sie die Verhinderung einer überzogenen Abspaltung des spezialisierten Bereichs vom „Mutterfach" zum Ziel. Der Vorschlag von JOHANNES HELLINGER, die Traumatologie in das Fach Orthopädie zu integrieren, stieß auf breite Ablehnung. Die Verantwortung lag bei der von der Akademie berufenen Zentralen Fachgruppe. Letzter Leiter der Fachgruppe Unfallchirurgie war KLAUS WELZ (1934–2015), Cottbus *(Abb. 5)*. Die Richtlinien für die Umsetzung entsprachen der Weiterbildungsordnung.

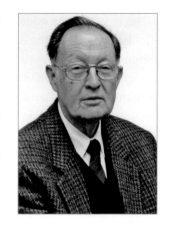

Abb. 5: Dr. Klaus WELZ (1934–2015), Chefarzt der Klinik für Unfallchirurgie des Carl-Thiem-Klinikum Cottbus (1978–1990); Schriftführer der Sektion Traumatologie der Gesellschaft für Chirurgie der DDR; Leiter der Fachgruppe Unfallchirurgie der Akademie für Ärztliche Fortbildung der DDR (1973–1990) (Privatarchiv W. Senst)

Schwerpunkte der Subspezialisierungs-Ordnung **Traumatologie** waren:

- Facharzt für Chirurgie (Facharztstatus war Voraussetzung für alle Subspezialisierungen)
- Dauer drei Jahre: 24 Monate Unfallchirurgie, vier Monate Neurochirurgie, drei Monate Handchirurgie, drei Monate Orthopädie, zwei Monate Thoraxchirurgie).
- Als zusätzliche Leistungsnachweise wurden gefordert: Teilnahme an einem speziellen fachbezogenen Lehrgang, Teilnahme an weiteren Fortbildungs- und Arbeitstagungen des Subspezialisierungsgebiets, 20 Gutachten, Nachweis wissenschaftlicher Aktivitäten.

Diese Subspezialisierung entsprach den Bedürfnissen. Im Jahre 1989 hatten die insgesamt 42 berechtigten Kliniken insgesamt 187 Chirurgen als Subspezialisten für Traumatologie weitergebildet.

c) Berufsbegleitende Fortbildung

Ein Fortschritt war, außer der Verfahrensweise an den Universitätskliniken und den Medizinischen Akademien, die Entstehung der Fortbildungszentren der Akademie für ärztliche Fortbildung an Bezirkskrankenhäusern und großen städtischen Häusern Berlins. Zielgruppe waren die ambulant tätigen Ärzte, vorwiegend Allgemeinmediziner. Die Akademie erlangte mit diesem zentral ausgerichteten System internationale Aufmerksamkeit und führte zur Ernennung zum „Collaboration Centre" der WHO.

Sektion DDR der AO-International *(gegründet am 4. April 1972)*

Die schweizerische AO (Arbeitsgemeinschaft für Osteosynthesefragen) brachte bereits mit der 2. Unfalltagung der DDR in Weimar (1965) eine Zäsur für das Niveau der Unfallchirurgie in der DDR [2]. Der Präsident FRANZ MÖRL (1899–1979) aus Halle hatte MARTIN ALLGÖWER (1917–2007) aus Chur eingeladen, der das neue operative Verfahren der Schweizerischen Arbeitsgemeinschaft für Osteosynthesefragen (SAO) vorstellte. Daraus ergab sich bereits im folgenden Jahr ein Studienaufenthalt des Leiters der Traumatologischen Abteilung der Chirurgischen Universitätsklinik Halle, EBERHARD SANDER (1922–2015) in der Klinik ALLGÖWERS in Chur.

Es ist das große Verdienst von F. MÖRL und E. SANDER, dass sie die Potenz dieses komplexen Herangehens an die Frakturfehlstellung (Grundlagenforschung, Instrumentarien, Schulung, Dokumentation) erkannten und darin eine Chance für die Unfallchirurgie in der DDR sahen. E. SANDER gründete mit Unterstützung engagierter Mitarbeiter die AO-orientierte „Kooperationsgruppe für operative Knochenbruchbehandlung" (später AG der Sektion) und gewann weitere Unfallchirurgen an Universitäten und Kliniken mit traumatologischen Schwerpunkten zur Mitarbeit. Unter dem Druck steigender Unfallzahlen war die grundsätzliche Unterstützung der zuständigen zentralen staatlichen Organe gegeben. Umfangreiche Hilfe gaben die SAO und die AO-International.

Ein weiterer wichtiger Promotor für die Durchsetzung des AO-Verfahrens war die Sektion Traumatologie der Gesellschaft für Chirurgie der DDR [2]. Die Gründung dieser Sektion war ein Beschluss der 2. Unfalltagung in Weimar. Die Sektion führte den III. Kongress 1972 in Leipzig durch (Präsident WILFRIED WEHNER). Seither fanden die Unfalltagungen im jährlichen Wechsel mit den Chirurgenkongressen der DDR statt. Auf den Chirurgenkongressen stand zusätzlich Zeit für traumatologische Schwerpunktthemen zur Verfügung.

Die wichtigsten Wegmarken der Sektion DDR der AO-International

1965: Vortrag von M. ALLGÖWER in Weimar. Teilnahme von E. SANDER am AO-Kurs in Davos.

1966: Hospitation von E. SANDER im Kantonsspital Chur bei M. ALLGÖWER.

1968: 1. AO-Kurs an der Chirurgischen Universitätsklinik Halle, zugleich Gründung der „AG für operative Knochenbruchbehandlung" in der Gesellschaft für Chirurgie der DDR, ebenfalls auf Initiative von E. SANDER. So entstand die Tradition der jährlichen Hallenser AO-Kurse für Ärzte und Operationsschwestern unter Leitung von E. SANDER. Vermittelt wurden die Grundlagen der AO mit praktischen Übungen. Die SAO gab logistische Unterstützung und großzügige Literaturspenden. Inzwischen wurde die jährliche Teilnahme einer Delegation von Ärzten, legitimiert durch das Ministerium für Gesundheitswesen der DDR, an den Davoser Kursen zur Tradition. Leider erhielten nur wenige DDR-Ärzte den Status eines „Reise-Kaders", um die Veranstaltungen zu besuchen. Diese Wenigen übernahmen dann nach Rückkehr die Aufgaben eines Multiplikators.

1972: Gründung der AO-International in Bern, Präsident HANS WILLENEGGER (1910–1998). Im gleichen Jahr war W. WEHNER (Magdeburg) Ehrengast des Davoser Kurses, ebenso 1978 P. F. MATZEN (Leipzig).

1976: Gründung der Sektion DDR und Aufnahme in die AO-International anlässlich der Delegiertenversammlung vom 4. April 1976 in Davos (20 Mitglieder).

1979: I. AO-Symposium der DDR in Cottbus unter Leitung von K. WELZ. Weitere folgten 1983 in Potsdam (Leitung FRIEDHELM STRUCK); 1987 in Eisenach (Leitung E. SANDER) und 1991 in Weimar (Leitung EBERHARD MARKGRAF).

1990: Als Nachfolger des langjährigen Obmanns (Präsident) E. SANDER wurde E. MARKGRAF (Jena) gewählt *(Abb. 6)*.

1991: Offizielle Übernahme der Mitglieder der Sektion DDR in die Deutsche Sektion durch deren Präsidenten Professor SIEGFRIED WELLER (1928–2019) im Beisein des Präsidenten der AO-International Dr. URS HEIM (1924–2013) und des Obmanns der Sektion DDR E. MARKGRAF *(Abb. 7)*.

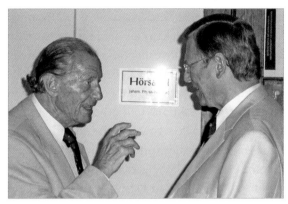

Abb. 6: Prof. E. SANDER, langjähriger Obmann der Sektion DDR der AO-International und sein Nachfolger in der Wendezeit Prof. E. MARKGRAF (Privatarchiv E. Markgraf)

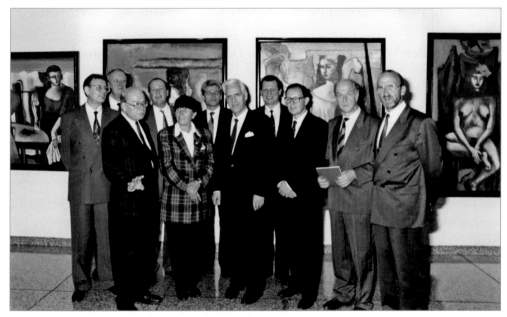

Abb. 7: Feierlicher Beitritt der Mitglieder der Sektion DDR der AO-International in die Deutsche Sektion 1991 in Berlin (Privatarchiv E. Markgraf)

Das AO-System hatte einen maßgeblichen Anteil daran, dass die Frakturbehandlung in der DDR mit dem Niveau entwickelter Länder im Wesentlichen Schritt hielt. Das ist ein Verdienst von E. SANDER, seiner Mitarbeiter und darüber hinaus aller Unfallchirurgen, die das AO-Verfahren aufgriffen, umsetzten und zur Not unter Beachtung der AO-Prinzipien sinnvoll improvisierten. WIELAND OTTO (1942–2021), Schüler von E. SANDER und späterer Ordinarius für Unfallchirurgie in Halle, gleichzeitig Direktor der BG Klinik

„Bergmannstrost" in Halle, war viele Jahre für die Fortführung der AO-Kurse in Halle verantwortlich. Er war Ehrenmitglied der AO Deutschland *(Abb. 8)*.

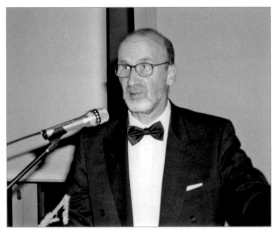

Hervorzuheben ist die Unterstützung durch die Schweizer AO (SAO) und AO-International, vor allem durch den Präsidenten H. WILLENEGGER, dessen Engagement durch die Ernennung zum Ehrenmitglied der Gesellschaft für Chirurgie der DDR gewürdigt wurde. Einen wichtigen Beitrag leisteten ebenfalls die zahlreichen Referenten aus der BRD, der Schweiz

Abb. 8: Prof. W. OTTO, früherer Leiter der jährlichen AO-Übungskurse in Halle mit Teilnehmern (Referenten) aus ganz Deutschland (Privatarchiv E. Markgraf)

und Österreich, die bereitwillig auf AO-Veranstaltungen in der DDR Beiträge übernahmen.

In diesem Zusammenhang soll an die umfangreiche Unterstützung erinnert werden, welche die Unfallchirurgen der DDR durch die Österreichische Gesellschaft für Unfallchirurgie und durch deren Allgemeine Unfallversicherungsanstalt (AUVA) erhalten hat. Eine weitere enge Zusammenarbeit verband uns mit den Traumatologen der ČSSR, Polens und Ungarns.

Jährlich nahmen an den Davoser Kursen Unfallchirurgen und Orthopäden der DDR auch als Referenten und Instrukteure teil, oft kombiniert mit Hospitationen in Schweizer Spitälern.

Die medizinisch-wissenschaftlichen Gesellschaften in der DDR

Nach der Kapitulation Hitlerdeutschlands wurden im Mai 1945 alle bis zu diesem Zeitpunkt auf dem Gebiet Deutschland existierenden medizinischen Gesellschaften durch Kontrollratsbeschluss aufgelöst [5].

Aufgrund dieses Befehls wurden die ersten medizinisch-wissenschaftlichen Gesellschaften für Chirurgie an den Universitäten Berlin, Leipzig, Halle, Jena, Rostock und Greifswald gegründet.

Bereits im Oktober 1947 gründete NICOLAI GULEKE (1878–1958) die Thüringer Chirurgenvereinigung, die 1949 in die Gesellschaft für Chirurgie Thüringen in Jena und 1979 in die „Thüringische Gesellschaft für Chirurgie" umbenannt wurde.

FERDINAND SAUERBRUCH (1875–1951) gründete am 27. Januar 1948 die Berliner Gesellschaft für Chirurgie unter dem Namen „Chirurgische Gesellschaft an der Universität Berlin" neu.

Im März 1948 gründete WERNER BUDDE (1886–1960) die „Medizinisch-Wissenschaftliche Gesellschaft für Chirurgie an der Universität Halle-Wittenberg", die sich später ab Anfang der 1980er Jahre „Medizinisch-Wissenschaftliche Gesellschaft für Chirurgie an der Martin-Luther-Universität Halle-Wittenberg" nannte. Bei den jährlich stattfindenden Tagungen wurden stets auch unfallchirurgische Themen abgehandelt, z. B. referierte im Mai 1963 LORENZ BÖHLER (1885–1973) aus Wien über Oberschenkelfrakturen und im Mai 1979 hielt HARALD TSCHERNE aus Hannover das Hauptreferat: „Der polytraumatisierte Patient".

Die Gründungsveranstaltung der Wissenschaftlichen Gesellschaften für Chirurgie, Urologie, Röntgenologie und Orthopädie an der Universität Leipzig fand am 16. Oktober 1948 unter dem Vorsitz des Chirurgen ERNST HELLER (1877–1964) statt [1]. 1958 schieden aus der Gesellschaft die Orthopädie, 1959 die Urologie und die Röntgenologie aus, sodass sich diese fortan im April 1959 bei der 17. Tagung die Vereinigung „Medizinisch-Wissenschaftliche Gesellschaft für Chirurgie zu Leipzig" nannte.

1948 wurden auch die medizinisch-wissenschaftlichen Gesellschaften für Chirurgie an den Universitäten in Rostock und Greifswald gegründet und 1968 jeweils in die Vereinigung der Chirurgen der beiden Nordbezirke der DDR umbenannt.

Medizinisch-wissenschaftliche Gesellschaften für Chirurgie existierten ferner an den Medizinischen Akademien Carl Gustav Carus Dresden, in Erfurt, in Magdeburg und im Bezirk Karl-Marx-Stadt.

Die sieben Sektionen der Chirurgie

Die Gesellschaft für Chirurgie der DDR umfasste sieben Sektionen: Poliklinische Chirurgie, Experimentelle Chirurgie, Herz- und Gefäßchirurgie, Kinderchirurgie, Plastische- und Wiederherstellungschirurgie, Thoraxchirurgie und Traumatologie.

Die fünf Arbeitsgemeinschaften der Traumatologie

Die Sektion Traumatologie untergliederte sich wiederum in fünf Arbeitsgemeinschaften: Knochenbruchbehandlung, Unfallprophylaxe und erste chirurgische Hilfe, thermische und kombinierte Schädigungen, Kindertraumatologie und Rehabilitation und Begutachtung.

Tagungen und Kongresse – mit internationaler Beteiligung

In der DDR wurden zwischen 1959 und 1990 zwei Tagungen für Unfallchirurgie und zehn Unfallchirurgenkongresse durchgeführt, wobei letztere von der Deutschen Gesellschaft für klinische Medizin der DDR, der Gesellschaft für Chirurgie und der Sektion Traumatologie als *Unfallchirurgenkongresse der DDR mit internationaler Beteiligung* ausgewiesen wurden. Die Organisation der III. bis V. Kongresse oblag JÖRG RIEDEBERGER, der VI. bis XII. KARLHEINZ SANDNER [2].

> ➤ I. Tagung Unfallchirurgie der Deutschen Gesellschaft für klinische Medizin der Gesellschaft für Chirurgie (28.–30. Mai 1959) in Erfurt. Wissenschaftliche Leitung: EGBERT SCHWARZ (1890–1966)
> ➤ II. Tagung Unfallchirurgie (28.–30. Oktober 1965) in Weimar. Wissenschaftliche Leitung: F. MÖRL
> ➤ III. Unfallchirurgenkongress der DDR (13.–14. April 1972) in Leipzig. Wissenschaftliche Leitung: W. WEHNER. Gemeinsam veranstaltet mit der Gesellschaft für Orthopädie der DDR.
> ➤ IV. Unfallchirurgenkongress der DDR (5.–7. Dezember 1973) in Magdeburg. Wissenschaftliche Leitung: W. WEHNER. Gemeinsam veranstaltet mit den Gesellschaften Orthopädie und Alternsforschung der DDR sowie den Sektionen für Kinderchirurgie und Experimentelle Chirurgie der Gesellschaft für Chirurgie.
> ➤ V. Unfallchirurgenkongress der DDR (22.–24. September 1976) in Leipzig. Wissenschaftliche Leitung: E. SANDER
> ➤ VI. Unfallchirurgenkongress der DDR (13.–15. September 1978) in Leipzig. Wissenschaftliche Leitung: E. SANDER *(Abb. 9)*
> ➤ VII. Unfallchirurgenkongress der DDR (17.–19. September 1980) in Leipzig. Wissenschaftliche Leitung: E. SANDER
> ➤ VIII. Unfallchirurgenkongress der DDR (15.–17. September 1982) in Leipzig. Wissenschaftliche Leitung: W. SENST
> ➤ IX. Unfallchirurgenkongress der DDR (12.–14. September 1984) in Leipzig. Wissenschaftliche Leitung: W. SENST
> ➤ X. Unfallchirurgenkongress der DDR (10.–12. September 1986) in Leipzig. Wissenschaftliche Leitung: HELMTRAUT ARZINGER-JONASCH. Veranstaltet in Kooperation mit der Sektion Neurotraumatologie der Gesellschaft für Neurochirurgie der DDR.

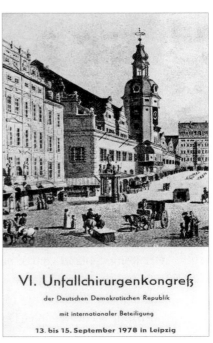

Abb. 9: Einladung zum VI. Unfallchirurgenkongress in Leipzig, traditionell im kleinen Saal des Gewandhauses in Leipzig (Privatarchiv K. Sandner)

➢ XI. Unfallchirurgenkongress der DDR (6.–9. September 1988) in Leipzig. Wissenschaftliche Leitung: KURT FRANKE (1926–2008) aus Berlin/Pankow. Anlässlich des XI. Unfallchirurgenkongresses wurde Herrn Dr. h. c. ROBERT MATHYS (Schweiz) im Gewandhaus zu Leipzig die „Ehrennadel der Karl-Marx-Universität Leipzig" verliehen *(Abb. 10)*.

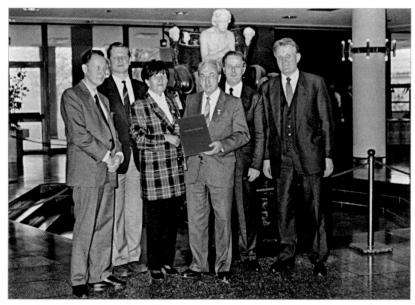

Abb. 10: Ehrennadel für Dr. R. MATHYS (Schweiz). Von links: WELZ, MARKGRAF, Frau ARZINGER-JONASCH, MATHYS, HENKE, SANDNER (Privatarchiv K. Sandner)

➢ XII. Unfallchirurgenkongress der DDR *(Abb. 11)*. Dieser stellte ein Unikat in der Geschichte der deutschen Unfallchirurgie dar. Die wissenschaftliche Veranstaltung wurde in der DDR beschlossen, entsprechend konzipiert und einschließlich des Druckes der Programme nahezu vollständig organisiert. Der Kongress fand vom 5. bis 8. November 1990 in Leipzig unter der wissenschaftlichen Leitung von EBERHARD MARKGRAF im noch jung wiedervereinten Deutschland statt.

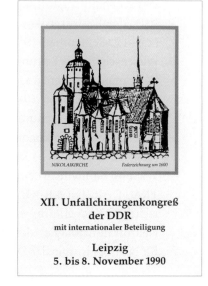

NIKOLAIKIRCHE   Federzeichnung um 1600

XII. Unfallchirurgenkongreß der DDR
mit internationaler Beteiligung

Leipzig
5. bis 8. November 1990

Abb. 11: Einladung zum XII. Unfallchirurgenkongress der DDR vom 5. bis 8. November 1990 in Leipzig (Privatarchiv E. Markgraf)

➢ Unfallchirurgenkongressberichte als Abstracts nachlesbar: **V:** Zbl. Chirurgie (1977) 102: 802–814; **VI:** Zbl. Chirurgie (1979) 104: 332–345; **VII:** Zbl. Chirurgie (1981) 106: 757–770; **VIII:** Zbl. Chirurgie (1983) 108: 667–677; **IX:** Zbl. Chirurgie (1985) 110: 944–957; **X:** nicht erschienen; **XI:** Zbl. Chirurgie (1989) 114: 1171–1180

Medizinische Verlage der DDR

Die führenden medizinischen Verlage der DDR waren der seit 1780 traditionsreiche Verlag „Johann Ambrosius Barth" in Leipzig und der 1952 in der DDR gegründete Verlag „Volk und Gesundheit" in Berlin. Sie verlegten Lehr- und Fachbücher der DDR-Autoren, ebenso Periodika für Ärzte und Heilberufe sowie zahlreiche Monographien zur Unfallchirurgie in den 1960er bis 1980er Jahre:

➢ ARZINGER-JONASCH H, RIEDEBERGER J. Klinik und Therapie der Verbrennungsverletzungen. 1. Aufl. Verlag Volk und Gesundheit, Berlin 1979

➢ BECKER T. Grundriss der allgemeinen Unfallchirurgie. Johann Ambrosius Barth, Leipzig 1967

➢ BECKER T. Grundriss der speziellen Unfallchirurgie. Teil I. Johann Ambrosius Barth, Leipzig 1968

➢ BECKER T, MARKGRAF E. Grundriss der speziellen Unfallchirurgie. 2. Aufl. Johann Ambrosius Barth, Leipzig und Lizenzausgabe Thieme-Verlag 1986, 3. Aufl. Barth, 1989

➢ BECKER T. Krebs und Unfall. Johann Ambrosius Barth, Leipzig 1966

➢ BRÜCKNER H. Frakturen und Luxationen. 1. Aufl. Verlag Volk und Gesundheit, Berlin 1969

➢ BRÜCKNER H, HINZE M. Zugangswege in der Traumatologie. Johann Ambrosius Barth, Leipzig 1980

➢ BÜCHTER L. Chirurgische Behandlung der verletzten und erkrankten Hand. Johann Ambrosius Barth, Leipzig 1972

➢ FRANKE K. Traumatologie des Sports – Sportmedizin in der DDR. 1. Aufl. Verlag Volk und Gesundheit, Berlin 1977; 2. Aufl. Thieme Verlag 1980

➢ FRANKE K, BRENKE H. Traumatologie des Sports. 3. Aufl. Verlag Volk und Gesundheit Berlin und Thieme Verlag 1986

➢ FRANKE K, UNGER R, PAUL B. Das Schädel-Hirn-Trauma (SHT) in der Notfallpraxis. 1. Aufl. Verlag Volk und Gesundheit, Berlin 1973

➢ KIENE S, KÜLZ J. Das Schädelhirntrauma im Kindesalter. Klinische und elektroenzephalographische Aspekte. Johann Ambrosius Barth, Leipzig 1968

➢ KÜRZINGER R, KOLLMORGEN G, MÜLDNER J. Grundlagen der ärztlichen Begutachtung. Verlag Volk und Gesundheit, Berlin 1987

- ➤ MÖRL F. Lehrbuch der Unfallchirurgie. 2. Aufl. Verlag Volk und Gesundheit, Berlin 1964/1968
- ➤ REDING R, LANG G. Schädel-Hirn-Trauma und Kombinationsverletzungen. Johann Ambrosius Barth, Leipzig 1977
- ➤ SENST W. Spezielle Krankheitslehre/Chirurgie/Anästhesiologie/Urologie. 3. Aufl. Verlag Volk und Gesundheit, Berlin 1982, 1987, 1989
- ➤ SCHEIDLER K, WOLF E. Notfallmedizin – Organisation und Praxis. 2. Aufl. Verlag Volk und Gesundheit; Berlin 1978, 1981
- ➤ SCHMIDT W, KIENE S. Chirurgie der Infektionen. 2. Aufl. Johann Ambrosius Barth, Leipzig 1981, Lizenzausgabe Springer, 1981
- ➤ WEHNER W, SANDER E. Unfallchirurgie. Lehrbuch für Studenten der Medizin. Verlag Volk und Gesundheit, Berlin 1981
- ➤ UEBERMUTH H. Die Verletzungen des Bauches und der Bauchorgane. Aus: Die Chirurgie des Traumas – Band 2, Verlag Volk und Gesundheit, Berlin 1967
- ➤ ZEUMER G. Praxis der Handchirurgie in Operationsskizzen. 2. Aufl. Johann Ambrosius Barth, Leipzig 1972, 1981
- ➤ ZIPPEL H, HÖHNDORF H. Meniskusverletzungen und Meniskusschäden. Johann Ambrosius Barth, Leipzig 1973

Ein Fachbuch Unfallchirurgie blieb wendebedingt uneditiert

1986 wurde zwischen den vorgesehenen Herausgebern W. SENST, Frankfurt/Oder, GÜNTHER HILDEBRANDT (1934–1988), Berlin, und E. MARKGRAF, Jena, und dem Verlag Volk und Gesundheit, Berlin, ein Vertrag über die Erarbeitung eines umfassenden Fachbuches Unfallchirurgie unterzeichnet, da bis dahin im deutschsprachigen Raum kein vergleichbares Werk existierte. Nach dem frühen Tod von G. HILDEBRANDT (1988) wurde der Titel von W. SENST und E. MARKGRAF unter Mitarbeit von 34 Autoren aus den Ländern DDR, BRD, ČSSR, Österreich, Schweiz und Ungarn weitergeführt und erfolgreich beendet. 1989 wurde das komplette Manuskript (etwa 1400 Druckseiten) einschließlich aller Tabellen und Abbildungen, die von Frau RENATE ISRAEL, Berlin, einer erfolgreichen Illustratorin, erstellt wurden, dem Verlag übergeben. Zur Drucklegung kam es nicht, da der Verlag die Wende nicht überstanden hat. Trotz Übernahme des Projekts durch den Verlag Johann Ambrosius Barth, Leipzig, unter Einbeziehung von GERT MUHR (1943–2020) aus Bochum als weiterer Herausgeber kam es nicht zum Erscheinen des Buches, da der Untergang auch des Leipziger Verlags infolge der Übernahme der Verlagsleitung durch einen Verlag aus Heidelberg schon begonnen hatte [1, 2].

Die Notfallversorgung in der DDR

Die Notfallversorgung begann in der DDR 1953 mit der „Anordnung über die ärztliche Versorgung der Werktätigen" und diente bis 1989 zur Sicherung der ärztlichen Versorgung außerhalb der normalen Arbeitszeit [2].

In umschlossenen Räumen wurde die Notfälle von wenigen niedergelassenen Ärzten oder angestellten Ärzten aus den staatlichen Gesundheitseinrichtungen, den Polikliniken und Ambulanzen abgewickelt. Notfälle in der Öffentlichkeit versorgte im Wesentlichen das Deutsche Rote Kreuz (DRK der DDR) und transportierte die Patienten ohne ärztliche Begleitung in die stationären Gesundheitseinrichtungen.

Bereits Anfang der 1960er Jahre wurde an der Medizinischen Akademie Magdeburg vom chirurgischen Ordinarius WERNER LEMCKE (1909–1989) das „Magdeburger Modell" als Analogon zum westdeutschen NAW-System eingeführt, das durch Erlass des Gesundheitsministeriums 1976 in der DDR als System der „Schnellen Medizinischen Hilfe" (SMH) in zehn Bezirksstädten und vier Kreisstädten aufgebaut wurde.

Als Neuerungen wurden ein einheitlicher medizinischer Notruf 115 und einheitliche SMH-Leitstellen mit der Bündelung sämtlicher Notrufanmeldungen eingeführt.

Die DMH (Dringliche Medizinische Hilfe), der DHD (Dringlicher Hausbesuchsdienst) und DKHD (Dringlicher Medizinischer Kinder-Hausbesuchsdienst) wurden hier genau definiert. Die „DMH-Einsatzgruppe" bestand aus einem notfallmedizinisch ausgebildeten Arzt, einem Krankentransporteur und einer SMH-Krankenschwester, die „DMH-Einsatzgruppe" aus einem ambulant tätigen Arzt und einem Krankentransporteur.

Endphase der DDR und Wendezeit

Was die Unfallchirurgie in der DDR betraf, haben die aufgezwungenen getrennten Wege dennoch nicht der gleichen Grundlagen ärztlicher Ethik und gleicher Ziele ärztlichen Handelns entbehrt. Gute Heilergebnisse zu erzielen, die Wiedergewinnung maximaler Leistungsfähigkeit und der Patientenerwartung weitgehend zu entsprechen, galten in der DDR als qualitätssichernde Aufgaben [1, 2].

In den letzten Jahrzehnten der Existenz der DDR nahmen die Spannungen zwischen der Partei- und Staatsmacht und der Bevölkerung durch die ideologische Intoleranz mit komplexer Überwachung der Bürger durch die Staatssicherheit, Abschirmung der DDR gegen das Ausland mit fehlender Reisemöglichkeit, aber auch aufgrund wirtschaftlicher Engpässe kontinuierlich zu. Eine erschreckend hohe Massenflucht der Menschen war die Folge und führte über die historische friedliche Revolution schließlich zum Untergang des sozialistischen Landes (1989).

Die sogenannte „Wendezeit" stellte Ärzte und mittleres medizinisches Personal, aber auch alle anderen an der ärztlichen Betreuung beteiligten Personen, einschließlich der

Verwaltungsmitarbeiter, vor herausfordernde Aufgaben. Generell waren das die Umstellungen im medizinischen Betreuungssystem, die Einführung neuer Versicherungssysteme, der Ausgleich von Defiziten, apparative Umrüstungen und das Angebot der Hospitation ostdeutscher Kollegen in den führenden westdeutschen Unfallkliniken.

Die schrittweise Einführung der gesetzlichen Unfallversicherung erfolgte stabsmäßig und sehr erfolgreich durch den Hauptverband der Berufsgenossenschaften (BG) und zahlreiche leitende Mitarbeiter. Sie befanden, ob die entsprechende Qualifikation der künftigen Unfallchirurgen für das Durchgangsarzt- und Verletzungsarten-Verfahren (Behandlung von Schwerverletzten) vorlag. Weiter wurden bauliche Voraussetzungen der Krankenhäuser für die BG-Zulassung überprüft, im Bedarfsfall angefordert oder empfohlen.

Im Raum stand die Frage, was zukünftig aus der Sektion Traumatologie der Gesellschaft für Chirurgie der DDR werden soll. Gab es Chancen für deren Fortbestand innerhalb der bestehenden Gesellschaft der BRD oder parallel dazu? Die verhandelnden Vertreter beider Seiten wurden sich einig, dass es künftig nur eine Fachgesellschaft in Deutschland geben kann. Es war der herausragenden Strategie des damaligen Generalsekretärs der Deutschen Gesellschaft für Unfallheilkunde JÜRGEN PROBST (1927–2016) zu verdanken, dass eine von beiden Seiten anerkannte Regelung getroffen wurde *(Abb. 12)*. Sie bestand in der Möglichkeit für die ostdeutschen Unfallchirurgen, der Deutschen Gesellschaft für Unfallheilkunde durch schriftlichen Antrag ohne Hinterfragung ihrer Betätigung und Rolle in der DDR beizutreten. Dieses moderate Vorgehen erfolgte lange Zeit vor entsprechenden Entscheidungen anderer Fachgesellschaften.

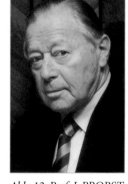

Abb. 12: Prof. J. PROBST, langjähriger Generalsekretär der Deutschen Gesellschaft für Unfallheilkunde/Unfallchirurgie (Privatarchiv E. Markgraf)

In adäquater Weise wurde die Überführung der Mitglieder der Sektion DDR der AO-International in die Deutsche Sektion vollzogen. Promoter dabei waren die Obmänner der zwei Sektionen mit entsprechenden Verhandlungspartnern, die einem Vorschlag von SIEGFRIED WELLER (1928–2019) vorbehaltlos zustimmten *(Abb. 13)*.

Eine bedeutende Rolle beim Aufbau der fachlichen und persönlichen Dialoge zwischen den Unfallchirurgen beider ehemaliger deutscher Staaten spielte der Schweizer URS HEIM (1924–2013),

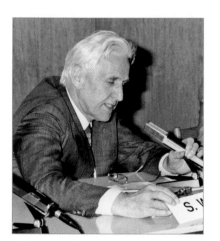

Abb. 13: Prof. S. WELLER, langjähriger Obmann der Deutschen Sektion der AO-International (Privatarchiv E. Markgraf)

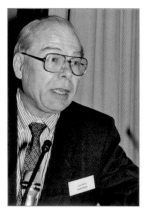

Abb. 14: Priv.-Doz. Dr. U. HEIM, langjähriger Präsident der AO-International; Dr. h. c. der Friedrich-Schiller-Universität Jena 1992 (Privatarchiv E. Markgraf)

damaliger Präsident der „AO-International", *(Abb. 14)*. Er war Verfasser verschiedener Bücher, darunter des mehrfach aufgelegten und in zahlreiche Sprachen übersetzten Buches „Periphere Osteosynthesen". Vor allem sein Werk „Das Phänomen AO" zeigt die Ursprünge und die tragenden Persönlichkeiten, die Gründung, die ersten Jahre und die internationale Verbreitung der Arbeitsgemeinschaft.

Eine gemeinsames gesellschaftliches Leben von Unfallchirurgen der früheren DDR und der westdeutschen Kollegen entwickelte sich nach 1989 innerhalb der DGU durch das Miteinander in Arbeitsgemeinschaften, Ausschüssen, Sektionen, im Präsidium, Präsidialrat und im Senat der DGU. Besonders große Schnittmengen fanden sich von Anfang an in der Sektion Kindertraumatologie. Hospitationen, das Treffen von Referenten und Teilnehmern aus Ost und West bei Ostdeutschen AO-Seminaren in Jena, Weimar, Cottbus oder Erfurt, bei AO-Kursen in Halle, BG-Tagungen in Dresden und Leipzig sowie die erste DGU-Präsidentschaft 1996 eines ostdeutschen Unfallchirurgen in Person des Erst-Autors dieses Beitrags förderten rasch das wissenschaftliche Miteinander, sodass die Jahre der Trennung 1949 bis 1989 zunehmend überwunden werden konnten.

Summary

The matter of trauma surgery in the German Democratic Republic and its relation to the German Society for Trauma Surgery (DGU)

Trauma surgery began its status as a stand-alone entity with the foundation of the society of trauma-medical science "Deutsche Gesellschaft für Unfallheilkunde" (DGU) in 1922, but was disestablished in 1939. In 1949 the Federal Republic of Germany (FRG) and the German Democratic Republic (GDR) were founded separately. Although trauma surgery was not a stand-alone entity at this time, the tasks trauma surgery dealt with were approached and fulfilled with significant engagement. The results achieved were reasonably comparable in both countries.

Different political developments in the two German countries caused a divergency and the wall construction in 1961 nearly ended the trans-border cooperation among the trauma surgery branches in the western and eastern part of Germany.

While the DGU was brought back to life in the FRG in 1950, in the GDR elder colleagues which had the DGU-membership were forced to leave the DGU. Caused by that trans-border exchange of ideas and conferences were not possible any longer. On the other hand some scientifical relationships to surgeons from Suisse and Austria remained. The stepwise development of trauma surgery towards an independent entity of surgery starting in the second half of the 20th century was promoted by a number of surgical specialists, while others were not interested.

In the GDR, unfortunately, the improvement of surgical principles despite technical, procedural and research developments was slowed down due the lack of international connections and financial resources. Improvisation was a wide spread approach, to overcome that. Furthermore, specialist literature was lacking too. The leading publishing companies for surgical specialist literature were "Johann Ambrosius Barth" (Leipzig) and "Volk und Gesundheit" (Berlin).

Postgraduate education and subject-oriented specialization was well organized in the GDR, perhaps even better than in the FRG. In contrast, this was balanced by advantages one got in the FRG for example the ability to travel without restriction and to visit clinical centers as a guest student.

The development of trauma surgery was significantly supported by some points like promoting a holistic approach in treating injured patients and creating new surgical procedures like intramedullary nailing or applying osteosynthesis-techniques.

Principles of the "Association for the Study of Internal Fixation" (ASIF), also known as AO ("Arbeitsgemeinschaft für Osteosynthesefragen") were implemented in the GDR as well, by founding the society "AO-International/Sektion DDR" in 1972. This article contains a listing of ten congresses, which took part in the GDR with international involvement. A selection of important publications with trauma-surgical issues are listed (some of them published in the FRG as well). A description of how upcoming issues following the reunification of the two German countries were handled concludes the article.

Literatur

1. Kiene S, Reding R, Senst W (2009) Getrennte Wege – ungeteilte Chirurgie. Beiträge zur Chirurgie in der DDR. Edition Sapientia

2. Markgraf E, Otto W, Welz K (2008) Beiträge zur Geschichte der Unfallchirurgie in der DDR. Supplement der Mitteilungen und Nachrichten der Deutschen Gesellschaft für Unfallchirurgie. Thieme, Stuttgart

3. Povacz F (2000) Geschichte der Unfallchirurgie. Springer, Berlin–Tokio

4. Probst J (1982) 60 Jahre Deutsche Gesellschaft für Unfallheilkunde. In: Hefte zur Zeitschrift Der Unfallchirurg. Heft 164. Springer, Berlin–Tokio

5. Probst J, Siebert H, Zwipp H (2010) 60 Jahre Deutsche Gesellschaft für Unfallchirurgie nach Wiedergründung. Marinadesign, Hannover

4 Präsidenten, Generalsekretäre, Ehrungen und Preise der DGU 1922–2022

Hans-Jörg Oestern, Celle und Egmont Scola, Neumarkt in der Oberpfalz

---

„Die Zeit erfordert gebieterisch gemeinsame Arbeit"

Walther Kühne (1877–1939), Cottbus

Anlässlich des 100-jährigen Bestehens unserer Deutschen Gesellschaft für Unfallchirurgie sollen unsere Gründungsväter der Gesellschaft, unsere Altvorderen auf dem Weg zu einer sich stets weiterentwickelnden und sich verselbstständigenden Unfallchirurgie gewürdigt werden, die als Präsidenten maßgeblich die wissenschaftliche Entwicklung unserer Gesellschaft geprägt haben. Dies gilt unvermindert auch für unsere früheren 1. Schriftführer und späteren Generalsekretäre, die den Weg in eine eigenständige unfallchirurgische Versorgung der uns anvertrauten Patienten ebneten. Dies gilt ebenso für die früheren 2. Schriftführer und heutigen Schatzmeister sowie für die oft über Jahre hinweg tätigen Schriftführer. Durch einen stets äußerst engagierten geschäftsführenden Vorstand mit Präsidium und Präsidialrat konnte gemeinsam mit den Beiräten und Senatoren der DGU ein hohes Maß zur Förderung der Unfallchirurgie in Lehre, Forschung und Krankenversorgung in einer 100-jährigen Bilanz erzielt werden. Die Früchte dieser Arbeit sind in den zahlreichen Ehrungen und Preisen, in der hohen Mitgliederzahl, vor allem aber durch die öffentliche Wahrnehmung unserer Gesellschaft erkennbar, zuletzt durch das bundesweit etablierte TraumaNetzwerk DGU®.

85 Jahrestagungen in 100 Jahren

Wieso nicht 100 Jahrestagungen in 100 Jahren? Gleich nach Gründung der DGU am 23. September 1922 in Leipzig, d. h. vier Jahre nach dem Ersten Weltkrieg, musste bereits die zweite Jahrestagung, geplant für den 3. Oktober 1923 in Frankfurt/Main, entfallen, da es eine verhängte Reisesperre ins Rheinland sowie eine hochgradige Teuerung der Lebenskosten als Nachkriegswehen gab. Da die Gründungsväter außerdem alle drei Jahre alternativ zur Jahrestagung einen Internationalen Unfallkongress 1925 in Amsterdam, 1928 in Budapest, 1931 in Genf und zuletzt 1938 in Frankfurt am Main veranstalteten, entfielen weitere Jahrestagungen. Kurz vor Beginn des Zweiten Weltkriegs fand noch im Juli 1939 die 13. Jahrestagung in Kiel statt. 1940 bis 1949 fanden kriegs- und nachkriegsbedingt keine Jahrestagungen statt. Die letzte entfallene Jahrestagung betraf die 84. Jahrestagung, die im Oktober 2020 wegen der COVID-19-Pandemie ausfallen musste und somit erst im Oktober 2021 stattfand.

Präsidenten der DGU 1922–2022

Tagung/Jahr	Präsidenten 1922–1986	Kongressort
1./1922	Prof. Dr. Hans Liniger, Frankfurt/Main, † 1933	Leipzig
2./1924	Prof. Dr. Hans Liniger	Innsbruck
3./1926	Prof. Dr. Hans Liniger	Köln
4./1927	Prof. Dr. Hans Liniger	Nürnberg
5./1929	Prof. Dr. Hans Liniger	Berlin
6./1930	Sanitätsrat Dr. P. Jottkowitz, Berlin, † 1936	Breslau
7./1932	Prof. Dr. G. Magnus, München, † 1942	Bochum
8./1933	Prof. Dr. V. Schmieden, Frankfurt/Main, † 1945	Frankfurt/Main
9./1934	Geh. Med.-Rat Prof. Dr. F. König, Würzburg, † 1952	Würzburg
10./1935	Geh. Med.-Rat Prof. Dr. A. Borchard, Berlin, † 1941	Berlin
11./1936	Prof. Dr. Max zur Verth, Hamburg, † 1941	Hamburg
12./1937	Prof. Dr. Martin Reichardt, Würzburg, † 1967	Würzburg
13./1939	Prof. Dr. A. W. Fischer, Kiel, † 1969	Kiel
14./1950	Prof. Dr. Dr. h.c. H. Bürkle de la Camp, Bochum, † 1974	Bochum
15./1951	Prof. Dr. E. Freiherr von Redwitz, Bonn, † 1964	Bonn
16./1952	Prof. Dr. H. Bohnenkamp, Oldenburg, † 1973	Oldenburg
17./1953	Ministerialrat a. D. Prof. Dr. Dr. M. Bauer, Bonn, † 1959	Bad Neuenahr
18./1954	Prof. Dr. Dr. h.c. L. Kreuz, Tübingen, † 1969	Stuttgart
19./1955	Prof. Dr. G. Jungmichel, Göttingen, † 1981	Goslar
20./1956	Prof. Dr. Dr. h.c. Dr. jur. h.c. K. H. Bauer, Heidelberg, † 1978	Heidelberg
21./1957	Prof. Dr. W. Tönnis, Köln, † 1978	Köln
22./1958	Prof. Dr. G. Störring, Kiel, † 2000	Kiel
23./1959	Prof. Dr. H. Reinwein, Kiel, † 1966	Berlin
24./1960	Prof. Dr. B. Mueller, Heidelberg, † 1976	Lindau/Bodensee
25./1961	Prof. Dr. A. Lob, Murnau a. St., † 1977	Garmisch
26./1962	Ministerialrat Dr. C. Dierkes, Berlin, † 1975	Bad Godesberg
27./1963	Oberreg.rat a. D. Dr. jur. H. Lauterbach, Bonn, † 1984	Berlin

Tagung/Jahr	Präsidenten 1922–1986	Kongressort
28./1964	Prof. Dr. Dr. h. c. mult. A. N. Witt, München, † 1999	Würzburg
29./1965	Prof. Dr. K. Humperdinck, Bochum, † 1990	Stuttgart
30./1966	Prof. Dr. Dr. h. c. H. Junghanns, Frankfurt/Main, † 1986	Frankfurt/Main
31./1967	Prof. Dr. H. Elbel, Bonn, † 1986	Berlin
32./1968	Prof. Dr. H. Bartelheimer, Hamburg, † 1985	Hamburg
33./1969	Chefarzt Dr. W. Perret, München, † 1983	Nürnberg
34./1970	Prof. Dr. G. Könn, Bochum, † 1989	Düsseldorf
35./1971	Prof. Dr. J. Rehn, Bochum/Denzlingen, † 2002	Freiburg/Breisgau
36./1972	Prof. Dr. G. Maurer, München, † 1980	Bern*
37./1973	Prof. Dr. G. Friedebold, Berlin, † 1994	Berlin
38./1974	Prof. Dr. Dr. h. c. W. Ulmer, Bochum, † 2009	Berlin
39./1975	Prof. Dr. W. Faubel, Hamburg, † 1991	Berlin*
40./1976	Prof. Dr. H. Contzen, Frankfurt/Main, † 1999	Berlin
41./1977	Prof. Dr. G. Dotzauer, Köln, † 1990	Berlin
42./1978	Prof. Dr. Dr. h. c. mult. S. Weller, Tübingen, † 2019	Berlin
43./1979	Prof. Dr. H. Tscherne, Hannover	Wien*
44./1980	Prof. Dr. W. Düben, Hannover, † 1991	Berlin
45./1981	Prof. Dr. L. Schweiberer, München, † 2017	Berlin
46./1982	Prof. Dr. J. Probst, Murnau a. St., † 2016	Berlin
47./1983	Prof. Dr. C. Burri, Ulm, † 2002	Lausanne*
48./1984	Prof. Dr. H. Ecke, Gießen, † 1991	Berlin
49./1985	Prof. Dr. G. Hierholzer, Duisburg	Berlin
50./1986	Prof. Dr. Dr. h. c. H. Cotta, Heidelberg, † 2011	Berlin

---

* *Dreiländertagung: Deutsch-Österreichisch-Schweizerischer Unfallkongress*

Da die Präsidenten der Jahre 1922 bis 1986 bereits früher gewürdigt wurden [2, 3, 4], sind in dieser Festschrift die Präsidenten von 1987 bis 2022 hervorgehoben. Die Reden der Präsidenten zur Eröffnung des DGU-Kongresses sind ab dem Jahr 1987 als Zeugnisse einer wechselhaften Epoche für das Gesundheitswesen im Allgemeinen und die DGU im Speziellen als Volltextversion in der Präsidentengalerie der DGU-Homepage (www.dgu-online.de) ab Herbst 2022 nachlesbar.

Tagung/Jahr	Präsidenten 1987–2022	Datum/Ort	Kongressmotto

51. Jahrestagung **1987**	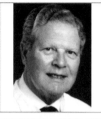 **Prof. Dr. Eugen Hermann Kuner** (1932–2020) Universitätsklinikum Freiburg im Breisgau 18.–21. November 1987 – Berlin ICC **5. Deutsch-Österreichisch-Schweizerische Unfalltagung**
52. Jahrestagung **1988**	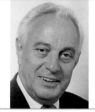 **Prof. Dr. Karl Heinz Jungbluth** Universitätsklinikum Hamburg 16.–19. November 1988 – Berlin ICC
53. Jahrestagung **1989**	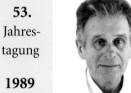 **Prof. Dr. Klaus-Peter Schmit-Neuerburg** (1932–2003) Universitätsklinikum Essen 22.–25. November 1989 – Berlin ICC
54. Jahrestagung **1990**	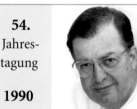 **Prof. Dr. Alfred Pannike** (1933–2009) Universitätsklinikum Frankfurt/Main 28. November–1. Dezember 1990 – Berlin ICC *Qualitätssicherung durch Qualitätsverbesserung*
55. Jahrestagung **1991**	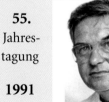 **Prof. Dr. Dieter Havemann** (1935–2006) Universitätsklinik Kiel 21.–25. Mai 1991 – Wien Austria Center **6. Deutsch-Österreichisch-Schweizerische Unfalltagung**
56. Jahrestagung **1992**	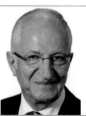 **Prof. Dr. Rahim Rahmanzadeh** Universitätsklinikum Berlin-Steglitz 18.–21. November 1992 – Berlin ICC

Tagung/Jahr	Präsidenten 1987–2022	Datum/Ort	Kongressmotto

| **57.** Jahrestagung **1993** | 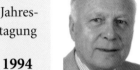 **Prof. Dr. Ulrich Holz** (1940–2021) Katharinenhospital Stuttgart 17.–20. November 1993 – Berlin ICC |

| **58.** Jahrestagung **1994** | 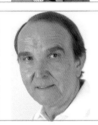 **Prof. Dr. Axel Rüter** Zentralklinikum Augsburg 16.–19. November 1994 – Berlin ICC |

| **59.** Jahrestagung **1995** | 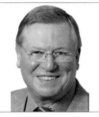 **Prof. Dr. Gert Muhr** (1943–2020) BG Klinik Bergmannsheil Bochum Universitätsklinik 22.–25. November 1995 – Berlin ICC |

| **60.** Jahrestagung **1996** | 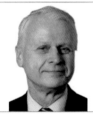 **Prof. Dr. Eberhard Markgraf** Universitätsklinikum Jena 20.–23. November 1996 – Berlin ICC |

| **61.** Jahrestagung **1997** | 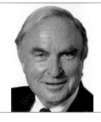 **Prof. Dr. Hans-Jörg Oestern** Allgemeines Krankenhaus Celle 19.–22. November 1997 – Berlin ICC *Gemeinsam sind wir stark* |

| **62.** Jahrestagung **1998** | **Prof. Dr. Lothar Kinzl** Universitätsklinikum Ulm/Donau 18.–21. November 1998 – Berlin ICC *Anspruch – Realität – Illussion* |

Tagung/Jahr	Präsidenten 1987–2022	Datum/Ort	Kongressmotto

63. Jahrestagung **1999**	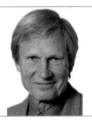	**Prof. Dr. Peter Hertel** Martin-Luther-Krankenhaus Berlin 17.–20. November 1999 – Berlin ICC
64. Jahrestagung **2000**	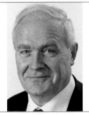	**Prof. Dr. Norbert Peter Haas** Universitätsklinikum Charité Campus Virchow-Klinikum Berlin 10.–13. September 2000 – Hannover CC *Trauma 2000, Aufbruch in ein neues Millennium*
65. Jahrestagung **2001**	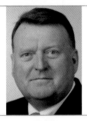	**Prof. Dr. Peter Kirschner** St. Vincenz- und Elisabeth-Hospital Mainz 14.–17. November 2001 – Berlin ICC *Anspruch und Erfolg*
66. Jahrestagung **2002**	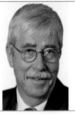	**Prof. Dr. Klaus E. Rehm** Universitätsklinikum Köln 13.–15. November 2002 – Berlin ICC *Im Spiegel der Symmetrie*
67. Jahrestagung **2003**	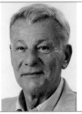	**Prof. Dr. Hartmut Richard Siebert** Diakonie Krankenhaus Schwäbisch Hall 11.–16. November 2003 – Berlin ICC *Wissen und Visionen*
68. Jahrestagung **2004**	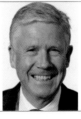	**Prof. Dr. Andreas Wentzensen** BG Unfallklinik Ludwigshafen 19.–23. Oktober 2004 – Berlin ICC *Umbruch – Aufbruch*

Tagung/Jahr	Präsidenten 1987–2022	Datum/Ort	Kongressmotto

69. Jahrestagung 2005	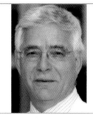 **Prof. Dr. Wolf Mutschler** LMU Universitätsklinikum München 19.–22. Oktober 2005 – Berlin ICC *Fundamente setzen – Brücken bauen*
70. Jahrestagung 2006	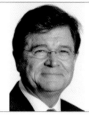 **Prof. Dr. Klaus Michael Stürmer** Universitätsklinikum Göttingen 2.–6. Oktober 2006 – Berlin ICC *Im Wettlauf mit der Zeit*
71. Jahrestagung 2007	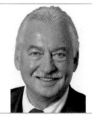 **Prof. Dr. Kuno Weise** BG Unfallklinik Tübingen 24.–27. Oktober 2007 – Berlin ICC *Blick nach vorn – Stillstand ist Rückschritt*
72. Jahrestagung 2008	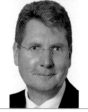 **Prof. Dr. Axel Ekkernkamp** Universitätsklinikum Greifswald 22.–25. Oktober 2008 – Berlin ICC *Gemeinsam die Zukunft gestalten*
73. Jahrestagung 2009	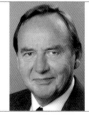 **Prof. Dr. Hans Zwipp** Universitätsklinikum Dresden 21.–24. Oktober 2009 – Berlin ICC *Mit Herausforderungen leben*
74. Jahrestagung 2010	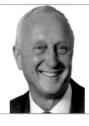 **Prof. Dr. Norbert Südkamp** Universitätsklinikum Freiburg im Breisgau 26.–29. Oktober 2010 – Berlin ICC *Innovation, Sicherheit, Zuverlässigkeit*

| Tagung/Jahr | Präsidenten 1987–2022 | Datum/Ort | Kongressmotto |

75.
Jahres-
tagung
2011

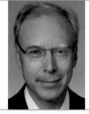

Prof. Dr. Tim Pohlemann
Universitätsklinikum Homburg/Saar

25.–28. Oktober 2011 – Berlin ICC

Grenzen überwinden, Ziele erreichen

76.
Jahres-
tagung
2012

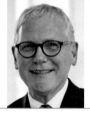

Prof. Dr. Christoph Josten
Universitätsklinikum Leipzig

23.–26. Oktober 2012 – Berlin ICC

Qualität, Ethik und Effizienz

77.
Jahres-
tagung
2013

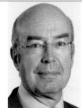

Prof. Dr. Reinhard Hoffmann
BG Unfallklinik Frankfurt/Main

22.–25. Oktober 2013 – Berlin Messe Süd

Menschen bewegen – Erfolge erleben

78.
Jahres-
tagung
2014

Prof. Dr. Bertil Bouillon
Klinikum Köln-Merheim,
Private Universität Witten/Herdecke

28.–30. Oktober 2014 – Berlin Messe Süd

Wissen schafft Vertrauen

79.
Jahres-
tagung
2015

Prof. Dr. Michael Nerlich
Universitätsklinikum Regensburg

20.–23. Oktober 2015 – Berlin Messe Süd

Hinterm Horizont

80.
Jahres-
tagung
2016

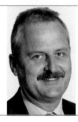

Prof. Dr. Florian Gebhard
Universitätsklinikum Ulm/Donau

25.–28. Oktober 2016 – Berlin Messe Süd

Zurück in die Zukunft

Tagung/Jahr	Präsidenten 1987–2022	Datum/Ort	Kongressmotto

81. Jahres- tagung 2017	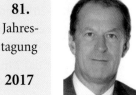 **Prof. Dr. Ingo Marzi** Universitätsklinikum Frankfurt/Main 24.–27. Oktober 2017 – Berlin Messe Süd *Bewegung ist Leben*
82. Jahres- tagung 2018	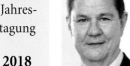 **Prof. Dr. Joachim Windolf** Universitätsklinikum Düsseldorf 23.–26. Oktober 2018 – Berlin Messe Süd *Wir sind O&U*
83. Jahres- tagung 2019	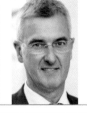 **Prof. Dr. Paul Alfred Grützner** BG Unfallklinik Ludwigshafen 22.–25. Oktober 2019 – Berlin Messe Süd *Wissen braucht Werte*
84. Jahres- tagung 2021	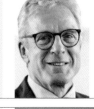 **Prof. Dr. Michael Johannes Raschke** Universitätsklinikum Münster **(2020 wegen COVID-19-Pandemie ausgefallen)** 26.–29. Oktober 2021 – Berlin Messe Süd *Vereinte Vielfalt*
85. Jahres- tagung 2022	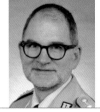 **Prof. Dr. Benedikt Friemert** Bundeswehrkrankenhaus Ulm/Donau 25.–28. Oktober 2022 – Berlin Messe Süd *Mit Begeisterung für unsere Patienten*

Seit 2009 sind die Präsidenten der DGU im Zwei-Jahres-Turnus gleichzeitig auch die Präsidenten der 2008 neu gegründeten „Deutschen Gesellschaft für Orthopädie und Unfallchirurgie".

DGU-Generalsekretäre 1922–2022

Die Bezeichnung Generalsekretär statt 1. Schriftführer wurde erst durch eine Satzungsänderung Ende der 1970er Jahren geschaffen. So firmierte Jürgen Probst (1927–2016) noch 1977 als „1. Schriftführer". Gemäß der Satzungsänderung führt der Generalsekretär die laufenden Geschäfte, leitet den Präsidialrat und beruft im Einvernehmen mit dem Präsidenten Sitzungen des geschäftsführenden Vorstands nach Bedarf ein. Er gibt das Mitteilungsblatt der Gesellschaft heraus. Der Generalsekretär wird vom Schriftführer (seit 1990) vertreten. Die Wiederwahl des Generalsekretärs erfolgt entsprechend der jeweils gültigen Satzung der DGU. *Historisch anzumerken gilt, dass in der Mitgliederversammlung vom 3. September 1932 Joseph darum bat, ihn von der Pflicht des 1. Schriftführers zu entbinden. Er schlug einen Tausch mit dem 2. Schriftführer, zur Verth, vor, was die Versammlung beschloss* (Archiv für orthopädische und Unfall-Chirurgie. Bd. XXXII, 1933. S. 673)

Zeitraum	1. Schriftführer DGU (Generalsekretär)
1922–1928	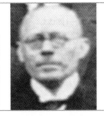 **Dr. Walter Kühne** (1877–1939) Cottbus
1929–1932	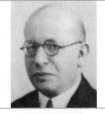 **Dr. Ernst Joseph** (1872–1937) Berlin
1933–1939	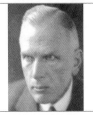 **Prof. Dr. Max zur Verth** (1874–1941) Berlin
1950–1952	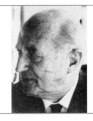 **Dr. Walther Schwarz** (1891–1971) Berlin

Zeitraum	1. Schriftführer DGU (Generalsekretär)
1953–1954	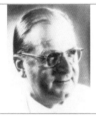 **Prof. Dr. Heinrich Bürkle de la Camp** (1895–1974) Bergmannsheil Bochum
1955–1964	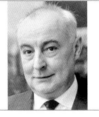 **Prof. Dr. Robert Herget** (1910–1974) Bergmannsheil Bochum
1965–1970	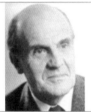 **Prof. Dr. Jörg Rehn** (1918–2002) Bergmannsheil Bochum
1971–1974	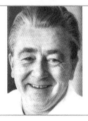 **Prof. Dr. Heinz Contzen** (1925–1999) BG Unfallklinik Frankfurt/Main
1975–1980	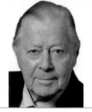 **Prof. Dr. Jürgen Probst** (1927–2016) BG Unfallklinik Murnau
1981–1988	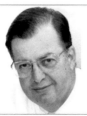 **Prof. Dr. Alfred Pannike** (1933–2009) Universitätsklinikum Frankfurt/Main

Zeitraum	Generalsekretär DGU
1989–1997 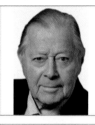	**Prof. Dr. Jürgen Probst** (1927–2016) BG Unfallklinik Murnau
1998–2005 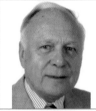	**Prof. Dr. Axel Rüter** Zentralklinikum Augsburg
2006–2013 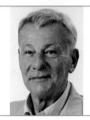	**Prof. Dr. Hartmut Richard Siebert** Diakonie-Krankenhaus Schwäbisch Hall
2014–2017 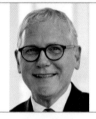	**Prof. Dr. Reinhard Hoffmann** BG Unfallklinik Frankfurt/Main
2018–2022 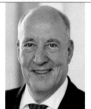	**Prof. Dr. Dietmar Pennig** St. Vinzenz-Hospital Köln

DGU-Schatzmeister 1922–2022

Bis 1933 gab es in der Vereinsorganisation einen 1. Schriftführer (heute: Generalsekretär) und einen 2. Schriftführer und Kassenführer (heute: Schatzmeister). Erst später wurde dafür der Begriff des Schatzmeisters etabliert. Eine Wiederwahl erfolgte gemäß der jeweils gültigen Satzung der DGU.

Zeitraum	DGU-Schatzmeister
1922–1933	**San.-Rat Dr. Hans Isidor Bettmann** (1866–1942) Leipzig
1933–1939 **1950–1953**	**Direktor Dr. Paul Hörnig** (1879–1953) Berlin
1954–1969	**Dr. Walther Schwarz** (1891–1971) Berlin
1970–1989	**Dr. Günther Dorka** (1918–2011) Berlin
1990–1996	**Prof. Dr. Peter Hertel** Martin-Luther-Krankenhaus Berlin

Zeitraum	DGU-Schatzmeister
1997–2005	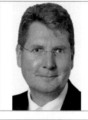 **Prof. Dr. Axel Ekkernkamp** Universitätsklinikum Greifswald
2006–2008	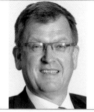 **Prof. Dr. Tim Pohlemann** Universitätsklinikum Homburg/Saar
2009–2011	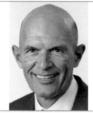 **Prof. Dr. Bertil Bouillon** Klinikum Köln-Merheim, Private Universität Witten/Herdecke
2012–2015	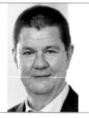 **Prof. Dr. Joachim Windolf** Universitätsklinikum Düsseldorf
2016–2019	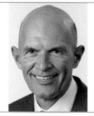 **Prof. Dr. Bertil Bouillon** Klinikum Köln-Merheim, Private Universität Witten/Herdecke
2020–2022	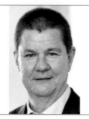 **Prof. Dr. Joachim Windolf** Universitätsklinikum Düsseldorf

DGU-Schriftführer 1922–2022

Laut Satzung § 8 der 1922 gegründeten Gesellschaft hieß es: *Der Vorstand der Gesellschaft besteht aus 10 Mitgliedern, und zwar aus dem 1. und 2. Vorsitzenden, den beiden Schriftführern, von denen der zweite auch Kassenführer ist sowie 6 anderen Mitgliedern* [1]. Danach dürfte Dr. Hans Isidor Bettmann als gewählter 2. Schriftführer von 1922 bis 1933 nicht nur der 1. Kassenführer (heutiger Schatzmeister) der DGU, sondern in Personalunion auch der 1. Schriftführer im heutigen Sinne gewesen sein. Demnach dürften auch die nachfolgenden 2. Schriftführer bis 1989 die Funktion eines Kassenführers (heutiger Schatzmeister) und die eines Schriftführers gehabt haben. Das Amt des Schriftführers wie wir es heute kennen, wurde mit der von der DGU-Mitgliederversammlung am 23. November 1989 geänderten Satzung eingeführt. Ab 1990 entlastet und vertritt der Schriftführer den Generalsekretär.

Zeitraum	DGU-Schriftführer
1990–1999	**Prof. Dr. Klaus Rehm** Universitätsklinikum Köln
2000–2003	**Prof. Dr. Klaus Michael Stürmer** Universitätsklinikum Göttingen
2004–2010	**Prof. Dr. Johannes Sturm** Klinikum Lippe Detmold
2011–2018	**Prof. Dr. Andreas Seekamp** Universitätsklinikum Kiel
2019–2022	**Prof. Dr. Sascha Flohé** Klinikum Solingen

Ehrenmitglieder der DGU 1922–2021

Zu Ehrenmitgliedern können Personen ernannt werden, die sich um die Gesellschaft oder die Unfallheilkunde besonders verdient gemacht haben. Ihre Ernennung erfolgt durch den Beschluss des Präsidiums. Eine bereits zum „Korrespondierenden Mitglied" ernannte Person kann zu Gunsten einer Ehrenmitgliedschaft zum Wechsel ihres Status aufgefordert werden.

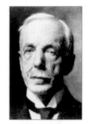

1922   Dr. Carl Constantin Kaufmann, Zürich, † 1934

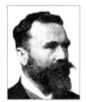

1922   Geh. Med.-Rat Prof. Dr. Theodor Rumpf, Volkmarsen, † 1934

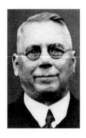

1929   Prof. Dr. Hans Liniger, Frankfurt/Main, † 1933

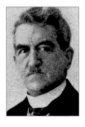

1933   Dr. Pieter Hendrik van Eden, Amsterdam, † 1933
             (Korrespondierendes Mitglied seit 1922)

1934   Geh. Medizinalrat Prof. Dr. Fritz König, Würzburg, † 1952
             Staatssekretär a. D. Dr. jur. Dr. rer. pol. h. c. Johannes Krohn, Bad Neuenahr, † 1974
             Direktor Paul Lohmar, Köln-Ehrenfeld, † 1946

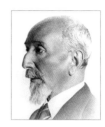

1934   Dr. Daniele Pometta, Luzern, † 1949
(Korrespondierendes Mitglied seit 1922)

1935   Geh. Medizinalrat Prof. Dr. August Borchard, Berlin, † 1941

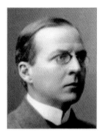

1938   Prof. Dr. Arnold Wittek, Graz, † 1956
(Korrespondierendes Mitglied seit 1922)

1950   Ministerialdirigent a. D. Prof. Dr. Otto Martineck, Stettfeld, † 1951
Prof. Dr. Martin Reichardt, Würzburg, † 1967

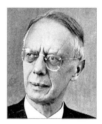

1950   Prof. Dr. Friedrich Zollinger, Zürich, † 1950
(Korrespondierendes Mitglied seit 1922)

1951   Prof. Dr. Albert Wilhelm Fischer, Kiel, † 1969
Prof. Dr. Erich Freiherr von Redwitz, Seeseiten, † 1964
Prof. Dr. Max zur Verth, Hamburg, † 1941 (posthum)
1952   Direktor Dr. Paul Hörnig, Berlin, † 1953
Prof. Dr. Friedrich Quensel, Leipzig, † 1957
1954   Prof. Dr. Dr. h. c. Heinrich Bürkle de la Camp, Bochum/Dottingen, † 1974
Prof. Dr. Arthur Hübner, Berlin, † 1961
1955   Ministerialrat a. D. Prof. Dr. Dr. Michael Bauer, Bonn/Bad Neuenahr, † 1959
1958   Prof. Dr. Dr. h. c. Dr. jur. h. c. Karl Heinrich Bauer, Heidelberg, † 1978
Prof. Dr. Lorenz Böhler, Wien, † 1973

1959	Prof. Dr. Helmuth Bohnenkamp, Oldenburg, † 1973
	Prof. Dr. Dr. h. c. Lothar Kreuz, Tübingen, † 1969
1960	Oberregierungsrat a. D. Dr. jur. Herbert Lauterbach, Bonn, † 1984
	Prof. Dr. Karl Scheele, Emmerich/Rhein, † 1966
	Dr. Walther Schwarz, Berlin, † 1971
1961	Prof. Dr. Ernst Baumann, Langenthal-Bern, † 1978
	Prof. Dr. Jan Wester, Amsterdam, † 1985
1962	Prof. Dr. Wilhelm Tönnis, Köln-Lindenthal, † 1978
1965	Prof. Dr. Dr. h. c. Gerhard Küntscher, Flensburg, † 1972
1966	Prof. Dr. Dr. h. c. Max Flesch-Thebesius, Kronberg/Taunus, † 1983
	Prof. Dr. Georg Hohmann, Bergen/Oberbayern, † 1970
1969	Prof. Dr. Berthold Mueller, Heidelberg, † 1976
	Prof. Dr. Ludwig Zukschwerdt, Hamburg, † 1974
1970	Prof. Dr. Alfons Lob, Murnau, † 1977
1971	Prof. Dr. Otto Hilgenfeldt, Bochum, † 1983
1972	Prof. Dr. Jörg Böhler, Wien, † 2005
	Prof. Dr. Dr. h. c. Herbert Junghanns, Frankfurt/Main, † 1986
	Prof. Dr. Dr. h. c. Maurice E. Müller, Bern, † 2009
1973	Prof. Dr. Wilhelm Heim, Berlin, † 1997
	Prof. Dr. Dr. h. c. Alfred Nikolaus Witt, Berlin/München, † 1999
1975	Obermed.-Rat Dr. Wolfgang Krösl, Wien/Amlach, Österreich, † 2014
	Prof. Dr. Peter Ricklin, Männedorf, Schweiz, † 2006
1978	Dr. Wolfgang Perret, München, † 1983
	Prof. Dr. Dr. h. c. W. Hans Willenegger, Zürich/Pratteln, † 1998
1980	Prof. Dr. Emanuel Trojan, Wien, Österreich, † 2011
1981	Prof. Dr. Dr. h. c. mult. Martin Allgöwer, Basel, † 2007
	Prof. Dr. Jörg Rehn, Bochum/Denzlingen, † 2002
1984	Prof. Dr. Günter Friedebold, Berlin, † 1994
1985	Direktor Alfred Dassbach, Frankfurt/Main, † 1995
	Prof. Dr. Dr. h. c. mult. Wolfgang Spann, München, † 2013
	Prof. Dr. med. Dr. jur. h. c. Werner Wachsmuth, Würzburg, † 1990
1986	Dr. Günther Dorka, Berlin, † 2011
	Prof. Dr. Dr. h. c. mult. Siegfried Weller, Tübingen, † 2019
1987	Prim. Dr. Heinrich Jahna, Hinterbrühl, Österreich, † 2007
	Prof. Dr. Robert Schneider, Biel, Schweiz, † 1990
1989	Prof. Dr. Harald Tscherne, Hannover
1990	Prof. Dr. Benno Kummer, Köln, † 2007
1992	Prof. Dr. Jürgen Probst, Murnau, † 2016
1993	Prof. Dr. Dr. h. c. Horst Cotta, Heidelberg/München, † 2011

1994	Prof. Dr. Eugen H. Kuner, Freiburg im Breisgau/Umkirch, † 2020
1995	Prof. Dr. Günther Hierholzer, Duisburg/Allensbach
1996	Prof. Dr. Alfred Pannike, Frankfurt am Main/Dreieich, † 2009
1997	Prof. Dr. Klaus-Peter Schmit-Neuerburg, Essen, † 2003
1998	Prof. Dr. Leonhard Schweiberer, München, † 2017
	Prof. Dr. Dr. h. c. Karsten Vilmar, Hamburg
1999	Prof. Dr. Dieter Havemann, Kiel, † 2006
2000	Prof. Dr. Peter Matter, Davos-Platz, Schweiz
2001	Prof. Dr. Rahim Rahmanzadeh, Berlin
2002	Prof. Dr. Karl Heinz Jungbluth, Hamburg
	Prof. Dr. Ernst Teubner, Göppingen, † 2013
2004	Prof. Dr. Günter Lob, München
2005	Prof. Dr. Otmar Trentz, Zürich, Schweiz
2006	Prof. Dr. Axel Rüter, Neusäss bei Augsburg
2007	Prof. Dr. Eberhard Markgraf, Jena
2008	Prof. Dr. Gert Muhr, Bochum, † 2020
2009	Prof. Dr. Hans-Jörg Oestern, Celle
2010	Prof. Dr. Klaus Rehm, Köln
2011	Prof. Dr. Johannes Sturm, Münster
2012	Prof. Dr. Hartwig Bauer, Neuötting
2013	Prof. Dr. Hartmut Richard Siebert, Schwäbisch Hall
2014	Prof. Dr. Norbert Peter Haas, Berlin
2015	Prof. Dr. Andreas Wentzensen, Ludwigshafen
2016	Prof. Dr. Thomas Rüedi, Chur/Schweiz
2017	Prof. Dr. Volker Bühren, Murnau
2018	Prof. Dr. Lothar Kinzl, Ulm
2019	Prof. Dr. Kuno Weise, Tübingen
2020	Nicht vergeben wegen COVID-19-Pandemie
2021	Prof. Dr. Hans Zwipp, Dresden

Korrespondierende Mitglieder der DGU 1922–2021

Zu korrespondierenden Mitgliedern können ausländische Ärzte oder andere ausländische Wissenschaftler, die geehrt werden sollen, ernannt werden. Ihre Ernennung erfolgt durch Beschluss des Präsidiums der DGU. Der Wechsel in den Status eines Ehrenmitgliedes ist durch Aufforderung möglich.

1922	Dr. Pieter Hendrik van Eden, Amsterdam, † 1933
	Dr. Daniele Pometta, Luzern, † 1949
	Prof. Dr. Arnold Wittek, Graz, † 1956
	Prof. Dr. Friedrich Zollinger, Zürich, † 1950
1936	Dr. L. Smit, Amsterdam, Niederlande, † (unbekannt)
	Prof. Dr. Arthur Steindler, Iowa, USA, † 1959
1950	Prof. Dr. Fritz Lang, Luzern, Schweiz, † 1976
1954	Prof. Dr. Juan Dantin Gallego, Madrid, Spanien, † 1997
	Prof. Dr. Francisco Martin Lagos, Madrid, Spanien, † 1972
	Prof. Dr. René-H. Patry, Genf, Schweiz, † 1983
1955	Prof. Dr. Jan F. Nuboer, Utrecht, Niederlande, † 1979
1956	Prof. Dr. Hans Wulff, Kopenhagen, Dänemark, † (unbekannt)
	Prof. Dr. Enrico C. Vigliani, Mailand, Italien, † 1992
1957	Prof. Dr. Dr. h.c. Lucien Dautreband, Brüssel, Belgien, † (unbekannt)
	Prof. Dr. Otto Russe, Innsbruck, Österreich, † 1983
1963	Prof. Dr. Cesare Gerin, Rom, Italien, † (unbekannt)
	Prof. Dr. Ludwig Guttmann, Aylesbury, UK, † 1980
1964	Prof. Dr. Marc Iselin, Paris, Frankreich, † 1987
	Prof. Dr. Claude Edouard Verdan, Lausanne, Schweiz, † 2006
1966	Prof. Dr. Hans Willenegger, Bern, Schweiz, † 1998
1971	Prof. Dr. Erik Moberg, Göteborg, Schweden, † 1993
1972	Prof. Dr. Ernst Baur, Luzern/Bern, Schweiz, † 1985
	Prof. Dr. Bernhard Weber, St. Gallen, Schweiz, † 1998
1976	Priv.-Doz. Dr. Wilhelm Vilmos Hönig, Budapest, Ungarn, † 1988
1978	Prof. Dr. Stephan Perren, Davos-Platz, Schweiz, † 2019
1979	Prof. Dr. William F. Blaisdell, Sacramento, USA, † 2020
	Prof. Dr. Mario Silva-Lombardo, Mexico-City, Mexico, † 2011
1981	Prof. Dr. Emil Beck, Innsbruck, Österreich, † 2001
	Prof. Dr. Jack C. Hughston, Columbus, Georgia, USA, † 2004
1983	Prof. Dr. Walter Bandi, Interlaken/Bern, Schweiz, † 1997
	Priv.-Doz. Dr. Heinz Kuderna, Wien, Österreich

1984	Priv.-Doz. Dr. Dr. h. c. Urs Heim, Bern, Schweiz, † 2013
	Prof. Dr. Johannes Poigenfürst, Wien, Österreich
1985	Prof. Dr. Daniel Reis, Haifa, Israel
	Prof. Dr. Salomon Schächter, Buenos Aires, Argentinien
	Prof. Dr. Rudolf Szyszkowitz, Graz, Österreich
1986	Prof. Dr. René Marti, Amsterdam, Niederlande, † 2018
	Prof. Dr. Donald D. Trunkey, Portland, Oregon, USA, † 2019
1987	Prof. Dr. Ivan Kempf, Strassburg, Frankreich, † 2018
1988	Primarius Dr. Fritz Povacz, Wels, Österreich, † 2014
	Prof. Dr. Georg Berentey, Budapest, Ungarn, † 2004
1989	Prof. Dr. Jan Goris, Nijmwegen, Niederlande
	Prof. Dr. M.D. Charles A. Rockwood, San Antonio, Texas, USA, † 2022
	Prof. Dr. Joseph Schatzker, Toronto, Ontario, Kanada
1990	Prof. Dr. Oldrich Čech, M.D., D. Sc., Prag, Tschechische Republik, † 2020
	Prof. Dr. M.D. James Langston Hughes, Jackson, Mississippi, USA
	Prof. Dr. Antal Renner, Budapest, Ungarn
1992	Prof. Dr. Fritz Magerl, St. Gallen, Schweiz, † 2020
	Dr. Jacques Meine, Basel, Schweiz
	Prof. Dr. Augusto Sarmiento, M.D., Los Angeles, Kalifornien, USA
1993	Prof. Dr. P.A. Mohandas, Madras, Indien
	Prof. Dr. Marvin Tile, Toronto, Ontario, Kanada
1994	Prof. Dr. Christopher Lewis Colton, M.D., Nottingham, England
1995	Prof. Dr. Reinhold Ganz, Bern, Schweiz
	Prof. Dr. Jacques Ives Nordin, Paris, Frankreich
1996	Prof. Dr. Franklin H. Sim, Rochester, Minnesota, USA
1997	Prof. Dr. Freddie H. Fu, Pittsburgh, Pennsylvania, USA, † 2021
	Prof. Dr. Robert J. Johnson, Burlington, Vermont, USA
	Prof. Dr. Joel M. Matta, Los Angeles, Kalifornien, USA
1998	Dr. Dror Paley, West Palm Beach, Florida, USA
	Prof. Dr. Sergey Shlyapnikov, St. Petersburg, Russische Föderation
	Prof. Dr. Karl Göran Thorngren, Lund, Schweden
2000	Prof. Dr. David Helfet, M.D. M.B. CH. B., New York, New York, USA
	Prof. Dr. Eric E. Johnson, M.D., Los Angeles, Kalifornien, USA
	Prof. Dr. Chris van der Werken, Utrecht, Niederlande
2001	Dr. Vladimir Pokorny, Brünn, Tschechische Republik
	Prof. Dr. Knut Strømsø, Oslo, Norwegen
2002	Prof. Dr. Jean Prévot, Nancy, Frankreich
	Prof. Dr. Pietro Regazzoni, Basel, Schweiz
	Prof. Dr. Vilmos Vécsei, Wien, Österreich

2003	Priv.-Doz. Dr. Emanuel Gautier, Freiburg, Schweiz
	Prof. Dr. Elias Lambiris, Patras, Griechenland
2004	Dr. Andras Sárváry, Budapest, Ungarn
	Prof. Dr. James Kellam, M.D., FRCS Charlotte, North Carolina, USA
2005	Prof. Dr. Richard A. Brand, Iowa City, Iowa, USA
	Prof. Dr. Paul Louis Oscar Broos, Löwen, Belgien
2006	MD Suthorn Bavonratanavech, Bangkok, Thailand
	Univ.-Prof. Dr. Michael Wagner, Wien, Österreich
2007	Prof. Dr. Henk ten Duis, Groningen, Niederlande
	Univ.-Prof. Dr. Herbert Resch, Salzburg, Österreich
2008	Prof. Peter V. Giannoudis, Leeds, England
	Manvilius Kocius, Vilnius, Litauen
	Prof. Jian Jun Li, Peking, China
	Priv.-Doz. Dr. János Szita, Budapest, Ungarn, † 2020
2009	Dr. Patrick Cronier, Angers, Frankreich
	Priv. Doz. Dr. Kaj Klaue, Lugano, Schweiz
2010	Simon M. Lambert, Stanmore, Großbritannien
	Dr. Klaus Wendt, Groningen, Niederlande
2011	Dr. Mark Steven Vrahas, Boston, USA
2012	Prof. Dr. Francesco Biggi, Carrara, Italien
	Prof. Dr. Dilip D. Tanna, Indien
2014	Prof. Dr. Ken Boffard, Johannisburg, Südafrika
	Prof. Dr. Inger B. Schipper, Leiden, Niederlande
2015	Prof. Dr. Brian Johnstone, Portland, USA
	Prof. Dr. Biagio Moretti, Bari, Italien
2016	Prof. Dr. Ted Miclau, San Francisco, USA
	Dr. Nikolaus Renner, Aarau, Schweiz
2017	Prof. Luke P. H. Leenen, Utrecht, Niederlande
	Prof. Ari Leppäniemi, Helsinki, Finnland
	Prof. Dr. William Ricci, New York, USA
2018	Prof. Dr. Tim Chesser, Bristol, UK
	Prof. Dr. Robert Kaufmann, Pittsburgh, USA
	Prof. Dr. Stuart Matthews, Leeds, UK
2019	MD Amir Matityahu, San Francisco, USA
2020	Nicht vergeben wegen COVID-19-Pandemie
2021	MD John Mukhopadhaya, Patna, Indien
	Prof. Dr. Michael Verhofstad, Rotterdam, Niederlande

Johann-Friedrich-Dieffenbach-Büste   (gestiftet 1982)

Johann-Friedrich-Dieffenbach, geboren 1. Februar 1794 in Königsberg, gestorben 11. November 1847 in Berlin.

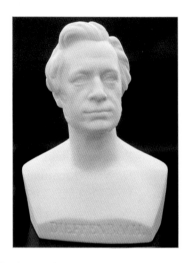

Dieffenbach, Sohn eines Lehrers, studierte zunächst evangelische Theologie an der Universität Rostock und der Universität Greifswald. Nach dem Medizinstdium in Königsberg war er ab 1832 Professor an der Friedrich-Wilhelm-Universität zu Berlin, wurde Lehrstuhlinhaber und Direktor der Chirurgie der Charité. Im Alter von 55 Jahren starb Dieffenbach und wurde am 15. November 1847 auf dem Friedrichswerderschen Friedhof in der Bergmannstraße beigesetzt. Sein Grab war von 1862 bis 1912 als Berliner Ehrengrab gewidmet.

Dieffenbachs Bedeutung als Chirurg: Dieffenbach galt als Wegbereiter der Transplantation sowie der plastischen Chirurgie. Die Tenotomie der Achillessehne beim Klumpfuß geht auf ihn zurück. Außerdem machte er sich um die Bluttransfusion verdient. Er war einer der ersten deutschen Anwender der Äthernarkose am Menschen, nachdem er, gemäß einer Auflage durch den preußischen König, diese zunächst an einem Bären erprobt hatte.

Von ihm stammt das inzwischen vorwiegend angewandte Operationsverfahren der Zirkumzision. Dieffenbach entwickelte zudem operative Methoden zur Schielbehandlung. Im Jahr 1839 hat er an der Charité die erste erfolgreiche Schieloperation ausgeführt. Seine Selbsteinschätzung dazu lautete: „Ich gestehe, dass das Gelingen dieser ersten Schieloperation die größte wissenschaftliche Herausforderung war, welche mir jemals in meinem Leben zu Teil geworden ist." 1846 beschrieb er die operative Vereinigung der Bruchenden einer Pseudarthrose mit Elfenbeinzapfen.

Die Dieffenbach-Büste wurde 1982 als ehrenvolle Auszeichnung für wissenschaftliche Verdienste um die Unfallchirurgie gestiftet. Sie kann an Persönlichkeiten verliehen werden, die sich durch hervorragende wissenschaftliche Leistungen besonders verdient gemacht haben.

Diese hohe Auszeichnung erhielten 1982–2021 diese Persönlichkeiten:

1982   Prof. Dr. Herbert Junghanns, Frankfurt/Main, † 1986
            Prof. Dr. Alfred Nikolaus Witt, München, † 1999
1983   Prof. Dr. Hans Willenegger, Zürich, Schweiz, † 1998
1984   Prof. Dr. Jörg Rehn, Bochum, † 2002

1985	Prof. Dr. Martin Allgöwer, Basel, Schweiz, † 2007
1986	Stadt Berlin (50. DGU-Jahrestagung zur 750-Jahr-Feier der Gründung von Berlin)
1987	Prof. Dr. Günter Friedebold, Berlin, † 1994
1988	Nicht vergeben
1989	Prof. Dr. Siegfried Weller, Tübingen, † 2019
1990	Prof. Dr. Wilhelm Schink, Köln, † 2004
1991	Nicht vergeben
1992	Prof. Dr. Walter Blauth, Kiel, † 2018
1993	Prof. Dr. Stephan Perren, Davos Platz, Schweiz, † 2019
1994	Prof. Dr. Harald Tscherne, Hannover
1995	Dr. Klaus Klemm, Frankfurt/Main, und Dr. Wulf-Dieter Schellmann, Peine
1996	Prof. Dr. Lutz Claes, Ulm
1997	Prof. Dr. Jürgen Probst, Murnau, † 2016
1998	Prof. Dr. Caius Burri, Ulm, † 2002
1999	Prof. Dr. Rahim Rahmanzadeh, Berlin
2000	Prof. Dr. Gert Muhr, Bochum, † 2020
2001	Prof. Dr. Horst Cotta, Heidelberg, † 2011
2002	Prof. Dr. Lutz Jani, Riehen, Schweiz, † 2019
2003	Prof. Dr. Ulrich Lanz, Neustadt/Saale
2004	Prof. Dr. Hans-Ulrich Steinau, Bochum
2005	Prof. Dr. rer. nat. Dipl. Ing. Edmund A. M. Neugebauer, Köln
2006	Prof. Dr. sc. techn. Erich Schneider, Davos, Schweiz
2007	Prof. Dr. Ulrich Holz, Stuttgart, † 2021
2008	Prof. Dr. Wolf Mutschler, München
2009	Prof. Dr. Norbert P. Haas, Berlin
2010	Prof. Dipl.-Ing. Dietmar Otte, Hannover
2011	Prof. Dr. Hans Zwipp, Dresden
2012	Prof. Dr. Christian Krettek, Hannover
2013	Univ.-Prof. Prof. h. c. Dr. med. Dr. med. vet. Dr. h. c. Reinhard Schnettler, Gießen
2014	Prof. Dr. Dr. h. c. Pol Rommens, Mainz
2015	Prof. Dr. Volker Bühren, Murnau
2016	Prof. Dr. Anita Ignatius, Ulm
2017	Prof. Dr. Hans-Christoph Pape, Zürich, Schweiz
2018	Prof. Dr. Tim Pohlemann, Homburg/Saar
2019	Prof. em. Dr.-Ing. Lutz Nolte, Bottmingen, Schweiz
2020	Nicht vergeben wegen COVID-19-Pandemie
2021	Prof. Dr. Michael Amling, Hamburg

Goldene Ehrennadel   (gestiftet 1989)

Die Goldene Ehrennadel wurde von der Deutschen Gesellschaft für Unfallheilkunde 1989 gestiftet. Sie wird verliehen an Personen in Würdigung ihrer außerordentlichen Verdienste um die Entwicklung und Förderung der Unfallchirurgie, Orthopädie und orthopädischen Chirurgie. Die Verleihung der aus massivem Gold hergestellten Ehrennadel erfolgt auf dem Deutschen Kongress für Orthopädie und Unfallchirurgie.

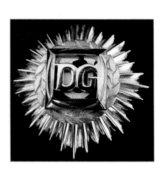

Folgende Persönlichkeiten wurden 1989–2021 ausgezeichnet:

1989	Gisela Vopel, Berlin, † 2007
1990	Dr. jur. Friedrich Watermann, Bonn, † 2004
1991	Nicht vergeben
1992	Hans-Jürgen Gühne, Bochum, und Klaus Hug, Umkirch
1993	Prof. Dr. med. Dr. phil. Siegfried Borelli, München, † 2021
1994	Nicht vergeben
1995	Nicht vergeben
1996	Dr. Heinz Volk, Bochum
1997	Dr. h. c. Hannelore Kohl, Bonn, † 2001
1998	Medico International, Kampagne zum Verbot von Landminen, Frankfurt/Main
1999	Dipl.-Ing. (FH) Max Schuster, Neusäss
2000	Gerhard Kugler, Geschäftsführer a. D. ADAC Luftrettung, Geretsried
2001	Ursula von Voigt, Berlin
2002	Nicht vergeben
2003	Siegfried Steiger, Björn-Steiger-Stiftung
2004	Dr. jur. Günther Sokoll, Sankt Augustin
2005	Prof. Dipl. Ing. Dietmar Otte, Hannover
2006	Dr. Annette Güntert, Bundesärztekammer, Berlin
2007	Prof. Dr. med. habil. Dr. Ing. Dr. med. h. c. Michael Ungethüm, B. Braun-Aesculap, Tuttlingen
2008	Prof. Manfred Bandmann, Präsident des Deutschen Verkehrssicherheitsrates, Bonn
2009	Ärzte ohne Grenzen e. V., Berlin
2010	Aktionsbündnis Patientensicherheit, vertreten durch Dr. G. Jonitz
2011	Prof. Dr. Petra Gastmeier, für ihre Leitung des Aktionsbündnisses „Saubere Hände" Berlin

2012   Bundesvereinigung der Arbeitsgemeinschaften der Notärzte Deutschlands e. V. (BAND) vertreten durch Dr. Burgkhardt

2013   Dr. Hans Lemke, Leitender Arzt, Zentrum für Schwerbrandverletzte, Intensiv- und Notfallmedizin, Klinikum Dortmund

2014   Ina Kutscher, Berlin, für ihr Projekt „Jeden kann es treffen"

2015   Theo Zellner, Präsident des Bayerischen Roten Kreuzes

2016   Siegfried Brockmann, Unfallforschung der Versicherer

2017   Li-La. Licht und Lachen für kranke Kinder. Effizienz in der Medizin. e. V., vertreten durch Prof. Dr. Wolfgang Linhardt

2018   Prof. Dr. Johannes Sturm, Münster, für außerordentliche Verdienste um das unfallchirurgische Kurswesen und die Akademie der Unfallchirurgie

2019   Prof. h. c. Dr. Almut Tempka, Berlin, für außerordentliche Verdienste um die Weiterbildung

2020   Nicht vergeben wegen COVID-19-Pandemie

2021   Prof. Dr. Klaus Michael Stürmer, Göttingen

Carl-Thiem-Gedenkmünze   (gestiftet 1997)

Die Carl-Thiem-Gedenkmünze wurde 1997 anlässlich des 75-jährigen Bestehens der Deutschen Gesellschaft für Unfallchirurgie gestiftet. Sie wird für besondere Verdienste um die DGU unter Einbeziehung berufspolitischer und berufsständischer Leistungen verliehen. Dieser Preis ist Carl Thiem (1850–1917) gewidmet, der als deutscher „Vater der Unfallchirurgie" gilt und dessen Namen das Klinikum Cottbus trägt, das er seinerzeit initiierte.

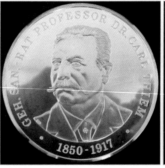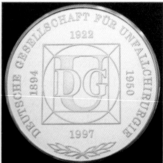

Diese Wertschätzung wurde 1997–2021 diesen Persönlichkeiten zuteil:

1997   OMR Dr. sc. med. Wolfgang Kurz, Lübben

1998   Prof. Dr. Hans-Jörg Oestern, Celle

1999   Prof. Dr. Gert Specht, Berlin, † 2018

2000   Dr. med. Klaus Welz, Cottbus, † 2015

2001	Dr. med. Hans Rudolph, Rotenburg/Wümme, † 2017
2002	Prof. Dr. Eberhard Markgraf, Jena
2003	Nicht vergeben
2004	PD Dr. Wolfgang Hundshagen, Nordhausen
2005	Nicht vergeben
2006	Prof. Dr. Friedrich-Wilhelm Meinecke, Reinbek, † 2012
2007	Prof. Dr. Heinrich Reilmann, Braunschweig
2008	Prof. Dr. Peter Wendsche, Brno, Tschechische Republik
2009	Prof. Dr. Volker Echtermeyer, Minden
2010	Prof. Dr. Christian K. Lackner, München
2011	Sanitätsrat Dr. med. Wolfgang Roth, Saarlouis
2012	Prof. Dr. Heinrich Karl Winker, Erfurt
2013	Prof. Dr. Tilman Mischkowsky, Kempten, † 2021
2014	Prof. Dr. Felix Bonnaire, Dresden
2015	Dr. med. Peter Kalbe, Rinteln
2016	Dr. med. Fritz Thielemann, Villingen-Schwenningen
2017	Prof. Dr. Udo Obertacke, Mannheim
2018	Dr. med. Rainer Kübke, Berlin
2019	Prof. Dr. Karl-Dieter Heller, Braunschweig
2020	Nicht vergeben wegen COVID-19-Pandemie
2021	Prof. Dr. Dr. Reinhard Hoffmann, Frankfurt/Main

Stromeyer-Probst-Medaille   (gestiftet 2000/erweitert 2019)

Die Deutsche Gesellschaft für Unfallchirurgie verleiht die Stromeyer-Probst-Medaille einmal jährlich als Auszeichnung für herausragende wissenschaftliche Werke des unfallchirurgischen und übergreifenden traumatologischen Schrifttums.

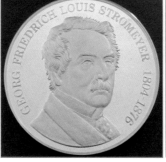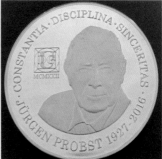

Auszeichnungswürdig für diesen Literaturpreis sind Veröffentlichungen in Buchform in deutscher, englischer oder französischer Sprache mit hohem wissenschaftlichem Informationswert für Praxis und Lehre. Der Literaturpreis ist dem Andenken des Chirurgen

Georg Friedrich Louis Stromeyer (1804–1876) gewidmet, der zu den namhaftesten Chirurgen des 19. Jahrhunderts gehörte.

Prof. Dr. Jürgen Probst (1927–2016), langjähriger Generalsekretär und Präsident der DGU 1982, war zeitlebens Hüter und Förderer der Literatur, weswegen ihm zu Ehren die Auszeichnung 2019 in „Stromeyer-Probst-Medaille" umbenannt wurde.

Diese Auszeichnung der DGU erhielten 2001–2021 folgende Persönlichkeiten:

2001   Prim. Dr. Fritz Povacz, † 2014, Gaspolzhofen, Österreich, für sein Werk „Die Geschichte der Unfallchirurgie"

2002   PD Dr. Dr. h. c. Urs Heim, † 2013, Gümligen, Schweiz, für sein Werk „Das Phänomen AO. Gründung und erste Jahre der Arbeitsgemeinschaft für das Studium der Osteosynthese (1958–1963)"

2003   Dr. Eduard M. Walthers, Marburg an der Lahn, für seine Übersetzung des Werks von A. Grenspan: „Orthopedic Radiology. A practical Approach" unter dem Titel „Skelettradiologie – Orthopädie, Traumatologie, Rheumatologie, Onkologie"

2004   Prof. Dr. Ernst Teubner, † 2013, Göppingen, für sein Werk „Der Schultergürtel. Form und Funktion, Entwicklung, Biomechanik und Trauma"

2005   Prof. Dr. Michael Sachs, Frankfurt/Main, für sein Werk „Die Geschichte der operativen Chirurgie", 5 Bände

2006   Prof. Dr. Benno Kummer, † 2007, Köln, für sein Werk „Biomechanik. Form und Funktion des Bewegungsapparates"

2007   Prof. Dr. Jürgen Rudigier, Offenburg, für sein Werk „Kurzgefasste Handchirurgie. Klinik und Praxis"

2008   Dr. jur. Horst Kater, Berlin, für sein Werk „Das ärztliche Gutachten im sozialgerichtlichen Verfahren. Die schwierige Kommunikation zwischen Juristen und Medizinern"

2009   Prof. Dr. Ulrich A. Wagner, Wesermünde, und Prof. Dr. Hans-Martin Schmidt, Bonn, für ihr Werk „Ausgewählte Fehler- und Gefahrensituationen bei orthopädisch-unfallchirurgischen Eingriffen. Ein Kompendium unter besonderer Berücksichtigung topografischer Aspekte"

2010   Prof. Dr. Reiner Labitzke, Schwerte, für sein Werk „Handbuch der Seilosteosynthesen"

2011   Dr. Adam Geremek, Kiel, für sein Werk „Wachkoma: Medizinische, rechtliche und ethische Aspekte"

2012   Prof. Dr. Stefan Rehart, Frankfurt/Main, für die Eindeutschung des Werkes „Chirurgie de la main – 1. L'urgence"

2013   Prof. Dr. Dr. h. c. Hans-Georg Dietz, München, für das von ihm herausgegebene Werk „Praxis der Kinder- und Jugendtraumatologie"

2014   Prof. Dr. Martin Breitenseher, Horn, Österreich, für sein Werk „Der MR-Trainer Untere Extremität"

2015   Prof. Eugen H. Kuner, † 2020, Umkirch, für sein Werk „Vom Ende einer qualvollen Therapie im Streckverband"

2016   Prof. Dr. Stefan Rammelt und Prof. Dr. Hans Zwipp, Dresden, für ihr Werk „Tscherne Unfallchirurgie: Fuß"

2017   Prof. Dr. Hajo Thermann, Heidelberg, für sein Werk „Neue Techniken Fußchirurgie"

2018   Prof. Dr. Gerrit Matthes, Potsdam, und Dr. Heiko Trentzsch, München, für das von ihnen federführend herausgegebene Werk „Schwerverletztenversorgung Diagnostik und Therapie der ersten 24 Stunden"

2019   Dr. Dirk Hochlenert und Dr. Gerald Engels, Köln, für das von ihnen federführend herausgegebene Werk „Diabetic Foot Syndrome"

2020   Nicht vergeben wegen COVID-19-Pandemie

2021   Prof. Dr. Ulrich Brunner, Hausham, und Prof. Dr. Markus Scheibel, Zürich/Berlin, für das von ihnen gemeinsam herausgegebene Werk „Schulter"

Hans-Liniger-Preis   (Wissenschaftspreis, gestiftet 1956)

Dieser Preis, von 1956 bis 1961 als „Wissenschaftspreis" vergeben, erhielt 1966 auf Anregung von Prof. Junghanns (1. Vorsitzender der 30. Jahrestagung in Frankfurt/Main) und durch Beschluss des Vorstands 1966 den Beinamen von Hans Liniger, der Mitbegründer und langjähriger Erster Vorsitzender bzw. Präsident der DGU (1922–1929) war. Dieser Wissenschaftspreis dient der Förderung des wissenschaftlichen Nachwuchses für besondere Leistungen auf den Fachgebieten Unfallheilkunde, Versicherungs-, Versorgungs- und Verkehrsmedizin oder ihren Grenzgebieten. Der Hans-Liniger-Preis wurde initial alle zwei Jahre ausgeschrieben. Seit 1999 wird er jährlich vergeben. Der Wissenschaftspreis war anfangs mit 2 000 DM, ab dem Jahr 2000 mit 15 000 DM, bzw. 7 500 Euro dotiert, seit 2012 mit 10 000 Euro. Gemäß der Präsidiumssitzung vom 24. Oktober 2016 besteht der Preis in einer vom Präsidenten und vom Generalsekretär unterzeichneten personalisierten Urkunde und einem Geldbetrag, dessen Höhe durch Beschluss des Präsidiums bestimmt wird (aktuell 10 000 Euro).

Diese Auszeichnung der DGU erhielten 1956–2021 diese Wissenschaftler:

1956   Dr. Armin Bauermeister, † 2021, (Chirurgische Universitätsklinik Kiel): Ergebnisse einer Mazeration und Verpflanzung von Knochenspänen und ihre Bedeutung für den Aufbau der Knochenbank

1958   Prof. Dr. Leo Koslowski, † 2007, Tübingen: Intravitale Autolyse als pathogenetisches Prinzip

1961	Dr. Wilhelm Thorban, † 1984, (Chirurgische Klinik der Justus-Liebig-Universität Gießen): Klinische und experimentelle Untersuchungen zur Ätiologie und Pathogenese der posttraumatischen Sudeckschen Gliedmaßendystrophie
1962	Nicht vergeben
1964	Nicht vergeben
1966	Nicht vergeben
1968	PD Dr. Horst Kindler, † 2013, (Klinikum Benjamin Franklin der FU Berlin, Chirurgische Klinik): Die Hemmwirkungen von Hydrocortison und Antibiotika auf die Wundheilung
1970	PD Dr. Wilfried Schramm, † 2009, (Knappschaftskrankenhaus Bergmannsheil, Gelsenkirchen-Buer, Chirurgische Abteilung): Klinische und tierexperimentelle Untersuchungen über die Transplantation autoplastischer Spongiosa
1972	Prof. Dr. Manfred Weigert, † 2019, (Städtisches Krankenhaus am Urban, Berlin, Abteilung für Orthopädie und Traumatologie): Anregung der Knochenbildung durch elektrischen Strom
1974	Prof. Dr. Klaus-Peter Schmit-Neuerburg, † 2003, (Universitätsklinikum der Gesamthochschule Essen, Abteilung für Unfallchirurgie) und PD Dr. Christian-Dietrich Wilde, † 2021, (Kreiskrankenhaus Bad Homburg v. d. H., Unfallchirurgische Abteilung): Experimentelle Untersuchungen zur Einheilung massiver Cortikalis-Transplantate
1976	PD Dr. Hans-Otto Dustmann (Orthopädische Universitätsklinik Heidelberg): Altersabhängige Reaktionen des Gelenkknorpels nach Verletzungen
1978	PD Dr. Leo Gotzen (Hannover): Untersuchungen zur Neutralisationsplatten-Osteosynthese und der Richtlinien für ihre praktische Durchführung PD Dr. Hans-Jürgen Refior (München): Tierexperimentelle Untersuchungen zum Verhalten der Mikrostruktur des Hyalin-Gelenkknorpels unter Druckbelastung
1980	PD Dr. Günter Lob (Universität Ulm, Department für Chirurgie, Abteilung Unfallchirurgie): Chronische, posttraumatische Osteomyelitis: Tierexperimentelle und klinische Untersuchungen zu einer oralen antibakteriellen Vaccination
1982	PD Dr. Hans-Jörg Oestern (Medizinische Hochschule Hannover, Klinik für Unfallchirurgie): Eine klinische und experimentelle Studie zur Pathogenese, prognostischen und therapeutischen Wertigkeit früher kardiopulmonaler Veränderungen nach schwerem traumatischem Schock
1984	PD Dr. med. Volker Echtermeyer (Medizinische Hochschule Hannover, Klinik für Unfallchirurgie): Diagnostik und Therapie des Compartment-Syndroms – Eine klinische und tierexperimentelle Studie
1986	Prof. Dr. Klaus E. Rehm (Unfallchirurgische Klinik der Justus-Liebig-Universität Gießen): Die Osteosynthese der Thoraxwandinstabilitäten
1988	PD Dr. Hans Zwipp (Medizinische Hochschule Hannover, Klinik für Unfallchirurgie): Die anterolaterale Rotationsinstabilität des Oberen Sprunggelenks

1990   PD Dr. Johannes M. Rueger (Klinikum der Johann-Wolfgang-Goethe-Universität, Unfallchirurgische Klinik, Frankfurt/Main): Knochenersatzmittel

1992   PD Dr. Harald Knaepler (Philipps-Universität Marburg, Klinik für Unfallchirurgie): Untersuchungen zur Knochendesinfektion und Sterilisation sowie deren Auswirkungen auf die biologische Wertigkeit des Knochenimplantates

1994   PD Dr. Gerd Regel (Medizinische Hochschule Hannover, Klinik für Unfallchirurgie): Die unspezifische Immunabwehr nach schwerem Trauma und ihre Bedeutung für den generalisierten Zellschaden und das Multiorganversagen

1996   PD Dr. Hans-Christoph Pape (Medizinische Hochschule Hannover, Klinik für Unfallchirurgie): Pulmonale Komplikationen nach intramedullärer Stabilisierung des Femurschaftes bei Polytrauma

1997   PD Dr. Christian Voigt (Klinikum Benjamin Franklin der FU Berlin, Unfallchirurgische Klinik): Reaktion endostaler Zellen des Kaninchenhumerus bei Störung der physiologischen Kraftverteilung in vivo

PD Dr. Andreas Seekamp (Medizinische Hochschule Hannover, Klinik für Unfallchirurgie): Die Interaktion von neutrophilen Granulozyten und den kapillären Endothelzellen in traumatisch induzierten Ischämie/Reperfusionsschäden

1999   PD Dr. Stefan Rose (Chirurgische Universitätsklinik Homburg/Saar, Abteilung für Unfall- und Wiederherstellungschirurgie): Studien zur pathogenetischen Bedeutung neutrophiler Granulozyten nach Extremitätenischämie, Polytraumatisierung und bakterieller Sepsis

2000   Dr. Gerhard Schmidmaier (Charité-Klinikum der Humboldt-Universität zu Berlin, Campus Virchow, Klinik für Unfall- und Wiederherstellungschirurgie): Die lokale Freisetzung von IGF- und FGF-β1 aus einer biodegradierbaren Poly(D, L-Laktid)-Beschichtung von Implantaten beschleunigt die Frakturheilung

2001   Dr. Martin Grotz (Medizinische Hochschule Hannover, Klinik für Unfallchirurgie): Die Darmhypothese des Multiorganversagens nach schwerem Trauma

2002   Dr. Frank Kandziora (Charité, Campus Virchow, Berlin): Experimentelle Spondylodese der Schafswirbelsäule

2003   PD Dr. med. Michael Amling (Klinik für Unfall- und Wiederherstellungschirurgie der Universität Hamburg): Von der skelettalen Mikroarchitektur über die Knochenzellbiologie zur zentralen Kontrolle der Knochenmasse.

2004   PD Dr. med. Johannes Zeichen (Medizinische Hochschule Hannover, Klinik für Unfallchirurgie): Modulation der Zellproliferation. Synthese von Procollagen Typ I, Typ III und Expression von Hitzeschockprotein 72 von humanen Fibroblasten unter dem Einfluss von zyklischer mechanischer Dehnung

2005   PD Dr. Johannes Frank (Abteilung für Handchirurgie, Klinik für Unfall-, Hand- und Wiederherstellungschirurgie, Universitätsklinikum Frankfurt/Main): Intravitalmikroskopische Analyse und Quantifizierung der Angiogenese und Mikrozirkulation im Gewebe und in der Wundheilung am Tiermodell

2006 PD Dr. med. Niels C. Riedemann (Medizinische Hochschule Hannover, Klinik für Unfallchirurgie): Die pathophysiologische Bedeutung des C5A-Rezeptors in der Entstehungsphase der Sepsis

2007 Frau PD Dr. med. Pia Pogoda (Klinik für Unfall-, Hand- und Wiederherstellungschirurgie, Universitätsklinikum Hamburg-Eppendorf): Knochenmasseverlustsyndrome im Schaf: Entwicklung und Charakterisierung neuer klinikrelevanter Osteoporose-Großtiermodelle

2008 PD Dr. Deike Varoga (Klinik für Unfallchirurgie, Universitätsklinikum Schleswig-Holstein, Campus Kiel): Expression und Regulation angeborener Immunmechanismen bei Gelenkerkrankungen

2009 PD Dr. Wolfgang Schneiders (Klinik für Unfall- und Wiederherstellungschirurgie, Universitätsklinikum Carl Gustav Carus der TU Dresden): Untersuchungen der Materialeigenschaften und der Biokompatibilität eines mit Chondroitinsulfat und Kollagen versetzten Kalziumphosphatzements

2010 PD Dr. Carl Haasper (Medizinische Hochschule Hannover, Klinik für Unfallchirurgie): Tissue Engineering eines osteochondralen Transplantates - Klinische und experimentelle Untersuchungen

2011 Jörg H. Holstein (Klinik für Unfall-, Hand- und Wiederherstellungschirurgie, Universitätsklinikum des Saarlandes): Die Frakturheilung der Maus: Charakterisierung endogener und exogener Einflussfaktoren und Entwicklung neuer Therapieansätze

2012 PD Dr. Sebastian Lippross (Klinik für Unfallchirurgie, Universitätsklinikum Schleswig-Holstein, Campus Kiel): In-vitro- und In-vivo-Untersuchungen zur Wirkung von Platelet-rich Plasma in orthopädisch-unfallchirurgischer Anwendung

2013 Dr. Matthias Knobe (Klinik für Unfall- und Wiederherstellungschirurgie, Uniklinik RWTH Aachen): Komplikationen bei der pertrochantären Femurfraktur: Spannungsbogen zwischen Frakturinstabilität, chirurgischer Präzision und innovativem Implantatdesign

2014 PD Dr. Patric Garcia Caso (Klinik für Unfall-, Hand- und Wiederherstellungschirurgie, Universitätsklinikum Münster): Fracture Healing and Non-union Formation in Mice: Model Development, Pathophysiology and Novel Treatment Strategies

2015 Dr. Florian Haasters (Klinik für Allgemeine, Unfall-, Hand- und Plastische Chirurgie, Ludwig-Maximilians-Universität München): Osteoporose-assoziierte Veränderungen der BMP-2 und BMP-7 vermittelten Migration sowie Invasion humaner mesenchymaler Stammzellen

2016 PD Dr. Christian W. Müller (Medizinische Hochschule Hannover, Klinik für Unfallchirurgie): Osteosynthese 4.0 – Transkutane Form- und Steifigkeitsveränderung einer experimentellen Osteosyntheseplatte aus Nickel-Titanium zur Modulation der Knochenheilung

2017   PD Dr. Elizabeth Rosado Balmayor (Klinikum rechts der Isar der Technischen Universität München): Strategische Ansätze zur Verwendung von Bone Morphogenetic Protein für das Bone Engineering

2018   PD Dr. Johannes Keller (Charité-Universitätsmedizin Berlin): Lokale und systemische Regulations- und Kommunikationsmechanismen im Knochenstoffwechsel.

2019   PD Dr. med. Lukas Weiser (Klinik für Unfallchirurgie, Orthopädie und Plastische Chirurgie, Universitätsmedizin Göttingen der Georg-August-Universität): Insufficient stability of pedicle screws in osteoporotic vertebrae: biomechanical correlation of bone mineral density and pedicle screw fixation strength and Time to Augment?! Impact of Cement Augmentation on Pedicle Screw Fixation Strength Depending on Bone Mineral Density.

2020   Nicht vergeben wegen COVID-19-Pandemie

2021   PD Dr. rer. nat. Melanie Haffner-Luntzer (Universitätsklinikum Ulm): Osteoporotic bone fracture healing: Pathomechanisms and novel therapeutic interventions

Herbert-Lauterbach-Preis   (gestiftet von den Berufsgenossenschaften 1984)

Er wurde im Jahr 1984 anlässlich des 100-jährigen Bestehens der gesetzlichen Unfallversicherung von der Vereinigung Berufsgenossenschaftlicher Kliniken (VBGK) ins Leben gerufen und hat sich inzwischen zur renommierten Forschungsauszeichnung der Unfallversicherungsträger und der BG Kliniken entwickelt. Der von den BG Kliniken in Zusammenarbeit mit der DGU verliehene Herbert-Lauterbach-Preis würdigt wissenschaftliche Leistungen, deren Fokus auf der medizinischen Versorgung von Versicherten der Berufsgenossenschaften und Unfallkassen liegt. 2013 gingen die Ausschreibungsbestimmungen des Preises auf den Klinikverbund der gesetzlichen Unfallversicherung (KUV) über, die neu gegründete Dachgesellschaft der BG Kliniken. Die anfangs mit 10 000 DM dotierte Auszeichnung wurde ab 2003 bis 2012 auf 7 500 Euro erhöht, von 2013 bis 2014 auf 10 000 Euro und ab 2015 auf 15 000 Euro. Die Auszeichnung stellt wissenschaftliche Erkenntnisse der Unfallmedizin und der Berufskrankheiten in den Mittelpunkt, auf die in der personalisierten Urkunde Bezug genommen wird. Die Vergabe wurde erstmalig während der feierlichen Eröffnungszeremonie der 50. Jahrestagung der DGU in Berlin 1986 vergeben.

Diesen Preis der BG Kliniken erhielten 1986–2021 folgende Wissenschaftler:

1986   PD Dr. Andreas Wentzensen (BG Unfallklinik Tübingen): Wiederherstellung und biomechanische Bedeutung des vorderen Kreuzbandes am Kniegelenk nach Verletzung

PD Dr. Jürgen Eitenmüller (Chirurgische Universitätsklinik Köln) et al.: Semirigide Plattenosteosynthesen unter Verwendung absorbierbarer Polymere als temporäre Implantate

1987   PD Dr. Volker Hendrich (Chirurgische Universitätsklinik Freiburg im Breisgau, Abteilung Unfallchirurgie): Kontaktflächen und Druckverteilung am oberen Sprunggelenk unter besonderer Berücksichtigung des Volkmannschen Dreiecks

1988   PD Dr. Martin Hansis (Tübingen): Die Bakteriologie in der Unfallchirurgie – eine umfassende Analyse mikrobiologischer Prozesse in einer Unfallchirurgischen Klinik unter besonderer Berücksichtigung der Bedeutung von Staphylokokkus aureus und Koagulase negativer Staphylokokken

1989   Nicht vergeben

1990   Dr. Egmont Scola (Medizinische Hochschule Hannover, Klinik für Unfallchirurgie): Das Rupturverhalten einer Extremitätenstammarterie unter experimentellen Bedingungen und dessen Bedeutung für den spontanen Blutungsstillstand

1991   Dr. Alois Schmid (Klinik und Poliklinik für Allgemeinchirurgie, Georg-August-Universität Göttingen): Elektronenmikroskopische Untersuchungen zum Effekt des Knorplglättens beim traumatischen Knorpelschaden am Kniegelenk

1992   Dr. Michael Scherer (Institut für Experimentelle Chirurgie der TU München): Experimentelle und klinische Untersuchungen zur autogenen Rekonstruktion des vorderen Kreuzbandes

1993   Dr. Ulrich H. Brunner (Chirurgische Klinik und Poliklinik der LMU München) et al.: Die Überbrückung von langstreckigen Schaftdefekten der Tibia durch Segmentverschiebung entlang eines Marknagels

PD Dr. Axel Ekkernkamp (BG Kliniken Bergmannsheil Bochum): Die Wirkung extrakorporaler Stoßwellen auf die Knochenbruchheilung

1994   Dr. Thomas Mittlmeier (Chirurgische Klinik und Poliklinik, Klinikum Großhadern, LMU München): Erfassung und Bewertung der Gehfunktion nach komplexem Rückfußtrauma

1995   Dr. Manfred Bernard (Unfallchirurgische Abteilung, Martin-Luther-Krankenhaus, Berlin): Die Pathobiologie der arthroskopischen Laserchirurgie des Meniskus

1996   Dr. Gunnar Möllenhoff (Chirurgische Klinik und Poliklinik, BG Kliniken Bergmannsheil Bochum): Wirkung unterschiedlicher Verkürzungen eines traumatisierten Extremitätenabschnittes auf die Weichteil-Knochen-Durchblutung am Beispiel des Unterschenkelschaftes

1997   Prof. Dr. Marcus Schiltenwolf (Stiftung Orthopädische Universitätsklinik Heidelberg): Untersuchungen zur Ätiopathogenese der Mondbeinnekrose

1998   Dr. Hartmut Winkler (BG Unfallklinik Ludwigshafen): Der Korrekturverlust nach operativer Stabilisierung thorakolumbaler Wirbelfrakturen unter besonderer Berücksichtigung des Spongiosatransplantates und der morphologischen

Bedingungen des Intervertebralraumes. Klinische und experimentelle Untersuchungen durch virtuelle Analyse des Intervertebralraumes

1999   PD Dr. Martin Walz (Chirurgische Klinik, BG Kliniken Bergmannsheil Bochum): Therapie und Prophylaxe des Lungenversagens durch die wechselnde Bauch- und Rückenlagerung

2000   Dr. Klaus Seide (BG Unfallklinik Hamburg): Der Hexapod-Fixateuer externe – ein System für die computerassistierte Fraktur- und Fehlstellungsbehandlung: Theorie, Entwicklung und klinische Ergebnisse

2001   Dr. Maritta Maria Orth (BG Kliniken Bergmannsheil Bochum): Unfallrisiko bei obstruktivem Schlafapnoe-Syndrom

2002   Dr. Dieter Rixen (II. Chirurgischer Lehrstuhl der Universität Köln am Klinikum Köln-Merheim): Die Basen-Defizit-Entwicklung und ihre prognostische Bedeutung im posttraumatischen Verlauf – Eine Analyse mit Hilfe des Traumaregisters® der Deutschen Gesellschaft für Unfallchirurgie (DGU)

2003   Prof. Dr. Michael Wenzl (Klinikum Ingolstadt): Untersuchungen zur Leistungsfähigkeit eines multidirektional winkelstabilen Fixateur interne Systems

2004   PD Dr. Lutz Dürselen (Institut für Unfallchirurgische Forschung und Biomechanik, Universität Ulm) et al.: Biomechanische Untersuchungen zur chirurgischen Versorgung von Meniskusrissen

2005   Dr. Nektarios Sinis (Klinik für Hand-, Plastische, Rekonstruktive und Verbrennungschirurgie der BG Unfallklinik, Eberhard-Karls-Universität Tübingen) et al.: Nervenregeneration entlang einer 2 cm langen Defektstrecke unter Verwendung einer bioartifiziellen Nervenleitschiene im N. medianus bei Ratten

2006   Dr. Peter Biberthaler (Unfallchirurgische Abteilung der Chirurgischen Klinik Innenstadt der LMU München) et al.: Serum S-100B-Messung gibt zusätzliche, wertvolle Informationen für die Indikation einer CCT in Patienten nach Schädel-Hirn-Trauma: Eine Multizenterstudie anhand 1.309 Patienten.

2007   Dr. Gerald Zimmermann (Klinik für Unfallchirurgie und Orthopädie, BG Unfallklinik Ludwigshafen): TGF-ß1 als pathophysiologischer Faktor bei Frakturheilung

2008   Dr. Stefan Greiner (Klinik für Unfall- und Wiederherstellungschirurgie – Klinik für Orthopädie, Charité-Universitätsmedizin Berlin) et al.: Der Effekt von Zoledronsäure in einer Poly(D, L-Lactide) Implantatbeschichtung auf Osteoblasten in vitro

2009   Dr. rer. nat. Nils Weinrich (Labor für Biomechanik, BG Unfallkrankenhaus Hamburg): Telemetrisch instrumentierte Implantate für die Osteosynthese

2010   PD Dr. Goetz Andreas Giessler (Abteilung für Plastische, Hand- und Rekonstruktive Chirurgie, BG Unfallklinik Murnau): Die Rekonstruktion großer segmentaler Knochendefekte am Hasen durch Transplantation doppelt vaskularisierter allogener Femurdiaphysen unter Kurzzeit-Immunsuppression

2011   PD Dr. med. Justus Gille (BG Unfallkrankenhaus Hamburg und Universitätsklinikum Schleswig-Holstein, Campus Lübeck): Matrixinduzierte Knorpelersatztherapie

2012   Nicht vergeben

2013   Dr. Michael Amlang (Klinik für Unfall- und Wiederherstellungschirurgie, Universitätsklinikum Carl Gustav Carus der TU Dresden): Die differenzierte Therapiewahl bei der Achillessehnenruptur unter besonderer Berücksichtigung der perkutanen Naht mit dem „Dresdner Instrument" und des Flexor hallucis longus-Transfers zum Ersatz der Achillessehne

2014   Dr. Mirko Aach (BG Universitätsklinikum Bergmannsheil Bochum) et al.: Willkürlich gesteuerte Exoskelette als neue Therapie in der Rehabilitation chronisch Querschnittgelähmter

2015   Dr. Stéphane Stahl (BG Klinik Tübingen): Kritische Auseinandersetzung mit dem Stand der wissenschaftlichen Erkenntnis der Ätiopathogenese der Kienböck Erkrankung - Sonderform der Berufskrankheit Nr. 2103 - unter besonderer Berücksichtigung evidenzbasierter Daten

2016   Dr. Nils Weinrich (BG Klinikum Hamburg): Erarbeitung eines Rettungskettenkonzepts für Unfallverletzte in Offshore-Windenergieanlagen

2017   Dr. Jenny Dornberger (BG Klinikum Unfallkrankenhaus Berlin): Diagnostische Genauigkeit etablierter radiologischer Verfahren zum Nachweis und Ausschluss einer skapholunären Bandverletzung

        Dr. Dr. Michael Kreinest (BG Klinik Ludwigshafen): Analyse der Versorgungskette zur interdisziplinären und interprofessionellen Akutbehandlung von Patienten mit Verletzungen der Wirbelsäule

2018   Dr. Christoph Nau (Universitätsklinikum Frankfurt/Main): Die Veränderung der induzierten Masquelet Membran durch verschiedene, mit Antibiotika angereicherte Knochenzemente in einem Defektmodell am Rattenfemur

2019   PD Dr. Jan Geßmann (BG Universitätsklinikum Bergmannsheil Bochum): Plasmaclots aus peripherem Blut als Trägermatrix für antimikrobielle Substanzen

        Dr. Florian Neubrech (BG Unfallklinik Frankfurt/Main): Verbesserung der Primärnaht traumatischer sensibler Nervenläsionen der Hand durch zusätzliche Verwendung eines Chitosan Nervenröhrchens

2020   Univ.-Prof. Dr. med. Björn Behr (BG Universitätsklinikum Bergmannsheil Bochum): Die Optimierung der Besiedlungskonzentration von humanen Stammzellen aus Fettgewebe in Knochenallografts zeigt verbesserte Knochenregeneration und Gefäßneubildung im Oberschenkeldefektmodell der Maus

2021   Dr. Robert Kahl (Institut für Radiologie und Neuroradiologie, BG Klinikum Unfallkrankenhaus Berlin): Association of Low-Dose Whole-Body Computed Tomography With Missed Injury Diagnoses and Radiation Exposure in Patients With Blunt Multiple Trauma

Innovationspreis   (gestiftet 1998)

Der Innovationspreis der Deutschen Gesellschaft für Unfallchirurgie dient der Förderung von Innovationen in der Unfallchirurgie. Er wird gestiftet von der Firma Johnson & Johnson Medical (DePuy). Die Auszeichnung wird für wissenschaftliche Arbeiten über diagnostische oder anwendungstechnische Innovationen vergeben, die zeitnah in die Patientenversorgung einfließen können. Der Preis wird jährlich vergeben und ist mit 10 000 Euro dotiert (bis zum Jahr 2000 mit 20 000 DM). Der Preisträger erhält eine Urkunde, die vom Präsidenten und dem Generalsekretär der DGU unterzeichnet wird. Er wird an Forscher des In- und Auslandes verliehen. Die Mitwirkung im Preisrichterkollegium ist ehrenamtlich.

Diesen Innovationspreis erhielten 1998–2021 diese Erfinder und Entwickler:

1998	Angela Olinger (Abteilung für Unfall-, Hand- und Wiederherstellungschirurgie der Chirurgischen Universitätsklinik Homburg/Saar) et al.: Minimalinvasiver endoskopischer Zugang zur ventralen Spondylodese der lumbalen Wirbelsäule (Lumboskopie)
1999	Dr. Christian Dahlen (Klinik für Unfall- und Wiederherstellungschirurgie am Universitätsklinikum Carl Gustav Carus, Dresden): PC-basierte 3-D-Software zur Operationsplanung in der rekonstruktiven Fußchirurgie
2000	Dr. Alexander Hofmann (Klinik für Unfallchirurgie der Philipps-Universität Marburg) et al.: Bioengineering eines vitalen Knochentransplantats mit autologen Eigenschaften
2001	PD Dr. P. Euler (Chirurgische Klinik und Poliklinik der LMU München) et al.: Evaluation und klinische Einführung eines neuen Bildwandlergerätes zur intraoperativen Herstellung dreidimensionaler Röntgenbilder
2002	Dr. Peter Biberthaler (Chirurgische Klinik und Poliklinik der LMU München) et al.: Die Mikrozirkulation der Supraspinatussehne am Menschen: erstmalige In-vivo-Analyse nach degenerativer Läsion der Rotatorenmanschette
2003	Dr. Tim Rose (Klinik für Unfall- und Wiederherstellungschirurgie des Universitätsklinikums Leipzig) et al.: Die Verbesserung der Knochenheilung im osteoporotischen Rattenmodell durch die zellvermittelte Expression von Bone Morphogenetic Protein 4 (BMP-4) nach ex-vivo Gentherapie
2004	Nicht vergeben
2005	Dr. Arndt Schilling (Klinik und Poliklinik für Unfall-, Hand- und Wiederherstellungschirurgie des Universitätsklinikums Hamburg-Eppendorf) et al.: Resorbierbarkeit von Knochenersatzmaterialien durch humane Osteoklasten – Entwicklung eines quantitativen Assays als Leitschiene für den klinischen Einsatz

2006   Dr. Felix Walcher (Klinik für Unfall-, Hand- und Wiederherstellungschirurgie des Klinikums der Johann Wolfgang Goethe-Universität Frankfurt/Main): Präklinische Sonographie – Entwicklung, Validierung und klinische Anwendung in der Notfallmedizin

2007   PD Dr. Thomas Gross (Leiter Traumatologie und Vice-Primario Chirurgie, Ospedale Civico Lugano, Schweiz): Der Einsatz eines multifunktionalen bildgestützten Interventionsraumes (MBI) in der Initialphase stationärer Schwerverletzten-Versorgung: Erwartungen, Realität und Perspektive

2008   PD Dr. Carsten Englert (Unfallchirurgie des Klinikums der Universität Regensburg): Bonding of acticular cartilage using a combination of biochemical degradation and surface cross-linking

2009   Dr. Tobias Winkler (Centrum für Muskuloskeletale Chirurgie der Charité-Universitätsmedizin Berlin): Doseresponse relationship of mesenchymal stem cell transplantation and functional regeneration after severe skeletal muscle injury in rats

2010   PD Dr. Peter Strohm (Department für Orthopädie und Traumatologie, Universitätsklinikum Freiburg): Einfluss der Span-/Deckplattenrelation auf das Transplantatversagen bei der ventralen Spondylodese mit autologem, tricorticalem Beckenkammspan

2011   Prof. Dr. Stefan Eggli (Orthopädie, Klinik Sonnenhof, Bern): Dynamisch intraligamentäre Stabilisation (DIS)

2012   Prof. Dr. med. vet. Anita Ignatius (Institut für unfallchirurgische Forschung und Biomechanik, Universitätsklinikum Ulm), Prof. Dr. Markus Huber-Lang (Klinik für Unfallchirurgie, Hand-, Plastische und Rekonstruktive Chirurgie, Universitätsklinikum Ulm) et al.: Die Immunmodulation durch einen C5a-Rezeptor-Antagonisten verbessert die Frakturheilung bei schwerem Trauma

2013   Dr. Michael Kraus (Federseeklinik Bad Buchau und Institut für Rehabilitationsmedizinische Forschung der Universität Ulm): Integration of fluoroscopy-based guidance in orthopaedic trauma surgery – A prospective cohort study

2014   Dr. Sascha Gick, Dr. Steffen Heck (Unfallchirurgie/Orthopädie, Hand- und Wiederherstellungschirurgie, St. Vinzenz-Hospital Köln): Photodynamisches Polymer zur Stabilisierung von Frakturen

2015   Professor Dr.-Ing. Martin Staemmler (Fachhochschule Stralsund, Fachbereich Elektrotechnik und Informatik): TCmed – A secure Telecollaboration Network for Medical Professionals including Workflow Support and Patient Participation

2016   Dr. Eva Johanna Kubosch (Universitätsklinikum Freiburg): The trans-well coculture of human synovial mesenchymal stem cells with chondrocytes leads to self-organization, chondrogenic differentiation, and secretion of TGFβ

2017   Dr. Klemens Horst (Uniklinik RWTH Aachen): Characterization of blunt chest trauma in a long-term porcine model of severe multiple trauma

2018   PD Dr. Michael H. Amlang, Prof. Dr. Stefan Rammelt (UniversitätsCentrum für Orthopädie und Unfallchirurgie, Universitätsklinikum Carl-Gustav Carus, Dresden), PhD Martin Pompach (Department of Traumatology, Regional Hospital Pardubice, Czech Republic), Prof. Dr. Hans Zwipp, Emeritus, Dresden: Interlocking nail fixation for the treatment of displaced intra-articular calcaneal fractures

2019   PD Dr. Matthias Pumberger (Centrum für Muskuloskeletale Chirurgie, Charité – Universitätsmedizin Berlin, Campus Mitte): Disk injury in patients with vertebral fractures - a prospective diagnostic accuracy study using dual-energy computed tomography

2020   Nicht vergeben wegen COVID-19-Pandemie

2021   Dr. med. René Danilo Verboket (Klinik für Unfall-, Hand- und Wiederherstellungschirurgie am Universitätsklinikum Frankfurt/Main): From two stages to one: acceleration of the induced membrane (Masquelet) technique using human acellular dermis for the treatment of non-infectious large bone defects

Promotionspreis   (gestiftet 2013)

Der Promotionspreis wird seit 2013 jedes Jahr für die beste eingereichte Dissertation im Fachgebiet der Orthopädie und Unfallchirurgie vergeben. Er besteht aus einer Urkunde und einem Geldbetrag von 2 500 Euro. Zur Bewerbung zugelassen sind Arbeiten in Einzelautorschaft, auch als sogenannte kumulative Arbeiten sowie Arbeiten einer Autorengruppe, deren Erstautor/Erstautorin aufgrund derselben promoviert worden ist.

Diesen Promotionspreis erhielten 2013–2021 diese Promovierenden:

2013   Dr. Michael Roßkopf (Obertraubling): Epidemiologie und Outcome okzipitaler Kondylenfrakturen. Eine prospektive Studie zum Stellenwert bestehender Klassifikationen mit Implementierung einer neuen Klassifikation

2014   Dr. Martin Schulze (Münster): Entwicklung und Evaluierung eines Roboter gestützten Prüfaufbaus zur Untersuchung der Biomechanik mono- und multisegmentaler lumbaler Wirbelsäulen

2015   Dr. Martin Zens (Freiburg): Biomechanische Charakterisierung des anterolateralen Ligaments

2016   Dr. Markus Prause (Frankfurt/Main): In vitro effects of pantoprazole on human osteoblasts and osteoclasts

2017   Dr. Taimoor Qazi (Julius Wolff Institut für Biomechanik und Muskuloskeletale Regeneration an der Charité – Universitätsmedizin Berlin): Synthetic biomaterial microenvironments to modulate paracrine effects of mesenchymal stromal cells for skeletal muscle regeneration

2018   Dr. Claudia Schlundt (Julius Wolff Institut für Biomechanik und Muskuloskeletale Regeneration an der Charité – Universitätsmedizin Berlin): Impact of the adaptive immune system in bone fracture healing

2019   Dr. Sarah Kelch (Klinik für Geburtsmedizin an der Charité – Universitätsmedizin Berlin): Gender-independent miRNA expression profiles in bone homeostasis as potential cellular biomarkers and targets for osteoporosis diagnosis and treatment

2020   Dr. med. Arne Kienzle (Centrum für Muskuloskeletale Chirurgie, Charité – Universitätsmedizin Berlin): Einfluss von Silber-Nanopartikeln auf die Differenzierung von humanen mesenchymalen Stammzellen zu Adipozyten, Chondrozyten und Osteoblasten

2021   Dr. rer. nat. Ina Lackner (Forschungsabteilung der Unfallchirurgischen Klinik-Orthopädische Chirurgie, Erlangen): Mediators of trauma-induced secondary cardiac injury

Dr. Lisa Wrba (Institut für Klinische und Experimentelle Trauma-Immunologie, Universitätsklinikum Augsburg): Auswirkungen des experimentellen Polytraumas auf die Blut-Darm-Schranke

NIS-Generali-Preis   (gestiftet 2020)

Dieser jüngste Preis der DGU ist mit 1 000 Euro dotiert. Er wird von der Generali Deutschland AG gefördert. Er soll Verbesserungen in der Schwerverletztenversorgung dienen und wurde erstmals 2020 ausgelobt.

2020   Dr. med. Anna Christina Hörster (Universität Witten-Herdecke): Empirische Überprüfung der Qualitätsindikatoren für Schwerverletzte im TraumaRegister DGU®

2021   Dr. med Michael Caspers (Klinik für Orthopädie, Unfallchirurgie und Sporttraumatologie, Institut für Forschung in der Operativen Medizin, Köln): Plasmatic coagulation profile after major traumatic injury: A prospective observational study

Reisestipendium   (gestiftet 1983)

Dieses Stipendium wird seit 1983 von der Deutschen Gesellschaft für Unfallchirurgie gestiftet, um dem wissenschaftlichen Nachwuchs Gelegenheit zu einem Besuch ausländi-
scher theoretischer und klinischer Einrichtungen zu geben, deren Tätigkeit hauptsächlich
oder überwiegend der Unfallchirurgie gewidmet ist. Die Höhe des Stipendiums wird jährlich vom Präsidenten festgesetzt.

Dieses Reisestipendium erhielten 1983–2021 folgende Bewerber:

1983	PD Dr. med. Lutz Claes, Ulm
1984	Nicht vergeben
1985	Nicht vergeben
1986	Dr. Theo Joka, Essen
1987	Dr. med. Klaus E. Rehm, Köln
1988	Nicht vergeben
1989	Dr. med. Norbert Südkamp, Hannover
1990	Dr. med. Norbert Haas, Hannover
1991	Dr. med. Udo Obertacke, Essen
1992	Dr. med. Fromm, Heidelberg, und Dr. med. Thomas Mittlmeier, München
1993	Dr. med. Hans-Georg Hofmann, Freiberg
1994	Dr. med. Torsten Gerich, Hannover, und Dr. Bernd Kreklau, Berlin
1995	Nicht vergeben
1996	PD Dr. med. Dankward Höntzsch, Tübingen
1997	Prof. Dr. med. Helmut Seitz, Wien
1998	Dr. med. Christian Knop, Hannover, und Dr. med. Bernd S. Roetman, Bochum
1999	Dr. med. Wolfgang Quirini, Celle
2000	Dr. med. Martinus Richter, Hannover
2001	Nicht vergeben
2002	Dr. med. Stefan Hankemeier, Hannover
2003	Nicht vergeben
2004	Nicht vergeben
2005	Dr. med. Heiko Koller, Stuttgart
2006	Dr. med. Michael Klein, Bocholt
2007	Dr. med. Benjamin König, München
2008	Dr. med. Thomas Dienstknecht, Regensburg
2009	Dr. med. Michael Frink, Hannover
2010	Dr. med. Christian W. Müller, Hannover
2011	Dr. med. Christian Kleber, Berlin

2012	Dr. med. David Löttrich, Berlin
2013	Dr. med. Claudia Druschel, Berlin
2014	Dr. med. Christian Zeckey, Hannover
2015	Dr. med. Andreas Kotsias, Berlin/Bad Saarow
2016	Dr. med. Markus Loibl, Regensburg
2017	Nicht vergeben
2018	Dr. Markus Rupp, Universitätsklinikum Gießen und Marburg
2019	PD Dr. Dirk Zajonz, Universitätsklinikum Leipzig
2020	PD Dr. med. Philipp Störmann, Frankfurt/Main
2021	Dr. med. Gerhard Achatz, Ulm

Motto der DGU

„Die Unfallchirurgie in Deutschland –
unsere Verantwortung und Verpflichtung"

Leitbild „Spezielle Unfallchirurgie" der DGU

- „Orthopädie und Unfallchirurgie umfasst die Vorbeugung, Erkennung, konservative und operative Behandlung, Nachsorge und Rehabilitation von Verletzungen aller Art und deren Folgen sowie von angeborenen und erworbenen Formveränderungen, Fehlbildungen, Funktionsstörungen und Erkrankungen der Halte- und Bewegungsorgane.
- Dies erfolgt auch unter Einbeziehung fachübergreifender Kompetenz und gilt für alle Altersstufen.
- Durch Spezialisierung wird den wechselnden Anforderungen bei der Erfüllung dieser Aufgaben zum Wohle unserer Patienten bestmöglich Rechnung getragen. Wir gewährleisten Kompetenz aus einer Hand.
- Wir Orthopäden und Unfallchirurgen setzen uns für das Wohlergehen und das Leben unserer Patienten ein und sorgen für eine Behandlung, welche die individuellen Bedürfnisse jedes Einzelnen unter Achtung der Menschenwürde und Patientenrechte respektiert.

- Bei der Wahl unserer Behandlungsverfahren berücksichtigen wir gleichermaßen Erkenntnisse aus wissenschaftlichen Studien, gute klinische Praxis sowie vorhandene Ressourcen im Sinne verantwortungsbewussten wirtschaftlichen Handelns.
- Wir sind einer zielorientierten Aus-, Weiter- und Fortbildung verpflichtet.
- Wir fördern Forschung und Lehre und die Umsetzung der Ergebnisse in die Praxis auf höchstem Niveau.
- Den Kollegen aus anderen Fachdisziplinen begegnen wir partnerschaftlich und bemühen uns um konstruktive interdisziplinäre Diskussionen um eine kompetente fachübergreifende Zusammenarbeit sicherzustellen und weiter zu entwickeln.
- Die uns anvertrauten Patienten stehen jederzeit im Mittelpunkt aller unserer Bemühungen."

Die Spezielle Unfallchirurgie umfasst in Ergänzung zur Facharztkompetenz die Behandlung von Verletzungen höherer Schwierigkeitsgrade und deren Folgezuständen sowie die Organisation, Überwachung und Durchführung der Behandlung von Schwerverletzten.

- Wir Fachärztinnen und Fachärzte für Orthopädie und Unfallchirurgie mit der Zusatzbezeichnung „Spezielle Unfallchirurgie" haben die Führungsrolle und tragen die Verantwortung bei der interdisziplinären Behandlung von Unfallverletzten.
- Wir verfügen über besondere Erfahrung in der prähospitalen Versorgung, der Notfall- und der Intensivmedizin sowie über spezielle Kenntnisse der Pathophysiologie des Traumas. Daher verstehen wir die Mehrfachverletzung als eigenes Krankheitsbild und nicht als Summe von Einzelverletzungen. Auch für die schwere Einzelverletzung ist uns die Wiederherstellung von Anatomie und Funktion sowie der Lebensqualität des Unfallverletzten ein vorrangiges Ziel. Dazu gehört auch die Behandlung von schwerwiegenden Unfallfolgen und Komplikationen.
- Mit allen geeigneten Mitteln tragen wir zur raschen sozialen und beruflichen Wiedereingliederung von Unfallverletzten bei.
- Aufgrund unserer besonderen Kenntnisse von Verletzungsmustern und ihrer Entstehung leisten wir wichtige Beiträge zu deren Prävention.

Link zur Druckversion Leitbild „Spezielle Unfallchirurgie" der DGU als PDF:
https://www.dgu-online.de/fileadmin/published_content/7.Ueber_uns/Leitbild_DGU_2009.pdf

Literatur

1. Kühne W (1922) Verhandlungen der Deutschen Gesellschaft für Unfallheilkunde, Versicherungs- und Versorgungs-medizin. 1. Jahresversammlung gehalten zu Leipzig am 23. September 1922 im Auditorium 36 der Universität Leipzig. Sonderheft der Monatsschrift für Unfallheilkunde und Versicherungsmedizin. Nr. 11 und 12, XXIX. Jg., Verlag von F. C. W. Vogel, Leipzig, S. 243 ff.

2. Probst J (1982) 60 Jahre Deutsche Gesellschaft für Unfallheilkunde. Demeter, Gräfelfing

3. Probst J (1986) Unfallheilkunde 1986. Zur 50. Jahrestagung der DGU. Demeter, Gräfelfing

4. Probst J (1997) Aus der Geschichte der Unfallchirurgie – Die Entstehung der Deutschen Gesellschaft für Unfallchir-urgie. In: Oestern HJ, Probst J (Hrsg) Unfallchirurgie in Deutschland. Bilanz und Perspektiven. Springer, Berlin Heidelberg New York, S. 3–62

5 Weichenstellung: Wie kam das U der DGU 2008 ins Logo der DGOU?

Axel Ekkernkamp, Greifswald/Berlin

Am 8. Juli 2008 wurde die Deutsche Gesellschaft für Orthopädie und Unfallchirurgie (DGOU) gegründet, die DGU (Deutsche Gesellschaft für Unfallchirurgie) und die DGOOC (Deutsche Gesellschaft für Orthopädie und Orthopädische Chirurgie) standen Pate [1].

Die Verantwortungsträger in der 1922 gegründeten Deutschen Gesellschaft für Unfall-chirurgie e. V. DGU haben es sich nicht leicht gemacht. Vor dem Hintergrund der Tatsa-che, dass es die getrennte Entwicklung der Fachdisziplinen Orthopädie und Unfallchir-urgie nur in Deutschland und Österreich gibt, die internationale Migrationsfähigkeit für den unfallchirurgischen Nachwuchs eingeschränkt ist, wurden 1996 sogenannte Annä-herungsgespräche zwischen Repräsentanten der DGU und der DGOOC aufgenommen. Schon anlässlich des Jahreskongresses 2000 in Hannover – am Rande der Expo 2000 – konnte darüber Konsens erzielt werden, dass der bisherige Facharzt für Orthopädie und der Facharzt für Chirurgie mit der Teilgebiets- bzw. Schwerpunktbezeichnung Unfallchir-urgie überführt werden sollte in einen gemeinsamen Facharzt für Orthopädie und Unfall-chirurgie. Wenige Jahre später folgte der Deutsche Ärztetag 2003 mit seiner (Muster-)Wei-terbildungsordnung diesem Wunsch aus den Reihen der Fachgesellschaften, welcher von den Berufsverbänden unterstützt worden war.

Die Landesärztekammern zogen sukzessive nach, sodass heute der chirurgisch-ortho-pädische Nachwuchs nicht mehr die Wahl hat, das eine oder andere Fach zu erlernen, vielmehr kann er sich erst nach Erlangung der Bezeichnung Fachärztin oder Facharzt für Orthopädie und Unfallchirurgie vertiefend weiterqualifizieren, nämlich in Richtung Spe-zielle Orthopädische Chirurgie oder Spezielle Unfallchirurgie.

Nicht verschwiegen werden sollen die großen Ressentiments und Sorgen unter den gewählten Repräsentanten von DGU und DGOOC, das eigene Fachgebiet, die angesehene und geliebte Fachgesellschaft, könnte existentiell bedroht sein. Das Zusammengehen auf Augenhöhe der Fachdisziplinen, der Fachgesellschaften und weiterer Organisationen war keineswegs selbstverständlich, über Jahre wurde um die bestmögliche Ausgangsposition für den Fall einer Fusion gerungen.

Erstes sichtbares Zeichen erfolgreicher Diplomatie auch der Interessenvertretun-gen war die örtlich und zeitlich gemeinsame Ausrichtung der Jahrestagungen von DGU, DGOOC und BVOU (Berufsverband für Orthopädie und Unfallchirurgie). Drei Präsi-denten richteten gemeinsam die Tagung aus. Es fehlte aber der nächste organisatorische

Schritt, nämlich die Gründung einer wissenschaftlichen Fachgesellschaft, welche die Realität des inzwischen gemeinsamen Facharztes auch abbildete. Mit Joachim Grifka, den ich aus gemeinsamen Tagen an der Ruhr-Universität Bochum, beim Marburger Bund und beim Deutschen Ärztetag kannte, konnte schnell eine Strategie entwickelt werden, um die neue Fachgesellschaft auf den Weg zu bringen.

Im gemeinsamen Präsidentenjahr 2008 gelang dann im traditionsreichen Berliner Langenbeck-Virchow-Haus die Gründung der DGOU *(Abb. 1)*, was 14 Jahre später, also im 100. Jahr des Bestehens unserer DGU, als Glücksfall bezeichnet werden muss.

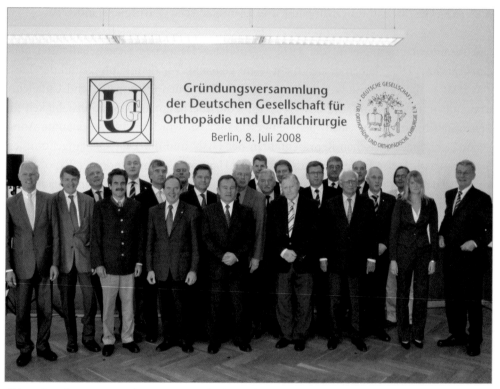

Abb 1: Gründungsversammlung im Langenbeck-Virchow-Haus Berlin am 8. Juli 2008

Nicht vergessen – und am 8. Juli 2008 ausdrücklich erwähnt – wurde die Gründung der Deutschen Gesellschaft für Unfallkunde vom 23. September 1922 im Auditorium maximum der Universität Leipzig. Durch die neue Fachgesellschaft vertreten werden sollten damals „die Ärzte der Berufsgenossenschaften, die Vertrauensärzte der Oberversicherungs-ämter und Militärversorgungsgerichte, die Ärzte an den Versorgungsämtern, die Dozenten an den Universitäten, die Leiter der Krankenhäuser, die Knappschaftsärzte, die Leiter der orthopädischen Fürsorgestellen sowie diejenigen praktischen Ärzte, welche – in industrie-reichen Gegenden tätig – viel frische Verletzungen zu sehen bekommen" [6].

Wir haben uns im Jahr 2010 anlässlich der 60-jährigen Wiedergründung der DGU nach dem Zweiten Weltkrieg ausführlich mit der Geschichte und mit den besonderen Herausforderungen der Unfallmedizin beschäftigt. Auf gut 300 Seiten wurden die Meilensteine auf dem Weg von der Unfallheilkunde zur Orthopädie und Unfallchirurgie beschrieben [7]. Zwei Jahre nach Gründung der DGOU war der Transformationsprozess emotional noch nicht abgeschlossen. Zusammen mit Reinhard Hoffmann durfte ich die Wünsche des ärztlichen Nachwuchses formulieren, auf Risiken für die Zukunft der Unfallchirurgie hinweisen und mit einem optimistischen – aus heutiger Sicht realistischen – Ausblick schließen [3]. Die Zeitschrift Orthopädie und Unfallchirurgie befasste sich 2018, zehn Jahre nach Gründung der DGOU, ausführlich mit der Entstehungsgeschichte der neuen Fachgesellschaft [8]. Im selben Jahr publizierten die Generalsekretäre der DGOU, Reinhard Hoffmann und Dietmar Pennig, in Der Unfallchirurg „10 Jahre DGOU: Unfallchirurgie – Quo vadis?" [4]. Die Entstehungsgeschichte der DGOU ist wirklich lesenswert.

Inzwischen ist die DGOU mit weit über 10 000 Mitgliedern eine der größten wissenschaftlichen Fachgesellschaften operativer Disziplinen in Europa. Die zunächst skeptischen Kolleginnen, Kollegen und Freunde aus dem benachbarten Österreich folgten. Im Mai 2021 fand in Graz der 1. Österreichische Kongress für Orthopädie und Traumatologie statt. So hat sich der international hoch anerkannte Orthopaedic Surgeon auch im deutschsprachigen Raum durchgesetzt.

Die Frage, wie das U in den Namen DGOU gekommen ist, kann leicht beantwortet werden. Es ist unser Beitrag zum gemeinsamen Fach, zur gemeinsamen Interessenvertretung und weist auf Unfallheilkunde, Unfallmedizin, Unfallverhütung, Unfallfolgen, Unfallchirurgie, nicht zuletzt auf Unfallversicherung hin.

Viel relevanter ist die Frage, ob das so wichtige Fachgebiet Unfallchirurgie mit herausfordernden Inhalten auch nach Gründung der DGOU seine Identität bewahren konnte. Die Berufsgenossenschaften, Unfallkassen, die BG Kliniken, die DRF Luftrettung, der ADAC, der Deutsche Verkehrssicherheitsrat, die Deutsche Verkehrswacht, die private Versicherungswirtschaft, die Verantwortlichen für Traumanetzwerke, der Gemeinsame Bundesausschuss würden dies positiv beantworten. Aktuell sichtbares Zeichen ist der Krankenhausreport 2021, in dem Reinhard Hoffmann, Uwe Schweigkofler, Christoph Reimertz und Bertil Bouillon prominent die Versorgungskette von Patienten mit Polytrauma darstellen können [5].

Die Gründung der Deutschen Gesellschaft für Orthopädie und Unfallchirurgie DGOU hat den Unfallchirurgen an Sichtbarkeit nichts genommen. Risiken sollen dennoch nicht verschwiegen werden: Die wirtschaftliche Entwicklung der Bundesrepublik Deutschland und Europas nach Beendigung der Corona-Pandemie, die demografische Entwicklung, das veränderte Reiseverhalten, immer sicherere Kraftfahrzeuge, die erfolgreiche Prävention von Arbeits- und Wegeunfällen sowie von Berufskrankheiten werden unmittelbaren Einfluss auf die Zukunft der Unfallchirurgie, ihrer Berufsverbände und wissenschaftlichen Fachgesellschaften haben. Um die Zukunft des Faches und unserer DGU muss man sich glücklicherweise aber keine Sorgen machen.

Epilog

In wissenschaftlichen Publikationen verpönt, in historischen Abhandlungen und Jubiläumsschriften erlaubt sei ein persönliches Wort:

Professor Rahim Rahmanzadeh hatte mich eingeladen, anlässlich der Eröffnungsfeier seiner 56. Jahrestagung der DGU 1992 in Berlin eine kurze Rede zur Sicht des unfallchirurgischen Nachwuchses zu halten. Damals durfte ich die neue Situation der Unfallchirurgie und der DGU unter dem Dach der Deutschen Gesellschaft für Chirurgie beschreiben. Protokolliert wurde in den Heften zu Der Unfallchirurg: „Die Rahmenbedingungen sind gesteckt. Es wird nun an uns liegen, zum Partner von Viszeral-, Gefäß-, Plastischen und Kinderchirurgen zu werden, auf lange Sicht auch von Neuro- und Orthopädischen Chirurgen. Unfallchirurgie ist Chance und Herausforderung zugleich" [2].

Dass diese „lange Sicht" schon 16 Jahre später mit Gründung der DGOU umgesetzt werden konnte, war nicht erwartet, von einigen erhofft.

Summary

Initiated and supported by the German Society for Trauma Surgery ("Deutsche Gesellschaft für Unfallchirurgie", DGU) and Orthopaedic Surgery ("Deutsche Gesellschaft für Orthopädie und Orthopädische Chirurgie", DGOOC), the German Society for Orthopaedic and Trauma Surgery ("Deutsche Gesellschaft für Orthopädie und Unfallchirurgie", DGOU), was launched as an association on July 8, 2008.

With more than 10 000 members, the DGOU represents one of the largest surgical societies across Europe, focusing on trauma surgery, injury prevention, rehabilitation, and close collaboration with both the federal statutory and private accident insurance companies. The society has paved the way for establishing the internationally recognized specialty of orthopaedic surgery in German-speaking countries.

Almost 14 years after the inauguration of the DGOU, one may ask whether trauma surgery, as established in Germany and Austria, as well as original its professional society, the DGU, have lost their brilliance and attraction. The answer is a definite "no". Although facing unprecedented challenges, trauma surgery remains a surgical discipline of opportunity and sustainability.

Literatur

1. DGU Pressestelle (2008) Pressemitteilung: Umbruch bei den Wissenschaftlich-Medizinischen Fachgesellschaften. 9.7.2008

2. Ekkernkamp A (1993) Aspekte der Unfallchirurgie aus Sicht eines Jüngeren. In: Hefte zu Der Unfallchirurg Band 232: 24–27, Springer, Berlin

3. Hoffmann R; Ekkernkamp A (2010) Vom Überfluss zur Mangelverwaltung. In: Meilensteine auf dem Weg von der Unfallheilkunde zur Orthopädie und Unfallchirurgie. Hrsg. Probst J, Siebert H, Zwipp H. Marinadesign, Hannover. S. 266–281

4. Hoffmann R, Pennig D (2018) 10 Jahre DGOU: Unfallchirurgie – Quo vadis? Der Unfallchirurg 121: 850–854

5. Hoffmann R, Schweigkofler U, Reimertz C, Bouillon B (2021) Versorgungskette von Patienten mit Polytrauma. In: Krankenhausreport 2021 (Hrsg) Klauber J et al. Springer, Berlin (im Druck)

6. Probst J (1986) Die Deutsche Gesellschaft für Unfallheilkunde 1922 bis 1986. In: Unfallheilkunde 1986 zur 50. Jahrestagung der Deutschen Gesellschaft für Unfallheilkunde. Demeter, Gräfelfing. S. 17–45

7. Probst J, Siebert H, Zwipp H (2010) 60 Jahre Deutsche Gesellschaft für Unfallchirurgie nach Wiedergründung. Meilensteine auf dem Weg von der Unfallheilkunde zur Orthopädie und Unfallchirurgie. Marinadesign, Hannover. S. 1–325

8. 10 Jahre DGOU; Warum 2008 eine neue Fachgesellschaft gegründet wurde. Orthopädie und Unfallchirurgie OUMN (2018) 2: 24–26

■ **ESSENZ**

Die Geschichte der Rehabilitation und ihre zunehmende Bedeutung für die Unfallchirurgie

Bernd Kladny, Erlangen

Geschichte der Rehabilitation

Im Jahr 1493 wird das Wort rehabilitatio erstmals im Generalkapitel des Zisterzienserordens erwähnt. Der Begriff „rehabilitatio" wird hier mit der Bedeutung „Wiedereinsetzung in die volle Rechtsstellung in der Gemeinschaft" verwendet [9]. Das Verständnis von Rehabilitation als Eingliederung in das soziale System fand Anwendung in der Gehörlosenpädagogik des 16. Jahrhunderts in Spanien und des 17. Jahrhunderts in Frankreich, wo tauben Schülern das Lesen und Schreiben beigebracht wurde.

In der deutschen Literatur verwendet der badische Hofrat und Staatsrechtler Franz Josef Ritter von Buß den Begriff Rehabilitation erstmals in seinem Buch „System der gesamten Armenpflege" von 1843: „Vielmehr soll der heilbar Kranke vollkommen rehabilitiert werden, er soll sich zu der Stellung wieder erheben, von welcher er herabgestiegen war, er soll das Gefühl seiner persönlichen Würde wiedergewinnen und mit ihm ein neues Leben" [3].

Anfänge der Rehabilitation

Die Einführung der gesetzlichen Unfallversicherung im Jahr 1884 bedeutete für Opfer von Arbeitsunfällen nicht nur den Anspruch auf Schadensersatz in Form von Geld, sondern auch auf eine Heilbehandlung mit dem Ziel der Wiederherstellung der Arbeitsfähigkeit [15]. Im Laufe des 19. Jahrhunderts wurden in mehreren Städten Deutschlands Krüppelheilanstalten geschaffen [8], wobei „neben ärztlicher und orthopädietechnischer Versorgung gleichzeitig eine berufliche Ausbildung im Fokus stand. Zu diesen Einrichtungen gehörten das Oberlinhaus bei Potsdam (1886), das Anna-Stift in Hannover (1897), die Pfeifferschen Stiftungen in Magdeburg-Cracau (1898) und die Hüffer Stiftung in Münster (1899)" [16].

Die Anfänge der Rehabilitation in Deutschland sind eng mit der Krüppelfürsorge und dem Berliner Orthopäden Konrad Biesalski verbunden. Als Schularzt beobachtete er die enormen Probleme von Kindern, die an den Folgen von Poliomyelitis, Rachitis, Tuberkulose und Fehlbildungen litten. Da diesen Behinderten keine orthopädische Behandlung zuteil wurde, verblieben diese Hilflosen, Gebrechlichen und „Siecher" häufig in ihrem „Krüppeltum" in der kirchlichen Armenfürsorge. Biesalski hat erstmals versucht, diese

Behinderten als Kranke zu definieren, die nicht der kirchlichen Armenfürsorge, sondern einer orthopädischen Behandlung durch einen Arzt bedürfen. In einer 1906 durchgeführten Krüppelzählung an ca. 100 000 armen Behinderten bis 15 Jahren erwies sich ca. die Hälfte der erfassten verkrüppelten Kinder als heimpflichtig *(Abb. 1)*. An der Methodik der Erhebung der Zahlen müssen erhebliche Zweifel geäußert werden [14]. Sowohl die

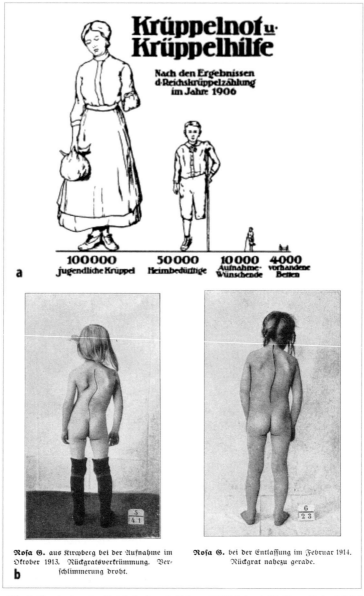

Abb. 1: Ergebnisse der Reichskrüppelzählung 1906 (a) mit Skoliose-Beispiel (b) aus [14] mit Genehmigung des Springer-Verlages

Erhebung als auch die Auswertung der Daten waren mangelhaft und Biesalski wusste das offensichtlich. Für ihn hatte die Zählung keinen wissenschaftlichen Wert, sondern war letztendlich „Lüge zum guten Zweck" [14]. Er führte einen ganzheitlichen Ansatz in der Behandlung ein. „Nicht ein einzelner Fuß soll behandelt werden, sondern ein ganzer Mensch!" Auf ihn geht die Gründung zahlreicher Heime (z. B. Oskar-Helene-Heim) mit Klinik, Schule und Berufsausbildung zurück, in denen nach unserem heutigen Verständnis Maßnahmen der medizinischen, sozialen, schulischen und beruflichen Rehabilitation durchgeführt wurden. „Der Krüppel soll aus einem Almosenempfänger zu einem Steuerzahler werden" [1]. Die Zielsetzung der Erlangung der Erwerbsbefähigung war auch im Sinne des Staates und brachte ihm Einfluss auf die Gesetzgebung.

Biesalski benannte die Chirurgie und die mechanische Orthopädie als die wichtigsten Hilfsmittel in der Versorgung der Kriegsversehrten [2], die im Zuge der Folgen des Ersten Weltkrieges an Bedeutung gewann. Erneut stellten unmittelbar nach dem Zweiten Weltkrieg schwere und schwerste kriegsbedingte Behinderungen besondere Herausforderungen dar. In dieser Zeit ist Rehabilitation am ehesten mit der Versorgung der Kriegsversehrten in Verbindung zu bringen. Durchaus im Sinne einer multimodalen und interdisziplinären Rehabilitation erfolgte in Lazaretten die Verknüpfung der ärztlichen Behandlung mit Bewegungstherapie (Kranken- und Versehrtensport) und einer schadensorientierten Arbeitstherapie. Spezielle Apparate und Prothesen sollten unterstützend eine berufliche Reintegration ermöglichen.

Anfang der 50er Jahre des letzten Jahrhunderts rückten die Folgen von Infektionskrankheiten wie der Kinderlähmung und der Tuberkulose ebenso wie ungenügende Therapieoptionen bei Hüftdysplasie, Skoliose und Klumpfuß die Notwendigkeit von Rehabilitation in den Blickpunkt. Hinzu kamen 1961 die Opfer der Contergan-Katastrophe.

Meilensteine in der Gesetzgebung

Im Körperbehindertenfürsorgegesetz von 1957 wurde erstmals der diskriminierende Begriff „Krüppel" durch „Körperbehinderte" ersetzt. Als körperbehindert galt eine Person, „die durch die Fehlform oder Fehlfunktion des Stütz- und Bewegungssystems … dauernd in ihrer Erwerbsfähigkeit wesentlich beeinträchtigt" war. Das Gesetz strebte eine Förderung und Entfaltung aller Persönlichkeitsbereiche von Menschen mit Körperbehinderung an und wurde 1961 in das Bundessozialhilfegesetz integriert. Aus der „Deutschen Vereinigung für Krüppelfürsorge" wurde die „Deutsche Vereinigung für die Rehabilitation Behinderter e. V."

Das expansive Wirtschaftswachstum in den 50er und 60er Jahren des letzten Jahrhunderts führte zu einer engeren Verbindung von Wirtschafts- und Sozialpolitik. Im Vordergrund standen zunächst medizinische und berufliche Rehabilitationsmaßnahmen bei erwerbsfähigen und -tätigen Menschen nach dem Grundsatz „Reha vor Rente". Im Jahr 1974 wurde das Rehabilitations-Angleichungsgesetz verabschiedet. Damit sollten Leistungsunterschiede, mehrfache Zuständigkeiten und verwaltungstechnische Unklarheiten durch rechtliche Vereinheitlichung abgebaut und damit Rehabilitationsleistungen „harmonisiert" werden. Die Krankenversicherungen wurden auch zu Kostenträgern der Rehabilitation und nicht im Erwerbsleben stehende Personen wie Hausfrauen und Kinder bekamen ein Anrecht auf Rehabilitationsleistungen. Neben dem Grundsatz „Reha vor Rente" wurde vor dem Hintergrund der demographischen Entwicklung in Deutschland in den 1980er und 1990er Jahren der Grundsatz „Reha vor Pflege" im Sozialgesetzbuch verankert.

Heute hat jeder, der körperlich, geistig oder seelisch behindert ist oder dem eine solche Behinderung droht, ein soziales Recht auf Hilfe, um diese Behinderung abzuwenden, zu beseitigen, zu bessern, ihre Verschlimmerung zu verhüten oder ihre Folgen zu mildern. Dieses Recht zur Teilhabe ist im Ersten Sozialgesetzbuch (SGB I) in § 10 verankert und kann als Leitlinie für die Rehabilitations- und Behindertenpolitik in Deutschland gesehen werden. Explizit erwähnt wird, dass die Hilfe dazu dient, Einschränkungen der Erwerbsfähigkeit oder Pflegebedürftigkeit zu vermeiden, zu überwinden, zu mindern oder eine Verschlimmerung zu verhüten sowie den vorzeitigen Bezug von Sozialleistungen zu vermeiden oder laufende Sozialleistungen zu mindern und Behinderten einen ihren Neigungen und Fähigkeiten entsprechenden Platz im Arbeitsleben zu sichern.

Am 19. Juni 2001 trat das Sozialgesetzbuch IX (SGB IX) „Rehabilitation und Teilhabe behinderter Menschen" in Kraft, mit dem eine Übersichtlichkeit des Rehabilitationsrechtes geschaffen und eine Vereinheitlichung einschlägiger Regelungen und Leistungen unabhängig vom jeweiligen Rehabilitationsträger erreicht werden soll. Es besteht seither auch der gesetzliche Auftrag, Frührehabilitation im Akutkrankenhaus zu integrieren.

Im Rahmen der Gesundheitsreform 2007 wurde die Bedeutung der Rehabilitation dadurch unterstrichen, dass Leistungen zur Rehabilitation zu einer Pflichtleistung der Krankenkassen wurden (§ 20 Abs. 2 SGB V) und nicht mehr lediglich als „Kann-Leistung" ins Ermessen des jeweiligen Leistungsträgers gestellt sind. Des Weiteren steht in § 20 (SGB IX) ausdrücklich eine Forderung nach Qualitätssicherung und der Durchführung eines effektiven Qualitätsmanagements.

Von der Kur zur Medizinischen Rehabilitationsmaßnahme

Eine Kur diente der allgemeinen Stärkung der Gesundheit und der Beseitigung von Regulationsstörungen. Diese mag zu Zeiten einer Sechs-Tage-Woche mit hohen Wochenarbeitszeiten und wenig Urlaubsanspruch durchaus eine Berechtigung gehabt haben. Offensichtlich spielte das Umfeld am Kurort und die Distanzierung vom Alltag eine nicht unerhebliche Rolle. Vielleicht trug auch gelegentlich ein „Kurschatten" zum Behandlungserfolg bei. „Morgens Fango, abends Tango" hat sich in den Köpfen festgesetzt und prägt leider auch heute oft noch die Vorstellung von Abläufen in einer Rehabilitations-einrichtung.

Der Begriff „Kur" wird in der neuen Sozialgesetzgebung nicht mehr verwendet. Der Gesetzgeber unterscheidet vielmehr zwischen medizinischen Vorsorgeleistungen und medizinischen Rehabilitationsmaßnahmen.

Therapeutisches Geschehen

Bis in die 1990er Jahre wurde Rehabilitation häufig durch die Anwendung passiv-reaktiver Anwendungen und ortsgebundener Heilmittel geprägt. Heute werden die Rehabilitandin oder der Rehabilitand im Rahmen eines sich sukzessive vollziehenden Paradigmenwechsels nicht mehr als hilfsbedürftige Leistungsempfänger, sondern als selbstbestimmt Handelnde mit dem Recht auf Teilhabe an der Gesellschaft betrachtet. Von der WHO wurde der Diagnosenschlüssel ICD im Jahr 1980 durch die ICIDH (International Classification of Impairments, Disabilities and Handicaps) ergänzt. 1993 begann der Revisionsprozess der ICIDH, der 2001 in der Veröffentlichung der Internationalen Klassifikation der Funktionsfähigkeit, Behinderung und Gesundheit (ICF – International Classification of Functioning, Disability and Health) mündete [7].

Die Inhalte der Rehabilitation orientieren sich heute an der Beeinträchtigung von Körperfunktionen und der Körperstruktur mit dem Ziel der Wiederherstellung oder Verbesserung von Aktivitäten und Partizipation unter Berücksichtigung von personenbezogenen Faktoren und Umweltfaktoren *(Abb. 2)*. Dabei rücken Bewegungstherapie und Patientenschulung in den Vordergrund. Multimodale interdisziplinäre Ansätze und die Berücksichtigung medizinisch-beruflicher und verhaltensmedizinischer Aspekte haben heute einen hohen Stellenwert.

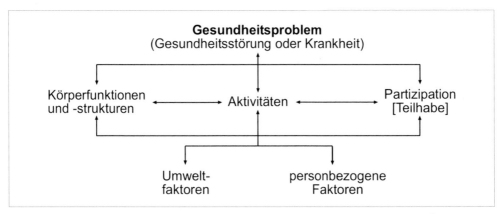

Abb. 2: Wechselwirkungen zwischen den Komponenten der International Classification of Functioning, Disability and Health (ICF). Aus DIMDI [7], das als Institut am 26. Mai 2020 in das Bundesinstitut für Arzneimittel und Medizinprodukte integriert wurde

Qualität in der Rehabilitation

Empirie und Eminenz im diagnostischen und therapeutischen Geschehen wurden auch in der Rehabilitation von Qualitätsmanagement und evidence-based medicine abgelöst. Es bestanden bis Anfang der 1990er Jahre vergleichsweise geringe Bemühungen um eine wissenschaftliche Fundierung der Rehabilitation. Seit den 1990er Jahren ist eine Zunahme an Forschungsaktivitäten zu verzeichnen. Das rehabilitations-wissenschaftliche Kolloquium wird seit 1991 abgehalten. Stiftungsprofessuren wurden eingerichtet, rehabilitationswissenschaftliche Forschungsschwerpunkte an Universitäten etabliert, rehabilitationswissenschaftliche Abteilungen bei Leistungsträgern eingerichtet und es zeigt sich eine stärkere wissenschaftliche Ausrichtung von Fachzeitschriften im Bereich Rehabilitation. Durch den Förderschwerpunkt „Rehabilitationswissenschaften" durch das Bundesministerium für Bildung, Forschung und Technologie (BMFT) und die Rentenversicherung wurden mit zwei dreijährigen Förderphasen (1998 bis 2001 und 2002 bis 2005) in acht regionalen Forschungsverbünden 160 Projekte mit einem Volumen von ca. 40 Millionen Euro gefördert. Die entstandenen Forschungseinrichtungen und Netzwerke konnten nachhaltige Strukturen aufbauen. Es existieren zahlreiche Verfahren der Qualitätssicherung, die vornehmlich von der Deutschen Rentenversicherung und der Deutschen Gesetzlichen Unfallversicherung etabliert und vorangetrieben wurden.

Rehabilitation in den Fachgesellschaften in Orthopädie und Unfallchirurgie

In den wissenschaftlichen Fachgesellschaften in Orthopädie und Unfallchirurgie ist die Entwicklung und der zunehmende Stellenwert der Rehabilitation in den letzten Jahrzehnten nachzuvollziehen. In der Deutschen Gesellschaft für Orthopädie und Traumatologie (DGOT) existierten bis 1996 die Arbeitskreise „Krankengymnastik und Physiotherapie", „Rehabilitation" und „Rehabilitation und Behindertensport" sowie eine Kommission „Physikalische Therapie". Im Berufsverband der Orthopäden gab es den Ausschuss Physikalische Therapie und Medizinische Assistenzberufe. Im Jahr 1996 wurde die Sektion „Physikalische Medizin und Rehabilitation" der DGOOC (Deutsche Gesellschaft für Orthopädie und Orthopädische Chirurgie) gegründet (Gründungsvorsitzende Professor Dr. Gerner und Dr. Finkbeiner). In der DGU (Deutsche Gesellschaft für Unfallchirurgie) hat am 29. Juni 1990 das Präsidium der DGU der Gründung einer Arbeitsgemeinschaft Physikalische Therapie zugestimmt. Diese Arbeitsgemeinschaft stand unter langjähriger Leitung von Dr. Uwe Moorahrend. Die Zunahme des Stellenwertes dieses Bereiches in der DGU wird dadurch dokumentiert, dass die AG Physikalische Therapie im Jahr 2001 in eine Sektion umgewandelt wurde. Im Juni 2006 übernahm Professor Volker Bühren die Leitung der Sektion, die am 3. Oktober 2006 der zunehmenden Bedeutung der Rehabilitation geschuldet in Sektion für „Physikalische Therapie und Rehabilitation" umbenannt wurde.

Am 22. Oktober 2009 fusionierten die Sektionen der DGU und der DGOOC. Beide Sektionen arbeiten seither unter dem Dach der DGOU (Deutsche Gesellschaft für Orthopädie und Unfallchirurgie) als eine Sektion „Rehabilitation – Physikalische Therapie". Der Vorstand der DGOU benannte für die Leitung dieser ersten gemeinsamen Sektion der DGOU die Herren Professor Kladny, Professor Bühren und Dr. Bork. Die Sektionen der DGOOC und der DGU ruhen. Die Sektion Rehabilitation der DGU wird als Arbeitskreis Traumatologie der DGOU-Sektion fortgeführt.

Rehabilitation in der Unfallchirurgie

Nach Einrichtung des weltweit ersten Unfallkrankenhauses „Bergmannsheil" in Bochum 1894, entstand auf Betreiben der Berufsgenossenschaften 1892 in Straßburg im Elsass das erste Unfallkranken- und Rekonvaleszentenhaus. Der Begriff „Rehabilitation in der Unfallchirurgie" wurde erstmals 1988 definiert *(siehe Kapitel I.6)*.

Die zunehmende Bedeutung der Rehabilitation in der Unfallchirurgie wird dadurch deutlich, dass diese inzwischen in Standardwerken repräsentiert ist. Im Weißbuch Alterstraumatologie [10] nimmt neben den Aspekten der Frakturversorgung die postoperative Phase einen hohen Stellenwert ein. Rehabilitation und Training und die wichtigen Aspekte der Diagnostik und Therapie der Osteoporose, der Ernährung, von Sturzangst und Sturzprävention sowie der Depression werden adressiert.

Der Arbeitskreis Traumarehabilitation hat in der Sektion Rehabilitation der DGOU aufbauend auf die durch die Sektion Rehabilitation der DGU erstellten Definitionen rehabilitationsrelevanter Begriffe erstmals konsentierte Nachbehandlungsempfehlungen herausgegeben, die regelmäßig aktualisiert werden [11].

Den enormen Zuwachs der Bedeutung der Rehabilitation für die Unfallchirurgie erkennt man sehr deutlich, wenn man die entsprechenden Darstellungen im Weißbuch Schwerverletztenversorgung betrachtet. In der ersten Auflage von 2006 wird der Bereich Rehabilitation noch in wenigen Sätzen abgehandelt. „Die zeitnahe und umfassende Rehabilitation Schwerverletzter erfordert die unmittelbare Anwendung von Physio- und Ergotherapie und die frühe Beteiligung des Sozialdienstes." Es wird auch auf die Notwendigkeit einer kompetenten psychosozialen Unterstützung hingewiesen [5].

In der Erstversorgung eines Schwerverletzten stellt in der Akutphase das Überleben des Patienten die größte Herausforderung dar. Nachdem inzwischen die Überlebensraten von Schwer- und Schwerstverletzten über 90 Prozent betragen, wurde der Blick auf das Leben nach dem Überleben immer wichtiger [12]. Daher erhielt der Bereich der Rehabilitation immer größere Aufmerksamkeit. Die DGU hat eine systematische Strukturanalyse vorgenommen, welche Möglichkeiten für Patienten bestehen, die nach der Versorgung im Traumanetzwerk eine Rehabilitation brauchen [4]. In der letzten Auflage des Weißbuches Schwerverletztenversorgung von 2019 räumt man der Rehabilitation einen hohen Stellenwert ein [6]. Es wird erkennbar, dass die Perspektive berufliche und soziale Wiedereingliederung und die Lebensqualität nach Abschluss der Akutbehandlung sicherzustellen sind und dass es dazu einer strukturierten Interaktion zwischen Akutkliniken, Rehabilitationseinrichtungen und den Einrichtungen der ambulanten Weiterbehandlung bedarf. In diesem Zusammenhang hat die DGU ein Phasenmodell dargestellt, das dem Phasenmodell der Neurologie vergleichbar ist [6, 13]. Bei der Vergütung nach DRG (Diagnosis Related Group) haben sich die stationären Aufenthalte verkürzt und Patienten werden aus der stationären Behandlung entlassen, bevor nach den geltenden Regelungen eine Überleitung in eine Rehabilitationseinrichtung möglich ist. Dies führt dazu, dass in einer Phase, in der Patienten dringend weiter im Rehabilitationsprozess bleiben müssen, ein „Reha-Loch" entsteht. Dieses Problem ist den Experten sehr bewusst, allerdings gibt es dafür bislang keine Lösung. Die DGU hat sich dieses wichtigen Problems angenommen, es in die Medien getragen und arbeitet an der Etablierung des Phasenmodells aus dem Weißbuch in der Kostenträgerlandschaft.

Summary

Rehabilitation in Germany was essentially founded by Konrad Biesalski within the scope of disability welfare. He described "cripples", who until then had been in the care of church welfare for the poor, as being sick people who needed treatment. After the world wars, rehabilitation was most likely to be associated with the care of the war-disabled veterans. In the 1950s, rehabilitation was dominated by the sequelae of infections such as polio and tuberculosis and insufficient treatment options for hip dysplasia and scoliosis. This was later compounded by the thalidomide disaster.

Legislation first replaced the discriminatory term "cripple" with "physically disabled" in 1957. Since then, there have been numerous milestones in social legislation that adapted rehabilitation to changing conditions in an industrialised country and established the right to rehabilitation.

According to the International Classification of Functioning, Disability and Health (ICF), the therapeutic process is oriented towards the restoration of body functions and structure, activities and participation, taking into account the contextual factors.

The scientific societies in orthopaedics and trauma have been covering this area as an important component in their respective sections since the 1990s.

Rehabilitation has found its way into the White Paper on Geriatric Traumatology of the German Society for Trauma Surgery (DGU). The recognition of the importance of rehabilitation for trauma surgery can be seen most clearly in the White Papers on Serious Injury Care. In the latest edition, the description of a phase model clearly focuses on the perspective of "life after survival" with the aspects of professional and social reintegration and quality of life.

Literatur

1. Biesalski K (1908) Zur Organisation der Krüppelfürsorge. Z Orthop Chir 20: 108

2. Biesalski K (1915) Die Stellung des Arztes in der Kriegskrüppelfürsorge. Z Ärztl Fortb 12: 353–359

3. Buß FJ (1843) System der gesamten Armenpflege, Bd 1–3. Steinkopff, Darmstadt Stuttgart

4. Debus F, Moosdorf L, Lopez CL, Ruchholtz S, Schwarting T, Kühne CA (2016) Rehabilitation von Schwerverletzten in Deutschland: Klinikstandorte, Struktur- und Ausstattungsmerkmale. Unfallchirurg 119: 209–216

5. Deutsche Gesellschaft für Unfallchirurgie (2006) Weißbuch Schwerverletztenversorgung, 1. Auflage, Berlin

6. Deutsche Gesellschaft für Unfallchirurgie (2019) Weißbuch Schwerverletztenversorgung, 3. erweiterte Auflage, Berlin

7. Deutsches Institut für Medizinische Dokumentation und Information – DIMDI (2005) Internationale Klassifikation der Funktionsfähigkeit, Behinderung und Gesundheit. Genf: World Health Organisation

8. Heipertz W (2001) 100 Jahre Physikalische Therapie und Rehabilitation. Orthopäde 30: 750–755

9. Jochheim K (1995) Geschichte der Rehabilitation in: Verband Deutscher Rentenversicherungsträger (Hrsg.) DRV-Schriften: Zusammenarbeit von Forschung und Praxis. Band 5, Frankfurt/Main

10. Liener UC, Becker C, Rapp K (2018) Weißbuch Alterstraumatologie. Kohlhammer Verlag

11. Nachbehandlungsempfehlungen 2019 des Arbeitskreises Traumarehabilitation Sektion Physikalische Therapie und Rehabilitation der DGOU (2019), 5. Auflage

12. Simmel S, Bühren V (2009) Polytrauma überlebt – und was kommt dann? Die Rehabilitation Schwerstverletzter. Unfallchirurg 112: 965–974

13. Simmel S (2018) Rehabilitation nach Polytrauma. Rehabilitation 57: 127–137

14. Thomann KD (2000) Die Geschichte der Reichskrüppelzählung. Orthopäde 29: 1055–1066

15. Welti F (2002) Das SGB IX in der Entwicklung des Sozialrechts. Rehabilitation 41: 268–273

16. Zabar O (2020) Vergleich der Wirksamkeit zweier orthopädischer Therapieverfahren der verhaltensmedizinisch-orthopädischen Rehabilitation mit der klassisch-orthopädischen Rehabilitation – eine retrospektive Analyse. Dissertation, Johann-Wolfgang-Goethe-Universität, Frankfurt am Main

DGU –
sie ist

II. Bilanz

Die Tat ist alles, nichts der Ruhm

J. W. v. Goethe (Faust II, 4)

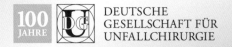

DEUTSCHE
GESELLSCHAFT FÜR
UNFALLCHIRURGIE

■ **KEYNOTE**

From a "Clinomobil" in 1957 to regionalization of trauma care: A 65-year evolution in polytrauma care in Germany

Bertil Bouillon, Köln; Johannes Sturm, Münster; Andreas Wentzensen, Ludwigshafen; Reinhard Hoffmann, Frankfurt am Main; Hartmut Siebert, Schwäbisch Hall; Dietmar Pennig, Köln; Markus Blätzinger, München; Steffen Ruchholtz, Marburg an der Lahn; Hans Zwipp, Dresden

The beginning of prehospital care

Four years after the end of World War I, the German Trauma Society (DGU = Deutsche Gesellschaft für Unfallchirurgie) was founded in Leipzig on September 23, 1922. Already then, the aim of the society was to provide trauma patients with the best possible medical treatment from the site of the accident to the reintegration to social and work life. The society's activities were interrupted in 1939 with the beginning of World War II. After World War II the German Trauma Society was reconstituted in 1950. The economic recovery in Germany (Wirtschaftswunder) saw the number of cars on German roads increase significantly from 2.4 million in 1950 to 11.6 million in 1960. At the same time, the number of motor vehicle accidents increased and so did the number of injured persons. Traffic fatalities rose by 122% within ten years from 7408 in 1950 to 16477 in 1960.

Martin Kirschner (1879–1942), a surgeon at the University Hospital of Heidelberg, coined the idea that the physician had to go to the injured patient rather than the patient to the physician. On February 16, 1957, Karl Heinrich Bauer (1890–1978) in Heidelberg initiated the "Clinomobil", a rolling operating room staffed with a complete surgical team in a converted bus. With this innovation he probably spawned the idea of a prehospital emergency medical service as we know it today. The idea was to perform emergency surgery on the scene of the accident. But there were two problems with this idea:

1. The "Clinomobil" was too bulky. It got stuck in the narrow streets of the city of Heidelberg repeatedly and could not reach the site of the accident in time.

2. It quickly became clear that it was not the definitive surgical intervention that was needed on site but rather stabilization of the vital functions and rapid transfer to the hospital.

At the same time Victor Hoffmann (1893–1969) and Engelbert Friedhoff (1920–2008), two surgeons from the University Hospital in Cologne, had a very similar idea. They too wanted to start treatment of the injured patient at the site of the accident. But in contrast to the surgeons in Heidelberg, they did not aim to perform surgical procedures on site that could be better performed in hospital. Their idea was to stabilize the vital functions of the patient on site and to then transfer the patient to the hospital. Their emergency vehicle was much smaller compared to the "Clinomobil" in Heidelberg and already looked very much like emergency ambulances of today. On June 3, 1957, their emergency ambulance was launched, staffed with a surgeon and a driver from the Cologne fire department. The proof of concept was already obvious after the first emergencies as more injured patients reached the hospital alive. The Cologne experience is therefore considered the first physician staffed emergency vehicle in Germany and has been a role model for many others that followed ever since. Today Germany counts 1 800 prehospital emergency medical services nationwide.

In the following years it became clear that short rescue times were potentially lifesaving. As many accidents occurred on country roads and highways, rescue times with ground transportation were significant. Controversial discussions came up whether emergency helicopters could make a difference. In 1967 a pilot study was initiated involving a physician staffed helicopter for the rescue of injured patients following motor vehicle accidents. Hans-Werner Feder was a general practitioner who organized the study together with the German Automobile Club ADAC (Allgemeiner Deutscher Automobil-Club) and the Red Cross (Deutsches Rotes Kreuz). Within three weeks, they had absolved 52 rescue missions and treated 19 severely injured and 16 moderately injured patients as well as 31 patients with minor injuries. In 1968 four more pilot studies were supported by the federal ministry of transportation. The first official emergency helicopter named Christoph 01 started on November 1, 1970, in Munich. Hans Burghart (1936–2020) from the Munich Hospital Harlachingen was the first medical director and the paramedics came from the Bavarian Red Cross (Bayerisches Rotes Kreuz). Gerhard Kugler (1935–2020) from the ADAC was the chief organizer behind the project. The emergency helicopter service was supported by the federal government, the province of Bavaria, the Allianz Insurance company (Allianz Versicherungs AG) and the ADAC. More helicopter services were established and in 1975 Germany already had 16 emergency helicopter bases. Today Germany has a nationwide network of 89 emergency helicopters staffed with physicians.

The focus on fracture care

Improved prehospital care resulted in more polytrauma patients reaching the hospitals alive. Nevertheless many of them died early thereafter from exsanguination and severe brain injury. In 1960 severely injured patients with multiple fractures were mostly treated with traction splints binding them to bed for many weeks, which contributed to high morbidity and mortality rates. Depending on the definition of the entity polytrauma, mortality rates in 1960 were around 40 % Furthermore, joint stiffness and muscular impairment resulted in a low functional outcomes especially in the polytrauma population. Subsequently, the surgical care of fractures was influenced mainly by the foundation of the AO (Arbeitsgemeinschaft für Osteosynthesefragen) in 1958. Martin Allgöwer (1907–2007) and Maurice E. Müller (1918–2009) were the driving force behind this initiative of 13 Swiss surgeons. Their concept was open reduction and internal fixation of fractures to allow early functional treatment and partial weight bearing. The group wanted to improve research, development of implants and education in the field of fracture treatment.

In the following years the treatment of polytrauma patients changed dramatically and early total care of these patients became state of the art. Enthusiastic trauma surgeons now spent hours in the operation room fixing fractures from head to toe after having stopped the bleeding in the abdomen or the chest. More patients survived the early phase but even more seemed to develop multiple organ failure (MOF) in the intensive care unit (ICU). As a consequence trauma surgeons in the 1970s and early 1980s became more interested in improving intensive care treatment rather than questioning the concept of early total care.

Michael Rotondo from Philadelpia in 1993 was the first to challenge the concept of early total care with regard to abdominal injuries. He published a standardized protocol how to address abdominal injuries in severely injured patients with penetrating trauma [17]. The aim was to stop the bleeding by packing and to stop further contamination by closing small bowel holes with sutures. Large defects or devitalized areas were resected with a stapler. Definitive repair of bowel or visceral injuries was not attempted. No reanastomosis was performed because this in his eyes increased the trauma load. He also did not close the abdomen, in order to prevent abdominal compartment syndrome. He completed bowel anastomosis and abdominal closure after 48 hours when the patient was stabilized and named his concept damage control surgery. Thomas Scalea from Baltimore introduced the term damage control orthopaedics (DCO) in 2000 [19]. It is a strategy for adjusted treatment of fractures in severely injured patients. The aim was to reduce a secondary insult and thereby improve the patient's outcome. The idea was to apply a staged strategy for definitive stabilization of long bone fractures in order not to deplete the patient's individual physiologic reserve. Step one is to stabilize the fracture with an external fixator in order to arrest mediator release as a relevant source for second hits. After a few days, when the patient is stable and the physiologic reserve restored, open reduction and internal fixation is performed. In Germany Otmar Trentz and Hans-Christoph Pape performed a series of observational studies on this topic which supported the concept of damage control [11, 12]. The controversial discussion was about the indicators as to when to perform early total care (ETC) or damage control orthopaedics (DCO). The severity of the injury, acidosis, coagulopathy, and hypothermia were considered variables that could facilitate in the decision making process. Evidence-based guidelines of EAST (Eastern Association for the Surgery of Trauma) as well as a systematic literature analysis concluded that a randomized trial was urgently needed [15].

Dieter Rixen, together with the damage control study group, initiated a multicenter randomized controlled trial 2007 on risk adapted damage control orthopaedic surgery versus early total care of femur shaft fractures in polytrauma patients [16]. The study was supported by the German Research Foundation (Deutsche Forschungsgemeinschaft, DFG). Primary objective of the trial was to reduce the extend of organ failure as measured by the maximum sepsis related organ failure assessment (SOFA) score. Major inclusion criteria were a femoral shaft fracture that could be treated by nail or external fixator, an Injury Severity Score (ISS) equal to or above 16 and a calculated probability of death between 20% and 60%. 34 patients were included in the study. The maximum SOFA score showed no significant difference between the two groups. The patients with external fixator required a significantly longer ventilation period and stayed on intensive care significantly longer. The total hospital length of stay was not different. The results of the study reflected the ambivalence of the literature [16]. Unfortunately, the study was terminated prior to reaching the anticipated sample size as the recruitement of patients was lower than predicted.

We need more data

Harald Tscherne and Leonhard Schweiberer (1930–2017) were the first to recognize that improved survival of polytrauma patients did not only depend on a technically perfectly performed surgical procedure. Many more factors seemed to influence survival. They realized that improved outcome could only be achieved with an improved performance of the rescue chain. They also stated that the performance of the rescue chain could only be as good as its weakest chain link. It is not enough to perform a perfect operation. It is also necessary to have appropriate prehospital care, a systematic approach to trauma management in the emergency room, interest in improving intensive care treatment and a good rehabilitation program. They suggested to focus research activities to a more detailed evaluation of the processes in prehospital care, early hospital care, surgical care, intensive care, and rehabilitation.

It all started in 1991 with a controversial discussion at the annual meeting of the German Trauma Society (DGU) on how to define a polytrauma patient. Advantages and disadvantages of scoring systems like the Trauma Score, Injury Severity Score (TRISS) and the German Hannover Polytrauma Score were debated. Studies performed by single hospitals evaluating the accuracy of these scores had limitations as the number of patients treated in each hospital was too small for validation studies. Multicenter studies sharing data between hospitals were unusual in those days as research was rather competitive. Many hospitals treating trauma patients wanted to show that they performed best.

Three trauma leaders, Klaus-Peter Schmit-Neuerburg (1932–2003), Leonhard Schweiberer and Harald Tscherne suggested to consolidate the research potential in that field under the auspices of the German Trauma Society (DGU). A first meeting took place in 1992 at the Trauma Department of the University Hospital in Essen. Under the leadership of Hans-Joerg Oestern, Dieter Nast-Kolb (1954–2015), Christian Waydhas and Edmund Neugebauer, a task force on "Scoring Systems" was founded. In order to evaluate scoring systems it became clear that a trauma registry was needed. There was a controversial discussion in deciding which variables and how many should be included in such a registry. Another important question was how participating hospitals could get comparative feedback on their performance while anonymity of the data would be ensured.

The TraumaRegistry DGU

The aim was to provide a tool that could evaluate the quality of care among departments over time, to provide epidemiological data regarding the polytrauma population and to provide a data set that could be used for research. The registry collects data from four time intervals: prehospital care, emergency room care, intensive care, and hospital discharge. In 1993 the TraumaRegister DGU started with 260 severely injured patients from five trauma centers. Since then, the registry has grown to more than 35 000 patients from 653 hospitals in 2020. The registry today includes more than 400 000 patient records from more than 700 hospitals. In the first years, effort was put on increasing the quality of data, the definition of each variable and the acquisition of more participating hospitals. In 1997 the first standardized annual report was returned to each hospital and since then annual meetings of all participating hospitals were established.

The most important achievement of the task force was establishing confidence between group members and participating hospitals. This solid base of trust helped to overcome daily problems like lack of resources and high workload. With time the task force as well as board members of the German Trauma Society realized that the registry had a real impact with respect to quality improvement as well as scientific output. The TraumaRegister DGU is recognized worldwide as one of the major registries in this field. The TraumaRegister DGU has worldwide acceptance as performance monitor for polytrauma management.

The TraumaRegister DGU is the central tool to evaluate the treatment outcomes of severely injured patients treated within the TraumaNetzwerk DGU. It allows comparisons between participating trauma centers and between regional trauma networks. The primary outcome criteria is hospital mortality. In 2018 a study group was established to study the quality of life two years after injury [8]. The aim has been to establish quality of life as a second endpoint for all participating trauma centers. The TraumaRegister DGU also facilitates the evaluation of care processes. Hospitals can thereby compare their performance to other trauma centers to improve the quality of care.

Multiple research projects resulted in more than 380 publications including a publication in Lancet. Results obtained through research had a significant effect on daily practice. Today less fluids are administered during the prehospital care phase, the use of whole body CT scan in the initial evaluation of trauma patients has been established and early detection and treatment of coagulopathy has resulted in reduced mortality rates, just to name three major changes [3, 7, 9, 23].

The scientific responsibility for the evaluation of data from the TraumaRegister DGU rests with the Taskforce on Emergency Care, Intensive Care and Management of the severely injured, of the German Trauma Society (Sektion NIS: Sektion Notfall, Intensivmedizin und Schwerverletztenversorgung der DGU). The TraumaRegister DGU is administered by the Academy for Trauma Surgery (AUC) which is the "Akademie der Unfallchirurgie". The statistical master mind responsible for evaluating data derived from the TraumaRegister DGU since day one is Rolf Lefering from Cologne. The scientific coordinator from the AUC is Christine Hoefer who also aided in publishing the latest white paper in 2019 and initiated an ongoing government funded trial on quality of life after severe trauma

Two further important projects have been launched through cooperation with the TraumaRegister DGU. In 2018 a taskforce from the German Trauma Society (Ingo Marzi) and the Trauma Research Network (Borna Relja and Markus Huber-Lang) developed a databank of complementary serum from severely injured patients [14]. The idea was to collect data regarding their immunological response to trauma and to link these data with clinical data from the TraumaRegister DGU. Another taskforce from the German Trauma Society (Ingo Marzi and Marc Maegele) collaborated with the German Society of Neurosurgery (Wolf Ingo Steudel, Eberhard Uhl, Andreas Underberg) to develop a Brain Injury Registry which has become an additional module to the TraumaRegister DGU [22]. The idea was to gather detailed information on patients with brain injuries and link this information with the process and outcome data from the TraumaRegister DGU.

Advanced Trauma Life Support (ATLS)

Johannes Sturm was chairman of the taskforce on emergency medicine of the German Trauma Society. He continuously motivated trauma surgeons to focus not only on surgical procedures but also on the process of care involving prehospital emergency medicine, emergency room management, intensive care, and rehabilitation.

ATLS is a worldwide educational format that teaches a systematic priority oriented management of severely injured patients in the emergency room. The goal is to establish a quick and standardized evaluation of a trauma patient and to initiate treatment as needed. ATLS further trains decision-making regarding the indication to transfer a patient when local management resources are deemed to be insufficient. Principle priority of ATLS the idea is the prevention of second physiological hits, to realize that time is of essence and that one should treat first what kills first. The course teaches knowledge, necessary skills, and attitude. It is interdisciplinary and interprofessional. More than 75 countries world-wide have adopted the principles taught in ATLS, and more than 1.5 million medical professionals have been trained.

Germany joined the ATLS program of the American College of Surgeons in 2003. Before implementation of the program, there was a controversial discussion as to whether a country like Germany, with a long history of trauma care, needed ATLS at all. One group argued that ATLS addressed more rural hospitals as compared to large trauma centers. ATLS was viewed as being old fashioned as it still promoted peritoneal lavage when ultrasound was already standard in Germany for detection of free abdominal fluid. The other group was convinced that the didactic approach of ATLS, with the five letters A, B, C, D, E being the new language of trauma, was a game changer. It replaced complicated algorithms with an easy approach and the philosophy of "back to the roots" which implies performing a clinical examination of the trauma patient before utilizing hightech medicine such as whole body CT scans [1, 2]. The board of the German Trauma Society decided to join the ATLS family in 2000. Norbert Haas, who then was president of the German Trauma Society, signed the papers with the American College of Surgeons. Seven German trauma surgeons took the provider and instructor course in South Carolina (USA). The first ATLS Course in Germany took place in Munich in 2003 and was organized by Christian Lackner, Karl-Georg Kanz and Wolf Mutschler. In the following years two to four courses were given with great support of the Dutch ATLS chapter. After initiation of the German TraumaNetzwerk DGU in 2007, ATLS was defined as standard for the initial management of severely injured patients. Since then, more than 100 ATLS courses are organized by the Academy for Trauma Surgery every year. In 2018 an online refresher course was developed successfully by the ATLS team under Gerrit Matthes, Frithjof Wagner, Thomas Paffrath, Marzellus Hoffmann and the staff of AUC.

The ATLS Manual is updated with new evidence every four to five years by the American College of Surgeons supported by the international ATLS chapters. The last three editions have been revised with extensive support by the European ATLS chapters including the German chapter. The German Level III clinical guidelines on the management of severely injured patients especially have been of great help during the revision process [13]. European input to ATLS principles has found worldwide recognition [1]. The first national course directors in Germany were Bertil Bouillon, Christoph Wölfl and Frithjof Wagner.

Definitive Surgical Trauma Care (DSTC)

The idea of the DSTC course was to develop a standard of care as a follow-up to ATLS in the emergency room. DSTC was developed by IATSIC (International Association for Trauma and Surgical Intensive Care) and defines the standard of care for emergent surgery following emergency room treatment. The course is comprised of practical and interdisciplinary surgical training in abdominal, thoracic, and skeletal emergent surgery. The training program utilizes cadavers in the anatomic lab and pigs in the experimental department. The course was initiated in Germany in 2006 to give abdominal, thoracic and orthopaedic surgeons training opportunities to carry out specific lifesaving interventions and trauma leaders a better opportunity to practice appropriate decision making. In most hospitals the orthopaedic trauma surgeon is the designated trauma leader in the emergency room. In Germany Sascha Flohé, Thomas Paffrath and Robert Schwab, together with Kenneth Boffard from South Africa, took responsibility for developing the format in Germany. Tim Pohlemann and his team in Homburg supported the idea generously and provided excellent facilities in Homburg/Saar for the course. Today the course is delivered together with the German Society of Anaesthesiology to train surgeons and anaesthesists in joint settings.

Level III clinical guideline on the management of severely injured patients

The aim of the interdisciplinary Level III clinical guideline is to provide the latest evidence on the early management of severely injured patients and to thereby improve its outcome. The first version was published in 2011 after a ten-year development effort. The latest version was established in an extensive process over two years with support of more than 200 authors and 20 medical societies involved in the treatment of severely injured patients. The result was published in German language in 2016 [5]. The English version was published in 2018 [13]. The guideline is evidence-based and was accepted as such by the delegates of the 20 participating medical societies. The actual guideline provides 264 key recommendations for the management of the severely injured patient in three different phases:

- Prehospital management (66 key recommendations)
- Emergency room management (102 key recommendations)
- Early operative management (96 key recommendations)

Lead authors were assigned to each chapter. A systematic literature search was performed with professional support. The key recommendations for each chapter were phrased and consent acquired of the majority of delegates of the 20 medical societies involved. The level of Evidence (LoE) was determined according to the 2009 provisions of the Oxford Centre for Evidence-Based Medicine [10]. The underlying evidence is explained in more detail by the rationale discussion following the key recommendations. This Level III guideline fulfills the highest level of standard of the Association of the Scientific Medical Societies in Germany (AWMF). The Polytrauma Guideline Update Group is currently working on the newest update which will be published in 2022.

The TraumaNetwork DGU

The Trauma Registry, the Level III clinical guidelines and the introduction of ATLS were important steps in the systematic improvement of the quality of polytrauma care. At the same time increasingly more hospitals reduced their participation in trauma care. The main reasons were inadequate financial reimbursement through the German DRG System (Diagnosis Related Groups), the focus of health care providers on elective procedures and a lack of qualified staff (nurses and physicians) in some regions. Hartmut Siebert pushed forward the idea to write a white paper that documented the needs of severely injured patients. Andreas Wentzensen and Johannes Sturm had the idea that a system approach was needed to secure the quality of trauma care. It was the year 2004 when the idea of regionalization of trauma care in Germany was born [6].

The aim of the TraumaNetzwerk DGU was to assure and continuously improve the quality of care of the severely injured patient in Germany on a nationwide basis. The first "white paper" in 2006 defined standards of the organization and the process of care of the severely injured. Key element of this concept is the regionalization of trauma care in Germany with certified regional trauma networks. Each trauma network consists of a defined number of Level I–III trauma centers that support each other. This follows the idea of a network to assure a high level of trauma care each 24 hour period, 365 days a year nationwide. Every three years the trauma centers and their regional trauma network are reevaluated and recertified if they fulfill the required standards [18].

The "white paper" was updated in 2012 and 2019. As trauma mortality could be decreased in the past years, the aim of the TraumaNetzwerk DGU was expanded: the aim is to assure equal quality of care in order to secure survival and the best achievable quality of life nationwide. 624 trauma centers in 52 regional trauma networks form the TraumaNetzwerk DGU. 109 Level I, 209 Level II and 306 Level III trauma centers are certified. 58% of all severely injured patients are treated in Level I, 30 % in Level II and 12 % in Level III trauma centers. Today every trauma center has an emergency room protocol that has obtained interprofessional and interdisciplinary consent. ATLS is the basis of emergency room management in every German trauma center. Communication within a regional trauma network is well defined and has shown to work. Mortality rates as documented in the trauma registry have been reduced over the past 20 years. This success is not due to a single intervention or surgical procedure but rather due to the system approach. Surveys performed with prehospital emergency medical systems and trauma centers support this hypothesis. The trauma registry data show that improvements in the management of severely injured patients in the emergency room have been achieved. Especially the diagnostic procedures could be streamlined. Unstable patients in shock reach the OR faster than before. Patient volume also has been an influence on outcome. The survival rate of patients with an Injury Severity Score (ISS) over or equal to 16 was higher if hospitals treated 100 patients or more per year compared to less favorable survival rates if hospitals treated less than 40 patients [6].

The administration of the TraumaNetwork DGU is provided by the Academy for Trauma Surgery. The working group responsible for all organizational questions developing the network AKUT (Arbeitskreis Umsetzung TraumaNertzwerk DGU) was driven by Steffen Ruchholtz and the general secretaries of the German Trauma Society, Hartmut Siebert, Reinhard Hoffmann and Dietmar Pennig.

Telecooperation with TKmed (TelekooperationTNW)

Good communication between prehospital emergency medical service providers and admitting trauma center, as well as communication amoung trauma centers with regard to possible transfers is essential. Johannes Sturm and Markus Blätzinger, with the Academy for Trauma Surgery (AUC), started a project to support communication utilizing telecooperation. The idea was to safely transmit radiological data like x-ray, CT-Scan or MRI as well as lab reports and general patient information prior to transfer. This would also offer the opportunity for a Level III trauma center to seek advice from a Level II or Level I trauma center regarding the indication for transfer or for further diagnostics or intervention. Since 2012 TKmed allows nationwide communication for rapid transmission of radiological data and general patient information. This interdisciplinary tool initiated and operated by the German Trauma Society was very well received.

Rehabilitation

Because of improved survival rates, we have new challenges concerning rehabilitation programs for multiply injured patients. Germany has a very good orthopaedic rehabilitation system for defined interventions like total hip and total knee replacement or spine surgery. It also has an excellent rehabilitation system following heart attack, stroke, traumatic paraplegia, and brain injury. The workman's compensation system has excellent rehabilitation centers and programs for work related injury. Multiply injured patients that experience non-occupational injuries risk falling into a rehabilitation gap. Patients that are not able to weight bear early after surgery are not accepted in rehabilitation centers as long as they need additional nursing support. If they lack support by families or friends, they are obliged to go to a short term nursing home for several weeks, where rehabilitation options are very limited. In the latest update of the "white paper" in 2019, the German Trauma Society therefore calls for a commitment of health care politicians and health care insurers to establish a systematic rehabilitation program for multiply injured patients, comparable to the rehabilitation programs for stroke or severe brain injury [6, 20, 21].

Prevention

Continuous improvement of the management of severely injured patients has reduced trauma mortality from 40% in the 1960s to 12% in 2020. 88% of polytrauma patients survive their injuries today, but quality of life may be impaired. Many experience functional impairments and pain. Only 50% of severely injured persons return to their previous work. The financial, functional, and emotional sequelae can burden families as well as the society at large. The biggest challenge is that accidents are often preventable. The German Trauma Society officially declared in the latest update of the "white paper" in 2019 that the society is responsible not only for the injured patient from the onset of injury up to and including rehabilitation but also for accident prevention and reintegration into daily life. Christopher Spering and Thomas Brockamp, along with the task force on prevention, initiated several projects. The latest project addressed young people and their risk-taking behavior. The idea was to increase risk awareness in young people and to enable them to make the right decisions in critical situations. The P.A.R.T.Y. Program (Prevention of Alcohol and Risk related Trauma in Youth) was initiated in Canada. The program invites young people to trauma centers and shows them the management of a severely injured patient from the beginning of treatment to the end of rehab. They visit an emergency vehicle and talk to paramedics, go to an emergency room and talk to the emergency physicians and nurses, visit an intensive care unit as well as a regular ward and observe physiotherapy. They also are able to talk to care providers and to real trauma patients. This experience is emotional and should enable them to make the right decisions in critical situations. Before the pandemic, more than 100 programs were run each year in Germany and were given an excellent feedback by the participants [4, 6].

Mass casualties

The latest update of the "white paper" also addressed the preparedness of trauma centers to handle mass casualties [6]. This topic received more awareness as the number of terrorist attacks increased in Europe and worldwide during the past ten years. Every hospital in Germany had a mass casualty plan. But this plan was rarely updated. Very few people knew what to do in case of a mass casualty and only few hospitals trained their personel for such situations. Benedikt Friemert, Axel Franke and the task force on mass casualties systematically developed a plan for the required training. The idea was to develop a good program to structure a mass casualty protocol for trauma centers and to develop a training program, disseminating it using the trauma network structures. The capability to handle a mass casualty is part of the audit for trauma centers. The group, together with the Academy for Trauma Surgery, developed the training course called TDSC (Trauma and Disaster Surgical Care). Participants learn how to organize and individualize a mass casualty protocol for their own trauma center. They also learn and train how to triage patients in a mass casualty situation and how to perform tactical surgical care, which teaches how to use available resources to achieve an optimal treatment outcome for as many patients as possible. Most importantly the "white paper" update 2019 calls for a commitment of health care politicians to provide the necessary resources so that care management protocols can be implemented not only in the prehospital setting but also in the hospital.

Conclusion

The German Trauma Society in 1922 had already acknowleged its responsibility to provide the best possible care of the severely injured patients beginning at the site of the accident up to their reintegration into social and work life. The main focus in those years was to secure survival of trauma patients once they arrived in hospital. Over the years it became quite clear that it was not one specific medical process that made a difference but more a systematic approach that recognized the importance of all the links of the rescue chain. The systematic evaluation and development of standards for prehospital care, emergency room care, early surgical interventions, intensive care, and rehabilitation made a difference. In 2007 the German Trauma Society systematically developed the TraumaNetwork DGU and thereby implemented the regionalization of trauma care in order to secure an optimal management of severely injured patients nationwide. Key elements were the implementation of emergency room protocols based on ATLS, the development of Level III clinical guidelines, the introduction of the TraumaRegistry DGU as a quality improvement tool, the implementation of new communication tools (TKmed) and a focus on topics like prevention, prehospital care, intensive care, and rehabilitation. Only this interdisciplinary and interprofessional approach will further improve the treatment outcome of severely injured patients. The German Trauma Society readily accepts its responsibility to move these important activities forward in the interest of our trauma patients.

Literature

1. ATLS Subcommittee, American College of Surgeons' Committee on Trauma, International ATLS working group. Advanced Trauma Life Support (ATLS): the ninth edition (2013). J Trauma Acute Care Surg 74: 1363–1366

2. Bouillon B, Kanz KG, Lackner CK, Mutschler W, Sturm J (2004) The importance of Advanced Trauma Life Support (ATLS) in the emergency room. Unfallchirurg 107: 844–850

3. Bouillon B, Lefering R, Paffrath T, Sturm J, Hoffmann R (2016) Treatment of severely injured patients: Impact of the German Trauma Registry DGU. Unfallchirurg 119: 469–474

4. Brockamp T, Koenen P, Caspers M, Bouillon B, Köhler M, Schmucker U (2019) Working Group of Injury Prevention of the German Trauma Society (DGU). The influence of an injury prevention program on young road users: a German experience. Eur J Trauma Emerg Surg 45: 423–429

5. Deutsche Gesellschaft für Unfallchirurgie (DGU). S3-Leitlinie Polytrauma/Schwerverletzten-Behandlung. AWMF Register-Nr. 012/019. 2016. www.awmf.org/uploads/tx_szleitlinien/012-019l_S3_Polytrauma_Schwerverletzten_Behandlung_2017-08.pdf (aufgerufen: 10.12.2021)

6. Deutsche Gesellschaft für Unfallchirurgie e. V. (DGU). Weissbuch Schwerverletztenversorgung 2019. www.dgu-online/qualitaet-sicherheit/schwerverletzte/weissbuch-schwerverletztenversorgung.html (aufgerufen: 10.12.2021)

7. Huber-Wagner S, Lefering R, Qvick LM, Körner M, Kay MV, Pfeifer KJ, Reiser M, Mutschler W, Kanz KG (2009) Working Group on Polytrauma of the German Trauma Society. Effect of whole-body CT during trauma resuscitation on survival: a retrospective, multicenter study. Lancet 373: 1455–1461

8. Kamp O, Pfeiffer R, Ritschel M, Flohe S, Bieler D (2021) Polytrauma outcome: implementation of health-related quality of life assessment into the German Trauma Registry. Eur J Trauma Emerg Surg 47: 869–874

9. Maegele M, Lefering R, Yücel N, Tjardes T, Rixen D, Paffrath T, Simanski C, Neugebauer E, Bouillon B (2007) AG Polytrauma of the German Trauma Society (DGU). Early coagulopathy in multiple injury: an analysis from the German Trauma Registry on 8724 patients. Injury 38: 298–304

10. Oxford Center for Evidence based Medicine (CEBM). Levels of Evidence. March 2009. https://www.cebm.net/index.aspx?o=1025 (aufgerufen: 10.12.2021)

11. Pape HC, Giannoudis P, Krettek C (2002) The timing of fracture treatment in polytrauma patients: relevance of damage control orthopedic surgery. Am J Surg 184: 622–629

12. Pape HC, Gannoudis PV, Krettek C, Trentz O (2005) Timing of fixation of major fractures in blunt polytrauma: role of conventional indicators in clinical decision making. J Orthop Trauma 19: 551–562

13. Polytrauma Guideline Update Group (2018) Level III guideline on the treatment of patients with severe/multiple injuries. Eur J Trauma Emerg Surg 44 (Suppl 1): 3–271

14. Relja B, Huber-Lang M, van Griensven B et al. (2020) A nationwide fluidics biobank of polytraumatized patients: implemented by the Network "Trauma Research" (NTF) as an expansion to the TraumaRegister DGU(R)of the German Trauma Society (DGU). European Journal of Trauma and Emergency Surgery ; 46 (3): 499–504

15. Rixen D, Grass G, Sauerland S, Lefering R, Raum MR, Yücel N, Bouillon B, Neugebauer EA and the Polytrauma Study Group of the German Trauma Society (2005) Evaluation of criteria for temporary external fixation in risk adapted damage control orthopedic surgery of femur shaft farctures in multiple trauma patients: "evidence-based-medicine" versus "reality" in the trauma registry of the German Trauma Society. J Trauma 59: 1375–1394

16. Rixen D, Steinhausen E, Sauerland S, Lefering R, Maegele MG, Bouillon B, Grass G, Neugebauer EAM and members of the Damage Control Study Group (2016) Randomized, controlled, two-arm, interventional, multicenter study on risk-adapted damage control orthopedic surgery of femur shaft fractures in multiple-trauma patients. Trials 17: 47

17. Rotondo MF, Schwab CW, McGonical MD, Phillips GR, Fruchterman TM, Kauder DR, Latenser BA, Angood PA (1993) Damage control: an approach for improved survival in exsanguinating penetrating abdominal injuries. J Trauma 35: 375–382

18. Ruchholtz S, Mand C, Lewan U, Debus F, Dankowski C, AKUT Steering Committee, Kühne C, Siebert H (2012) Regionalisation of trauma care in Germany: the "TraumaNetwork DGU-Project". Eur J Trauma Emerg Surg 38: 11–17

19. Scalea TM, Boswell SA, Scott JD, Mitchell KA, Kramer ME, Pollak AN (2000) External fixation as a bridge to intramedullary nailing for patients with multiple injuries and with femur fractures: damage control orthopedics. J Trauma 48: 613–621

20. Simmel S, Müller WD, Reimertz C, Kühne C, Glaesener JJ (2017) A phase model of trauma rehabilitation: How can we avoid the "rehab-hole"? Unfallchirurg 120: 804–812

21. Simmel S, Bork H, Eckhardt R, Glaesener JJ, Greitemann B, Jung K, Kladny B, Krischak G, Müller WD, Schmidt J, Strassburg A, Wölfl C, Sturm J (2021) Requirements for trauma rehabilitation centers: Post-acute rehabilitation (phase C) after severe trauma injury. Unfallchirurg 124: 1032–1037

22. Steudel WI, Younsi A. SHT-Datenbank. https://www.dgnc.de/ab/gesellschaft/fuer-patienten/sht-datenbank/ (aufgerufen: 12.01.2022)

23. Waydhas C, Lefering R, Hoefer C (2018) Scientific impact of the TraumaRegister DGU. Unfallchirurg 121: 781–787

6 Mit allen geeigneten Mitteln – Der Beitrag der Berufsgenossenschaften zur Entwicklung der Deutschen Gesellschaft für Unfallchirurgie

Andreas Wentzensen, Ludwigshafen

Der britische Historiker Oliver F. R. Haardt erwähnt in seinem Buch „Bismarcks ewiger Bund – Eine neue Geschichte des Deutschen Kaiserreichs" auch die Entstehung des Unfallversicherungsgesetzes von 1884. Ihm schien bemerkenswert, dass die ursprüngliche Initiative zur Verbesserung des Unfallschutzes von Arbeitern von keiner der im neuen Deutschen Kaiserreich verbündeten Regierungen (er bezeichnete das neu entstandene Deutsche Reich als Fürstenbund) ausging, sondern von Parlamentsabgeordneten und der Öffentlichkeit [3].

Vertreter von Industrie, Rechtswissenschaften und den liberalen Parteien forderten Ende der 1870er Jahre immer lauter, das Missverhältnis zwischen der Rechtsstellung verunglückter Arbeiter und den Entschädigungsregeln im Zivilrecht zu beheben.

Am 17. November 1881 hielt Bismarck vor dem Reichstag in Berlin eine Rede, die häufig auch als „Kaiserliche Botschaft" zitiert wird und in der er die Grundzüge eines vollständigen Systems einer Arbeiterversicherung umriss.

Der dritte Entwurf des Unfallversicherungsamtes konnte nach Abstimmung am 9. Juli 1884 im Reichsgesetzblatt verkündet werden und damit als Gesetz in Kraft treten [10]. Von Beginn an nahm dieses Gesetz mit dem Aufbau und der Bildung von Berufsgenossenschaften auch Einfluss auf die ärztliche Tätigkeit. Unfallverhütung und Erste Hilfe standen zunächst im Vordergrund, der Begriff des Heilverfahrens wurde geprägt.

Aufbau 1884–1918

Schon frühzeitig nach Gründung der Berufsgenossenschaften gab es die Forderung, die Folgen schwerer Verletzungen durch Steuerung des Heilverfahrens zu verbessern und durch Schaffung von Ambulatorien den Verletzten eine möglichst bald nach dem Unfall einsetzende, spezielle unfallmedizinische Betreung und Behandlung zu sichern.

Die intensiven Überlegungen der neugegründeten Berufsgenossenschaften um den Ausbau eines Heilverfahrens führten schließlich auch zur Berechtigung, schon während der ersten 13 Wochen nach dem Unfall das Heilverfahren auf ihre Kosten zu übernehmen. So berichtete der Präsident des Reichsversicherungsamtes Bödiker (1843–1907) bereits auf dem Internationalen Kongress für Unfallversicherung in Mailand 1896 „über den Einfluss der Unfallversicherung auf die bessere Heilung der Verletzten und die Wiedererlangung größerer Erwerbsfähigkeit". Er verwies dabei auch auf Berichte der für einzelne Berufsgenossenschaften tätigen Vertrauensärzte [10].

Für ein erfolgreiches Heilverfahren war ein gutes Zusammenwirken von Berufsgenossen und Ärzten Voraussetzung. Die Ärzteschaft fühlte sich zunächst bei der Vorbereitung der Arbeiterversicherungsgesetze übergangen, obwohl ohne ihre Mitwirkung die Durchführung der Gesetze unmöglich war. Dennoch begann die Zusammenarbeit der Berufsgenossenschaften mit den Ärzten schon zu einer Zeit, als dafür noch jede rechtliche Grundlage fehlte.

Die Chirurgen hatten aus der Kriegschirurgie gelernt, so hatte Bernhard von Langenbeck (1810–1887) zum Beispiel als Sanitätsoffizier der Preußischen Armee an allen deutschen Einigungskriegen teilgenommen, dass als Heilmaßnahmen nach Verletzung auch Arbeit und körperliche Übungen in Betracht kamen. Dies führte bei den Berufsgenossenschaften zu Überlegungen, eigene Krankenhäuser und Rekonvaleszentenhäuser zu errichten, um „den höchsten Anforderungen der Neuzeit an ein voll eingerichtetes chirurgisches Heilinstitut zu genügen" [10].

Der Verband der Deutschen Berufsgenossenschaften verfasste eine Denkschrift bezüglich der Errichtung von Unfallkranken- und Rekonvaleszentenhäusern. Die Zweckmäßigkeit der Errichtung von Unfallkrankenhäusern war in der Ärzteschaft durchaus nicht unumstritten. Man erklärte, die bestehenden Krankenhäuser reichten aus und es seien genügend Einrichtungen zur Nachbehandlung vorhanden. Auch zur Erkennung von Simulanten seien keine eigenen Krankenhäuser erforderlich, es genüge ein tüchtiger, besonders mit chirurgischer Erfahrung ausgerüsteter Arzt [10].

Rasch wurde aber ärztlicherseits auch anerkannt, dass die Versorgung von Unfallverletzten und Rekonvaleszenten besonderer institutioneller Maßnahmen bedurfte, so wurden neben Unfallkrankenhäusern auch Einrichtungen zur Nachbehandlung in Berlin und Straßburg, später auch in München, Frankfurt, Nürnberg und Leipzig errichtet. In den Jahren von 1936 bis 1974 kamen weitere berufsgenossenschaftliche Sonderstationen hinzu.

Das erste, ausschließlich den Zwecken einer Berufsgenossenschaft dienende Krankenhaus für unfallverletzte Bergleute mit dem Namen „Bergmannsheil" wurde schon 1890 in Bochum errichtet. Nach dem Bergmannsheil folgten weitere Unfallkrankenhäuser in Straßburg 1892, Halle 1894, Gelsenkirchen-Buer 1929 und 1939 Hindenburg/Oberschlesien.

Der Bau eines 1890 geplanten Unfallkrankenhauses in Berlin kam dagegen nicht zustande, weil sich eine zu geringe Anzahl von Berufsgenossenschaften dazu bereitfand [10].

1918–1945

Aufbau und Entwicklung der gesetzlichen Unfallversicherung lassen sich ähnlich wie die Gründung und Weiterentwicklung der wissenschaftlichen Fachgesellschaft DGU (Deutsche Gesellschaft für Unfallheilkunde) zeitlich in drei Perioden unterscheiden. Nach der Gründungsphase begann die zweite Periode nach dem Ersten Weltkrieg, nach der

Novemberrevolution 1918 stellte die neue Deutsche Reichsregierung vieles auf den Prüfstand. Die Sozialversicherung wurde grundsätzlich nicht in Frage gestellt und zunächst nur in geringem Umfang berührt. Die besondere Aufmerksamkeit der gesetzlichen Unfallversicherung galt neben der Unfallverhütung den Heilverfahren. Das Unfallheilverfahren der Berufsgenossenschaften führte damals zu der Erkenntnis, dass es nicht alleine auf die anatomische, sondern auch auf die funktionelle Heilung ankam [10]. Von besonderer Bedeutung waren aber auch Erleichterungen bei der Rückkehr zur Arbeit sowie neben der Heilfürsorge eine besondere Berufsfürsorge, die in Berufsberatung, beruflicher Aus- und Umbildung, Arbeitsvermittlung sowie Arbeitsbeschaffung und weiterer Berufsfürsorge bestand.

Aus dieser Zeit stammt auch der Vorschlag vom Berufsgenossenschaftstag im September 1920, auf der Basis von Abkommen mit den beteiligten Krankenkassen jeden Unfallverletzten – und sei die Verletzung auch noch so geringfügig – zunächst einem Unfallarzt vorzustellen [10].

Als 1921 zum ersten Mal seit Bestehen der Berufsgenossenschaften der Versuch unternommen wurde, die gesamten Beziehungen zwischen den Berufsgenossenschaften und Ärzten umfassend vertraglich zu regeln und mit den ärztlichen Vereinigungen zur Verbesserung des Frühheilverfahrens zu einer einheitlichen Absprache zu kommen, ging es dabei nicht nur um Gebührenfragen, sondern zum ersten Mal sollte die Gesamtheit der Beziehungen zwischen Ärzten und Berufsgenossenschaften erfasst werden. Vor allem über die Mitwirkung der Ärzte beim Heilverfahren, die Erteilung ärztlicher Auskünfte und die Erstellung von Gutachten wurde hart und zäh verhandelt. Der Begriff „Durchgangsarzt" wurde 1922 wahrscheinlich zum ersten Mal in den vertraglichen Beziehungen zwischen Berufsgenossenschaften und Krankenkassen verwendet. Die Berufsgenossenschaften erhielten schließlich das vorbehaltlose Recht, jederzeit in das Heilverfahren eingreifen zu können [10].

1922 erfolgte die Wiederbegründung der Deutschen Gesellschaft für Unfallheilkunde, Versicherungs- und Versorgungsmedizin in Leipzig und 1926 die Gründung des Reichsverbandes der für Berufsgenossenschaften tätigen Ärzte, nach dem Zweiten Weltkrieg wiederbegründet als Bundesverband, heute Bundesverband der Durchgangsärzte e. V.

Ab 1925 erweiterte sich der Kreis der Versicherten durch Einbeziehung der Wegeunfälle in den Versicherungsschutz. Mit Verordnung vom 12. Mai 1925 wurden erstmals Berufskrankheiten genauso wie Unfälle als Folge beruflicher Tätigkeit anerkannt. Dieser Schritt war notwendig geworden, da die Einführung neuer technischer Verfahren und vor allem chemischer Hilfsstoffe neue gesundheitliche Belastungen für die Arbeiter mit sich brachten.

In der Zeit von 1933 bis 1945 blieb die Unfallversicherung in ihrer Organisationsform und ihren Aufgaben im Kern unbeeinträchtigt, auch wenn von NS-Seite immer wieder Versuche gestartet wurden, Einzelpersonen oder das Versicherungssystem selbst politisch zu diskreditieren. Stärkster Eingriff war die Absetzung der Selbstverwaltung und die Implementierung des „Führerprinzips". Der erste deutliche Einfluss der nationalsozialistischen Ideologie auf die Verwaltungen der Unfallversicherung war in der Vertreibung jüdischer Unternehmer aus ihren Ehrenämtern in den Berufsgenossenschaften zu sehen [10].

In einer Rede zum 50-jährigen Bestehen der deutschen gewerblichen Berufsgenossenschaften (Beginn der Versicherungstätigkeit) 1935 stellte der Chefarzt der Chirurgischen Universitätsklinik Berlin, Ziegelstraße, und ehemaliger Chefarzt der Chirurgischen Klinik Bergmannsheil Professor Georg Magnus (1883–1942) die Gemeinsamkeit zwischen Berufsgenossenschaft und Arzt in das Zentrum seiner Rede über soziale Unfallversicherung und Unfallmedizin. Er nannte zehn Punkte als Fortschritte, die mit Hilfe der Berufsgenossenschaften in den vergangenen 50 Jahren hätten errungen werden können. So zum Beispiel Erkenntnisse zur Wundbehandlung, die nach dem Krieg an den großen Unfallkrankenhäusern ausgebaut wurden, die Investitionen der Berufsgenossenschaften in ein suffizientes Transportwesen sowie die Erste Hilfe mit der Ausbildung von Laienhelfern und die beschleunigte Erstellung einer exakten Diagnose mit ausgiebiger Röntgen-Untersuchung. Er sprach sich gegen den Bau reiner Unfall-Krankenhäuser aus, weil man immer wieder Gelegenheit haben müsse, die ganze Chirurgie auszuüben. Überhaupt sei die berufsgenossenschaftliche Tätigkeit vorteilhaft für die wissenschaftliche Arbeit, da man Nachuntersuchungen größeren Ausmaßes anstellen und mit Hilfe statistischer Auswertungen strengste Rechenschaft über verschiedene Behandlungswege liefern müsse. So sei auch der Zwang, sich ärztlicherseits gutachtlich weitgehend schriftlich äußern zu müssen, ein weiterer Vorteil in der Zusammenarbeit zwischen Arzt und Berufsgenossenschaften [4].

1942 wurde der Versicherungsschutz dann auf alle Arbeitnehmer – ohne Ausnahme – erweitert.

1945 bis heute

In einem weitgehend zerstörten Land mit notwendigem Wiederaufbau blieb nach 1945 in der neu entstandenen Bundesrepublik Deutschland die Gesetzliche Unfallversicherung bestehen. In der späteren DDR gab es keine eigenständige gewerbliche Unfallversicherung mehr. Die Wiedergründung der Deutschen Gesellschaft für Unfallheilkunde fand 1950 in Bochum statt. Zum 1. Januar 1991 wurde die Einführung der gesetzlichen Unfallversicherung in den neuen Bundesländern im Verlauf der Einigungsverhandlungen vereinbart [6].

Im Rahmen der Anstrengungen des Wiederaufbaues sah man Bedarf für neue berufsgenossenschaftliche Einrichtungen. So entstanden nach 1945 die ersten berufsgenossenschaftlichen Kliniken in den Jahren 1953 bis 1968 in Murnau, Tübingen, Duisburg-Buchholz, Hamburg, Frankfurt und Ludwigshafen [5]. Nach 1991 kamen die Unfallkrankenhäuser Berlin-Marzahn und erneut Halle (Bergmannstrost) hinzu, um den Versicherten eine bestmögliche Versorgung bieten zu können. Gleichzeitig bekräftigte die

Politik in den 1960er Jahren das Prinzip der Unfallversicherung durch den gesetzlichen Auftrag, Unfälle „mit allen geeigneten Mitteln" zu verhüten. Der Hauptverband der Gewerblichen Berufsgenossenschaften erließ 1963 „Richtlinien für die Beteiligung von Ärzten an der berufsgenossenschaftlichen Heilbehandlung". 1971 kam es zur Gründung der Schülerunfallversicherung für alle Schüler und Studenten.

Zusammen mit den jeweils beratenden spezialisierten Ärzten erstellte der Hauptverband der Gewerblichen Berufsgenossenschaften Denkschriften zu Qualitätsstandards, in denen Anforderungen an Struktur und Prozessqualität zu bestimmten Versorgungsabläufen und die Anforderungen an die medizinische und rehabilitative Behandlung z. B. bei Brandverletzungen, Querschnittslähmungen und Schädel-Hirn-Verletzungen formuliert wurden. Diese Denkschriften unterstützen die jeweiligen Ärzte auch bei den Verhandlungen mit den Klinikträgern zur sachlichen und personellen Ausstattung der Krankenhäuser und Kliniken nicht zuletzt auch deshalb, weil diese Ausstattungen Voraussetzung für die Zulassung zu den einzelnen Verfahren der Berufsgenossenschaften waren.

Für die gemeinsame Arbeit hatten die Unfallmedizinischen Tagungen der Landesverbände der gewerblichen Berufsgenossenschaften eine besondere Bedeutung. Die Tagungen waren ursprünglich vom Verband der für die BG-tätigen Ärzte ins Leben gerufen worden und wurden später von den Landesverbänden organisiert, die wissenschaftlichen Programme von den Beratenden Ärzten zusammengestellt sowie die Niederschriften nachlesbar und zitierbar gemacht.

1986 lobte der damalige Hauptverband der Gewerblichen Berufsgenossenschaften den Herbert-Lauterbach-Preis aus, benannt nach dem langjährigen Geschäftsführer des Hauptverbandes (und 1963 Präsident unserer Fachgesellschaft) für hervorragende wissenschaftliche Leistungen auf dem Gebiet der Unfallmedizin und der muskuloskelettalen Berufskrankheiten. Die Verleihung des Preises erfolgt jeweils anlässlich der jährlichen Jahrestagung der DGU.

Der Hauptverband ermöglichte auch die Beantragung von finanziellen Mitteln für Forschungsvorhaben.

Auf der Unfallmedizinischen Tagung 1988 in Mainz wurde erstmals der Begriff Rehabilitation in der Unfallchirurgie umfassend formuliert: Rehabilitation habe an der Unfallstelle zu beginnen und sei erst mit der Wiedereingliederung des Unfallverletzten in das betriebliche und häusliche Umfeld abgeschlossen [12].

Immer wieder wurde versucht, die Frage nach dem Einfluss der spezialisierten Heilverfahren der Gewerblichen Berufsgenossenschaften auf die Ergebnisse der Rehabilitation im Vergleich zu anderen Versicherungsträgern mit Hilfe der zentralen Statistik des Hauptverbandes zu beantworten. Hierbei zeigte sich sehr schnell, dass die Zusammenstellung dieser Daten solche Fragen regelhaft unter streng wissenschaftlichen Gesichtspunkten nicht beantworten konnte. Gleiches galt für die Datenlage bei anderen Versicherern, da sich vor allem der medizinische Sachverhalt nicht ausreichend in die Tiefe verfolgen ließ.

Übereinstimmung bestand aber auch darin, dass die objektive Messung des unfallchirurgischen REHA-Ergebnisses einen Wechsel der Betrachtungsweise hin zu einem multidimensionalen Verständnis von Verletzungsfolgen, Gesundheit und Behinderung fordere, weg von einer ausschließlich strukturbezogenen Betrachtung klinischer Parameter wie Bewegungsausmaß, muskulärer Kraft und Schmerzreduktion, hin zu einem mehrdimensionalen Verständnis von Unfall, Gesundheit und Behinderung. Des Weiteren zu mehr Evidenz und patientenorientierter Sichtweise, die neben spezifischen funktionellen Aspekten auch psychologische und soziologische Dimensionen mit in die Beurteilung therapeutischer Interventionen integrieren [1]. Im Zusammenhang mit der Definition des Begriffs Rehabilitation im Sinne eines universellen ganzheitlichen unfallchirurgischen Rehabilitationsgedankens ist Rehabilitation somit heute mehr als nur medizinische Wiederherstellung und Heilung. Die gemeinsamen Überlegungen von DGU und DGUV (Deutsche Gesetzliche Unfallversicherung) zeigen, dass auch Überwindung von Behinderung und Teilhabe wichtige messbare Größen für die Beurteilung eines Behandlungsergebnisses im ganzheitlichen Sinne sind.

Zu all diesen Erkenntnissen haben die Heilverfahren der DGUV in nicht unerheblichem Umfang beigetragen. Da die gewerblichen Berufsgenossenschaften auch eine engagierte medizinische Weiterbildung ihrer Unfallsachbearbeiter betrieben, lag es nahe, ihnen Kriterien an die Hand zu geben, nach denen der Verlauf eines Heilverfahrens vom Rehabilitationsbeginn bis zum Abschluss der Behandlung anhand von Effizienzkriterien überwacht werden konnte. Die standardisierte Bearbeitung der Verletzungsmuster sowie die konsequente Beachtung eines Interventionsplanes dienten dabei dem Ziel, Störungen im Heilverfahrensprozess frühzeitig zu erkennen und ihnen durch eine Intensivierung der Heilbehandlung zu begegnen [8]. In vielen Fällen führt dies zu einem besseren Heilverlauf und damit auch zu verkürzten Ausfallzeiten. Die sogenannte Weller-Datenbank entstand und wurde unter fachlicher Federführung von Professor Dr. med. Dr. h.c. mult. Siegfried Weller (1928–2019), ehemaliger Ärztlicher Direktor der BG Unfallklinik und Ordinarius für Unfallchirurgie an der Eberhard-Karls-Universität Tübingen weiterentwickelt. Dabei liefern die Anwender der sogenannten Weller-Datenbank die Verlaufsdaten abgeschlossener gesteuerter Fälle in eine zentrale Unfallversicherungs-Controlling-Datenbank [9]. Auf diese Weise konnte und kann die Rehabilitationssteuerung effizient mittels einer datenbankgestützten, lernenden medizinischen Expertentabelle (UVCD – Unfallversicherungsträger-Controlling-Datenbank) erfolgen. Bereits in den Pilotprojekten konnten auf diese Weise nachweislich Einspareffekte und Verkürzungen der Behandlungszeiten festgestellt werden.

Mit der Einführung der DRGs (Diagnosis Related Groups) durch den Gesetzgeber 2004 wurde deutlich, dass die Vergütung bei der Schwerverletztenversorgung die vorhandene Unterdeckung der Klinikentgelte noch vergrößern und für manche Kliniken zum Rückzug aus dieser aufwendigen Versorgung führen würde.

Die DGU hat diese Entwicklung zum Anlass genommen, die Bedeutung der Schwerverletztenversorgung einerseits in den Fokus der Öffentlichkeit zu stellen und andererseits gleichzeitig auch die Voraussetzungen an die Qualifikation der Ärzte, Krankenhäuser und Kliniken zu formulieren. Dazu publizierte sie 2006 das *Weißbuch Schwerverletztenversorgung* in 1. Version, 2019 in 3. Version [7].

Eine wichtige Änderung für die deutsche Unfallchirurgie und indirekt auch für die Berufsgenossenschaften ergab sich durch das neue Fachgebiet Orthopädie und Unfallchirurgie mit einer neuen Weiterbildungsordnung (2006) und einer neuen Fachgesellschaft DGOU (Deutsche Gesellschaft für Orthopädie und Unfallchirurgie) im Jahr 2008.

Die Berufsgenossenschaften mussten ihre Zulassungskriterien an die neue gemeinsame Weiterbildungsordnung anpassen und es lag auch nahe, das dreistufige Traumanetzwerksystem mit seinen jeweiligen Anforderungsprofilen an die Verfahren der Berufsgenossenschaften anzupassen. Die Gremien der Deutschen Gesetzlichen Unfallversicherung e. V. fassten im September 2012 die diesbezüglichen Beschlüsse und ordneten die stationären Heilverfahren ab 2013 neu.

Bei der Umsetzung dieser Ziele spielte das *Weißbuch Schwerverletztenversorgung* der Deutschen Gesellschaft für Unfallchirurgie eine wichtige Rolle. Entscheidende Veränderungen ergaben sich mit dem neuen stationären Durchgangsarzt- und dem neuen Schwerstverletzungsartenverfahren, wobei letzteres auch mit Änderungen im Verletzungsartenverfahren einherging. Auch die Netzwerkidee sollte weiter ausgebaut und neue Verfahren der Qualitätssicherung sollten etabliert werden. Außerdem ist eine Konzentration auf die in der Versorgung von Schwerarbeitsunfallverletzten besonders qualifizierten und erfahrenen Kliniken, eine stärkere Differenzierung der Heilverfahren nach Art und Schwere der Verletzungsart, eine Profilierung und Aktualisierung der Qualitätsanforderungen und eine Stärkung der sektorenübergreifenden Versorgung im Sinne der gesetzlichen Unfallversicherung erforderlich [2, 7].

Schlussbetrachtung

Die Gesetzliche Unfallversicherung wurde ohne Vorbild und ohne Erfahrung gegründet, sie hat sich auch in schwierigen Zeiten bewährt.

Die Leistungen der deutschen Unfallchirurgie, repräsentiert durch die Mitglieder der DGU in den unterschiedlichen Zeitabschnitten sind beeindruckend und liefen parallel zu den naturwissenschaftlichen und technischen Fortschritten und Erkenntnissen. Die Versorgung Unfallverletzter mit ihrem unvermittelt einsetzenden Behandlungsanspruch ist ein außerordentlich komplexes Geschehen, das auch den abschätzenden und planenden Blick in die Zukunft des/der Unfallverletzten mit einschließen muss [11].

Im Rückblick auf das 100-jährige Bestehen der Deutschen Gesellschaft für Unfallchirurgie kann man feststellen, dass aus einer ursprünglichen Interessengemeinschaft im Laufe der Jahrzehnte eine echte, zielgerichtete Partnerschaft mit den Berufsgenossenschaften entstanden ist.

Summary

Established in 1884 without any precedent or previous model, the German Statutory Accident Insurance has stood the test of time.

The achievements of German trauma surgery, represented by members of the DGU throughout the existence of the society, are impressive and have paralleled important scientific and technological developments. Taking care of accident victims, who require urgent treatment, is very complex, and trauma management from the beginning needs to focus on rehabilitation and the injured person's return to society and the workforce.

Looking back at the first 100 years of existence of the German Society for Trauma Surgery, it is obvious that the initial pursuit of common interests with the Statutory Accident Insurance over the decades has led to a true partnership focused on all aspects of improving outcomes for accident victims.

Literatur

1. Deck R, Mittag O, Hüppe A, Muche-Borowski C, Raspe H (2007) Index zur Messung von Einschränkungen der Teilhabe (IMET) - Erste Ergebnisse eines ICF-orientierten Assessmentinstrumentes. Klinische Verhaltensmedizin und Rehabilitation 20 (76): 113–120

2. Oberscheven M, Kranig A (2014) Neuausrichtung der stationären Heilverfahren. Trauma Berufskrankh 16 [Suppl 1]: 5–8

3. Haardt OFR (2020) Bismarcks ewiger Bund. Eine neue Geschichte des Deutschen Kaiserreichs. wbg Theiss, Darmstadt

4. Schmiedebach HP, Schwoch R (2011) Prof. Dr. med. Richard Hugo Georg Magnus. In: Deutsche Gesellschaft für Chirurgie: 1933–1945. Die Präsidenten. Hrsg. Steinau HU, Bauer H. Kaden Verlag, Heidelberg. S. 54–56

5. Seidler F (1986) Berufsgenossenschaftliches Heilverfahren. In: Die Deutsche Gesellschaft für Unfallheilkunde 1922 bis 1986. Zur 50. Jahrestagung der Deutschen Gesellschaft für Unfallheilkunde. Herausgeber Probst J – Geleitwort Cotta H. Demeter, Gräfelfing. S. 57–63

6. Senst W, Welz K (2008) Aufbau des staatlichen Gesundheitswesens der DDR. DGU Mitteilungen und Nachrichten | Supplement 1/2008: 8–14

7. Weissbuch Schwerverletztenversorgung (2019) Empfehlungen zur Struktur, Organisation, Ausstattung sowie Förderung von Qualität und Sicherheit in der Schwerverletztenversorgung in der Bundesrepublik Deutschland. 3.0 DGU, 3. Erweiterte Auflage

8. Weller S (1997) Der Beitrag der Berufsgenossenschaften zur Entwicklung der Unfallchirurgie. In: Unfallchirurgie in Deutschland, Bilanz und Perspektiven, Hrsg. Oestern HJ, Probst J. Springer, Berlin-Tokio. S. 144–155

9. Weller S (2007) Die Steuerung des Heilverfahrens. In: Mitteilungen der Deutschen Gesellschaft für Chirurgie, Juli 2007, S. 251–254

10. Wickenhagen E (1980) Geschichte der gewerblichen Unfallversicherung. Oldenbourg, München

11. Wentzensen A (1995) Effektivität des integrierten Systems „Prävention, Therapie, Entschädigung". Langenbecks Arch Chir Suppl II. (Kongressbericht 1995). S. 676–684

12. Wentzensen A (1989) Nachsorge und Rehabilitation. In: Heft 69 Schriftenreihe Unfallmedizinische Tagungen der Landesverbände der gewerblichen Berufsgenossenschaften, S. 25–40

7 Vom „Rentenmann" des Hans Liniger (1863–1933) zum unfallchirurgischen Sachverständigen – Geschichte der unfallchirurgischen Begutachtung

Kuno Weise, Tübingen

„Daher ist es umso notwendiger, ärztliche Erfahrungen über die schädigenden Wirkungen mechanischer, chemischer, bakterieller und psychischer Einflüsse auf Körper und Geist des Menschen zu sammeln, sie kritisch zu bearbeiten und nach gemeingültigen Richtlinien für die Beurteilung und Behandlung zu suchen."

Hans Liniger (1863–1933),
Mitbegründer und Vorsitzender der DGU von 1922 bis 1929

Nach dem Tod Hans Linigers im Jahr 1933 wurden dessen große Verdienste, speziell in der Unfallbegutachtung, wie folgt gewürdigt:

„… Bald nachher, am 11.11.33, ist unser Ehrenmitglied, Hans Liniger, der geistige Gründer und vieljährige Vorsitzende unserer Gesellschaft, in Frankfurt/M. im Alter von 70 Jahren in die Ewigkeit eingegangen. Liniger, der 1903 in Bonn Privatdozent für Chirurgie geworden war, hat sich ganz bewusst dem Versicherungswesen und der Unfallbegutachtung zugewandt. 1906 Landesmedizinalrat in Düsseldorf, sehen wir ihn ab 1914 in Frankfurt als Chefarzt der Allgemeinen Versicherungs A.G. Unzählige Gutachten und Oberbegutachtungen legten Zeugnis ab von der gewaltigen Erfahrung und hohen Auffassung dieses Mannes, der in immer neuen Vorträgen, Aufsätzen und in seinem, zuletzt mit Molineus herausgegebenen Werke ‚Der Unfallmann', dem Begutachter eine Quelle der Belehrung bietet" [1, 2, 4].

In dieser Festschrift [2] hat der Autor eine Reihe weiterer herausragender Persönlichkeiten aus der Deutschen Gesellschaft für Unfallheilkunde gewürdigt, deren Wirken untrennbar mit der Geschichte der Unfallbegutachtung und deren Fortentwicklung verbunden ist, wie Heinrich Bürkle de la Camp (1895–1974), Alfons Lob (1900–1977), Herbert Lauterbach (1901–1984) und Jürgen Probst (1927–2016).

In seinem Beitrag zur 50. Jahrestagung der Deutschen Gesellschaft für Unfallheilkunde führte Jörg Rehn unter dem Titel „Unfallchirurgie" zum Thema „Begutachtung" [5] aus:

„Die Aufgaben des Unfallchirurgen beinhalten die ‚lückenlose Rehabilitation'. Diese reicht von der Bergung des Unfallverletzten bis zur – nötigenfalls – abschließenden Begutachtung. Gerade die Weiterbehandlung und Überwachung der Unfallverletzten nach der Akuttherapie –

ambulant oder stationär – wie auch die Begutachtung sind ein vielschichtiges Aufgabenge-biet, dessen Bedeutung, auch im Rahmen der Weiterbildung, nicht unterschätzt werden darf. Die lückenlose Kontrolle der selbst behandelten Patienten, auch in Form der Begutachtung, zwingt zu kritischer Beurteilung und offenbart – gerade bei Spätbegutachtungen – gelegent-liche Misserfolge, die bei gehäuftem Vorkommen zum Verlassen einer scheinbar bewährten Behandlungstaktik oder zumindest zur kritischen Überprüfung des angewendeten Vorgehens zwingen sollen … Für die Erstattung der verschiedenen Gutachten mit unfallchirurgischer Fragestellung kann nur der kompetent sein, der, aktiv auf diesem Gebiet tätig, die für die Be-urteilung nötigen Erfahrungen und Kenntnisse nicht nur erworben hat, sondern täglich mit ihnen konfrontiert wird. So sind Theorie und Praxis die Grundlagen für die Begutachtung".

Diesen Ausführungen ist im Hinblick auf den Stellenwert der Unfallbegutachtung und den Qualitätsanspruch an gutachtlich tätige Ärzte im Grunde nichts hinzuzufügen. Un-geachtet bereits Jahre vor den Betrachtungen von Jörg Rehn formulierten Grundlagen der Begutachtung auf unfallchirurgischem, tatsächlich auch auf orthopädischem Fachgebiet, wurde dieser wichtige Bestandteil in der Therapie – vom Unfallort bis zur Rehabilitation – häufig als lästige und daher oft vernachlässigte ärztliche Aufgabe betrachtet. Aus dieser Erkenntnis heraus sind insbesondere in der unfallchirurgischen Fort- und Weiterbildung, befördert durch die erwähnten Persönlichkeiten [3], die sich schon vor vielen Jahrzehnten um die Unfallbegutachtung verdient gemacht haben, Anstrengungen zur Qualitätssteige-rung in der Begutachtung in Verbindung mit Bestrebungen zur Motivationsförderung für diese ärztliche Tätigkeit unternommen worden. Man denke in diesem Zusammenhang an die zahlreichen Kurse und Veranstaltungen unserer Fachgesellschaft, einschließlich der seit vielen Jahren während des Kongresses der DGU, der DGOOC und nunmehr der DGOU fest eingeplanten Vortragsblöcke.

Elmar Ludolph schrieb, ebenfalls in der Schrift zur 50. Jahrestagung der Deutschen Gesellschaft für Unfallheilkunde zum Thema „Begutachtung" [2], dass Fragen dazu auf großen nationalen und insbesondere internationalen Fachtagungen eher ein Schattenda-sein führen würden. Das geringe Interesse an der Begutachtung beruhe teils auf fehlenden Grundkenntnissen, teils aber auch darauf, dass die ärztliche Tätigkeit schwerpunktmäßig in der Heilbehandlung gesehen wird und nicht in der Dokumentation und Wertung ver-bliebener Unfallfolgen. Im Gegensatz zum heutigen Stellenwert der Begutachtung sei die Versicherungsmedizin ein wesentliches Anliegen der Gründungsmitglieder der Deutschen Gesellschaft für Unfallheilkunde gewesen.

Zu den wichtigsten der etablierten Fortbildungsveranstaltungen in Sachen „Begutachtung" sollen die von Günther Hierholzer und Elmar Ludolph seit 1986 regelmäßig durchge-führten Duisburger Gutachtenkolloquien genannt werden. Diese Veranstaltungen waren jeweils grundlegenden Themen aus den verschiedenen gutachtlichen Bereichen gewidmet und genossen jeweils einen großen Zuspruch, was die Zahl der Teilnehmer anbelangt. Die einzelnen Themen wurden von im Gutachtenwesen renommierten Referenten abgehandelt, deren Vorträge in einem vom Springer-Verlag herausgegebenen Kompendium zusammengestellt wurden.

Von Lothar Kinzl, dem Präsidenten der DGU 1998, wurde in Abstimmung mit dem Präsidium der Fachgesellschaft die Bildung einer zunächst so bezeichneten Arbeitsgruppe „Gutachten" angeregt. Diese Arbeitsgruppe sollte sich mit aktuellen Fragen und speziellen Problemen aus dem Gutachtenwesen befassen, um zu einer Qualitätsbesserung in der Begutachtung beizutragen. In Zusammenarbeit mit Dr. Frank Schröter (1947–2017) hat der Autor ein Positionspapier der DGU zur Begutachtung erarbeitet, welches zusammen mit einem Themenkatalog während der Präsidiumssitzung der DGU am 25./26.06.1999 in Berlin vorgestellt wurde *(Tab. 1)*. Das Positionspapier umfasste in Form einer Präambel fünf grundsätzliche Aussagen zur Begutachtung.

Präambel
1.   Die Begutachtung ist eine wichtige ärztliche Aufgabe und verlangt daher eine angemessene fachliche Kompetenz.
2.   Der Arzt trägt in seiner Eigenschaft als Gutachter eine hohe sozialmedizinische Verantwortung; er muss deswegen auf diese Tätigkeit, welche besondere Anforderungen stellt, umfassend vorbereitet sein.
3.   Durch geeignete Maßnahmen der Aus-, Weiter- und Fortbildung muss die Qualität der Gutachten weiter angehoben werden. Für die Tätigkeit des ärztlichen Gutachters gelten identisch hohe Qualitätsstandards wie für die ärztliche Tätigkeit im Allgemeinen.
4.   Der Gutachter steht im Blickpunkt der Öffentlichkeit; dies verlangt vom ärztlichen Sachverständigengutachten ein hohes Maß an Transparenz, Verständlichkeit und Objektivität im Hinblick auf gutachterliche Beurteilungskriterien und Abläufe.
5.   Die Arbeitsgemeinschaft „Gutachten" der Deutschen Gesellschaft für Unfallchirurgie hat sich zum Ziel gesetzt, durch Zusammenstellung und Umsetzung eines Themenkataloges zur Struktur- und Prozessqualität der unfallmedizinischen Begutachtung eine Verbesserung der Ergebnisqualität zu ermöglichen.

Tabelle 1: Positionspapier der Deutschen Gesellschaft für Unfallchirurgie, Arbeitsgemeinschaft (später: Kommission) „Gutachten"

Im Themenkatalog *(Tab. 2.)* wurden zehn Einzelthemen im Hinblick auf die vorgesehene Tätigkeit der Arbeitsgruppe aufgelistet. Diese wurden nach Umbenennung zur Kommission „Gutachten" auf drei Gruppen von Mitgliedern zur Bearbeitung verteilt.

Themenkatalog
1. Erarbeitung von Vorschlägen zur Vermittlung versicherungsrechtlicher und sozial-medizinischer Wissensgrundlagen für den Gegenstandskatalog während der **studentischen Ausbildung.**
2. Zusammenstellung von Themen zum Erlernen gutachterlichen Basiswissens während der **Facharztweiterbildung im Gebiet Chirurgie/Schwerpunkt Unfallchirurgie,** im Sinne eines Curriculums.
3. Formulierung von Inhalten in der „Unfallbegutachtung" für die Gestaltung von **Fortbildungskursen (z. B. während der Jahrestagung der Deutschen Gesellschaft für Unfallchirurgie).** Zusammenstellung eines Teams von Gutachtenspezialisten, die in derartige Fort- und Weiterbildungskurse eingebunden werden.
4. Definition grundlegender Voraussetzungen eines **DGU-internen Zertifikats für selbständige Gutachter,** basierend auf der Ableistung eines Fortbildungskataloges (s. Punkt 3; DGU-internes Angebot). (Prüfung der Voraussetzungen für ein solches Zertifikat soll durch eine Art „Clearing-Stelle" der Deutschen Gesellschaft für Unfallchirurgie erfolgen).
5. **Qualitäts-Controlling;** Erarbeitung von Modellen zur Rückmeldung der Wertigkeit eines Gutachtens im Hinblick auf Akzeptanz, Bestand in Sozialgerichtsverfahren u. a. m. zur Überprüfung der Ergebnisqualität.
6. **Etablierung einer „Service-Stelle" für fachliche Anfragen** zur „Unfallbegutachtung", z. B. hinsichtlich Systematik, Rechtsgrundlagen, umstrittenen Entscheidungen, Grenzfällen usw.; Schaffung von Möglichkeiten für das Einholen einer „second-opinion".
7. Ausarbeiten eines Vorschlagskataloges zur **Qualitätsverbesserung der Gutachtenaufträge** verschiedenster Institutionen.
8. **Anlassbezogene Stellungnahmen** der Kommission „Gutachten" zu speziellen gutachterlichen Fragestellungen (in Kooperation mit dem Arbeitskreis „Gutachten" DGOOC).
9. Aufarbeiten von Erkenntnissen aus dem Bereich „Unfallbegutachtung" für die Verbesserung in der **Prävention, Diagnostik und Therapie** speziell für den Bereich Unfallchirurgie.
10. Formulierung von Lösungsmöglichkeiten bei **Problemen der interdisziplinären Begutachtung** (Einheitlichkeit, Erkennung von Unfallfolgen aus anderen Fachgebieten usw.), zusammen mit dem Arbeitskreis „Gutachten" der DGOOC.

Tabelle 2: Themenkatalog

Die Zusammenstellung der Mitglieder der Kommission wurde darauf abgestimmt, dass unter der Leitung von Kuno Weise und seines Stellvertreters Frank Schröter Vertreter unterschiedlicher, mit der Begutachtung befasster Institutionen wie Berufsgenossenschaften,

Unfallversicherungträger, Gerichte etc. in die Arbeit eingebunden wurden. Die Zahl der Mitglieder in der Kommission „Gutachten" erhöhte sich von anfangs 14 auf zuletzt 49 Personen (2018).

Anlässlich der regelmäßig zweimal im Jahr stattfindenden Mitgliedertreffen wurde nach einem Bericht des Vorsitzenden über aktuelle Themen der Begutachtung diskutiert, außerdem die Planung des seit 2005 etablierten Curriculums „Begutachtung" vorgenommen. Außerdem wurden jeweils neue Aufgabenstellungen erarbeitet und an einzelne Mitglieder bzw. Gruppierungen übertragen. Über die Arbeit der Kommission „Gutachten" wurden vom Vorsitzenden einmal jährlich dem Präsidium Bericht erstattet; die Zusammenfassung dieser Berichte wurde regelmäßig in den Mitteilungen und Nachrichten der DGU publiziert.

Das seit 2005 etablierte Curriculum „unfallchirurgisch-orthopädische Begutachtung" wurde im Lauf der Jahre in der Zusammenstellung der einzelnen Kurse erweitert und umfasste bis 2018 nachstehende Themenkreise:

- Kurs I: Unfallbegutachtung
- Kurs II: Zusammenhangsbegutachtung, Spezielle Themen Teil 1
- Kurs III: Zusammenhangsbegutachtung, Spezielle Themen Teil 2
- Kurs IV: Begutachtung von Berufskrankheiten
- Kurs V: Feststellungsgutachten (Rentenversicherung, Schwerbehindertenrecht u. a.)
- Kurs VI: Begutachtung im Arzthaftpflichtfall
- Kurs VII: Interdisziplinäre Begutachtung

Bis zum Jahr 2018 fanden insgesamt über 60 Kurse an verschiedenen Veranstaltungsorten (u. a. Berlin, Duisburg, Erfurt, Frankfurt, Hamburg, Heidelberg, Ingolstadt, Kassel, Ludwigshafen, Minden, Rostock, Tübingen und Wien) mit insgesamt deutlich mehr als 2 000 Teilnehmern statt. Die wissenschaftliche Leitung der Kurse wurde vom örtlichen Veranstalter zusammen mit dem Leiter bzw. dem Stellvertreter der Kommission „Gutachten" wahrgenommen. Für die Vorträge standen ganz überwiegend Mitglieder der Kommission zur Verfügung. Nach bestandener Klausur wurde ein Zertifikat über die erfolgreiche Teilnahme am Kurs ausgestellt.

Maßgeblich im Hinblick auf die Planung, Durchführung und das breite Interesse am Curriculum war das große Engagement und Organisationstalent von Frank Schröter, der im September 2017 zu früh verstarb.

Mitglieder der Kommission „Gutachten" haben zahlreiche Veröffentlichungen zu gutachtlichen Fragestellungen erarbeitet. Eine entsprechende Publikationsliste ist in die Homepage der DGU eingestellt und wird regelmäßig ergänzt. Zudem wurden Empfehlungen zur Qualitätsverbesserung der Begutachtung erarbeitet und veröffentlicht. Eine Arbeitsgruppe der Kommission befasste sich mit der Überprüfung gängiger Einschätzungsempfehlungen zur MdE in Standardwerken zur Begutachtung. Daraus wurde in

Zusammenarbeit mit Vertretern der DGUV eine Arbeitsplattform gebildet, die sich mit dieser Thematik befasst.

Bereits zu Beginn der Tätigkeit der Kommission „Gutachten" wurde eine Servicestelle eingerichtet, die über eine Vermittlung durch die Geschäftsstelle der DGU für gutachtliche Fragen der Mitglieder der Fachgesellschaft offenstand.

Im Rahmen der Präsidiumssitzung 2018 in Berlin wurde vom Gesamtvorstand der DGOU der Auftrag zur Bildung einer Sektion „Begutachtung" erteilt. Nach entsprechender Vorbereitung im Hinblick auf eine Neustrukturierung mit Zusammenführung der Kommission „Gutachten" mit dem Arbeitskreis „Sozialmedizin und Begutachtungsfragen", wurde von der Arbeitsgruppe Kuno Weise, Klaus Dresing und Marcus Schiltenwolf (Leiter), ein Organigramm *(Tab. 3)* erarbeitet, in welchem Struktur und Aufgabenstellung der Sektion abgebildet sind.

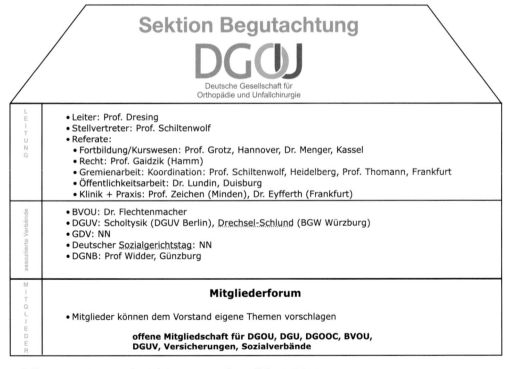

Tabelle 3: Organigramm der Sektion „Begutachtung" der DGOU

Dieses Organigramm ist das Resultat der Zusammenführung der Kommission „Gutachten" der DGU und des Arbeitskreises „Sozialmedizin und Begutachtungsfragen" der DGOOC. Beide Gruppierungen haben in Sachen Begutachtung über viele Jahre hinweg bereits eng zusammengearbeitet, nicht zuletzt aufgrund der Mitgliedschaft vieler Experten in beiden Institutionen. In der Leitungsebene der neu geschaffenen Sektion sind wesentliche Themen der Begutachtung in Referaten abgebildet. Im Mitgliederforum können sich Interessierte verschiedenster Institutionen und Gruppierungen in Themen des Gutachtenwesens engagieren. Zwischenzeitlich hat die Sektion in zwei Sitzungen beim DKOU 2019 mitgewirkt und das seit 2005 etablierte Curriculum „unfallchirurgisch-orthopädische Begutachtung" überarbeitet, komplett novelliert und den Vorgaben der BÄK angeglichen.

Zum Stellenwert der gutachtlichen Tätigkeit des Arztes soll abschließend ein Zitat von Jürgen Probst aus dem Handbuch der Unfallbegutachtung [4] wiedergegeben werden:

„Die Begutachtung ist ein wesentlicher Bestandteil der Unfallheilkunde. Sie ist die Nahtstelle zwischen Heilkunst und rechtlichen Beziehungen zwischen Versicherten und Versicherungsträger oder zwischen Geschädigtem und Schädiger oder zwischen Versicherungsnehmer und Versicherer."

Die Sektion „Begutachtung" der DGOU stellt über diese Definition der Unfallbegutachtung hinaus sicher, dass entsprechend der Zusammenführung der DGU mit der DGOOC zur DGOU das Spektrum des Gutachtenwesens erweitert wird und damit sämtliche Bereiche des muskuloskeletalen Systems umfasst.

Der Autor dieses Beitrags hat zum Ende seiner 20-jährigen Tätigkeit als Leiter der Kommission „Gutachten" dem Präsidium der DGU 2018 einen Abschlussbericht erstattet, der in den „Mitteilungen und Nachrichten Orthopädie und Unfallchirurgie" im Jahre 2019 erschien [6]. Die eigene Erfahrung im Hinblick auf den Stellenwert der Begutachtung aus zwei Jahrzehnten und die Einschätzung bekannter Persönlichkeiten, die sich mit diesem Bereich ärztlicher Tätigkeit auseinandergesetzt haben lässt hoffen, dass die gutachtliche Tätigkeit des Arztes in unserem gemeinsamen Fachgebiet eine Aufwertung erfahren hat, die zu einem erhöhten Wissensstand und einem vermehrten Engagement auch der nachfolgenden Generation beitragen kann.

Summary

When reviewing the history of medical appraisals in traumatology it is necessary to remember the protagonists of this important but often neglected part of our profession. Starting with the pioneering work in trauma certification by Hans Liniger, co-founder of the German Trauma Society in 1922 and its president from 1922 to 1929, the list of names encloses moreover prominent personalities like Heinrich Bürkle de la Camp (1895–1974), Alfons Lob (1900–1977), Herbert Lauterbach (1901–1984), Jürgen Probst (1927–2016). During the last decades the importance and the esteem of trauma appraisment increased continuously, pushed ahead by presidents of the society like Jörg Rehn, Jürgen Probst an many others more. In 1999 the commission "Begutachtung" of the German Trauma Society under the chairmanship of Kuno Weise with co-chairman Frank Schröter was founded in order to improve quality of trauma appraisment. More than 60 courses covering different aspects of this important part of our profession were organized by members of the commission. The number of participants between 2005 and 2018 exceeded 2 000. Furthermore members of the Kommission "Gutachten" published a large number of articles in national and international journals focusing on diverse aspects of trauma appraisment. Beyond this they edited all relevant standard textbooks in these catagory.

In summary the work achieved by numerous members of our society from Hans Liniger up to the present time led to a high standard of trauma appraisment and an increasing interest in this aspect of our profession.

Literatur

1.   Liniger, H; Molineus, G (1936) Der Unfallmann. Barth, Leipzig

2.   Ludolph, E (1986) Begutachtung. In: Unfallheilkunde. Zur 50 Jahrestagung der Deutschen Gesellschaft für Unfallheilkunde (Hrsg.: J. Probst), Demeter Verlag, Gräfelfing. S. 313–316

3.   Probst, J (1961) Praxis der Unfallbegutachtung. I. Allgemeine Bemerkungen über Unfallbegutachtung – Aufgaben der Begutachtung. In: Handbuch der Unfallbegutachtung, Bd. I (Hrsg.: A. Lob), Ferdinand Enke Verlag, Stuttgart. S. 321–428

4.   Probst, J (1986) Die Deutsche Gesellschaft für Unfallheilkunde 1922 bis 1986. In: Unfallheilkunde. Zur 50. Jahrestagung der Deutschen Gesellschaft für Unfallheilkunde (Hrsg.: J. Probst), Demeter Verlag, Gräfelfing. S. 17–49

5.   Rehn, J (1986) Unfallchirurgie. In: Unfallheilkunde. Zur 50. Jahrestagung der Deutschen Gesellschaft für Unfallheilkunde (Hrsg.: J. Probst), Demeter Verlag, Gräfelfing. S. 51–55

6.   Weise, K (2019) Kommission Gutachten – nach 20 Jahren nun der Abschied. OUMN 9: 54–55

8 Die DGU und ihre Relevanz für die unfallchirurgische Versorgungsforschung

Yannik Kalbas und Hans-Christoph Pape, Zürich

Versorgungsforschung

Die Versorgungsforschung stellt neben der Grundlagen-, der krankheitsorientierten und der patientenorientierten Forschung die vierte und gleichzeitig neuste Säule der klinischen Forschung dar und komplettiert bisherige Anstrengungen evidenzbasierter Wissenschaft, insbesondere bei klinischen Fragestellungen. Die bisher als beste Evidenz angesehenen prospektiv-randomisierten Studien traten aufgrund verschiedener Rekrutierungsprobleme (siehe unten) etwas in den Hintergrund.

Versorgungsforschung ist wie folgt definiert: Die Versorgungsforschung ist ein *„fachüber-greifendes Forschungsgebiet, das die Versorgungsstrukturen und -prozesse der Kranken- und Gesundheitsversorgung untersucht, dabei die Patientenrelevanz der Ergebnisse und die Angemessenheit und die Verbesserung der Versorgung in den Mittelpunkt stellt und besonders die Patienten- und Populationsperspektive, den organisatorischen und Systemkontext der Umsetzung sowie die Entwicklung und Evaluation komplexer Interventionen in den Blick nimmt"* [12].

Ziel ist der Transfer von wissenschaftlichen Erkenntnissen und Innovationen in Praxis und Patientenversorgung sowie die daraus resultierende „Wirkung auf Qualität und Effizienz in individueller und sozioökonomischer Perspektive" [3]. Im Fokus steht die Optimierung der Strukturen und Prozesse des Versorgungssystems, welche Ressourcen (Patienten, Mitarbeiter, Infrastruktur) in Versorgungsleistungen umwandeln *(Abb. 1)*.

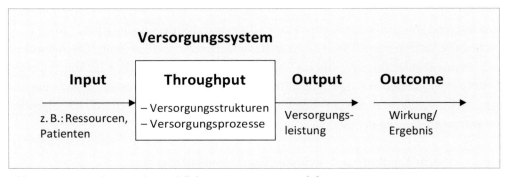

Abb. 1: Das systemtheoretische Modell des Versorgungssystems [9]

Ihren Ursprung hat die Versorgungsforschung in der häufig limitierten Übertragbarkeit klinischer Studien auf die Patientenpopulation. Hierbei spielen eine Reihe von system-spezifischen Faktoren eine wichtige Rolle, deren Überprüfung verschiedene Methoden der Datengewinnung erfordert [10] *(Tabelle 1)*.

System	Daten
Der menschliche Organismus	biomedizinische Daten: – konventionelle Methoden der Daten- gewinnung

Das psychische System
  – subjektives Befinden von Patient,
    Arzt, Pflegekraft
	Psychosoziale Daten:
	– Methoden der empirischen Sozial-
	  forschung
	    – Befragungsmethoden
	    – Beobachtungsmethoden
	    – Methoden der Dokumentenanalyse

Das soziale System
  – wechselseitiges Verhalten der
    Akteure: Krankenhaus, Arztpraxis,
    Krankenkasse
	Sozioökonomische Daten:
	– Methoden der empirischen Sozial-
	  forschung
	    – Befragungsmethoden
	    – Beobachtungsmethoden
	    – Methoden der Dokumentenanalyse

Das technische System
  – medizintechnische Abläufe
	technische Daten:
	– konventionelle Methoden der Daten-
	  gewinnung

Tabelle 1: Systemspezifische Faktoren und Methoden der Datengewinnung

Erschwerend kommen noch strenge Ein- und Ausschlusskriterien klinischer Studien dazu, sodass die Patientenpopulation nicht adäquat dargestellt werden kann. Die hieraus resultierende Diskrepanz aus „Efficacy", also der absoluten Wirksamkeit im kontrollierten Setting einer klinischen Studie, und „Effectiveness", der Wirksamkeit in Alltagsbedingungen, wird als „Effectiveness Gap" bezeichnet. Um diesen zu bestimmen sind die folgenden Grundfragestellungen definiert worden:

1. Welche Kranken- und Gesundheitsversorgung ist gegeben?
   (Beschreibungsfunktion)

2. Welche Ursachen sind für die gegebene Kranken- und Gesundheitsversorgung verantwortlich? (Erklärungsfunktion)
3. Welche sinnvollen Versorgungskonzepte bzw. Interventionen lassen sich auf der Grundlage versorgungswissenschaftlicher Theorien und Ergebnisse entwickeln? (Gestaltungsfunktion)
4. Welche Implementations- und Umsetzungsprobleme treten bei der Umsetzung der Intervention in das Versorgungssystem auf? (evaluative Begleitungsfunktion)
5. Wie wirksam sind die Interventionen im Versorgungssystem unter Alltagsbedingungen? (Belegfunktion, summative Evaluation)

Zudem wurden 2018 durch Neugebauer et al. [4] tragende Elemente der Versorgungsforschung identifiziert, die auch in der Definition beschrieben werden [4, 12]. Diese fünf Säulen der Versorgungsforschung sind in dem folgenden Organigramm *(Abb. 2)* zusammengefasst.

Das deutsche Netzwerk Versorgungsforschung (DNVF e. V.)

International lässt sich die Versorgungsforschung am ehesten als „Outcome-" oder „Health Service Research" übersetzten. Im deutschsprachigen Raum finden zu diesem Forschungsbereich seit 2002 jährliche Kongresse statt, deren Teilnehmer 2006 das deutsche Netzwerk Versorgungsforschung (DNVF e. V.) gebildet haben.

Mittlerweile sind insgesamt 48 Fachgesellschaften eingeschlossen. Zudem wird das DNVF durch 39 wissenschaftliche Institute und Forschungsnetzwerke und 21 Vereinigungen unterstützt.

Versorgungsforschung in der Unfallchirurgie

Gerade in der Unfallchirurgie zeigt sich in der Versorgungsforschung großes Potential sowie auch eine besondere Notwendigkeit, diese zu erweitern. Besonders, da akut Verletzte, bei denen eine unmittelbare Therapie erforderlich ist, sich kaum in randomisierten kontrollierten Studien (RCTs – Randomised Controlled Trials) einschließen lassen.

Diese haben in der Vergangenheit insbesondere an spärlichem Recruitment und ethischen Problemen bei der Bewilligung gelitten. Beispiele für in Deutschland durchgeführte RCTs wären das ORCHID (Operational Research in Health Care Delivery)-Protokoll [1] für distale Radiusfrakturen sowie die „Damage Control"- [11, 13] und die EPOFF (**Eu**ropean **Po**lytrauma Study for the management of **F**emur **F**ractures)-Studie [6, 8], die sich der initialen Versorgung von Femurfrakturen zuwendeten. Hierbei konnte allerdings,

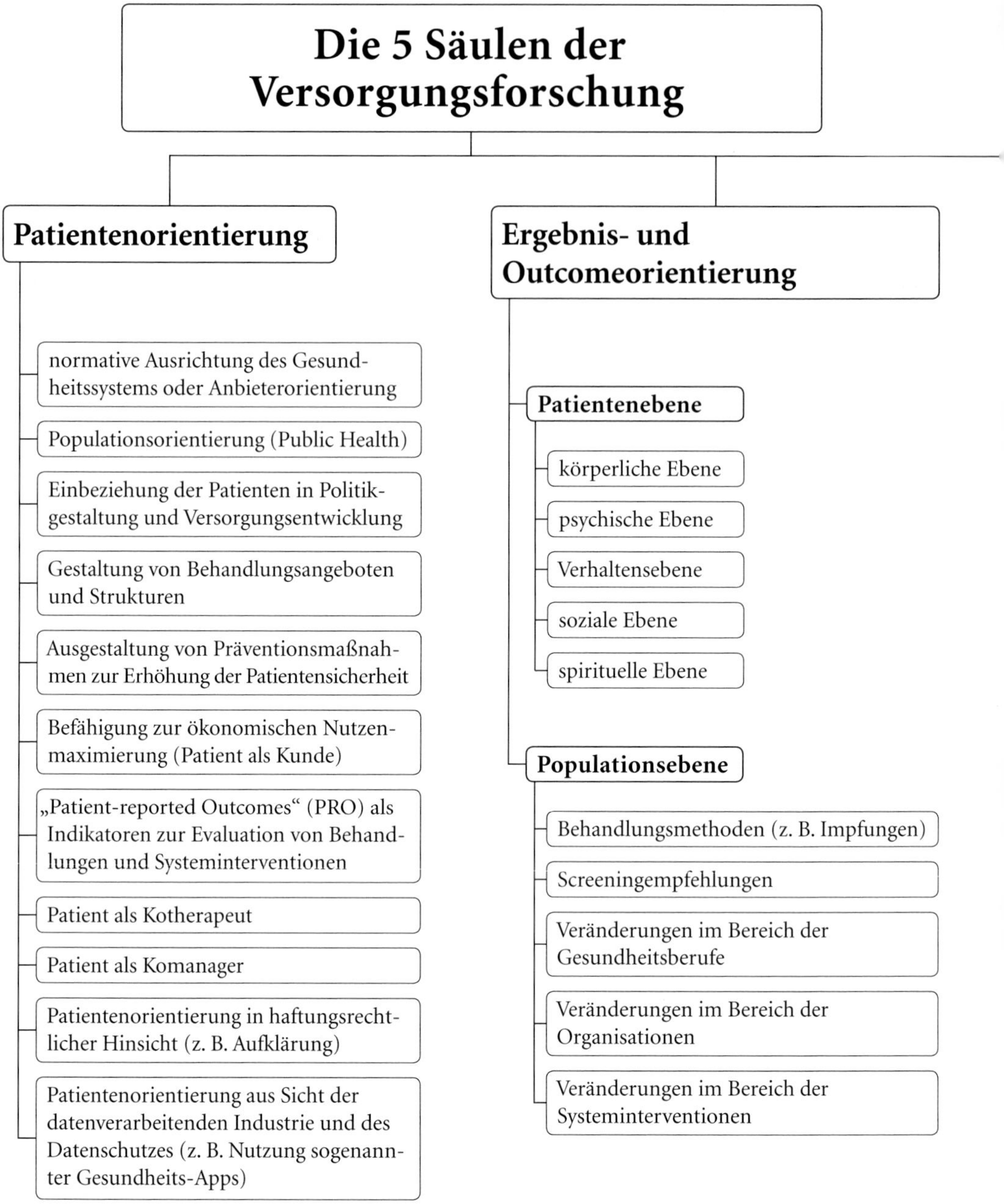

Die 5 Säulen der Versorgungsforschung

Patientenorientierung

- normative Ausrichtung des Gesundheitssystems oder Anbieterorientierung
- Populationsorientierung (Public Health)
- Einbeziehung der Patienten in Politikgestaltung und Versorgungsentwicklung
- Gestaltung von Behandlungsangeboten und Strukturen
- Ausgestaltung von Präventionsmaßnahmen zur Erhöhung der Patientensicherheit
- Befähigung zur ökonomischen Nutzenmaximierung (Patient als Kunde)
- „Patient-reported Outcomes" (PRO) als Indikatoren zur Evaluation von Behandlungen und Systeminterventionen
- Patient als Kotherapeut
- Patient als Komanager
- Patientenorientierung in haftungsrechtlicher Hinsicht (z. B. Aufklärung)
- Patientenorientierung aus Sicht der datenverarbeitenden Industrie und des Datenschutzes (z. B. Nutzung sogenannter Gesundheits-Apps)

Ergebnis- und Outcomeorientierung

Patientenebene

- körperliche Ebene
- psychische Ebene
- Verhaltensebene
- soziale Ebene
- spirituelle Ebene

Populationsebene

- Behandlungsmethoden (z. B. Impfungen)
- Screeningempfehlungen
- Veränderungen im Bereich der Gesundheitsberufe
- Veränderungen im Bereich der Organisationen
- Veränderungen im Bereich der Systeminterventionen

Abb. 2: Die 5 Säulen der Versorgungsforschung, modifiziert nach Neugebauer et al. [4]

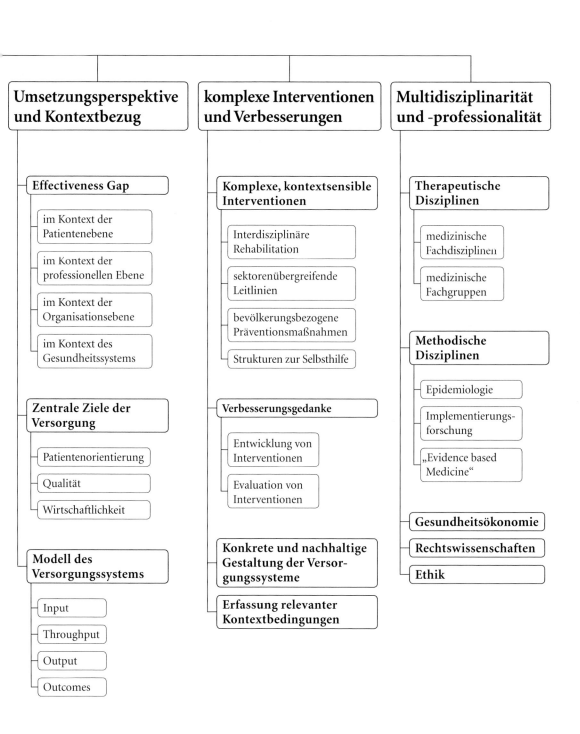

aufgrund der oben beschriebenen Situation nur eine Studie nach einer Dauer von sieben Jahren mit einer entsprechenden Patientenzahl (n = 154) abgeschlossen werden.

Durch Stengel et al. [14] ist 2007 die folgende Zielsetzung für die Unfallchirurgie vorgeschlagen worden:

- Schließen der Versorgungslücke: Reduzierung von Über- und Unterversorgung
- Identifizierung und Vermeidung von überflüssiger bzw. Mehrfachdiagnostik
- Entwicklung einer Negativliste
- Vernetzung von Praxen und Kliniken.

Zudem sollte die Formulierung und Anwendung belastbarer, naturalistischer und pragmatischer Studien mit sparsamen Ausschlusskriterien, harten Zielkriterien (z. B. Letalität, Kosten, Lebensqualität) und sorgfältig selektionierten Ergebnisvariablen angestrebt werden. Weitere Ziele sind die Evaluation der relativen Wirksamkeit von medizinischen Interventionen durch Effectiveness-Studien und die Analyse von Quer- und Längsschnittdaten der Versorgungsepidemiologie. Ein weiterer wichtiger Punkt, der in der Vergangenheit auch gute Umsetzung gefunden hat, ist die Etablierung und der Ausbau von Registerstudien. Zudem haben auch translationale tierexperimentelle Studien in den letzten Jahren stark an Bedeutung gewonnen [2]. Ein Beispiel hierfür sind die Polytrauma Großtiermodelle der TREAT-Arbeitsgruppe, die seit 2011 bereits viermal im deutschsprachigen Raum mit jeweils neuer Fragestellung durchgeführt wurden und aus denen sich wichtige Erkenntnisse für den klinischen Alltag ableiten ließen.

Während sich die translationale tierexperimentelle Forschung dem Innovationstransfer vom Labor in die Klinik („from bench to bedside") zuwendet, beschreibt die Versorgungsforschung den nächsten Schritt von der Klinik in die Praxis („from bedside to practice") und kann so gesehen als zweite Translation bezeichnet werden. Hierfür müssen Forschungsinfrastrukturen aufgebaut, Netzwerke gebildet und Maßnahmen ergriffen werden, um den wissenschaftlichen Nachwuchs zu aktivieren. Dies erfordert in aller Regel eine finanzielle Unterstützung, die aus entsprechenden Förderprogrammen generiert werden muss.

Neben bestehenden Netzwerken, wie z. B. den TraumaNetzwerken, deren Register durch die AUC (Akademie der Deutschen Gesellschaft für Unfallchirurgie) als Versorgungsforschungsinstrument genutzt werden können, haben auch die Berufsgenossenschaften seit langem über eine eigenständige Datengenerierung hervorragende Informationen zusammengetragen. Auf letztere Thematik wird an anderer Stelle dieser Festschrift genauer eingegangen.

Die DGU und die unfallchirurgische Versorgungsforschung

Innerhalb der DGU hat es verschiedene Arbeitsgruppen gegeben, die sich mit einer speziellen Thematik systematisch auseinandergesetzt haben, wie z.B. eine evidenzbasierte Definition des Schwerverletzten [7]. Auch gibt es bei vielen standardisiert zu behandelnden

Verletzungen, insbesondere isolierter Art, Potential die Behandlung durch Versorgungsforschungsaspekte zu optimieren. Die DGU hat in dieser Richtung verschiedene Projekte unterstützt.

Jahreskongress und Wissenschaftsausschuss

Zum einen wird auf dem wissenschaftlichen Jahreskongress regelmäßig über diese Aspekte in Sitzungen aufmerksam gemacht (https://dkou.org/themen), zum anderen wurden an verschiedenen Stellen Anstrengungen unternommen, um die Generierung von Drittmitteln für die Versorgungsforschung zu verbessern.

Während des Deutschen Kongresses für Orthopädie und Unfallchirurgie 2019 war im Rahmen der Wissenschaftsausschusssitzung der Plan gefasst worden, aus dem Fachgebiet eine strukturierte Antragsvorbereitung zu generieren. Deshalb erfolgte erstmals im Januar 2020 mit Unterstützung der AUC in Berlin ein zweitägiger Workshop, zu dem alle Kliniken der DGU sowie verschiedene Krankenkassen eingeladen waren. An diesem Workshop wurden Interessensgebiete abgestimmt und neue Arbeitsgruppen gebildet. Hierdurch wurde eine Intensivierung der Abbildung des Fachgebiets unter Begleitung der AUC erreicht (https://koorperationsprojekte.auc-online.de/).

Themen basierend auf Registeraktivitäten

TraumaRegister: Serumdatenbank

2019 hat die DGU mit Unterstützung der AUC das Modul Serumdatenbank finanziert. Es wird als Zusatzmodul des TraumaRegister-DGU online verfügbar sein. Bisher sind vier Pilotkliniken an diesem Modul beteiligt. Grundlage dieses Moduls sind zum einen Daten aus mehreren Tagen nach Trauma, zum anderen ergänzende Daten von Blutproben in einer Biobank zu sammeln. Es wurde im Netzwerk TraumaForschung vorgestellt und die Software der Biodatenbank entwickelt. Ein entsprechendes Ethikvotum besteht bis 2024. Die Vorlagen für dieses Votum können interessierten Kliniken zur Verfügung gestellt werden, es muss in jedem Zentrum separat ein Ethikvotum beantragt werden.

TraumaRegister: Modul „Outcome"

Die DGU hat begleitend auch ein neues Modul „Outcome" entwickelt. Die Einschlusskriterien wurden 2017 festgelegt, die Pilotphase startete 2018. Ziel ist es, die internationale Vergleichbarkeit zu verbessern. Ergebnisse von 1 260 Patienten aus neun Pilotkliniken sind vorhanden. Die Antwortrate betrug bisher 24 Prozent. Danach waren 78 Prozent der Patienten bisher mit ihrem Behandlungsergebnis zufrieden bzw. sehr zufrieden.

TraumaRegister: Erweiterung des Datensatzes

Seitens des TraumaRegisters wurde eine Erweiterung des Datensatzes in den letzten Jahren erarbeitet. Die Ziele der Innovation sind es unter anderem, verschiedene Parameter besser darzustellen (Schockraum-Alarmierung, präklinische Therapie, Diagnostik im Schockraum, Gerinnungstherapie, Patientenverfügung). Auch deckt der Datensatz für das Qualitätsmanagement deutlich mehr Parameter ab. 2020 wurde zusätzlich noch ein Modul für die obere Extremität hinzugefügt, welches ebenfalls durch die AUC unterstützt wird (https://handtraumaregisterdgh.auc-online.de/).

Außerdem werden seit knapp zehn Jahren in Kooperation mit der DGU Kurse im Rahmen der Schulung für die Schwerverletztenbehandlung (http://www.polytraumacourse.com) durchgeführt. Auch dies hat zu entsprechenden Buchbeiträgen geführt [5].

Résumé

Die Bedeutung der Versorgungsforschung in der klinischen Forschung hat sich sehr gut entwickelt und Versorgungsforschung stellt eine hervorragende Option des Wissensgewinns dar. Aufgrund verschiedener Probleme bei der Translation von Tiermodellen und Limitationen der prospektiv-randomisierten Studien kann die Versorgungsforschung als „Motor für ein lernendes und sich stetig entwickelndes Gesundheitssystem" [4] angesehen werden. Eine zentrale Aufgabe besteht in der „Translation vom klinischen Versuch in die Alltagsversorgung" [4]. Der Wissenschaftsausschuss der DGU ist als wichtiger Transformator dieser Informationen anzusehen.

Summary

The value of Health Service Research in clinical science has become a tremendous tool. As the feasibility of gaining scientific knowledge through prospective randomized studies has become limited due to ethical considerations and recruitment issues, Health Service Research has become a driving force in the transformation of knowledge into clinical practice. The scientific council of the DGU has played a major role in the incorporation of this knowledge and the implementation of clinical trials.

Literatur

1. Bartl C, Stengel D, Bruckner T et al. (2014) The treatment of displaced intra-articular distal radius fractures in elderly patients. Dtsch Arztebl Int 111: 779−787

2. Cinelli P, Rauen K, Halvazishadeh S et al. (2018) Translational research: what is the value of experimental studies in comparison with clinical studies to help understand clinical problems? Eur J Trauma Emerg Surg 44: 645−647

3. Neugebauer EAM, Pfaff H, Schrappe M et al. (2008) Versorgungsforschung – Konzept, Methoden und Herausforderungen. In: Kirch W, Badura B, Pfaff H (eds) Prävention und Versorgungsforschung. Springer Berlin Heidelberg, Berlin, Heidelberg, p 81−94

4. Neugebauer EAM, Schrappe M, Pfaff H et al. (2018) Versorgungsforschung. Der Unfallchirurg 121: 940−948

5. Oestern HJ (2008) Das Polytrauma. Präklinisches und klinisches Management. Hrsg. Oestern HJ. Urban & Fischer, München-Jena

6. Pape HC, Grimme K, Van Griensven M et al. (2003) Impact of intramedullary instrumentation versus damage control for femoral fractures on immunoinflammatory parameters: prospective randomized analysis by the EPOFF Study Group. J Trauma 55: 7−13

7. Pape HC, Lefering R, Butcher N et al. (2014) The definition of polytrauma revisited: An international consensus process and proposal of the new 'Berlin definition'. The journal of trauma and acute care surgery 77: 780−786

8. Pape HC, Rixen D, Morley J et al. (2007) Impact of the method of initial stabilization for femoral shaft fractures in patients with multiple injuries at risk for complications (borderline patients). Ann Surg 246: 491−499; discussion 499−501

9. Pfaff H (2003) Versorgungsforschung - Begriffsbestimmung, Gegenstand und Aufgaben. In: Pfaff H, Schrappe M, Lauterbach KW, Engelmann U, Halber M (Hrsg.): Gesundheitsversorgung und Disease Management. Grundlagen und Anwendungen der Versorgungsforschung. Bern: Hans Huber; 13−23

10. Pfaff H, Bentz J (2003) Qualitative und quantitative Methoden der Datengewinnung. In: Public Health. Gesundheit und Gesundheitswesen. Hrsg. Schwartz FW, Urban & Fischer, Jena. S. 419−435

11. Rixen D, Steinhausen E, Sauerland S et al. (2009) Protocol for a randomized controlled trial on risk adapted damage control orthopedic surgery of femur shaft fractures in multiple trauma patients. Trials 10: 72

12. Schrappe M, Pfaff H (2017) Einführung in die Versorgungsforschung. In: Pfaff H, Neugebauer E, Glaeske G, Schrappe M (Hrsg) Lehrbuch Versorgungsforschung, Bd. 2. Schattauer, Stuttgart, S. 1−68

13. Steinhausen E, Bouillon B, Rixen D (2018) Are large fracture trials really possible? What we have learned from the randomized controlled damage control study? Eur J Trauma Emerg Surg 44: 917−925

14. Stengel D, Neugebauer EA, Meenen NM (2007) Versorgungsforschung. Der Unfallchirurg 110: 792−796

9   Vom Biomechaniklabor zum unfallchirurgischen Zentrum für Traumaforschung

Anita Ignatius, Ulm

Die Anfänge

Die Geschichte der unfallchirurgischen Forschung am Standort Ulm begann in den späten 1970er-Jahren. Chefarzt der Unfallchirurgischen Universitätsklinik war damals Caius Burri (1933–2002), der 1978 die experimentelle Forschung mit der Einrichtung eines Forschungslabors personell und strukturell innerhalb der Klinik etablierte. Vergleichbare unfallchirurgische Forschungslabore existierten bis dahin an deutschen Universitäten nicht. Viele Universitätskliniken verfügten zwar über Abteilungen für experimentelle Chirurgie, diese trugen aber der zunehmenden Spezialisierung und der rasanten Entwicklung der Unfallchirurgie kaum mehr Rechnung. Burri beauftragte daher Lutz Claes, einen ambitionierten Wissenschaftler, der ein Maschinenbaustudium an der Technischen Universität München absolviert und damals gerade in der biomechanischen Forschung promoviert hatte, ein experimentelles Labor aufzubauen. Schwerpunkte der ersten Arbeiten von Claes waren biomechanische Untersuchungen zu Osteosynthesen und zu Bandverletzungen des Kniegelenks.

Die Institutsgründung

In den folgenden Jahren erweiterte Claes zusammen mit seinem stetig wachsenden Team das Spektrum der Forschungsarbeiten erheblich. Als Folge wurde das erfolgreiche Labor 1987 zu einer Sektion ausgebaut und Claes als Leiter auf eine C2-Professur für Experimentelle Traumatologie berufen. Die Forschungsflächen wurden schnell zu klein, spezialisierte Labore wurden dringend benötigt. Aus der chronischen Raumnot heraus entstand die Idee zu einem Neubau für die unfallchirurgische Forschung. Der Initiative von Burri und der von ihm ins Leben gerufenen *Caius-Burri-Stiftung* ist es zu verdanken, dass 1988 das schöne Institutsgebäude bezogen werden konnte *(Abb. 1)*.

Es ist ein architektonisches Unikat auf dem Ulmer Eselsberg, in dem Wissenschaft, Kunst und Natur gelungen integriert wurden. Ergebnis dieses Gestaltungskonzepts ist ein Gebäude, das beste Voraussetzungen für kreative wissenschaftliche Arbeit bietet. Wenig später erhielt Claes, der bereits ein Angebot auf eine Professur an der Clemson University, USA, abgelehnt hatte, einen Ruf auf eine Professur für Biomechanik an der Universität Hamburg. Daraufhin wurden der Universität Ulm 1990 der deutschlandweit erste

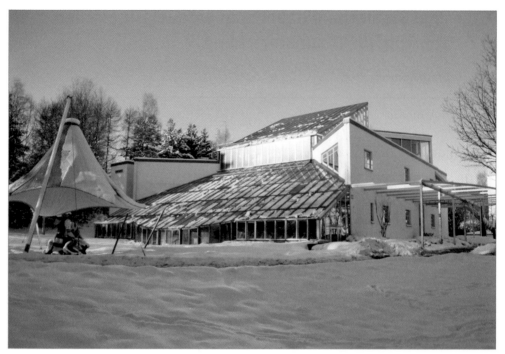

Abb. 1: Das 1988 errichtete und seitdem mehrfach erweiterte Institut für Unfallchirurgische Forschung und Biomechanik, Universitätsklinikum Ulm

Lehrstuhl für Unfallchirurgische Forschung und Biomechanik etabliert und mit Claes erfolgreiche Bleibeverhandlungen geführt. Im gleichen Jahr erfolgte die Gründung des Instituts für Unfallchirurgische Forschung und Biomechanik, das zunächst von Burri und nach seiner Emeritierung 1998 von Claes als Direktor geleitet wurde.

Die Weiterentwicklung

Lutz Claes verfolgte als einer der Pioniere der unfallchirurgischen Forschung einen interdisziplinären Forschungsansatz. Neben der biomechanischen Frakturheilungsforschung und Implantatentwicklung entstanden schnell weitere Forschungsschwerpunkte in den Bereichen der Wirbelsäulen- und Gelenkbiomechanik, Biomaterialforschung und der Biologie von Knochenzellen. Neben biomechanischen und numerischen Methoden wurden zell- und molekularbiologische sowie histologische Labore und tierexperimentelle Methoden etabliert. Wichtige Meilensteine unter Claes' Leitung waren die Einrichtung einer von der Deutschen Forschungsgemeinschaft (DFG) geförderten Forschergruppe zum Thema Frakturheilung (1993–1998), die Gründung des durch das Bundesministerium für Bildung und Forschung finanzierten *Kompetenzzentrums für Biomaterialien* (1997–2002) sowie einer überregionalen DFG-Forschergruppe zur Untersuchung der osteoporotischen Frakturheilung (2007–2015), an der neben Ulm auch die Standorte Hamburg (Michael Amling), München (Wolf Mutschler) und Würzburg (Frank Jakob) beteiligt waren. Ausdruck von Claes' kliniknaher Forschung sind eine Reihe von erfolgreichen Implantatentwicklungen. Dazu gehören u. a. ein abbaubarer Stift zur Refixation von kleinen Knochen- und Knorpelfragmenten (Polypin®, Erfinder: Lutz Claes, Klaus Rehm, Hersteller: Biovison) und ein externer Fixateur für die Frakturbehandlung (Mephisto®, Erfinder: Lutz Claes, Heinz Gerngroß, Götz Rübsamen, Hersteller: Synthes).

Nach der Emeritierung von Claes 2009 wurde die Autorin auf die Professur berufen und Direktorin des Instituts. Das Spektrum der wissenschaftlichen Fragestellungen wurde weiter ausgebaut. Zentrale Themen der vernetzten Arbeitsgruppen des Instituts sind die biomechanische und biologische *Regulation des Knochenstoffwechsels* (Leitung: Melanie Haffner-Luntzer) und der *Frakturheilung* (Leitung: Anita Ignatius) mit dem Ziel, die Ursachen von Störungen z. B. bei entzündlichen oder degenerativen Erkrankungen nach schwerem Trauma oder im Alter zu entschlüsseln. Die *Wirbelsäulenforschung* (Leitung: Hans-Joachim Wilke) beschäftigt sich mit biomechanischen Veränderungen bei Erkrankungen, Deformitäten und Verletzungen der Wirbelsäule und entwickelt in Zusammenarbeit mit den Kliniken neue Operationstechniken und Implantate. Im Fokus steht auch die Erforschung der Ursachen der Bandscheibendegeneration. Bei der Arbeitsgruppe *Gelenkforschung*, die seit dem Ruhestand von Lutz Dürselen (2020) von Andreas Seitz geleitet wird, steht das Kniegelenk mit Untersuchungen zu den Eigenschaften und Belastungen von Knorpel, Bändern und Menisken im Mittelpunkt. Gemeinsam mit Klinikern werden Studien zu operativen Verfahren und endoprothetischen Versorgung von Gelenken durchgeführt. Die Arbeitsgruppe *Biomaterialien* (Leitung: Anita Ignatius) entwickelt zusammen mit universitären und industriellen Partnern innovative Materialien, um die Regeneration muskuloskelettaler Gewebe zu verbessern.

Die Zentrumsgründung

Das Institut profitiert erheblich von der engen Kollaboration der unfallchirurgischen und orthopädischen Forschungseinrichtungen am Standort Ulm, die in den letzten Jahren kontinuierlich verstärkt wurde: Die Forschungsschwerpunkte des 1996 etablierten Traumalabors (Leitung bis 12/2020: Miriam Kalbitz) der Unfallchirurgischen Universitätsklinik (Leitung: Florian Gebhard) sowie des 2017 als selbstständige Einrichtung aus der Klinik heraus neu gegründeten *Instituts für Klinische und Experimentelle Traumaimmunologie* (Leitung: Markus Huber-Lang) fokussieren auf die komplexen, kurz- und langfristigen Auswirkungen eines Traumas auf die Immunantwort und die Mechanismen der posttraumatischen Organschädigung. Die Unfallchirurgische Klinik und die beiden benachbarten Forschungsinstitute ergänzen sich damit in ihren Forschungsschwerpunkten komplementär und arbeiten eng zusammen. Eine sehr gute Kollaboration besteht auch mit der Orthopädischen Universitätsklinik (Leitung: Heiko Reichel) und ihrer *Forschungssektion Biochemie der Gelenks- und Bindegewebserkrankungen* (Leitung: Rolf Brenner). Dadurch gelingt es Grundlagen-, translationale und klinische Forschung zu verknüpfen, mit dem übergeordneten Ziel die Versorgung verletzter und erkrankter Patienten zu verbessern.

Um diese Forschungsaktivitäten zu koordinieren und weiter zu stärken, wurde 2015 das Zentrum für *Traumaforschung Ulm (ZTF)* als ein universitäres Zentrum gegründet (Leitung: Anita Ignatius, Jörg Fegert). Als virtuelle Dach- und Kommunikationsplattform koordiniert und fördert das ZTF Interaktionen zwischen seinen inzwischen 30 Mitgliedern, darunter auch das Bundeswehrkrankenhaus Ulm, organisiert Veranstaltungen, betreibt Öffentlichkeitsarbeit und unterstützt die Einwerbung von Drittmitteln. Bei der Gründung des Zentrums hat uns vor allem die Erkenntnis geleitet, dass die äußerst komplexen Fragestellungen in der Trauma- und muskuloskelettalen Forschung nur gemeinsam mit anderen Disziplinen bearbeitet werden können. Im ZTF wird daher besonders inter- und transdisziplinäre Forschung gefördert, unter anderem an der Schnittstelle zur psychischen Traumaforschung. Denn häufig haben körperliche Traumata auch psychische zur Folge, und seelische Belastungen können sich über das Immun- und neuroendokrine Systeme auf Traumaantwort und Regeneration auswirken.

Die Etablierung des Sonderforschungsbereichs „Trauma"

Zu den größten Erfolgen der gemeinsamen Arbeit gehört der Sonderforschungsbereich „Gefahrenantwort, Störfaktoren und regeneratives Potential nach akutem Trauma" (SFB 1149, Sprecher: Florian Gebhard, Markus Huber-Lang, Anita Ignatius), der 2015 von der DFG eingerichtet wurde. Der SFB mit 18 beteiligten Abteilungen und 21 Teilprojekten ging aus der Klinischen DFG-Forschergruppe (KFO200, Sprecher: Florian Gebhard) hervor. Er wurde inzwischen für weitere vier Jahre bis zunächst 2022 verlängert. Bisher hat der SFB circa 22 Millionen Euro von der DFG erhalten. Die Arbeiten des Forschungsverbunds zielen darauf ab, die überschießende oder fehlgeleitete Entzündungsreaktion und Regeneration nach Trauma besser zu verstehen und Einflüsse von Alter, Vorerkrankungen oder schädlichen Lebensweisen wie Rauchen oder Alkoholgenuss zu untersuchen.

Die Zukunft

Der jüngste gemeinsame Erfolg ist die Einwerbung des Forschungsneubaus „*Multidimensionale Traumawissenschaften*" *(MTW)* (Leitung: Markus Huber-Lang, Anita Ignatius), für den Ulm 2019 in einem kompetitiven Begutachtungsverfahren des Wissenschaftsrats den Zuschlag erhalten hat *(Abb. 2)*. Das Forschungshaus soll passgenau auf die interdisziplinären Arbeitsgruppen aus Medizin und Naturwissenschaften zugeschnitten werden.

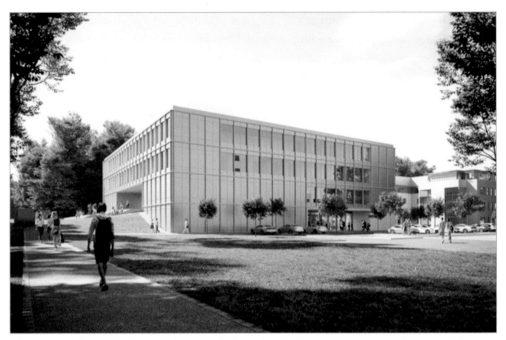

Abb. 2: So wird der Forschungsneubau „Multidimensionale Traumawissenschaften" an der Universität Ulm nach seiner Fertigstellung in 2024 aussehen (Copyright erteilt von Heinle, Wischer und Partner, Freie Architekten, 12/2020)

Ab 2024 wird der fast 5 000 m² große Neubau circa 200 Wissenschaftler beherbergen, hoch-spezialisierte Labore, moderne tierexperimentelle Forschung, eine Biobank, sowie ein klinisches Studienzentrum. Der circa 73 Millionen Euro teure Bau wird aus Bundes- und Landesmitteln sowie von der Medizinischen Fakultät der Universität Ulm finanziert. Die Forschungsprogrammatik des MTW baut auf den Vorarbeiten des SFB auf, ist aber inhaltlich wie methodisch wesentlich erweitert. Ziel ist es, die hochkomplexe Antwort des Organismus auf ein Trauma räumlich und zeitlich aufzulösen und neue Mechanismen gestörter Regeneration zu entschlüsseln. Die Forschungsergebnisse sollen in klinische Diagnostik-, Therapie- und Präventionskonzepte überführt werden. Der Standort Ulm erhält mit dem MTW national wie international ein Alleinstellungmerkmal in der Traumaforschung.

Fazit

Der durch Caius Burri vor mehr als 40 Jahren initiierte und auch nach ihm weiter verfolgte Weg, die muskuloskelettale Forschung durch die Etablierung von Forschungsprofessuren strukturell zu stärken, sowie die enge Zusammenarbeit zwischen den Forschungseinrichtungen und Kliniken und die Kooperation mit anderen Fachdisziplinen begründen den Erfolg der Ulmer Traumaforschung. Auch an einigen anderen deutschen Universitäten sind durch diese Strategien erfolgreiche, national und international sichtbare Forschungszentren entstanden. Die Entwicklungen der letzten Jahre sind sehr erfreulich. Dennoch müssen weitere Anstrengungen unternommen werden, um auch außerhalb der etablierten Forschungsstandorte professionelle Forschungslabore und strukturelle Maßnahmen zur Rekrutierung des klinisch-wissenschaftlichen Nachwuchses zu schaffen, damit die Forschung in der Unfallchirurgie breiter aufgestellt wird und eine dem Fach angemessene Bedeutung erlangt.

Summary

Trauma research in Ulm began in 1978, when Caius Burri, the former Director of the Department for Trauma Surgery entrusted Lutz Claes to establish a research lab within the clinics. Lutz Claes successfully built up a continuously growing research team which focused on fracture healing, implant development, spine and joint biomechanics, and biomaterials. In 1988, the group moved into a new research building, which was financed by the Caius-Burri-Foundation. Lutz Claes became Chair and Director of the newly established Institute of Orthopedic Research and Biomechanics. Anita Ignatius followed Lutz Claes as the new Chair and Director after he retired in 2009. The collaboration between her institute, the Trauma Clinic (Florian Gebhard), the Institute for Clinical and Experimental Traumaimmunology (Markus Huber-Lang), which was newly established in 2017, and the Orthopedic Department (Heiko Reichel) has been continuously strengthened. In 2015, the Center for Trauma Research (ZTF) was established as an inter-faculty University center to coordinate the trauma research activities. Measures of the success of the joint research activities are the establishment of the Collaborative Research Center "Danger response, disturbance factors and regeneration after acute trauma", which has so far been funded by the German Research Foundation with 22 million €. Recently, Ulm University received a 73 million € grant for a new research building dedicated to "Multidimensional Trauma Sciences".

10 Meilensteine der DGU: TraumaRegister, Weißbuch und TraumaNetzwerk

Steffen Ruchholtz, Marburg an der Lahn

Die Versorgung des schwerverletzten Patienten vom Unfallort bis zur sozialen und beruflichen Wiedereingliederung steht für viele Mitglieder der DGU im Zentrum des täglichen Handelns. Die präklinische, klinische und rehabilitative Behandlung dieser Patienten ist damit eine der Kernaufgaben in der Deutschen Unfallchirurgie.

Mitglieder der DGU engagieren sich dabei nicht nur in der kontinuierlichen Verbesserung der Diagnostik und Therapie des polytraumatisierten Patienten, sondern auch in der Erhebung, Beurteilung und Verbesserung der Behandlungsqualität. Weit über die Grenzen unseres Landes steht deshalb die DGU mit dem *TraumaRegister DGU®* und dem *TraumaNetzwerk DGU®* für ein wirksames Programm zur flächendeckenden Optimierung der Versorgungsqualität des schwerverletzten Patienten.

1. TraumaRegister DGU®

Seit der Gründung der DGU wurden durch Grundlagenforschung und klinische Forschung die Behandlungsmethoden des Schwerverletzten an vielen universitären und extrauniversitären unfallchirurgischen Abteilungen erforscht und weiterentwickelt.

Im ausgehenden letzten Jahrhundert stellten jedoch überregionale Forschungsverbünde und Studien auf dem Gebiet der Unfallchirurgie eine Seltenheit dar.

Deshalb war es ein außergewöhnlicher Schritt, als sich 1993 vier Universitätskliniken (Hannover, München, Köln, Essen) und eine städtischen Klinik (Celle) in der *AG Scoring der DGU* zusammengeschlossen haben, um basierend auf einem prospektiven Fragebogen dem TraumaRegister DGU® gemeinsam einheitliche Daten zur präklinischen und klinischen Versorgung von schwerverletzten Patienten zu erheben [1].

Die Daten des TraumaRegister DGU® beinhalten detaillierte Informationen über Demografie, Verletzungsmuster, Komorbiditäten, präklinisches und klinisches Management, intensivmedizinischen Verlauf und wichtige Laborbefunde einschließlich Transfusionsdaten. Weiterhin werden Daten zum Outcome wie beispielsweise der Zustand des Patienten nach Entlassung dokumentiert.

Das *TraumaRegister DGU®* setzt damit weltweit Maßstäbe für das Qualitätsmanagement schwerverletzter Patienten. Die teilnehmenden Kliniken sind primär in Deutschland lokalisiert, doch zunehmend tragen auch andere europäische und außereuropäische Länder wie Belgien, Finnland, Luxemburg, Niederlande, Österreich, Schweiz, Slowenien oder die Vereinigten Arabischen Emirate dazu bei. Als eines der größten Schwerverletztenregister hat das TraumaRegister DGU® seit seiner Gründung mit mittlerweile über 800 Kliniken aus mehr als 20 Nationen knapp 400 000 Patienten eingeschlossen. Allein in 2019 flossen rund 37 000 Fälle in das TraumaRegister DGU® ein. Allerdings war in den Jahren 2018 und 2019 ein leichter Rückgang der Fallzahlen aufgrund der deutschlandweiten Umsetzung der Europäischen Datenschutz-Grundverordnung (DSGVO) zu beobachten. Die Verordnung erfordert trotz pseudonymisierter Erfassung eine schriftliche Einverständniserklärung des Patienten zur Datenerfassung im TraumaRegister DGU® *(Abb. 1)*.

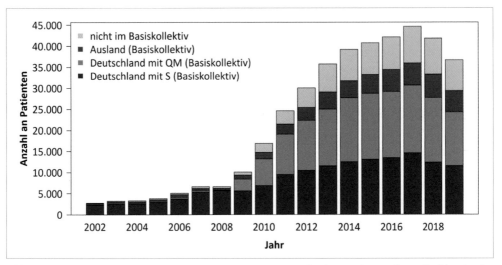

Abb. 1: Fallzahlen im TraumaRegister DGU® 2002–2019. Der leichte Rückgang der Fallzahlen in den Jahren 2018 und 2019 ist durch die deutschlandweite Umsetzung der Europäischen Datenschutz-Grundverordnung (DSGVO) bedingt. (Quelle: Jahresbericht TraumaRegister DGU® 2020)

Das TraumaRegister DGU® ermöglicht den teilnehmenden Traumazentren und den TraumaNetzwerken (TNW) eine Qualitätssicherung im Bereich der Unfallchirurgie. Der Jahresbericht mit über 70 Seiten erlaubt einen Vergleich mit dem nationalen Durchschnitt bzw. unterstützt so die Standortbestimmung hinsichtlich der eigenen Qualitätsbemühungen [2].

Das TraumaRegister DGU® wird von den Kliniken nicht nur als Instrument zur externen Qualitätssicherung genutzt, sondern stellt darüber hinaus seit Jahren eine Grundlage für die klinische und die Versorgungsforschung dar. Es liefert einen wichtigen Beitrag zur Forschung, indem es Analysen in unterschiedlichen wissenschaftlichen Bereichen ermöglicht.

Seit Etablierung des TraumaRegister DGU® werden jährlich viele Publikationen aus den unterschiedlichsten Bereichen der präklinischen und klinischen Schwerverletztenversorgung vorwiegend international publiziert. Seit 2012 liegt die Anzahl der jährlichen wissenschaftlichen Veröffentlichungen bei über 20. Der kumulative Impact Factor der in manchen Jahren einen Wert von 60 Punkten erreicht, zeigt gleichzeitig die hohe Qualität dieser Veröffentlichungen an *(Abb. 2)*.

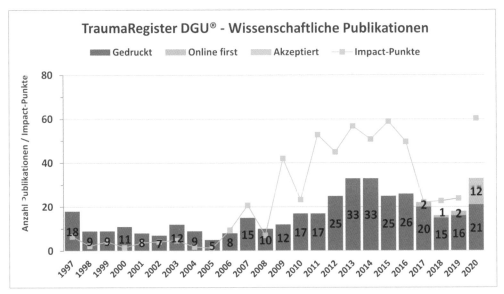

Abb. 2: Publikationen aus dem TraumaRegister DGU® 1997 bis heute. (Quelle: Publikationsverzeichnis des TraumaRegister DGU®, Stand: Januar 2021)

2. Weißbuch und TraumaNetzwerk DGU®

Anfang dieses Jahrhunderts zeigte sich, dass sich immer mehr Kliniken aus der Versorgung des schweren Traumas zurückzogen. Es bestand die Sorge, dass die gute Qualität der Traumaversorgung im Bereich der Schwerverletztenbehandlung in Deutschland gefährdet war [5]. Bis zu diesem Zeitpunkt existierte ein loses Netzwerk zwischen Kliniken unterschiedlicher Versorgungsstufen. Jedoch gab es kein standardisiertes flächendeckendes Versorgungsnetz für Schwerverletzte. Analysen zeigten regional signifikante Unterschiede der Sterblichkeit nach schwerer Verletzung auf. Rettungsdienste beklagten zunehmend Probleme, schwerverletzte Patienten an Kliniken zu übergeben. Dies bezog sich nicht nur auf Kliniken der Grund- und Schwerpunktversorgung, sondern auch auf Maximalversorger. Gründe für den Rückzug aus der Schwerverletztenversorgung waren:

- fehlende Finanzierung der hohen Vorhaltekosten (Infrastruktur, Personal)
- mangelhafte Refinanzierung der Versorgungskosten im DRG-System
- Abbau von Personal im Bereitschaftsdienst

- Mangel an qualifizierten Ärzten an manchen Orten
- Konzentrierung von Leistungsanbietern auf planbare und ökonomisch lukrative Behandlungen.

Aus diesem Grund wurde in der Präsidentschaft von Professor Dr. Andreas Wentzensen im Jahr 2006 die Initiative ‚TraumaNetzwerk DGU®' mit Veröffentlichung des ersten Weißbuches ‚Schwerverletztenversorgung' gestartet.

Im Weißbuch *‚Schwerverletztenversorgung',* welches regelmäßig überarbeitet und den aktuellen Entwicklungen angepasst wird (derzeit ist die Version 3.0 gültig), sind die Komponenten und die organisatorischen Abläufe im TraumaNetzwerk DGU® dargestellt [8]. Kernidee des TraumaNetzwerk DGU® ist die Sicherstellung einer flächendeckenden Versorgung durch Etablierung regionaler TraumaNetzwerke in Deutschland. Für die im Netzwerk eingebundenen Kliniken wurden drei Versorgungsstufen definiert, die mit speziellen Struktur- und Prozessmerkmalen sowie Kennzahlen hinterlegt wurden:

- Lokales TraumaZentrum (LTZ)
- Regionales TraumaZentrum (RTZ)
- Überregionales TraumaZentrum (ÜTZ)

Die TraumaNetzwerke DGU® sollen Qualität und Sicherheit der Schwerverletztenversorgung in Deutschland mit Unterstützung aller an der Verletztenversorgung beteiligten Institutionen, Berufsgruppen und medizinischen Fachrichtungen flächendeckend sichern und kontinuierlich verbessern. Dieses wurde durch eine abgestufte Organisation mit Verzahnung und Netzwerkbildung von dafür qualifizierten Einrichtungen wie folgt erreicht:

- Definition und Weiterentwicklung von Standards der Struktur-, Prozess- und Ergebnisqualität für die präklinische, klinische und rehabilitative Behandlung von Schwerverletzten (Qualitätsindikatoren)
- Definition der Kompetenzkriterien der im TraumaNetzwerk eingebundenen Einrichtungen mit unterschiedlichen Versorgungsaufgaben
- Definition der Kapazitätskriterien der im TraumaNetzwerk eingebundenen Einrichtungen mit unterschiedlichen Versorgungsaufgaben (einschließlich Großschadensereignissen)
- Etablierung von Entscheidungskriterien für die Zuweisung von Verletzten in Traumazentren in Kooperation mit den Integrierten Leitstellen und den Ärztlichen Leitern Rettungsdienst (ÄLRD)
- Etablierung von Behandlungsstandards in der Schwerverletztenversorgung (S3-Leitlinie Polytrauma)

- Teilnahme an der externen Qualitätssicherung des TraumaRegister DGU®
- Etablierung von Standards der Patientensicherheit in der Schwerverletztenversorgung.

Auditierung und Zertifizierung

Nach Start der Initiative 2006 erfolgten die ersten Auditierungen von Kliniken im Jahr 2008 entsprechend der Qualitätsvorgaben des Weißbuchs. Interessanterweise sorgte die Etablierung einer Traumazentrum-Zertifizierung dafür, dass sich immer mehr Kliniken wieder für eine hochwertige Qualität in der Traumaversorgung interessierten. Die Kliniken unternahmen zum Teil erhebliche finanzielle und organisatorische Anstrengungen, um die Vorgaben des Weissbuchs zu erfüllen [3, 6, 7]. Unterstützt wurde die Initiative von Anfang an durch die Deutsche Gesetzliche Unfallversicherung (DGUV), die die erfolgreiche Zertifizierung im TraumaNetzwerk als ein wesentliches Kriterium zur Beurteilung der Qualität der Kliniken für das berufsgenossenschaftliche Heilverfahren berücksichtigt.

Das TraumaNetzwerk Ostbayern wurde 2009 als bundesweit erstes Netzwerk ausschließlich zertifizierter Kliniken erfolgreich etabliert. Knapp zehn Jahre nach Start des Projektes wurde im Oktober 2015 mit der Zertifizierung des Netzwerks Brandenburg Nord-West die letzte Versorgungslücke geschlossen. Damit ist es gelungen, eine bundesweit flächendeckende, zertifizierte Schwerverletztenversorgung nach einheitlichen Standards zu etablieren *(Abb. 3)*.

Im Januar 2021 waren insgesamt 657 zertifizierte Traumazentren in 50 TNW organisiert und vernetzt. Dabei handelt es sich um 111 ÜTZ, 219 RTZ und 317 LTZ. Gegenwärtig wird die Mehrheit der Schwerverletzen (Basiskollektiv TraumaRegister DGU®) in den ÜTZ behandelt (58 %). Auf RTZ und LTZ entfallen jeweils 30 % bzw. 12 %.

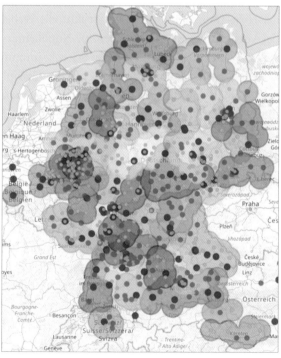

Abb. 3: Zertifizierte TraumaNetzwerke und TraumaZentren in Europa. Überregionale (rot), regionale (blau) und lokale (grün) Traumazentren in den deutschen und europäischen TraumaNetzwerken. (Quelle: TraumaNetzwerk DGU® „Kartendaten: © OpenStreetMap-Mitwirkende, Data CC-BY-SA OpenStreetMap")

Mittlerweile ist das TraumaNetzwerk DGU® ein etablierter Bestandteil des deutschen Gesundheitssystems. Mit der Erstfassung des Beschlusses des Gemeinsamen Bundesausschusses (G-BA) über die Regelungen zu einem gestuften System von Notfallstrukturen in Krankenhäusern gemäß § 136c Absatz 4 SGB V räumt auch der Gesetzgeber den überregionalen Traumazentren eine Garantenstellung ein.

Verbesserungen der Struktur- und Prozessqualität

Im Rahmen des flächendeckenden Ausbaus der TraumaNetzwerke kam es zu einer messbaren Verbesserung der Struktur- und Prozessqualität. Vor allem an den regionalen und lokalen Traumazentren konnten umfassende Verbesserungen der personellen, organisatorischen und strukturellen Situation beobachtet werden [4].

Als wesentliche Verbesserungen wurden die Teilnahme am TraumaRegister DGU® für das interne und externe Qualitätsmanagement, die Einführung von Schockraumalgorithmen und Behandlungspfaden sowie die Regelung von zum Teil einrichtungsübergreifenden Kooperationen mit anderen Fachabteilungen, insbesondere für die Versorgung von Schädel-Hirn-Traumata, festgestellt. Strukturelle Verbesserungen fanden sich u. a. im Bereich der Vorhaltung von Notfallsieben für Notfalleingriffe in Schockraum oder OP, der Bereitstellung von Ultraschallgeräten im Schockraum und in der Nutzung der Teleradiologie.

Jedes Traumazentrum hat heute ein interdisziplinar und interprofessionell abgestimmtes Schockraumprotokoll, das regelmäßig überprüft und weiterentwickelt wird. Es regelt die standardisierten Abläufe bei Eintreffen eines Schwerverletzten und legt die Prioritäten der Versorgung adaptiert an die lokalen Ressourcen entsprechend ATLS (Advanced Trauma Life Support) fest. ATLS strukturiert und priorisiert die Abläufe entsprechend eines Algorithmus und ist die gemeinsame Sprache aller Akteure im Schockraum.

Damit wurde eine Standardisierung der kritischen Erstversorgung im Schockraum flächendeckend in allen Traumazentren erreicht. Jedes Traumazentrum verpflichtet sich, Mitarbeiter nach ATLS bzw. ETC (European Trauma Course) aus- und regelmäßig fortzubilden. Viele Rettungsdienste übernehmen ebenso die standardisierten ATLS-Abläufe für die präklinische Versorgung entsprechend PHTLS (Prehospital Trauma Life Support) oder ITLS (International Trauma Life Support). Damit sprechen Rettungsdienst und Schockraum heute die gleiche „gemeinsame Sprache". Übergaben werden heute regelhaft standardisiert nach dem ABCDE-Prinzip durchgeführt.

Ergebnisqualität

Die Sterblichkeit nach schwerer Verletzung konnte, dokumentiert im TraumaRegister DGU®, in den letzten 20 Jahren kontinuierlich gesenkt werden [4]. Dieser Erfolg lässt sich nicht auf eine einzelne Intervention zurückführen, sondern ist nach Ansicht aller

Experten neben dem medizinischen Fortschritt vor allem auf die strukturellen Verbesserungen eines flächendeckenden „Traumasystems" zurückzuführen [6, 7]. Auch Umfragen bei Rettungsdiensten und Kliniken stützen diese Einschätzung.

Das TraumaRegister DGU® weist weiterhin Verbesserungen in den Abläufen der Schockraumdiagnostik Schwerverletzter nach. Die Zeit für diagnostische Abläufe konnte signifikant reduziert werden, ebenso die Zeit, bis ein Schwerverletzter im Operationssaal definitiv versorgt werden konnte. Dies gilt insbesondere für instabile Patienten im Schock.

Da immer mehr Schwerverletzte überleben, rückt die Lebensqualität der Überlebenden zu definierten Zeitpunkten als Kriterium der Ergebnisqualität mehr und mehr in den Focus.

Um die berufliche und soziale Wiedereingliederung sowie eine hohe Lebensqualität nach Abschluss der Akutbehandlung sicherzustellen, ist eine strukturierte Interaktion zwischen Akutkliniken, Rehabilitationseinrichtungen und den Einrichtungen der ambulanten Weiterbehandlung entscheidend. Konsequenterweise ist es ein wichtiges Ziel des Projektes TraumaNetzwerk DGU®, auch Traumarehabilitationszentren und ambulante Behandlungseinrichtungen in die regionalen TraumaNetzwerke aktiv einzubinden.

Grundstein für die Vorbereitung auf Großschadenslagen

Mit der flächendeckenden Etablierung der TraumaNetzwerke DGU® steht nun auch ein System zur Verfügung, welches geeignet ist, die Bewältigung von Großschadensereignissen zu unterstützen. Am Beispiel einzelner Massenunfälle konnte gezeigt werden, wie die Strukturen des TNW auch im Ernstfall funktionierten. Die Ereignisse wurden gemeinsam mit den betroffenen TNW, den Rettungsleitstellen, den Rettungsdiensten und den Ärztlichen Leitern Rettungsdienst diskutiert. Der daraus abgeleitete Erkenntnisgewinn wurde über die Qualitätszirkel der TraumaNetzwerke an alle Netzwerkkliniken weitergegeben. Viele der für die Bewältigung von Großschadensereignissen erforderlichen Kennzahlen werden bereits im Rahmen des Auditierungs- bzw. Zertifizierungsprozesses erhoben.

Die Kenntnis der Versorgungskapazitäten in Abhängigkeit der Sichtungskategorie steht der örtlichen Einsatzleitung und der zuständigen Rettungsleitstelle in der Vorbereitung auf Großschadenslagen zur Verfügung. Kommunikationswege zwischen Rettungsdienst und Kliniken sowie zwischen Kliniken im regionalen TNW sind etabliert und können bei Großschadensereignissen genutzt werden.

Internationale Kooperationen

Die TraumaNetzwerke DGU® haben seit ihrer Etablierung zu einer nachweislich verbesserten Versorgungsqualität von schwerverletzten Patienten in Deutschland geführt. In Nachbarländern wie Österreich, Schweiz und Belgien hat die Einbindung von einzelnen überregionalen Traumazentren dazu geführt, dass das Konzept TraumaNetzwerk auch hier eine grenzüberschreitende Anerkennung erfahren hat.

Dadurch konnten nicht nur Ärzte sondern auch Gesundheitspolitiker und Kostenträger von der Effektivität der TraumaNetzwerke überzeugt werden. Dementsprechend wurden in den letzten Jahren in Österreich, der Schweiz und Belgien ganze Traumanetzwerke nach dem Vorbild der DGU auf Basis des Weißbuchs etabliert.

Derzeit gibt es zwei TNW in Österreich (drei weitere sind im Aufbau), ein TNW in der Schweiz (ein weiteres ist im Aufbau) sowie vier TNW im Aufbau in Belgien mit insgesamt 45 zertifizierten Traumazentren. Des Weiteren sind vier TNW grenzüberschreitend mit Kliniken in Belgien, Niederlande, Luxemburg und der Schweiz zusammengeschlossen. Daran beteiligen sich insgesamt acht Traumazentren (Stand Januar 2021).

Die Zertifizierung der ausländischen Kliniken erfolgt mit Unterstützung der Akademie der Deutschen Gesellschaft für Unfallchirurgie (AUC).

Summary

During the last decades the German Society for Trauma Surgery (DGU) has undertaken great effort to optimize the treatment of severely injured patients. Important components of this involvement are the *TraumaRegistry DGU®* (TR-DGU), the *Whitebook* and the *TraumaNetwork DGU®* (TNW). The TR-DGU was founded in 1993. The aim of this multicentre database was an anonymous and standardized documentation of severely injured patients for benchmarking of hospitals and health services research in the field of severe trauma. Data are collected from four consecutive time phases from the site of the accident until discharge from hospital: (A) pre-hospital phase, (B) emergency room and initial surgery, (C) intensive care unit and (D) discharge and outcome. The documentation includes detailed information on demographics, injury pattern, comorbidities, pre- and in-hospital management, time course, relevant laboratory findings including data on transfusion and outcome of each individual. In 2020, a total of 400 000 severely injured patients from 800 different hospitals was documented in the TR-DGU. The patients primarily came from Germany (90 %), but other countries contribute data as well (Austria, Belgium, China, Finland, Luxembourg, Slovenia, Switzerland, The Netherlands, and the United Arab Emirates). The TR-DGU serves not only as an important feedback instrument for quality management but provides as well the opportunity for clinical research in the field of severely injured patients. Every year more than 20 publications with a cumulative impact factor of 60 and more derive from the registry.

The TNW project was founded and initiated with the publication of the 'Whitebook for the treatment of severely injured patients' in 2006. In the Whitebook the structural and organisational components of the entire treatment process are described. In order to develop a system with comparable standards, a process of certification for all participating trauma centres was established. By way of this project a standardized treatment process for all severely injured patients with very good clinical results was set up in all trauma centres of the TNW. Today there are 657 certified German Trauma centres in 50 regional TNWs. In the meantime individual TNWs have been created in Austria, Belgium and Switzerland. Moreover, cross border TNW in cooperation with hospitals in The Netherlands, Luxembourg, Switzerland, Belgium and Austria have been established.

Literatur

1. AG Scoring DGU (1994) Das Traumaregister der Deutschen Gesellschaft für Unfallchirurgie. Unfallchirurg 97: 230–237

2. Lefering R (2009) Development and validation of the Revised injury severity classification score for severely injured patients. European Journal of Trauma and Emergency Surgery 35: 437–447

3. Mand C, Müller T, Ruchholtz S, Künzel A, Kühne CA (2012) AKUT. Organisatorische, personelle und strukturelle Veränderungen durch die Teilnahme am TraumaNetzwerk DGU. Eine erste Bestandsaufnahme. Der Unfallchirurg 115: 417–426

4. Ruchholtz S, Lefering R, Paffrath T, Oestern HJ, Neugebauer E, Nast-Kolb D, Pape HC, Bouillon B (2008) Rückgang der Traumaletalität. Ergebnisse des Traumaregisters der Deutschen Gesellschaft für Unfallchirurgie. Dtsch Ärztebl 105: 225–31

5. Ruchholtz S, Mand C, Lewan U, Debus F, Dankowski C, Kühne C, Siebert H (2012) AKUT. Regionalisation of trauma care in Germany: the „TraumaNetwork DGU-Project". Eur J Trauma Emerg Surg 38: 11–17

6. Ruchholtz S, Lewan U, Debus F, Mand C, Siebert H, Kühne CA (2014) TraumaNetzwerk DGU®: Optimizing patient flow and management. Injury 45 S: 89–92

7. Ruchholtz S, Lefering R, Lewan U, Debus F, Mand C, Siebert H, Kühne CA (2014) Implementation of a nationwide trauma network for the care of severely injured patients. J Trauma Acute Care Surg 76: 1456–61

8. Weißbuch Schwerverletztenversorgung 3.0 DGU (2019) http://www.traumanetzwerk-dgu.de

11 Sternstunden der DGU: Notfallmedizin, chirurgische Intensivmedizin und die operative Schwerstverletztenversorgung

Andreas Seekamp, Kiel; Gerrit Matthes, Potsdam; Georg Maximilian Franke, Kiel

Die präklinische Notfallmedizin, das Schockraummanagement und die Intensivmedizin sind essentielle Bestandteile der Schwerverletztenversorgung ebenso wie die operativen Strategien selbst, die in der Summe einen signifikanten Einfluss auf das Überleben des Patienten und den Ausgang dessen Rehabilitation haben. Von Sternstunden der DGU kann durchaus gesprochen werden, da in der Bilanz von 50 Jahren (1965–2015) die Letalität Schwerstverletzter in den 1960er Jahren noch bei 40 % lag und durch permanente Neuerungen dieser drei essentiellen Bestandteile erfolgreich auf 10,1 % im Jahr 2015 reduziert werden konnte [5].

Notfallmedizin – eine evolutionäre Entwicklung mit boden- und luftgebundener Rettung

Die Erkenntnis, dass Verletzungen einer dringenden medizinischen Versorgung bedürfen, beruht auf Kriegserfahrungen. Dass eine unmittelbare Versorgung eines verletzten Patienten noch am Ort des Geschehens lebensrettend sein kann, wurde in der Neuzeit erstmals von Dominique Jean Larrey (1766–1842), dem Leibarzt Napoleons, erkannt. Dass der Arzt zum Patienten kommen müsse, hatte Larrey im Jahre 1793 mit der „Ambulance volante" („Fliegende Lazarette") in die Tat umgesetzt und organisierte in Napoleons Feldzügen erstmalig Feldlazarette. Das Ziel war, durch notfallmäßige Amputationen Leben zu retten, gemäß dem noch heute gültigen Motto „life before limb". Larrey prägte mit „symptome de choque" den Begriff des hämorrhagischen Schocks bei stumpfen Traumata mit intrathorakalen oder intraabdominellen Verletzungen, die es dringend zu operieren galt.

Auch die Gründung des Roten Kreuzes ging auf eine kriegerische Auseinandersetzung zurück. Im Jahre 1859 wurde der Geschäftsmann Henry Dunant Zeuge der Schlacht von Solferino. Da ärztliche Hilfe fehlte, ermutigte er Einheimische zur Mithilfe der Patientenversorgung. Zurück in der Schweiz konnte er Persönlichkeiten der privaten gemeinnützigen Gesellschaft Genf für seine Idee gewinnen, Armeen durch Korps freiwilliger Krankenpfleger zu unterstützen. Zur Umsetzung dieser Idee gründete sich ein Fünfer-Gremium, welches sich zunächst ständiges internationales Komitee nannte, aus dem später das Internationale Komitee vom Roten Kreuz hervorging.

In den 60er und 70er Jahren des 19. Jahrhunderts entwickelten sich auch in Deutschland vielerorts auf regionaler Ebene Schwestern- und Brüderschaften zur Versorgung

Kriegsversehrter. Im Jahre 1921 kam es zum Zusammenschluss dieser regionalen Verbände zum Deutschen Roten Kreuz.

Ende des 19. Jahrhunderts gab es durch die Industrialisierung eine Zunahme von schweren Unfallverletzungen. Da es weder Arbeitsschutz noch Unfallverhütungsvorschriften gab, führten ungeschützte und ungesicherte Maschinen zu schweren und tödlichen Verletzungen. Es waren sechs Zimmerleute in Berlin, welche 1888 einen Kurs für die Erste Hilfe bei Unglücksfällen anboten. Es wurde der *Arbeiter-Samariter-Bund* gegründet, der rasch eine landesweite Ausbreitung erfuhr. Zwei weitere Rettungsdienstorganisationen, die *Johanniter-Unfall-Hilfe* und der *Malteser Hilfsdienst,* gründeten sich Anfang der 1950er Jahre, als die zunehmende Motorisierung nach den Kriegsjahren bei noch mangelhafter Verkehrsinfrastruktur zu einer Vielzahl von Unfallverletzten und Unfalltoten führte.

Im Korea-Krieg (1950–1953) war es die amerikanische Armee, welche die „mobile acute surgical hospital"(MASH)-Einheiten einrichtete. Es handelte sich um vorgelagerte chirurgische Versorgungseinheiten, in denen verletzte Soldaten eine erste chirurgische Hilfe erhielten. Damit war der erste Schritt in die moderne Flugrettung getan. So wurden die Verwundeten aus den Kampfgebieten zunächst in diese MASH-Einheiten verlegt und nach ersten stabilisierenden chirurgischen Maßnahmen weiter mit dem Helikopter in nachgelagerte, größere medizinische Versorgungseinheiten verbracht. Dieses Konzept der schnellen Rettungskette wurde auch im Vietnam-Krieg (1955–1975) angewendet und optimiert.

Im zivilen Bereich wurde der Gedanke einer chirurgischen Erstversorgung am Unfallort 1956 in Heidelberg mit dem *Clinomobil,* einem Bus als Operationssaal, umgesetzt, was sich aufgrund der Größe nicht als praktikabel erwies. Dagegen ging nach einer Testphase der Kölner NAW am 3. Juni 1957 permanent in Dienst [2, 14]. Das Modell, einen Rettungswagen neben Rettungssanitätern auch mit einem Notarzt auszustatten, erwies sich als erfolgreich und fand bis in die späten 1970er Jahre eine flächendeckende Ausbreitung. In der DDR wurde Anfang der 1960er Jahre an der Medizinischen Akademie Magdeburg vom chirurgischen Ordinarius Werner Lemcke (1909–1989) das „Magdeburger Modell" als Analogon zum westdeutschen NAW-System eingeführt, das 1976 flächendeckend als „Schnelle Medizinische Hilfe" landesweit etabliert war [30]. Bemerkenswerterweise fand eine solche Umsetzung primär in Europa statt, in den USA verblieb es weiterhin bei dem Rettungswagen und den hierauf stationierten Paramedics, die aber einen umfangreicheren Ausbildungsstand hatten als die Rettungssanitäter im deutschsprachigen Raum.

Ende der 1960er Jahre waren in Westdeutschland über 20 000 Verkehrsunfalltote pro Jahr zu beklagen [6]. Daher wurde im Jahr 1970 in München gemeinsam mit der Bundeswehr und unter Verantwortung des Bundesinnenministeriums ein erster Rettungshubschrauber am Flugplatz Oberschleißheim in Dienst gestellt, der an Wochenenden und in den Ferien einen luftgebundenen Notarztdienst anbot. Der erste Dauerbetrieb eines Rettungshubschraubers wurde zum 1. November 1970 am Städtischen Krankenhaus München-Harlachingen etabliert, was gleichzeitig die Geburtsstunde der zivilen Luftrettung mit Christoph 01 war. Im November 1971 folgte die Einrichtung eines Rettungszentrums der Bundeswehr in Ulm. Hier stellte die Luftwaffe gemeinsam mit dem Bundeswehrkrankenhaus Ulm einen Hubschrauber des Typs Bell UH-1D für den zivilen Rettungsdienst zur Verfügung. Aufgrund der Erfolgsgeschichte der zivilen Luftrettung beschaffte das Bundesinnenministerium ab Ende 1971 aus Mitteln des erweiterten Katastrophenschutzes weitere Hubschrauber. Es folgten Stationen in Köln (Klinikum Merheim), Frankfurt (Nordwest-Krankenhaus) und Hannover (Medizinische Hochschule), um nur die ersten zu nennen. Die Aktivitäten des Bundes wurden nach Erreichen einer nahezu flächendeckenden Umsetzung dieses Systems mit insgesamt 18 Stationen abgeschlossen. Nach der Wiedervereinigung Deutschlands gibt es heute bundesweit insgesamt 89 Rettungshubschrauber-Stationen. Die Mehrzahl dieser Stationen betreibt ausschließlich primäre Luftrettung, einige nur Sekundärtransporte. Die überwiegende Zahl dieser Luftrettungsstationen wird heute von der ADAC Luftrettung gGmbH betrieben, gefolgt von der DRF Luftrettung (vormals Deutsche Rettungsflugwacht e. V.) und einigen weiterhin vom Bundesministerium des Innern betriebenen Stationen.

Wenngleich die Luftrettung primär für Unfallverletzte initiiert wurde, etablierte sie sich zunehmend auch für internistische, neurologische und andere lebensbedrohliche Notfälle.

Die positiven Erfahrungen des Zusammentreffens von einem Rettungshubschrauber (mit Notarzt) und dem lokalen Rettungsdienst vor Ort an der Unfallstelle wurde auch in dem bodengebundenen Notarztdienst umgesetzt und führte zum sogenannten „Rendezvous-System".

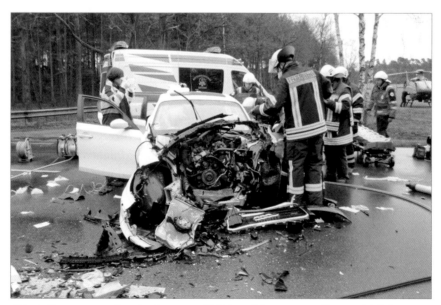

Abb. 1: Zusammentreffen des Notarztes (RTH) und des Rettungsdienstes (RTW) am Unfallort, entsprechend dem Rendezvous-System, zur Versorgung eines Schwerverletzten

In der bodengebundenen Rettung wurde das erste alleinige Notarzteinsatzfahrzeug (NEF) 1979 durch die Björn-Steiger-Stiftung auf der Internationalen Automobilausstellung in Frankfurt vorgestellt. Zur praktischen Erprobung wurden im Anschluss entsprechende Fahrzeuge an vier Hilfsorganisationen in die damalige Bundeshauptstadt Bonn ausgeliefert. Bei bodengebundenen Rettungsmitteln, die zu einem Notfall geschickt werden, kommt nach diesem Prinzip nur im Bedarfsfall ein Notarzt, der mit einem eigenen Fahrzeug anfährt. Dieses System hat den Vorteil, dass in dem Fall, wenn der Patient vor Ort stabilisiert und allein mit dem Rettungswagen ohne Notarztbegleitung in eine nahegelegene Klinik verbracht werden kann, der Notarzt selbst unmittelbar wieder einsatzbereit ist.

Im internationalen Vergleich existiert ein ähnliches System in Frankreich, in den Beneluxstaaten und teilweise in Skandinavien, während in den USA und anderen anglo-amerikanisch geprägten Staaten das präklinische Rettungsdienstwesen allein von Rettungsassistenten bestritten wird. Dies begründet auch eine unterschiedliche Philosophie der Notfallrettung als solches. Im US-amerikanischen System gilt bei allen Verletzten das Motto „scoop and run", was bedeutet, dass der Patient schnellstmöglich mit wenigen Notfallmaßnahmen in die nächstgelegene Klinik verbracht wird. Das zentraleuropäische System hingegen beruht eher auf dem Prinzip „stay and treat", wonach eine Stabilisierung der Vitalparameter vor dem Transport in die Klinik erfolgen sollte. Etwas verächtlich wird dieses System auch mit dem Motto „stay and play" charakterisiert, was impliziert, dass man vor Ort auch nicht dringend erforderliche Maßnahmen durchführt und den Transport in die Klinik verzögert. Ein solches Vorgehen ist bei Patienten mit Schuss- und Stichverletzungen natürlich sehr nachteilig, da eine suffiziente Blutstillung und Kreislaufstabilisierung neben Infusionen vor allem eine rasche chirurgische Intervention erfordert.

Das heutige präklinische Rettungssystem umfasst 52 primäre Luftrettungsstützpunkte und eine nahezu unüberschaubare Anzahl von Rettungsstationen, die entweder nur mit Rettungsdienstwagen oder auch zusätzlichem Notarztwagen ausgestattet sind. Maßgeblich für die flächendeckende Versorgung sind die gesetzlich vorgegebenen *Rettungszeiten*. So muss in einem städtischen Wohngebiet innerhalb von *7 Minuten* nach Eingang eines Notrufes ein qualifizierter Rettungsdienst vor Ort sein. Im ländlichen Gebiet liegt die Rettungsfrist bei *15 Minuten*. Neben der Infrastruktur hat sich auch die Qualifikation des Rettungsdienstpersonals und diejenige des Notarztes in den Jahren deutlich weiterentwickelt. Aus der Berufsbezeichnung Rettungssanitäter wurde der Rettungsassistent mit einer Ausbildungszeit von drei Jahren, der Notarzt benötigt eine Zusatzqualifikation, die während einer Facharztausbildung erworben werden kann.

Die chirurgische Intensivmedizin – eine junge Geschichte

Die Intensivmedizin hat ihren Ursprung im Jahre 1954, als der dänische Anästhesist Björn Ipsen (1915–2007) eine erste Intensivstation in Kopenhagen einrichtete. Anlass war eine Polio-Epidemie im Jahr 1952, welche in vielen Fällen eine Langzeitbeatmung der Patienten erforderte. Die aufwendige Behandlung dieser Patienten bedurfte einer speziellen Station inklusive der ärztlichen und pflegerischen Betreuung. Nahezu gleichzeitig entwickelte der US-Amerikaner Bernhard Lown (1921–2021) eine andere Vorstufe der heutigen Intensivstation im Sinne einer *coronary care unit* zur kontinuierlichen EKG-Überwachung von Herzinfarkt-Patienten und der Möglichkeit einer Defibrillation.

Die chirurgische Intensivmedizin im deutschsprachigen Raum begann im Jahr 1956 mit dem Chirurgen Ernst Kern (1923–2014), der gemeinsam mit dem Anästhesisten Kurt Wiemers (1920–2006) ein Werk über postoperative Frühkomplikationen herausgab, das erste deutsche Buch zum Thema Intensivtherapie.

Für die Unfallchirurgie gewann die Intensivmedizin Ende der 1960er Jahre an Bedeutung, als durch die verbesserte Unfallrettung zunehmend schwerverletzte Patienten nach Stabilisierung der Vitalparameter die Kliniken erreichten. Zunächst ging es darum, den Zustand des Patienten auf der Intensivstation zu stabilisieren, um im Verlauf die erforderlichen chirurgischen Interventionen durchführen zu können. Eine maschinelle Beatmung war noch nicht üblich. Erst in den nachfolgenden Jahren reifte die Erkenntnis, dass eine frühe operative Versorgung der schwerverletzten Patienten von Vorteil sein könnte und man die Patienten im Anschluss intensivmedizinisch betreuen müsse.

Die im Verlauf der intensivmedizinischen Behandlung der Schwerverletzten als Erstes auftretende Organfunktionsstörung war das Nierenversagen. Dieses war durch eine massive Volumentherapie und intermittierende Dialyse bald beherrscht. Neu hinzu kam in Verbindung mit der Langzeitbeatmung ein pulmonales Versagen. Dieses posttraumatische Lungenversagen wurde erstmals 1967 von dem US-Amerikaner David Ashbaugh [1] beschrieben. Bis dahin war ein derartiges pulmonales Organversagen wenig bekannt. Ein Lungenversagen kannte man bisher nur als Fettembolie-Syndrom, was im Zusammenhang mit der operativen Nagelung des Femurs am ehesten gesehen wurde. Das neu beschriebene Lungenversagen trat jedoch erst im Verlauf der intensivstationären Behandlung auf und hatte einen anderen Charakter. Es zeigte sich eine erhöhte mikrovaskuläre Permeabilität des Gefäßendothels mit der Entwicklung eines interstitiellen Ödems und einer gestörten Oxygenierung. Nachgewiesen wurde dieser Zusammenhang durch die Messung des intra- und extravaskulären Lungenwassers über einen Swan-Ganz-Katheter und die transpulmonale Thermodilutionsmessung [13, 23]. Dieses invasive Monitoring ermöglichte zudem die Berechnung des Herzzeitvolumens und der Kreislaufwiderstände. Aufgrund des Erscheinungsbildes wurde diese Lungenfunktionsstörung als Atemnotsyndrom des Erwachsenen bezeichnet (ARDS – **A**dult **R**espiratory **D**istress **S**yndrome), in

Abgrenzung zum Atemnotsyndrom des Frühgeborenen. Im Rahmen eines von der Deutschen Forschungsgemeinschaft (DFG) geförderten Sonderforschungsbereichs (SFB), wurden die Ursachen dieses Organversagens in den 1980er Jahre erforscht. An diesem SFB beteiligt waren die Universitätskliniken in Essen, Hannover, München, Gießen und Heidelberg. Neben klinischen wurden vor allem biochemische Parameter der Entzündungskaskade untersucht. Die abschließende Erkenntnis war, dass es sich bei dem posttraumatischen Organversagen um eine überschießende Entzündungsreaktion nach Trauma handelte [26].

Diese Entzündungsreaktion ähnelte dem Erscheinungsbild einer Sepsis. Tatsächlich aber handelte es sich um eine nicht-bakterielle Entzündungsreaktion. Es wurde daher der Begriff des SIRS (**S**ystemic **I**nflammatory **R**esponse **S**yndrome) geprägt [8, 15]. Eine Entzündungsreaktion war regelmäßig nach Trauma zu erkennen. Allerdings entwickelten nur wenige Patienten die Komplikation eines multiplen Organversagens, welches nicht selten letal endete. Eine „unkomplizierte" posttraumatische Entzündungsreaktion wurde als kompensierte Entzündungsreaktion bezeichnet (CARS – **C**ompensated **A**cute **R**esponse **S**yndrome) [15]. Das Ausmaß der posttraumatischen Entzündungsreaktion wurde im Zusammenhang mit der traumatischen und der operativen Belastung des Patienten gesehen. Es etablierte sich der Begriff des *first and second hit*. Als *first hit* wurde das Verletzungsausmaß beschrieben, während als *second hit* die operativen Maßnahmen der ersten Operationsphase verstanden wurden [28].

Um die posttraumatische Belastung des Patienten zu reduzieren, wurde in den 1990er Jahren neben der chirurgischen Strategie auch die Intensivtherapie der Schwerverletzten verändert. Die Volumentherapie wurde restriktiver durchgeführt, da eine Überladung des Patienten mit Infusionen das pulmonale interstitielle Ödem beförderte. Zwar führte die restriktive Volumentherapie vermehrt zu Nierenversagen, dieses ließ sich aber durch eine zeitlich befristete Dialyse überbrücken, zumal die konventionelle Dialyse durch eine venovenöse Hämofiltration vereinfacht wurde. Auch eine Darmdekontamination wurde probiert, um eine hämatogene Bakteriämie bei erhöhter mikrovaskulärer Permeabilität zu verhindern. Bald verließ man diesen Weg, um mittels enteralem Nahrungsaufbau über eine Ernährungssonde die Darmflora posttraumatisch zu normalisieren [25].

Zur Verbesserung der Lungenfunktion wurde eine Wechsellagerung des Patienten propagiert. In den rückwärtigen Lungenabschnitten findet physiologisch eine bessere Durchblutung und bessere Oxygenierung des Blutes im Vergleich zu den vorderen Lungenabschnitten statt. In Rückenlage sind diese Abschnitte jedoch häufig durch pneumonische Infiltrate oder das interstitielle Lungenödem kompromittiert. Um dennoch eine verbesserte Oxygenierung zu erreichen, musste der Patient wechselweise in eine Bauch- bzw. Rückenlage gebracht werden [11, 12]. In der heutigen Zeit spielt die Wechsellagerung keine Rolle mehr, da sowohl die Volumentherapie als auch die Beatmungstherapie verändert wurden und ein interstitielles Lungenödem als Ursache der Oxygenierungsstörung seltener vorkommt. Heute werden beatmete Patienten rasch an eine maschinell unterstütze Spontanatmung herangeführt. Die Technik der Beatmungsgeräte ermöglicht ein abgestuftes Beatmungsregime, in welchem der Patient nach seinen individuellen Möglichkeiten eine abgestufte maschinelle Unterstützung der Spontanatmung erfährt. Eine Langzeitbeatmung wird nur bei Patienten mit schwerem Schädelhirntrauma und bei Patienten, die ein Multiorganversagen entwickeln, angewendet. Zudem ist die bronchoalveoläre Lavage heute eine ausgereifte Methode zur Therapie von Atelektasen und pneumonischen Infiltraten.

Da auch eine Massentransfusion eine posttraumatische Entzündungsreaktion triggern kann, werden Erythrozytenkonzentrate heute zurückhaltender denn je verabreicht. Unter dem Stichwort *Patient-Blood-Management* [10] wird abgewogen, welcher niedrige Hämoglobinwert einem Patienten noch zuzumuten ist, bevor ein Erythrozytenkonzentrat gegeben wird. Auch die Volumentherapie wurde nochmals angepasst. Neben zunehmend verschiedenen Infusionslösungen wurde die Kreislaufstabilisierung mit dem Begriff der permissiven Hypotonie [7, 16] neu definiert. Schwerverletzte, außer jenen mit einem Schädelhirntrauma, profitieren von dieser kontrollierten Hypotonie, da die verletzungsbedingte Hämorrhagie sinkt und die Nebenwirkungen einer agressiven Volumentherapie entfallen.

Neben den veränderten Therapien kamen über die Jahre neue minimal- bzw. nichtinvasive diagnostische Techniken neben der bronchoalveolären Lavage hinzu. So werden heute Parameter des systemischen und des pulmonalen Kreislaufs indirekt durch die Einlage eines PICCO-Katheters bestimmt [13], der nicht, wie der Swan-Ganz-Katheter, in die Pulmonalarterie vorgeschoben wird, sondern peripher-arteriell über mathematische Algorithmen die zentralen Kreislaufparameter bestimmen lässt. Zusätzlich wird die kardiale Funktion heute durch die *transthorakale Echokardiografie* sicher beurteilt.

Auch das laborchemische Monitoring hat sich erweitert. Mediatoren, die eine Inflammation anzeigen, haben sich aus der klinischen Forschung in der Routine der Intensivmedizin etabliert. Zu nennen sind das Interleukin-6, das C-reaktive Protein (CRP) und das Procalcitonin (PCT). Diese Parameter haben sich als spezifischer und sensibler erwiesen als die Leukozytenzahl oder die Blutsenkungsgeschwindigkeit (BSG) [3, 19]. Verlaufsmuster der biochemischen Parameter können eine bakterielle Sepsis von einer nicht-bakteriellen posttraumatischen Entzündungsreaktion unterscheiden und die Entwicklung eines Organversagens anzeigen.

Bei schwerstverletzten Patienten ist in der intensivmedizinischen Behandlung das Multiorganversagen weiterhin eine gefürchtete Komplikation. Wie schon vor 50 Jahren ist dabei das akute Lungenversagen der limitierende Faktor und für das Überleben des Patienten entscheidend. Die alleinige Inhibition von Entzündungsmediatoren hat bisher keinen Erfolg in der Behandlung des posttraumatischen Organversagens gezeigt. Die reduzierte Letalität während der intensivmedizinischen Behandlung ist überwiegend der veränderten intensivmedizinischen Therapie zuzuschreiben. Entscheidend ist aber auch eine hohe Qualifikation des pflegerischen und ärztlichen Personals auf einer Intensivstation. In der Intensivpflege existiert seit vielen Jahren eine auf die übliche Krankenpflege aufbauende Intensivpflegequalifikation. Im ärztlichen Bereich muss die Zusatzqualifikation Intensivmedizin erworben werden.

Die operative Schwerstverletztenversorgung – eine anhaltende Herausforderung

Durch die Verbesserung des zivilen Rettungsdienstes Ende der 1960er Jahre erreichten schwerverletzte Patienten vermehrt in einem stabilisierten Kreislaufzustand die Kliniken. Es mussten daher für diese Patienten in der Notaufnahme und die weitere definitive Versorgung neue Behandlungsstrategien entwickelt werden, um die Schnelligkeit der präklinischen Versorgung nicht in der Klinik abreißen zu lassen. In Westdeutschland wurde zum 1. November 1970 der erste Lehrstuhl für Unfallchirurgie an der neugegründeten Medizinischen Hochschule Hannover (MHH) mit Harald Tscherne aus Graz besetzt, während in Ostdeutschland bereits ein Jahr zuvor in Rostock der erste Lehrstuhl für Traumatologie eingerichtet und mit Helmut Brückner (1919–1988) besetzt worden war [24].

Vordringliches Ziel der universitären Unfallchirurgie war es, die frühe Letalität nach Klinikeinlieferung zu senken. Dazu mussten unmittelbar nach Einlieferung des Patienten lebensbedrohliche Zustände, wie der hämorrhagische Schock, der Spannungspneumothorax oder die intracerebrale Blutung, erkannt werden, um die vitale Bedrohung abzuwenden. Der Begriff *Schockraummanagement* wurde in den 1970er Jahren geprägt. Das heißt, ein erfahrenes interdisziplinäres Kernteam ist vor Eintreffen des Patienten im Schockraum, übernimmt den boden- oder luftgebunden transportierten Patienten, schafft simultan venöse Zugänge, sichert die Beatmung, bilanziert die Ausfuhr mittels Urin-Katheder, verschafft sich mit Röntgenaufnahmen (Schädel mit HWS in zwei Ebenen, Thorax, Becken) eine Übersicht und legt, wenn nötig, Thoraxdrainagen und eine Peritoneal-Lavage zum Ausschluss abdomineller Verletzungen. Heute wird durch die FAST-Sonografie (**F**ocused **A**bdominal **S**onography in **T**rauma) und das Ganzkörper-CT in der Primär-Diagnostik noch mehr wertvolle Zeit für den Schwerverletzten eingespart [29].

In den USA entwickelte sich ab 1976 das ATLS®-Konzept (**A**dvanced **T**rauma **L**ife **S**upport) als analoges Vorgehen [4]. Die Letalität von schwerstverletzten Patienten in der Notaufnahme wurde durch diese Maßnahmen signifikant gesenkt [27]. Dieses überzeugende Kursformat fand seitdem eine weltweite Verbreitung, es wurden Millionen von Ärzten nach ATLS®-Kriterien ausgebildet. Nach vorausgegangenen, zum Teil kontroversen Diskussionen wurde 2002 in Deutschland auf Initiative der DGU das ATLS®-Ausbildungsprogramm etabliert [20].

Daraus entwickelte sich eine beispiellose Erfolgsgeschichte. Unter organisatorischer Begleitung durch die Akademie der Unfallchirurgie (AUC) nahm die Anzahl von ATLS®-Kursen in Deutschland stetig zu. Bis 2020 wurden – fächerübergreifend – über 15 000 Ärzte ausgebildet. Auch auf internationaler Ebene konnten die Vertreter von ATLS® Deutschland großen Einfluss gewinnen. 2019 wurde ein weltweit beachteter, preisgekrönter, rein digitaler ATLS®-Auffrischungskurs in Deutschland entwickelt und umgesetzt.

Parallel zu Fortschritten in der präklinischen Notfallversorgung und im Schockraummanagement wurden seit den 1970er Jahren schwerverletzte Patienten mit Thoraxtrauma und Extremitätenfrakturen zunehmend weniger initial mit Gipsverbänden und Extensionen auf die Intensivstation verbracht, sondern eine rasche interne Stabilisierung der Frakturen wurde angestrebt. Bei Patienten mit nicht adäquat stabilisierten Frakturen wurden wiederholt Fettembolien beobachtet, wodurch sich die durch den Unfall ohnehin kompromittierte Lungenfunktion weiter verschlechterte. Ihren Höhepunkt fand diese *total early care*-Strategie in den 1980er Jahren, die aber zu einer deutlichen Zunahme der postoperativen Komplikationen und zu einer steigenden Letalität mit Multiorganversagen führte [21].

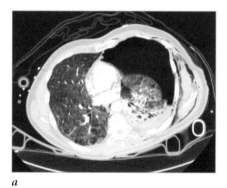

a

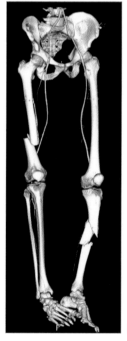

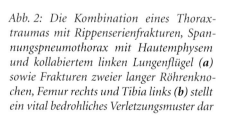

*Abb. 2: Die Kombination eines Thoraxtraumas mit Rippenserienfrakturen, Spannungspneumothorax mit Hautemphysem und kollabiertem linken Lungenflügel (**a**) sowie Frakturen zweier langer Röhrenknochen, Femur rechts und Tibia links (**b**) stellt ein vital bedrohliches Verletzungsmuster dar*

b

Klinische und experimentelle Untersuchungen der 1990er Jahre belegten, dass es vorteilhaft ist, im Rahmen der Notfallbehandlung nur eine operative Stabilisierung derjenigen Verletzungen und Frakturen vorzunehmen, die dies unmittelbar erfordern. Neben einer Craniotomie, einer Notfalllaparotomie oder Notfallthorakotomie gehört hierzu die primäre Stabilisierung der großen Röhrenknochen mit einem Fixateur externe, was den Begriff *damage control surgery* prägte [22]. Das primäre Ziel ist nicht die frühe definitive Frakturstabilisierung, sondern eine suffiziente Blutstillung mit Vermeidung einer Infektion der Weichteile, um den *second hit* vom Patienten abzuwenden. Für Frakturen langer Röhrenknochen wurde zur temporären Stabilisierung der in Minuten anzulegende *Pinless-Fixateur* entwickelt. Für thorakale und abdominelle Blutungen bedeutet „damage control", dass nur eine unmittelbare Blutstillung mittels Tamponade erfolgen soll. So wird bei Leber- und Milzzerreißungen nicht mehr die frühe Organresektion, sondern das sogenannte *packing* durchgeführt, das häufig zum erfolgreichen Erhalt dieser Organe führt. Auch die primäre diskontinuierliche Resektion von verletzten Darmabschnitten gehört hierzu, was verdeutlicht, dass diese Art der Notfallchirurgie wenig Ähnlichkeit mit der elektiven Viszeralchirurgie hat.

Der Zeitpunkt der definitiven Frakturversorgung muss individuell gewählt werden. Da spezifische biochemische Parameter nicht jede Klinik analysieren kann, werden zur Beurteilung der Operabilität klinische Parameter gewählt. Hierzu zählen eine normale Leukozyten- und Thrombozytenzahl, eine negative Flüssigkeitsbilanz und ein normalisierter pulmonaler Befund *(Tabelle 1)*.

Konventionelle Röntgen-Thoraxaufnahme:	keine oder in Auflösung begriffene Infiltrate
Flüssigkeitsbilanz:	negativ oder mindestens ausgeglichen
PaO_2 / FiO_2 (Horowitz-Quotient):	> 250
Mittlerer pulmonalarterieller Druck (PAP):	< 24 mm Hg
Leukozyten:	$> 2\,000/mm^3$ und $< 12\,000/mm^3$
Thrombozyten:	$> 80\,000/mm^3$

Tabelle 1: Klinische Parameter zur Beurteilung der Operabilität im Zeitintervall (eigenes Vorgehen)

Basierend auf diesen Parametern lassen sich unterschiedliche Therapiephasen der operativen Schwerverletztenversorgung abgrenzen. So sollen während der ersten 24 Stunden nur operative Maßnahmen durchgeführt werden, welche zur Stabilisierung des Patienten und dem Abwenden späterer Komplikationen dienen. Während des 2. bis 5. Tages nach Trauma sollen keine elektiven Eingriffe erfolgen, vielmehr soll der Patient nur diejenigen Eingriffe erfahren, die noch als Folgeeingriffe des primären *damage control* zu bewerten

sind. Hierzu zählt z. B. ein aufwendiger operativer Verbandwechsel oder die Anastomisie-
rung eines Darmabschnittes. Ab dem 6. Tag bis zum Ende der 2. Woche sollen die erforderlichen definitiven Operationen durchgeführt werden, wozu auch plastisch-chirurgi-
sche Maßnahmen zählen. Ab dem 15. Tag soll dem Patienten eine frühe Mobilisation und
Rehabilitation gewährt werden. Ab der 3. Woche soll sich der Patient in einer stationären
Rehabilitation befinden *(Tabelle 2)*.

Phase I, die ersten 60 Minuten:	Stabilisierung der Vitalparameter, Abwenden der vitalen Bedrohung
Phase II, 2. bis 24. Stunde:	zwingend erforderliche Operationen nach dem Prinzip „damage control"
Phase III, 2. bis 5. Tag:	nur Folge-Operationen im Sinne des geplanten „second look" und der Vermeidung von Sekundärschäden
Phase IV, 6. bis 14. Tag:	voll umfängliche definitive operative Versorgung aller Verletzungen
Phase V, 15. bis 21. Tag:	ggf. korrigierende operative Eingriffe, Frührehabilitation in der Akutklinik
Phase VI, ab dem 22. Tag:	Verlegung in eine adäquate Rehabilitationsklinik für Schwerverletzte

*Tabelle 2: Behandlungsphasen der operativen Schwerverletztenversorgung (eigenes Vorge-
hen, angelehnt an [17])*

Operativ-technisch wird seit Ende der 1990er Jahre das minimalinvasive Vorgehen propagiert. Hierzu beigetragen hat auch die Entwicklung winkelstabiler und anatomisch vorge-
formter Implantate, welche eine perkutane Fixierung der Implantate über entsprechende
Zielbügel ermöglichen. Für die Versorgung von Schaftfrakturen werden unaufgebohrte
Marknägel empfohlen, die bei stabilen multiplanaren Verriegelungsmöglichkeiten eine
zuverlässige Frakturheilung gewährleisten [18].

Die Entwicklungen und Innovationen der letzten 50 Jahre in der Schwerverletztenversorgung, von der boden- und luftgebundenen Notfallrettung über ein optimiertes
Schockraummanagement bis hin zu Neuerungen in der Intensivmedizin und dem Konzept der *damage control surgery,* haben die Inzidenz des Multiorganversagens und die Letalität nach Trauma deutlich reduziert.

Jedes neue Verfahren bei der Versorgung schwerverletzter Patienten bedarf einer Prüfung auf Wirksamkeit und Überlegenheit gegenüber anderen Verfahren. Auf maßgebliche

Initiative von *K. P. Schmit-Neuerburg (1932–2003)* wurde 1993 das Traumregister der Deutschen Gesellschaft für Unfallchirurgie, Trauma Register DGU®, gegründet, nicht zuletzt um eine Datenbank für Wissenschaft und Qualitätssicherung von schwerverletzten Patienten zu schaffen [9]. Bis 2021 wurden Daten von etwa 400 000 schwerverletzten Patienten in diese Datenbank eingeschlossen, die zunehmend auch in anderen Ländern der Welt zum Einsatz kommt. Unter wissenschaftlicher Begleitung der Sektion Notfall-, Intensivmedizin und Schwerverletztenversorgung (NIS) der DGU sind bis heute über 400 Publikationen aus Daten des Traumaregisters hervorgegangen.

Nach aktuellen Daten des 1993 eingeführten Traumaregisters der DGU liegt die Letalität bei Patienten mit einem Injury Severity Score (ISS) von über 16 bei durchschnittlich 14 %. Die Inzidenz des Multiorganversagens liegt bei 18 %, mit einer Letalität von knapp 50 % [TraumaRegister DGU®]. Die Behandlung Schwerstverletzter bleibt eine Herausforderung, denn auch 2 500 Unfalltote, aktuelle Zahlen des Statistischen Bundesamtes, sind noch zu viel [6].

Summary

The evolution of the German emergency care system over the last 50 years has made professional emergency medical care available within 7 minutes in urban and 15 minutes in rural areas based on ground transportation and helicopter service. The high standard of preclinical care is ensured by qualified paramedics and special emergency physicians on site, which is essential for the survival of traffic accident victims. Arriving at one of the certified trauma centers the patient is managed immediately according to the ATLS® protocol, inaugurated in the early 1970s, which includes a multisclice CT-scan, FAST sonography and emergency surgical procedures whenever needed. Surgical care today follows the principle of surgical *damage control,* in contrast to *early total care* in the 1980s. Initially only life saving surgical procedures are performed such as craniotomy, abdominal packing, thoracotomy or amputation to stop bleeding. This also should prevent a significant second hit to the patient, increasing the chance of recovery during the first two to three days after trauma on the intensive care unit. The second hit phenomenon was identified in the 1990s as activation of a trauma related inflammatory response which even may result in multiple organ failure. Therefore modern intensive care progress is characterized by a rapid return to physiological organ function using only short term mechanical ventilation, hemofiltration and early restoration of enteral nutrition. To prevent organ failure the infusion of total blood and resuscitation volume is restricted today. Even the strategy of definitive surgical care has changed over the last decades. By monitoring simple but relevant clinical parameters the optimum time for surgery can be defined individually. Anatomical implants, different aiming devices and computer enhanced fracture imaging have made minimal surgical approaches possible. This results in less soft tissue damage and less OR time. Thus the load of primary and secondary surgical trauma to the patient has declined over the last 50 years. All innovations, in emergency medicine, resuscitation, intensive and surgical care, together have reduced the mortality of patients with an ISS > 16 to 14 %, according to data of the German TraumaRegistry, which was initiated in 1993. Also the number of motor vehicle traffic deaths dropped to nearly 2 500, which is about only 10 % of what is was 50 years ago.

Literatur

1. Ashbaugh D, Boyd Bigelow D, Petty T, Levine B (1967) Acute Respiratory Distress In Adults. Lancet 290: 319–323

2. Büttner R (2007) 50 Jahre Notarztwagen – Vom Klinomobil zum Rendezvous-System. https://www.spiegel.de/auto/aktuell/50-jahre-notarztwagen-vom-klinomobil-zum-rendezvous-system-a-489354.html (aufgerufen: 01.02.2021)

3. Christ-Crain M, Schuetz P, Huber AR, Müller B (2008) Procalcitonin und seine Bedeutung für die Diagnose bakterieller Infektionen. LaboratoriumsMedizin 32: 425–433

4. Collicott PE. Training in advanced trauma life support. (1980) JAMA J Am Med Assoc 243: 1156–1159

5. Debus F, Lefering R, Frink M, Kühne CA, Mand C, Bücking B et al. (2015) Anzahl der Schwerverletzten in Deutschland. Dtsch Arztebl 112: 823–829

6. Deutsches Stastistisches Bundesamt (destatis) https://www.destatis.de/DE/Themen/Gesellschaft-Umwelt/Verkehrsunfaelle/_inhalt.html (aufgerufen: 15.03.2021)

7. Dutton RP, Mackenzie CF, Scalea TM (2002) Hypotensive resuscitation during active hemorrhage; impact on in-hospital mortality. J Trauma 52: 1141–1146

8. Ertel W, Keel M, Marty D, Hoop R, Safret A, Stocker R et al. (1998) Die Bedeutung der Ganzkorperinflammation bei 1278 Traumapatienten. Unfallchirurg; 101: 520–526

9. Flohé S, Matthes G, Maegele M, Huber-Wagner S, Nienaber U, Lefering R et al. (2018) Zukunftsperspektiven des TraumaRegister DGU®: Weiterentwicklung, Zusatzmodule und potenzielle Grenzen. Unfallchirurg 121: 774–780

10. Franchini M, Marano G, Veropalumbo E, Masiello F, Pati I, Candura F et al. (2019) Patient Blood Management: A revolutionary approach to transfusion medicine. Blood Transfus 17: 191–195

11. Gattinoni L, Tognoni G, Pesenti A, Taccone P, Mascheroni D, Labarta V et al. (2001) Effect of Prone Positioning on the Survival of Patients with Acute Respiratory Failure. N Engl J Med 345: 568–573

12. Guerin C, Gaillard S, Lemasson S, Ayzac L, Girard R, Beuret P et al. (2004) Effects of systematic prone positioning in hypoxemic acute respiratory failure: A randomized controlled trial. J Am Med Assoc 292: 2379–2387

13. Janssens U (2000) Hämodynamisches Monitoring. Internist 41: 995–1018

14. Jung C (2014) 50 Jahre Notarztwagen – Wenn jede Minute zählt. https://www.spiegel.de/gesundheit/diagnose/notarztwagen-feiert-50-jaehriges-jubilaeum-a-965320.html (aufgerufen: 01.02.2021)

15. Keel M, Trentz O (2005) Pathophysiology of polytrauma. Injury 36: 691–709

16. Kreimeier U, Lackner CK, Prückner S, Ruppert M, Peter K (2002) Permissive Hypotension beim schweren Trauma. Anaesthesist 51: 787–799

17. Maier M, Lehnert M, Geiger EV, Marz I (2008) Operative Sekundäreingriffe während der Intensivbehandlungsphase des Polytraumas. Notfallmedizin und Intensivmedizin 45: 70–75

18. Mückley T, Hofmann GO, Bühren V (2004) Weiterentwicklungen der Verriegelungsoptionen von intramedullären Implantaten. Trauma und Berufskrankheit 6: 236–240

19. Müller B, Becker KL, Schächinger H, Rickenbacher PR, Huber PR, Zimmerli W et al. (2000) Calcitonin precursors are reliable markers of sepsis in a medical intensive care unit. Crit Care Med 28: 977–983

20. Muenzberg M, Paffrath T, Matthes G, Mahlke L, Swartman B, Hoffman M et al. (2013) Does ATLS trauma training fit into Western countries: Evaluation of the first 8 years of ATLS in Germany. Eur J Trauma Emerg Surg 39: 517–522

21. Pape HC, Auf'm'Kolk M, Paffrath T, Regel G, Sturm JA, Tscheme H (1993) Primary intramedullary femur fixation in multiple trauma patients with associated lung contusion – A cause of posttraumatic ARDS? J Trauma Inj Infect Crit Care 34: 540–548

22. Pape HC, Krettek C (2003) Frakturversorgung des Schwerverletzten – Einfluss des Prinzips der „verletzungsadaptierten Behandlungsstrategie" ("damage control orthopaedic surgery"). Unfallchirurg 106: 87–96

23. Redant S, Devriendt J, Botta I, Attou R, Bels D De, Honoré PM et al. (2019) Diagnosing acute respiratory distress syndrome with the Berlin definition: Which technical investigations should be the best to confirm it? J Transl Intern Med 7: 1–2

24. Sanders K, Senst W, Markgraf E (2008) Die medizinisch-wissenschaftlichen Gesellschaften in der DDR. In: Markgraf E, Otto W, Welz K, editors. DGU Mitteilungen und Nachrichten. Suppl. 1: 26–30

25. Stocker R, Bürgi U (1999) Controversies in Nutrition of the Critically Ill. Yearb. Intensive Care Emerg. Med. 1999. Springer-Verlag, Berlin Heidelberg. p. 98–104

26. Van Griensven M, Krettek C, Pape HC (2003) Immune reactions after trauma. Eur J Trauma 29: 181–192

27. Van Olden GDJ, Dik Meeuwis J, Bolhuis HW, Boxma H, Goris RJA (2004) Clinical impact of advanced trauma life support. Am J Emerg Med 22: 522–525

28. Waydhas C, Nast-Kolb D, Trupka A, Zettl R, Kick M, Wiesholler J et al. (1996) Posttraumatic Inflammatory Response, Secondary Operations, and Late Multiple Organ Failure. J Trauma Inj Infect Crit Care 40: 624–631

29. Wurmb TE, Frühwald P, Hopfner W, Keil T, Kredel M, Brederlau J et al. (2009) Whole-body multislice computed tomography as the first line diagnostic tool in patients with multiple injuries: The focus on time. J Trauma – Inj Infect Crit Care 66: 658–665

30. Zwipp H (2019) Synopsis der Medizinischen Fakultäten Deutschlands. In: 25 Jahre Medizinische Fakultät Dresden. Festschrift zum 150. Todestag von Carl Gustav Carus. Hrsg. Zwipp H, Heidel CP. Hille-Verlag, Dresden. S. 148

12   Lebensqualität überlebender Schwerstverletzter – Worauf kommt es an?

Edmund A. M. Neugebauer, Neuruppin

Die Überlebenschancen Polytraumatisierter haben sich in den letzten Jahrzehnten kontinuierlich verbessert. Es stellt sich daher nicht nur die Frage, ob ein Patient einen schweren Unfall überlebt, sondern wie er ihn überlebt. In der dritten erweiterten Auflage 2019 des Weißbuchs der Schwerverletztenversorgung (DGU 2019) heißt es bereits im Vorwort: *„Ziel ist es, für jeden Schwerverletzten an jedem Ort in Deutschland zu jeder Zeit in gleicher Qualität das Überleben und die bestmögliche Lebensqualität zu sichern"* [17].

Dieses weitreichende Ziel der Initiative TraumaNetzwerk DGU, nicht mehr „nur" das Überleben der Schwerverletzten zu sichern, sondern eine möglichst gute Lebensqualität zu erreichen, bedeutet eine erhebliche Weiterentwicklung in der Betrachtung des Patienten als Ganzes als auch die bewusste Einbeziehung der Sichtweise des Patienten in die weiteren Therapiemaßnahmen. Um das Outcome/die Lebensqualität nach Polytrauma zu verbessern, wäre dies schon beginnend in der Akutversorgung durch eine konsequente Integration von Traumarehabilitationszentren in die bestehenden TraumaNetzwerke zu erreichen.

Lebensqualität als Patient Reported Outcome (PRO)

Ausgehend von der bekannten WHO-Definition von Gesundheit als „Zustand vollkommenen körperlichen, geistigen und sozialen Wohlbefindens und nicht nur die Abwesenheit von Krankheit und Schwäche" wurden innerhalb der Medizin, der Medizinpsychologie und Medizinsoziologie vielfach Definitionen des Begriffs Lebensqualität vorgeschlagen.

Die Formulierung „Lebensqualität innerhalb der Gesundheitswissenschaften umfasst das subjektive Befinden und Handlungsvermögen im körperlichen, im psychischen und im sozialen Bereich" dürfte die größte gemeinsame Schnittmenge darstellen und wird auch im Memorandum III des Deutschen Netzwerks Versorgungsforschung e. V. (www.DNVF.de): Methoden zur Versorgungsforschung Teil 1 präferiert [8].

Innerhalb der klinischen Forschung hat sich die Erfassung der Lebensqualität (LQ) als patientenrelevantes Outcome durchgesetzt. In Deutschland wird in Texten zum Sozialrecht und zur Nutzenbewertung explizit auf den Terminus „Lebensqualität" Bezug genommen:

In §35 b SGB V heißt es:
Beim Patienten-Nutzen sollen insbesondere die Verbesserung des Gesundheitszustandes, eine Verkürzung der Krankheitsdauer, eine Verlängerung der Lebensdauer, eine Verringerung der Nebenwirkungen sowie eine Verbesserung der Lebensqualität berücksichtigt werden.

In der Verfahrensordnung § 20, Absatz 2 des Gemeinsamen Bundesausschusses heißt es:
Der Nutzen einer Methode ist durch qualitativ angemessene Unterlagen zu belegen. Dies sollen, soweit möglich, Unterlagen der Evidenzstufe 1 mit patientenbezogenen Endpunkten (z. B. Mortalität, Morbidität, Lebensqualität) sein.

Ein grundlegendes Definitionselement von LQ ist, dass sie sich stets auf die subjektive Sicht der Patienten bezieht, d. h. die Betroffenen geben selbst Auskunft über ihre Befindlichkeit. Mittlerweile beginnt sich als übergeordnete Kategorie der Terminus PRO (patient reported outcome) durchzusetzen und die Messinstrumente als PROM's zu bezeichnen. Messinstrumente müssen die Standardgütekriterien (Reliabilität, Validität, Sensitivität, Interpretierbarkeit) erfüllen; die Auswahl für einen bestimmten LQ-Bogen muss gut begründet sein.

Generell ist die LQ-Messung in der klinischen Forschung oder der Routine der Krankenversorgung immer dann von Interesse, wenn das subjektive Krankheitserleben im Vordergrund steht und entsprechende, darauf abzielende Behandlungseffekte abgebildet werden sollen. Das kann insbesondere in folgenden klinischen Situationen der Fall sein: chronische Erkrankungen mit ausgeprägtem Leidensdruck, langwierige Genesungsverläufe, palliative Situationen oder ein massiver akuter gesundheitlicher Einbruch, der in der Erinnerung noch lange Zeit nachwirkt.

Als entscheidende Größe der Ergebnisqualität der Schwerverletztenversorgung wird bisher die Klinikmortalität im TraumaRegister erfasst. Zusätzlich sollte zwingend auch die routinemäßige Erfassung der gesundheitsbezogenen Lebensqualität im Verlauf ein wesentlicher Bestandteil zur Beurteilung der Behandlungs- und Ergebnisqualität werden. Die Erfassung der LQ ist nicht nur als Endpunkt von Interesse, sondern kann auch als Mediatorvariable andere versorgungsrelevante Endpunkte beeinflussen (z. B. Wiederaufnahme der Arbeit oder Überleben). Insofern ist die Erfassung von LQ auch geeignet, Bedingungszusammenhänge zu erhellen.

Lebensqualität überlebender Schwerstverletzter – wie messen?

Es bestand lange Zeit kein Konsens darüber, welche Instrumente zur Erfassung der LQ für mehrfach verletzte Patienten am besten geeignet sind, da die in diesem Bereich verwendeten Messinstrumente einen Vergleich der Ergebnisse nicht zuließen. Wir haben deshalb mit Unterstützung durch das BMBF (Bundesministerium für Bildung und Forschung) im Jahre

1999 eine multinationale Konferenz, die Wermelskirchenkonferenz, mit dem Ziel organisiert, einen weltweiten Konsens über die Messung der Lebensqualität von Überlebenden multipler Traumata zu erreichen [11]. Insbesondere haben wir versucht, die besten Zeitintervalle für die Messung und einen Mindestsatz an Instrumenten zu ermitteln. Innerhalb von sechs Jahren gelang es unserer Arbeitsgruppe, in der Folge ein neues modulares Instrument namens Polytrauma Outcome Chart (POLO-Chart) zu entwickeln und zu validieren. Ein paralleler Ansatz erfolgte für die systematische Erfassung der LQ nach Rückenmarksverletzungen, nach Schädel-Hirn-Verletzungen und bei Kindern nach Schwerstverletzung [11].

Die POLO-Chart besteht aus mehreren Teilen, die sowohl die allgemeine als auch die krankheitsspezifische Lebensqualität abdecken *(Abb. 1).* Der modulare Aufbau erlaubt es, den krankheitsspezifischen Bestandteil auszutauschen – beispielsweise zur Beurteilung der Lebensqualität nach anderen Traumata (z. B. Schädel-Hirn-Trauma) – und die krankheitsübergreifenden Kerninstrumente beizubehalten. Dadurch ist ein Vergleich zwischen und innerhalb der Patientengruppen möglich. Das Trauma-Outcome-Profile (TOP) repräsentiert den krankheitsspezifischen Teil des Lebensqualitätsinstrumentes POLO-Chart.

Die Bereiche des psychosozialen Wohlbefindens, der körperlichen Funktionsfähigkeit und des Schmerzerlebens werden auf zehn Dimensionen des TOP erfasst. Dabei wird die

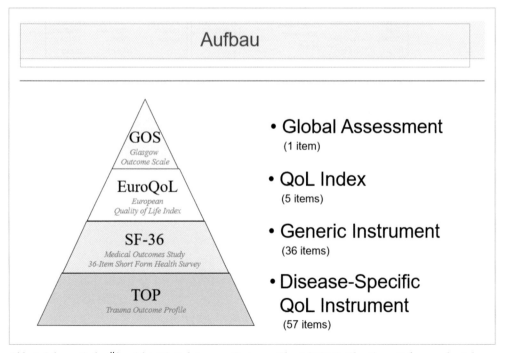

Abb. 1: Schematische Übersicht: Die Polytrauma Outcome Chart (POLO-Chart) zur Erfassung der Lebensqualität nach Schwerstverletzungen

psycho-soziale Komponente von den Dimensionen Depression, Ängstlichkeit, posttraumatischer Stress und soziale Aspekte dargestellt, die Symptomkomponente wird durch die Dimension Schmerzen körperregionsspezifisch repräsentiert. Die körperliche Komponente setzt sich zusammen aus den Dimensionen körperliche Funktion, Aktivitäten und mentale Funktion. Zusätzlich werden zwei einzelne Fragen zum Körperbild und zur allgemeinen Zufriedenheit erfasst. Insgesamt besteht der TOP aus 64 Fragen und hat sich in mehreren Studien als sehr praktikabel erwiesen *(Abb. 2).*

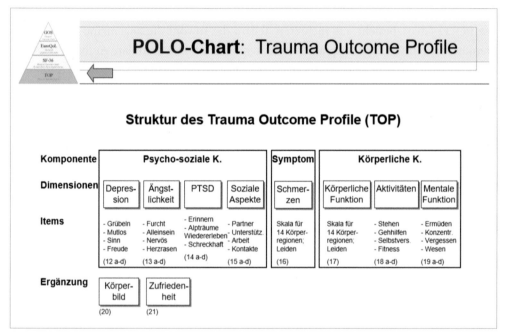

Abb. 2: Trauma Outcome Profile (TOP): Traumaspezifischer Teil zur Erfassung der Lebensqualität nach Schwerstverletzungen (99 Items). PTSD = posttraumatic stress disorder

Ziel des Ganzen ist es, dass sich die Behandlungseffekte in einer besseren Lebensqualität des einzelnen Patienten abbilden und nicht nur in sogenannten objektiven Maßen aus Röntgenbild, CT, Labor etc. des behandelnden Arztes oder der Klinik. Dabei ist es von entscheidender Bedeutung, dass Patienten selbst Auskunft über ihren Zustand geben. ***Nicht der Arzt weiß, wie es dem Patienten geht, sondern nur der Patient selbst.***

In unserer Studie zur Validierung von TOP wiesen Traumapatienten (median ISS 26.7) im Vergleich zu 166 Patienten mit geringer Verletzung (median ISS 3.9) nach 24 Monaten in allen Skalen einen hohen Prozentsatz relevanter Symptome auf: 33 % hatten depressive Symptome, 35,6 % sprechen von Ängsten, 50,3 % wiesen PTSD-Symptome auf, 42,1 % berichten von Schwierigkeiten im Sozialbereich und nahezu die Hälfte der Patienten (49,4 %) berichten über Schmerzen und cognitive Einschränkungen. Etwa 40 % zeigten funktionale Einschränkungen und wiesen ein eingeschränktes Körperbild auf. 27 % der Patienten waren nicht zufrieden.

Mit einer inzwischen entwickelten Laptopversion steht eine praktikable Version des Instrumentes zur Implementierung in die klinische Versorgung und Routine zur Verfügung. Das Krankheitsprofil des Patienten wird unmittelbar anfertigt und steht dem Unfallchirurgen für das Arzt-Patientengespräch zur Verfügung. Zeit und Kosten sparend können anhand des Profils die vor allem aus Patientensicht angemessenen Interventionen in den entsprechenden lebensqualitätsdefizitären Bereichen eingeleitet werden.

Zuhören!

– die Rolle der ärztlichen Empathie in der Schwerstverletztenversorgung

Durch einen Unfall wird der Betroffene meist von einem Moment auf den nächsten aus dem Alltag gerissen und mit einer neuen Situation konfrontiert. Ein Unfall bedeutet häufig langfristige Konsequenzen für das alltägliche Leben [6]. Abhängig vom Ausmaß der körperlichen und seelischen Beschwerden schließen sich nach einem Unfall sehr häufig Krankenhausaufenthalte und Rehabilitationsmaßnahmen an, die von einigen Stunden bis hin zu mehreren Monaten dauern können.

Wenn Chirurgie mehr als nur „Handwerk" sein will, kommt einer gut funktionierenden Kommunikation zwischen Chirurgen und Patienten eine besondere Bedeutung zu, da selbst bei geringer körperlicher Verletzung psychische Folgen bei den Betroffenen erkannt und behandelt werden sollten. Die POLO-Chart *(Abb. 1)* bietet hier eine gute Orientierung und kann handlungsleitend für die weiteren notwendigen Schritte sein.

Es wurde inzwischen mehrfach gezeigt, dass die Qualität der Interaktion zwischen Patienten und Ärzten einen starken Einfluss auf die Behandlungsergebnisse und den Gesundheitszustand von Patienten haben kann [4, 10]. Defizite in der psychosozialen Versorgungsqualität können bei Patienten in schlechtere Behandlungsergebnisse, höhere Komplikationsraten, größere Stressanfälligkeit, geringere Therapietreue und höheren Medikamentengebrauch (zum Beispiel zur Schmerzlinderung) münden [1, 3, 16]. Janssen et al. [7] zeigten, dass eine psychosoziale Versorgung durch den Arzt und besonders das Vertrauen in den Arzt einen signifikanten Einfluss auf den von Patienten bewerteten Behandlungserfolg haben.

Die Ergebnismessung medizinischer Behandlungen

Die Messung medizinischer Therapieeffekte sollte auf verschiedenen Ebenen und zu verschiedenen Zeitpunkten durchgeführt werden [11]. Um den langfristigen Therapieeffekt zu messen, wird bei unfallchirurgischen Patienten häufig ein Zeithorizont von einem Jahr zur Überprüfung verwendet [13].

Die Wiederherstellung kann mit Variablen wie körperlicher oder seelischer gesundheitsbezogener Lebensqualität sowie die Rückkehr in das Berufsleben gemessen werden [2, 5, 11, 12].

Körperliche oder seelische Einschränkungen nach einem Unfall verbessern sich häufig trotz der bestmöglichen Behandlung auch über einen längeren Zeitraum nicht. Daher können substanzielle Steigerungen in der gemessenen gesundheitsbezogenen Lebensqualität nicht immer erwartet werden. Patienten müssen vorsichtig auf die geänderten Lebensumstände vorbereitet werden, dazu gehört zum Beispiel auch die Unterstützung dabei, die Patientenerwartungen in Richtung einer realistischen Wahrnehmung ihres Behandlungsergebnisses anzupassen [9]. Hierfür sind Konsile mit oder die Übernahme durch Psychotherapeut*innen zu berücksichtigen.

In der Chirurgie/Unfallchirurgie scheinen zwischenmenschliche Aspekte in der Erbringung der medizinischen Behandlung immer noch unterschätzt zu sein [5]. Der Umgang mit Fragen von Leben und Tod und die Begegnung mit Schwerverletzten sind Alltag für Unfallchirurgen, aber für den Patienten ist es eine Ausnahmesituation.

Eigene Untersuchungen des kurzfristigen subjektiven Behandlungserfolgs sechs Wochen nach der Entlassung und die Untersuchung von Zusammenhängen mit ärztlicher Empathie haben gezeigt, dass Letztere mit einer höheren Wahrscheinlichkeit für einen höheren subjektiven Behandlungserfolg verknüpft war [14, 15]. Der subjektive Behandlungserfolg wurde mit der entsprechenden Skala aus dem „Kölner Patientenfragebogen" (KPF) gemessen. Ärztliche Empathie wurde mit der CARE-Skala erhoben. Für die Praxis bedeutet dies, dass Kommunikationstrainings in der chirurgischen Ausbildung Platz finden müssen um empathisch mit Patienten umzugehen.

Es ist wünschenswert, dass positive Effekte der Behandlung über einen längeren Zeitraum robust bleiben. Daher wurden in einer weiteren Analyse die zeitlichen Änderungen der patientenberichteten Behandlungsergebnisse mit einem Fokus auf den Zusammenhang zwischen ärztlicher Empathie und den subjektiven Behandlungserfolg untersucht. Basierend auf den kurzfristigen patientenberichteten Behandlungsergebnissen nehmen wir an, dass der langfristige subjektive Behandlungserfolg mit der von den Patienten wahrgenommenen Qualität der Arzt-Patient-Interaktion zusammenhängt.

Ausblick

In vielen Ländern, so auch in Deutschland, folgt die medizinische Versorgung auf hohen technischen und medizinischen Standards. Jedoch ist die medizinische Versorgung eine Dienstleistung, die von Menschen an Menschen erbracht wird. Beziehungsbezogene Aspekte in der medizinischen Versorgung sind die wichtigsten Steuergrößen, um die Behandlungsresultate von Patienten zu verbessern.

Eine stärkere Patientenorientierung in der Unfallchirurgie verbessert das Outcome der Patienten. Eine Finanzierung nach Fallpauschalen (DRG), in der ausreichend Zeit für die Kommunikation mit Patienten nicht eingerechnet ist, erschwert es, die Erkenntnisse aus der Forschung zur Lebensqualität im klinischen Alltag zu leben. Das darf und kann so nicht bleiben!

Viel zu lange schon kennen Verantwortliche die Schwächen des aktuellen Gesundheitssystems. Viel zu lange begnügen wir uns mit Teillösungen und mit immer neuen Gesetzen zu Teilaspekten. Das Gesundheitssystem hat die Patienten aus den Augen verloren!

Dabei haben wir kein Ressourcenproblem und unsere Leistungserbringer zählen zu den Besten. Aber wir kommen nicht entscheidend voran. Darin sind sich alle Experten einig. Unser Gesundheitssystem hat offensichtlich die Fähigkeit verloren, sich selbst zu erneuern. Und Gesetze alleine reichen nicht. So kann es nicht weitergehen! STRATEGIE-WECHSEL JETZT! [18].

Summary

Health related Quality of life in severely injured Patients – what really matters?

Due to an increasing number of survivors after multiple injuries in western countries the health-related quality of life (QoL) is considered to be an important outcome parameter. This book chapter facilitates the central role of Health Related Quality of life as a patient reported outcome (PRO) in severely injured patients after survival. The most recent white book of the German Society for Traumatology from 2019 stated, that every severly injured person should be treated in a way to achieve the best possible Quality of life.

Antecedent to the International Consensus Conference on Quality of Life in Trauma Patients (1999), organized by our interdisciplinary group all instruments used in this field lack validity and comparability. Six years later, our working group developed a new modular instrument, called the Polytrauma Outcome (POLO) chart with a validated trauma-specific module specifically designed for trauma patients, the Trauma Outcome Profile (TOP). The newly developed module TOP assesses four relevant domains of QoL: physical, psychological, social and functional. In parallel a similar attempt was undertaken for isolated spinal cord injury, Traumatic brain Injury (instrument called QOLIBRI), and a score for children with severe traumatic injury. For a comfortable application a well arranged graphic display of results with the help of a program is realized with the ability to deliver a graphic illustration overview immediately following the data entry. This will simplify interpretation and enable the user to intervene efficiently and rapidly.

Trauma patients showed a high percentage of relevant symptoms on all scales; 33 % had depression symptoms, 35.6 % stated anxiety symptoms, 50.3 % showed PTSD symptoms,

42.1 % reported difficulties within social interaction, nearly half of the trauma patients (49.4 %) reported pain or perceived impairment in mental functioning (49.4 %). About 40 % showed functional limitations, difficulties with daily activities or stated a worsened body image. 27 % of patients were not satisfied overall.

It has also been shown, that the Quality of Patient-Doctor interaction has a strong influence on treatment results as well as the health of the patient. Our own studies showed that physician empathy is the strongest predictor for a higher level of trauma patients' subjective evaluation of treatment outcome six weeks and twelve months after discharge from the hospital. Interpersonal factors between surgeons and their patients are key for improving patient outcomes in an advanced health care system. Communication trainings for surgeons might prepare them to react appropriately to their patients' needs and lead to satisfactory outcomes for both parties. Unfortunately our health care system utilizing diagnostic related groups (DRG) does not provide appropriate payment for communication with the patient, which hinders the transfer of QL research in clinical routine. This needs to be changed!

Literatur

1. Berkmann LF, Glass T, Brisette I, Seeman TE (2000) From social integration to health: Durkheim in the new millennium. Soc Sci Med 51: 843–57

2. Boullion B, Kreder HJ, Eypasch E, Holbrook TL, Mayou R, Nast-Kolb D, Pirente N, Schelling G, Tiling T, Yates D (2002) Quality of life in patients with multiple injuries – basic issues, assessment, and recommendations. Restor Neurol Neurosci 20: 125–134

3. Cobb S (1976) Presidential Address-1976. Social support as a moderator of life stress. Psychosom Med 38: 300–314.

4. Di Blasi Z, Harkness E, Ernst E, Georgiou A, Kleijnen, J (2001) Influence of context effects on health outcomes: a systematic review. Lancet 357: 757–762

5. Gosling CM, Gabbe BJ, Williamson OD, Sutherland, AM, Cameron PA (2011) Validity of outcome measures used to assess one and six month outcomes in orthopaedic trauma patients. Injury 42: 1443–1448

6. Hax PM, Hax-Schopenhorst T (2012) Kommunikation mit Patienten in der Chirurgie – Praxisempfehlungen für Ärzte aller operativen Fächer [Communication with patients in surgery: praxical recommendations for physicians of all surgical specialties] Stuttgart, Kohlhammer

7. Jannsen C, Ommen O, Ruppert G, Pfaff H (2008) Patient- and hospital-related determinants on subjective evaluation of medical treatment outcome of severely injured patients. Journal of Public Health 16: 53–60

8. Koller M, Neugebauer EAM, Augustin M, Büssing A, Farin E, Klinkhammer-Schalke M, Lorenz W, Münch K, Petersen-Ewert C, Steinbüchel von N, Wieseler B (2009) Die Erfassung von Lebensqualität in der Versorgungsforschung – konzeptuelle, methodische und strukturelle Voraussetzungen (vertiefende Publikationen zu Memorandum III, Teil 1) Gesundheitswesen 71: 864–872

9. Kravitz RL (1996) Patients' expectations for medical care: an expanded formulation based on review of the literature. Medical Care Research and Review 53: 3–27

10. Mollborn S, Stepanikova I, Cook KS (2005) Delayed care and unmet needs among health care system users: when does fiduciary trust in a physician matter? Health Serv Res 40: 1898–1917

11. Neugebauer E, Bouillon B, Bullinger M, Wood-Dauphinee S (2002) Quality of life after multiple trauma--summary and recommendations of the consensus conference. Restor Neurol Neurosci 20: 161–167

12. Shearer D, Moreshed S (2011) Common generic measures of health related quality of life in injured patients. Injury 42: 241–247

13. Soberg HL, Bautz-Holter E, Roise O, Finset A (2007) Long-term multidimensional functional consequences of severe multiple injuries two years after trauma: a prospective longitudinal cohort study. Journal of Trauma-Injury Infection and Critical Care 62: 461–470

14. Steinhausen S, Ommen O, Thüm S, Lefering R, Koehler T, Neugebauer E, Pfaff H (2014a) Physician empathy and subjective evaluation of medical treatment outcome in trauma surgery patients. Patient Education and Counseling 95: 53–60

15. Steinhausen S, Ommen O, Antoine S-L, Koehler T, Pfaff H, Neugebauer E (2014b) Short- and long-term subjective medical treatment outcome of trauma surgery patients: the importance of physician empathy. Patient Preference and Adherence 8: 1239–1253

16. Wang HH, WU, SZ, Liu YY (2003) Association between social support and health outcomes: a meta-analysis. Kaohsiung J Med Sci 19: 345–351

17. Weißbuch der Schwerverletztenversorgung (2019) Empfehlungen zur Struktur, Organisation, Ausstattung sowie Förderung von Qualität und Sicherheit in der Schwerverletztenversorgung in der Bundesrepublik Deutschland. 3. erweiterte Auflage 2019. Herausgeber Deutsche Gesellschaft für Unfallchirurgie e. V.

18. www.strategiewechsel-jetzt.de *Neuerscheinung:* Piwernetz K. Neugebauer EAM (2021) Strategiewechsel jetzt! Corona-Pandemie als Chance für die Neuausrichtung unseres Gesundheitssystems. De Gruyter, Berlin

13　Frakturen mit schwerem Weichteilschaden. Sind alle Probleme gelöst?

Norbert Südkamp, Freiburg im Breisgau

In den letzten 60 Jahren haben systematische Untersuchungen der Physiologie der Wundheilung, der Physiologie des Knochens und der Biomechanik verschiedener Osteosyntheseformen sowie hochentwickelte Managementprotokolle für die Fraktur mit Weichteilschaden und den Mehrfachverletzten zu einem hohen Standard der Therapie und letztlich der Behandlungsergebnisse geführt. Auch die Entwicklungen der plastischen Chirurgie mit den mikrochirurgischen Techniken und die der Gefäßchirurgie sind nicht unerheblich daran beteiligt. Die Einführung von Klassifikationssystemen für den Weichteilschaden Anfang der 1970er Jahre hat eine Standardisierung der Therapie der Fraktur mit Weichteilschaden und eine bedingte Vergleichbarkeit des Ausheilungsergebnisses ermöglicht.

Nach wie vor erfordern Therapieentscheidungen (wann und welches Stabilisierungsverfahren soll eingesetzt werden, in welchen Fällen sind plastische Maßnahmen notwendig etc.) und die Beurteilung der Qualität verschiedener Behandlungsmaßnahmen, den bestehenden Schaden einer Extremitätenverletzung in allen Einzelheiten so exakt wie möglich zu beschreiben. Dieses ist bei offenen Frakturen, wenn sie operiert werden, einfacher als bei Frakturen mit geschlossenem Weichteilschaden. Eine genaue Anamnese des Unfallhergangs und die möglichst exakte Einschätzung der einwirkenden Gewalt unterstützen dieses.

Die wesentlichen Erkenntnisse und Therapiestandards wurden bereits in den 1980er und 1990er Jahren erarbeitet. Dieses erfolgte maßgeblich durch Harald Tscherne, Ramon Gustilo und John Anderson [1, 5, 6, 14, 15]. Die von ihnen erarbeiteten Prinzipien resultierten in Klassisfikationssystemen, mit deren Hilfe eine korrekte Einstufung einer Verletzung erfolgen konnte. Die Therpieprinzipien bzw. -empfehlungen reflektieren die Schweregrade der Klassifikationssysteme, um Komplikationen, wie chronische Osteitiden und Pseudarthrosen, zu minimieren.

Marco Godina [3, 4] propagierte 1986 die frühe Rekonstruktion offener Frakturen mit schwerem Weichteilschaden durch freie Lappenplastiken innerhalb von 72 Stunden. Mit dieser Vorgehensweise konnte er Infektionsraten der drittgradig offenen Frakturen nach Tscherne [15] bzw. der Typ-IIIB- und C-Frakturen nach Gustilo & Anderson [5] deutlich senken.

Ein weiterer Meilenstein in der Behandlung von Frakturen mit begleitendem Weichteilschaden war die Erkenntnis, dass weichteilschonende Operations- und Osteosyntheseverfahren ebenfalls die wesentlichen Komplikationen der chronischen Osteitis und der

Pseudarthrosenbildung reduzieren können. Auch die Entwicklung der ungebohrten Marknagelung Anfang der 90er Jahre zur Versorgung von offenen Schaftfrakturen und die Entwicklung des Fixateur-interne-Prinzips bzw. der winkelstabilen Plattenosteosynthesen für metaphysäre Frakturen Anfang des 21. Jahrhunderts haben wesentliche Verbesserungen gebracht.

Durch die Erkenntnisse systematischer Forschung konnten zwar Komplikationen wie Pseudarthrosen und ossäre Infekte deutlich verringert werden, aber sie treten nach wie vor auf. Die Probleme haben sich zu den schweren Verletzungen verlagert, d. h. zu Rasanztraumen der Extremitäten mit begleitender, erheblicher Weichteil- und Knochenzerstörung sowie begleitenden Gefäßverletzungen. Die Ursachen für die Komplikationen sind nicht hinreichend geklärt, es gibt jedoch verschiedene Interpretationen in der Literatur, die sich auf Beobachtungen und Auswertungen unterschiedlicher Kollektive stützen [2, 7–13].

Nachdem sich international das Prinzip der weichteilschonenden Frakturbehandlung mit Entwicklung von ungebohrten Marknägeln [8] und dem Fixateur-interne-Prinzip bei gelenknahen (aber auch Schaft-)Frakturen durchgesetzt hat, wird therapeutisch seit mehreren Jahrzehnten eine möglichst vollständige Widerherstellung und ein vollständiger Funktionserhalt angestrebt, der durch die bereits erwähnten Weiterentwicklungen von Implantaten, durch die Erforschung pathophysiologischer Vorgänge der Weichteil- und Knochenverletzungen, durch die enormen Fortschritte der plastischen Chirurgie ermöglicht wird, um dem Anspruch der Patient*innen der heutigen Gesellschaft auf eine vollständige Wiederherstellung gerecht zu werden.

Sind damit alle Probleme gelöst?

Ein Blick in die neuere Literatur bestätigt die in den 1980er und 1990er Jahren entwickelten Therapieprinzipien, die unverändert propagiert werden, wie ein frühzeitiger Behandlungsbeginn (Sechs-Stunden-Grenze), ein radikales Debridement der geschädigten Weichteile, eine frühzeitige Stabilisierung der Fraktur, ein temporärer Wundverschluss z. B. mit einer Vakuumversiegelung, je nach Schweregrad eine ‚second look‘-Operation zur Beurteilung, ein evtuelles Nachdebridement der Weichteile, gegebenenfalls eine frühzeitige plastische Deckung eines Weichteildefekts mit Bedeckung des Knochens durch vitale Weichteile und eine Antibiotikaprophylaxe bis zum definitiven Wundverschluss [9–13].

Dennoch betragen die Infektionsraten je nach Literaturstelle um die zehn Prozent und die Pseudarthroseraten zwei bis drei Prozent, wobei letztere Zahlen erst durch eine oder mehrere zusätzliche Operationen bei Patienten mit anfäglich verzögerter knöcherner Heilung erzielt werden können. Bezüglich des Managements offener Frakturen bestätigt die neuere Literatur unverändert die Notwendigkeit eines radikalen Debridements, das vorbeschriebene Wundmanagement, eine Antibiotikaprophylaxe und vor allem die unverzügliche chirurgische Therapie (Time to treatment). Ein erhebliche zeitliche Verzögerung bzw. eine Vergrößerung der Zeitspanne zwischen Unfall und Beginn der chirurgischen Maßnahmen geht mit einer erhöhten tiefen Infektionsrate einher [9–13, 16].

Zwei positive Aspekte der heutigen Zeit (Fahrzeugsicherheit, Arbeitszeitgesetz) haben indirekt einen negativen Einfluss auf die Outcome-Qualität offener Frakturen bzw. geschlossener Frakturen mit begleitendem Weichteilschaden: die verbesserte Sicherheitstechnik in Fahrzeugen und Krafträdern sowie indirekt das Arbeitszeitgesetz im Gesundheitswesen. Die verbesserte Sicherheitstechnik in heutigen Fahrzeugen (Knautschzonen, Rückhaltesysteme und vieles mehr) hat zu einer deutlichen Reduktion der Inzidenz von Frakturen mit begleitendem schweren Weichteilschaden geführt. Die Arbeitsunfallstatistik der Deutschen Gesetzlichen Unfallversicherung (DGUV) weist 2019 nur 0,8 Prozent offene Frakturen von allen meldepflichtigen Arbeitsunfällen aus, bezogen auf die Gesamtzahl der gemeldeten Frakturen beträgt der Anteil der offenen Frakturen 6,4 Prozent aller Frakturen. Allein seit 2010 ist der Anteil der Frakturen in der DGUV-Statistik um 14 Prozent gesunken, der Anteil der offenen Frakturen um 16 Prozent. Gleiches gilt für Verletzte im Straßenverkehr, hier ist allein von 1990 bis 2010 die Zahl der Verletzten um 26 Prozent und die der Schwerverletzten um ca. 50 Prozent zurückgegangen.

Chirurgen des Fachgebiets Orthopädie und Unfallchirurgie behandeln damit im Schnitt deutlich weniger offene Frakturen als noch vor 20 oder 30 Jahren. In großen Traumazentren, die die größten Kollektive dieser Verletzungsart aufweisen, sinkt die Zahl offener Frakturen, die ein einzelner Unfallchirurg behandelt. Dieses Absinken der Zahl zu behandelnder offener Frakturen pro Unfallchirurg wird weiterhin durch das Arbeitszeitgesetz erhöht. Die heute deutlich niedrigere Präsenzeit im Vergleich zu vor 20 Jahren vermindert nochmals die Zahl offener Frakturen, die ein einzelner Unfallchirurg im Laufe eines Jahres behandeln kann. Das hat zusätzlich negative Auswirkungen für die in Weiterbildung befindlichen Ärzt*innen.

Was ist zu tun?

Von Seiten der Deutschen Gesellschaft für Unfallchirurgie bzw. auch der Deutschen Gesellschaft für Orthopädie und Unfallchirurgie ist durch geeignete Kurse und Fortbildungen ein konsequentes Training der erforderlichen Therapieschritte bei Frakturen mit schwerem Weichteilschaden unentberlich: Wie erfolgt das initiale radikale Debridement der geschädigten Weichteile, die frühzeitige Stabilisierung der Fraktur, der temporäre Wundverschluss? Wann ist je nach Schweregrad eine ‚second look‘-Operation zur Beurteilung kombiniert mit einem eventuellen Nachdebridement der Weichteile notwendig, wann eine frühzeitige plastische Deckung eines Weichteildefekts mit Bedeckung des Knochens durch vitale Weichteile? Wie spalte ich korrekt alle vier Logen bei akutem Kompartment- oder Postischämie-Syndrom am Unterschenkel und wie an anderen Skelettabschnitten? Welche Antibiotikaprophylaxe ist bis zum definitiven Wundverschluss wie einzusetzen?

Solche Trainingsprogramme erscheinen unerlässlich, damit das Wissen und das Können von Unfallchirurgen in den Kliniken in Deutschland, die für diese schweren Verletzungen geeignet sind, nicht sukzessive und schleichend verloren geht.

Nur damit kann eine erfolgreiche und risikoarme Behandlung von Frakturen mit schwerem Weichteilschaden zum Wohle der betroffenen Menschen nachhaltig gesichert werden.

Summary

In respect to open or closed fractures with concommitant severe soft tissue damage, significant and important treatment concepts based on clinical and scientific findings have been developed in the last decades of the 20th century. The principes of treatment for these severe injuries include the following measures: early treatment onset (at the latest six hours), radical debridement of the damaged soft tissues, immediate or early stabilization of the fracture and temporary wound closure e.g. with vacuum sealing. Depending on the soft tissue damage, second look surgery to reevaluate the soft tissue condition, optional re-debridement of soft tissues, possibly coverage of a soft tissue defect with a vascularized free flap to cover exposed bone with vital soft tissues, and an antibiotic prophylaxis until definitive soft tissue closure is possible comprize these treatment measures which were established some 35 years ago and are at present still backed by the current literature.

The advancements and the progress of vehicle safety have contributed to a significant decrease of fractures with severe concommitant soft tissue injury. But this positive developement of vehicle safety and the introduction of the European Working Hours Act may have a detrimental impact on the quality of outcome results of fractures with a concommitant soft tissue damage, because treating trauma surgeons even in large Trauma Centers do not treat these injuries in sufficient numbers. Also residents in training are rarely exposed to these complex injuries and subsequent treatment concepts.

Consequently, professional societies like the DGU and DGOU should provide appropriate courses and advanced training regarding injury classifcation and treatment algorithms pertaining to fractures with concommitant severe soft tissue damage in order to instill trauma surgeons with profound knowledge and excellent skills. This would guarantee high outcome quality, low complication rates and an almost undisturbed and full functional restitution for affected patients.

Literatur

1. Anderson JT, Gustilo RB (1980) Immediate internal fixation in open fractures. The Orthopedic Clinics of North America, Jul, 11(3): 569–578

2. Diwan A, Eberlin KR, Smith RM (2018) The principles and practice of open fracture care. Chin J Traumatol 21: 187–192

3. Godina M (1986) Early microsurgical reconstruction of complex trauma of the extremities. Plast Reconstr Surg. 78: 285–292

4. Godina M (1986) Arterial autografts in microvascular surgery. Plast Reconstr Surg 78: 293–294

5. Gustilo RB, Anderson JT (1976) Prevention of infection in the treatment of one thousand and twenty-five open fractures of long bones: Retrospective and prospective analyses. J Bone Joint Surg Am. 58: 453–458

6. Gustilo RB, Mendoza RM, Williams DN (1984) Problems in the management of type III (severe) open fractures: A new classification of type III open fractures. J Trauma 24: 742–746

7. Kortram K, Bezstarosti H, Metsemakers WJ, Raschke MJ, Van Lieshout EMM, Verhofstad MHJ (2017) Risk factors for infectious complications after open fractures; a systematic review and meta-analysis. Int Orthop 41: 1965–1982

8. Laigle M, Rony L, Pinet R, Lancigu R, Steiger V, Hubert L (2019) Intramedullary nailing for adult open tibial shaft fracture. An 85-case series. Orthop Traumatol Surg Res 105: 1021–1024

9. Oliveira RV, Cruz LP, Almeida Matos M (2018) Comparative accuracy assessment of the Gustilo and Tscherne classification systems as predictors of infection in open fractures. Rev Bras Ortop 53: 314–318

10. Riechelmann F, Kaiser P, Arora R (2018) Primäres Weichteilmanagement bei offenen Frakturen. Oper Orthop Traumatol 30: 294–308

11. Rodriguez L, Jung HS, Goulet JA, Cicalo A, Machado-Aranda DA, Napolitano LM (2014) Evidence-based protocol for prophylactic antibiotics in open fractures: improved antibiotic stewardship with no increase in infection rates. J Trauma Acute Care Surg. 77: 400–407; discussion p. 407–408; quiz p. 524

12. Rozell JC, Connolly KP, Mehta S (2017) Timing of Operative Debridement in Open Fractures. Orthop Clin North Am 48: 25–34

13. Suedkamp NP, Barbey N, Veuskens A, Tempka A, Haas NP, Hoffmann R, Tscherne H (1993) The incidence of osteitis in open fractures: an analysis of 948 open fractures (a review of the Hannover experience). Orthop Trauma 7: 473–482

14. Tscherne H, Oestern HJ (1982) 148. Klassifizierung der Frakturen mit Weichteilschaden. Langenbecks Archiv für Chirurgie 358: 483

15. Tscherne H, Oestern HJ (1982) Die Klassifizierung des Weichteilschadens bei offenen und geschlossenen Frakturen. Unfallheilkunde 85: 111–115

16. Zalavras CG (2017) Prevention of Infection in Open Fractures. Infect Dis Clin North Am 31: 339–352.

14 Durch Kooperation in Wissenschaft und Klinik Versorgungsqualität steigern! DGU-AG Becken: 1991–2022*

Tim Pohlemann, Homburg/Saar

Es begann mit einem Anruf …

In der Sommersitzung 1990 der AO (Arbeitsgemeinschaft für Osteosynthesefragen) Deutschlands wurden unbefriedigende Studienlagen und eine mindere Behandlungsqualität nach Becken- und Acetabulumfrakturen thematisiert. Im Resultat kümmerte sich Harald Tscherne um die Gründung einer spezifischen Arbeitsgruppe (AG). Der Autor dieses Beitrags forschte zu diesem Zeitpunkt bei Reinhold Ganz in Bern zu Osteosynthesemoglichkeiten nach Sakrumfrakturen. Kurz nach der Sitzung meldete sich Harald Tscherne telefonisch, ein äußerst ungewöhnlicher Umstand, der Dringlichkeit signalisierte!

Er bat um kurzfristige Vorschläge zu Struktur und Aufbau einer Arbeitsgruppe Becken und eines Studienprotokolls zu Versorgungsrealität und Behandlungsergebnis. Im Resultat wurde schon im Januar 1991 mit einer Datenerhebung an zehn großen deutschen Unfallkliniken begonnen. Auf Antrag von Tscherne und Pohlemann wurde die AO-AG bei der DGU-Präsidiumssitzung im Sommer 1991 zusätzlich in der DGU „akkreditiert" und war jetzt vollständig arbeitsfähig.

Damit begann eine Erfolgsgeschichte, die u. a. wesentlich zur verbesserten Zusammenarbeit der deutschen Unfallkliniken beigetragen hat. Durch Aufbau des Beckenregisters gibt sie bis heute international beachtete Impulse zu Realität und Behandlungsqualität nach Becken- und Acetabulumfrakturen.

Aus diesen „Datensammlungen" der fast gleichzeitig in der DGU gegründeten Arbeitsgruppen „Polytrauma", „Wirbelsäule" und „Becken" entstand letztlich die spätere, weltweit einmalige Struktur der Qualitätskontrolle in der Unfallversorgung in Deutschland (Traumaregister, Weißbuch Schwerverletztenversorgung, Traumanetzwerke, „S3-Leitlinie Polytrauma" u. a.).

Die Arbeitsgruppe Becken konnte dabei althergebrachte „Rivalitäten" der damaligen großen Unfallkliniken überwinden und begeistert bis heute den unfallchirurgischen „Nachwuchs" für das Thema. Die enge Kooperation der Mitglieder bei schwierigen Fällen

---

* Den Vorsitzenden und Stellvertretern Harald Tscherne, Heinrich Reilmann, Ulf Culemann, Fabian Stuby, Jörg Holstein, Steven Herath, Andreas Höch sowie allen Mitgliedern von 1991 bis 2022 gewidmet

und das gegenseitige Vertrauen förderten die beispielhafte, flächendeckend vorhandene Zusammenarbeit.

In der Anfangszeit dominierte das „komplexe Beckentrauma" die Diskussion, das seinerzeit eine Letalität von über 50 % hatte, heute von etwa 15 % hat. Inzwischen stellt der demographische Wandel die geriatrischen Verletzungen in den Fokus.

Die AG I konzentrierte sich auf eine umfassende, prospektive Studie mit Nachkontrollen von 1991 bis 1995 und beendete danach satzungsgemäß die Tätigkeit. Nach einer Reorganisationsphase startete die AG als AG II 1999 erneut, nun mit 22 Kliniken und einem ersten „Registeransatz". Seit 2001 erfolgte die Dateneingabe internetbasiert (MEMdoc, Bern). 2018 wurde das Register an die Akademie der Unfallchirurgie (AUC) übergeben und aufgrund inhaltlicher Überschneidungen als Spezialregister des Polytrauma-Registers DGU geführt.

Die AG Becken arbeitet wissenschaftlich, publiziert regelmäßig, ist international anerkannt und engagiert sich im Programm des Jahreskongresses. Sie widmet sich vielfältigen weiteren Themen. Die vorliegende Darstellung beleuchtet nur wenige Facetten, vertiefende Informationen bieten die Publikationen der AG.

AG I (1991–1993, Leitung Tscherne/Pohlemann)

Der erste Anruf traf den Autor nicht ganz unvorbereitet. Seit 1989 an der Medizinischen Hochschule Hannover (MHH) mit dem Arbeitsgebiet betraut, hatte er in Zusammenarbeit mit Axel Gänsslen bis 1990 eine konsekutive Datenbank von über 1500 seit 1970 an der MHH behandelten Beckenfrakturen erstellt. Die in Filemaker® selbst programmierte Datenbank lief sehr modern schon auf einem kleinen Apple MacIntosh. Sie integrierte die Möglichkeit der „maschinenlesbaren Erfassung" und war wegweisend in Zeiten der „Verschlüsselung" durch die Integration von Bildinformationen in Form von Zeichnungen der Frakturlinien. So konnten sehr effektiv Fehler in der Klassifikation aufgezeigt – und nach Rücksprache – korrigiert werden.

Der „Hannoveraner Datensatz", angelehnt an die Frakturerfassungsbögen der AO, wurde in die Themenbereiche „Allgemeine Erfassung", „Acetabulumfrakturen", „Komplextrauma", „Sakrum-Frakturen" und „Frakturen im Kindesalter" gegliedert (*Abb. 1*).

Die Begeisterung und Aktivität der Gruppe war mitreißend. Mehrfach jährlich fanden zweitägige Arbeitstreffen in den Heimatkliniken statt. Neben wissenschaftlich-administrativen Beratungen wurden immer praktische Elemente zu Fortbildung, Entwicklung und Erfahrungsaustausch geboten. Diese kollegiale und vertrauensvolle Interaktion hat sich über viele „Chirurgengenerationen" bis heute erhalten (*Abb. 2*).

Ende 1993 wurde die multizentrische Studie nach Akquise von 1722 Patienten geschlossen. Laut Studienprotokoll wurden 426 Patienten bis 1995 nachuntersucht (>80 %). Wesentliche Ergebnisse beinhalteten, dass nach C-Verletzungen zwar 80 %

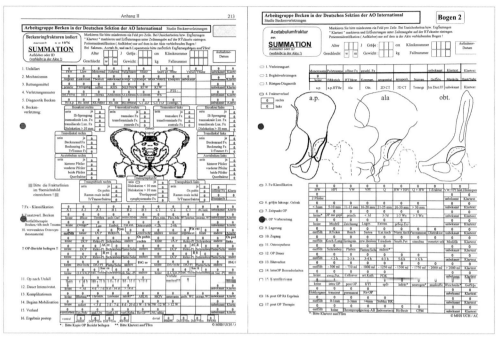

Abb. 1: Die ursprünglichen Erhebungsbögen zur Erfassung von Basisdaten zu Beckenverletzungen und Acetabulumfrakturen. Neben der Abfrage von standardisierten Parametern ist besonders die graphische Erfassung des Frakturverlaufs bemerkenswert!

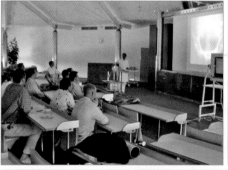
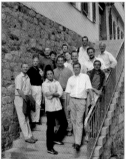

Abb. 2: Impressionen eines Treffens der Arbeitsgruppe 2008 in Tübingen. Neben der Arbeit im Plenum stand die Analyse von navigierten Operationsverfahren bei dieser Zusammenkunft im Fokus. Die immer sehr liebevolle Auswahl von spezifischen sozialen Aktivitäten neben der Tagesordnung trägt auch heute noch sehr zum Zusammenhalt und Verständnis bei!

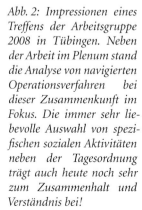
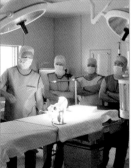
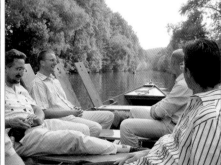

anatomische Heilungen erzielt wurden, aber nach zwei Jahren nur 60 % dieser Patienten ein gutes klinisches Ergebnis aufwiesen. Ein weiteres Resultat war, dass die bisher bagatellisierten „A-Verletzungen" bei 50 % der Patienten zu Langzeitbeschwerden führten. Damals war das unerklärlich. Aus heutiger Sicht ist es ein erster Hinweis auf die noch unbekannten geriatrischen Insuffizienzfrakturen. Die Datenanalyse wurde durch Mittel der AO-International finanziert und zweisprachig in Buchform publiziert *(Abb. 3)*.

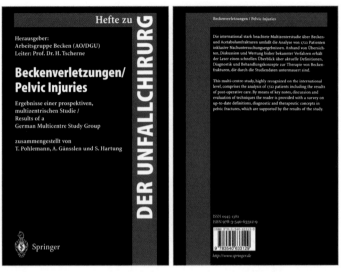

Abb. 3: Die erste umfassende exemplarische Dokumentation der Arbeitsgruppe Becken zu Behandlungsstand und Ergebnishorizont nach Becken- und Acetabulumverletzungen innerhalb Deutschlands. Diese zweisprachige Publikation ist auch heute noch eine wichtige Datenquelle zum Vergleich mit der aktuellen Situation (Hefte zur Unfallchirurgie, Nr. 266, 1998, Springer, ISBN-13: 978-3540633129).

AG II (in Gründung ab 1997, akkreditiert 1999–2006)

In der Auswertungsphase der Studie wurden zwar weiterhin regelmäßig Treffen abgehalten, aber keine Daten gesammelt. Auf Antrag an das DGU Präsidium wurde 1997 die „AG II" zugelassen. Mit jetzt 22 Kliniken wurde nun ein Register aufgebaut und kontinuierlich gepflegt. Die Struktur der Datenbank wurde modular umgestaltet, da nicht für alle Patienten alle, teilweise aufwändig zu erhebenden Daten benötigt wurden. Ein Basisdatensatz wurde durch temporäre „Studienmodule" ergänzt (Sakrumfrakturen, Komplextraumen, Kinder und Stabilitätsbeurteilung). Da die Maschinenlesbarkeit der Erfassungsbögen aus Kostengründen nie realisiert werden konnte, wurden die Daten in den Kliniken in „Datenbank-Klonen" erfasst und auf Disketten in die zentrale Datenbank überführt.

Aber auch innovative Projekte, z. B. zur schnellen Bildübertragung, wurden schon früh angegangen. Durch eine von Heinrich Reilmann eingeworbene Anschubfinanzierung der Nord-LB Braunschweig in Höhe von 50 000 DM vernetzten sich mehrere Standorte zum digitalen Bildaustausch und zur medizinischen Beratung über Videokonferenz. Die zeitgleiche Besprechung scheiterte nicht selten an Verfügbarkeit und Logistik. Diese Erkenntnis war später wichtig für die Gestaltung der späteren DGU-Telekooperation.

AG III (2006–aktuell)

Das Konzept des Datentransfers über Diskette wurde imprakikabel und gleichzeitig stabilisierten sich die Internetmöglichkeiten. Als erste Datenbank der DGU etablierte die AG Becken eine internetbasierte Datenbank in Zusammenarbeit mit dem MEMDOC Bern. Überzeugend war die internationale Erfahrung, das Sicherheitskonzept und unter dem Ziel einer internationalen Erweiterung schien der Standort Schweiz mit Universitätsanbindung die beste Adresse zu sein. Die Transformation der Datenstruktur war aufwändig. Es wurde aber eine Synthese zwischen Stammdaten und „Spezialstudien" gefunden. Akzeptierte „Redundanzen" führten aber später zu erheblichen Schwierigkeiten.

Neben der Registerforschung beschäftigte sich die AG Becken weiterhin intensiv mit Themen der Fortbildung und Entwicklung innovativer operativer Techniken, wie z. B. der navigationsunterstützten Operation *(Tab. 1)*.

Zeitraum	Vorsitzender	Stellvertreter	Bemerkungen
1990–1995	Harald Tscherne	Tim Pohlemann	AG I
1997–2006	Tim Pohlemann	Heinrich Reilmann	Gründungsphase AG II, offiziell aktiv 1999–2006
29.06.2006	Tim Pohlemann	Ulf Culemann	Erste Sitzung AG III
2007–2012	Ulf Culemann	Fabian Stuby	AG III
2013–2015	Fabian Stuby	Ulf Culemann	AG III
2016–2018	Fabian Stuby	Jörg Holstein	AG III
2019–2021	Steven Herath	Andreas Höch	AG III

Tabelle 1: Vorsitzende und Stellvertreter der Arbeitsgruppe Becken DGU/AO Deutschland (1990–2021)

Nach Berufung des Autors von Hannover nach Homburg wurde ab 2002 mit den „Homburger Beckenkursen" ein zusätzliches Forum geschaffen, das es erlaubte, aktuelle Themen zur Becken- und Acetabulumchirurgie intensiv zu erörtern und „den Nachwuchs" praxisnah in das Thema einzuführen. Bis zum Jubiläumsjahr 2022 wurden so über 1300 ärztliche Teilnehmer und etwa 100 Pflegekräfte im Thema geschult.

In diesem Zeitraum entstanden auf Basis des Registers zahlreiche wissenschaftliche Untersuchungen und Publikationen. Ohne Wertung seien nur wenige dargestellt:

- Die Letalität nach Beckenfrakturen bessert sich! Kinder haben zwar mehr Komplextraumen, das Alter < 15 Jahre stellt aber keinen unabhängigen Risikofaktor dar [2]

- Ein deutlicher „demographischer Shift" betrifft auch Becken- und Acetabulumfrakturen und es sind für geriatrische Patienten geänderte Diagnostik- und Therapiestrategien in Diagnostik nötig [6]
- Indikationsverhalten, Zugangswahl und operative Strategie nach Acetabulumfrakturen haben sich über 20 Jahre deutlich geändert [3]
- Die Letalität der komplexen Beckenverletzungen sinkt bei standardisierten Akutmaßnahmen (sofortige mechanische Stabilisierung mit und ohne weitere chirurgische/interventionelle Blutstillung) kontinuierlich, bleibt aber langfristig auf einem zu hohen Niveau (20 %) [4]
- Die Einträge im Polytraumaregister und Beckenregister ergeben deutliche Überschneidungen (> 30 %), spezifische Aussagen zur Therapie der Beckenverletzungen sind aber nur im Beckenregister möglich [1]
- Die Langzeitanalyse von Acetabulumfrakturen im Schnitt elf Jahre nach Unfall ergibt noch 80 % funktionierende Gelenke und liegt trotz kleiner Einzelfallzahlen im Rahmen der großen internationalen monozentrischen Studien [5] (Projekt durch die Deutsche Arthrosehilfe gefördert)

Derzeitige Entwicklung

Die zunehmende klinische Belastung der Teilnehmer durch die notwendige Dateneingabe in verschiedenen, teilweise obligat zu führenden Registern (Polytrauma, externe Qualitätskontrolle etc.) und ungünstige Veränderungen beim Betrieb des bisher durch die DGU finanzierten MEMDOC-Registers (Privatisierung) führten zur erneuten Übertragung des Registers in die inzwischen sehr professionell aufgestellte Akademie der Unfallchirurgie (AUC). Die Architektur der Datenbank wurde an das Traumaregister DGU angeglichen. Eine allgemeine „Eingabemaske" führt in die universelle Erfassung aller Traumadaten. Sind spezifische Kriterien erfüllt (wie Teilnahme der Klinik, Einschlusskriterien etc.), wird die zusätzliche Erfassung im Beckenregister ermöglicht. Mit dieser zukunftssicheren Struktur hat die DGU einen weiteren wichtigen Schritt gemacht, um eigene, wissenschaftlich begründete Analysen der Unfallbehandlung in Deutschland durchzuführen und somit steuernd auf die Behandlungsrealität reagieren zu können. Diese Erleichterung steigert die Zahl des Teilnehmerkreises der Becken AG zusätzlich!

Die Neufassung der europäischen Datenschutz-Grundverordnung im Jahr 2019 führte nochmals zu Unsicherheiten und Defiziten in der Datenqualität. Die zunehmende Professionalisierung im lokalen Datenmanagement bot aber auch hierzu Lösungsmöglichkeiten, wodurch die Zustimmungsraten der Patienten zur Datenverwendung wieder steigen.

Die Arbeitsgruppe Becken ist nach nunmehr 32 Jahren ohne erkennbare „Ermüdungserscheinungen" unvermindert aktiv *(Tab. 2)*. Sie beschäftigt sich derzeit mit aktuellen Zukunftsthemen, wie z. B. die automatisierte Bilderkennung zur Klassifikation mit

Methoden der „Künstlichen Intelligenz", minimalinvasiven videoendoskopisch unterstützten Verfahren, Navigationsgeräten und neuen Ansätzen zur Datenanalyse. Sie konsentiert derzeit eine umfassende S2-Leitlinie zum Thema und unterstützt damit die vielfältigen Bemühungen der DGU und DGOU zur Verbesserung von Qualität und Sicherheit der Versorgung.

Es sei neben der oben genannten Widmung allen beteiligten, ehemaligen und aktiven, Mitgliedern sowie allen „Unterstützern" der AG für das große Engagement gedankt! *Der Anruf von 1990 hat sich nachhaltig gelohnt!*

Zeitraum	Teilnehmende Kliniken
AG I: 1990–1995	Hannover (MHH), Braunschweig, Kiel (Uni), München (LMU), Freiburg (Uni), Münster (Uni), Augsburg, Marburg (Uni), Tübingen (BG), Celle, Berlin (Benjamin Franklin)
	Erfasste Patienten: 1722
AG II: 1999–2006	Homburg (Uni), Hannover (MHH), Braunschweig, Kiel (Uni), München (LMU), Freiburg (Uni), Münster (Uni), Augsburg, Marburg (Uni), Tübingen (BG), Celle, Berlin (Benjamin Franklin), Berlin (Charité), Koblenz (SKM), Dresden (Uni), Leipzig (Uni), Mainz (Uni), Bochum (Uni), Rosenheim, Hamburg (Uni), Murnau (BG), Magdeburg (Uni)
	Erfasste Patienten: 2489
AG III: 2001–dato	Homburg (Uni), Hannover (MHH), Braunschweig, Kiel (Uni), München (LMU), Freiburg (Uni), Münster (Uni), Augsburg, Marburg (Uni), Tübingen (BG), Celle, Berlin (Benjamin Franklin), Berlin (Charité), Koblenz (SKM), Dresden(Uni), Leipzig (Uni), Mainz (Uni), Bochum (Uni), Rosenheim, Hamburg (Uni), Murnau (BG), Magdeburg (Uni), Jena (Uni), Homburg (Uni), Ulm (Uni), Karlsruhe (Stadt), München (RDI), Dortmund (Stadt), Biberach, Regensburg (Uni), Kaiserslautern (Stadt), Halle (BG), Groeningen (Belgien), Ulm (BWK), Ludwigsburg (Stadt), Flensburg (Diakon.), Schwerin, Aachen (Uni)
	Erfasste Patienten: 7873

Tabelle 2: Beteiligte Kliniken in den verschieden Phasen der Arbeitsgruppe Becken DGU. Kontinuierliche, zentrale Datenerfassung in den beteiligten Zentren seit 1999.

Summary

In 1990 the German Multicenter Study Group Acetabulum and Pelvis was initiated by the German Section of AO-International and the German Trauma Society. Under the initial leadership of Harald Tscherne and Tim Pohlemann a prospective study including the collection and analyses of 1722 patients over three years in ten participating hospitals was the basis for a thorough analyses of the nationwide standard of care and the "backbone" for inauguration of a still operational "Pelvic Registry". The Study Group initiated several clinical research projects and delivered specific data for nationwide networking and professional exchange in the specialized treatment of those complicated injuries. Presently the database has been integrated into the nationwide system of Trauma-Networks and the underlying DGU Trauma registry. Having a specific focus in postgraduate education and development of treatment options, the Pelvic Working Group is an important pillar in the continuous efforts of the German Trauma Society to improve the standard of care after injuries from primary care to rehabilitation.

Literatur

1. Burkhardt M, Nienaber U, Krause J et al. (2015) Beckenregister DGU; TraumaRegister DGU®. Das komplexe Beckentrauma: Matching des Beckenregisters DGU mit dem TraumaRegister DGU®. Unfallchirurg 118: 957–62

2. Hauschild O, Strohm PC, Culemann U et al. (2008) Mortality in patients with pelvic fractures: results from the German pelvic injury register. J Trauma 64: 449–455

3. Ochs BG, Marintschev I, Hoyer H, Rolauffs B, Culemann U, Pohlemann T, Stuby FM (2010) Changes in the treatment of acetabular fractures over 15 years: Analysis of 1266 cases treated by the German Pelvic Multicentre Study Group (DAO/DGU). Injury 41(8): 839–51

4. Pohlemann T, Stengel D, Tosounidis G, Reilmann H, Stuby F, Stöckle U et al. (2011) Survival trends and predictors of mortality in severe pelvic trauma: estimates from the German Pelvic Trauma Registry Initiative. Injury 42(10): 997–1002

5. Rollmann MF, Holstein JH, Pohlemann T et al. (2019) Predictors for secondary hip osteoarthritis after acetabular fractures-a pelvic registry study. Int Orthop 43(9): 2167–2173

6. Tosounidis G, Holstein JH, Culemann U, Holmenschlager F, Stuby F, Pohlemann T. (2010) Changes in epidemiology and treatment of pelvic ring fractures in Germany: an analysis on data of German Pelvic Multicenter Study Groups I and III (DGU/AO). Acta Chir Orthop Traumatol Cech 77: 450–456

15   Vom Gipskorsett zur Trauma- und Tumor-Wirbelsäulenchirurgie heute

Klaus-Dieter Schaser, Alexander Carl Disch, Klaus-Peter Günther, Dresden

Auch wenn sich die Geschichte der Wirbelsäulenchirurgie bis weit vor unsere Zeitrechnung zurückverfolgen lässt, entwickelte sich die Wirbelsäulenchirurgie in der Form, wie wir sie heutzutage kennen, eigentlich erst in den letzten 150 Jahren. Insbesondere die spinale Onkochirurgie extra- und vor allem intraduraler Primärtumoren und Metastasen blieb aufgrund der speziellen chirurgischen Anatomie der Wirbelsäule und der sehr heterogenen Tumorbiologie lange Zeit zum Beispiel hinter der Entwicklung von konservativen und operativen Therapien zur Behandlung von Wirbelsäulendeformitäten zurück.

Die Wirbelsäulenchirurgie als relativ eigenständige Disziplin innerhalb der Fächer Chirurgie/Unfallchirurgie, Orthopädie und Neurochirurgie bildete sich daher erst so richtig gegen Mitte des letzten Jahrhunderts aus. Abgesehen von Pionierarbeiten und herausragenden Einzelleistungen hervorragender Wirbelsäulenoperateure war es streng genommen erst die Einführung moderner prä- und intraoperativer Bildgebung, mikrochirurgischer Methoden, intraoperativer Navigation, minimalinvasiver Techniken und die Entwicklung spezieller Implantate, welche die Versorgung des Wirbelsäulentraumas und spinaler Tumoren auch in der breiten Anwendung zu relativ sicheren Operationsverfahren machte und die Basis für die heutige, moderne Wirbelsäulenchirurgie darstellt [38, 54].

Historische Entwicklung

Altertum und Mittelalter

Erste Nachweise für durchgeführte Behandlungen von Wirbelsäulenerkrankungen, meist Deformitäten aufgrund tuberkulöser Spondylitis, werden durch Befunde an ägyptischen Mumien bis zu 4000 Jahren v. Chr. bestätigt. So ist die Durchführung einer Traktionsbehandlung einer HWS-Verletzung mit Reposition und Versuch der Therapie eines zervikalen Querschnittssyndromes wahrscheinlich der erste Nachweis einer wirbelsäulenchirurgischen Behandlung. In dem auf 1700 v. Chr. datierten Papyrus werden sechs HWS-Traumafälle, davon offenbar zwei mit Rückenmarksverletzungen beschrieben und erste Behandlungshinweise gegeben [18, 29, 48]. Später beschrieben Hippocrates, vor allem Galen und dann erst fast ein Jahrtausend später auch Avicenna die verschiedenen

Formen und die Folgezustände des spinalen Traumas und stellten die kausale Bedeutung der Rückenmarksverletzung für die neurologische Funktionsstörung heraus. Galen von Pergamon war der erste anatomische Chirurg, der die Entfernung von auf das Rückenmark Kompression ausübenden knöchernen Fragmenten aus dem Spinalkanal empfohlen hatte [30, 48, 51].

Im Mittelalter wurden von Andreas Vesalius 1543 erstmalig exakt das Rückenmark und die verschiedenen Bewegungssegmente zervikal, thorakal, lumbal und sakral beschrieben. Seine Arbeiten wurden von Gerard Blasius und vor allem Percival Pott im 17. und 18. Jahrhundert fortgeführt, der zuerst die tuberkulöse Spondylitis und die daraus resultierende Wirbelsäulendeformität und Rückenmarksschädigung beschrieben hatte [1, 27, 40, 48].

Entwicklung der heutigen und modernen Wirbelsäulenchirurgie

Mit der Etablierung der ersten Narkoseverfahren und Prinzipien der Asepsis konnte Mitte des 19. Jahrhunderts die Chirurgie der Wirbelsäule und des Rückenmarkes entscheidend weiter vorangebracht werden. Laminektomien als auch heute noch einfachste Verfahren zur Dekompression des Rückenmarkes wurden erstmalig durch Hayward 1814 (nicht erfolgreich, Patient verstarb nach drei Tagen) und durch Smith (erfolgreich) sowie durch den französischen Neurochirurgen Antoine Chipault 1896 zur Behandlung einer tuberkulösen Spondylitis mit Paraplegie durchgeführt [7, 45, 48]. William Macewen resezierte nicht nur erstmalig einen Hirntumor, sondern entfernte auch zum ersten Mal Hämatome aus dem Spinalkanal [24]. Es war Victor Horsley, der gemeinsam mit Charles Ballance 1887 allein auf Grundlage der klinischen Untersuchungsbefunde und Angaben neurologischer Fachkollegen den ersten intraspinalen Tumor (Meningeom) bei einem initial paraplegischen und postoperativ wieder gehfähigen Armeeoffizier entfernte [35]. Wenig später konnte Fedor Krause eine erste Patientenserie mit spinalen Tumorresektionen und Anton von Eiselberg 1909 den ersten intraduralen Tumor erfolgreich operieren. Diese Pionierleistungen vor allem unter der Prämisse der ersten 1895 durch Wilhelm Conrad Röntgen und 1898 durch Marie und Pierre Curie entdeckten Röntgenstrahlen und Radioaktivität waren enorm, da sie allesamt ohne präoperative Bildgebung und rein auf klinischen Befunden basierten [10, 11, 22, 24, 34, 53].

Die Zeit nach der Entwicklung der radiologischen Bildgebung und zwischen sowie nach den Weltkriegen war im Wesentlichen durch die Entwicklung technischer Fortschritte wie Einführung der Myelographie 1919, die erste neurochirurgische Verwendung eines OP-Mikroskopes 1957, die erste perkutane Nukleotomie durch Hijikata 1975, die Entwicklung des CT 1971 und des MRT 1977 sowie die erste perkutane Vertebroplastie im Jahre 1984 gekennzeichnet [48].

Aktuelle Standards in der Traumaversorgung zervikaler/ thorakolumbaler Frakturen

Eine Verletzung der Wirbelsäule wurde bis zur Entwicklung von Röntgenapparaten fast ausnahmslos als eine Verletzung angesehen, die mit einer Querschnittslähmung assoziiert ist, da es bildgebungstechnisch nicht möglich war, die Wirbelfrakturen zu diagnostizieren. Nur solche mit starker Gibbusbildung wurden erkannt. Dazu passt die Beschreibung von Kocher et al. [21] aus dem Jahre 1896, dass 90 Prozent der von ihm diagnostizierten Fälle Lähmungen hatten. Lorenz Böhler [3] hat dann in der ersten Hälfte des letzten Jahrhunderts durch seine Ergebnisse in der funktionellen Behandlung von Wirbelbrüchen und die Übertragung der bekannten Grundsätze der Knochenbruchbehandlung „Einrichten, Festhalten, Üben" zu einer deutlichen Verbesserung der Therapieergebnisse von Wirbelsäulenverletzungen beigetragen und diese Methode bis in die zweite Hälfte des letzten Jahrhunderts als therapeutischen Standard etablieren können. Böhler hat sich noch komplett gegen die Laminektomie zur Behandlung von frischen Wirbelfrakturen mit Lähmungen ausgesprochen, da zu dieser Zeit operative Stabilisierungsoptionen nicht verfügbar waren und durch die Laminektomie alleine die Fehlstellung nicht behoben wurde, sondern sich aufgrund der Wegnahme der dorsalen Zuggurtung noch verstärkt hat. In der Behandlung von zervikalen und vor allem thorakolumbalen Frakturen war diese Methode nach Böhler bis in die zweite Hälfte des letzten Jahrhunderts therapeutischer Standard.

Die erste operative Stabilisierung der Wirbelsäule 1891 wird Hadra zugeschrieben. Er fixierte eine Luxationsfraktur des sechsten und siebenten Halswirbels durch einen mehrfach achtertourartig um die Dornfortsätze geschlungenen Silberdraht [4, 14]. Der erste erfolgreiche Einsatz von Schrauben in der Wirbelsäulenchirurgie geht 1948 auf King [20] sowie 1959 auf Boucher [6] zurück, die allerdings nur zu Facettengelenksarthrodesen eingebracht wurden. Bis zur Einführung der seit Beginn der 1960er Jahre ersten transpedikulären Schraubenplatzierungen zur Frakturstabilisierung und deren Beschreibung 1970 durch Roy-Camille et al. [39] wurde auch für die Frakturbehandlung nur auf das bis dahin eigentlich für die Skolioseaufrichtung konzipierte Harrington-Stabsystem zurückgegriffen. Dieses eignete sich wegen der nur in den Lamina fixierten Haken nicht zur Reposition und Lordosierung der zumeist in der posttraumatisch kyphotischen Fehlstellung befindlichen Frakturen. Während Roy-Camille die Pedikelschrauben in Kombination mit nicht winkelstabilen Platten einsetzte, konnten erst 1977 Magerl et al. [26] das winkelstabile Konzept des Fixateur externe auf die Wirbelsäule übertragen, d. h. wirklich Distraktion mit lordosierender Reposition ausüben und dadurch langstreckige Plattenspondylodesen vermeiden. Dick konnte 1984 [9] die erste Fixateur-interne-Implantation an einem paraplegischen Patienten vornehmen. Bis heute ist dieses Prinzip die Grundlage aller dorsalen Wirbelsäuleninstrumentierungen in der Frakturversorgung wie auch Deformitäten- und degenerativen Wirbelsäulenchirurgie [6, 8, 9, 20, 26, 38, 39].

Zeitgleich wurde die Entwicklung des Wirbelkörperersatzes vorangetrieben. Während anfangs „homografts" als homologe Femursegmente, gefüllt mit autologer Spongiosa, eingesetzt wurden, erfolgten 1967 erste Versuche mittels Acrylkunststoff durch Scoville et al. [43]. Später wurde Knochenzement mit Plattenspondylodesen oder armiert, mit in den Grund- und Deckplatten fixierten Schrauben, zur ventralen Stabilisierung verwendet. Solini et al. konnte 1989 eine Serie mit 16 Patienten, die bei zervikaler Metastase eine Korpektomie und zementfreien metallischen Wirbelkörperersatz erhielten, publizieren [46].

Obwohl diese soliden Wirbelkörperersatzimplantate zwar gute Primär- und auch Sekundärstabilität herstellten, konnte keine ventrale knöcherne Fusion erreicht werden. Es ist das Verdienst von Harms et al. [17], die Entwicklung eines zylindrischen Mesh-cages vorangetrieben zu haben, der in verschiedenen Durchmesser- und Längengrößen (HWS, BWS, LWS), Kyphose-/Lordosegraden verfügbar ist. Dieser Cage findet bis heute eine sehr breite Akzeptanz als Wirbelkörperersatzsystem, da er bedingt durch die Möglichkeit der Aufnahme auto-/homologen Knochens, neben den o. a. Merkmalen, das Konzept einer ventralen knöchernen Fusion als Grundvoraussetzung für dauerhafte Stabilität berücksichtigt und in zahlreichen Studien für den Wirbelkörperersatz nach Korpektomie sehr gute Ergebnisse erreicht und in seiner sehr breiten Anwendung erst in den letzten beiden Dekaden von den expandierbaren Implantaten abgelöst wurde. Letztere wurden in den 1990er Jahren entwickelt und erlauben eine „Press-Fit"-Verankerung mit der zusätzlichen Möglichkeit einer ventralen Reposition und, bedingt durch modular konnektierbare Grund- und Deckplattenaufsätze, eine optimale Anpassung des „Footprint" an Kippung (Lordose/Kyphose) und Größe der angrenzenden Deckplatten.

Ausgehend von den weiterentwickelten Klassifikationen und den Fortschritten in der Implantat-Entwicklung wurden klare Therapiealgorithmen für die Versorgung von zervikalen und thorakolumbalen Frakturen mit und ohne sensomotorischem Defizit entwickelt. Für die immer weiter zunehmenden osteoporotischen Frakturen wurde zudem eine neue Klassifikation, die auch MRT-Befunde berücksichtigt, mit weiteren konservativen und operativen therapeutischen Empfehlungen etabliert [41]. Insbesondere die Weiterentwicklung der ventralen Rekonstruktionstechniken (inklusive minimalinvasiver, thorako-/endoskopischer Techniken) zur Vermeidung der immer wieder eingetretenen kyphotischen Fehlstellung haben zu einem Paradigmenwechsel und der Etablierung von dorso-ventralen Stabilisierungen für komplexere und höhergradig instabile Verletzungen geführt. In einer 2009 durchgeführten und publizierten Sammelstudie AG Wirbelsäule der Deutschen Gesellschaft für Unfallchirurgie (DGU) konnten insgesamt 733 operativ versorgte Wirbelsäulenpatienten eingeschlossen werden. Mit einem Anteil von 63 %, 21 % und 16 % für Typ A-, B- und C-Verletzungen erfolgte die Versorgung in 52 % isoliert dorsal, in 4,6 % isoliert ventral und in knapp 44 % kombiniert ventro-dorsal [36]. Die

Verwendung von Cages als Wirbelkörperersatz wird dabei klar gegenüber autologen Knochenspänen favorisiert (keine Entnahmemorbidität, geringere Sinterung und reduzierter Repositionsverlust).

Generell akzeptierte Indikationen zur operativen Therapie sind heute demnach alle Frakturen mit neurologischem Defizit, Typ-C-Frakturen sowie Typ-B- und A-Frakturen mit kyphotischer Fehlstellung von >15–20° und/oder skoliotischer Fehlstellung >10°, Immobilisation bei therapierefraktären Schmerzen und relevanten traumatischen Bandscheibenschäden [47].

Die weiteren Jahre sind bis heute durch eine Minimalisierung der Zugangstechniken hin zu minimalinvasiven/perkutanen Stabilisierungen dorsal und ventral entweder thorakoskopischen, videoassisierten oder limitiert offenen Korpektomien und Wirbelkörperersatzimplantation geprägt. Insbesondere im osteoporotischen Knochen konnte die Implantatverankerung und der sekundäre meist kyphotische Repositionsverlust durch Veränderungen des Pedikelschrauben-Designs mit der Option der Zementaugmentation und Kombination mit perkutanen Kyphoplastie-Systemen (Hybrid-Versorgungen) deutlich optimiert und die Rate an zusätzlich notwendigen ventralen Zugängen mit zumeist höherer Morbidität, vor allem bei geriatrischen Patienten reduziert werden.

Die operative Versorgung atlantoaxialer, aber auch subaxialer HWS-Verletzungen war lange Jahre neben der Halo-Fixateuranlage und konservativer Therapie durch die Anwendung von dorsalen Cerclagesystemen mit autologen Knochenspananlagerungen gekennzeichnet. Sie wurde durch die erstmalige Platzierung von Massa-lateralis-Schrauben mit Plattenfixation durch Roy-Camille [37] wie auch durch die erste transartikuläre C1/2-Verschraubung nach Magerl revolutioniert [25]. Goel [13] und Harms [16] entwickelten diese Technik mit C1/2-Massa-lateralis-Schrauben ohne transartikuläre Verschraubung weiter, welche bis heute neben der ventralen Densverschraubung als therapeutischer Standard bei der Behandlung von altlantoaxialen Instabilitäten/ Frakturen betrachtet werden kann. In der subaxialen HWS können heute entweder bei offenen Zugängen auch transpedikulär entsprechende polyaxiale Schrauben eingebracht werden (ggf. navigiert zur Vermeidung von A.-vertebralis-Verletzung und/oder Wurzelschädigung).

Zeitgleich wurden die Techniken zur ventralen zervikalen Fusion weiterentwickelt und verfeinert. Nach der ersten ventralen Plattenspondylodese 1970 durch Orozco und Llovet [32, 54] stehen mittlerweile anatomisch vorgeformte Low-profile-Platten mit winkelstabiler polyaxialer Schraubenpositionierung auch für multisegmentale Fusionen ohne Notwendigkeit der bikortikalen Verankerung zur Verfügung. Auch an der HWS haben sich bei komplexen und instabilen Frakturen, aber auch bei Korrekturen posttraumatischer oder degenerativer Deformitäten dorsoventrale OP-Techniken mit intervertebraler oder -korporeller ventraler Fusion mittels expandierbarem/modularem Cage und winkelstabiler Platte und dorsalem Schrauben-Stabsystem durchgesetzt.

Aktuelle Standards in der Resektion und Defektrekonstruktion spinaler Tumoren

a) Spinale Metastasen

Das Skelettsystem mit Präferenz der Wirbelsäule ist als Fernmetastasierungsort zahlreicher Tumoren mit osteotropem Metastasierungsmuster (Mamma-, Nieren-, Bronchial-, Prostata- und Schilddrüsenkarzinom) am häufigsten betroffen. Fortschritte in den bildgebenden Verfahren mit höherer Auflösung und Verwendung metabolischer Signaturen (PET-Positronen-Emissions-Tomographie) sowie Weiterentwicklungen der onkologischen/chirurgischen Therapien haben zu einer deutlich früheren und sensitiveren Diagnosestellung und verlängertem Überleben von Patienten mit Wirbelsäulentumoren, auch bei bestehender Metastasierung geführt.

Es besteht heute interdisziplinärer Konsens darüber, dass neben der Berücksichtigung der zugrundeliegenden Tumorbiologie die Abschätzung der Überlebenszeit der wichtigste Faktor für die individuelle Entscheidungsfindung ist. Die realistische, prädiktive Einschätzung der Überlebensprognose und resultierenden Lebensqualität determiniert die onkologische Rationale für die anzustrebende lokale Kontrolle, die erforderlichen Resektionsgrenzen und das tumorstadiengerechte onkochirurgische Therapieverfahren.

So sind offene chirurgische Therapiemaßnahmen nur bei Patienten mit einer Lebenserwartung von minimal drei Monaten sinnvoll. Zahlreiche Autoren haben versucht, die Komplexität dieser Entscheidung durch Erstellung und Anwendung verschiedener Scores zu erleichtern, welche Patienten- und tumorspezifische Faktoren berücksichtigen. In der Mehrzahl der Patienten sind palliative intraläsionale Resektionen/Stabilisierungen indiziert. Im Hinblick auf möglichst geringe Morbidität und fast immer notwendige postoperative Strahlentherapie sollten vorrangig perkutane minimalinvasive dorsale Instrumentierungen zum Einsatz kommen. Häufig kann auch eine perkutane Kyphoplastie mit Zementauffüllung alleine oder in Kombination mit perkutanen dorsalen Verfahren durch Wiederherstellung der spinalen Stabilität die zum Teil stärksten Schmerzen reduzieren. Neuere Verfahren, die mit Kyphoplastie und nachfolgender Zementauffüllung spinaler Metastasen kombiniert werden, sind die intraoperative Strahlentherapie [2] und perkutane transpedikuläre Thermoablation. Sie können helfen, die spinale Tumorlast zu reduzieren und die lokale Kontrolle als auch postoperative Analgesie zu verbessern. So besteht nach Tomita et al. [52] heute auch Übereinstimmung darin, dass in seltenen Fällen bei Patienten mit histologisch und bildgebungstechnisch (Nachweis im PET!) solitären Läsionen biologisch-prognostisch günstiger Tumorentitäten, radikal behandeltem Primärtumor, langem metastasenfreiem Intervall auch eine langfristige lokale Tumorkontrolle das Ziel ist. In solchen seltenen Fällen ist dann auch eine marginale En-bloc-Resektion und dorsoventrale langstreckige Schrauben-/Stabkonstruktion mit mono- oder multisegmentalem Wirbelkörperersatz gerechtfertigt.

b) Vertebrale/spinale Sarkome

Durch die enge anatomische Lagebeziehung zu essentiellen neurovaskulären Strukturen wie dem Rückenmark und den großen Gefäßen sind spinale Sarkome lange in Form einer En-bloc-Exzision als nicht nicht-resektabel erachtet worden. So wurden diese Tumoren zumeist intraläsional als Exkochleation, Kürettagen („piece meal resection") reseziert, was zwangsläufig zu Blutungen aus dem Tumor und resektionsbedingt, faktisch immer zu residualen Tumormassen (R1/2-Resektion) führte. Trotz lokaler Radiatio resultierte zumeist innerhalb der ersten sechs bis neun Monate eine sehr hohe Rate von Lokalrezidiven, die chirurgisch äußerst schwierig zu behandeln sind und oft das Schicksal der betroffenen Patienten besiegeln. Die Nachteile dieser intraläsionalen Resektionsverfahren adressierend wurden mit dem Ziel, die lokale und systemische Tumorkontrolle zu verbessern, unterschiedliche Techniken der weiten En-bloc-Exzisionen entwickelt. In Anlehnung an das von Enneking für die Sarkome der Extremitäten aufgebrachte „kompartmentorientierende Resektionskonzept", haben ziemlich zur gleichen Zeit Stener als auch Roy-Camille in den frühen 1980er Jahren erstmalig eine En-bloc-Spondylektomie über einen dorsalen Zugang beschrieben [38, 49] und somit erstmals eine extraläsionale onkologisch suffiziente Resektionsmethodik für primär maligne Tumoren der Wirbelsäule etabliert. Diese zielt dabei auf eine gesamte Entfernung des vertebralen Kompartiments ab. Hierfür erfolgt eine vollständige oder Hemilaminektomie im tumorfreien Anteil ohne Eröffnung des Tumors im Pedikel oder Corpus. Voraussetzung zur realistischen Durchführbarkeit der En-bloc-Exzision ist, dass die spinale Tumorausbreitung (intradural bis paravertebral) die Identifikation tumorfreier Anteile an irgendeiner Stelle im ventralen/dorsalen Bereich des Wirbelkörpers erlaubt. An dieser wird der Spinalkanal eröffnet und die entstandene Lücke kann bei Resektion als Korridor für die verletzungsfreie Passage des Rückenmarkes dienen. Die Defektrekonstruktion erfolgt dann über 360°-Fusionen mit mono-/multisegmentalem Wirbelkörperersatz und dorsalem langstreckigem Fixateur interne. Aufgrund der heutzutage viel effektiveren neo-/adjuvanten Systemtherapien wird für Sarkome und solitäre Metastasen [28] in Kombination mit der Methode der En-bloc-Spondylektomie eine zwar immer noch schlechtere als an den Extremitäten [33], aber doch deutlich verbesserte lokale und systemische Kontrolle als durch intraläsionale Resektionen erreicht [5].

Zukünftige Trends & Ausblick

Moderne Implantateentwicklung

Neben der Herstellung patientenspezifischer 3D-Modelle von Wirbelsäulensegmenten für präoperative Planungszwecke oder *templates* für Instrumenten-/Implantatepositionierungen, steht die *rapid prototyping*-Produktion von spezifisch auf die individuelle Patientenanatomie/Defektsituation zugeschnittenen Implantaten im Vordergrund. So können dadurch „personalisierte" Wirbelkörperersatzsysteme hergestellt werden, die nicht nur exakt in den Resektionsdefekt passen, sondern auch eine bessere Osteointegration und Fusion sowie zusätzliche Konnektion an die dorsale Instrumentierung erlauben sollen. Inwieweit im Rahmen von *tissue engineering* auch ein 3D-Gewebeprinting entweder als *scaffold* für Zelltherapien oder aber direkt als Gewebeersatz in der Wirbelsäulenchirurgie einmal klinische Anwendung finden wird, kann zum jetzigen Zeitpunkt noch nicht abgesehen werden [12].

Ferner sind insbesondere nichtmetallische PEEK-(Polyetheretherketon) und Carbon-composite Materialien für Pedikelschrauben-/Stab- wie auch Wirbelkörperersatzsysteme aufgrund verbesserter biomechanischer Eigenschaften und reduzierter Bildartefaktbildung bei postoperativer Strahlentherapie in den letzten Jahren immer mehr in den Mittelpunkt gerückt *(Abb. 1)*. Durch die veränderten biomechanischen Materialeigenschaften mit geringerer Steifigkeit kann ein besseres *stress shielding* und damit geringere Sinterung und optimierte Fusion erreicht werden. Andererseits wird durch die artefaktfreie postoperative Bildgebung die Qualität des Restagings mit früher Rezidiverkennung deutlich verbessert. Entscheidend ist auch die im Vergleich zu metallischen Implantaten vor allem bei postoperativer Anwendung von Protonen-/Schwerionenbestrahlung fehlende negative Interaktion mit der Planung und Dosiskalkulation und einer damit verbundenen viel höheren Therapieeffektivität [23].

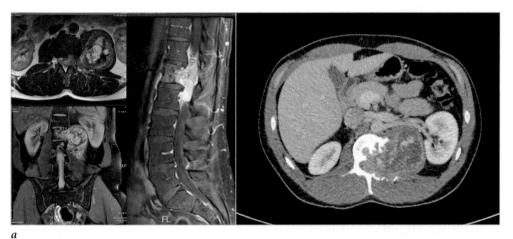

a

*Abb. 1: 39-jähriger Patient mit Klarzellsarkom der Wirbelsäule (Th12-L2). Weite Resektion über multisegmentale En-bloc-Spondylektomie und dorsoventrale Defektrekonstruktion mittels Schrauben-Carbonstabkonstrukt (Fa. Coligne, Zürich, Schweiz) und ventralem expandierbaren Cagessystem aus PEEK (Fa. DePuy Synthes, Umkirch, Deutschland). **a:** präoperatives MRT und CT, **b:** intraoperativer Situs von dorsal nach Instrumentierung und Carbonstabmontage sowie vor und nach Cageimplantation und -expandierung, **c:** intraoperative Darstellung und Bildgebung im CT und Röntgen des En-bloc-Präparates mit Resektionsgrenzen (R0), **d:** postoperative Kontrolle im Röntgen und im CT sowie klinisches Ergebnis nach sechs Monaten*

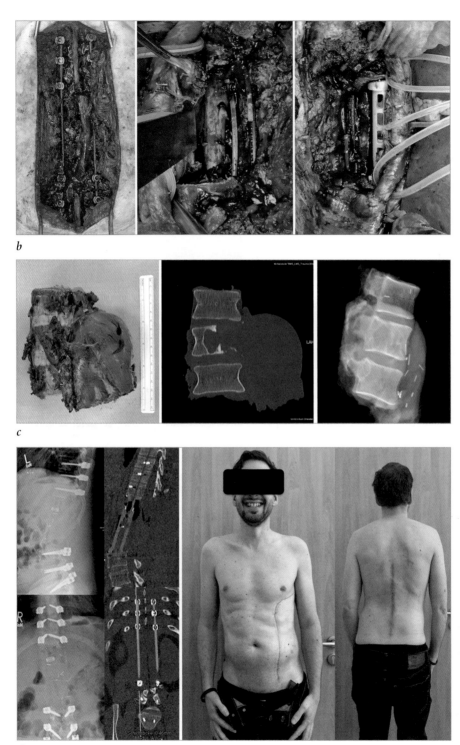

b

c

d

Navigation & image guidance, Hybrid-OP-Säle & Robotics

Durch diese Systeme können sowohl am offenen Situs als auch perkutan Pedikelschrauben bei Wirbelkörperinstrumentierungen und Spondylodesen vor allem in anatomisch komplexeren Regionen wie obere HWS und BWS navigationsgestützt implantiert werden. Bei signifikant erniedrigter Schraubenfehllage und reduzierter Morbidität wird die Strahlenbelastung für den Patienten und das OP-Personal deutlich reduziert. Weitere Anwendungsgebiete sind die navigationsgestützte Biopsie (*Abb. 2*) und Resektion von Tumoren. Dabei können mittlerweile fusionierte Datensätze von CT, MRT und PET als Grundlage

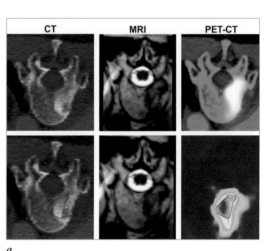

*Abb. 2: Navigierte Biopsie eines Wirbelsäulentumors der Brustwirbelsäule. **a:** fusionierte Datensätze aus CT, MRT und des FDG-PET, **b:** intraoperativer Screenshot der Navigation mit multidimensionalen Rekonstruktionen sowohl im CT (obere Reihe) als auch im MRT (untere Reihe) mit jeweils eingezeichnetem Areal des höchsten FDG-traceruptake im PET.*

dienen, wodurch nicht nur die metabolische Aktivität (z. B. bei Biopsien zur Identifikation des High-grade-Anteils) eingespielt wird, sondern auch der Weichteiltumoranteil visualisiert und in die intraoperative Identifikation der Resektionsgrenzen einbezogen werden kann. Dafür stehen heute Hybrid-OPs als digital integrierte Operationssäle, die bildgebende Diagnostik CT und MRT sowie chirurgische und

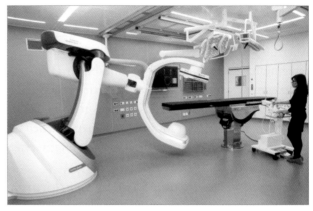

Abb. 3: Hybrid-Operationssaal im Chirurgischen Zentrum des Universitätsklinikums „Carl Gustav Carus" an der Technischen Universität Dresden

interventionelle Therapie mit dreidimensional unterstützter Navigation in einem einzigen Raum vereinen, zur Verfügung *(Abb. 3)*. Neueste Entwicklungen in der roboterassistierten Chirurgie der Wirbelsäule in Kombination von High-Tech-Software mit moderner Anatomieerkennung, Robotik-Technologien, Navigation und modernen Instrumenten in einer Plattform erlauben eine akkurate und präzise Trajektoriensteuerung eines OP-Roboterarmes. Die gesamte Technologie steht zwar noch am Anfang, wird aber neben einer Verbesserung des Kosten-Nutzen-Verhältnisses und der weiteren Minimierung von Registrierungsfehlern vor allem eine immer weitere Software-Optimierung (inklusive bewegungskompensierender Navigation zum Ausgleich von atembedingten Tumorbewegungen) und Vernetzung mit den intraoperativen Imaging-Verfahren zur Reduktion der Latenzzeiten bei der Roboteransteuerung zum Ziel haben.

Implementierung der künstlichen Intelligenz (KI) für die Wirbelsäulenchirurgie

Die Anwendung künstlicher Intelligenz in der Wirbelsäulenchirurgie wird erst durch die Digitalisierung und die technischen Möglichkeiten im „big data managment" richtig möglich. Durch bestimmte Segmentierungsalgorithmen in der Bildbearbeitung und Mustererkennung in radiologischen Aufnahmen kann eine Unterscheidung von verschiedenen Gewebetypen und anatomischen Strukturen vorgenommen werden. Konkret wurden erste Anwendungen künstlicher Intelligenz in der Wirbelsäulenchirurgie bereits in der radiologischen Diagnostik, OP-Planung und prognostischen Abschätzung beschrieben. So konnte zum Beispiel durch die Entwicklung eines automatisierten Segmentierungsprozesses zur Identifikation von Wirbelkörpern, neurovaskulären Strukturen im CT und MRT eine KI-basierte, automatisierte Bestimmung der Rückenmarkskompression oder dem

Vorliegen einer pathologischen Wirbelkörperfraktur realisiert werden. Inwieweit dadurch eine frei von subjektiver Interpretation KI-automatisierte Detektion und Vorhersage spinaler Instabilität zuverlässig erlaubt wird, bleibt noch abzuwarten. Zusätzlich zur Mustererkennung aus radiologischen Schnittbildern laufen aber Bemühungen, zusätzliche Mustererkennung von Daten, einschließlich prospektiver patientenspezifischer Datensätze (demographische, laborchemische, chirurgische Parameter und Komorbiditäten) in die Entwicklung prädiktiver Modelle mit einzubeziehen und darauf basierend personalisierte simulierbare Modelle für die Therapieplanung zu ermöglichen [19, 31, 50].

Stammzellforschung und Wirbelsäulenchirurgie

Es konnte in klinischen Studien die Injektion von mesenchymalen Stammzellen zur Therapie von diskogenem lumbalem Rückenschmerz eingesetzt werden und klinisch als auch im MRT zur deutlichen Verbesserung und Regeneration führen. Gleichermaßen vielversprechende Ergebnisse wurden für die Injektion mesenchymaler Stammzellen bei Patienten mit akuter, subakuter und chronischer Rückenmarksschädigung erreicht. Erste Phase-I- und auch -II-Studien konnten eine signifikante Verbesserung der neurologischen Funktion nach dem ASIA-Score (ASIA – American Spinal Cord Injury Assoziation), des Harn-Restvolumens und der Elektroneurophysiologie in kleinen Patientenkohorten nachweisen. Insgesamt scheint die Verbesserung der stammzellinduzierten Neuroregeneration bei schwereren ASIA-Graden (A) schlechter als bei leichteren (B und C) und in der subakuten und chronischen Phase effektiver als in der akuten Phase zu sein [15, 42, 44].

Interdisziplinäre Wirbelsäulenchirurgie und Organisation in Fachgesellschaften

Auch wenn die Versorgung von Wirbelsäulenfrakturen und -verletzungen, insbesondere bei Mehrfachverletzungen und Polytrauma, aktuell am häufigsten in überregionalen Traumazentren bzw. großen Unfallkliniken und die spinaler Tumoren in Wirbelsäulenzentren mit onkologischer Spezialisierung stattfindet, so erfolgt die operative Behandlung von spinalen Verletzungen und vor allem Tumoren und Metastasen der Wirbelsäule heute in einem interdisziplinären Konzept. Ausdruck dieser Interdisziplinarität im Fachgebiet operative Wirbelsäulentherapie findet sich in der Arbeit der Sektion Wirbelsäule der DGOU und den Aktivitäten der 2006 gegründeten Deutschen Wirbelsäulengesellschaft (DWG). Letztere steht heute für ein interdisziplinäres Management sowie das Zusammenwachsen der Fächer Orthopädie, Unfallchirurgie und Neurochirurgie auf dem Gebiet der Wirbelsäulenerkrankungen und ist die größte fachgebundene Wirbelsäulengesellschaft Europas. Sie bietet operativ und konservativ ausgerichteten Kollegen wie auch Grundlagenforschern ein interdisziplinäres Forum. Mit dem Ziel einer interdisziplinär strukturierten wirbelsäulenchirurgischen Ausbildung der Fächer Orthopädie, Unfallchirurgie und Neurochirurgie laufen aktuell Entwicklungen und berufspolitische Diskussionen zwischen den einzelnen Fach-/Muttergesellschaften und der DWG zu einer Zusatzweiterbildung „Spezielle Wirbelsäulenchirurgie". Zudem erfolgen bereits jetzt schon flächendeckend durch die DWG gezielte, nach Qualifikations- und Strukturmerkmalen abgestufte, persönliche und institutionelle Zertifizierungsmaßnahmen sowie die Erfassung von Registerdaten.

Summary

**From plaster corsets and beds to modern contemporary trauma
and tumor surgery of the spine**

Although spinal surgery for trauma or due to malignancy was not sucessfully performed prior to the 19th century, the treatment of spinal instability and deformity using traction and immobilization has a long history, dating back to the antique period. The improved understanding of spinal anatomy and biomechanics as well as the discovery of radiographic imaging and the evolution of spinal instrumentation contributed decisively to the development of former and newer surgical concepts for treatment of spinal fractures and tumor involvement. Traditional techniques in spinal surgery for trauma or tumors centered around three major surgical goals: decompression, stabilization and deformity correction. With significant advancements in computational science, intraoperative imaging, neuromonitoring, integration of navigation and robotics, additional goals must be accomplished today. Patient expectations in terms of minimally invasive approaches as well as safety and restored function have also increased. With increasing experience the indications for the use of these technologies and systems continue to expand not only for pedicle screw placement but also for complex spinal tumor resection. In anticipation of future challenges for spine fracture and tumor surgery, much will depend on whether and how we utilize the synergy between computational advances in medical imaging and adherence to the proven principles in both fields, i.e. restoring postraumatically impaired spinal stability and pursuing interdisciplinary approaches in spinal oncology.

Literatur

Beim Erstautor (kschaser@uniklinikum-dresden.de) via E-Mail zu erhalten

16 Brandverletzten- und Querschnittgelähmten-Zentren – sind wir effektiv genug?

Christian Jürgens, Roland Thietje, Enno Striepling, Stefan Lönnecker, Hamburg

---

Patienten mit schweren Verbrennungen und Patienten mit Querschnittlähmungen haben einiges gemeinsam: Die Verletzungsbilder sind selten, die Betroffenen haben keine Lobby und die Folgen der Verletzungen erfordern lebenslang medizinische und rehabilitative Maßnahmen. Da aber sonst die Verbrennungsmedizin und die Querschnittgelähmten-behandlung kaum gemeinsame Schnittmengen aufweisen, werden wir der Frage nach der Effektivität im Folgenden für beide Einrichtungen getrennt nachgehen.

Verbrennungsmedizin und Brandverletztenzentren in Deutschland – Burn Injury Centers

Bis in die 50er Jahre des vergangenen Jahrhunderts bestand die Überwachung der Vital-parameter schwer verbrannter Patienten in Messung von Blutdruck, Puls, Temperatur und Urinausscheidung und der Beobachtung klinischer Symptome. Wundinfektion und Sepsis wurden mit Antiseptika und Sulfonamiden behandelt, Infusionen erfolgten sub-kutan in die Oberschenkel mit physiologischer Kochsalzlösung [5]. Die Letalität betrug bei Verbrennungen über 30 % KOF mehr als 50 % [3]. Die 9er-Regel wurde von Wallace 1949 in Edinburgh publiziert und hat sich zur orientierenden Feststellung der verbrann-ten Körperoberfläche bewährt.

Nach Erfassungen des Statistischen Bundesamtes (2018) [2] erleiden in Deutschland pro Jahr ca. 700 000 Menschen eine Verbrennung. Etwa 16 000 davon müssen im Kranken-haus behandelt werden. Zwei Drittel der Verletzungen entstehen im häuslichen Umfeld, ca. 20 % sind durch Arbeitsunfälle verursacht und 5 % durch Suizidversuch. Bei Kindern sind Verbrühungen in häuslicher Umgebung die zweithäufigste Unfallursache.

Rund 2 000 Patienten werden jährlich als schwerbrandverletzt eingestuft und müssen in einem speziellen Brandverletztenzentrum behandelt werden. Das erste der heute 19 Brand-verletztenzentren in Deutschland wurde 1966 an der BG Klinik Bergmannsheil in Bochum durch die unermüdliche Initiative von F. E. Müller (1925–2020) eröffnet. Durch dessen Mitwirken wurde auch die Plastische Chirurgie in Deutschland als eigenständige Disziplin etabliert. Zusammen mit Leo Koslowski (1921–2007) und Peter Rudolf Zellner (1928–1998) prägte Müller die Anfänge der organisierten Verbrennungsbehandlung hierzulande.

Vorbild waren die Entwicklungen in England, wo bereits um 1941 in Birmingham das erste Zentrum für Verbrennungsbehandlung errichtet worden war. In Deutschland wurden im Laufe der folgenden Jahre weitere Brandverletztenzentren gegründet, zunächst in den BG Kliniken in Nordrhein-Westfalen, dann auch als Sondereinrichtungen in Universitätskliniken und Schwerpunktkrankenhäusern. Die Aufgaben der „Zentralen Anlaufstelle für die Vermittlung von Betten für Schwerbrandverletzte" (ZA-Schwerbrandverletzte) in der Bundesrepublik Deutschland werden seit September 1999 von der Einsatzzentrale/Rettungsleitstelle der Feuerwehr Hamburg übernommen.

1982 wurde die Deutschsprachige Arbeitsgemeinschaft für Verbrennungsbehandlung als AG der Deutschen Gesellschaft für Chirurgie gegründet. Seit 1991 erheben die Deutsche Gesellschaft für Verbrennungsmedizin (DGV) und der Arbeitskreis „Das schwerbrandverletzte Kind" eine Jahresstatistik, in der Daten aller Patienten aus den Schwerbrandverletztenzentren und alle stationär behandelten Kinder anonymisiert eingeschlossen werden. Seit 1. Januar 2016 wurde diese Jahresstatistik durch das Verbrennungsregister abgelöst. 2019 wurden in diesem Register 3 217 Patienten erfasst, davon 2 129 Kinder [4]. Mit Hilfe dieser statistischen Daten wird es nun möglich – vergleichbar etwa mit dem Traumaregister der DGU – Outcome-Parameter und prädiktive Aussagen über die Überlebenswahrscheinlichkeit in Abhängigkeit von der Verbrennungsschwere zu machen. Für die Einschätzung der Verbrennungsschwere wird auch in Deutschland seit Anfang der 90er Jahre der Abbreviated Burn Severity Index (ABSI) [7] am häufigsten verwendet. Dieser Index verwendet Alter, Geschlecht, Ausdehnung und Tiefe der Verbrennung und Inhalationstrauma. Erst mit einem Vergleich der Sterblichkeit und anderer Outcomedaten in verschiedenen Zentren lassen sich bei der eingeschränkten Datenlage in der Verbrennungsmedizin wissenschaftlich fundierte Diskussionen und Überlegungen zu Behandlungsstrategien anstellen. Allerdings setzt das voraus, dass die Eingabe der Daten vollständig, korrekt, möglichst aktuell zum Behandlungsfall und frei von medizinökonomischen oder gesundheitspolitischen Interessen erfolgt.

Entsprechend der aktuellen Leitlinien der DGV von 2018 soll die stationäre Behandlung in jedem Fall in einem Zentrum für Brandverletzte durchgeführt werden, wenn eine der folgenden Verletzungen vorliegt:

* Verbrennungen Grad 2 von 10 % und mehr Körperoberfläche
* Verbrennungen Grad 3
* Verbrennungen an Händen, Gesicht oder Genitalien
* Verbrennungen durch Elektrizität inklusive Blitzschlag
* Verätzungen durch Chemikalien
* Inhalationstrauma

- Verbrennungspatienten mit Begleiterkrankungen oder Verletzungen, die die Behandlung erschweren
- Verbrennungspatienten, die eine spezielle psychologische, psychiatrische oder physische Betreuung benötigen. (Leitlinie der DGV 2018)

Die Primärversorgung entspricht den Kriterien von Advanced Trauma Life Support (ATLS®). Im klimatisierten Schockraum der Brandverletzten-Intensivstation wird unter OP-Bedingungen ein Wunddebridement durchgeführt, bei welchem Blasenreste und anhaftende Fremdkörper entfernt werden. Die Behaarung der betroffenen Areale wird komplett entfernt (Augenbrauen und Wimpern werden belassen), falls erforderlich wird eine Escharotomie vorgenommen. Im Rahmen dieser Plastisch-Chirurgischen Maßnahmen erfolgt auch die Ersteinschätzung und Dokumentation von Verbrennungsausdehnung und -tiefe. Bei der Versorgung ist u. a. durch Anhebung der Raumtemperatur zu gewährleisten, dass die Brandverletzten nicht zusätzlich auskühlen, was die Letalität erhöhen würde. Die Patienten werden im Weiteren in speziellen, einzeln klimatisierten Boxen intensivmedizinisch behandelt und engmaschig überwacht, um Komplikationen der Verbrennungskrankheit zu vermeiden, wie beispielsweise lebensgefährliche Infektionen, SIRS (Systemic Inflammatory Response Syndrome) und Sepsis. Besonderes Augenmerk ist primär gerichtet auf die drohende Verbrennungskrankheit, einer durch Verbrennungstoxine verursachten Kapillarleckage (Capillary Leak Syndrome) mit massiven Flüssigkeitsverlusten ins Interstitium und der Gefahr des multiplen Organversagens und einer disseminierten intravasalen Gerinnung.

Daher kommt in der frühen Exsudationsphase dem Ausgleich des Volumenverlustes abhängig von der Ausdehnung der Verbrennung besondere Bedeutung zu. Auf Grundlage der Abschätzung der Verbrennungsausdehnung wurden Formeln für den Infusionsbedarf entwickelt, die bis heute noch in Modifikationen verwendet werden, z. B. das Parkland-Schema [1] oder die Brooke-Formula [6]. Die Volumensubstitution von bis zu zehn Litern in 24 Stunden entsprechend dieser Formeln erfolgte zunächst vorwiegend mit kolloidalen Lösungen und Plasma, soweit verfügbar. Danach wurden aufgrund der auftretenden Komplikationen, insbesondere massiver Ödeme und (abdomineller) Kompartmentsyndrome wieder zunehmend Elektrolytlösungen wie Ringerlactat, heute -acetat, verwendet. Nach den ersten 24 bis 36 Stunden wird der Volumenbedarf durch die Flüssigkeitsbilanzierung bestimmt. In dieser zweiten Phase – auch als Resorptionsphase oder Resuscitation bezeichnet – werden onkotischer Druck und Serumosmolarität durch Gabe von kolloidalen Lösungen, Plasma und Albumin wieder normalisiert. Erst danach beginnt die Rekonstruktionsphase mit der definitiven chirurgischen Wundversorgung und Defektdeckung in zumeist mehreren operativen Sitzungen. Die aufwändige Behandlung erfordert eine optimale Zusammenarbeit verschiedener Fachdisziplinen und Berufsgruppen: Anästhesisten, Intensivmediziner, in der Versorgung Schwerbrandverletzter erfahrene Plastische

Chirurgen, speziell ausgebildete Pflegekräfte, Physiotherapeuten, Ergotherapeuten, Atmungstherapeuten, Ernährungsspezialisten, Psychologen und Seelsorger. Zwar hat jede dieser Professionen ganz spezielle Anforderungen und Aufgaben in der Verbrennungsbehandlung, erfolgreich wird die Behandlung aber nur durch ein individuell auf den Patienten abgestimmtes Teamwork. Dieses betrifft alle Maßnahmen, die auch in der S3-Leitlinie der DGU zur Behandlung von Polytraumen und in den Leitlinien der DGV zur Behandlung thermischer Verletzungen aufgeführt sind: Beatmungsmanagement, Kreislaufmonitoring, Schmerzbehandlung und Sedierung, Infusionstherapie, Antibiotikatherapie, Nierenprotektion und ggf. Ersatzverfahren, Thrombembolieprophylaxe, Lagerung.

Summary

New scientific findings, a significant increase in the understanding of pathophysiological relationships, new forms of therapy and new materials, as well as the high degree of specialization and networking of all professional groups and disciplines involved in the treatment of severely burned patients have resulted in an enormous increase in the survival rate of patients over the past 70 years. In addition, modern intensive care medicine has been able to make a significant contribution to reducing the mortality of burn patients through evidence-based development of ventilation strategies for lung-sparing ventilation, influencing metabolism, differentiated nutrition and micronutrition, as well as increasingly differentiated shock and sepsis treatment. It is to be hoped that these advances will lead to a further improvement in the already excellent quality of outcomes by further optimizing the organizational structure, promoting research and maintaining the staffing of burn centers in Germany. Particular attention must be paid to the personnel situation because of the considerable physical and psychological strain on all the professional groups involved.

Literatur

1. Baxter CR, Shires GT (1968) Physiological response to crystalloid resuscitation of severe burns. Ann NY Acad Sci 1968; 15: 874–896

2. Gesundheitsberichterstattung des Bundes: Diagnosedaten der Krankenhäuser 2000–2018

3. Heimbach D, Mann R, Engrav L (1996) Evaluation of the burn wound. Management decisions. In: Herndon DN (Hrsg) Total burn care (2007). WB Saunders, Elsevier, Philadelphia

4. Jahresbericht 2020 der Deutschen Gesellschaft für Verbrennungsmedizin

5. Koslowski L (1997) 50 Jahre Verbrennungsbehandlung in Deutschland. Festvortrag: Symposium Verbrennungsmedizin heute, 21./22.2.1997, Berufsgenossenschaftliches Unfallkrankenhaus Hamburg

6. Reiss E et al. (1953) Brooke Army Medical Center, Fort Sam Houston, San Antonio, Texas

7. Tobiasen J, Hiebert JM, Edlich RF (1982) The abbreviated burn severity index. Ann Emerg Med 11: 260–262

Querschnittgelähmten-Zentren – Paraplegic-Centers

Roland Thietje und Christian Jürgens, Hamburg

Eine traumatische Querschnittlähmung ist mit etwa 1100 Fällen pro Jahr ein seltenes Verletzungsmuster. Bis in die Mitte der 40er Jahre des 20. Jahrhunderts galt der Eintritt einer hohen Querschnittlähmung quasi als Todesurteil. Die Patienten starben innerhalb kurzer Zeit an den typischen Komplikationen: Urosepsis, Pneumonie oder Druckgeschwür. Dieser Tatsache entsprechend galten Querschnittgelähmte als unrettbare Pflegefälle und wurden regelhaft in entsprechenden Einrichtungen bis zu ihrem Ende verwahrt.

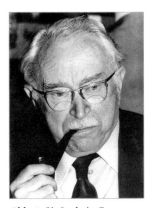

Die Entwicklung von Antibiotika und von operativen Stabilisationsverfahren der Wirbelsäule sowie die Erkenntnis von Sir Ludwig Guttmann (dem Gründer des ersten Querschnittgelähmten-Zentrums 1944 in Stoke Mandeville und Gründer der paralympischen Bewegung), dass Menschen mit einer Querschnittlähmung bei entsprechender Behandlung entgegen der allgemeinen Annahme durchaus eine positive Rehabilitationsprognose haben können, führten in den industrialisierten Staaten zu einem Umdenken *(Abb. 1–3)*.

Entsprechend den Erfahrungen von Guttmann, dass eine erfolgversprechende Behandlung Querschnittgelähmter spezifisches multidisziplinäres und interprofessionelles Fachwis-

Abb. 1: Sir Ludwig Guttmann

sen voraussetzt, wurden auch in Deutschland Querschnittgelähmten-Zentren gebildet. Das erste Zentrum wurde 1952 in der Berufsgenossenschaftlichen Unfallklinik Bergmannsheil in Bochum in Betrieb genommen. Dem Auftrag des SGB VII „Helfen und heilen mit allen geeigneten Mitteln" folgend, wurden in den Folgejahren die meisten Querschnittgelähmten-

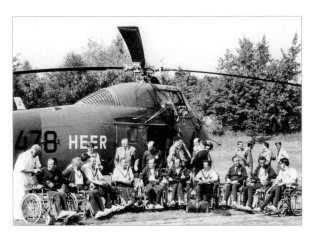

Abb. 2: Sikorsky S 58 Transporthubschrauber auf dem Landeplatz des Querschnittgelähmten-Zentrums Hamburg (1960)

Zentren in BG Kliniken gegründet. Noch heute finden sich über 60 % der „Querschnittbetten" in diesen Kliniken. Das Konzept der engen Verzahnung zwischen Erstversorgung, Rehabilitation, Reintegration und lebenslanger Nachsorge entwickelte sich über Jahrzehnte zu einem allgemein anerkannten Standard. Derzeit stehen in Deutschland für die etwa 100 000 Betroffenen (ca. 2/3 Paraplegiker, 1/3 Tetraplegiker) 26 Zentren mit etwa

1 400 Behandlungsplätzen für Patienten aller Versicherungs- und Rehabilitationsträger zur Verfügung. Seit 1977 diskutieren sämtliche Zentrumsleiter regelmäßig Behandlungsstandards und epidemiologische Entwicklungen. Mittlerweile sind die Erkenntnisse von über 60 000 Fällen in einer Datenbank erfasst. Vermutlich handelt es sich hierbei um eine der ältesten und umfassendsten fortlaufend durchgeführten Datenerhebungen zu einem Krankheitsbild.

Seit 2015 entwickelt die Deutschsprachige Medizinische Gesellschaft für Paraplegiologie (DMGP) Leitlinien (z. B. zur neuro-urologischen Versorgung).

Doch welche Erkenntnisse für die Effektivität und Effizienz der Behandlungen lassen sich hieraus ableiten? Wie misst man diese überhaupt bei den vielen Kontextfaktoren, die bei einer Querschnittlähmung von Relevanz sind? Die verschiedenen Protagonisten (Krankenkassen, Pflegekassen, Rentenversicherungträger, Berufsgenossenschaften, Ärzte, Pflegende, Therapeuten, Angehörige, Patienten und weitere) haben naturgemäß unterschiedliche Aufträge und Ziele. Folglich erheben sie auch unterschiedliche Parameter, nach denen sie den Zielerreichungsgrad ihres Handelns beurteilen.

Tatsache ist, dass es hierzu nur wenige valide Daten gibt und dass es viele Kontextfaktoren gibt, die es auch auf Dauer unmöglich machen werden, die gestellten Fragen auch nur annähernd erschöpfend zu beantworten. Verlässliche Daten gibt es nur zu den Themen Überlebensraten, Todesursachen und berufliche Teilhabe.

Während es vor 80 Jahren noch Therapieziel war, Tetraplegiker mangels irgendeiner Rehabilitationsprognose innerhalb weniger Tage versterben zu lassen, beträgt die durchschnittliche Lebenserwartung ab Eintritt der Lähmung heute über 20 Jahre.

Während die hauptsächlichen Todesursachen des Tetraplegikers derzeit immer noch Pneumonie und Urosepsis sind, ähnelt die Verteilung der Todesursachen bei Paraplegikern aufgrund der hohen Lebenserwartung derer der Normalbevölkerung.

Während der Querschnittgelähmte vor 60 Jahren praktisch a priori ein Fürsorgefall war, stellen wir heute bei Betroffenen im erwerbsfähigen Alter berufliche Teilhabequoten zwischen 30 und 40 % fest. Zweifellos ein Erfolg, im internationalen Vergleich aber unbefriedigend.

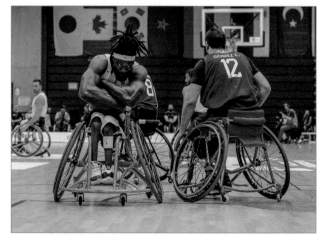

Abb. 3: Paralympionike

Im Deutschen DRG-System wird die Erstbehandlung einer Querschnittlähmung in Anerkennung seiner Komplexität über tagesgleiche Pflegesätze abgegolten. Dies bedenkend muss hinterfragt werden, ob die festzustellende Reduktion durchschnittlicher stationärer Liegedauern als Ausdruck gesteigerter Effizienz des Krankenhauses zu verstehen ist oder eher als Ausdruck sinkender Versorgungsqualität.

Zu weiteren wesentlichen Parametern einer erfolgreichen Behandlung wie Pflegebedarf, Selbstständigkeit, Funktionalität und Lebensqualität (die Aufzählung ließe sich mühelos erweitern) existieren kaum Daten, die man in einem historischen Kontext vergleichen könnte.

Genauso wenig, wie man in absehbarer Zeit eine Querschnittlähmung nicht wird heilen können, so wird es aufgrund der Komplexität des Krankheitsbildes, des demographisch bedingt ständigen Wandels des Patientenklientel und der Vielzahl der Kontextfaktoren auch in Zukunft sicher nur möglich sein, einzelne Parameter hinsichtlich ihrer Effizienz zu überprüfen.

Wie misst man z. B. die Effizienz in der Hilfsmittelversorgung? Während sich dies bei Unterarmgehstützen problemlos auf die Formel € / Stück reduzieren lässt, wird die Versorgung eines Tetraplegikers mit einem nicht individuell angepassten Rollstuhl aus dem Hilfsmittelpool des Kostenträgers mit großer Wahrscheinlichkeit Folgekosten für die Behandlung eines Dekubitus nach sich ziehen. Die scheinbar effiziente Versorgung durch die Abteilung Hilfsmittel wird durch vermeidbare Kosten in der Abteilung stationäre Behandlungskosten konterkariert.

Dennoch kann man allein aus den vorhandenen wissenschaftlichen Erkenntnissen und jahrzehntelanger Erfahrung heraus Thesen aufstellen, wie künftig die Effektivität und Effizienz der Behandlung Querschnittgelähmter gesteigert werden kann. Diese finden sich kondensiert in einem Policy Paper, das 2019 dem Bundesgesundheitsministerium gemeinsam von der DMGP, der Deutschen Stiftung Querschnittlähmung und der Fördergemeinschaft der Querschnittgelähmten übergeben wurde. Im Hinblick auf eine Gesellschaft im demographischen Wandel und des zwingend erforderlichen ökonomischen und nachhaltigen Umgangs mit Ressourcen werden zusammengefasst folgende Forderungen erhoben:

➢ Versorgung von Wirbelsäulenverletzungen ausschließlich in Zentren mit ausgewiesener Expertise
➢ Grundsätzliche Steuerung von Patienten in qualifizierte Zentren
➢ Fortführung der Entwicklung von querschnittlähmungsspezifischen Leitlinien
➢ Intensivierung neuroregenerativer und neurorekonstruktiver Forschung
➢ Intensivierung der Forschung zu spezifischen Therapieformen (z. B. Lokomotionstherapie)

➢ Optimierung der Hilfsmittelentwicklung

➢ Verbesserung präventiver Behandlungskonzepte z. B. durch Einrichtung von Medizinischen Zentren zur Behandlung von Erwachsenen mit Behinderung (MZEB) und bessere Vernetzung mit niedergelassenen Ärzten

➢ Investitionen in Barrierefreiheit

➢ Investitionen in die verschiedenen Ebenen des Sports vom Präventiv- und Rehabilitationssport über den Breitensport bis in den Paralympischen Sport als Katalysator für die Entwicklung einer inklusiven Gesellschaft

Summary

On the basis of existing scientific knowledge and decades of experience proposals can be formulated as to how effectiveness and efficiency of treatment for paraplegics can be increased in the future. These are condensed in a policy paper that was presented to the Federal Ministry of Health in 2019 by the DMGP, the German Paraplegia Foundation and the Association for the Promotion of Paraplegic Patients. With regard to a society undergoing demographic change and the urgently required economic and sustainable use of resources, the following demands are summarized: 1. Care of spinal column injuries exclusively in centers with proven expertise, 2. Basic guidance of patients to qualified centers, 3. Continuation of the development of paraplegia-specific guidelines, 4. Intensification of neuroregenerative and neuroreconstructive research, 5. Intensification of research on specific forms of therapy (e. g., locomotion therapy), 6. Optimization of aid development, 7. Improvement of preventive treatment concepts e. g., by setting up Medical centers for the treatment of adults with disabilities (MZEB) and better networking with physicians in private practice, 8. Investments in accessibility, 9. Investment in the different levels of sport from preventive and rehabilitative sport via mass sports to Paralympic sports as a catalyst for the development of an inclusive society.

17   Knochen- und Weichteilinfekt. Ein Problem für Patient*innen, Hospital, Gesellschaft und Chirurg*innen?

Matthias Militz und Fabian Stuby, Murnau am Staffelsee

Seit der Gründung der Deutschen Gesellschaft für Unfallchirurgie vor 100 Jahren hat sich in dem Fachgebiet ein Wandel von allgemeiner Unfallchirurgie hin zu einer immer weiter spezialisierten Unfallchirurgie und Orthopädie sowie von eher konservativer Therapie hin zu differenzierten operativen Eingriffen vollzogen. Diese Entwicklung betrifft in gleichem Maße die Behandlung von Infektionen, wobei durch den Einsatz von Antibiotika zwar die Infektionsrate gesenkt werden konnte, die Ausweitung der Indikationen für die operative Frakturbehandlung und Implantation von Endoprothesen führte jedoch auch zu einem absoluten Anstieg der Infektionen in O&U.

Vom Beginn der unfallchirurgischen Behandlung zur Gründung der AG „Septische Chirurgie" der DGU

Die Thematik der Knochen- und Weichteilinfektionen ist seit der Gründung der Deutschen Gesellschaft für Unfallchirurgie (DGU) Gegenstand wissenschaftlicher, struktureller und ökonomischer Überlegungen. Während in den Anfangsjahren die unfallchirurgische Behandlung im Fachgebiet der Allgemeinchirurgie abgebildet wurde, rückte die Thematik der Knochen- und Weichteilinfektionen mit der Etablierung eines unfallchirurgischen Curriculums in den 1980er Jahren im deutschsprachigen Raum speziell auch in den Fokus der unfallchirurgischen Behandlung und Forschung.

Die Auswirkungen der Weltkriege und des „Wirtschaftswunders" in den 1960er und 1970er Jahren des vergangenen Jahrhunderts, die demografische Entwicklung und der rasante technische Fortschritt führten zu einer zunehmend operativ ausgerichteten Therapie unfallchirurgischer Verletzungen. Hinzu kommen die Entdeckung und Anwendung der Antibiotika, die eine stetige Erweiterung des operativen Spektrums bewirkten.

Gerade in den Anfangsjahren der Einführung neuer OP-Techniken und Implantate war aber auch eine Zunahme von Komplikationen, besonders der Infektionen zu verzeichnen. Neben der ständigen Weiterentwicklung von Implantaten, Materialen und OP-Techniken führte hier ein besseres Verständnis der biologischen und biomechanischen Zusammenhänge zu einer Reduktion der Infektionen nach unfallchirurgischen Operationen. Wesentlich für die Reduktion der Infekt-Komplikationen war dabei die Renaissance des Marknagels zur Osteosynthese von Frakturen an langen Röhrenknochen in den 1960er und 70er

Jahren und die Entwicklung minimalinvasiver Verfahren, um eine möglichst „biologische" Knochenheilung zu ermöglichen. Die Wahl des günstigsten OP-Zeitpunktes, des schonendsten OP-Verfahrens und geeigneter Implantate zusammen mit dem Einsatz von Antibiotika waren wesentliche Aspekte, die im Rahmen der wissenschaftlichen Forschung erarbeitet wurden und die klinische Versorgung von Unfallpatient*innen nachhaltig veränderten.

Die Euphorie der Erfolge durch den Einsatz von Antibiotika wurde allerdings durch die zunehmende Resistenzentwicklung zum Ende des vorigen Jahrhunderts deutlich getrübt. In dieser Phase erfolgte die Gründung der Arbeitsgemeinschaft (AG) „Septische Chirurgie" der DGU. Im Rahmen der Vorstandssitzung der DGU vom 19. bis 20. Juni 2008 in Heiligendamm wurde von Prof. Dr. Dr. Gunther O. Hofmann aus Jena der Antrag zur Gründung der AG „Septische und Rekonstruktive Chirurgie" der DGU gestellt und vom Präsidium der DGU befürwortet. Die Gründung der AG „Septische Chirurgie" erfolgte im Rahmen der 72. Jahrestagung der DGU im ICC in Berlin. Zum Leiter der AG wurde Prof. Dr. Dr. Gunther O. Hofmann, Halle/Jena, gewählt und benannt.

Vertreter verschiedener Professionen und Fachrichtungen nahmen an der Gründungssitzung teil. Im Gründungsjahr der AG wurden auf der Jahrestagung 17 Beiträge zum Thema Infektionen des muskuloskelettalen Systems vorgetragen und diskutiert. In den folgenden Jahren wurden zahlreiche Veranstaltungen und Publikationen unter Beteiligung der Mitglieder der AG durchgeführt bzw. veröffentlicht. 2015 wurde dem Antrag des Vorsitzenden der AG, Prof. Dr. Andreas Tiemann, die AG „Septische Chirurgie" der Deutschen Gesellschaft für Unfallchirurgie in die Deutsche Gesellschaft für Orthopädie und Unfallchirurgie zu überführen, entsprochen. Am 21. Mai 2015 erfolgte zudem die Änderung des Status der AG „Septische Chirurgie" der DGU in die Sektion „Knochen- und Weichteilinfektionen" der DGOU mit 60 Mitgliedern. Mit der Erarbeitung der ersten S2k-Leitlinie „Akute und chronische exogene Osteomyelitis der langen Röhrenknochen des Erwachsenen" wurden durch die Sektion „Knochen- und Weichteilinfektionen" der DGOU erstmals gemeinsame Eckpunkte für Prävention, Diagnostik und Therapie in diesem Bereich definiert und publiziert [3].

Die fachübergreifende Existenz von Infektionen, die relativ geringe Inzidenz und der damit verbundene geringe Entwicklungsdruck aus gesamtgesellschaftlicher, wirtschaftlicher und medizinischer Sicht sind einige Gründe, die eine nachhaltige Analyse und Entwicklung von Therapiekonzepten erschwerten. Mit der Einrichtung des dauerhaften Gremiums zur wissenschaftlichen Bearbeitung dieser Thematik in der Sektion sind der Wunsch und die Erwartung verbunden, interdisziplinär die weiterhin existierenden Risiken für die Entstehung von Infektionen in Orthopädie und Unfallchirurgie (O&U), aber auch die therapeutischen Möglichkeiten zur Behandlung von Infektionen zu verbessern.

Die aktuellen Herausforderungen der Sektion „Knochen- und Weichteilinfektionen" der DGOU bestehen in der Koordination der verschiedenen Akteure, Fachgesellschaften und gesundheitspolitischer Entwicklungen, um durch eine Verbesserung des pathophysiologischen

Verständnisses, Berücksichtigung der demografischen Entwicklung, gesundheitspolitischer Aspekte und Nutzung digitaler Konzepte die Behandlung von Patient*innen mit Infektionen in O&U weiter zu optimieren. Trotz der bisher erreichten Fortschritte zur Reduktion von Infekt-Komplikationen im Rahmen der unfallchirurgisch/orthopädischen Behandlung wird auch zukünftig diese Thematik intensiver Forschung in der Sektion und den Fachgesellschaften bedürfen. Neue Konzepte zum Umgang mit Antibiotika, Hygienerichtlinien und risikoadaptierte Behandlungskonzepte sind Gegenstand der laufenden Forschungsarbeit in den Gremien der Fachgesellschaften, wobei die spezifischen Aspekte der unterschiedlichen Behandlungsentitäten auch im interdisziplinären Austausch Berücksichtigung finden.

Infektionen in O&U – Bedeutung für Patient*innen

Die unfallchirurgische Behandlung von Infektionen in O&U durch Prävention über Diagnostik, Therapie und Rehabilitation hat sich in den vergangenen 100 Jahren rasant entwickelt und verändert. Waren Infektionen zu Beginn des vorigen Jahrhunderts meist schicksalhaft mit einer hohen Letalität und oft mit wesentlichen Funktionsdefiziten und Amputationen verbunden, so werden heute, der demografischen Entwicklung entsprechend, Trauma- und Elektivpatient*innen risikoadaptiert behandelt. Dabei spielt die Infektionsprophylaxe neben der Wiedererlangung der Mobilität eine wesentliche Rolle. Dies gilt besonders für Patient*innen im höheren Alter bei Unfällen oder nach Versorgung mit Endoprothesen. Die Herausforderung besteht im klinischen Alltag u. a. besonders darin, unter Berücksichtigung der Nebenerkrankungen und Medikamenteninteraktionen durch eine kalkulierte Antibiotikaprophylaxe und gewebeschonende OP-Verfahren die Infektionsrate zu minimieren. Realisiert sich das Risiko einer Infektion, dann sind konsequente Strategien zur Eradikation der Infektion durch radikales chirurgisches Vorgehen und begleitende testgerechte Antibiotikatherapie nach den Prinzipien des Antibiotic Stewardship (ABS) obligat. Die Umsetzung eines rationalen Therapiekonzeptes stellt oft eine große emotionale Herausforderung an die Patient*innen dar, da das ursprüngliche Ziel der Operation zunächst in weite Ferne gerückt erscheint und die Infekteradikation und Rekonstruktion mitunter einen relevanten Zeitfaktor für die Patient*innen darstellen. Nicht selten kann nur durch Resektionsverfahren oder Amputationen die Infektion eradiziert werden, wodurch die Patient*innen u. U. Einbußen hinsichtlich der Funktionalität der entsprechenden Körperteile akzeptieren müssen.

Infektionen in O&U – Bedeutung für das Krankenhaus und die Gesellschaft

Infektionen stellen seit der Etablierung von Krankenhäusern eine der wesentlichen Krankheitsentitäten dar, die eine Krankenhausbehandlung erfordern. Die Rahmenbedingungen für Krankenhäuser haben sich in den vergangenen 100 Jahren dramatisch verändert.

Während zu Beginn des vorigen Jahrhunderts unfallchirurgische und orthopädische Erkrankungen überwiegend konservativ behandelt wurden und besonders im Zuge der Kriegswirren die Anpassung von orthopädischen Hilfsmitteln in den sogenannten „Krüppelheimen" im Vordergrund standen, gehören orthopädische und unfallchirurgische Operationen an der Wirbelsäule und des Beckens, der Implantation von Hüftendoprothesen und die Frakturbehandlung von langen Röhrenknochen heute zu den zehn am häufigsten durchgeführten Operationen in Deutschland. Im Jahr 2018 wurden ca. 21 % der 50 häufigsten vollstationären Operationen in Deutschland im Fachgebiet Orthopädie/Unfallchirurgie verzeichnet [1]. Krankheiten des Muskel-Skelett-Systems und des Bindegewebes (ICD M00-M99) verursachten 2015 Kosten von 34,19 Milliarden Euro und dies entspricht ca. 10 % aller Krankheitskosten. Für Erkrankungen mit den ICD-Nummern S00-T98, Verletzungen, Vergiftungen und bestimmte andere Folgen äußerer Ursachen, welche ebenfalls zu einem relevanten Anteil im Fachgebiet Unfallchirurgie/Orthopädie behandelt werden dürften, betrugen die Krankheitskosten 2015 fast 18 Milliarden Euro. Damit sind für unfallchirurgische und orthopädische Krankheitsbilder etwa 15 % der Krankheitskosten/Jahr in Deutschland zu kalkulieren [2].

Trotz der Senkung der relativen Infektionsraten ist ein absoluter Anstieg der Diagnose Osteomyelitis laut Statistischem Bundesamt zu verzeichnen *(Abb. 1)*. Damit verbunden ist auch ein Anstieg der Operationen und Prozeduren bei Infektionen am Knochen in dem genannten Zeitraum *(Abb. 2)*.

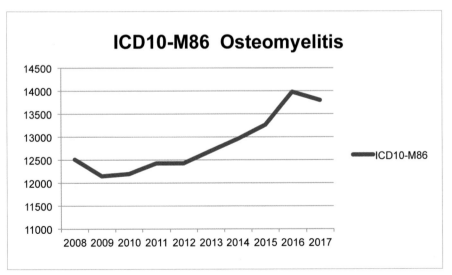

Abb. 1: Krankenhauspatienten: Deutschland, Jahre; Entlassene Patienten (Anzahl), ICD-10 (1-3-Steller) Hauptdiagnose ICD10-M86, Osteomyelitis (© Statistisches Bundesamt (Destatis), 2020/Stand: 29.07.2020/14:10:37)

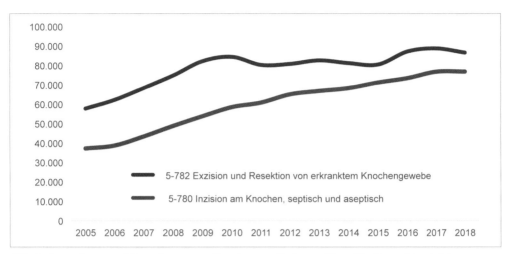

Abb. 2: Operationen und Prozeduren an vollstationären Patienten (Anzahl), Deutschland, Jahre 2005–2018, (1-4-Steller Hierachie), Fallpauschalenbezogene Krankenhausstatistik (DRG), Deutschland (© Statistisches Bundesamt (Destatis), 2020/ Stand: 29.07.2020/14:26:51)

Infektionen in O&U – Bedeutung für Chirurg*innen

Infektionen spielen im klinischen Alltag von Chirurg*innen eine ambivalente Rolle. Einerseits gibt es Infektionen, die seitdem es Menschen gibt existieren und deren Behandlung seit Jahrhunderten zu den elementarsten Fähigkeiten der Bader/Chirurgen und Chirurg*innen gehört. Andererseits wird die Kenntnis über die Prävention, Entstehung und Behandlung von Infektionen immer komplexer, sodass gegenwärtig interdisziplinäre Behandlungskonzepte erforderlich sind, um Infektionen in O&U erfolgreich behandeln zu können. Die Herausforderung besteht in der Koordinierung der Umsetzung bestimmter Hygieneprinzipien, der Risikoabschätzung, der Diagnostik und antimikrobieller und operativer Therapie.

Für die erfolgreiche Behandlung von Infektionen in O&U ist ein rationaler Umgang zur Vermeidung von Rezidiven und langen Behandlungsverläufen essentiell. Bedenkt man, dass mitunter ein enges Arzt-Patient-Verhältnis wesentlich zum Erfolg der Behandlung beitragen kann, so ist beim Auftreten einer Infektion als Komplikation gerade diese emotionale Bindung für den Behandlungserfolg hinderlich. Ein gravierender Aspekt beim Auftreten von Infektionen im Zusammenhang mit einer unfallchirurgisch/orthopädischen Operation ist die Frage, ob es sich dabei um eine schicksalhafte Realisierung eines vorhandenen Risikos handelt, oder aber ein fehlerhaftes Verhalten des medizinischen Personals als Ursache für die Infektion zu betrachten ist. Auch aus diesem Grund erscheint die Behandlung durch einen neutralen, in der septischen Chirurgie erfahrenen Behandler ein weiteres Argument für die erfolgreiche Beherrschung dieser Krankheitsentität zu sein. Gerade unter den aktuellen demografischen, epidemiologischen, gesundheitspolitischen und betriebswirtschaftlichen Rahmenbedingungen ist hier besondere Aufmerksamkeit geboten, um eine optimale Behandlung der betroffenen Patient*innen realisieren zu können. Vor diesem Hintergrund wird die wissenschaftliche Auseinandersetzung mit dem Thema „Infektionen" zukünftig weiterhin eine wesentliche Aufgabe innerhalb der Fachgesellschaften sein. Die zunehmende Spezialisierung auf bestimmte Krankheitsentitäten bedingt auch eine Spezialisierung zur Behandlung von Infektionen in O&U.

Die operative Behandlung von Infektionen in O&U ist unverändert die Grundlage für eine erfolgreiche Infektionsbehandlung, die jedoch von einer rationalen Antibiotikatherapie und interdisziplinären Betreuung begleitet werden muss. Damit kann eine der schwerwiegendsten Komplikationen in O&U oft erfolgreich und mit zufriedenstellendem funktionellem Ergebnis behandelt werden. Diese Entwicklung ist zu einem wesentlichen Teil den wissenschaftlichen, gesundheits- und berufspolitischen Aktivitäten der Mitglieder der Deutschen Gesellschaft für Unfallchirurgie zu verdanken.

Summary

Since the foundation of the German Society for Trauma Surgery 100 years ago, trauma surgery has undergone a fundamental change from general trauma surgery to increasingly specialized surgery and orthopedics as well as from more conservative therapy to differentiated surgical interventions. This development applies equally to the treatment of infections. Although the use of antibiotics has reduced the infection rate, the expansion of indications for surgical fracture treatment and joint replacement has also led to an absolute increase in infections in orthopedics and trauma surgery.

Surgical treatment of infections in orthopedics and trauma surgery continues to be essential for the successful treatment of infections, but this must be accompanied by rational antibiotic therapy and interdisciplinary care. This means that one of the most serious complications in orthopedics and trauma surgery can usually be treated successfully and with satisfactory functional results. This development is to a large extent the product of the scientific, health and professional policy activities of the members of the German Society for Trauma Surgery.

Literatur

1. Entgeltsysteme im Krankenhaus DRG-Statistik und PEPP-Statistik. (2020, 29.07.2020). Die 50 häufigsten Operationen der vollstationären Patientinnen und Patienten in Krankenhäusern. http://www.gbe-bund.de/gbe10/i?i=666:38677325D (aufgerufen: 24.11.2020)

2. Krankheitskostenrechnung. (2020). Krankheitskosten in Mio. € für Deutschland. http://www.gbe-bund.de/gbe10/i?i=61:38677366D (aufgerufen: 24.11.2020)

3. Tiemann, A et al. (2017). S2k-Leitlinie „Akute und chronische exogene Osteomyelitis langer Röhrenknochen des Erwachsenen" Stand 25.01.2018. https://www.awmf.org/uploads/tx_szleitlinien/012-033l_S2k_Osteomyelitis_2018-01_1.pdf (aufgerufen: 24.11.2020)

18 Neue arthroskopische Techniken in der Schulter- und Ellenbogenchirurgie nach Trauma

Markus Scheibel, Zürich/Berlin und Lars-Peter Müller, Köln

„Arthroscopy is the tool of the devil!" Mit diesem Statement kommentierte Charles A. Rockwood Jr. (1929–2022), einer der Protagonisten der offenen Chirurgie, die ersten arthroskopischen Bemühungen in der Versorgung von Gelenkpathologien. Unbeeindruckt von diesem prominenten Gegenwind hat sich in den vergangenen Jahrzehnten eine explosionsartige Entwicklung in der minimalinvasiven Schulter- und Ellenbogenchirurgie vollzogen. Möglich wurde dies insbesondere durch das verbesserte Verständnis pathomorphologischer Veränderungen verschiedener Verletzungsmuster und die Neu- bzw. Weiterentwicklung von Implantaten, Instrumenten und operativen Techniken, wodurch gegenwärtig selbst komplexe rekonstruktive Eingriffe standardisiert durchgeführt werden können.

Arthroskopische Schulterchirurgie

Moderne Verfahren der anatomischen Kapsel-Labrumrekonstruktion (z. B. mit knochensparenden All-Suture-Ankern) in der Versorgung von anterioren, posterioren und multidirektionalen Schulterinstabilitäten gehören inzwischen zum arthroskopischen Standardrepertoire. Mit dem Ziel die Rezidivraten nach primärer Weichteilstabilisierung weiter zu reduzieren, stehen aktuell sogenannte arthroskopische Bankart-Augmentationsverfahren (z. B. Bankart-Plus-Technik oder Dynamic-Anterior-Stabilization-Technik mit LBS[Lange Biceps-Sehne]-Transfer) auf dem klinischen Prüfstand. Des Weiteren wurden rekonstruktive Verfahren, von denen man dachte, dass sie nur in bewährter offener Technik präzise und erfolgsversprechend durchgeführt werden können, auf ein arthroskopisches Niveau angehoben. Hierbei haben sich die arthroskopischen Knochenblockoperationen (z. B. Beckenspanplastiken) und der arthroskopische Korakoidtransfer bei chronischen Glenoidranddefekten an schulterarthroskopischen Zentren zu einem Standardeingriff entwickelt.

Die Versorgung von glenohumeralen Luxationsfrakturen (Glenoid- und/oder Tuberculum-majus-Frakturen) wird bereits seit längerem arthroskopisch mit exzellenten klinischen Ergebnissen durchgeführt. Die Verwendung von Metallschrauben am vorderen oder hinteren Glenoidrand tritt aufgrund der möglichen Komplikationen (z. B. Schraubenüberstand und sekundärer Humeruskopfdestruktion) zunehmend in den Hintergrund. Bioresorbierbare Implantate (Darts, Schrauben oder Fadenanker) zeigen dabei klare Vorteile *(Abb. 1a–c)*. Die arthroskopische Vorgehensweise bei der Rekonstruktion des vorderen Glenoidrandes vermeidet das Auftreten sekundärer Subscapularisinsuffizienzen.

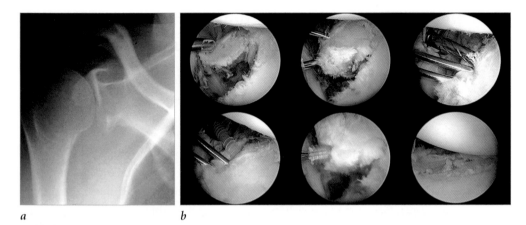

a   b

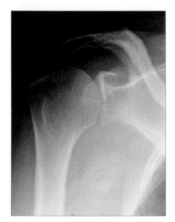

c

Abb. 1: ***a:*** *Dislozierte anteroinferiore Pfannenrandfraktur nach primärtraumatischer Schulterluxation und Reposition rechte Schulter.* ***b:*** *Arthroskopische Reposition und Rekonstruktion mit kopflosen bioresorbierbaren Kompressionsschrauben.* ***c:*** *Anatomische Konsolidierung der Glenoidfraktur nach arthroskopischer Rekonstruktion rechte Schulter*

Das Indikationsspektrum der minimalinvasiven Frakturversorgung der Skapula wurde anschließend auf komplexere Frakturstituationen ausgeweitet. Schräg bzw. Querfrakturen lassen sich mit einer kombinierten arthroskopisch und bildwandlergestützten Versorgung suffizient adressieren *(Abb. 2 a–d)*.

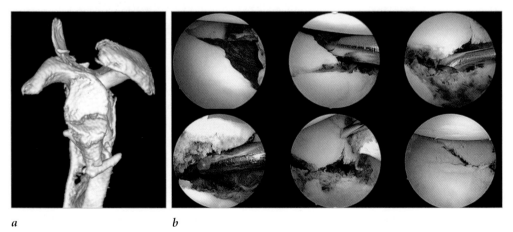

a   b

Abb. 2: ***a:*** *Dislozierte Skapulaquerfraktur mit Glenoidbeteiligung linke Schulter.* ***b:*** *Arthroskopisch gestützte Reposition und Schraubenosteosynthese*

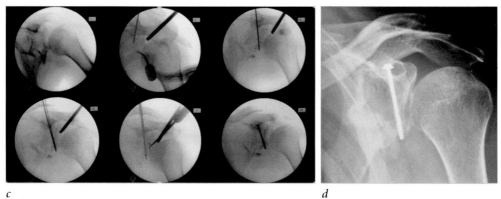

c   *d*

*Abb. 2: **c:** Bildwandlerkontrollierte Reposition und Schraubenosteosynthese. **d:** Anatomische Konsoldie-
rung der Skapulafraktur nach arthroskopisch und bildwandlergestützter Rekonstruktion linke Schulter*

Gleiches gilt für die Versorgung von lateralen Claviculafrakturen und Schultereckgelenk-
sprengungen. Arthroskopische bzw. arthroskopisch-assistierte Techniken unter Verwendung von Flaschenzugimplantaten vermeiden eine ausgiebige Weichteilpräparation mit
relevanter Zugangsmorbidität und erlauben die simultane Versorgung von glenohumeralen Begleitpathologien *(Abb. 3a–b)*. Die Ergebnisse sind den offenen Techniken mindestens ebenbürtig und obligate Zweiteingriffe lassen sich damit vermeiden.

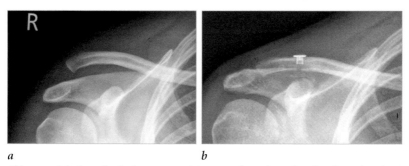

a   *b*

*Abb. 3: **a:** Schultereckgelenksprengung Typ V nach Rockwood rechts. **b:** Arthroskopische Rekonstruktion in coracoclaviculärer Low-Profile Tight-Rope-Technik mit additiver AC-Cerclage rechts*

Die jüngst beschriebenen arthroskopischen Techniken zur Behandlung von Knorpelde-
fekten der Schulter (z. B. Autologe Chondrocyztentransplantation oder Autocart) und die
Möglichkeiten der arthroskopischen Entfernung von verschiedensten Osteosynthesema-
terialen spiegeln des Weiteren die andauernde und fast schon revolutionäre Entwicklung
auf diesem Gebiet wider.

Im Fokus der Rotatorenmanschettenchirurgie standen in den vergangenen Jahren im
Wesentlichen biomechanische und klinische Studien, die den Stellenwert verschiedener

Refixationstechniken untersucht haben. Trotz der Etablierung hochstabiler Konstrukte haben sich die klinischen Ergebnisse nicht wesentlich verbessert. Das Maß an Primärstabilität ist hier vermutlich erreicht bzw. sogar überschritten und die Zukunft wird in der biologischen Optimierung der Rekonstruktion zu suchen sein, um die Rate an Re-Defekten weiter zu reduzieren. Neue Ansätze existieren vor allem in der gelenkerhaltenden Versorgung von irreparablen oder partiell reparablen Rupturen. Sowohl die superiore Kapselrekonstruktion als auch moderne Muskeltransferoperationen zum Ersatz bzw. zur Augmentation der insuffizienten muskulotendinösen Einheiten der Rotatorenmanschette stehen aktuell auf dem Prüfstand der klinischen Forschung.

Arthroskopische Ellenbogenchirurgie

Die arthroskopisch gestützte Frakturversorgung (ARIF – Arthoscopic Reduction Internal Fixation) wird gegenwärtig bei Frakturen am Ellenbogengelenk für einfache Radiuskopf-, einfache Capitulum- bzw. Trochleaabscher- und einfache Coronoidfrakturen an ellenbogenchirurgischen Zentren durchgeführt *(Abb. 4–8)*. In der präoperativen CT wird dafür

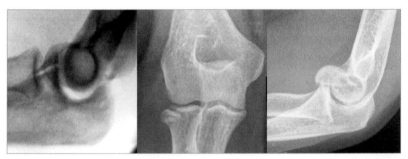

Abb. 4: Potentielle Indikationen intraartikulärer Ellenbogenfrakturen zur arthroskopisch gestützten Frakturversorgung

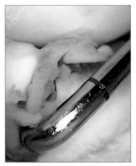

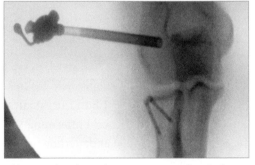

Abb. 5: Arthroskopische Reposition einer Mason-2-Fraktur

Abb. 6: Arthroskopisch gestütze Doppelgewinde-Verschraubung (3,0 mm) Mason-2-Fraktur

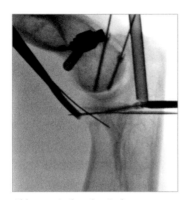 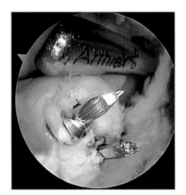

Abb. 7: Arthroskopisch gestützte Doppelgewinde-Verschraubung einer Capitulum-Fraktur

Abb. 8: Arthroskopisch gestützte Doppelgewinde-Verschraubung einer Coronoid-Fraktur

die Schraubenlänge bestimmt. Die arthroskopische Reposition und Retention erfolgt wie in offener Technik mit K-Drähten. Für die definitive Osteosynthese eignen sich selbstbohrende bzw. selbstschneidende Doppelgewindeschrauben (z. B. 3,0 mm). Die Vorteile der additiven Navigation werden gegenwärtig geprüft.

Die arthroskopische Arthrolyse hat sich insbesondere in der posttraumatischen Situation am Ellenbogengelenk durchgesetzt. Wenn kein destruierender Gelenk- oder Weichteilschaden vorliegt und die rehabilitativen Maßnahmen ausgeschöpft sind, ist mittlerweile die arthroskopische Arthrolyse über mindestens fünf Portale zum Standardeingriff geworden. Dabei können ebenso Instabilitäten, die präoperativ oft schwierig detektierbar sind, abgeklärt und simultan adressiert, freie Gelenkkörper entfernt und auch große Osteophyten arthroskopisch kontrolliert abgetragen werden. Die anteriore Kapsulektomie ist, wenn richtig durchgeführt, ein sicheres Verfahren mit einer sehr niedrigen Komplikationsrate. Blockaden von Pro- oder Supination werden weiter offen angegangen.

Darüber hinaus hat sich die arthroskopische Versorgung von Osteochondrose dissecans-Pathologien gegebenenfalls auch mit Knorpeltransplantationen in einigen Stadien erfolgreich durchgesetzt.

Wenn nach einer ligamentären Ellenbogenluxation im Verlauf die Schwellung nicht abklingt und relevante Bewegungseinschränkungen insbesondere bezüglich der Streckung bestehen und ganz besonders, wenn es sich um junge sportliche Patienten handelt, führen wir mittlerweile großzügig eine MRT-Diagnostik durch. Wenn sich hier der Verdacht auf relevante Bandläsionen (fraglich auch kombiniert mit Muskelläsionen) darstellt, ist die arthroskopisch gestützte Diagnostik der Instabilitätsrichtung (posterolateral oder posteromedial oder generalisiert) das Verfahren der Wahl. Die eigentliche Bandrekonstruktion, gegebenenfalls *Internal Bracing*, kann minimalinvasiv durchgeführt werden; die isolierte Augmentation des lateralen Bandkomplexes im Sinne eines minimalinvasiven Internal Bracing kann arthroskopisch bezüglich des stabilisierenden Effekts kontrolliert werden. Die arthroskopischen *All Inside*-Techniken der Adressierung von Bandläsionen sind bisher lediglich fallbasiert beschrieben und genauso wie die arthroskopisch kontrollierte Trizeps- und Bizepssehnenrefixation als experimentell zu betrachten.

Demgegenüber sind arthroskopische Techniken bei chronischen Sehnenproblemen bezüglich des Ansatzes der Bizepssehne am Radiushals und auch der Trizepssehne an der proximalen Ulna mit Bursektomie und Debridement zunehmend populär.

Ausblick

Die kommenden Jahre werden weitere Innovationen und Techniken in der arthroskopischen Schulter- und Ellenbogenchirurgie mit sich bringen und es ist und wird unsere Aufgabe sein, die Möglichkeiten und Grenzen des arthroskopischen Handelns neu zu definieren. Das Zeitalter der sogenannten *Nanoskopie (Mikroarthroskopie)* ist bereits angebrochen. Unabhängig davon ist es sicherlich nicht übertrieben, wenn man heutzutage behauptet, dass das Arthroskop in den Händen des Geübten nicht mehr das „*Werkzeug des Teufels*", sondern vielmehr ein „*Geschenk Gottes*" darstellt.

Summary

Although Charles A. Rockwood Jr. (1929–2022) stated "Arthroscopy is the tool of the devil!" arthroscopic or minimal-invasive techniques have developed to become the standard approach for multiple and even complex pathologies of the shoulder and the elbow.

In fractures, a CT scan is mandatory for pre-operative planning (screw length; screw direction). ARIF (Arthroscopic Reduction Internal Fixation) using cannulated, self-drilling resp. self-cutting screws or even biodegradable implants, depending on the indications, shows excellent clinical results and avoids complications observed with open surgery. Furthermore, multiple arthroscopic techniques have been developed to treat stiffness and/or instability in posttraumatic situations.

19 Update Kniechirurgie: Trauma, Fehlstellung, Arthrose

Philipp Lobenhoffer, Hannover

Das Kniegelenk setzt als ‚biologisches Getriebe' Kraft in Bewegung um. Die Form der Gelenkpartner ist für den bipedalen Gang optimiert, die Stabilisierung erfolgt über das Bandsystem, dem mechanischen Prinzip einer überschlagenen Viergelenkkette folgend. Vesteinerungen aus der Devonzeit (370 Mio. Jahre vor Christus) zeigen bei amphibischen Lebewesen (Eryops) bereits eine volle Entwicklung des Kniegelenks. Selbst heute werden noch neue anatomische Details entdeckt, Ausdruck für die komplizierte Funktion und Binnenarchitektur dieses Gelenks.

Frakturen des Kniegelenks

Gelenkfrakturen an Femur und Tibia waren in der Vergangenheit gefürchtet. Da eine anatomische Wiederherstellung der Gelenkflächen ohne offene Reposition nur selten gelang, waren Defektheilungen mit Steife und Arthrose die Regel. Erst die Gründung der AO (Arbeitsgemeinschaft für Osteosynthese, Davos) im Jahr 1958 änderte diese Situation. Erstmals wurden systematisch sichere Implantate für die Osteosynthese entwickelt. Die offene anatomische Reposition frakturierter Gelenkflächen mit stabiler Fixation und funktioneller Nachbehandlung wurde zum Standard. Die AO-Kurse für die operative Frakturbehandlung erlaubten es ab 1960 den Chirurgen weltweit, diese Techniken zu lernen und anzuwenden.

Distale Femurfraktur

Distale Femurfrakturen waren selten und meist mit Rasanztraumen korreliert. Heute nimmt jedoch der Anteil der distalen Femurfrakturen bei geriatrischen Patienten zu, insbesondere als periprothetische Frakturen. Die mechanische Belastung von Osteosynthesen am distalen Femur ist durch die langen Hebelarme und das bewegliche Kniegelenk erheblich. Eines der ersten winkelstabilen Implantate wurde an diesem Knochenabschnitt eingesetzt, die AO-95°-Condylenplatte. Sie ermöglichte eine stabile Osteosynthese, stellte aber erhebliche Ansprüche an die räumliche Vorstellungskraft und die anatomischen Kenntnisse des Operators. Für metaphysäre Frakturabschnitte galt zunächst ebenfalls das Primat der offenen Reposition und stabilen Fixation, zumeist mit Zugschrauben. Dieses Vorgehen führte angesichts der limitierten Durchblutung dieses Knochenabschnitts gehäuft zu Heilungsstörungen. Das Konzept der ‚biologischen' Osteosynthese durch Überbrückung dieser

Fragmente mittels einer elastisch-stabilen Osteosynthese reduzierte die Pseudarthrosenrate signifikant. Diese Technik erforderte neue Implantate und förderte die Durchsetzung der internen Plattenfixateure, deren erster Vetreter die LISS war. Winkelstabilität wurde nun durch Kopfverriegelungsschrauben in einer Formplatte erzeugt. Dieses Konzept eignete sich ideal für minimal invasive Osteosynthesen (eingeschobene Platte [12]). Anspruchsvoll ist angesichts der erheblichen einwirkenden Muskelkräfte weiterhin die Reposition des Gelenkblocks hinsichtlich der Beinachse in der Frontalebene, der Flexion des Fragments und hinsichtlich der Torsion. Hier sind sicher noch Verbesserungen im Sinne von Repositionsinstrumenten und auch intraoperativer Bildgebung möglich. Während zunächst für Plattenfixateure monoaxiale Schrauben verwendet wurden, kommen nun zunehmend multiaxiale winkelstabile Schraubensysteme zum Einsatz [20]. Diese erlauben eine gezieltere Platzierung von Schrauben in den festen Abschnitten der Condylen. Plattenfixateure werden lateral submuskulär eingebracht und können hier bei anatomischer Formgebung bis ganz nach proximal reichen. Medial limitiert sich die Möglichkeit einer Plattenanlage jedoch durch die Femoralarterie, die relativ weit distal von medial nach posterior durch den Hiatus adductorius tritt. Da bei besonders instabilen Frakturen und Revisionsfällen eine additive mediale Platte vorteilhaft wäre, sind hier noch Entwicklungen von speziellen Formplatten sinnvoll, die eine sichere Abstützung medial erlauben.

Parallel wurden intramedulläre Osteosynthesesysteme entwickelt. Die retrograde Marknagelung mit Nageleintritt oberhalb der Intercondylärgrube hat ihre Bedeutung für extraartikuläre und einfache artikuläre Frakturen erlangt. Das Problem stellt neben der Wahl des korrekten Nageleintritts die Verriegelung insbesondere im Condylenabschnitt dar. Neben Schrauben wurden daher auch Klingen eingeführt, um die Stabilität zu verbessern [24].

Periprothetische distale Femurfrakturen bei liegender Knieprothese können angesichts der oftmals limitierten Knochenqualität ein erhebliches Versorgungsproblem darstellen. Bei kreuzbanderhaltenden Prothesen (CR, open box) kann eine retrograde Marknagelung erwogen werden. Bei den zunehmend eingesetzten kreuzbandersetzenden (PS, closed box) Prothesen ist dieses Verfahren nicht möglich. Hier muss eine laterale Plattenosteosynthese erfolgen, ggf. ergänzt durch eine additive mediale Platte. Verbesserungen sind hier zu erwarten.

Tibiakopffrakturen

Bei der Versorgung von Tibiakopffrakturen ist eine interessante Entwicklung zu beobachten.

Über viele Jahre wurden die Frakturen vor allem auf Basis von ap.-Röntgenaufnahmen klassifiziert und auch operiert. Der chirurgische Zugang zum Tibiakopf erfolgte stets von anterior. Damit bestand das Problem, dass nur die vordere Hälfte des Tibiaplateaus

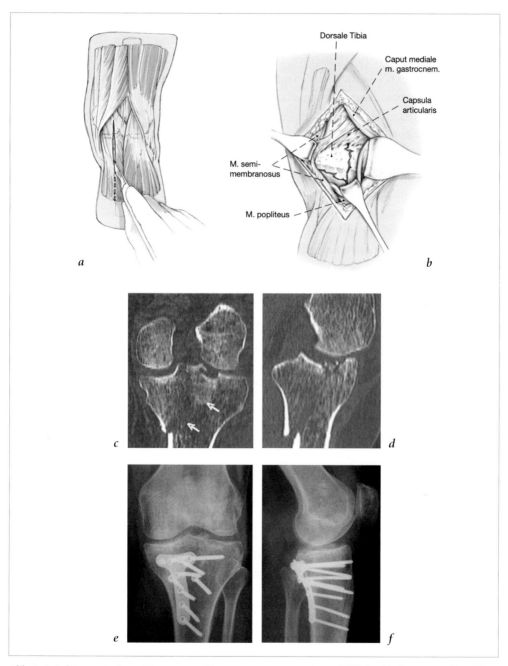

*Abb. 1: Direkter posteriorer Zugang zur Versorgung von posterioren Tibiakopffrakturen. **a:** Der Haut-schnitt erfolgt in Bauchlage über dem medialen Gastrocnemius. **b:** Nach Retraktion des medialen Gastro-cnemius nach lateral und begrenzter Ablösung des M. popliteus kann die Fraktur dargestellt, reponiert und verplattet werden. **c, d:** Posteromediale Luxationsfraktur Typ Moore I. **e, f:** Osteosynthese über poste-rioren Zugang. Die laterale Impression wurde fluoroskopisch kontrolliert reponiert. Die seitliche Ansicht zeigt die posteriore Plattenanlage (aus [7] mit Genehmigung des Springer-Verlages vom 22.01.2021).*

eingesehen werden konnte und auch die abstützende Osteosynthese auf diesen Abschnitt begrenzt war. Da Unfallereignisse nur selten das gestreckte Knie treffen, treten aber häufig Schäden in den hinteren Plateauanteilen auf, die dann das Ergebnis beeinträchtigen. Erst die Einführung des CT in die Primärdiagnostik hat gezeigt, dass mindestens ein Drittel der Frakturen maßgeblich die hinteren Plateauanteile betreffen. Erste Versuche einer mehr anatomieadaptierten Versorgung der Frakturen über posteriore Zugänge reichen weit zurück [5, 6, 14]. Aber erst die Erfahrung chinesischer Chirurgen und ihre große Fallzahl hat hier den Durchbruch gebracht. Die Einführung des Dreisäulenmodells (medial/lateral/posterior) hat die Bedeutung des posterioren Tibiakopfes hervorgehoben [15]. Moderne Klassifikationen haben hier weitere Verfeinerungen gebracht [10, 11]. Schrittweise wurden nun sichere und reproduzierbare Zugänge zu den hinteren Plateauanteilen eingesetzt, welche die Anatomie respektieren und auch erlernbar sind [7]. Diese neuen Versorgungsstrategien beinhalten jedoch auch die Abkehr von der stereotypen Positionierung des Patienten in Rückenlage *(Abb. 1)*.

Eingriffe in Bauch- oder Seitenlage und auch wechselnde Lagerungen sind heute nicht ungewöhnlich. Eine stabile Osteosynthese posteriorer Fragmente ist nun technisch möglich, auch spezifische Implantate stehen mittlerweile zur Verfügung. Am Tibiakopf ist somit ein spezifisches operatives Vorgehen, angepasst an die Frakturmorphologie, etabliert.

Entwicklungsbedarf besteht sicher noch im Bereich des Knochenersatzes. Angesichts der zunehmenden Zahl geriatrischer Patienten wäre eine mechanisch stabile und biologisch verträgliche Auffüllung der z. T. extrem großen Defekthöhlen im Tibiakopf wünschenswert.

Bandverletzungen des Kniegelenks

Das Kniegelenk hat keine knöcherne Führung, Funktion und Stabilität werden durch ein kompliziertes Bandsystem gewährleistet. Die Behandlung von Bandverletzungen bestand lang in einer Gipsruhigstellung des Gelenks. Versuche der operativen Bandnaht und auch der Bandrekonstruktion mit Seidenfäden, Tiersehnen oder konservierten Geweben waren wenig erfolgreich. Erst mit dem Buch von Werner Müller 1978 zur Knieanatomie, zur Funktion und zur ligamentären Wiederherstellung gab es einen systematischen Ansatz, die Bandverletzungen zu verstehen, die Mechanik des Gelenks zu berücksichtigen und anatomische Wiederherstellung verletzter Bandstrukturen zu ermöglichen [17]. Die Bandchirurgie war zu diesem Zeitpunkt an eine klassische Eröffnung des Kniegelenks mit Freilegung der Strukturen gebunden. Die Nachteile der Schädigung sensomotorischer Strukturen und einer entsprechend langen Rehabilitation waren erheblich. Mangels Möglichkeiten der nicht-invasiven Diagnostik waren ‚Probearthrotomien‘ durchaus üblich, also Eröffnungen des Kniegelenks ohne gesicherte Diagnose. Zwei Entwicklungen haben die Kniebandchirurgie völlig verändert: die Arthroskopie und die Kernspintomographie.

Die Einführung der Arthroskopie in den 80er Jahren des letzten Jahrhunderts revolutionierte die Kniechirurgie geradezu. Die Binnenstrukturen konnten nun ohne wesentliche Schädigung des Gelenks inspiziert und dann rasch auch operativ behandelt werden. Zunächst wurden Meniskusschäden operiert, dann Kreuzbandverletzungen. Die operative Behandlung von Meniskusschädigungen und Kreuzbandverletzungen ist heute weltweit Domäne der arthroskopischen Chirurgie. Dabei erlangte die arthroskopische partielle Meniskektomie mit Einführung der Kernspintomographie zunächst eine große Popularität. Mittlerweile besteht wieder Zurückhaltung bei der Indikationsstellung, da die Nachteile des Meniskusverlusts erheblich sind [18, 25]. Die arthroskopische Naht von randnahen Meniskusläsionen ist technisch gut möglich und bei geeigneter Indikation auch effektiv als Arthroseprävention [9]. Allerdings ist der Anteil der nahtfähigen Meniskusrupturen gering.

Da sich die primäre Naht von Kreuzbandrupturen als wenig erfolgreich erwies, etablierte sich weltweit der primäre arthroskopische Ersatz durch ein Sehnentransplantat, fixiert in zwei Bohrkanälen. Während zunächst Patellarsehnentransplantate mit zwei Knochenblöcken als Standard verwendet wurden [8], bevorzugen die Operateure heute Weichteiltransplantate wie Semitendinosus, Quadriceps *(Abb. 2)*.

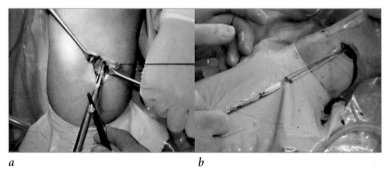

a   *b*

*Abb. 2: Entnahme des Weichteiltransplantats. **a**: Entnahme der Semitendinosussehne als Ersatz für das vordere Kreuzband. Dies erfolgt minimalinvasiv mit einem Sehnenstripper. **b**: Arthroskopischer Ersatz des vorderen Kreuzbandes mit einem Semitendinosus-Vierfachtransplantat.*

Diese bedingen eine geringere Entnahmemorbidität [21]. Versuche der Verfeinerung der Technik durch Verwendung von zwei Bündeln (Doppelbündeltechnik) führten nicht zur maßgeblichen Verbesserung der klinischen Resultate [16]. Generell konnte aber die Komplikationsrate hinsichtlich Infektionen und Kniesteife durch das endoskopische Vorgehen deutlich gesenkt werden.

Die Diagnostik von Kniebinnenverletzungen hat sich durch die Einführung der Kernspintomographie revolutioniert. Diese Methode erlaubt einen Einblick in die biologischen Vorgänge nach einer Kniegelenkverletzung. Die Begleitschäden bei Kreuzbandrupturen konnten durch diese Methode aufgeklärt werden. Neue Entitäten wie das symptomatische

Knochenmarködem wurden erst durch die Kernspintomographie definiert. Mit hoher Auflösung können heute nicht-invasiv Bänder, Menisken und Knorpelstrukturen visualisiert werden. Die Diagnostik von Meniskusschäden und Kreuzbandverletzungen ist extrem zuverlässig, die Knorpeldarstellung wird noch verbessert werden.

Knienahe Osteotomien

Verfahren zur Achsenkorrektur in der Frontal- und Sagittalebene gab es schon im 19. Jahrhundert. Zunächst wurden kongenitale und im geringen Umfang posttraumatische Deformitäten korrigiert. Dann erfolgten Osteotomien auch zur Entlastung eines arthrotischen Gelenksabschnitts bei Varus- oder Valgusgonarthrose. Mit der Entwicklung der Endoprothetik wurden diese Verfahren vergessen. Erst in den letzten 20 Jahren haben Osteotomien eine Renaissance erlebt. Es zeigte sich, dass die Endoprothetik am Knie gerade bei den jüngeren und aktiven Patienten nicht die erhofften Resultate erbrachte und dass es einen Bedarf nach gelenkerhaltenden Lösungen bei Gonarthrose gab. Die Wirksamkeit der Entlastung geschädigter Gelenkanteile durch Achsenkorrektur in der Frontalebene ist klinisch und experimentell bestätigt [2, 4]. Eine Regeneration im betroffenen Gelenkanteil konnte nachgewiesen werden. Positive 10- bis 20-Jahresresultate liegen vor [19, 22, 23]. Die Planung konnte durch die Verwendung digitaler Medien und spezieller Planungssoftware stark vereinfacht werden. Die Einführung der öffnenden biplanaren Tibiaosteotomie hat die Sicherheit der Korrektur der häufigen Varusdeformität der Tibia deutlich verbessert [13]. Insbesondere in Kombination mit einem speziellen Plattenfixateur handelt es sich um ein weltweit bewährtes Verfahren, das vor allem in Asien eine große Verbreitung gefunden hat *(Abb. 3)*.

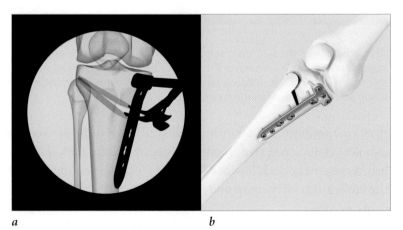

a   *b*

*Abb. 3: Valgisierende biplanare öffnende Tibiakopfosteotomie. **a:** Die Korrektur kann intraoperativ unter Durchleuchtungskontrolle noch angepasst werden. **b:** Stabilisierung mit einem spezifischen Plattenfixateur (Abbildungen der Firma DePuy Synthes, mit Genehmigung vom 22.02.2021)*

Mit der Verbesserung der präoperativen Planung kam die Erkenntnis, dass ca. 30 % aller Deformitäten in der Frontalebene das Femur betreffen. Daher entstand der Bedarf nach sicheren Korrekturmöglichkeiten am distalen Femur. Hier hat sich die öffnende Osteotomie weniger bewährt, da Heilungsstörungen auftraten und das zwangsweise voluminöse Implantat häufig stört. Bewährt hat sich eine biplanare schließende Osteotomie ebenfalls in Kombination mit einem speziellen Plattenfixateur [3]. Das Verfahren wurde zunächst für die Valgusdeformität mit medialer Plattenanlage entwickelt. Es zeigte sich, dass valgisierende Korrekturen auch am distalen Femur erforderlich sind und dass schließende Osteotomien auch von lateral gut realisierbar sind. Somit können mit dieser Technik sowohl Varus- als auch Valgusdeformitäten korrigiert werden *(Abb. 4)*.

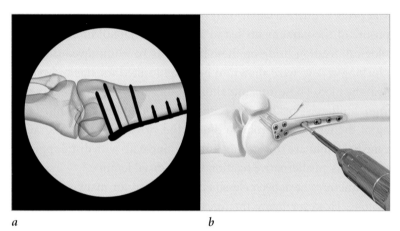

a   *b*

Abb. 4: Prinzip der varisierenden schliessenden biplanaren Femurosteotomie.
a: *Die Keilentnahme erfolgt nur aus dem hinteren Abschnitt des distalen Femurs.*
b: *Stabilisierung mit einem spezifischen Plattenfixateur (Abbildungen der Firma DePuy Synthes, mit Genehmigung vom 22.02.2021)*

In den letzten Jahren zeigte sich, dass neben der Korrektur der mechanischen Achse die physiologische Ausrichtung der Kniegelenklinie von großer Bedeutung für das Ergebnis ist. Dies bedingt bei größeren Korrekturen zunehmend die Durchführung einer Doppelosteotomie an Femur und Tibia, was mit den verbesserten Techniken gut möglich ist.

Eine neue Anwendung von knienahen Osteotomien stellen Korrekturen in der Sagittalebene dar. Der Einfluss der sagittalen Kippung des Tibiakopfes auf die ap.-Stabilität des Kniegelenks ist enorm [1]. Pathologische Kippungen sind ein wesentlicher Risikofaktor für Kreuzbandverletzungen und Korrekturen können die Stabilität wiederherstellen. Hier werden sich ganz neue Indikationen für Osteotomien ergeben.

Summary

The knee joint is an extremely complex structure and even in present days new anatomical details are discovered. In the past intraarticular fractures had an unfavorable prognosis. In most cases only exact anatomical reduction of the joint surfaces allows normal function of the joint. The AO group in Switzerland, founded in 1958, played a major role in creating safe implants and teaching open reduction, stable fixation and functional rehabilitation of intraarticular knee fractures worldwide.

Fractures of the distal femur were mostly caused by high energy trauma in the past. Today the number of geriatric patients having total knee replacements and distal femur fractures has increased. The first application of fixation with angular stability involved the AO 95° condylar plate. Reduction was usually open and included the metaphyseal fracture area. The exposure of these fragments led to a significant rate of healing problems. Elastic-stable 'biological' fixation bridging these fragments have improved the results. Plate fixators with locking screws were shown to be ideally suited for this technique and the first implant was the LISS. These implants allow for minimal-invasive surgery on the shaft area of the femur. Multiaxial locking screws improve stability and handling of the implant. Medial plating of the femur is a problem due to the crossing of the femoral artery. Implants for the medial femur are still lacking. Interlocking nails with distal approaches have also been developed as an alternative fixation for the distal femur.

Tibial plateau fractures have been classified and treated for many years mainly based on ap.-radiographs. However many fractures are located in the posterior plateau. CT-based classifications today are guiding surgeons to the area of maximum instability. Safe approaches from posterior have been developed and reduction and fixation can now be tailored to the individual fracture anatomy. The ideal bone substitute to fill the voids in the metaphysis is still to be developed.

Ligament and meniscus surgery of the knee has been improved significantly by two developments: nuclear magnetic resonance tomography (MR) and arthroscopy. MR scans allow non-invasive diagnostics of all knee soft tissue injuries and meniscal pathology. Arthroscopic techniques have become standard for all meniscus surgeries including repair. Anterior and posterior cruciate ligament injuries can be treated with arthroscopy-assisted techniques using reconstruction techniques mainly with soft-tissue grafts (semitendinosus or quadriceps tendon).

An osteotomy around the knee is an old technique first used for congenital and post-traumatic deformities. Treatment of knee arthritis by unloading the involved compartment (varus and valgus osteotomy) was popular until the development of total knee arthroplasty. Presently these techniques have gained new popularity due to questionable results of arthroplasty in certain patient groups. Valgus correction of varus tibia can be performed safely by medial open wedge biplanar osteotomy and fixation with a specific plate fixator.

Femur osteotomies are performed more frequently. A biplanar closed wedge technique combined with a specific plate fixator has been developed and can be used for varus as well as valgus corrections of the distal femur. Double osteotomies and sagittal plane corrections for ligament instability are the next steps of development.

Literatur

1. Agneskirchner JD, Hurschler C, Stukenborg-Colsman C et al. (2004) Effect of high tibial flexion osteotomy on cartilage pressure and joint kinematics: a biomechanical study in human cadaveric knees. Winner of the AGA-DonJoy Award 2004. Arch Orthop Trauma Surg 124: 575–584

2. Agneskirchner JD, Hurschler C, Wrann CD et al. (2007) The effects of valgus medial opening wedge high tibial osteotomy on articular cartilage pressure of the knee: a biomechanical study. Arthroscopy 23: 852–861

3. Brinkman JM, Hurschler C, Agneskirchner J et al. (2014) Biomechanical testing of distal femur osteotomy plate fixation techniques: the role of simulated physiological loading. J Exp Orthop 1: 1

4. Floerkemeier S, Staubli AE, Schroeter S et al. (2013) Outcome after high tibial open-wedge osteotomy: a retrospective evaluation of 533 patients. Knee Surg Sports Traumatol Arthrosc 21: 170–180

5. Frosch KH, Balcarek P, Walde T et al. (2010) A new posterolateral approach without fibula osteotomy for the treatment of tibial plateau fractures. J Orthop Trauma 24: 515–520

6. Galla M, Lobenhoffer P (2003) [The direct, dorsal approach to the treatment of unstable tibial posteromedial fracture-dislocations]. Unfallchirurg 106: 241–247

7. Galla M, Riemer C, Lobenhoffer P (2009) [Direct posterior approach for the treatment of posteromedial tibial head fractures]. Oper Orthop Traumatol 21: 51–64

8. Gupta R, Kapoor A, Soni A et al. (2020) Anterior cruciate ligament reconstruction with bone-patellar tendon-bone graft is associated with higher and earlier return to sports as compared to hamstring tendon graft. Knee Surg Sports Traumatol Arthrosc 28: 3659–3665

9. Jager A, Starker M, Herresthal J (2000) [Can meniscus refixation prevent early development of arthrosis in the knee joint? Long-term results]. Zentralbl Chir 125: 532–535

10. Kfuri M, Schatzker J (2018) Revisiting the Schatzker classification of tibial plateau fractures. Injury 49: 2252–2263

11. Krause M, Preiss A, Muller G et al. (2016) Intra-articular tibial plateau fracture characteristics according to the „Ten segment classification". Injury 47: 2551–2557

12. Link BC, Rosenkranz J, Winkler J et al. (2012) [Minimally invasive plate osteosynthesis of the distal femur]. Oper Orthop Traumatol 24: 324–334

13. Lobenhoffer P, Agneskirchner JD (2003) Improvements in surgical technique of valgus high tibial osteotomy. Knee Surg Sports Traumatol Arthrosc 11: 132–138

14. Lobenhoffer P, Gerich T, Bertram T et al. (1997) [Particular posteromedial and posterolateral approaches for the treatment of tibial head fractures]. Unfallchirurg 100: 957–967

15. Luo CF, Sun H, Zhang B et al. (2010) Three-column fixation for complex tibial plateau fractures. J Orthop Trauma 24: 683–692

16. Mayr HO, Bruder S, Hube R et al. (2018) Single-Bundle Versus Double-Bundle Anterior Cruciate Ligament Reconstruction-5-Year Results. Arthroscopy 34: 2647–2653

17. Müller W (1978) Das Knie. Form, Funktion und ligamentäre Wiederherstellungschirurgie. Springer-Verlag, Heidelberg New York

18. Noorduyn JCA, Glastra Van Loon T, Van De Graaf VA et al. (2020) Functional Outcomes of Arthroscopic Partial Meniscectomy Versus Physical Therapy for Degenerative Meniscal Tears Using a Patient-Specific Score: A Randomized Controlled Trial. Orthop J Sports Med October 29, 2020 doi: 10.1177/2325967120954392

19. Ollivier B, Berger P, Depuydt C et al. (2020) Good long-term survival and patient-reported outcomes after high tibial osteotomy for medial compartment osteoarthritis. Knee Surg Sports Traumatol Arthrosc 2020 Sep 9. doi: 10.1007/s00167-020-06262-4.

20. Otto RJ, Moed BR, Bledsoe JG (2009) Biomechanical comparison of polyaxial-type locking plates and a fixed-angle locking plate for internal fixation of distal femur fractures. J Orthop Trauma 23: 645–652

21. Samuelsen BT, Webster KE, Johnson NR et al. (2017) Hamstring Autograft versus Patellar Tendon Autograft for ACL Reconstruction: Is There a Difference in Graft Failure Rate? A Meta-analysis of 47,613 Patients. Clin Orthop Relat Res 475: 2459–2468

22. Sasaki E, Akimoto H, Iio K et al. (2020) Long-term survival rate of closing wedge high tibial osteotomy with high valgus correction: a 15-year follow-up study. Knee Surg Sports Traumatol Arthrosc June 29, 2020. doi: 10.1007/s00167-020-06128-9.

23. Schuster P, Schlumberger M, Mayer P et al. (2020) Excellent long-term results in combined high tibial osteotomy, anterior cruciate ligament reconstruction and chondral resurfacing in patients with severe osteoarthritis and varus alignment. Knee Surg Sports Traumatol Arthrosc 28: 1085–1091

24. Shin YS, Kim HJ, Lee DH (2017) Similar outcomes of locking compression plating and retrograde intramedullary nailing for periprosthetic supracondylar femoral fractures following total knee arthroplasty: a meta-analysis. Knee Surg Sports Traumatol Arthrosc 25: 2921–2928

25. Sihvonen R, Paavola M, Malmivaara A et al. (2020) Arthroscopic partial meniscectomy for a degenerative meniscus tear: a 5 year follow-up of the placebo-surgery controlled FIDELITY (Finnish Degenerative Meniscus Lesion Study) trial. Br J Sports Med 54: 1332–1339

20 Evolution der Sprunggelenks- und Fußchirurgie nach Trauma binnen der letzten 25 Jahre

Thomas Mittlmeier, Rostock und Stefan Rammelt, Dresden

Die Fuß- und Sprunggelenkschirurgie im Traumabereich hat in den 80er bis 90er Jahren des 20. Jahrhunderts, begründet auf einem neuen an der Anatomie und Biomechanik orientierten Verständnis, eine Entwicklung hin zu einer Differenziertheit in Diagnostik und Therapie genommen, die stark von der Hannoveraner Schule um Harald Tscherne geprägt wurde und Niederschlag in einem Standardwerk gefunden hat, das in seiner inhaltlichen Präsenz und Verdichtung heute so lesens- und nachschlagenswert ist wie zum Zeitpunkt des Erscheinens [34].

Wesentliche Paradigmenwechsel von der rein operativen Therapie hin zur funktionellen Behandlung des frisch rupturierten lateralen Bandapparats am OSG sowie der typischen Achillessehnenruptur sind von Studien und Publikationen der Arbeitsgruppe um Hans Zwipp wesentlich befördert worden [28, 31]. Beinahe zeitgleich mit Autoren aus Frankreich, Großbritannien und den USA erfolgte die Weichenstellung hin zu einer an Frakturanatomie und Zugang basierten operativen Therapie der intraartikulären Kalkaneusfraktur mit dem erklärten Ziel einer anatomischen Rekonstruktion [8, 12, 25, 32]. Die spezifische Gefäßtektonik als Basis der erfolgreichen Präparation des korrespondierenden Weichteillappens wurde von Jonas Andermahr und Kollegen aus Köln systematisch untersucht [6].

Die Richtigkeit und Relevanz der seinerzeit gewählten Klassifikation(en) und der Graduierung des Schweregrades der Kalkaneusfraktur unter Inklusion des Weichteilstatus hinsichtlich der Prognose konnte in späteren Folgestudien auch aus der Langzeitperspektive bestätigt werden [14].

Die „AG Fuß" der DGU

Eine kleine Gruppe an Fußtrauma-Interessierten der DGU fand sich 2002 in Dresden zusammen, wobei neben jährlichen Treffen im Rahmen der Jahrestagung in Berlin regelmäßige separate Treffen stattfanden, die entsprechend dem ersten Tagungsort „Schloss Eckberg-Treffen" genannt wurden. Die 14 Gründungsmitglieder wählten Hans Zwipp, Dresden, zum ersten Vorsitzenden der AG Fuß, Thomas Mittlmeier, Rostock, zum stellvertretenden Vorsitzenden. Arbeitsschwerpunkte der AG, die maximal 40 Mitglieder umfasste, waren neben der Initiierung multizentrischer klinischer Studien die Entwicklung von Fortbildungs- und Kursformaten, u. a. im Rahmen eines vierteiligen Fußkurses, der 2003 in das Kurs-Curriculum beim Berufsverband der Deutschen Chirurgen (BDC) integriert wurde und in beinahe unveränderter personeller Zusammensetzung über 16 Jahre hinweg zahlreiche Teilnehmer anzog. Weiterhin beschäftigten sich die Mitglieder mit der Erarbeitung und Entwicklung fußtraumatologischer DRGs. 2006 wurde schließlich ein Traumaformat in das Kurs-Curriculum der Deutschen Assoziation für Fuß- und Sprunggelenkschirurgie (D.A.F.) als verpflichtend für das Zertifikat aufgenommen und von Mitgliedern der AG Fuß wesentlich mitgestaltet und weiterentwickelt. Bereits 2008 – und somit zwei Jahre vor der Gründung der gemeinsamen Dachgesellschaft DGOU – verschmolzen D.A.F. und AG Fuß miteinander und formierten die Einheit aus Orthopädie und Unfallchirurgie auf dem Feld von Fuß und Sprunggelenk. Frühe Mitwirkende der AG Fuß stellten in Folge die Tagungspräsidenten der D.A.F.-Jahrestagungen (Martinus Richter, Coburg, 2008, Stefan Rammelt, Dresden, 2012, Sabine Ochman, Münster, 2014, Dan-Henrik Boack, Berlin und Martinus Richter, Rummelsberg, 2016). Die AG Fuß der DGU wurde unter Leitung von Thomas Mittlmeier (2008–2014) und Stefan Rammelt (2014–2017) im Sinne einer AG für klinische Studien im Rahmen der D.A.F. fortgeführt, als eigenständige AG der DGU 2017 aufgelöst. Die gemeinsame Zeitschrift „Fuß und Sprunggelenk" wird seit 2015 von zwei Herausgebern betreut (Christina Stukenborg-Colsman, Hannover, und Stefan Rammelt, Dresden), die dafür Sorge tragen, dass fußchirurgisch relevante Inhalte der gesamten Bandbreite Niederschlag finden. Dabei ist festzustellen, dass die ursprüngliche Herkunft der fußchirurgisch Engagierten aus originärer Unfallchirurgie oder Orthopädie bei der heutigen Generation O+U zunehmend in den Hintergrund rückt bzw. fachlichen Erwägungen Platz gemacht hat.

Die Auswahl der folgenden Themen, die Innovationen in der Fuß- und Sprunggelenkstraumatologie binnen des letzten Vierteljahrhunderts im Wirkungskreis der DGU betreffen, muss zwangsläufig eine subjektive sein. Die beiden Autoren haben sich daher von den beiden Kriterien des häufigen Vorkommens der betreffenden Entitäten und des Innovationsschubs leiten lassen. Die Themen sollen nicht zuletzt auch aus Platzgründen auf die folgenden sechs limitiert werden, was nicht gleichermaßen bedeutet, dass Themen, die hier unerwähnt bleiben, wenig relevant oder „stehengeblieben" wären.

Die perkutane Versorgung der Gelenkfraktur des Fersenbeins unter Einsatz von Arthroskopie und intraoperativem 3-D-Bildverstärker (3-D-BV)

Perkutane Versorgungstechniken der Kalkaneusgelenkfraktur mittels Kirschnerdraht-Osteosynthesen waren bereits vor vier bis fünf Jahrzehnten ein gängiges Prinzip mit zumeist limitierter Kontrollmöglichkeit einer anatomiegerechten Rekonstruktion, geringer Montagestabilität mit hohem Migrationsrisiko der Drähte, drohendem Korrekturverlust und möglicher sekundärer Weichteilkompromittierung [34]. Bei ausgewählten einfachen Frakturformen und Patienten ohne wesentliche Osteoporose haben Hans Zwipp und Stefan Rammelt aufzeigen können, dass mit der perkutanen Schraubenosteosynthese unter arthroskopischer und/oder 3-D-Bildverstärker- oder postoperativer Computertomographie(CT)-Kontrolle ausgezeichnete Resultate ohne Wundkomplikationen erzielt werden können [13]. Die Ergebnisqualität hängt wesentlich von der Expertise des Operateurs im minimalinvasiven Management von Fersenbeinfrakturen ab. Die Alternative eines geringinvasiven limitiert offenen Vorgehens, z. B. über den Sinus-tarsi-Zugang, eröffnet ein weites Spektrum von Frakturmustern, die unter direkter Sicht auf die subtalare Gelenkfläche mit deutlich reduziertem Risiko einer perioperativen Wundheilungsverzögerung oder eines Infekts gegenüber dem erweitert-lateralen Zugang anatomiegerecht rekonstruiert werden können [15]. Somit zeichnet sich heute ab, dass das limitiert offene Vorgehen perspektivisch die erweiterte Zugangswahl nahezu komplett ablöst.

Der Kalkaneusnagel als neues Versorgungsprinzip

Das Bemühen um weniger invasive Zugangswege zur Reposition wurde von der Entwicklung neuartiger Implantate begleitet, die eine hohe Primärstabilität besitzen. Neben kleiner dimensionierten winkelstabilen Platten, die über den Sinus-tarsi-Zugang eingeschoben werden können [15], trifft dies insbesondere für die Verriegelungsnagel-Systeme zu. Hier wurden jeweils flankiert von Mitgliedern der DGU zwei unterschiedliche Konzepte vor mehr als zehn Jahren bis zum klinischen Einsatz entwickelt und biomechanisch wie klinisch multizentrisch untersucht. Die hohe Primärstabilität beider Kalkaneusnägel, wie sie in der biomechanischen Testung an Humanpräparaten mit standardisierter Fraktur belegt werden konnte, unterscheidet sich nicht wesentlich von der Primärstabilität eines der stabilsten winkelstabilen Kalkaneusplattensysteme *(Abb. 1)* [20]. Mit klinischem Einsatz der Kalkaneusnägel eröffnet sich bei einem der beiden Systeme ein additiver transossärer

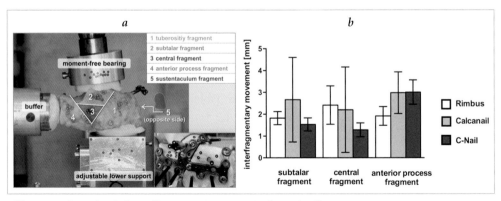

Abb. 1a–e: Biomechanische Kalkaneus-5-Fragment-Kadaver-Studie.
a: In-vitro-Testung der Implantate an einer standardisierten 5-Teile-Kalkaneusfraktur mit Visualisierung des optoelektronischen Testaufbaus (rechts unten), b: Absolutbewegungen [mm] dreier Hauptfragmente unter zyklischer Last ohne signifikanten Unterschied (Bildmaterial: Thomas Mittlmeier, Rostock)

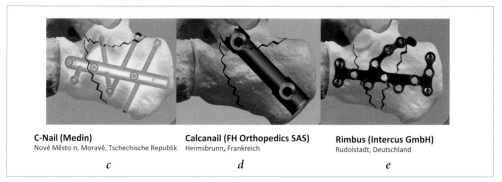

C-Nail (Medin)
Nové Město n. Moravě, Tschechische Republik

Calcanail (FH Orthopedics SAS)
Heimsbrunn, Frankreich

Rimbus (Intercus GmbH)
Rudolstadt, Deutschland

c   d   e

Abb. 1: c–e: Studienimplantate: die beiden Kalkaneusverriegelungsnägel und eine winkelstabile Kalkaneusplatte (Bildmaterial: Thomas Mittlmeier, Rostock)

Repositionsweg [26], bei beiden Nagelsystemen die Verwirklichung minimalinvasiver Prinzipien [4, 5, 11], die bei Patienten mit Begleiterkrankungen, die ansonsten relative Kontraindikationen zur Operation darstellen, sowie bei Frakturen mit komplexen Frakturmustern und/oder kompromittierter Knochenqualität eine operative Therapieoption und eine frühzeitige Mobilisation der Patienten erlauben. Die ermutigenden klinischen Resultate unterstreichen das Potenzial dieser Implantate für die Therapie der dislozierten Fersenbeingelenkfraktur [4, 5, 11, 33].

Das neue Verständnis der OSG-Fraktur mit tri- und quadrimalleolärer Beteiligung

Eine Beteiligung des hinteren Kantenfragments der Tibia ist bei bis zu 50 Prozent aller Sprunggelenksfrakturen präsent („trimalleoläre" Frakturen). Jahrzehntelang wurde der Umgang mit diesem fälschlicherweise Richard von Volkmann zugeschriebenen Fragment allein von der Fragmentgröße in Form des Ausmaßes der Beteiligung an der tibialen Gelenkfläche – einem Fünftel bis zu einem Drittel – im seitlichen Röntgenbild abhängig gemacht. Erst die zunehmende Rate der 3-D-Bildanalyse der Frakturgeometrie mit Hilfe der CT hat zu einem neuen Verständnis und einer modifizierten Therapiewahl bei den OSG-Frakturen mit Einschluss der posterioren Tibiakante geführt [16]. Die prognostische Relevanz resultiert aus Parametern wie der Integrität und dem Ausmaß der Beteiligung von Inzisur, intermediären gelenknahen Fragmenten, Impressionen der Tibiagelenkfläche und der knöchernen Syndesmoseninstabilität. Dies hat zu einer neuen und therapierelevanten Klassifikation der Frakturen des posterioren Malleolus geführt, die für die Therapieentscheidung und die Zugangswahl bedeutsam ist [17]. Neben der Wiederherstellung der Gelenkkongruenz des hinteren Tibiaplafonds kann die knöcherne Rekonstruktion des dritten Knöchels von posterior die Integrität der Tibiainzisur und Syndesmosenstabilität wiederherstellen und eine indirekte Transfixation der Syndesmose ersparen helfen *(Abb. 2)*. Analog hierzu lässt sich der früher uniform als Tubercule de Til-laux-Chaput-Fraktur bezeichnete Bruch der lateralen Tibiakante – des vierten Knöchels – in drei unterschiedliche Frakturtypen differenzieren, die auf unterschiedlichen Fraktur-mechanismen basieren, unerkannt Repositionshindernisse darstellen und unbehandelt erst als fokale avaskuläre Nekrose oder posttraumatische Arthrose auffallen können [18]. Der rechtzeitigen Erkennung und Therapie der Frakturkomponenten aller vier Knöchel kommt somit wesentliche prognostische Relevanz zu [19].

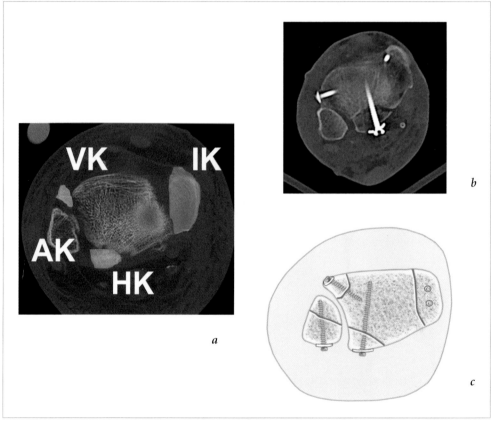

Abb. 2: Prinzip der Versorgung von Quadrimalleolarfrakturen.
a: *axialer CT-Schnitt einer Fraktur aller vier „Knöchel" (modifiziert aus [19]: Innenknöchel (IK), distaler Ausläufer der Fraktur des Außenknöchels (AK), Tibiahinterkante (HK) und laterale Tibiavorderkante (VK),* ***b:*** *postoperativer axialer CT-Schnitt nach Osteosynthese einer Quadrimalleolarfraktur mit Wie-derherstellung der Tibiainzisur an der Vorder- und Hinterkante, was sowohl die Reposition der Fibula in die Inzisur erleichtert als auch eine knöcherne Stabilisierung der Syndesmose bewirkt,* ***c:*** *Schema der Osteosynthese von Quadrimalleolarfrakturen (Bildmaterial aus: Rammelt S, Bartoníček J, Schepers T, Kroker L. Fixation of anterolateral distal tibial fractures: The anterior malleolus. Operat Orthop Trauma-tol 33, 125–138, 2021, mit freundlicher Genehmigung zum Druck von SpringerNature). Häufig kann die Fibulafraktur über denselben Zugang wie die Tibiahinterkante mit einer dorsalen Antigleitplatte effektiv und biomechanisch stabil versorgt werden.*

Die 3-D-Geometrie der Syndesmose inklusive intraoperativem 3-D-Bildverstärker (BV) vs. postoperativem CT

Der zunehmend liberale Gebrauch einer prä- und postoperativen Computertomographie bei dislozierten Sprunggelenksfrakturen, insbesondere bei jenen mit sicherer oder vermuteter Syndesmosenbeteiligung, zeigte die Grenzen der intraoperativen Beurteilbarkeit einer adäquaten Wiederherstellung der Integrität der Sprunggelenksgabel allein anhand der klinischen und Standard-BV-Kriterien auf. Somit wurde deutlich, dass eine unzureichende Reposition – bei bekanntlich schmalem Korridor der anatomiegerechten Reposition – einen wesentlichen Risikofaktor für die posttraumatische Arthrose nach Sprunggelenksfraktur darstellt [16]. Mit der klinischen Einführung der intraoperativen 3-D-Bildgebung in Deutschland vor mehr als 20 Jahren wurde das Potenzial der Methode für die Evaluation der korrekten Einstellung der Fibula in der Inzisur bei Sprunggelenksfrakturen mit Syndesmosenbeteiligung erkannt [9, 10, 21]. Wurde gerade in den USA der Zusatznutzen der intraoperativen 3-D-Visualisation bei der Rekonstruktion einer Sprunggelenksfraktur als entbehrlich angezweifelt, zeigten Langzeiterfahrungen an mehreren unfallchirurgischen Universitätsklinika, dass anhand der intraoperativen 3-D-Bildgebung fassbare Repositionsqualität eine Revision der Reposition in ca. 20 Prozent der Eingriffe bedingt *(Abb. 3)*.

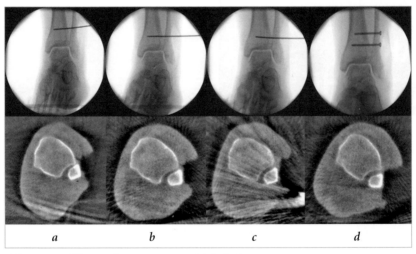

Abb. 3: 2-D-Bildverstärker- versus 3-D-BV-Aufnahmen.
a: Maisonneuve-Fraktur; Zustand nach offener Reposition und temporärer K-Draht-Transfixation. Im Mortise-view gutes Repositionsergebnis. In der axialen Rekonstruktion des 3-D-BV Subluxation der Fibula nach ventral, b: erneuter Repositionsversuch und K-Draht-Transfixation mit weiterhin manifester Subluxation der Fibula nach ventral, c: erneute Reposition mit nun gutem Resultat in der a.-p.-Projektion und im 3-D-Scan, d: finale intraoperative Kontrolle nach Einbringen der beiden Stellschrauben und unverändert gutem Repositionsergebnis in der 2-D-Projektion und 3-D-Rekonstruktion (Bildmaterial: Jochen Franke, Ludwigshafen, mit dessen freundlicher Genehmigung zum Druck)

Ein Zweiteingriff zur Korrektur wird somit entbehrlich. Diese Quote ist auch bei langjähriger Erfahrung der Operateure mit der Technik nicht derart verbesserbar, dass die 3-D-Bildgebung entbehrlich wäre [9, 10]. Gerade Maltorsionen der Fibula bei hochgradigen Instabilitäten, die in der konventionellen Röntgen- oder BV-Technik nicht zur Darstellung kommen, sind negative Prädiktoren für ein langfristig gutes klinisches Resultat [9, 10, 29]. Da sich hier kein internationaler Standard zur Beurteilung der Fibulaposition in der Inzisur entwickelt hatte, wurden bis in jüngste Zeit entsprechende Konzepte der reproduzierbaren Bewertung der Fibulastellung und zur Optimierung der Repositionsqualität erarbeitet [1, 7, 9, 27, 30].

Computerassistierte Chirurgie (CAS) und Digitale Volumentomographie (Weight-bearing cone beam CT)

Wurden die 3-D-Bildanalysen prä- und postoperativ mittels CT und MRT schon vor mehr als zwei Jahrzehnten in der Sprunggelenks- und Fußchirurgie für die Planung bzw. die Qualitätskontrolle der operativen Rekonstruktion gängige Diagnostika, so hat die instrumentierte Navigation später als in der Becken- und Wirbelsäulenchirurgie Einzug gehalten. Martinus Richter und Kollegen haben die computergestützte Traumatologie und rekonstruktive Fußchirurgie mit Hilfe der 3-D-Bildverstärker-basierten Navigation langjährig systematisch untersucht und etabliert [22, 23]. Anhand einer Analyse von 100 Arthrodesen des Rückfußes und der Fußwurzel konnte bei einem zeitlichen Mehraufwand von 8,3 Minuten für Vorbereitung und Planung für die CAS gegenüber dem konventionellen Vorgehen eine überaus hohe Präzision mit einer Abweichung von zwei Grad bzw. zwei Millimeter gegenüber der Planung beziffert werden [24] *(Abb. 4)*. Funktionsausfälle fanden sich bei gerade einmal drei Prozent der Einsätze. Die Besonderheit des Verfahrens

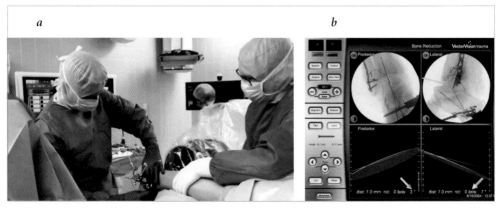

Abb. 4: 3-D-BV-navigierte Korrekturarthrodese des oberen Sprunggelenks.
a: *OP-Situs,* ***b:*** *intraoperative Bildschirmdarstellung (Bildmaterial: Martinus Richter, Rummelsberg, mit dessen freundlicher Genehmigung zum Druck)*

liegt in der Tatsache, dass für die Korrektur und die Platzierung der Bohrkanäle bei den Rückfußarthrodesen keinerlei Bildverstärkerapplikation erforderlich war, all dies erfolgte unter ausschließlicher CAS-Nutzung. Das Potenzial dieser Technik liegt in der Kombination mit weiteren Techniken, etwa der intraoperativen Messung der plantaren Druckverteilung unter dem Fuß nach Korrektur zur Verifizierung der durch den Korrektureingriff veränderten Biomechanik [24]. Der Einsatz der intraoperativen plantaren Druckmessung erlaubt durch den Vergleich des plantaren Druckmusters unter standardisierter Last nach operativer Rekonstruktion einer Fußverletzung mit dem Druckmuster unter dem Fuß der kontralateralen unverletzten Extremität Hinweise auf manifeste Asymmetrien, die sich nicht zwangsläufig aus der herkömmlichen Bildgebung erschließen und Anlass zur Nachbesserung während des identischen Eingriffes geben. Ein Matching zwischen den unterschiedlichen Bildgebungstechniken wie CT, MRT, 3-D-BV, Ultraschall und Pedographie im Sinne einer holographischen Darstellung ermöglicht es, diese unterschiedlichen Verfahren zusammenzuführen [24]. Die 3-D-Bildgebung unter Belastung mit dem Körpergewicht

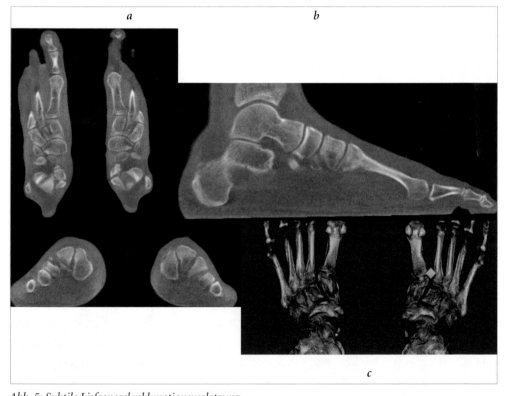

Abb. 5: Subtile Lisfrancgelenkluxationsverletzung.
a, b: in der multiplanaren 2-D-Rekonstruktion der CT kommt die Instabilität (Subluxation) des TMT-2-Gelenkes nicht zur Darstellung, c: in der digitalen Volumentomographie (DVT, pedCAT) wird unter Lastbedingungen die Instabilität des TMT-2-Gelenks sichtbar (Bildmaterial: Martinus Richter, Rummelsberg, mit dessen freundlicher Genehmigung zum Druck)

des Patienten entsprechend einer Untersuchung im Stehen mit Hilfe der digitalen Volumentomographie kann unterschiedliche Bildgebungsverfahren des Fußes wie konventionelle Röntgenaufnahmen im Stehen, wie sie vor Rekonstruktion von Fehlstellungen oder chronischen Instabilitäten üblich sind, und das herkömmliche, unbelastete CT des Fußes in einer Untersuchung zusammenführen und somit entbehrlich machen [24]. Dies kann die Diagnose latenter Instabilitäten, z. B. im Bereich der Lisfranc-Gelenke, erleichtern *(Abb. 5)*. Die Bemühungen um eine Standardisierung derartiger Untersuchungen haben 2017 zur Gründung der „International Weightbearing CT Society" unter dem Inaugurator Martinus Richter geführt.

Die minimalinvasive operative Versorgung der Achillessehnenruptur (Dresdner Instrument)

Eine minimalinvasive Technik zur Therapie der Achillessehnenruptur wurde erstmals vor mehr als vier Jahrzehnten publiziert. Seither folgten zahlreiche Modifikationen, die allesamt durch nicht unerhebliche Komplikationsraten, wie der Läsion des Nervus suralis oder mechanisch eingeschränkter Rekonstruktionsfestigkeit geprägt waren. Die von Michael Amlang geförderte Entwicklung der perkutanen, das Peritendineum erhaltenden Naht zur Rekonstruktion der subkutanen Achillessehnenruptur mit dem „Dresdner Instrument" – ein einfaches, re-sterilisierbares Naht-Führungsinstrument – benötigt nur einen rupturfernen Hautschnitt und eliminiert das Risiko einer Nervus-suralis-Läsion durch ausschließliche Präparation in der Schicht zwischen Unterschenkelfaszie und Peritendineum mit geringer Infektions- und Rerupturrate [2]. Der wesentliche Erfolg dieses Verfahrens stützt sich auf die Differenzialindikation anhand der sonomorphologischen Klassifikation der subkutanen Achillessehnenrupturen, die ebenfalls auf Michael Amlang zurückgeht [2, 3].

Summary

Evolution of foot and ankle surgery following foot and ankle trauma within the last 25 years

In Germany, foot and ankle surgery following trauma has made a tremendous step forward during the last few decades towards anatomically and biomechanically sound reconstruction and functional restoration. This development was stimulated by basic work from the Hannover medical school under the guidance of Harald Tscherne and Hans Zwipp. The foot study group represented a consortium of not less than 40 members of the German Trauma Society (DGU) and was established in Dresden in 2002. Hans Zwipp was the founding chairman of the foot study group dedicated to the inception of clinical multicenter studies and practical course formats on management of foot and ankle trauma and its sequelae. This study group promoted an early merger with the German Orthopaedic Foot and Ankle Association long before the official merger of the German societies for orthopaedics and trauma in 2010.

From the wealth of achievements in clinical research in the field of foot and ankle trauma in Germany during the last 2.5 decades, six selected topics should be addressed explicitly. A major focus has been on the management of calcaneal fractures. Combining minimally-invasive approaches and intraoperative imaging techniques involving subtalar arthroscopy and 3-D fluoroscopy, led to significantly reduced complications rates compared with the classical extended approach without sacrificing the goal of anatomic reconstruction. The development of new implants for calcaneal fracture fixation such as the calcaneal interlocking nails achieved a goal of high primary stability with minimal soft tissue compromise. Three-dimensional analysis of the ankle fracture components led to a new understanding of the tibio-fibular integrity and the surgical management of tri- and quadrimalleolar fractures. Postoperative CT scanning or preferably intraoperative 3-D fluoroscopy revealed the unacceptably high rates of residual malreduction after surgery often undetectable with 2-D fluoroscopy. Intraoperative control of alignment with preoperative planning and the surgical result is supported by computer-aided surgery and navigation.

Weight-bearing CT scanning reflects a novel diagnostic measure to understand the spatial geometry of the foot and substitutes conventional weight-bearing radiographs and non-weight bearing CT scanning. Finally, a minimally-invasive technique for Achilles tendon repair was as simple as successful, in particular, in conjunction with a refined ultrasound based classification of Achilles tendon ruptures.

Literatur:

1. Ahrberg AB, Hennings R, von Dercks N et al. (2020) Validation of a new method for evaluation of syndesmotic injuries of the ankle. Int Orthop 44: 2095–2100

2. Amlang MH, Christiani P, Heinz P et al. (2005) Die perkutane Achillessehnennaht mit dem Dresdner Instrument. Unfallchirurg 108: 529–536

3. Amlang MH, Zwipp H, Friedrich A et al. (2011) Ultrasonographic classification of Achilles tendon ruptures as a rationale for individual treatment selection. ISRN Orthop: 869703

4. Amlang MH, Rammelt S (2016) Calcaneusnagel C-nail. Unfallchirurg 119: 239–244

5. Amlang M, Zwipp H, Pompach M et al. (2017) Interlocking nail fixation for the treatment of displaced intra-articular calcaneal fractures. JBJS Essent Surg Tech 7: e33

6. Andermahr J, Helling HJ, Rehm KE (1999) The vascularization of the os calcaneum and the clinical consequences. Clin Orthop Relat Res 363: 212–218

7. Beck M, Brunk M, Wichelhaus A et al. (2021) Intraoperative three-dimensional imaging in ankle syndesmotic reduction BMC Muskuloskelet Disord 26: 116

8. Eastwood DM, Langkamer VG, Atkins RM (1993) Intra-articular fractures of the calcaneum. Part II: Open reduction and internal fixation by the extended lateral transcalcaneal approach. J Bone Joint Surg 75-B: 189–195

9.   Franke J, von Recum J, Suda AJ et al. (2014) Predictors of a persistent dislocation after reduction of syndesmotic injuries detected with intraoperative three-dimensional imaging. Foot Ankle Int 35: 1323–1328

10. Franke J, Vetter SY, Beisemann N et al. (2016) 3-D-Sicherheit bei gelenknahen Osteosynthesen. Unfallchirurg 119: 803–810

11. Herlyn A, Brakelmann A, Herlyn PKE (2019) Calcaneal fracture fixation using a new interlocking nail reduces complications compared to standard locking plates – preliminary results after 1.6 years. Injury 50 Suppl: 63–68

12. Macey LR, Benirschke SK, Sangeorzan BJ et al. (1994) Acute calcaneal fractures: treatment options and results. J Am Acad Orthop Surg 2: 36–43

13. Rammelt S, Amlang M, Barthel S et al. (2010) Percutaneous treatment of less severe intraarticular calcaneal fractures. Clin Orthop Relat Res 468: 983–990

14. Rammelt S, Zwipp H, Schneiders W et al. (2013) Severity of injury predicts subsequent function in surgically treated displaced intraarticular calcaneal fractures. Clin Orthop Relat Res 471: 2885–2898

15. Rammelt S, Amlang M, Sands AK et al. (2016) Neue Techniken in der operativen Versorgung von Calcaneusfrakturen. Unfallchirurg 119: 225–238

16. Rammelt S, Boszczyk A (2018) Computed tomography in the diagnosis and treatment of ankle fractures. JBJS Rev 6: e7

17. Rammelt S, Bartoníček J (2020) Posterior malleolar fractures. A critical analysis review. JBJS Rev 8: e1900207

18. Rammelt S, Bartoníček J, Neumann AP, Kroker L (2021) Frakturen der lateralen Tibiavorderkante: Der 4. Knöchel. Unfallchirurg 124: 212–221

19. Rammelt S, Bartoníček J, Kroker L (2021) Surgical fixation of quadrimalleolar fractures of the ankle. J Orthop Trauma 35: e216–222

20. Reinhardt S, Martin H, Ulmar B et al. (2016) Interlocking nailing versus interlocking plating in intra-articular calcaneal fractures: a biomechanical study. Foot Ankle Int 37: 891–897

21. Richter M, Geerling J, Zech S et al. (2005) Intraoperative three-dimensional imaging with a motorized mobile C-arm (SIREMOBIL ISO-C-3D) in foot and ankle trauma care: a preliminary report. J Orthop Trauma 19: 259–266

22. Richter M, Zech S (2008) Computer assisted surgery (CAS) guided arthrodesis of the foot and ankle: an analysis of accuracy in 100 cases. Foot Ankle Int 39: 1235–1242

23. Richter M (2013) Computer aided surgery in foot and ankle: applications and perspectives. Int Orthop 37: 1737–1745

24. Richter M, Seidl B, Zech S et al. (2014) PedCAT for 3D-imaging in standing position allows for more accurate bone position (angle) measurement than radiographs or CT. Foot Ankle Surg 20: 201–207

25. Sanders R, Fortin P, DiPasquale T et al. (1993) Operative treatment in 120 displaced intraarticular calcaneal fractures. Results using a prognostic computed tomography scan classification. Clin Orthop Relat Res 290: 87–95

26. Saß M, Rotter R, Mittlmeier T (2019) Minimally invasive internal fixation of calcaneal fractures or subtalar joint arthrodesis using the Calcanail®. Oper Orthop Traumatol 31: 149–164

27. Souleiman F, Heilemann M, Hennings R et al. (2021) A standardized approach for exact 3 CT based three-dimensional position analysis in the distal tibiofibular joint. BMC Med Imaging 21: 41

28. Thermann H, Zwipp H (1989) Achillessehnenruptur. Orthopäde 18: 321–333

29. Vasarhelyi A, Lubitz J, Gierer P et al. (2006) Detection of fibular torsional deformities after surgery for ankle fractures with a novel CT method. Foot Ankle Int 27: 1115–1121

30. Vetter SY, Euler J, Beisemann N et al. (2021) Validation of radiological reduction criteria with intraoperative cone beam CT in unstable syndesmotic injuries. Eur J Trauma Emerg Surg 47: 897–903

31. Zwipp H, Tscherne H, Hoffmann R et al. (1986) Therapie der frischen fibularen Bandruptur. Orthopäde 15: 446–453

32. Zwipp H, Tscherne H, Wülker N et al. (1989) Der intraartikuläre Fersenbeinbruch. Klassifikation, Bewertung und Behandlungsstrategie. Unfallchirurg 92: 117–129

33. Zwipp H, Paša L, Žilka L et al. (2016) Introduction of a new locking nail for treatment of intraartikular calcaneal fractures. J Orthop Trauma 30: e88–92

34. Zwipp H: Chirurgie des Fußes (1994) Springer, Berlin Wien

21   Mit starker Hand

Michael Schädel-Höpfner, Neuss; Tim Lögters, Köln; Joachim Windolf, Düsseldorf

Die Hand ist am häufigsten von Verletzungen betroffen, die Versorgung der verletzten Hand ein wesentlicher Schwerpunkt der Unfallchirurgie. Die Sektion Handchirurgie der DGU vertritt somit einen elementaren Teil unserer Fachgesellschaft und ist in der Satzung der DGU fest verankert. Sie steht für eine fachübergreifende Zusammenarbeit und agiert in engem Schulterschluss mit der Deutschen Gesellschaft für Handchirurgie (DGH). Der nachfolgende, aktuelle Blick auf die enge, tatsächlich genuine Beziehung von Handchirurgie und Unfallchirurgie in Deutschland verdeutlicht deren Bedeutung, Vielfalt, Historie und Perspektive.

Berufsgenossenschaftliches Heilverfahren und sektorenübergreifende Versorgung

Arbeitsunfälle mit Handverletzungen führen zu einer hohen Frequenz handchirurgischer Behandlungen, die als dringliche Fälle im ambulanten und im stationären Sektor anfallen. Handchirurgische Expertise ist in unterschiedlichem Ausmaß gefragt – von der Basisversorgung bis hin zur hochspezialisierten Therapie von Amputationen, Verbrennungen und komplexen Handverletzungen. Dieses in Deutschland in einem zunehmend ökonomisch geprägten Gesundheitssystem ohne Nachteile für die Patienten, aber auch für die Behandler abzubilden, setzt klare strukturelle und inhaltliche Vorgaben voraus. Beispielhaft ist hierfür die Versorgung von berufsgenossenschaftlich versicherten Patienten, für die das Verletzungsartenverzeichnis seit dem 1. Januar 2013 unter Punkt 8 regelt, welche Handverletzungen – abhängig von ihrer Schwere – durch Kliniken mit einer festgelegten Qualifikation zu behandeln sind. Seit dem 1. Juli 2014 ist darüber hinaus das Schwerstverletzungsartenverfahren Hand (SAV Hand) in Kraft, welches die Anforderungen der gesetzlichen Unfallversicherungsträger an handchirurgische Fachabteilungen regelt. Damit können in spezialisierten Abteilungen auch außerhalb von BG Kliniken und SAV-Häusern schwere Handverletzungen behandelt und die flächendeckende Versorgung sichergestellt werden. Dadurch gibt es für alle berufgenossenschaftlich versicherten Handverletzungen einen klaren Behandlungsalgorithmus, der eine bestmögliche Behandlung der betroffenen Patienten sichert.

Gleiches wird auch für alle anderen Patienten angestrebt, die mit Handverletzungen einen Arzt aufsuchen. Aufgrund der hohen Anzahl solcher Verletzungen wäre deren Behandlung allein in den Krankenhäusern völlig undenkbar. Die Stärke des deutschen Gesundheitssystems zeigt sich gerade in der hohen Leistungsfähigkeit des ambulanten

Sektors, wo qualifizierte Ärzte, vielfach auch Handchirurgen, Primärbehandlungen und Weiterbehandlungen übernehmen oder die betroffenen Patienten zielgerichtet spezialisierten Einrichtungen zuweisen. Gerade hier ist die sektorenübergreifende Versorgung bereits Realität und wird durch die aktuelle, grundsätzliche Diskussion um die Strukturreform der Notfallversorgung weiter vorangetrieben.

Hand-Trauma-Zentren und HandTraumaRegister

Im stationären Bereich wird der Behandlung von Handverletzten – außerhalb des berufsgenossenschaftlichen Heilverfahrens – durch eine zunehmende Spezialisierung der Kliniken Rechnung getragen. In Deutschland sind inzwischen mehr als 30 Hand Trauma Centers (HTC) nach den Kriterien der Europäischen Gesellschaft für Handchirurgie (FESSH, Federation of European Societies for Surgery of the Hand) zertifiziert. Diese Kliniken zeichnen sich durch besondere personelle und organisatorische Strukturen und eine große Anzahl von Behandlungsfällen mit schweren Handverletzungen sowie den hochfrequenten Einsatz mikrochirurgischer Verfahren aus.

Das HandTraumaRegister (HTR) der Deutschen Gesellschaft für Handchirurgie (DGH) wurde 2014 gegründet. Ziel dieses Registers ist die möglichst flächendeckende Erfassung von Handverletzungen und deren Versorgungsstrukturen in Deutschland. Das HTR ist an das TraumaRegister der Deutschen Gesellschaft für Unfallchirurgie (DGU) angelehnt und wird wie letzteres durch die Akademie der Unfallchirurgie GmbH (AUC) als Auftragnehmer der DGH betrieben. HRT-Verantwortliche der DGH sind Michael Schädel-Höpfner als Vertreter der DGU und Marcus Lehnhardt als Vertreter der DGPRÄC (Deutsche Gesellschaft der Plastischen, Rekonstruktiven und Ästhetischen Chirurgen), wodurch auch der fachübergreifend integrierenden Funktion des Registers Rechnung getragen wird. In das HandTraumaRegister werden alle Handverletzungen eingeschlossen, die nicht älter als zwei Wochen sind, operativ versorgt und anhand des Operationen- und Prozedurenschlüssels (OPS) des Deutschen Instituts für medizinische Dokumentation und Information (DIMDI) dokumentiert wurden. Zur Teilnahme berechtigt sind alle Kliniken, die handchirurgische Akutversorgungen im stationären Rahmen durchführen. Das Spektrum der teilnehmenden Kliniken erstreckt sich von Maximalversorgern wie Universitäts- und BG Kliniken bis hin zu zahlreichen Häusern in kommunaler oder privater Trägerschaft. Seit 2018 haben 46 Kliniken über 9 500 Datensätze zu Handverletzungen eingegeben, allein im Jahr 2020 waren dies mehr als 4 000 Fälle. Viele weitere Kliniken haben ihr Interesse an einer Teilnahme bekundet und sich dafür angemeldet. Nach dem Beschluss des Gemeinsamen Bundesausschusses (G-BA) vom 5. Dezember 2019 „über die Erstfassung der Regelungen zur Konkretisierung der besonderen Aufgaben von Zentren und Schwerpunkten (Zentrums-Regelungen)" konnte das HandTraumaRegister eine noch größere Anzahl von Klinik-Anmeldungen verzeichnen.

Das HandTraumaRegister hat damit vielfältige Aufgaben. Primär geht es um die Datenerfassung zu frischen Handverletzungen mit den Schwerpunkten Epidemiologie, Verletzungsmuster und Versorgungsrealität. Darüber hinaus dient es der Qualitätssicherung der teilnehmenden Kliniken im Sinne eines Benchmarking. Mittelfristig soll dadurch eine Verbesserung der Versorgungsqualität für Handverletzte erzielt werden. Als größtes Register zu Handverletzungen ist es zudem eine ideale Quelle für wissenschaftliche Beiträge in der Versorgungsforschung. Nicht zuletzt soll und kann das HTR die medizinische, ökonomische und gesamtgesellschaftliche Bedeutung von Handverletzungen verdeutlichen.

Sektion Handchirurgie der DGU

Bereits 1959 wurde innerhalb der DGU die Arbeitsgemeinschaft Handchirurgie gegründet, welche sich in der Folgezeit um Verbesserungen und Standardisierungen der Behandlung von Handverletzungen verdient machte. Diese Erfolge führten konsequenterweise zur Gründung der Sektion Handchirurgie im Jahr 1995. Auf der entscheidenden Präsidiumssitzung am 21. November 1995 begründete der DGU-Präsident Eberhard Markgraf „den Antrag ergänzend damit, dass die meisten Handverletzungen durch Unfallchirurgen (bzw. unfallchirurgisch tätige Chirurgen) versorgt werden. Nur die Versorgung spezieller Handverletzungen liege teilweise in Händen Plastischer Chirurgen; dabei dürfe aber nicht übersehen werden, welch große Bedeutung die Handchirurgie in der täglichen unfallchirurgischen Praxis habe und daher auch entsprechend in der Gesellschaft gepflegt werden müsse." Erster Sektionsleiter war Hartmut Siebert, welcher die frühen Jahre prägte und die Aufgaben der Sektion vorgab – „kontinuierliche Weiterbildung der Mitglieder der DGU im Bereich Handchirurgie" über Kurse und wissenschaftliche Veranstaltungen, „Erstellung von Leitlinien zur Behandlung typischer Handverletzungen" und „enger fachlicher Austausch mit anderen wissenschaftlichen Gesellschaften, die im Bereich Handchirurgie tätig sind." Der Blick zurück zeigt, dass die Sektion Handchirurgie der DGU diese Zielstellung in hervorragender Weise umgesetzt hat.

Seit der ersten Sitzung im Rahmen der Jahrestagung der DGU 1996 hat sich die Sektion von einer kleinen Gruppe handchirurgisch engagierter Unfallchirurgen zu einer prägenden Gruppierung mit kontinuierlich mehr als einhundert aktiven Mitgliedern entwickelt. Leiter der Sektion Handchirurgie waren Hartmut Siebert (1996–2001), Jürgen Rudigier (2001–2005), Joachim Windolf (2006–2011), Michael Schädel-Höpfner (2012–2017) und Wolfgang Linhart (2018–2021), dessen Nachfolge Tim Lögters (gewählt für 2022–2024) angetreten hat.

Joachim Windolf etablierte 2005 die Jahrestagungen der Sektion Handchirurgie in Düsseldorf. Diese stellen die zweitgrößte handchirurgische Kongressveranstaltung in Deutschland dar und bildeten seitdem mit 15 Tagungen unter dem Motto „Kontroverses in der Handchirurgie" nahezu das gesamte Spektrum der Handchirurgie mit dem Schwerpunkt der Behandlung von Verletzungen und Verletzungsfolgen ab. Im Vordergrund der

Jahrestagungen stehen der fachliche Austausch und die Diskussion zwischen Referenten und Teilnehmern, wobei insbesondere aktuelle Trends und historische Konzepte im zeitlichen Kontext beleuchtet werden.

Publikatorisch hat sich die Sektion um die handchirurgische Fortbildung verdient gemacht – nicht nur für Unfallchirurgen. Die „Empfehlungen der Sektion Handchirurgie" bieten Handlungsanleitungen für die Behandlung von Frakturen aller Regionen der Hand. Gleichfalls in der Zeitschrift „Der Unfallchirurg" sind seit 2010 nahezu jährlich handchirurgische Themenhefte erschienen, die in Autorenschaft der Sektionsmitglieder ein Schwerpunktthema umfassend darstellen.

Weiterbildung, Fortbildung, Leitlinien

Handchirurgisch engagierte Unfallchirurgen sind weit über die Sektion Handchirurgie der DGU hinaus für die Weiterbildung und Fortbildung aktiv. Sie vermitteln das Wissen um bewährte Konzepte ebenso wie operative Erfahrung, insbesondere im Umgang mit neuen Techniken und innovativen Implantaten. Beispielhaft stehen dafür die Handkurse und Handgelenkkurse der AOTrauma Deutschland, die derzeit in Düsseldorf, Ulm, Jena/ Halle und Berlin abgehalten und von Mitgliedern der Sektion Handchirurgie der DGU geprägt werden. Die Kursformate wurden unter den AO-Verantwortlichen Joachim Windolf, Wolfgang Linhart und Michael Schädel-Höpfner kontinuierlich weiterentwickelt. Höhepunkte waren seit 2017 internationale, englischsprachige Master Courses und Kurse an vorfrakturierten Präparaten.

Auch in die Erstellung von wissenschaftlichen Leitlinien zu handchirurgischen Themen haben sich die Mitglieder der Sektion Handchirurgie der DGU wesentlich eingebracht. Zu nennen sind hier die S3-Leitlinien „Skaphoidfraktur", „Polytrauma" und „Versorgung peripherer Nervenverletzungen".

Handchirurgie – integrierend und integriert

Die besonders enge Zusammenarbeit zwischen Unfallchirurgie und Handchirurgie wird auch auf der Ebene der Fachgesellschaften gelebt. So ist die Deutsche Gesellschaft für Handchirurgie (DGH) seit 2011 eine Sektion der Deutschen Gesellschaft für Orthopädie und Unfallchirurgie (DGOU). Joachim Windolf konnte 2018 als unfallchirurgischer Präsident dem DKOU u. a. mit dem „Tag der Hand" eine besondere handchirurgische Prägung verleihen, das Zusammengehörigkeitsgefühl stärken und Brücken zu zahlreichen Gebieten in O und U schlagen. Er war es auch, der in Düsseldorf im Jahr 2013 als erster Unfallchirurg die Präsidentschaft für den Jahreskongress der Deutschen Gesellschaft für Handchirurgie innehatte.

Der Blick auf 100 Jahre Deutsche Gesellschaft für Unfallchirurgie ist damit auch immer ein Blick auf die Handchirurgie in ihrer ganz besonderen Rolle als integrierendes Element, als klinischer Schwerpunkt der Verletztenversorgung, als Basis und Inhalt unfallchirurgischer Aus- und Weiterbildung und als Forschungsschwerpunkt. Handchirurgische Expertise sollte an jeder unfallchirurgischen Klinik vertreten sein und natürlich sollte jeder Handchirurg die Behandlung von Handverletzungen beherrschen. Gemeinsam werden Unfallchirurgen und Handchirurgen auch zukünftig die bestmöglichen Ergebnisse für ihre Patienten erzielen.

Résumé

Die Hand ist am häufigsten von Verletzungen betroffen, die Versorgung der verletzten Hand ein wesentlicher Schwerpunkt der Unfallchirurgie. Der Handchirurgie kommt eine ganz besondere Rolle als integrierendes Element, als klinischer Schwerpunkt der Verletztenversorgung, als Basis und Inhalt unfallchirurgischer Aus- und Weiterbildung und als Forschungsschwerpunkt zu. Die Sektion Handchirurgie der DGU wurde 1995 gegründet und hat sich zu einer prägenden Gruppierung entwickelt. Seit 2005 finden die Jahrestagungen der Sektion Handchirurgie in Düsseldorf statt und stellen die zweitgrößte handchirurgische Kongressveranstaltung in Deutschland dar. Handchirurgisch engagierte Unfallchirurgen sind weit über die Sektion Handchirurgie der DGU hinaus für die Weiterbildung und Fortbildung aktiv. Beispielhaft stehen dafür die Handkurse der AOTrauma Deutschland, die Erstellung von wissenschaftlichen Leitlinien zu handchirurgischen Themen und handchirurgische Themenhefte in „Der Unfallchirurg". Die besondere Bedeutung von Handverletzungen zeigt sich in den Vorgaben für die Behandlung von Arbeitsunfällen durch das Verletzungsartenverzeichnis und das Schwerstverletzungsartenverfahren Hand (SAV Hand). Im stationären Bereich findet sich eine zunehmende handchirurgische Spezialisierung der Kliniken mit inzwischen mehr als 30 Hand Trauma Centers (HTC) nach den Kriterien der Federation of European Societies for Surgery of the Hand (FESSH). Das HandTraumaRegister (HTR) der Deutschen Gesellschaft für Handchirurgie (DGH) wurde 2014 gegründet und dient der Datenerfassung zu frischen Handverletzungen, der Qualitätssicherung und der Verbesserung der Versorgungsqualität für Handverletzte.

Summary

With strong hands

The hand is very often affected by injuries, and care for the injured hand is a major focus of trauma surgery. Hand surgery plays a very special role as an integrating element, as an important clinical entity, as one aspect of trauma surgery training and further education, and as a research field. The Hand Surgery Section of the DGU was founded in 1995 and continues to grow. The annual meetings of this section have been held in Düsseldorf since 2005 and represent the second largest hand surgery congress event in Germany. Trauma surgeons of this section who are committed to hand surgery are actively involved in resident training and education. Examples of this are the hand courses of AOTrauma Germany, participating in the development of scientific guidelines on hand topics and annual special editions of "Der Unfallchirurg" covering hand surgery. The particular importance of hand injuries is shown in the specifications and requirements for the treatment of occupational injuries. There is an increasing specialization in hand surgery in the hospitals. There are now more than 30 German Hand Trauma Centers (HTC) that have fulfilled the criteria of the Federation of European Societies for Surgery of the Hand (FESSH). The Hand Trauma Register (HTR) of the German Society for Hand Surgery (DGH) was created in 2014 and is used to collect data on hand injuries. The goal is to improve the quality of care for patients with injuries of the hand.

22 Innovationen in der Kindertraumatologie

Ingo Marzi und Katharina Mörs, Frankfurt am Main

Die Kindertraumatologie hat sich zu einem wichtigen Schwerpunkt der Unfallchirurgie entwickelt. Die Anerkennung der Tatsache, dass das verletzte Kind eigene Verletzungsmuster und Heilungsverläufe durchmacht und daher auch eigens auf es zugeschnittene Therapieverfahren benötigt, konstituiert die Kindertraumatologie, welche in der DGU durch eine eigene aktive Sektion abgebildet ist.

Geschichte der heutigen Sektion Kindertraumatologie der DGU

Ihre Anfänge nahm die heutige Sektion Kindertraumatologie der DGU in der DDR, in der bereits 1973 die interdisziplinäre Arbeitsgemeinschaft Kindertraumatologie der Sektion Traumatologie und Kinderchirurgie der Gesellschaft für Chirurgie der DDR gegründet wurde.

Angeregt wurde dies bereits 1971 durch den Kinderchirurgen Professor Dr. Fritz Meißner, Leipzig. Mit etwa 70 bis 80 Mitgliedern, etwa zu gleichen Teilen Unfallchirurgen und Kinderchirurgen, wurden zu DDR-Zeiten bereits elf Tagungen abgehalten, mehrere Veröffentlichungen erarbeitet und der erste Deutsche Kongress Kindertraumatologie 1991 in Erfurt geplant. Nach der Wiedervereinigung Deutschlands wurde die AG unter der Leitung von Dr. s. c. med. Wolfgang Kurz, Ärztlicher Direktor der Spreewaldklinik Lübben, 1991 in die DGU aufgenommen und als Sektion Kindertraumatologie der DGU etabliert. Prägend für die dann rasante Weiterentwicklung der Kindertraumatologie war das Wirken von Professor Dr. Lutz von Laer aus Basel und Dr. Theddy Slongo aus Bern über mehrere Jahrzehnte.

In der Sektion sind heute vor allem Mitglieder der DGU, aber auch Mitglieder der Kinderchirurgie gemeinsam sehr kooperativ und konstruktiv tätig [12].

Im Jahr 2022 wird die 40. Jahrestagung der Sektion Kindertraumatologie der DGU stattfinden. Diese Tagungen sind immer hervorragend besucht, ebenso wie alle Sitzungen der Sektion auf dem jährlichen Deutschen Kongress für Orthopädie und Unfallchirurgie (DKOU). Im Rahmen der Deutschen Gesetzlichen Unfallversicherung (DGUV) ist die Kindertraumatologie in das regelmäßige Curriculum aufgenommen worden, da die Unfallkassen einen ausgesprochen großen Anteil an Wege- und Schulunfällen erfassen.

Darüber hinaus haben sich weitere Organisationen zur Verbesserung der Behandlung von Kinderunfällen etabliert, in denen viele DGU-Mitglieder aktiv sind. So zum Beispiel der Verein Licht und Lachen für kranke Kinder (Li-La e.V., www.li-la.org), welcher mit etwa 130 Mitgliedern in Deutschland, Österreich, Italien und der Schweiz, vor allem in der Durchführung von kinderspezifischen Komplikationskursen aktiv ist und eine Klassifikation speziell für Frakturen im Kindesalter entwickelt hat [6]. Auch die Foundation der AO (Arbeitsgemeinschaft für Osteosynthesen) veranstaltet spezielle Kindertraumatologie-Kurse, die auf die besonderen Osteosyntheseverfahren bei Kindern eingehen. Die AO hat auch eine eigene Pediatric Trauma Classification etabliert, die die kinderspezifischen Frakturen mit den Wachstumsfugen und Lokalisationen berücksichtigt [10]. Gerade in den letzten Jahren sind aus den Reihen der DGU zahlreiche relevante Lehrbücher auf dem Gebiet der Kindertraumatologie entstanden, welche die enorme Entwicklung in der Behandlung von Verletzungen im Kindesalter abbilden [2, 7, 8, 11].

Heutige Versorgung der Verletzungen beim Kind

In Deutschland leben aktuell etwa zehn Millionen Kinder unter 14 Jahren. Diese sind sehr aktiv, in vielen sportlichen Disziplinen früh eingebunden und somit sehr unfallgefährdet.

Auch wenn gemeinhin alle Frakturen im Kindesalter (irgendwie) heilen, ist es doch heutiger Standard, dass dies ohne Spätfolgen, möglichst belastungsarm und auch ohne zu lange Ausfallszeiten erfolgt. Der Anspruch an einen gewissen „Komfort" der Behandlung spielt in den entwickelten Ländern durchaus eine große Rolle, im Gegensatz zu weniger entwickelten Ländern, in denen aufgrund der knapperen Ressourcen und eingeschränkter finanzieller Möglichkeiten deutlich häufiger konservativ therapiert wird.

Auf dem Weg von einer Behandlung, welche der des erwachsenen Patienten glich, hin zu einer kindgerechten, vor allem das Wachstumspotential des Kindes einkalkulierenden und nutzenden Therapie hat sich inzwischen ein differenziertes Versorgungskonzept etabliert.

Mit zunehmendem Verständnis des Knochenwachstums, der unterschiedlichen Anteile der jeweiligen Wachstumsfugen am Längenwachstum einzelner Knochen, der potentiellen Korrekturebenen sowie der spezifischen möglichen Komplikationen einzelner Verletzungen haben sich heute – natürlich mit individuellen Ausnahmen – einige Verletzungsregionen als Domäne der operativen, andere eher als die der konservativen Therapie herauskristallisiert.

Auch heute noch werden – unter Kenntnis der jeweiligen Korrekturgrenzen – die allermeisten Frakturen wie die des distalen Unterarms *(Abb. 1)*, der Klavikula oder des proximalen Humerus konservativ behandelt. Auf der anderen Seite werden dislozierte Gelenkfrakturen klar operativ, meist minimalinvasiv mit kanülierten Schrauben versorgt, um spätere Arthrosen zu vermeiden. Ebenso werden schmerzhafte Schaftfrakturen, wie z. B. Oberschenkel- oder Unterarmschaftfrakturen, bei denen die konservative Behandlung mittels wochenlanger Ruhigstellung oder Extension nicht mehr zumutbar erscheint, meist mittels elastisch stabiler Marknagelung operativ versorgt, auch zur Ermöglichung einer funktionellen Nachbehandlung. Wirbelsäulenverletzungen oder auch schwerwiegende Gelenk-

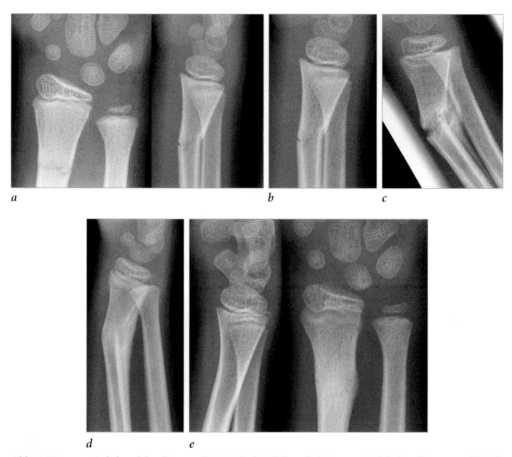

*Abb. 1: Konservativ behandelte diametaphysäre Radiusfraktur bei einem sechsjährigen Jungen. **a:** Unfall-bild, Verlauf mit vollständigem Remodeling nach **b:** zwei Wochen, **c:** sechs Wochen, **d:** drei Monaten, **e:** acht Monaten.*

Verletzungen wie die intraligamentäre Kreuzbandruptur werden heutzutage meist analog zum Erwachsenen mittels Fixateur interne bzw. Semitendinosus-Sehnenersatz behandelt.

Technische Innovationen in der Kindertraumatologie

Im Bereich der operativen Versorgung stellt zweifelsohne die Technik der ***elastisch stabi-len Marknagelung*** (ESIN) als kindgerechtes Osteosyntheseverfahren eine der wichtigsten technischen Innovationen im Bereich der Kindertraumatologie dar [3, 4].

Die Ende der 70er Jahre durch Jean Paul Metaizeau am Kinderkrankenhaus von Nancy entwickelte und dann durch die Arbeitsgruppe um Jean Prévot in Frankreich verbreitete Technik, hat sich als Standard in der Versorgung der Unterarm- und Humerusfrakturen sowie Femur- und Tibiafrakturen durchgesetzt [9]. Die elastische 3-Punkt-Abstützung und

Aufspannung im Markraum des Knochens erlaubt die Schonung der Wachstumsfugen bei Einhaltung der Prinzipien einer biologischer Osteosynthese *(Abb. 2)*.

An ihre Grenzen kommt diese Technik bei schon adoleszenten Patienten, mit einem Körpergewicht von über 40 bis 50 kg, bei denen dann eine Marknagelung wie beim Erwachsenen angezeigt sein kann.

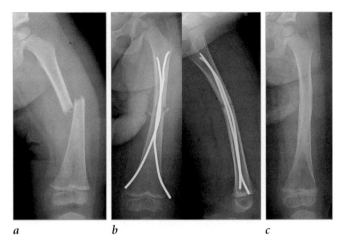

a   *b*   *c*

*Abb. 2: Versorgung einer Femurschaftfraktur bei einem 27 Monate alten Mädchen. **a:** Unfallbild, **b:** Versorgung mittels elastisch-stabiler Marknagelung, **c:** Ausheilungsergebnis nach Metallentfernung.*

Kanülierte Schrauben werden bei Kindern im Bereich der Übergangsfrakturen, d. h. bei Frakturen im Bereich der Fugen, bei denen das Wachstum begonnen hat aufzuhören, eingesetzt. Dies ist bei Mädchen ab etwa 12, bei Jungen ab etwa 14 Jahren der Fall.

Ebenso kommen sie z. B. bei kondylären Frakturen am distalen Humerus zum Einsatz, bei denen eine Kompression des Frakturspaltes zur Vermeidung einer Pseudarthrose relevant ist *(Abb. 3)*.

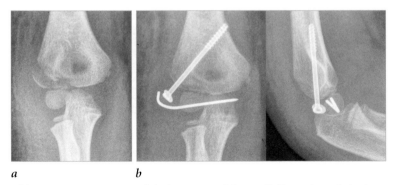

a   *b*

*Abb. 3: Versorgung einer dislozierten Kondylus radialis Fraktur bei einem fünfeinhalbjährigen Jungen. **a:** Unfallbild, **b:** Versorgung mittels kanülierter Schraube und K-Draht mit Schonung der Wachstumsfuge.*

Eine noch relativ junge Innovation auf dem Gebiet der Kindertraumatologie nutzt im Gegensatz dazu eine schon viel ältere Technik: die **Fraktursonographie**. Strahlenhygiene ist gerade bei den jungen Patienten von großer Wichtigkeit, sodass dieses diagnostische

Mittel zunehmend an Bedeutung gewinnt. Mit immer weiter fortschreitender Verbesserung der Ultraschalltechnik ist hier heute für einige Regionen (distaler Radius und Unterarm, Ellenbogen, Tibiaschaft, Klavikula) eine sichere Diagnostik möglich [1]. Die Technik ist leicht zu erlernen und schnell sowie unkompliziert und schmerzarm anzuwenden. Auf für noch Ungeübte ist sie zumindest zum Ausschluss zum Beispiel eines relevanten Gelenkergusses am kindlichen Ellenbogengelenk, welches ja gerade den Anfängern in der Beurteilung des Röntgenbildes Kopfschmerzen bereiten kann, sinnvoll anzuwenden. Die definitive Diagnostik erfordert oft dennoch ein Röntgenbild, aber als primäre Diagnostik (Klavikula, distaler Radius, Toddler-Fraktur) und Verlaufsuntersuchung ist die Ultraschallanwendung sinnvoll.

Wachstumslenkung

Die Wachstumslenkung stellt ein weiteres innovatives Feld auf dem Gebiet der Kindertraumatologie dar. Ob angeborene Deformitäten oder posttraumatische Fehlstellungen –

unter Berücksichtigung des individuellen Wachstumspotentials des jungen Patienten kann durch eine Wachstumslenkung oft mit kleinem chirurgischen Aufwand ein gutes Ergebnis erzielt werden. Ende der 40er Jahre untersuchte Walter Blount am Mibraukee Children's Hospital die Technik der heute nach ihm benannten Klammern zur Epiphyseodese [5]. Blount'sche Klammern werden heute noch weit verbreitet eingesetzt, auch wenn inzwischen andere Techniken der Wachstumslenkung, wie zum Beispiel kurze Platten oder fugenkreuzende Schrauben, Anwendung finden *(Abb. 4)*. Die notwendige Dauer der Fugenblockade lässt sich heute anhand von Programmen und sogar Apps unkompliziert und meist sehr genau berechnen. Hochspezialisierte Behandlungskonzepte beinhalten heute dreidimensionale Ringfixateursysteme oder magnetische Verlängerungsnägel und ermöglichen inzwischen die Korrektur komplexester Fehlstellungen.

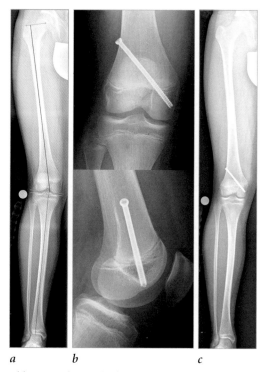

a   *b*   *c*

*Abb. 4: Wachstumslenkung mittels fugenkreuzender Schraube bei einem 14-jährigen Jungen mit Genu valgum links. **a:** Beinachse vor Korrektur, **b:** fugenkreuzende kanülierte Schraube, **c:** Achskontrolle vor Metallentfernung nach etwa neun Monaten*

Summary

Pediatric traumatology has developed into an important field of trauma surgery. The recognition of the fact that the injured child presents with its own injury patterns and healing processes resulted in specially tailored injury management procedures. With increasing understanding of bone growth, the potential levels of deformity correction as well as the specific possible complications of individual injuries, some regions of injury have emerged as the domain of surgical, others that of conservative therapy.

Even today, the vast majority of fractures are still treated conservatively (distal forearm fractures, clavicle fractures, proximal humerus fractures, etc.). On the other hand, dislocated joint fractures are treated surgically, mostly minimally invasive, with canulated screws to avoid later arthrosis. Likewise, painful shaft fractures, such as femoral or forearm fractures are treated with elastically stable intramedullary nailing. Spinal injuries are usually treated as they would be in adults by means of internal fixation, severe ligament injuries such as ruptures of the anterior cruciate ligament by reconstruction using the semitendinosus tendon.

In the field of surgical treatment, the technique of elastic stable intramedullary nailing as a child-friendly fixation procedure is undoubtedly one of the most important technical innovations in the field of pediatric traumatology that includes cannulated screws, fracture sonography, growth control as well as ring fixators and magnetic nails for correction of the most complex deformities.

At present, trauma and pediatric surgeons are working together cooperatively within the Section of Pediatric Traumatology of the DGU. This cooperation evolved from the interdisciplinary working group on pediatric traumatology within the Section of Traumatology and Pediatric Surgery of the Society for Surgery of the GDR (German Democratic Republic), which was founded as early as 1973. After the reunification of the two Germanys, the working group was incorporated into the DGU in 1991 and established as the Section of Pediatric Traumatology of the DGU.

Literatur

1. Ackermann O (2019) Fraktursonographie. Springer, Heidelberg

2. Dietz HG, Illing P, Schmittenbecher PP et al. (2011) Praxis der Kindertraumatologie, Springer, Heidelberg

3. Dietz HG, Schmittenbecher PP, Illing P (1997) Intramedulläre Osteosynthese im Wachstumsalter. Urban & Schwarzenberg, München

4. Dietz HG, Schmittenbecher PP, Slongo T, Wilkins KE (2006) Elastic Stable Intramedullary Nailing (ESIN) in Children. Thieme, Stuttgart

5. Hefti F (2006) Kinderorthopädie in der Praxis. Springer, Heidelberg

6. Laer von L, Gruber D, Dallek M et al. (2000) Classification and Documentation of Children's Fractures. Eur J Trauma 26: 2–14

7. Laer von L, Kraus R, Linhart WE (2012) Frakturen und Luxationen im Wachstumsalter, 6. Auflage. Thieme, Stuttgart

8. Marzi I (2016) Kindertraumatologie, 3rd Aufl. Springer, Heidelberg

9. Metaizeau JP (1988) Ostosynthese chez l'enfant par E.C.M.E.S. Sauramps, Montpellier

10. Slongo T, Audigé L, Schlickewei W et al. (2006) Development and validation of the AO pediatric comprehensive classification of long bone fractures by the Pediatric Expert Group of the AO Foundation in collaboration with AO Clinical Investigation and Documentation and the International Association for Pediatric Traumatology. J Pediatr Orthop 26: 43–49

11. Weinberg AM, Tscherne H (2006) Unfallchirurgie im Kindesalter. Springer, Heidelberg

12. Webseite: https://www.dgu-online.de/ueber-uns/arbeitsgremien/sektionen/sektion-kindertraumatologie.html (aufgerufen: 17.02.2021)

23 Alterstraumatologie DGU: Interdisziplinarität, Zentrenbildung, Register

Thomas Friess, München; Ulrich Liener, Stuttgart; Erich Hartwig, Eltmann

---

Die Überalterung westlicher Gesellschaften führt zu Veränderungen unseres unfallchirurgischen Berufsfelds. Osteoporose-assoziierte Frakturen machen bereits jetzt mehr als die Hälfte des unfallchirurgischen Krankenguts einer Akutklinik aus. Mit einer Verdoppelung bis Verdreifachung dieser Zahlen bis 2030 ist zu rechnen. Auch der Anteil der älter als 60-Jährigen an unfallschwerverletzten Personen nimmt jährlich zu [5]. Die zunehmende sozioökonomische Relevanz der Alterstraumatologie ist evident. Für die deutsche Unfallchirurgie führt die Epidemiologie des Alterstraumas zu einer Veränderung ihrer Paradigmen.

Der schwerverletzte Patient: Polytrauma und Alterstrauma

Unfallchirurgie und Schwerverletztenversorgung sind in der beruflichen Selbst- und Außenwahrnehmung unmittelbar miteinander verknüpft. Gespiegelt wird dieses Bild deutscher Unfallchirurgie auch über die Erfolgsgeschichte der Traumanetzwerke/Traumazentren. Die unfallchirurgisch herausragende Bedeutung berufsgenossenschaftlicher Unfallkliniken ebenso wie Aspekte der Wehr- und Katastrophenmedizin und die Auseinandersetzung mit Großschadensereignissen ergänzen dieses Bild. Folgerichtig findet eine Konzentrierung so spezialisierter und ressourcenaufwendiger Unfallchirurgie auf entsprechend ausgestattete Zentren statt.

In der Versorgungsrealität (nicht nur) kleiner und mittlerer Krankenhäuser hingegen rückt die demographische Entwicklung schon seit Jahren immer mehr das Alterstrauma in das unfallchirurgische Blickfeld. Damit ist zwangsläufig die Auseinandersetzung mit einer Traumaentität jenseits der „klassischen" Schwerverletztenversorgung gefordert, zumal die Alterstraumatologie zunehmend das ökonomische Rückgrat vieler unfallchirurgischer Krankenhausabteilungen darstellt.

Auswertungen aus dem Traumaregister der DGU zeigen, dass der demographische Wandel auch tief in die Daten der Schwerverletztenversorgung hineinwirkt. Für das Selbstverständnis deutscher Unfallchirurgie ist es somit weder angemessen noch wegweisend, Schwerverletztenversorgung und Alterstraumatologie nur additiv geschweige denn konträr zu verordnen. Vielmehr bilden Schwerverletztenversorgung und Alterstraumatologie eine gemeinsame Schnittmenge. So muss der alte, multimorbide Mensch mit einem (gemessen an seiner individuellen Situation schweren) Monotrauma zweifelsfrei auch als

Schwerverletzter eingeschätzt werden. Das Versorgungskriterium der Interdisziplinarität gilt analog in der Alterstraumatologie ebenso wie beim Polytrauma.

Unfallchirurgisches Selbstverständnis als „Alterstraumatologe"

Der unfallchirurgische Fokus insbesondere auf die Versorgung von Schwerverletzten realisiert sich auch in der Zusatzweiterbildung Spezielle Unfallchirurgie im Anschluss an die Weiterbildung zum Facharzt für Orthopädie und Unfallchirurgie. Die Basisunfallchirurgie wird hingegen durch den gemeinsamen Facharzt für Orthopädie und Unfallchirurgie und in allgemeinchirurgischen Fachabteilungen nach wie vor durch den Allgemeinchirurgen abgedeckt.

Die Behandlung des Alterstraumas bedarf in diesem Kontext einer Standortbestimmung. Entitäten wie die coxale Femurfraktur, die distale Radiusfraktur, konservativ behandelte Wirbelkörper- und Beckenfrakturen gehören landläufig in das Spektrum unfallchirurgischer Basisversorgung. So weist eine Analyse von Krankenkassendaten für 2007/08 aus, dass 57 % der erfassten pertrochantären Femurfrakturen in diesem Zeitraum in allgemeinchirurgischen Krankenhausabteilungen operiert wurden [2].

Für die Entwicklung eines alterstraumatologischen Selbstverständnisses sind zwei Gründe resp. Perspektiven entscheidend:

Die Fraktur eines osteoporotischen Knochens des alten Menschen stellt an die operativen Behandlungstechniken besondere Ansprüche. Die damit einhergehenden Herausforderungen ergeben sich insbesondere mit dem Behandlungsziel, dass die Frakturversorgung komplikationslos durchgeführt wird und postoperativ sofort einer Belastung durch das volle Körpergewicht standhalten muss. Ebenso sollen die morphologischen Voraussetzungen für die Gelenkfunktion chirurgisch so wiederhergestellt werden, dass die Selbsthilfefähigkeit des alten Menschen in seinem Lebensumfeld frühestmöglich gewährleistet ist.

Die andere Perspektive rückt einen Menschen ins Blickfeld des Unfallchirurgen, der zusätzlich zu der erlittenen Fraktur Ko- und Multimorbiditäten aufweist, dessen Selbsthilfefähigkeit und (soziale) Eigenständigkeit ggf. bereits vor dem Trauma eingeschränkt war.

Alterstraumatologie unter diesen Voraussetzungen umfasst damit einen hohen Anspruch an die Technik der Frakturversorgung des osteoporotischen Knochens bei Patienten mit großem (nicht nur) perioperativem Komplikationspotenzial und eine ggf. drohende Immobilität bis hin zu dauerhafter Pflegebedürftigkeit.

Ein alterstraumatologisches Selbstverständnis des Unfallchirurgen impliziert somit immer auch die Bereitschaft zur Interdisziplinarität und Multiprofessionalität. Gleichzeitig benötigt er geriatrisches Basiswissen resp. Verständnis beispielhaft für Problematiken wie Delir, Sarcopenie, Frailty usw. Ob eine solche Qualifikation nun auf eine ärztliche

Subspezialität im Sinne eines Orthogeriatrician zielt oder über eine (curriculare) Fortbildung erlangt wird, sei dahingestellt.

Alterstraumatologie und Interdisziplinarität

Unfallchirurgie und interdisziplinäre Kooperation bei der Behandlung des Unfallschwerverletzten/Polytraumatisierten gelten als Selbstverständlichkeit. Dass die Notwendigkeit von Interdisziplinarität in der Alterstraumatologie vergleichsweise spät Eingang in die Unfallchirurgie gefunden hat, mag auch darauf zurückzuführen sein, dass die Altersfrakturen über lange Zeit der unfallchirurgischen Basisversorgung zugeschrieben wurden. Als „Brot-und-Butter-Chirurgie" wurden sie routinemäßig monoman und häufig als wenig anspruchsvolle Weiterbildungseingriffe abgearbeitet. Mit dem demographischen Wandel, einer zunehmenden Bedeutung des Alterstraumas auch für die Sozialsysteme und dabei nicht durchweg überzeugenden Outcome-Daten rückte dann alterstraumatologischer Handlungsbedarf in das unfallchirurgische Blickfeld.

Mit dem ersten, interdisziplinären Kongress mit dem Schwerpunkt „Alterstrauma" 2005 in Münster wurde die besondere Problematik der interdisziplinären Behandlung des multimorbiden Alterstraumapatienten in den Mittelpunkt der wissenschaftlichen, unfallchirurgischen Diskussion gestellt.

Unter der unabdingbaren Voraussetzung einer sofort belastbaren und mobilitätserhaltenden Frakturversorgung erstrecken sich die Prinzipien des orthogeriatrischen Komanagements auf ein risikoadjustiertes perioperatives Management in enger interdisziplinärer Abstimmung und multiprofessioneller Kommunikation und auf die weitere postoperative Therapie mit frühzeitiger Detektion und Behandlung auch nicht-chirurgischer Komplikationen. Zusätzlich findet Eingang in die postoperative Therapie eine frühzeitige, altersgerechte Rehabilitation.

Wenngleich zunächst noch zu konstatieren war, dass im streng wissenschaftlichen Sinn die letzte Evidenz für den Nutzen interdisziplinärer Behandlungsansätze unter Einbeziehung eines Geriaters nicht gegeben war [1], ist es inzwischen unzweifelhaft, dass die frühe geriatrische Mitbehandlung des Alterstraumapatienten eine Senkung der postoperativen Mortalität [4] und die Reduktion perioperativer Komplikationen bewirken kann. Entsprechendes gilt für eine frühzeitig beginnende, altersangepasste Rehabilitation und das zu erreichende Mobilitätsniveau wie auch die wieder möglichen Aktivitäten des täglichen Lebens [3].

Zentrenbildung, Zertifizierung und alterstraumatologische Basisversorgung

Vor diesem wissenschaftlichen und politischen Hintergrund begleitet die Sektion (vormals AG) Alterstraumatologie der Deutschen Gesellschaft für Unfallchirurgie (DGU) initiativ die Idee sich seit 2007 konstituierender, interdisziplinärer Zentren für Alterstraumatologie.

Die Grundlage für diese unfallchirurgische Initiative interdisziplinärer, zertifizierter Alterstraumazentren bildet ein unfallchirurgisch-geriatrisch konsentierter Kriterienkatalog. Mit einer stetig wachsenden Anzahl nach dem Kriterienkatalog der DGU zertifizierter Alterstraumazentren in Deutschland und dem benachbarten Ausland hat sich das orthogeriatrische Komangagement für die Behandlung von Altersfrakturen als Qualitätsinitiative etabliert.

Die zu auditierenden Kooperationsmodelle in AltersTraumaZentren DGU® umfassen die alterstraumatologische Zusammenarbeit bettenführender Krankenhausabteilungen Unfallchirurgie und Geriatrie an einem oder mehreren Standorten in räumlicher Nähe oder auch die personale Integration geriatrischer Fachkompetenz in die Strukturen einer Unfallchirurgie. Angesichts limitierter Personalressourcen für diese interdisziplinären Kooperationen sind starre Strukturvorgaben weniger zielführend als vielmehr die Bestimmung des geriatrischen bzw. unfallchirurgischen Komanagementbedarfs in Abhängigkeit vom alterstraumatologischen Behandlungsverlauf.

Nicht zuletzt die Behandlungsergebnisse aus interdisziplinären Alterstraumazentren haben dazu beigetragen, dass die positiven Auswirkungen des orthogeriatrischen Komanagements auf das Outcome der Behandlung des Alterstraumas wissenschaftlich belegt sind [4]. Mit seinen Richtlinien zur Behandlung der hüftgelenknahen Femurfraktur hat der G-BA durchaus wichtige Aspekte auch der unfallchirurgisch-geriatrischen Zusammenarbeit aufgegriffen und für die Versorgung dieser Patienten auch außerhalb von Alterstraumazentren verpflichtend gemacht.

Wissenschaft und Registerarbeit

Als zentrales Benchmark für die Behandlung der coxalen Femurfraktur steht in Deutschland die externe Qualitätssicherung zur Verfügung. Eine Spezifizierung resp. Fokussierung auf die Besonderheiten der coxalen Femurfraktur des geriatrischen Patienten – und dies insbesondere im Setting des vom G-BA geforderten orthogeriatrischen Komanagements – findet in der externen Qualitätssicherung nicht statt.

Für ein Monitoring der Behandlungsergebnisse der Qualitätsinitiative AltersTraumaZentrum DGU® ebenso wie auch zur Beantwortung versorgungspolitischer Fragestellungen liegt es nahe, die zertifizierten ATZ – anknüpfend an die Expertise des TraumaRegisters der DGU – an ein Alterstraumaregister anzubinden. Das AltersTraumaRegister DGU® steht zur Entwicklung des eigenen Qualitätsmanagements und Benchmarks zertifizierten Alterstraumazentren seit 2016 zunächst für die Behandlung coxaler Femurfrakturen einschließlich eines Moduls zur Erhebung des 120-Tage-Follow-up zur Verfügung.

Das AltersTraumaRegister DGU® belegt seine Stärke darin, dass Erkenntnisse über die orthogeriatrische Behandlung einer großen Anzahl von Patienten mit coxaler Femurfraktur als Surrogatparameter des Alterstraumas möglich werden. Die Ergebnisse stehen dabei für die aktuell zertifizierten AltersTraumaZentren DGU® mit ihren für geriatrische Frakturpatienten vergleichsweise idealen Behandlungsmodalitäten. Neben einer Qualitätssicherung für die ATZ selbst werden dabei gleichzeitig Qualitätsmaßstäbe nach außen gesetzt.

Die Anträge auf Datenauswertung des Alterstraumaregisters für wissenschaftliche Veröffentlichungen belegen, dass der Wert seines Basisdatensatzes in den Parametern des orthogeriatrischen Komanagement liegt. Entsprechend wird das AltersTraumaRegister DGU® auch als Kooperationspartner anderer Versorgungsstudien hinzugezogen. Zukünftige Schwerpunkte und Fragestellungen könnten z. B. auch in den für das Outcome am ehesten vorteilhaften Modellen orthogeriatrischer Kooperation oder auch dem Einfluss von Patientenverfügungen auf die Mortalität liegen.

Ausblick: woher kommen wir, wo stehen wir, wohin gehen wir?

Im Gegensatz zu einem zentral initiierten, nationalen gesundheitspolitischen Versorgungsprogramm fußt die deutsche Alterstraumatologie auf einer Qualitätsinitiative unserer wissenschaftlichen Fachgesellschaft, der Deutschen Gesellschaft für Unfallchirurgie, und wird konzeptionell und praktisch getragen vom Engagement ihrer Mitglieder. So spiegelt sich die Bedeutung des Alterstraumas auch in der Organisationsstruktur der DGU mit der Umwandlung der AG zur Sektion Alterstraumatologie.

Nicht zuletzt auf Grundlage dieser DGU-Qualitätsinitiative sind für Deutschland die positiven Effekte eines interdisziplinären, alterstraumatologischen Versorgungsansatzes mit einem frühen orthogeriatrischen Komanagement wissenschaftlich belegt. Mit dem G-BA-Beschluss über Richtlinien zur Versorgung der Hüftfraktur hat dieser Eingang in die Versorgungspolitik gefunden.

Die DGU-Projekte AltersTraumaZentrum und AltersTraumaRegister sind international vernetzt. Dies impliziert die Beteiligung an internationalen Studien und an einem länderübergreifenden Benchmark – aktuell z. B. über die Auswirkungen der COVID-19-Pandemie auf die Alterstraumatologie in 2020.

Über die Qualitätsinitiative alterstraumatologischer Exzellenzzentren hinaus muss eine Weiterentwicklung hin zu einer alterstraumatologischen Basisversorgung stattfinden. Dabei gilt es, über den G-BA-Beschluss zur Hüftfraktur hinaus weitere alterstraumatologische Frakturentitäten einzubeziehen und die Grundsätze orthogeriatrischen Komanagements ressourcenverantwortlich und lösungsorientiert auch außerhalb alterstraumatologischer Zentren zu verankern.

Innovative Versorgungsansätze verlangen auch immer nach einer wissenschaftlichen Bestätigung ihrer Effizienz. Diese berühren den Willen zu und die Mitverantwortung für eine Mitwirkung bei der Gestaltung von Versorgungsstrukturen. Alterstraumatologische Registerarbeit als Grundlage wissenschaftlicher Begleitung ist unabdingbar und bedarf ebenso wie ein Kriterienkatalog orthogeriatrischer Zusammenarbeit kontinuierlicher Überprüfung und Weiterentwicklung.

Summary

Because of the aging of our society with a subsequent increase in geriatric fractures, poor outcome data and a burden on our social systems requires a new, orthogeriatric approach to this problem within German trauma surgery. The care of severely injured patients is no longer focussed only on polytraumatized younger people but also on geriatric trauma patients. With the AltersTraumaZentrum DGU® (Geriatric Trauma Center) and AltersTrauma Register DGU® (Geriatric Trauma Register), the German Society for Trauma Surgery (DGU) has initiated a new standard of trauma care and orthogeriatric comanagement. In the future, this initiative will be further developed into basic orthogeriatric care beyond the scope of centers of excellence for geriatric trauma.

Literatur

1.   Buecking B, Timmesfeld N, Riem S, Bliemel C, Hartwig E, Friess T, Liener U, Ruchholtz S, Eschbach D (2013) Early orthogeriatric treatment of trauma in the elderly: A systematic review and metaanalysis. Dtsch Arztebl Int 110(15): 255–262

2.   Müller-Mai CM, Schulze Raestrup US, Kostuj T, Dahlhoff G, Günster C, Smektala R (2015) Einjahresverläufe nach proximalen Femurfraktren. Poststationäre Analyse von Letalität und Pflegestufen durch Kassendaten. Unfallchirurg 118: 780–794

3.   Prestmo A, Hagen G, Sletvold O, Helbostad JL, Thingstad P, Taraldsen K, Lydersen S, Halsteinli V, Saltnes T, Lamb SE, Johnsen LG, Saltvedt I (2015) Comprehensive geriatric care for patients with hip fractures: a prospective, randomised, controlled trial. The Lancet 385(9978): 1623–1633

4.   Rapp K, Becker C, Todd C, Rothenbacher D, Schulz C, König HH, Liener U, Hartwig E, Büchele G (2020) The association between orthogeriatric co-management and mortality following hip fracture – an observational study of 58 000 patients from 828 hospitals. Dtsch Arztebl Int 117: 53–59

5.   Spering C, Lefering R, Bouillon B, Lehmann W, Eckardstein v K, Dresing K, Sehmisch S (2020) It is time for a change in the management of elderly severely injured patients! An analysis of 126.015 patients from the TraumaRegister DGU® – Eur J Trauma Emerg Surg 46: 487–497

24   Der primäre Gelenkersatz bei komplexen Frakturen des Betagten

Klemens Horst, Miguel Pishnamaz, Frank Hildebrand, Aachen

Mit Blick auf den demographischen Wandel nimmt auch die Zahl älterer Patienten im Bereich der Unfallchirurgie stetig zu [1]. Die Versorgung geriatrischer Frakturen stellt dabei eine signifikante Herausforderung für den behandelnden Arzt dar. So kann die osteosynthetische Versorgung durch eine verminderte Knochenqualität und eine eingeschränkte Heilungskapazität erheblich erschwert werden [12]. Zudem zwingt die Osteosynthese komplexer Frakturen den Betroffenen regelmäßig zu einer teilweisen Immobilisation, welche für den geriatrischen Patienten nicht nur schwer umzusetzen ist, sondern auch mit großen Nachteilen im Hinblick auf Komplikationen und Gelenkeinsteifungen verbunden sein kann. Neben möglichst geringen Zeitintervallen bis zur operativen Versorgung und der Anschlussheilbehandlung profitiert dieses Patientengut vor allem von einer schnellen und belastungsfähigen Mobilisation [4, 29]. Unter den genannten Umständen bietet die endoprothetische Versorgung bei geeigneter Indikation Vorteile gegenüber komplexen Rekonstruktionsversuchen.

Schultergelenk

Eine der häufigsten alterstraumatologischen Frakturen stellt die proximale Humerusfraktur dar. Sie folgt nach der distalen Radius- und den Wirbelkörperfrakturen an dritter Stelle aller osteoporotischen Frakturen [9]. Um die 85 % aller Betroffenen sind über 50 Jahre alt und der Altersgipfel ihres Auftretens liegt zwischen dem 60. und 90. Lebensjahr. Frauen sind dabei zu 70 % betroffen [13]. Vor allem mehrfragmentäre und stark dislozierte Fraktursituationen, eine eingeschränkte Durchblutung und eine schlechte Knochenqualität stellen die Hauptindikationen für eine endoprothetische Versorgung dar [37]. Mittlerweile kann zwischen verschiedenen Prothesentypen gewählt werden, wobei sich die Frakturprothese als Hemi- oder Totalendoprothese (TEP) und die inverse Prothese gegenüberstehen. Lange galt die Hemiprothese *(Abb. 1)* als Goldstandard in der Versorgung proximaler Humerusfrakturen [37]. Allerdings waren die Ergebnisse unbefriedigend und gekennzeichnet durch relevante funktionelle Einschränkungen [27]. Ursächlich dafür sind Probleme bei der Implantation der Prothese und deren Einwachsen. So setzt die Verwendung einer Frakturprothese die korrekte Positionierung der Tuberkula und deren Einheilung voraus. Auch müssen die richtigen Längenverhältnisse hergestellt sowie der laterale Offset und die Retroversion korrekt eingestellt werden [8]. Oftmals führt jedoch die Resorption der Tuberkula zu einem Humeruskopfhochstand mit funktionellem Verlust und persistierenden Schmerzen.

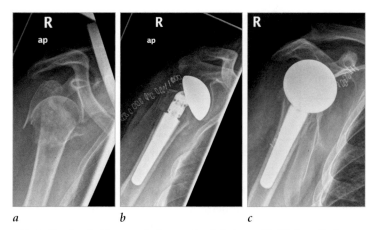

Abb. 1: Proximale Humerusfraktur rechts bei einem 63-jährigen Patienten;
a: Unfallaufnahme a. p.; b, c: nach endoprothetischer Versorgung (a. p. bzw.
oblique) mittels Frakturprothese

Ebenso stellt eine bereits prätraumatisch degenerierte Rotatorenmanschette beim Betagten eine wesentliche Ursache für die schlechten Ergebnisse bei der Nutzung von Frakturprothesen dar. Die große Anzahl dieser Rotatorenmanschettendefekte beim geriatrischen Patienten erklärt die gesteigerten Implantationszahlen eines inversen Prothesentyps *(Abb. 2)* in diesem Patientenkollektiv [26, 41]. Die Ergebnisse der inversen Prothese sind insbesondere im Vergleich zur Hemiprothese sehr positiv. So liegen die Constant-Scores 12 bis 14 Punkte höher als bei der Hemiprothese und erreichen nach drei Jahren knapp 85 % im Vergleich zur kontralateralen Schulter [19, 38]. Die größten Probleme bei der Verwendung inverser Prothesen stellen das sogenannte „scapular notching" und die Materiallockerung dar. Hier ist auf eine gute Positionierung der glenoidalen Komponente zu achten [37].

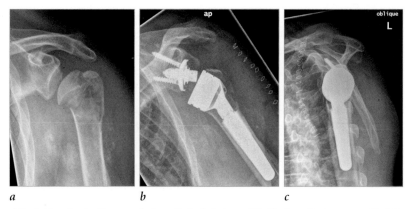

Abb. 2: Proximale Humerusfraktur links bei einem 76-jährigen Patienten; a: Unfall-
aufnahme a. p.; b, c: nach endoprothetischer Versorgung (a. p. bzw. oblique) mittels
inverser Prothese

Ellenbogengelenk

Auch das Ellenbogengelenk zeigt sich im Alter als höchst frakturgefährdet. So kann bei distalen Humerusfrakturen eine bimodale Altersverteilung mit erhöhter Inzidenz bei jungen Männern und betagten Frauen beobachtet werden [33, 36]. Gleiches ist in Bezug auf die Olecranonfraktur beschrieben [3]. In Bezug auf Radiuskopf und -halsfrakturen wurde anhand von 1047 Patienten hingegen ein Altersmittel von 36 (2–92) Jahren beschrieben [28]. Insgesamt wurde ein endoprothetischer Ersatz der Radiuskopffraktur bei nur 1 % der Betroffenen durchgeführt. Die Implantationszahlen der Ellenbogenprothese *(Abb. 3)* hingegen steigen seit Jahren an. So beobachteten Day et al. beispielsweise innerhalb von 14 Jahren einen Zuwachs der Primärimplantation um 248 % [14]. Auch konnte ein Wandel der Indikation von der rheumatischen Arthritis hin zur Frakturversorgung verzeichnet werden [17]. Der geringere funktionelle Anspruch und die allgemein reduzierte Lebenserwartung des Betagten relativieren dabei die Nachteile der endoprothetischen Versorgung wie z. B. die lebenslange Belastungsrestriktion. Ebenso stehen prothesenassoziierte Langzeitkomplikationen, wie die Gefahr eines Polyethylenabriebs und aseptische Lockerungen aufgrund des geringeren Aktivitätsniveaus und der reduzierten Lebenserwartung weniger im Fokus [36].

Die Indikation zur endoprothetischen Versorung des Ellenbogengelenkes besteht beim Betagten (> 75. Lebensjahr/geringe Lebenserwartung) mit komplexen Frakturen und osteoporotischer Knochensubstanz ohne Möglichkeit zur anatomischen Rekonstruktion des Gelenkes [36]. Beim Prothesendesign kann zwischen gekoppelten („constrained") und ungekoppelten („unconstrained") Prothesen unterschieden werden, wobei es sich heute bei Letzteren in ihrer Weiterentwicklung um halbgekoppelte („semi-constrained") Modelle handelt, die ein Varus-Valgus-Spiel von zumeist 7° erlauben (sog. „sloppy hinge"). So wird eine partielle weichteilige Führung durch Muskulatur und den Kapselbandapparat unterhalb von 7° erreicht, darüber hinaus werden jedoch Bewegungen von der Prothese selbst geführt. Entsprechend werden Scherkräfte, die auf das Prothesen-Zement-Knochen-Interface einwirken, reduziert und die Prothesenstandzeiten verlängert [32]. Folglich stellt die zementierte „semi-constrained" Prothese in der Frakturendoprothetik des geriatrischen Patienten den derzeitigen Behandlungsstandard dar [36].

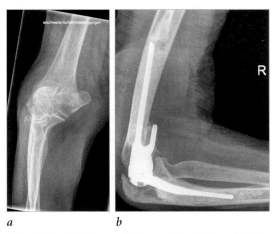

a   *b*

*Abb. 3: Distale Humerusfraktur rechts bei einer 91-jährigen Patientin; **a:** Unfallbild a. p.; **b:** nach endoprothetischer Versorgung (lateral)*

Die Ergebnisse der endoprothetischen Versorgung sind aufgrund sehr heterogener Studien nur schwer beurteilbar. Eine Metaanalyse mit 563 Patienten (mittleres Alter: 74 Jahre) zeigte jedoch vergleichbare funktionelle Ergebnisse zwischen osteosynthetisch und endoprothetisch versorgten Frakturen [18]. Allerdings weist die Literatur höhere Komplikationsraten für die Osteosynthese (i. e. Lockerung, Materialversagen, Pseudarthrose) als für die Prothese auf [18, 31].

Hüftgelenk

Die Inzidenz hüftgelenksnaher Frakturen liegt in der Bundesrepublik Deutschland bei ca. 141/100 000 und korreliert klar mit steigendem Alter [24]. Die Indikation zur Primärendoprothetik für proximale Femurfrakturen wird in den entsprechenden Leitlinien dezidiert aufgezeigt. Im Wesentlichen gelten stark dislozierte oder schlecht reponierbare Frakturen bei reduziertem Leistungsvermögen, fortgeschrittener Osteoporose, Coxarthrose oder pathologischen Frakturen als Hauptindikationen [7, 16]. In Bezug auf die verschiedenen Prothesentypen werden die Hemiprothese (Duokopfprothese) *(Abb. 4)* sowie die TEP unterschieden.

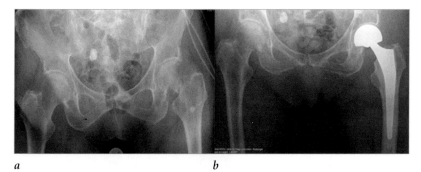

a   *b*

*Abb. 4: Traumatische Schenkelhalsfraktur links (Typ Garden IV) bei einer 89-jährigen Patientin; **a:** Unfallbild (Beckenübersicht); **b:** nach endoprothetischer Versorgung mittels Duokopfprothese (Becken tief eingestellt)*

Die Vorteile der Duokopfprothese liegen vor allem in der kürzeren Operationszeit, geringerer Operationsmorbidität und niedrigeren Luxationsraten [6, 23]. Allerdings werden diese Vorteile nach einem Zeitraum von drei Jahren durch die besseren funktionellen Resultate der TEP kompensiert [7]. Die Duokopfprothese findet somit vor allem bei älteren Patienten mit einem geringen funktionellen Anspruch Anwendung [7]. Hinsichtlich der Verankerung der Prothesenkomponenten zeigen nicht-zementierte Prothesen eine erhöhte Komplikationsrate, sind mit größeren Schmerzen und stärkeren Funktionsbeeinträchtigungen verbunden [2, 40]. Zudem verlängert eine Zementierung des Schaftes vor allem bei osteoporotischen Knochen die Standzeit der Prothese deutlich, sie sintert seltener nach und periprothetische

Frakturen können ebenfalls weniger häufig beobachtet werden [20]. Hinsichtlich der Frage, ob auch die azetabuläre Komponente zementiert werden sollte, gibt es in der Literatur unterschiedliche Angaben. Während Registerdaten bei elektiven Eingriffen an osteoporotischen Knochen eine Hybrid-Versorgung (zementfreie Pfanne, zementierter Schaft) empfehlen [20], beschreiben van Praet et al. in einer aktuellen Übersichtsarbeit exzellente Ergebnisse für zementierte wie auch hybride Techniken in der Hüftendoprothetik [42].

Eine seltene und herausfordernde Situation für die Implantation einer primären TEP stellt die Acetabulumfraktur dar. Auch wenn die Mehrheit der Patienten gut osteosynthetisch versorgt werden kann, sind vor allem ein höheres Alter, eine unzureichende Reposition, eine prolongierte Luxation und der Knorpelschaden des Hüftkopfes, wie auch eine azetabuläre Impaktion und die Zerstörung der Hinterwand klar mit einem Osteosyntheseversagen assoziiert [39]. Infolge dessen stellt sich die Indikation zum endoprothethischen Ersatz vor allem bei älteren Patienten mit einer Frakturmorphologie, welche eine Schädigung der hinteren Wand und/oder weitere signifikante Hüftkopfverletzungen aufweisen [39]. Je nach Frakturmorphologie bzw. Fragmentgröße kann eine Rekonstruktion der knöchernen Strukturen mittels Platten- oder Schraubenosteosynthesen vor der Prothesenimplantation ggf. mit einer Abstützschale sinnvoll sein (Abb. 5). Gute Ergebnisse für die primäre Implantation einer Hüftendoprothese bei älteren Patienten mit Acetabulumfraktur sind beschrieben, insbesondere vor dem Hintergrund, dass vor allem geriatrische Patienten oftmals eine Teilbelastung, wie sie nach osteosynthetischer Versorgung häufig nötig wird, nicht einhalten können [25]. Nichtsdestotrotz werden rein osteosynthetische Verfahren und der Gelenkersatz bei älteren Patienten anhaltend kontrovers diskutiert. Grundsätzlich gilt die individuelle Entscheidungsfindung. In diese müssen jedoch das Verständnis für das jeweilige Frakturmuster sowie patientenassoziierte Risiko- und Prognosefaktoren mit einfließen [21].

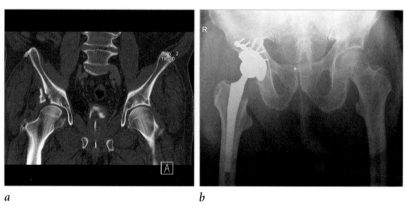

a   b

*Abb. 5: Pipkin IV-Verletzung rechts bei einem 71-jährigen Patienten; **a:** Unfallbild (CT coronar); **b:** nach osynthetischer Versorgung der Hinterwand und Implantation einer Hüft-TEP (Beckenübersicht)*

Kniegelenk

Im Bereich des Kniegelenkes gelten vor allem distale Femur- und Tibiakopffrakturen als Hauptindikationen zur Implantation einer primären Endoprothese *(Abb. 6)* [11, 22]. Dabei stellen die oftmals komplexe Frakturmorphologie und die schlechte Knochenqualität den Operateur mit Blick auf eine osteosynthetische Versorgung regelmäßig vor große Herausforderungen. Neben einer erhöhten Sturzrate ist es den älteren Patienten zudem oftmals nicht möglich postoperativ in ausreichendem Maße zu entlasten, sodass die Mobilität eingeschränkt bleibt und es vermehrt zu hiermit assoziierten Komplikationen kommt. Hinzu kommt das Risiko der ausbleibenden Heilung oder des Osteosyntheseversagens. Bei einer sekundär notwendigen endoprothetischen Versorgung sind Faktoren wie Narbenbildung, Arthrofibrose, Pseudarthrose und die in der Regel notwendige Entfernung des osteosynthetischen Materials ursächlich für eine erhöhte Rate an Infekten, aseptischen Lockerungen, Gelenksteife und Hautnekrosen [34, 44]. Gleichwohl ist auch die primäre Implantation einer Knieendoprothese anspruchsvoll. Mehrere Autoren befürworten jedoch den Einsatz einer Knieendoprothese bei Patienten mit intraartikulären Frakturen und vorbestehender Arthrose bzw. rheumatoider Arthritis sowie schwerer Frakturdislokation oder sehr schlechter Knochenqualität [30, 35, 43, 44]. In Bezug auf das Prothesendesign darf neben den oben genannten knochenspezifischen Faktoren auch die ligamentäre Führung nicht außer Acht gelassen werden. Sogenannte „unconstrained" Prothesen sollten nur bei einfachen Frakturen mit guter Bandführung eingesetzt werden (A/B-Frakturen nach AO). Patienten mit C-Frakturen und schlechter oder zerstörter Bandführung benötigen hingegen Prothesen, welche der Verletzungsschwere Rechnung tragen und über eine ausreichende femorale bzw. tibiale Verankerung z. B. durch einen langen Stem verfügen [11].

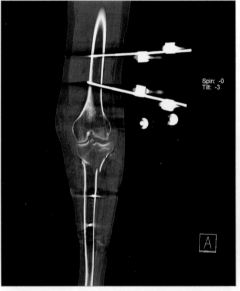
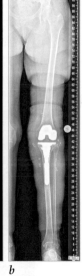

*Abb. 6: Proximale Tibiafraktur links und präexistenter Gonarthrose bei einem 61-jährigen Patienten; **a:** CT-Bild nach auswärtig durchgeführter Ruhigstellung im Fixateur externe und anschließender Zuverlegung zur Weiterbehandlung; **b:** nach endoprothetischer Versorgung (Ganzbeinaufnahme a. p.)*

Das Risiko periprothetischer Frakturen

Verschiedene Studien konnten nachweisen, dass das Risiko für eine postoperative periprothetische Fraktur (PPF) nach Gelenkersatz im Bereich der Schulter bei 0,5 bis 3 %, dem Kniegelenk bei 0,3 bis 5,5 % *(Abb. 7)* und der Hüfte bei 0,1 bis 18 % liegt [10, 15]. Intraoperative Frakturen bleiben vor allem bei der Implantation von Hüft- und Kniegelenksprothesen häufig unentdeckt und werden mit einer Inzidenz von 1,7 % bei der Hüft- und 0,3 bis 3,1 % bei der Knieendoprothetik angegeben [15]. Auch für die Schulterendoprothetik werden Inzidenzen von 1,2 % intraoperativer Frakturen beschrieben [15]. Vor allem Revisionseingriffe erhöhen zudem das Risiko einer PPF. Gründe dafür sind eine schlechte Knochenqualität und -verlust, das sogenannte „stress shielding" und Osteolysen. So steigen die Inzidenzen einer PPF im Rahmen eines Revisionseingriffes auf bis zu 11 % für die Hüft-

und bis zu 30 % für die Knieendoprothetik. Mit Blick auf die Ergebnisqualität zeigt sich vor allem bei den häufigen PPF am Femur eine signifikant erhöhte Mortalität (11 %) gegenüber der primären 1-Jahres-Mortalitätsrate nach Gelenkersatz an der Hüfte oder dem Knie (2,9 %) [5]. Verzögert sich die operative Versorgung einer PPF am Femur um mehr als zwei Tage, konnte zudem ein signifikanter Anstieg (OP > 2 Tage: 19 % vs. OP < 2 Tage: 10 %) in der 1-Jahres-Mortalität nachgewiesen werden, was die Bedeutung einer zügigen Versorgung der genannten Frakturen unterstreicht [5].

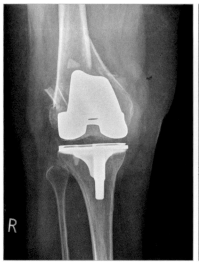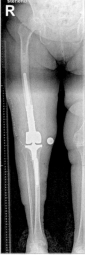

Abb. 7: Periprothetische Femurfraktur rechts bei einer 83-jährigen Patientin; **a:** *Unfallbild (a. p.);* **b:** *nach endoprothetischer Versorgung (Ganzbeinaufnahme a. p.)*

Summary

The demographic change is associated with an increasing number of geriatric trauma patients. Associated with the reduced bone quality in elderly patients, specific fracture patterns (e.g. comminution) might occur even after low-energy trauma. The treatment of these often very complex fractures is challenging. In order to ensure early mobilization and to offer more predictable and better functional outcomes for certain fracture patterns surgical interventions are inevitable to prevent complications and improve outcome. Primary arthroplasty in comminuted fractures with poor bone quality might allow early mobilization and full weight bearing. Results are promising and complication rates are often lower compared to osteosynthesis. Beside the correct indication, the type of prosthesis must be chosen in regard to the specific fracture situation and the surrounding anatomical status (bone stock, ligaments). The use of cement in case of an impaired bone quality is generally accepted.

Literatur

Beim Erstautor (khorst@ukaachen.de) via E-Mail zu erhalten

25 CAS: Navigation, Robotik, 3D-Druck und IL-6 in der Polytraumaversorgung

Timo Stübig, Nico Bruns, Philipp Mommsen, Christian Krettek, Hannover

1 Computer-assistierte Chirurgie

Wenngleich das in den 1990er Jahren entstandene Kürzel CAS nicht in der Liste medizinischer Abkürzungen zu finden ist, so weiß dennoch jeder Chirurg, dass mit Computer Assisted Surgery eine völlig neue Ära operativer Techniken begann, die bis heute in ihrem Benefit für den Patienten noch keine Grenze erkennen lässt.

1.1 Historie

Computer-assistierte Chirurgie (CAOS = Computer Assisted Orthopaedic Surgery) bezeichnet eine Reihe von Applikationen zur Steigerung von Genauigkeit und Verringerung der Strahlungsexposition bei chirurgischen Eingriffen. Es erfolgt entweder eine bildbasierte oder bildfreie Verknüpfung der Anatomie des Patienten mit chirurgischen Instrumenten oder Implantaten [1]. CAOS-Anwendungen können unterteilt werden in Computernavigation und Robotik.

Auf unfallchirurgisch-orthopädischem Gebiet erfolgte erstmals im Jahr 1995 die Beschreibung einer CT-basierten Navigation im Bereich der Wirbelsäule [2, 3], 1996 erstmals ein computer-assistiertes Verfahren beim Ersatz des vorderen Keuzbandes [1, 4, 5]. In den folgenden Jahren erfolgte die Ausweitung der Anwendungen zunächst auf zweidimensionale fluoroskopische Systeme (1997 erste navigierte Oberschenkelmarknagelung in Hannover) [6], später auch auf dreidimensionale C-Arm-Systeme und andere DVT(Digitale Volumentomographie)-Geräte als Basis für die Bildgebung [1].

Durch eine zunehmende Verfügbarkeit von 3D-Druckern und 3D-Print-Produkten werden in den letzten Jahren nach präoperativer Planung produzierte patientenindividuelle Navigationsschablonen zunehmend in Traumatologie und Orthopädie eingesetzt [1, 7–9].

Nach anfänglicher Anwendung bei endoprothetischer Versorgung haben robotischunterstütze Verfahren einen großen Zuwachs in den letzten Jahren erlebt. Neben endoprothetischen robotischen Verfahren nun werden vor allem Eingriffe im Bereich der Wirbelsäule durchgeführt.

1.2 Navigation

Ein Navigationssystem beinhaltet neben einer Navigationskamera und einer Referenzbasis eine Workstation sowie spezifische chirurgische Instrumente [1, 10]. Die Grundlage der optoelektrischen Navigation ist die Referenzierung der anatomischen Region und Verknüpfung mit der Röntgenanatomie in einer virtuellen Matrix. Es wird zunächst eine Referenzbasis an den zu versorgenden knöchernen Strukturen fixiert. Während an der Wirbelsäule entsprechende Klemmen direkt an den Dornfortsätzen der zu versorgenden Wirbel zu befestigen sind, erfolgt in der Extremitätenchirurgie eine Fixation mittels spezieller Schrauben. Die Referenzbasis ist mit beschichteten Markierungskugeln besetzt, die wiederum das von der Navigationskamera ausgesandte Infrarotlicht reflektieren. In der Workstation des Navigationssystems wird anhand einer Analyse der Laufzeitunterschiede des von der stereotaktischen Kamera ausgesandten Infrarotsignals nach Auftreffen auf die Kugeln der Referenzbasis und nachfolgender Reflektion die Positionierung im Raum ermittelt [1]. Bei der zweidimensionalen Navigation werden Röntgenbilder mit einer Referenzschablone aufgenommen. Alternative Verfahren stellen Matching-Verfahren von zweidimensionalen Röntgenbildern mit CT-Diagnostik (2D-3D-Matching) dar [1, 11]. Während bei der Kombination eines Navigationssystemes mit intra-operativer 3D-Bildgebung Objektbild und Objektgeometrie bereits fest zugeordnet sind, muss bei Nutzung eines präoperativen Bild-Datensatzes (CT-Datensatz) eine aufwendigere Verknüpfung (Registrierung) von Objektgeometrie (Anatomie) und Bilddaten des Patienten erfolgen [1].

Prinzipiell erlauben die verfügbaren Softwareprodukte abhängig von der verknüpften Bildgebung eine anatomie-unabhängige Navigation, jedoch haben sich im Laufe der Jahre entsprechende Standardverfahren durchgesetzt. Neben Verfahren in der Endoprothetik erfolgt heutzutage eine klinische Anwendung bei Oberschenkelschaftfrakturen, Beckenbrüchen, Wirbelsäulenstabilisierungen und Korrekturosteotomien an der proximalen Tibia [1]. Es existieren prospektive, randomisierte Studien bezüglich Navigationsverfahren [1] zur Osteosynthese bei hinteren Beckenringfrakturen [12], Navigation bei Pedikelschraubenosteosynthese [13–15], Endoprothetik von Schulter-, Hüft- und Kniegelenk [16–34], VKB (Vordere Kreuzband)-Rekonstruktion [35] sowie Umstellungsosteotomien an der proximalen Tibia [36]. Für die Traumatologie konnte eine Verbesserung durch navigierte Eingriffe lediglich für die navigierte SI-Schraubenosteosynthese [12] gezeigt werden, für Umstellungsosteotomien oder VKB-Rekonstruktionen zeigten sich keine Verbesserungen [1].

Für die Stabilisierung bei Wirbelsäuleneingriffen finden sich mehrere prospektiv randomisierte Studien, die eine höhere Genauigkeit bezüglich der Anwendung der navigationsgestützten Pedikelschraubenplatzierung aufzeigen konnten [13–15]. Diese Anwendung wird heutzutage vor allem bei dorsalen Stabilisierungen der Halswirbelsäule, im Bereich des cervicothorakalen Übergangs, pelviner Stabilisierungen und bei bestimmtem

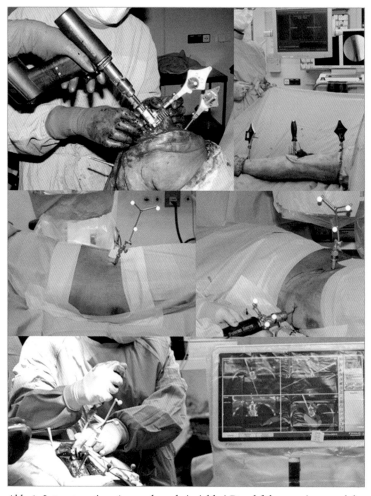

Abb. 1: Intraoperatives Anwendungsbeispiel bei Durchführung einer navigierten Knie-TEP (oben). Intraoperative Bilder einer 3D-navigierten SI-Schrauben-Osteosynthese (Mitte). 3D-Navigation einer Fraktur des cervicothorakalen Übergangs bei M. Bechterew (unten)

Anwendungen wie ankylosierenden Wirbelsäulenerkrankungen und zum Teil Deformitäten der Wirbelsäule eingesetzt [1].

Während initiale klinische Anwendungsbeobachtungen zur Versorgung von Femurfrakturen mittels Marknagel in den ersten Jahren Hinweise für einen möglichen Vorteil der Navigation bezüglich Torsion und Länge aufzeigen konnten [37–40], konnten weiterführende retrospektive Analysen keine Hinweise für eine verbesserte Kontrolle der Torsion und Länge, noch der Strahlungsexposition [41] finden, sodass die 2D-Navigation bei der Stabilisierung der langen Röhrenknochen keinen regelmäßigen Eingang in die klinische Routine gefunden hat. Studien höherer Evidenzgrade stehen zum jetzigen Zeitpunkt weiterhin aus [1].

1.3 Robotik

Der Begriff Roboter wurde vom tschechischen Autor Karel Čapek geprägt, der in seinem 1920 erschienen Stück R.U.R. *(Rossumovi Univerzální Roboti)* [42] künstlich industriell geschaffene, menschlichenähnliche Arbeiter als Roboter bezeichnete. Diese Bezeichnung hat sich nachfolgend weltweit durchgesetzt.

Erste Überlegungen zur Anwendung robotischer Assistenzsysteme in der Chirurgie wurden von der amerikanischen NASA im Jahr 1970 im Rahmen einer Konzeptstudie in der Notfallmedizin erarbeitet [43]. Die erste roboterassistierte Intervention am Patienten fand 1985 statt, hier lenkte ein modifizierter Industrieroboter den Biopsiekanal einer Computertomografie-gestützten Gehirnintervention [43]. Im orthopädisch-traumatologischen Bereich wurde in der gleichen Zeit unter Mithilfe des Softwarekonzerns IBM das Robotersystem ROBODOC® (Firma ISS, Davis, Kalifornien) entwickelt, das den Fräsprozess bei der Implantation von Hüft-Totalendoprothesen übernehmen sollte. Im Jahre 1996 erlangte dieses System die Zulassung für den deutschen Markt und wurde zunächst in Deutschland regelmäßig eingesetzt [43, 44]. Nach ersten euphorischen Berichten und hohen Erwartungen an eine gegenüber manueller Anwendung erhöhte Präzision durch exaktere Fräsung des Prothesenschaftes, geringeren Torsionsdifferenzen und geringeren Beinlängendifferenzen wurde die Applikation jedoch aufgrund erhöhter Komplikationsrate und schlechter funktioneller Ergebnisse [45] aufgrund intraoperativer Frakturen und Weichteilverletzungen in den Folgejahren in den europäischen Ländern nach einer Klagewelle von Patienten gegen den Hersteller eingestellt. Allerdings kommen diese Systeme heute noch in Asien zum Einsatz [1].

Während der ROBODOC® ein autonomes System ohne Interaktion des Chirurgen darstellte, wurden seit 2010 für den traumatologisch-orthopädischen Bereich semiautonome Systeme entwickelt, die vorwiegend in der Endoprothetik und spinalen Chirurgie eingesetzt werden. Hier wird im Vergleich zu den rein autonomen Verfahren durch eine Kombination aus visueller Kontrolle und semi-autonomer Instrumentenführung mit zum Beispiel zuvor geplanter virtueller Begrenzung des Sägeweges eine höhere Sicherheit erreicht.

Aktuelle Entwicklungen in der roboterassistierten Chirurgie zielen auf eine Verkleinerung der OP-Zugänge und damit verbundene Reduzierung des durch den Chirurgen verursachten Weichteiltraumas ab. Die derzeitigen Systeme basieren zumeist auf radiologisch gestützter Bildgebung und Visualisierung. Diese Eigenschaften sind im traumatologischen Bereich insbesondere bei der Frakturversorgung (z. B. Femurfrakturen) gefragt, bei welchen nur unter hohem Kraftaufwand mit bis zu 400 Newton [46] eine adäquate Reposition und Retention erreicht werden kann.

Problematisch erweist sich hierbei insbesondere die richtige Positionierung der Frakturenden zueinander, da aufgrund fehlender anatomischer Referenzen leicht eine

Torsionsdifferenz der gesamten unteren Extremität entstehen kann [47]. Auch im Bereich der Wirbelsäule konnten erste Studien zur Anwendung der intraoperativen Robotik zeigen, dass die Genauigkeit der Platzierung von Implantaten im Vergleich zu konventionellen Verfahren gesteigert werden kann [48]. Hier wird die Robotik zumeist mit einer intraoperativen Navigation kombiniert [49].

In Kooperation mit der TU Braunschweig wurden in unserer Klinik maßgebliche Grundlagen in der Hard- und Softwareentwicklung zu robotischen Verfahren bei der Versorgung von Schaftfrakturen des Femurs entwickelt [47, 50]. Unter anderen wurden Algorithmen für eine automatisierte oder semi-automatisierte Reposition von Frakturen auf Basis von Bildinformationen (CT-Datensatz) entwickelt [51] und durch den Roboter ausgeführt. Zudem wurde im Labormodell erstmals ein computergesteuertes automatisiertes Repositionsmodell an Oberschenkelknochen im Rattenmodell etabliert [52]. Ziel dieses Projektes war es, die Entzündungsreaktion sowie das durch die Reposition ausgelöste Weichteiltrauma bei der Versorgung eines Oberschenkelbruches zu untersuchen. Später erfolgte erstmals der Machbarkeitsnachweis und die Simulation einer kadaverbasierten robotergestützten Versorgung in klinischer Umgebung [53].

Derzeitige Projekte umfassen die Entwicklung und Anwendung von Systemen augmentierter Realität (Augmented Reality) in der Traumatologie. Ziel der Studien ist die Entwicklung von Software- und Hardwareprodukten sowie von Operationsinstrumenten zur intraoperativen Projektion von prä- und intraoperativ erhobenen Röntgeninformationen auf den Situs. Die intraoperative Kontrolle der Frakturfragmente, Rotation und Länge könnte dann bei der Versorgung von Schaftfrakturen der Extremitäten ohne Anwendung weiterer Röntgenstrahlen in Real-Time erfolgen. Insbesondere wird hier neben einer Präzisionssteigerung gegenüber konventionellen Verfahren auch insgesamt eine Verringerung der Strahlungsexposition für Patient und vor allem das Operationspersonal erwartet.

2   3D-Druck

2.1 Historie

Seit den frühen 1980er Jahren wurde durch den japanischen Wissenschaftler Hideo Kodama die Idee einer schichtweisen, additiven Fertigung von Produkten aus polymerisiertem Kunststoff erstmals beschrieben [54]. Der 3D-Druck war geboren und konnte 1984 von Charles Hull in Form eines Stereolitographie-Druckers (SLA) patentiert worden [55].

Additive Fertigung stellt eine Sonderform des Computer Aided Manufacturing (CAM) dar und ermöglicht die Fertigung von Bauteilen mit komplexer, dreidimensionaler Struktur, die durch traditionelle Fertigungsverfahren wie Fräsen oder Gießen nicht möglich wäre.

Durch die Weiterentwicklung dieser Technologie können heute, 40 Jahre seit Bestehen des 3D-Drucks, komplexe Bauteile innerhalb weniger Stunden gefertigt werden. Zwischenzeitlich ist die additive Fertigung biokompatibler und sterilisierbarer Kunststoffgebinde [7], ebenso wie die Fertigung von Keramik oder Metallteilen, beispielsweise aus Titan, problemlos möglich [56].

Gekoppelt mit moderner drei- oder vierdimensionaler medizinischer Bildgebung öffnet der 3D-Druck damit die Tür für neue Anwendungsgebiete, sowohl in der akuten Versorgung des Polytraumas als auch in der elektiven Endoprothetik.

Das Anwendungsspektrum lässt sich orientierend in fünf Tätigkeitsfelder unterteilen:
- anatomischer 3D-Druck von Anschauungsmodellen
- intraoperative 3D-Druck-basierte Navigation
- 3D-Druck-navigierte Frakturreposition
- Herstellung individueller Implantate
- Herstellung individueller Instrumente

3D-Druck-Anwendungsmatrix in der Unfallchirurgie			
Stufen	**3D-Druck**	**Möglichkeiten**	**Bemerkung**
1	Modell	– Betrachtung/Anfassen/Testen	– Prä-, intra- und/oder postoperative Anwendung
		– Präoperativ/intraoperativ	– Besseres Verständnis der Pathologie, z. B. Fraktur
		– Patient/Angehörige/Chirurg/Team	– Verbesserte Planung
			– Verbesserte Kommunikation mit dem Patienten
2	Werkzeug	– Führen von Instrumenten	
		– Manipulationshilfe (z. B. Reposition)	
		– Template-gestützte Navigation	
		– Orthesen	– Bohr- oder Sägeschablonen, Repositionshilfen, die eindeutig einer anatomischen Struktur zugeordnet werden können („matching")
		– Prothesen	
3	Implantat	– Anpassung an Patientengeometrie	– Repositionshilfe
		– Template-gestützte Navigation	
		– Manipulationshilfe	– Passgenauigkeit

Stufen	3D-Druck	Möglichkeiten	Bemerkung
4	Matrix	– Trägermaterialien	– Ersatz von Strukturdefiziten
			– Wachstumsfaktoren
		– Beladen mit passiven oder aktiven Substanzen	– Antibiotika
5	Gewebe	– „Composite"-3D-Druck	– Ersatz von Strukturdefiziten
		– Knochen, Knorpel, Ligamente, Meniskus	
		– Konstrukte aus mehreren Komponenten, z. B. Knochen-Knorpel-Konstrukte	– Problematik Schichtdicke vs. Vaskularisation/Perfusion
6	Gewebeverbund/ Hybride aus zu-sammengesetzten Gewebsstruktu-ren, z. B. Gelenk-anteile oder ganze Gelenke	– Composite-3D-Druck mit mehreren Komponenten; z. B. osteochondrale Konstrukte oder ganze Gelenke	– Ersatz von Strukturdefiziten
			– Problematik Schichtdicke vs. Vaskularisation/Perfusion

Tabelle 1: Aktueller Stand und neue Entwicklungen des 3D-Drucks in der Unfallchirurgie.
(Aus [57] Krettek C, Bruns N (2019) Aktueller Stand und neue Entwicklungen des 3D-Drucks in der Unfallchirurgie. Der Unfallchirurg 122: 256–269)

3D-Druck stellt somit ein Bindeglied zur navigierten Chirurgie dar, indem individuelle Säge- und Bohrschablonen Kontaktpunkte am Knochen abgreifen und den Chirurgen führen können. Insbesondere durch die starre Befestigung bei der 3D-Druck-Navigation lassen sich sehr präzise Schnitte erzielen [58]. Ferner können 3D-Druck-Verfahren die Reposition von Knochenbrüchen unterstützen [59].

2.2   Frakturreposition in der Akutversorgung

Durch ein an unserer Klinik entwickeltes Verfahren konnte erstmals im Jahr 2018 eine Femurfraktur einer polytraumatisierten jungen Frau durch einen 3D gedruckten Fixateur Externe präzise und ohne weitere Operation korrekt reponiert werden [59]. Dieses Verfahren macht sich einen bereits anliegenden Fixateur Externe zunutze. Nach CT-Analyse wird am Computer ein individueller 3D-Fixateur entwickelt, der nach Fertigung über die bestehenden Schanz-Schrauben gestülpt wird. Dieses kann auf der Intensivstation ohne weitere Operation erfolgen und der Bruch kann nach anatomischer Reposition im Fixateur ausheilen. Dieses wird insbesondere in Fällen eingesetzt, bei denen aufgrund von Co-Morbiditäten eine definitive Stabilisierung mittels Marknagel nicht möglich erscheint. Ebenso ist es möglich, einen Repositionsfixateur bei der zweiten Operation als Hilfsmittel zur exakten Einstellung des Bruchs zu verwenden.

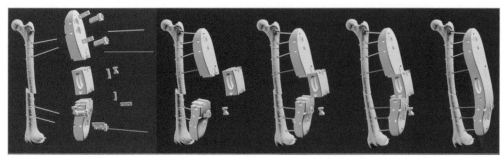

Abb. 2: Repositionsfixateur aus dem 3D-Drucker. Schrittweise Darstellung des Repositionsvorgangs mittels 3D gedrucktem Fixateur externe. (Bild aus [87])

Vorteile dieser Methode sind, dass die Präzision der Reposition gesteigert und die Komplikationsrate gesenkt werden kann [60]. Ein technisches Problem besteht in der Biegeelastizität der Knochenverankerungen (Schanz-Schrauben), sowie in interponierendem Weichteilgewebe. Weitere Nachteile des Verfahrens sind der hohe Aufwand und die hohen Kosten, die in Zukunft durch weitere Verbreitung der Technologie und Massenproduktion der Komponenten erreicht werden kann.

In der Zukunft könnte dieser Repositionsalgorithmus Verwendung finden, um damit Trauma-Roboter zu programmieren. In naher Zukunft könnte somit durch einen OP-Roboter eine korrekte Einstellung von Knochenbruchstücken in kürzester Zeit erfolgen. Menschliche Operateure benötigen hierfür in komplexen Fällen ein deutlich höheres Zeitintervall. Damit schlägt dieses Projekt die Brücke zur roboterassistierten Chirurgie.

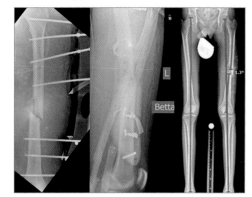

Abb. 3: Eine Oberschenkelfraktur, die mittels eines 3D gedruckten Repositionsfixateurs reponiert wurde. Bei diesem mehrfach verletzten Patienten wurde die Fraktur ohne weitere Operation im individuellen Fixateur ausbehandelt. Oberschenkel-Röntgenbild a. p. + seitlich Tag 1 nach Anlage des Repositionsfixateurs (links, Mitte). Sechs Monate nach Behandlung zeigt sich eine gerade Beinachse (rechts)

2.3   3D-Druck-navigierte Umstellungsosteotomie bei Fehlstellungen

Dank additiver Fertigungstechnik ist es möglich, innerhalb von wenigen Stunden individualisierte Schablonen zu produzieren, die sich wie ein Schlüssel im Schloss am Knochen des Patienten ausrichten. So können Bohrungen oder Sägeschnitte präzise geführt werden. 3D gedruckte Schablonen kommen dabei mit einer deutlich geringeren Infrastruktur aus und benötigen keine kostenintensiven Großgeräte. Zudem sind sie in der Lage eigenständig Muskelkräfte zu neutralisieren und entlasten so den Operateur.

Bei in Fehlstellung verheilten Knochenbrüchen gehen im klassischen Sinn wichtige chirurgische Orientierungshilfen durch die Veränderungen der Knochensubstanz im Rahmen der Bruchheilung verloren. Beispielsweise werden die Bruchkanten ab- und umgebaut. Für einen menschlichen Operateur ist es daher oft unmöglich mit dem bloßen Auge die ursprüngliche Anatomie exakt wiederherzustellen.

Bei 3D-Druck-navigierten Umstellungsosteotomien wird im Vorfeld der Operation entweder auf eine große, virtuelle Anatomiesammlung als 3D-Datensatz zurückgegriffen oder es wird die gesunde Gegenseite des Patienten gespiegelt. So lassen sich bereits präoperativ virtuell die alten Bruchstücke ohne klinische Referenzen, wie frische Bruchkanten, an diesen Templates präzise ausrichten. Zur späteren intraoperativen Umsetzung dieser virtuellen Neuausrichtung werden dann oben genannte Orientierungsblöcke aus Kunststoff gefertigt. Dieses Verfahren wurde in Hannover beschrieben [7] und wird mit zunehmender Häufigkeit eingesetzt.

2.4 Individueller, metallischer Gelenkteilersatz

2008 wurde durch die Utah State University erstmals die Idee der Herstellung von Endoprothesen durch additive Fertigungstechnologien beschrieben [61]. Knapp zehn Jahre später werden bereits weltweit von führenden Herstellern 3D-Druck-Technologien für Produktion von Implantaten in der Serienproduktion eingesetzt. Besonders die Fertigung komplexer Bauteile, wie beispielsweise von Spinalen Interkorporalen Implantaten aus sogenanntem „Cellular Titanium" (Emerging Implant Technologies GmbH [EIT], Wurmlingen, Deutschland) oder Revisions-Hüft-Pfannenimplantaten aus „Trabecular Metal" (Fa. Zimmer, Deutschland) werden erst durch den 3D-Titandruck möglich.

3D-Druck ist die erste Technologie, die es ermöglicht, in einem Herstellungsschritt individuelle Implantate ohne nennenswerte Mehrkosten in hoher

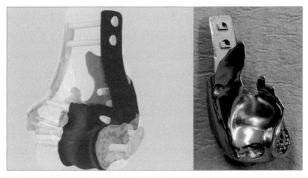

Abb. 4: Ein 30-jähriger Dachdecker wird bei einem Sturz vom Baugerüst aus acht Meter Höhe sehr schwer verletzt. Er zieht sich zahlreiche Brüche zu, unter anderem eine drittgradig offene, stark verschmutzte Defekt-Berstungsfraktur des Ellbogengelenkes mit ausgedehntem Knochenverlust, bei der ein großer zentraler Gelenkanteil fehlt. Das Gelenk ist so nicht mehr rekonstruierbar. Die Lösung ist ein individuell geplantes und 3D gedrucktes Implantat als Alternative zu Prothesenlösungen mit weiterem Knochenverlust oder Arthrodese.

Geschwindigkeit zu fertigen. Individuelle Implantate können bei Beckenteilersätzen [62] oder jungen Patienten nach komplexen traumatischen Verletzungen zielführend sein.

Nicht immer kann ein Gelenk nach einem Unfall vollständig erhalten bleiben. Insbesondere dann nicht, wenn entscheidende Gelenkkomponenten fehlen oder aufgrund von Verschmutzung entfernt werden mussten. Meistens muss in so einem Fall auf eine große Gelenkprothese zurückgegriffen werden. Das ist insbesondere bei jungen Patienten unbefriedigend.

3   IL-6 in der Polytraumaversorgung

Durch Fortschritte in der präklinischen und klinischen Behandlung von Schwerverletzten konnte die Sterblichkeit beim Polytrauma im Laufe der letzten 50 Jahre deutlich reduziert werden [63]. Laut Jahresbericht 2020 des TraumaRegister® der Deutschen Gesellschaft für Unfallchirurgie liegt die Letalität beim Polytrauma aktuell bei 9,5 %. Nichtsdestotrotz stellt das Polytrauma immer noch die weltweit häufigste Todesursache in der Altersgruppe der unter 45-Jährigen dar. Zeitlich folgt die Sterblichkeit dabei typischerweise einem zwei-gipfligen Verlauf [64, 65]. So erliegt rund die Hälfte der versterbenden Patienten innerhalb der ersten 24 Stunden nach Trauma ihren Verletzungen (sogenannte Frühletalität). Die andere Hälfte verstirbt Tage bis Wochen nach dem Unfall (sogenannte Spätletalität) aufgrund posttraumatischer Komplikationen wie dem Multiorganversagen oder einer Sepsis.

Diese Komplikationen entstehen auf dem Boden einer komplexen posttraumatischen Immunantwort bzw. Entzündungsreaktion. So wird nach einem schädigenden Ereignis eine komplexe Kaskade immunmodulatorischer Vorgänge in Gang gesetzt mit dem Ziel, das Gleichgewicht physiologischer Körperfunktionen wiederherzustellen. Es kommt zu einer Freisetzung zahlreicher entzündungsfördernder (pro-inflammatorisch) und entzündungshemmender (anti-inflammatorisch) Botenstoffe. Bei Überwiegen entzündungsfördernder Faktoren kann es zunächst zu einer überschießenden pro-inflammatorischen Immunantwort kommen, dem sogenannten *systemic inflammatory response syndrome* (SIRS) [66]. Im weiteren Verlauf kann sich eine kompensatorische, oft überschießende anti-inflammatorische Immunreaktion entwickeln, das sogenannte *compensatory anti-inflammatory response syndrome* (CARS) [67]. Ein Ungleichgewicht von entzündungsfördernden und entzündungshemmenden Immunreaktionen bedingt ein erhöhtes Risiko für die Entwicklung oben genannter schwerwiegender Komplikationen (Multiorganversagen, Sepsis). Rund ein Drittel der polytraumatisierten Patienten entwickelt trotz aller medizinischer Fortschritte immer noch ein posttraumatisches Multiorganversagen mit einer beschriebenen Sterblichkeit von bis zu 50 %, auch wenn insgesamt ein Rückgang von Inzidenz und Sterblichkeit des Multiorganversagens zu verzeichnen ist [68–73]. Die posttraumatische Entzündungsreaktion und damit der klinische Verlauf werden im Wesentlichen von drei Faktoren beeinflusst, von individuellen Faktoren (Alter, Geschlecht), von der Schwere der Verletzung (sogenannter *first hit*) und von medizinischen Interventionen, z. B. Operationen und Bluttransfusionen (sogenannter *second hit*) [74].

Für die Abschätzung des individuellen Risikoprofils im Hinblick auf die Entwicklung posttraumatischer Komplikationen reichen die klinische Beurteilung des Patienten sowie die Messung von Standardparametern (z. B. Blutdruck, Herzfrequenz, Blutgasanalyse) nicht aus. Eine zuverlässigere Einschätzung des Zustandes des Patienten einschließlich der körpereigenen Immunantwort gelingt anhand der Bestimmung von speziellen Botenstoffen, sogenannten Entzündungsmediatoren, im Blut. Als einer der zuverlässigsten Parameter hat sich hierunter das entzündungsfördernde Interleukin-6 (IL-6) erwiesen, welches eine zentrale Rolle bei der Regulation der posttraumatischen Entzündungsreaktion spielt. Es konnte ein relevanter Zusammenhang zwischen früh nach einem Trauma erhöhten IL-6-Werten und einer hohen Verletzungsschwere nachgewiesen werden [75–77]. Auch das Verletzungsmuster scheint einen Einfluss auf die Freisetzung von IL-6 zu haben. So wurden beim Schwerverletzten mit begleitendem Schädel-Hirn-Trauma (SHT) geringere IL-6-Level gemessen als bei polytraumatisierten Patienten ohne ein schweres SHT [78]. IL-6 ist jedoch nicht nur ein verlässlicher Marker für die Gesamtverletzungsschwere, vielmehr lässt sich anhand der Werte auch individuell das Risikoprofil für das Auftreten posttraumatischer Komplikationen abschätzen. Traumapatienten mit hohen IL-6-Werten entwickeln häufiger ein Multiorganversagen und weisen insgesamt eine höhere Sterblichkeit auf [76, 79, 80]. Auch für die Beurteilung des Einflusses medizinischer Maßnahmen *(second hit)* hat sich IL-6 als geeigneter Marker erwiesen und kann damit hilfreich sein bei der Festlegung der operativen Behandlungsstrategie im Hinblick auf den möglichen Zeitpunkt aufwendiger Operationen [81]. Trotz dieser wissenschaftlichen Erkenntnisse konnten keine einheitlich positiven Effekte einer generellen Blockade von IL-6 nachgewiesen werden [82, 83]. Ein Grund hierfür ist die überaus hohe Komplexizität der posttraumatischen Entzündungsreaktion, was generell die Verwendung eines Einzelparameters unzureichend erscheinen lässt. Zudem scheint IL-6 neben entzündungsfördernden auch entzündungshemmende Eigenschaften zu besitzen, die beide womöglich auf zwei unterschiedlichen Übertragungswegen („klassisch" versus „alternativ") im Körper vermittelt werden [84]. Neben den Auswirkungen von IL-6 auf die den gesamten Organismus betreffende Entzündungsantwort geraten zunehmend seine Effekte auf lokale Immunreaktionen, insbesondere die Knochenbruchheilung, in den wissenschaftlichen Fokus. Die Knochenbruchheilung beim Schwerverletzten ist häufig beeinträchtigt [85]. IL-6 scheint dabei als eine Art „Schrittmacher" der Frakturheilung, wie auch die Blockade seines „alternativen" Übertragungsweges, heilungsfördernde Effekte zu besitzen [85, 86].

Summary

Computer assisted orthopedic surgery (CAOS) comprises a range of computer assisted applications aiming to improve precision and reduce the invasiveness and radiation exposure of surgical interventions. Computer assisted surgery links the patient's anatomy with surgical instruments or implants, either on the basis of imaging or in an imageless approach. The techniques can be categorized under different aspects: intraoperative 3D imaging, intraoperative navigation, robotic surgery and 3D printed template-assisted navigation. Studies showed advantages for the use of navigated procedures in pelvic fractures, spinal procedures, arthroplasty and high tibial osteotomies. However studies with high level evidence for the use in extremity trauma are lacking.

Robotic procedures have been increasing in number over the last years due to industrial hardware and software development. Studies have shown radiologic improvements in the use for arthroplasty and spinal procedures. Nevertheless, long term studies are rare and improvements in clinical outcomes have yet to be demonstrated.

Individual 3D printed template procedures are used mainly in orthopaedic surgery. For extremity trauma, printed templates provide control of length, axis and torsion, while these may also be used for correctional osteotomies and for complex fractures. As these procedures require time-consuming and individual planning and expertise, a wide use of these technologies has yet to be seen.

Posttraumatic complications in severly injured patients, for example multi-organ dysfunction syndrome (MODS) or sepsis usually develop due to complex immunologic reactions. Interleukin-6 (IL-6) has been detected to play a crucial role in the regulation of posttraumatic immune-modulation. Furthermore, IL-6 has been depicted as the most reliable parameter to evaluate the condition of severly injured patients. Studies have demonstrated a correlation between high injury severity scores, posttraumatic complications and IL-6 levels.

Literatur

Beim Erstautor (stuebig.timo@mh-hannover.de) via E-Mail zu erhalten

26   Möglichkeiten und Grenzen virtueller Versorgung in der Unfallchirurgie

Peter H. Richter und Florian Gebhard, Ulm

Nachdem der Physiker Wilhelm Conrad Röntgen (1845–1923) an der Universität Würzburg im Jahr 1895 neuartige Strahlen entdeckt hatte, die er selbst X-Strahlen nannte, nutzten zahlreiche Chirurgen sehr rasch noch im ausklingenden 19. Jahrhundert diese neue Technik zum Detektieren von Frakturen, zur Kontrolle nach Repositionen mit oft daraus notwendig werdenden Korrekturen und schließlich für Kontrollen des gesamten Heilverlaufes von Knochenbrüchen. Dennoch dauerte es über ein halbes Jahrhundert bis diese Bildgebung auch im Operationssaal möglich wurde.

Entwicklung der intraoperativen Bildgebung

Am Anfang der 1950er Jahre wurden die ersten mobilen Röntgen- und Durchleuchtungssysteme entwickelt. Zu Beginn der technischen Entwicklung wurde die Strahlungsquelle fest mit dem Bildempfänger über einen C-Arm verbunden. Diese Systeme ermöglichten erstmals die intraoperative Kontrolle der durchgeführten Osteosyntheseverfahren und revolutionierten damit die orthopädische Chirurgie und Unfallchirurgie im Sinne der Patientensicherheit und Qualitätskontrolle. Anlass waren innovative operative Verfahren und ein Wandel zu neuen Operationstechniken in der Unfallchirurgie. Hier machte sich vor allem die AO bei der Einführung und Etablierung dieser Osteosyntheseverfahren verdient. Erstmals konnte die Implantatlage und das Repositionsergebnis jetzt durch die intraoperative Bildgebung bereits im OP kontrolliert werden und somit die Prozessqualität gesteigert, die Patientensicherheit erhöht und damit Revisionseingriffe vermieden werden. Jedoch schließt die intraoperative Anwendung von Durchleuchtungssystemen Implantatfehllagen auch heute noch nicht grundsätzlich aus. Beispielsweise zeigten Mason et al. bei bis zu 32% der fluoroskopisch eingebrachten Pedikelschrauben eine ungenaue Positionierung [14]. Schraubenfehllagen an der Wirbelsäule und dem Becken können mit schwerwiegenden neurologischen und vaskulären Komplikationen einhergehen.

In den folgenden Jahrzehnten kam es zur einer kontinuierlichen Weiterentwicklung dieser Systeme. Entscheidende Schritte waren die Integration eines Monitors und die automatische Dosisregulierung zur Bildoptimierung. In Abhängigkeit der Gewebeabsorption wird hierdurch die Röhrenspannung (kV) und der Röhrenstrom (mA) angepasst. Dies gewährleistet eine gleichbleibende Bildhelligkeit in Kombination mit einer Reduktion der Dosis. Eingebrachtes Osteosynthesematerial oder Implantate aus Metall führen, durch eine Erhöhung der Dichte, zu einer konsekutiven Dosissteigerung. Diese bringt eine „Überstrahlung" des abzubildenden Gewebes mit sich, sodass eine adäquate Beurteilung des eingebrachten Implantates und des Knochens nicht mehr möglich ist [11]. Laut § 26 der Röntgenverordnung ist bei Durchleuchtungssystemen mittlerweile eine elektronische Bildverstärkung mit Fernsehkette sowie eine automatische Dosisregulierung oder eine andere, mindestens gleichwertige Einrichtung vorgeschrieben.

Bei Interventionen kann die Strahlendosis durch gepulste anstelle kontinuierlicher Strahlung deutlich reduziert werden [2, 7]. Zudem konnte durch die Einführung von Blenden die intraoperative Strahlung reduziert und gleichzeitig eine Verbesserung der Bildqualität erzielt werden [4, 24]. Zunächst war es nur möglich die Blenden konzentrisch zu betätigten. In neueren Geräten ist nun zusätzlich eine asymmetrische Kollimation möglich [3]. Diese Maßnahmen dienen in allererster Linie dem Schutz des OP-Personals.

Neueste Generationen der Bildverstärker verfügen über die Möglichkeit eines 3D-Scans. Hierbei wird eine automatische Rotation um das Visualisierungsvolumen durchgeführt. Dabei wird aus Einzeldurchleuchtungsbildern ein 3D-Datensatz erstellt, welcher im Anschluss wie ein CT-Datensatz rekonstruiert wird [18, 23]. Gerade in schwierigen anatomischen Regionen, wie dem Becken, kann hiermit die Schraubenlage und das Repositionsergebnis direkt überprüft werden.

Seit einigen Jahren wird vor allem in der Radiologie bei der Durchleuchtung auf Flatpaneldetektoren (Festkörperdetektoren) gewechselt. Diese Technik führte zu einer weiteren Verbesserung der Bildqualität in Kombination mit einer Reduktion der Dosis [25]. Flatpaneldetektoren sind mittlerweile auch für mobile C-Bögen im OP verfügbar [20]. Die Anschaffung bleibt jedoch weiterhin teuer und somit sind Flatpanel-C-Bögen in den Operationssälen noch nicht flächendeckend verbreitet [11].

Kombination mit Navigation

Intraoperative Navigationssysteme wurden in der orthopädischen Chirurgie und Unfallchirurgie erstmals im Rahmen der Schraubenplatzierung an der Wirbelsäule angewendet [15]. Ziel war die Reduktion von teils schwerwiegenden Komplikationen durch eine präzisere Schraubenlage und Reduktion der intraoperativen Strahlenbelastung. Bei der Navigation wird zunächst die anatomische Region mit Markern (meist drei Referenzkugeln) gekennzeichnet. Im Anschluss werden diese von einer Infrarotkamera erkannt. In Kombination mit 2D- oder 3D-Bildern kann somit die Positionierung im Raum sowie der anatomische Bezug durch eine Bearbeitungssoftware errechnet werden. Über einen Bildschirm kann die Bedienung des Navigationssystems direkt durch den Operateur erfolgen. Auch die Operationsinstrumente können anhand von Markern durch das System erkannt und visualisiert werden [17].

Den Beginn machte die CT-gestützte Navigation. Hierbei wird ein präoperativ erhobener CT-Datensatz in die Bearbeitungssoftware übertragen. Nach Anbringen der Marker an den Knochen wird der Datensatz mit der Anatomie gekoppelt (Matching). Hierbei werden festgesetzte Punkte auf der Knochenoberfläche, die zuvor im CT festgelegt wurden, mit einem Instrument, das mit Markern versehen ist, abgefahren und damit verifiziert. Im Anschluss kann die Darstellung, Planung und Platzierung von Schrauben durchgeführt werden [16, 21].

Eine weitere Möglichkeit ist die 2D-Navigation. Hierfür muss der C-Bogen mit einem Markerträger versehen werden, welcher vom Navigationssystem erkannt wird. Dies bietet die Möglichkeit der intraoperativen Navigation ohne die Notwendigkeit eines präoperativen Datensatzes [1]. Durch die Entwicklung der 3D-Bildverstärker wird die 2D-Navigation mittlerweile jedoch nur noch selten eingesetzt. Bei der 3D-Navigation wird, ähnlich wie bei der 2D-Navigation, ein C-Bogen mit einem Markerträger ausgestattet. Vor Durchführung des 3D-Scans müssen der Markerträger sowie die Marker am Knochen durch die Infrarotkamera erkannt werden. Im Anschluss ist die Navigation anhand des aktuellen 3D-Datensatzes möglich [10, 21].

Die Entwicklung von 3D-Druckern ermöglicht eine weitere Form der intraoperativen Navigation. Anhand von präoperativer Bildgebung werden Schrauben geplant und patientenspezifische Vorlagen („Templates") erstellt. Nach Sterilisation werden diese auf dem Knochen fixiert und geben somit die Bohrrichtung für die geplanten Schrauben vor. Mit dieser Technologie kann auf ein teures Navigationssystem verzichtet werden [5, 12, 19].

Seit wenigen Jahren werden vereinzelt Mini-Roboter zur Unterstützung bei der Implantation von Pedikelschrauben an der Wirbelsäule eingesetzt. Erste Studien zeigen vielversprechende Ergebnisse. Diese Technologie ist allerdings noch nicht vollständig ausgereift [8, 13].

Hybrid-Operationssaal

Durch die Einführung von modernen minimalinvasiven Operationsverfahren werden neue Ansprüche an operative Instrumente, Geräte und Operationssäle gestellt. Aufgrund der minimalinvasiven Zugänge und somit eingeschränkter visueller Beurteilbarkeit der Anatomie spielt die Verbesserung der intraoperativen Bildgebung eine entscheidende Rolle. Deswegen finden Hybrid-Operationssäle eine immer größer werdende Verbreitung [9]. Ein Hybrid-Operationssaal wird durch die Kombination eines Operationssaals mit einem hochentwickelten Bildgebungssystem (CT, MRT, Angiographiesystem) definiert [6, 9]. In aller Regel werden fest installierte Systeme im Vergleich zu mobilen Systemen vorgezogen, da diese über eine höhere Leistung und bessere Bildqualität verfügen [6].

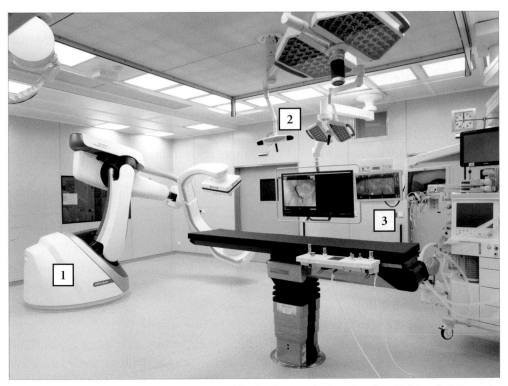

Abb. 1: Hybrid-Operationssaal der Universitätsklinik Ulm: Der bodengebundene Faltpanel-C-Bogen ist an einem Roboterarm fixiert (1) und digital mit dem OP-Tisch und dem deckengebundenen Navigationssystem (2: Infrarotkamera, 3: Navigationsbildschirm) verbunden.

Dieser robotische C-Bogen *(Abb. 1)* wurde initial nur als Angiographiesystem in der Radiologie oder in gefäß- und herzchirurgischen Operationssälen eingesetzt. Seit 2012 wird ein solcher Hybrid-Operationssaal auch unfallchirurgisch genutzt. Durch die Möglichkeit einen 3D-Datensatz zu erstellen, ist dieser C-Bogen universell einsetzbar. In Abhängigkeit des ausgewählten Programmes rotiert er isozentrisch innerhalb von 4 bis 20 Sekunden um den Patienten und akquiriert dabei hunderte von Einzelbildern. Diese werden im Anschluss zu einem 3D-Datensatz zusammengesetzt und können als Schnittbilder (MPR = multiplanar reconstruction) ähnlich einer CT oder als 3D-Volumen (VRT = volume rendering technique) betrachtet werden *(Abb. 2)* [22].

Der Datensatz kann direkt an ein deckengebundenes Navigationssystem (z. B. Brainlab Curve®, Brainlab) gesendet werden. Dieses verfügt über eine Infrarotkamera und zwei Navigationsbildschirme. Durch die vollständige Integration des Navigationssystems in den Hybrid-Operationssaal erfolgt eine Autoregistrierung des Datensatzes, sodass dieser direkt nach Hochladen der Bilder zur Verfügung steht. Unabhängig eines Navigationssystems ist durch die Anwendung der intraoperativen 3D-Bildgebung die intraoperative Kontrolle von Implantaten und der Reposition möglich.

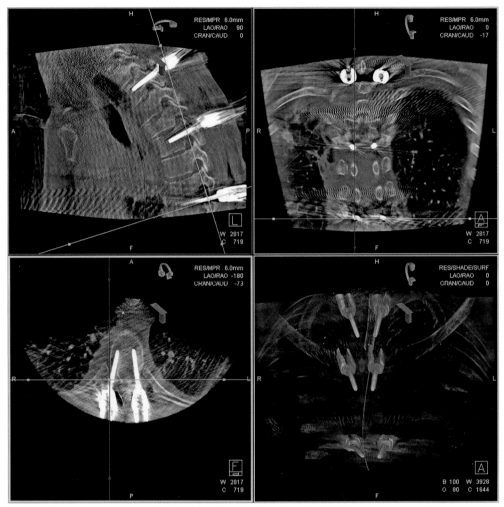

Abb. 2: Darstellung des intraoperativen 3D-Scanvolumens mittels MPR (Multiplanar reconstruction) sowie VRT (rechts unten; volume rendering technique).

Die interdisziplinäre Nutzung des Systems durch Unfallchirurgie, Neurochirurgie sowie Herz-, Thorax- und Gefäßchirurgie kann zu einer optimierten Auslastung führen. Wichtig ist, die unterschiedlichen Abteilungen bereits zu Beginn der Planungsphase mit einzubinden, um eine optimale Konfiguration dieses Saals zu gewährleisten.

Die eigenständige Nutzung eines Hybrid-Operationssaals geht mit einer steilen Lernkurve einher. Zudem ist ein bodengebundenes Bildgebungssystem nicht zwingend für jeden Eingriff optimal geeignet. Ein Hauptproblem bleibt die Aktualisierung/der Austausch eines bodengebundenen Systems. Wie bei einem CT-Austausch muss der Hybrid-Operationssaal in der Regel für mehrere Wochen aufgrund des Umbaus geschlossen werden, was in der Regel mit großen Kosten verbunden ist.

Ausblick

Die fortschreitende Digitalisierung wird auch das Arbeiten inner- und außerhalb der Operationssäle deutlich verändern. Die Integration von Informations- bzw. Kontrollplattformen war hierbei nur ein erster Schritt. Ist der unfallchirurgische OP aktuell noch von Bildschirmen dominiert, ist eine Darstellung der digitalen Informationen (Röntgen-/CT-Bilder, Navigation, etc.) auf einer Brille oder eventuell auch auf einer Kontaktlinse denkbar. Somit könnte ein Abwenden des Blickes vom Operationsfeld vermieden und der operative Ablauf optimiert werden. Des Weiteren könnte die Anwendung von künstlicher Intelligenz in Kombination mit optimierter Bildgebung und Robotik in der Unfallchirurgie zu einer weiteren Prozess- und Qualitätsoptimierung beitragen. Hier sind klare Entwicklungen noch nicht absehbar. Wichtige Herausforderungen sind die Realtime-Verfolgung von Bewegungen des Patienten in der OP (tracking) sowie Online-Updates der Datensätze. Zudem sollte die Integration der Weichteildarstellung erfolgen bzw. optimiert werden. Des Weiteren wird die automatische intraoperative Fusion von präoperativen und intraoperativen Bildern angestrebt *(Abb. 3)*.

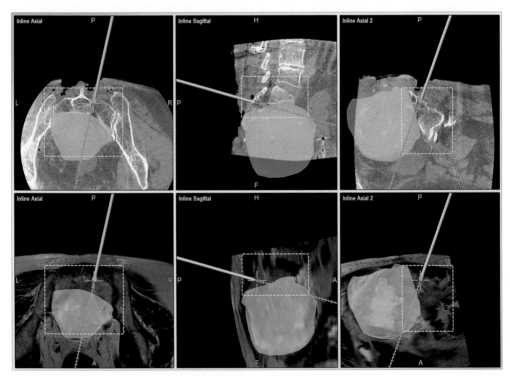

Abb. 3: Intraoperative Fusion eines präoperativen MRT mit einem intraoperativen 3D-Scan im Rahmen einer Chordomresektion.

Summary

Minimal invasive surgical procedures and special implants in orthopaedic trauma surgery have determined the evolvement of new technologies in the last decades. The goals of these innovations were optimal fracture reduction and implant placement with minimal invasive approaches. Hybrid operating rooms can provide an ideal environment to achieve these goals with the use of computer assisted surgery and intraoperative 3D flat panel or CT imaging. Furthermore, robotic systems can be added to these technologies to achieve the highest possible accuracy. In the future, progressing digitalization will lead to significant changes in operating rooms. The integration of information and control platforms are just the beginning. Implementation of artificial intelligence combined with imaging and robotics can optimize surgical processes and quality, but will also generate new challenges for orthopaedic surgeons.

Literatur

1. Arand M, Teller S, Gebhard F, Schultheiss M, Keppler P (2008) [Clinical accuracy of fluoroscopic navigation at the thoracic and lumbar spine]. Z Orthop Unfall 146: 458–62

2. Aufrichtig R, Xue P, Thomas CW, Gilmore GC, Wilson DL (1994) Perceptual comparison of pulsed and continuous fluoroscopy. Med Phys 21: 245–56

3. De Buck S, La Gerche A, Ector J, Wielandts JY, Koopman P, Garweg C, Nuyens D, Heidbuchel H (2012) Asymmetric collimation can significantly reduce patient radiation dose during pulmonary vein isolation. Europace 14: 437–44

4. Duggan HE (1964) Radiation Protection in Canada. Iv. Factors of Importance in Minimizing Radiation Exposure of Patients, Operators and Others Involved in Diagnostic and Therapeutic Radiology. Can Med Assoc J 91: 893–899

5. Ferrari V, Parchi P, Condino S, Carbone M, Baluganti A, Ferrari M, Mosca F, Lisanti M (2013) An optimal design for patient-specific templates for pedicle spine screws placement. Int J Med Robot 9: 298–304

6. Gebhard F, Riepl C, Richter P, Liebold A, Gorki H, Wirtz R, Konig R, Wilde F, Schramm A, Kraus M (2012) [The hybrid operating room. Home of high-end intraoperative imaging]. Unfallchirurg 115: 107–120

7. Holmes DR, Jr., Wondrow MA, Gray JE, Vetter RJ, Fellows JL, Julsrud PR (1990) Effect of pulsed progressive fluoroscopy on reduction of radiation dose in the cardiac catheterization laboratory. J Am Coll Cardiol 15: 159–162

8. Hu X, Ohnmeiss DD, Lieberman IH (2013) Robotic-assisted pedicle screw placement: lessons learned from the first 102 patients. Eur Spine J 22: 661–666

9. Kaneko T, Davidson MJ (2014) Use of the hybrid operating room in cardiovascular medicine. Circulation 130: 910–917

10. Kraus M, von dem Berge S, Perl M, Krischak G, Weckbach S (2014) Accuracy of screw placement and radiation dose in navigated dorsal instrumentation of the cervical spine: a prospective cohort study. Int J Med Robot 10: 223–229

11. Krettek C, Gebhard F (2012) [Development of intraoperative C-arm imaging in trauma surgery]. Unfallchirurg 115: 100–106

12. Lu S, Xu YQ, Zhang YZ, Xie L, Guo H, Li DP (2009) A novel computer-assisted drill guide template for placement of C2 laminar screws. Eur Spine J 18: 1379–1385

13. Marcus HJ, Cundy TP, Nandi D, Yang GZ, Darzi A (2014) Robot-assisted and fluoroscopy-guided pedicle screw placement: a systematic review. Eur Spine J 23: 291–297

14. Mason A, Paulsen R, Babuska JM, Rajpal S, Burneikiene S, Nelson EL, Villavicencio AT (2014) The accuracy of pedicle screw placement using intraoperative image guidance systems. J Neurosurg Spine 20: 196–203

15. Merloz P, Tonetti J, Eid A, Faure C, Lavallee S, Troccaz J, Sautot P, Hamadeh A, Cinquin P (1997) Computer assisted spine surgery. Clin Orthop Relat Res 337: 86–96

16. Merloz P, Tonetti J, Pittet L, Coulomb M, Lavallee S, Troccaz J, Cinquin P, Sautot P (1998) Computer-assisted spine surgery. Comput Aided Surg 3: 297–305

17. Mezger U, Jendrewski C, Bartels M (2013) Navigation in surgery. Langenbecks Arch Surg 398: 501–514

18. Orth RC, Wallace MJ, Kuo MD (2008) Technology Assessment Committee of the Society of Interventional R. C-arm cone-beam CT: general principles and technical considerations for use in interventional radiology. J Vasc Interv Radiol 19: 814–820

19. Radermacher K, Portheine F, Anton M, Zimolong A, Kaspers G, Rau G, Staudte HW (1998) Computer assisted orthopaedic surgery with image based individual templates. Clin Orthop Relat Res 354: 28–38

20. Richter PG, A; Bodky, M; Schmidgunst, M; Schwabenland I (2014) Leistungsfähigkeit der Flat-panel-Technologie in 2D/3D. OP-Journal 30: 169–177

21. Richter PH, Gebhard F, Kraus M (2014) [Importance of intraoperative navigation in spinal surgery]. Chirurg 85: 929–942

22. Richter PH, Yarboro S, Kraus M, Gebhard F (2015) One year orthopaedic trauma experience using an advanced interdisciplinary hybrid operating room. Injury 46 (Suppl 4): 129–134

23. Rock C, Linsenmaier U, Brandl R, Kotsianos D, Wirth S, Kaltschmidt R, Euler E, Mutschler W, Pfeifer KJ (2001) [Introduction of a new mobile C-arm/CT combination equipment (ISO-C-3D). Initial results of 3-D sectional imaging]. Unfallchirurg 104: 827–33

24. Schneider R, Lauschke J, Schneider C, Tischer T, Glass A, Bansch D (2015) Reduction of radiation exposure during ablation of atrial fibrillation. Herz 40: 883–891

25. Spahn M, Heer V, Freytag R (2003) [Flat-panel detectors in X-ray systems]. Radiologe 43: 340–350

27 Gerüstet für den unwahrscheinlichen Ernstfall? – Cyberangriffe, Chemie- und Strahlenunfälle

Paul A. Grützner und Andreas Gather, Ludwigshafen

100 Jahre Unfallchirurgie in Deutschland stehen für 100 Jahre Daseinsfürsorge zur Abwendung und Behandlung von Großschadensereignissen und Bedrohungslagen. Die Bedrohungslage durch Terrorismus ist seit vielen Jahren sowohl international als auch in Europa und damit auch in Deutschland ernst. Nicht nur der islamistisch motivierte Terrorismus, der sich häufig „weiche" Ziele sucht, nimmt zu, sondern auch (versuchte) Angriffe auf die kritische Infrastruktur mehren sich. Besonders Krankenhäuser mit ihren verschiedenen Fachdisziplinen von Chirurgie bis Innere Medizin, aber auch die Krankenhaus-IT stehen vor enormen Herausforderungen bei Vorkehrungen zum Schutz ihrer Patient*innen, auch im Hinblick auf die Möglichkeit von direkten Angriffen. Ein Krankenhaus ohne funktionierende digitale Strukturen und Prozesse ist heute nicht mehr vorstellbar, Ausfallkonzepte mit Stift und Papier wären zwar grundsätzlich noch denkbar, aber im Hinblick auf die Digitalisierung von Radiologie und Labordiagnostik nicht mehr realistisch. Insofern benötigt es Übung im Umgang mit Szenarien nach Chemie- und Strahlenunfällen, aber auch Überlegungen, ob wir für Cyberangriffe in allen Bereichen eines Krankenhauses tatsächlich gut gerüstet sind. Durch das Weißbuch 3.0 [5] verpflichten sich die derzeit mehr als 700 Traumazentren in Deutschland, Vorbereitungen zur Bewältigung von Terror- und Amoksituationen zu treffen. Weiterhin spricht die Deutsche Gesellschaft für Unfallchirurgie im Kapitel „Großschadensereignis Massenanfall von Verletzten (MANV)/Massenanfall von Verletzten bei lebensbedrohlichen Einsatzlagen (Terror-MANV)" verbindliche Empfehlungen zur Bewältigung von lebensbedrohlichen Einsatzlagen aus.

Cyberangriffe

Angriffe auf die Informationsstrukturen im Cyber-Raum werden zunehmend komplexer und professioneller [2]. Gleichzeitig zeigt sich bei Krankenhäusern eine zunehmende IT-Abhängigkeit. Die Prozesse, sowohl im administrativen Bereich als auch in der Patientenversorgung, von der Normal- bis zur Intensivstation, sind mittlerweile fast vollständig digitalisiert. Dies erleichtert in vielen Bereichen die Informationsgewinnung, macht aber auch angreifbar. Cloud- und Mobil-Technologien steigern die Effizienz, Qualität und Mitarbeiterzufriedenheit, schaffen aber Angriffswege für Hacker. Weltweit nehmen digitale Attacken auf das Gesundheitswesen enorm zu. Die Sicherheit der Patient*innen und die Vertraulichkeit der Daten müssen zu jedem Zeitpunkt gewährleistet sein, hierbei darf weder die Größe des Krankenhauses, noch der Standort eine Rolle spielen. Dem Schadenspotential angemessene bundeseinheitliche Regelungen zur Überprüfung von Krankenhaus-Sicherheit gibt es bislang nicht. Die Einhaltung der Europäischen Datenschutz-Grundverordnung obliegt den Krankenhäusern. Die Kosten für einen ausreichenden Schutz sind enorm, die für die Wiederherstellung des geschädigten Rufs, mögliche Geldstrafen bei Verstößen gegen IT-Sicherheitsgesetze und die rechtliche Haftung sind weitaus größer. Zusammengefasst sind auch laut des Global Risk Report 2019 Cyberangriffe eine der weltweit größten Bedrohungen [1].

Sind wir nun also für einen Cyberangriff in deutschen Krankenhäusern gerüstet? Diese Frage lässt sich nicht pauschal für alle Gesundheitseinrichtungen beantworten. Verschiedene Landeskriminalämter haben zentrale Ansprechstellen für Cyberkriminalität und haben auch bereits einzelne Übungen mit Krankenhäusern absolviert. Festgestellt kann werden, dass die Sicherheitsmaßnahmen an Krankenhäusern im Allgemeinen, im Gegensatz zu denen großer Unternehmen, weniger ausgereift sind und die Angriffsfläche vielfältig ist. Ebenso führt die Gesetzeslage zu Problemen. Medizingeräte, die einmal zertifiziert sind, dürfen nicht ohne weiteres verändert werden, eben auch nicht durch ein Sicherheitsupdate *(Abb. 1)*.

Zusammengefasst zeigen sich zwar viele Maßnahmen, um die Sicherheit von Krankenhäusern und Gesundheitseinrichtungen zu stärken, flächendeckend über die gesamte Krankenhauslandschaft sind die Schutzvorkehrungen aber noch gering ausgeprägt. Sowohl die Politik als auch Industriepartner und Krankenhäuser müssen weiter Anstrengungen zur Verbesserung der Sicherheit unternehmen.

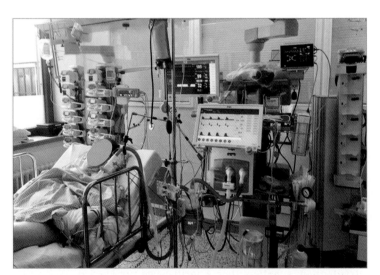

Abb. 1: Vernetzter Patient: Alle Einstellungen und Daten von Beatmungsgerät, Perfusoren und Überwachungsgeräten sind mit der Klinik-IT vernetzt und bieten letztlich Möglichkeiten für Cyberangriffe.

Chemieunfälle

Die Liste von Chemieunfällen in Deutschland ist lang. Angefangen mit der Explosion des Oppauer Stickstoffwerkes 1921 mit 559 Toten bis 2016, als bei einem Unfall in der BASF eine falsche Rohrleitung angesägt wurde und es dadurch zu einer Explosion kam und fünf Menschen tödlich verletzt wurden. Wie diese Beispiele zeigen, kommt es bei den großen Schadenslagen in Zusammenhang mit Chemiefabriken aber gar nicht vordergründig zu flächenhafter Benetzung mit Chemikalien, sondern häufiger zu gewaltigen Explosionen, wie wir sie auch am 4. August 2020 in Beirut erleben mussten. Für diese Situation eines Massenanfalls an Verletzten existieren in nahezu allen Krankenhäusern in Deutschland, in der Regel unter Federführung der unfallchirurgischen Abteilungen, Katastrophenschutzpläne, in denen die Prozesse, abhängig von der Anzahl an Verletzten, wie in einem solchen Fall reagiert werden muss, definiert sind. Trotz der regelhaften Übungen zeigt leider erst der Ernstfall, ob diese Pläne der wirklichen Gefahrenlage standhalten. Bisher war allen Chemieunfällen in Deutschland gemein, dass kein terroristischer Hintergrund zu Grunde lag.

Zur Katastrophenabwehr existieren in Deutschland mit Technischem Hilfswerk und Feuerwehr zwei große Institutionen, die staatlichen Regularien unterliegen und zur Begegnung eines solchen Schadenfalls entsprechend ausgestattet sind. Im Rahmen des TUIS-Projektes (TUIS: Transport-Unfall-Informations- und Hilfeleistungssystem) hat sich die Chemie-Industrie zusammengeschlossen, um bei Chemieunfällen direkt einen konkreten Ansprechpartner kontaktieren zu können. Letztlich verpflichten sich die großen Chemieproduzenten in Deutschland Vorkehrungen zu treffen, um erstens Unfälle zu vermeiden, auch gemäß einer EU-Richtlinie, die für gefahrgeneigte Betriebe gilt, zweitens aber insbesondere bei Unfällen mit Fachexpertise die Rettungskräfte und nachfolgenden Einheiten zu unterstützen und auf diese Unfälle entsprechend vorbereitet zu sein. Das Institut für Arbeitsschutz der Deutschen Gesetzlichen Unfallversicherung mit der Senatskommission zur Prüfung gesundheitsschädlicher Arbeitsstoffe sowie weitere Partner stellen einen Katalog – GESTIS-Stoffdatenbank, Gefahrstoffinformationssystem der Deutschen Gesetzlichen Unfallversicherung, auch digital als App, mit insgesamt 2 248 Substanzen zur Verfügung und liefern zahlreiche Informationen zu verschiedenen (Zwischen-)Produkten [3].

Auch bei Chemieunfällen stellt sich also die Frage, ob wir für den Fall eines Unfalles gerüstet sind. Festgestellt werden kann zunächst, dass die Wahrscheinlichkeit hoch ist, dass auch in den kommenden zehn Jahren an einem großen Produktionsstandort in Deutschland ein Unfall mit einer höheren Zahl an verletzten Personen eintritt. Für die Behandlung einer großen Zahl an chemisch kontaminierten Patient*innen fehlt es häufig an geeigneter Infrastruktur zur Dekontamination. Große Industriepartner halten zwar teilweise diese (mobilen) Einrichtungen vor, um sie aber bei Großschadensfällen nach Kontamination schnell und zuverlässig einzusetzen, fehlt aber gerade bei den Rettungsdiensten und Krankenhäusern die Expertise *(Abb. 2)*. Trotz dessen ist Deutschland im Allgemeinen, auch dank des unermüdlichen Engagements der unfallchirurgischen Einrichtungen, für große Schadensfälle gut gerüstet.

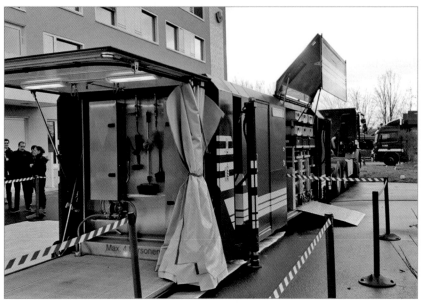

Abb. 2: Mobiles Dekontaminationsmodul nach Chemieunfällen der Firma BASF/Ludwigshafen

Strahlenunfälle

Unfälle in deutschen kerntechnischen Anlagen mit fatalen Personenschäden gab es bisher glücklicherweise nicht. Nicht nur die Nuklearkatastrophe von Tschernobyl 1986, bei der es zu einer Kernschmelze mit zahlreichen Explosionen und Kontamination der Umgebung mit radioaktivem Material kam, sondern auch die Nuklearkatastrophe von Fukushima 2011 zeigen eindrucksvoll, wie schnell solche Großschadensfälle mit Beteiligung von radioaktivem Material eintreten können. Die Strahlenschutzverordnung spricht von einem Strahlenunfall, wenn ein Ereignis eintritt, das für eine oder mehrere Personen eine effektive Dosis von mehr als 50 mSv zur Folge hat. Die Internationale Atomenergie-Organisation definiert einen Strahlenunfall etwas unspezifischer: Unvorhergesehene, unbeabsichtigte oder vorsätzliche Kontamination oder Überexposition durch ionisierende Strahlen. Weltweit kam es in den letzten 80 Jahren zu ca. 450 Strahlenunfällen, hierbei betrifft die überwiegende Mehrheit lediglich einen oder zwei Betroffene. In diesem Zusammenhang ist auch auf die immer wieder auftretenden Fälle von Nuklearkriminalität hinzuweisen *(Tab. 1)*.

Isolierte Strahlenquelle (Simple radiological device)	Platzierung eines Gamma-Strahlers (z. B. Co 60, Cs 137, Ir 192) an einem öffentlichen Ort (Bahnhof, Flughafen, Kaufhaus, Sportarena)
Schmutzige Bombe (Radiological dispersal device)	Einsatz eines konventionellen Sprengsatzes, der mit radioaktivem Material versetzt ist
Sabotage eines Kernkraftwerks	z. B. Beschädigung des Kühlungssystems
Selbstgefertigter Atomsprengsatz (improvised nuclear device)	Einsatz in dicht besiedeltem Gebiet
Militärische Kernwaffe	Einsatz einer aus Militärbeständen entwendeten Kernwaffe

Tabelle 1: Klassifizierung der Möglichkeiten des radiologischen und nuklearen Terrorismus. Am wahrscheinlichsten ist der Einsatz einer isolierten Strahlenquelle oder einer „schmutzigen Bombe" [4].

Auch das Bundesamt für Bevölkerungsschutz und Katastrophenhilfe beschreibt in ihrer Stellungnahme, dass die Möglichkeit für einen terroristischen Anschlag mit einer radiologischen Waffe oder die Ausbringung von Radioaktivität auf anderen Wegen nicht ausgeschlossen werden kann, auch wenn die vorrangingen Gefahren in der psychologischen Wirkung für die Bevölkerung und den wirtschaftlichen Folgeschäden durch die Sperrung und Dekontamination der betroffenen Gebiete liegen.

Es besteht also die Notwendigkeit, sich auf Strahlenunfälle unterschiedlicher Größe vorzubereiten *(Abb. 3)*. Mit Beschluss der damaligen Bundesregierung am 6. Juni 2011 wurde der Ausstieg aus der Atomenergie für Deutschland auf den Weg gebracht und in der Folge wurden bis zum heutigen Datum bereits zwölf Atomkraftwerke außer Betrieb gesetzt. Allerdings birgt der Rückbau der Atomkraftwerke eine erhöhte Gefahr, dass Arbeiter verunfallen und sich hierbei ein Kombinationstrauma strahlen-unfallchirurgisch durch Kontamination mit ionisierender Strahlung zuziehen. Hierfür werden spezielle Einrichtungen benötigt, um diese Kombinationsverletzungen adäquat adressieren

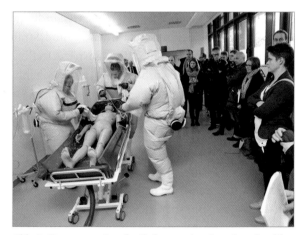

Abb. 3: Demonstration der Dekontamination eines Strahlenverletzten im Rahmen der 3. Notfallkonferenz der Deutschen Gesellschaft für Unfallchirurgie am 29. November 2019 in der BG Klinik Ludwigshafen

zu können. Die Erhaltung der Vitalfunktionen und die traumatologische Versorgung muss dabei im Vordergrund stehen, da die akute Strahlenkrankheit erst nach einer Latenzzeit auftritt. Eine externe Kontamination darf also nicht dazu führen, dass einem Patienten vor der Dekontamination dringliche lebenserhaltende Maßnahmen vorenthalten werden. Hierbei ist die Einhaltung von Basisschutzmaßnahmen in der Regel zunächst ausreichend. Allerdings muss gleichzeitig die unbeabsichtigte Verschleppung radioaktiver Substanzen verhindert werden.

Solche besonderen Einrichtungen zur Behandlung von Verletzungen in Kombination mit Strahlenkontamination sind in Deutschland sehr selten. Die Vorhaltekosten sind enorm, die Nutzung für den Bestimmungszweck extrem selten. Durch die Einrichtung von Strahlenkliniken, eher zu therapeutischen Zwecken bei malignen Erkrankungen, gibt es dennoch spezielle Einrichtungen.

Für den seltenen, aber nicht auszuschließenden Fall, dass sich ein Arbeiter beim Umgang mit ionisierender Strahlung gleichzeitig kontaminiert und eine gravierende Verletzung zuzieht, werden an wenigen Einrichtungen im Bundesgebiet entsprechende Vorkehrungen vorgehalten. Eine flächendeckende Versorgung für ein sowohl für Arzt und Patient sicheres Trauma- und Strahlenmanagement ist aber nicht gegeben. Daher wären im Ernstfall lange Transporte in eine dieser wenigen spezialisierten Einrichtungen Deutschlands notwendig. Sind wir also vorbereitet? Dieser Ernstfall ist zwar nicht ausgeschlossen, im Gesamtkontext aber sehr unwahrscheinlich. Wir könnten besser vorbereitet sein, es gibt aber Lösungsansätze, die dann kurzfristig umgesetzt werden müssen.

Ausblick

Zusammenfassend sind die Arten der Gefährdungen differenziert zu betrachten. Zur Bewältigung von Cyberangriffen, Chemie- und Strahlenunfällen sind grundsätzlich unterschiedliche vorbereitende Maßnahmen zu treffen. Dabei spielt bei Cyberangriffen vor allem die individuelle Vorbereitung der Krankenhäuser eine Rolle, betrifft letztlich aber jede Medizineinrichtung. Bei Chemie- und Strahlenunfällen sind regelhaft ausschließlich die spezialisierten Zentren oder überregionalen Versorgungseinheiten beteiligt. Experten der Fachgesellschaften, verschiedene Bundesministerien, aber auch andere Einrichtungen, wie beispielsweise die Berufsgenossenschaften, bereiten sich auf mögliche Großschadensereignisse vor.

Es ist davon auszugehen, dass terroristische Angriffe auch in Deutschland zu Großschadenslagen unterschiedlicher Genese führen können und werden. Weiterhin sollten Medizineinrichtungen, aber auch die Gesellschaft auf Fälle vorbereitet sein, in der eine größere Zahl an Personen bei einem Unfall Schaden nimmt. Bleibt zu hoffen, dass weder das eine noch das andere in naher oder ferner Zukunft eintritt.

Summary

Attacks on the information structures in cyberspace, including the critical infrastructure, also of large hospitals, are becoming increasingly complex and professional. At the same time, hospitals are becoming increasingly dependent on IT (Internet technology). In contrast to those of large companies, security measures in hospitals are generally less mature and the attack surface is diverse. The protective precautions are still too weak across the entire hospital landscape.

On another note, there is a high probability that an accident with a higher number of injured persons will occur at a large chemical production site in Germany within the next ten years. For the treatment of a large number of chemically contaminated patients, there is often a lack of effective infrastructure for decontamination. In most cases the focus is rather on injuries caused by explosions or burns.

Radiation accidents are very rare, and there have not yet been any fatal injuries. Nevertheless, Germany has specialized facilities for the treatment of radiation injuries with or without additional trauma. Germany in general is well equipped for major incidents. Preparedness could be improved but solutions to alleviate shortcomings are in constant implementation.

Literatur

1. Forum WE. The Flobal Risks Report (2019) In: Forum WE, editor. Geneva; 2019

2. Informationstechnik BfSid. (2020) Die Lage der IT-Sicherheit in Deutschland, Bonn https://www.bsi.bund.de/DE/Home/home_node.html (aufgerufen: 12.01.2021)

3. Unfallversicherung IfAdDG. Gefahrstoffinformationssystem der Deutschen Gesetzlichen Unfallversicherung. 2020. https://www.dguv.de/ifa/gestis/gestis-stoffdatenbank/index.jsp (aufgerufen: 16.11.2020)

4. Walter G, Klein R, Thomas RG (2003) AHLS Advanced HAZMAT Life Support for Toxic Terrorism: Chemical, Biological, Radiological and Nuclear Casualties. ASIN: B001ELVNXC

5. Weißbuch Schwerverletztenversorgung (2019) 3., erweiterte Auflage. Hrsg. Deutsche Geselllschaft für Unfallchirurgie e. V., Berlin

28   DGU und Bundeswehr:
100 Jahre gemeinsame Geschichte

Benedikt Friemert, Ulm und Erhard Grunwald, Koblenz

Am 23. September 1922 ist die Deutsche Gesellschaft für Unfallchirurgie (DGU) an der Universität Leipzig als „Deutsche Gesellschaft für Unfallheilkunde, Versicherungs- und Versorgungsmedizin" gegründet worden. Anfänglich war diese Gesellschaft nur ein Zusammenschluss von Ärzten, hauptsächlich von Chirurgen, die sich schwerpunktmäßig für die Behandlung von Unfallverletzten interessierten. Aber auch Internisten, Gerichtsmediziner, ja sogar Juristen konnten Mitglieder sein, so auch Sanitätsoffiziere. Jedoch muss bei der Frage nach einer institutionalisierten Beziehung der Militärmedizin mit der DGU thematisch zuerst das Verhältnis zur „Deutschen Gesellschaft für Chirurgie" (DGCH, Gründung 1872) vorgestellt werden.

Im Rahmen ihrer Gründung wurde die Berliner Universität 1810 auch zur Ausbildungsstätte der angehenden preußischen Militärärzte, die seit 1818 im „Medizinisch-chirurgischen Friedrich-Wilhelms-Institut", das 1895 in „Kaiser-Wilhelms-Akademie für das militär-ärztliche Bildungswesen" umbenannt wurde, zusammengefasst waren. Dieser Punkt ist deshalb von Interesse, weil durch das *einheitliche Examen* die letzten Unterschiede in der Ausbildung zwischen Zivil- und Militärärzten beseitigt worden sind, die teilweise noch aus dem 18. Jahrhundert stammten. Diese Basis der medizinischen Aus-, Fort- und Weiterbildung besteht bis heute.

Es darf auch nicht übersehen werden, dass trotz aller Fortschritte in der Medizin bis in die zweite Hälfte des 19. Jahrhunderts in den meisten Kriegen rein numerisch gesehen mehr Soldaten an Krankheiten und Seuchen als an den Folgen ihrer Verwundungen verstarben. Höhepunkt dieser Entwicklung war der Krimkrieg 1853–1856, der erste neuzeitliche Stellungskrieg, in dem die mangelhafte Beherrschung der Seuchen, hier hauptsächlich Cholera, Typhus und Ruhr, in Verbindung mit katastrophalen hygienischen Zuständen und fehlenden Lazaretten sowie anderen Sanitätseinrichtungen zu einer hohen Sterblichkeit führte. So wurde durch die historische Aufarbeitung nach dem Krieg festgestellt, dass es zu 165 000 Opfern gekommen war. Davon waren 104 000 nicht an der Front, sondern an Seuchen und Krankheiten gestorben [2, 5].

Der deutsch-französische Krieg von 1870/71 war der Wendepunkt hinsichtlich der Wirkung von Seuchen und Infektionen. Die Sterblichkeit bei den deutschen Soldaten infolge von Verwundungen einschließlich der unmittelbar Gefallenen betrug 3,5 Prozent, an Krankheiten verstarben dagegen rund 1,8 Prozent [5]. Hier zeigten sich schon die ersten Erfolge in der Medizin, die auf der Basis naturwissenschaftlicher Grundlagen und Methoden enorme Fortschritte machte; für die Militärmedizin von Bedeutung waren neben der Forschung auf dem Gebiet der Mikrobiologie und Hygiene in der Chirurgie die *Entwicklung zur erhaltenden Chirurgie* gegenüber der Praxis der frühen Amputation. Viele namhafte Wegbereiter der Medizin waren gleichzeitig als Wissenschaftler, Kliniker und hochrangige Militärärzte tätig.

Das Sanitätsoffizierskorps stand hinsichtlich seiner Rechte und Pflichten neben dem Offizierskorps des Heeres bzw. der Marine. Damit erhielten die Sanitätsoffiziere eine ähnlich privilegierte gesellschaftliche Stellung wie das Offizierskorps im wilhelminischen Kaiserreich und waren sicherlich in ihrem Selbstverständnis gleichermaßen wie das Offizierskorps von elitären und obrigkeitsstaatlichen Überlegungen geprägt, wie dieses auch in der zivilen ärztlichen Standesethik im ausgehenden 19. Jahrhundert gesehen wurde; gemeinsam sah man sich als staatstragende Elite, der entsprechende gesellschaftliche Privilegien zustünden, was zu einer engen Beziehung zwischen der zivilen und militärischen Ärzteschaft führte.

Diese gesellschaftliche Einstellung kann deutlich an den Gründungsmitgliedern der 1872 gegründeten „Deutschen Gesellschaft für Chirurgie" aufgezeigt werden. Ihr erster Vorsitzender war Bernhard von Langenbeck (1810–1887), der an allen deutschen Einigungskriegen im Range eines Generalstabsarztes der preußischen Armee teilnahm; zum ersten Schriftführer wurde Richard von Volkmann (1830–1889) gewählt, der den persönlichen Rang eines Generalarztes im deutsch-französischen Krieg innehatte. Aber auch Heinrich Adolf von Bardeleben (1819–1895), der im Ausschuss der neuen Gesellschaft saß, stand ebenfalls im Rang eines Generalarztes. In den Einigungskriegen haben diese drei Beispiele als „Beratende Ärzte", ohne dass es diese Bezeichnung schon gab, gedient und sich später bei der Weiterentwicklung des Sanitätsdienstes große Verdienste erworben.

Der Begriff des Beratenden Arztes bzw. Chirurgen und seine Aufgaben sind erstmalig in der Kriegssanitätsordnung vom 28. September 1907 beschrieben worden. Hier heißt es, dass bei jedem Generalkommando dem Korpsarzt ein Beratender Chirurg, der sich vorher durch seine wissenschaftliche Tätigkeit entsprechend qualifiziert hatte, zugeteilt wird. Ihre Hauptaufgabe sollte die Beratung von Militärärzten in den Lazaretten des Feldheeres bzw. auf den Hauptverbandplätzen sein.

Diese so engen Beziehungen zwischen aktivem Sanitätsoffizierskorps und hervorragenden Vertretern der medizinischen Fachgebiete zeigte sich auch in der Tatsache, dass viele

Hochschullehrer dem 1901 gegründeten Wissenschaftlichen Senat der Kaiser-Wilhelms-Akademie angehörten und hier ihre beratende Tätigkeit zur Weiterentwicklung des preußischen Sanitätsdienstes in fachlicher, aber auch organisatorischer Hinsicht einbringen konnten.

Mit Ausbruch des Ersten Weltkrieges sahen sich die Sanitätsdienste des Deutschen Heeres und der kaiserlichen Marine gut aufgestellt. Viele namhafte deutsche Chirurgen, hauptsächlich Ordinarien bzw. leitende Oberärzte, übernahmen die Aufgaben eines Beratenden Chirurgen; so z. B. August Bier (1861–1949), der als Marinegeneralarzt beim XVIII. Armee-Korps eingesetzt war und im Rahmen seiner zahlreichen Lazarettbesuche auf die Problematik der vielen Kopfverletzungen aufmerksam wurde und so entscheidend 1916 an der Entwicklung des deutschen Stahlhelms beteiligt war. Die Beratenden Chirurgen wurden auf Vorschlag des Generalstabsarztes des preußischen Sanitätsdienstes vom Kaiser ernannt; sie übten eine rein wissenschaftliche und fachärztliche Tätigkeit aus. Sie durften Operationen in den Lazaretten nach eigenem Ermessen vornehmen und vor allem die jungen Frontärzte beraten und weiterbilden.

Doch es kam im Ersten Weltkrieg anders als erwartet: Die zermürbenden Stellungs- und Grabenkämpfe mit ihren Schussverletzungen, verstümmelnden Granatverwundungen mit entsprechenden Wundinfektionen führten zu knapp sechs Millionen Verwundeten, sodass sich die „Kriegschirurgie" dieser Problematik mit neuen Therapien stellen musste. Bei Kriegsbeginn bestand eine mehr konservative abwartende Wundbehandlung, während im Verlauf des Krieges sich eine aktiv-operative Versorgung durchsetzte, um die gefürchteten Wundinfektionen zu verhindern. Komplizierte Schussverwundungen in Verbindung mit infizierten Problemwunden, wie sie zu Kriegsbeginn nicht erwartet worden waren, stellten somit die Kriegschirurgie vor völlig neue Anforderungen. So schätzte Erwin Payr (1871–1946), der ebenfalls als beratender Generalarzt eingesetzt war, dass 60 bis 70 Prozent aller Schrapnellverletzungen infiziert waren.

Dieser personell umfangreiche Einsatz chirurgischer Hochschullehrer führte allerdings dazu, dass letztlich hochqualifizierte Wissenschaftler ihrer originären wissenschaftlichen Tätigkeit und der Lehre entzogen wurden und stattdessen in die sanitätsdienstliche Krankenversorgung eingebunden waren. So hatte die Forschungslandschaft doch erheblich unter den Kriegsbedingungen zu leiden.

Die im Krieg engagierten Hochschullehrer wie auch Militärärzte verarbeiteten dann die Niederlage 1918 durch eine literarische Verklärung ihrer Arbeit im Kriege. Zu den positiven Veröffentlichungen zählte hingegen das 1922 von Erwin Payr herausgegebene „Handbuch der Ärztlichen Erfahrungen im Weltkriege 1914/1918" [4], in dessen erstem Teil unter Mitwirkung zahlreicher universitärer Wissenschaftler die Weiterentwicklung der Chirurgie und die gemachten Kriegserfahrungen beschrieben wurden.

Eine wesentliche Kriegserfahrung fasste Wilhelm Klemm (1881–1968), Leipziger Lyriker und Unterarzt, eingesetzt als chirurgischer Assistent im 3. Feldlazarett des XIX. sächsischen Armeekorps vor Ypern, nur wenige Wochen nach Kriegsbeginn in einem Brief an seine Frau am 5. November 1914 zusammen [6]: *„Ich habe jetzt 3 Säle, wo heute 82 Verwundete sind. Wir bekommen hauptsächlich Beinschüsse, Hüftenschüsse, Hals- Kopf- Gesicht- und Brustschüsse. Die großen Zertrümmerungen, Bauchaufreissungen, Abschüsse von Körperteilen sterben durchgehend draußen, da die Verwundeten nur nachts und auch da oft erst nach mehreren Nächten herausgeholt werden können. … Das scheußlichste sind die sogenannten Gasphlegmonen, die sich am Unterarm und in der Wade am häufigsten entwickeln. Diese Art von Infektion kennt man im Frieden gar nicht.“*

Diese dramatischen Erfahrungen führten u. a. auch auf Anregung von Hans Liniger (1863–1933) im Februar 1922 zum Aufruf von Walther Kühne (1877–1939), Schüler von Carl Thiem (1850–1917), dem „Vater der Unfallheilkunde“, eine Gesellschaft für Unfallheilkunde und Versicherungsmedizin zu gründen, in der auch die unter Bismarck entstandenen Berufsgenossenschaften vertreten sein sollten [3].

„… Daher ist es jetzt umso notwendiger, ärztliche Erfahrungen über die schädigende Wirkung mechanischer, chemischer, bakterieller und psychischer Einflüsse auf Körper und Geist der Menschen zu sammeln, sie kritisch zu bearbeiten, nach gemeinsamen Richtlinien für die Beurteilung und Behandlung zu suchen.“ Der Aufruf endete u. a. mit folgenden Zeilen: *„In der Heilung der durch den Krieg gesetzten Schäden mit dem ganzen Rüstzeug der gewonnenen Kenntnisse, Fertigkeiten und Erfahrungen in therapeutischer und begutachtender Hinsicht mitzuwirken …“*

Dieser Aufruf fand nicht nur bei Unfallchirurgen, sondern auch interdisziplinär begeisterte Zustimmung, sodass in der Juli-Ausgabe 1922 der Monatsschrift für Unfallheilkunde und Versicherungsmedizin die offizielle Einladung zum Unfallkongress und zur Gründung der Deutschen Gesellschaft für Unfallheilkunde und Versicherungsmedizin veröffentlicht wurde. Daraufhin fand die 1. Jahresversammlung der „Deutschen Gesellschaft für Unfallheilkunde und Versicherungs- und Versorgungsmedizin“ am 23. September 1922 statt. Letztlich war die Gründung der DGU eine erste Spezialisierung im Fachgebiet der Chirurgie.

Wie viele Militärärzte nun dieser neu gegründeten Fachgesellschaft als Mitglieder beitraten, kann heute nicht mehr festgestellt werden, da die Mitgliederverzeichnisse der damaligen Zeit im Zweiten Weltkrieg verloren gingen. Bekannt ist u. a., dass der im Ersten Weltkrieg dienende Victor Schmieden (1874–1945) als Stabsarzt der Reserve und Gründungsmitglied der DGU vor allem an der Westfront im Ersten Weltkrieg eingesetzt war. Die dabei gemachten Erfahrungen verarbeitete er in seinem 1917 erschienenen Lehrbuch der Kriegschirurgie. Andere Gründungsmitglieder wie Alfred Schanz (1868–1931)

behandelten im Ersten Weltkrieg Kriegsversehrte mit Prothesen. Es ist weiter davon auszugehen, dass unter den Gründungsmitgliedern weitere erfahrene und hochrangige ehemalige Sanitätsoffiziere waren, denn zu diesem Zeitpunkt war die Verflechtung zwischen
Militärmedizin und ziviler Medizin, wie oben dargestellt, sehr eng.

In der Kriegssanitätsvorschrift von 1938 ist die Gruppe der Beratenden Chirurgen explizit
wieder aufgeführt worden. Die Beratenden Chirurgen des deutschen Heeres im Zweiten
Weltkrieg waren wie schon früher Ordinarien, habilitierte Oberärzte und Chefärzte großer
chirurgischer Kliniken; der personelle Umfang dieser Gruppe belief sich auf 130 Ärzte [1].
Diese Quellenlage zeigt auf, dass die 130 Beratenden Chirurgen zwischen 1873 und 1903
geboren wurden und somit im Kaiserreich aufwuchsen und auch seinen Niedergang 1918
erlebten. 87 von ihnen hatten schon am Ersten Weltkrieg teilgenommen und sich somit
schon einmal mit der Kriegschirurgie auseinandersetzen müssen.

Diese schon institutionalisierte Zusammenarbeit zwischen Sanitätsdienst und Hoch-
schullehrern, nicht nur in der Chirurgie, sondern auch in allen anderen ärztlichen Disziplinen, entsprach in ihrem Aufgabengebiet dem der früheren Kriege. Trotz ihrer militärischen Ränge besaßen sie keine Befehlsgewalt und sollten hauptsächlich in ihren
zugewiesenen Verantwortungsbereichen die Militärärzte beraten, weiterbilden und wissenschaftliche Erkenntnisse sammeln. Aber auch bei komplizierten Operationen war ihre
Unterstützung willkommen.

Krieg und Medizin befinden sich in einer komplexen Beziehung zueinander; die Diskussionen über das Verhältnis von Krieg zur Medizin haben immer wieder die Gemüter
erregt. Für viele besteht hier ein permanenter moralisch-ethischer Konflikt, da die Zerstö-
rungskraft des Krieges und das Selbstverständnis der Medizin mit ihren humanitären Zielen unvereinbar einander gegenüberstehen würden. Doch diese Gedanken entstammen
aus der Nachkriegszeit des Zweiten Weltkrieges. 1918 wie auch 1939 war man von solchen
Überlegungen noch weit entfernt.

Nach dem Zweiten Weltkrieg kam es in Deutschland zu einer besatzungsrechtlichen Un-
terbrechung der Aktivität der medizinischen Fachgesellschaften wie auch der Deutschen
Gesellschaft für Unfallheilkunde und Versicherungs- und Versorgungsmedizin, aber auch
der Militärmedizin. Die Fachgesellschaft feierte ihre Wiedergründung 1950, die Bundeswehr 1955 und der heute bekannte Sanitätsdienst im April 1956.

Über einige Jahrzehnte spielten dann Sanitätsoffiziere wie auch der Sanitätsdienst der
Bundeswehr keine Rolle in der medizinisch-wissenschaftlichen Fachgesellschaft. Zum
einen, weil sich die Bundeswehr und damit der Sanitätsdienst zunächst in einer neuen
demokratischen Armee entwickeln mussten (Staatsbürger in Uniform). Zum anderen,
weil die Bundeswehr als reine Verteidigungsarmee gegründet wurde und der Sanitätsdienst somit einen reinen kriegsmedizinischen Auftrag hatte. Dieses änderte sich mit

der Wiedervereinigung 1990 und der damit zurückgewonnen vollständigen Souveränität Deutschlands. Dadurch musste Deutschland nun auch international mehr Verantwortung übernehmen, sodass es 1992 zum 1. Auslandseinsatz der Bundeswehr in Kambodscha kam. Hier betrieb der Sanitätsdienst der Bundeswehr bis November 1993 ein Krankenhaus. In dieser Zeit wurden 3 500 stationäre (1 800 große Operationen) und 110 000 ambulante Patienten (14 000 ambulante Operationen) behandelt. Der erste Chirurg, der damals die Klinik leitete, war Oberstarzt Prof. Dr. Heinz Gerngroß (1947–2005), später Klinischer Direktor der Chirurgischen Klinik am Bundeswehrkrankenhaus Ulm. Er prägte nach diesem Einsatz den Begriff der Einsatzchirurgie, die sich wesentlich von der Kriegschirurgie unterschied. Wesentlich war, dass die Einsatzchirurgie das Ziel der Individualmedizin im Einsatz verfolgte. Als Maxime der sanitätsdienstlichen Versorgung wurde dann 1995 die „Fachliche Leitlinie für die sanitätsdienstliche Versorgung von Soldaten der Bundeswehr im Auslandseinsatz" durch den damaligen Inspekteur des Sanitätsdienstes, Generaloberstabsarzt Dr. Gunter Desch, festgelegt, die bis heute besagt, dass die medizinische Versorgung jedes deutschen Soldaten im Auslandseinsatz im Ergebnis dem Standard der medizinischen Versorgung in Deutschland entsprechen muss, was bedeutete, dass auch im Einsatz der Facharztstandard als Versorgungsqualität galt. Dieses hatte zur Folge, dass sich insbesondere die Bundeswehrkrankenhäuser neu ausrichten mussten. Sie wurden zu Versorgungskliniken im regionalen Umfeld der Standorte und sind heute in die Landesbettenplanung voll integriert. Folge dieser Entwicklung war aber auch, dass sich Sanitätsoffiziere zunehmend auf den medizinischen Fachkongressen mit ihren Forschungsergebnissen darstellten. Hierdurch erlangten sie zum einen Bekanntheit und sie wurden zunehmend auch in den Gremien der Fachgesellschaften aktiv, insbesondere in der Sektion NIS (Notfall-Intensivmedizin, Schwerverletztenversorgung).

Die erste Leitung einer Arbeitsgemeinschaft (AG) durch einen Sanitätsoffizier in der Deutschen Gesellschaft für Unfallchirurgie erfolgte 2010 in der AG-Ultraschall. 2013 wurde dann, bedingt durch die nun wieder enger werdenden Beziehungen der Fachgesellschaft DGU mit den Sanitätsoffizieren und den Leistungen des Sanitätsdienstes im Rahmen der Auslandseinsätze der Bundeswehr als Anerkennung und Akzeptanz, dass auch die Militärchirurgie Teil der deutschen Chirurgie ist, die AG Einsatz-, Katastrophen und Taktische Chirurgie (EKTC) gegründet. Auch verschiedene Terroranschläge in London und Madrid haben es notwendig gemacht, dass sich die DGU mit dem Thema Terror auseinandersetzt. Diese AG-Gründung sollte sich dann zwei Jahre später als ausgesprochen zielführend erweisen, als im Jahr 2015 zweimal Frankreich Ziel von terroristischen Anschlägen geworden ist. Der Anschlag im November in Paris hat dazu geführt, dass der Sanitätsdienst der Bundeswehr und die DGU gemeinsam einen 5-Punkte-Plan entworfen haben mit dem Ziel, die Politik, den zivilen Rettungsdienst, die zivilen Ärzte und die Krankenhäuser auf die besonderen Herausforderungen bei Terroranschlägen vorzubereiten. Zusammen wurde als wesentlicher Baustein der Terror and Disaster Surgical Care

(TDSC®)-Kurs entwickelt, der von der AUC (Akademie der Unfallchirurgie) ausgerichtet wird und zu einem festen Kurs im Portfolio der AUC geworden ist. Ein weiter Kurs, an dem Sanitätsoffiziere intensiv beteiligt sind, ist der DSTC (Definitive Surgical Trauma Care)-Kurs. In der Zwischenzeit hat sich die Zusammenarbeit des Sanitätsdienstes der Bundeswehr mit der DGU durch das intensive Engagement vieler Sanitätsoffiziere weiter gefestigt und vertieft. So hat nun ein Sanitätsoffizier vom Vorstand der DGU den Auftrag erhalten, die Koordination der Überarbeitung der S3-Leitlinie Polytrauma zu übernehmen. Neben dem Weißbuch zur Schwerverletztenversorgung ist diese Leitlinie das zentrale Kernstück der deutschen Unfallchirurgie.

Mit der Wiederbegründung der Deutschen Gesellschaft für Unfallchirurgie und Versicherungs- und Versorgungsmedizin 1950, des Sanitätsdienstes der Bundeswehr 1956, dem Beschluss des Deutschen Ärztetages 1968 die Unfallchirurgie als chirurgisches Teilgebiet anzuerkennen und vor allem mit der Aufnahme 1992 als definierter Schwerpunkt in der Weiterbildungsordnung, der Festlegung der Maxime des Sanitätsdienstes zur Versorgung der Soldaten im Auslandseinsatz 1995 und der Gründung der AG EKTC 2013 konnte die enge Beziehung zwischen der Deutschen Unfallchirurgie und dem einzelnen unfallchirurgisch tätigen Sanitätsoffizier wie auch dem Sanitätsdienst der Bundeswehr auf ein völlig neues Niveau gestellt werden, sodass inzwischen ein Letter of Intend zwischen der DGU und dem Sanitätsdienst geschlossen wurde.

Ergebnis dieser nun mehr als 70-jährigen Entwicklung seit der Wiedergründung der Fachgesellschaft ist die Wahl eines Sanitätsoffiziers zum Präsidenten der Deutschen Gesellschaft für Unfallchirurgie durch die Mitgliederversammlung für das Jahr 2022 – dem 100-jährigen Geburtstag der DGU. Man könnte auch sagen: Ein Kreis schließt sich.

Summary

The German Trauma Society (DGU) and the Bundeswehr:
One hundred years of shared history

The close ties between the German Trauma Society (DGU), individual military trauma surgeons, and the entire Bundeswehr Medical Service are highlighted by a series of events. In 1950, the professional society for trauma surgery was re-established. In 1956, the Bundeswehr Medical Service was founded. In 1968, the German Medical Assembly decided to establish trauma surgery as a surgical subspecialty. In 1992, trauma surgery was recognised as a subspecialty of surgery in the (Model) Specialty Training Regulations. In 1995, the Bundeswehr Medical Service laid down the principles guiding the provision of medical care to military personnel on operations abroad. Last but not least in 2013, the

Deployment, Disaster and Tactical Surgery Working Group of the German Trauma Society (AG EKTC) was founded. This series of events culminated in a letter of intent that was signed by the German Trauma Society and the Bundeswehr Medical Service in 2017.

At the General Meeting of the DGU in 2019, a Bundeswehr medical officer was elected president of the German Trauma Society for 2020 – the year that marks the 100th anniversary of the DGU. This election completed a process that started seventy years ago with the re-establishment of the professional society for trauma surgery.

Literatur

1. Kriegssanitätsvorschrift (Heer), 1. Teil. Berlin, 1938

2. Krimkrieg https://de.wikipedia.org/wiki/Krimkrieg#Sanitätsdienstliche_Erfahrungen (aufgerufen: 24.06.2021)

3. Kühne W (1922) Monatsschrift für Unfallheilkunde, XXIX. Jahrgang, Nr. 2, 1922, Verlag von F. C. W. Vogel, Leipzig, S. 25 ff., S. 169

4. Payr E, Franz C (1922) Chirurgie. In: Handbuch der Ärztlichen Erfahrungen im Weltkriege 1914/1918. Hrsg. O. Schjerning, Leipzig: Verlag von Johann Ambrosius Barth

5. Vollmuth R, Müllerschön A (2021) Infektionen und Seuchen vom Beginn der bakteriologischen Ära bis ins Zeitalter der Weltkriege. In: Kriegsseuchen – Historische Aspekte und aktuelle Entwicklungen. Hrsg. R. Vollmuth, E. Grunwald, A. Müllerschön, Bonn: Beta-Verlag

6. Wehrmedizin https://wehrmed.de/geschichte/kriegsverletzungen-und-ihre-behandlung-im-ersten-weltkrieg-anhand-von-praeparaten-der-wehrpathologischen-lehrsammlung-der-bundeswehr.html (aufgerufen: 20.06.2021)

29   Sonographie, Röntgen, CT, MRT: Bildgebung in der Unfallchirurgie gestern und heute – was kommt morgen?

Gerhard Achatz, Ulm und Stefan Huber-Wagner, Schwäbisch Hall

Die moderne Bildgebung hat die Versorgung innerhalb der Unfallchirurgie in den letzten Jahrzehnten wesentlich geprägt und zum Teil auch erst auf dem uns heute vertrauten und bekannten Niveau möglich gemacht.

Historie und Status quo

Eine einfache, schnell und jederzeit verfügbare Technik zur weitergehenden Bildgebung ist die **Sonographie.** Strahlenfrei hilft Sie uns, rasch und unkompliziert sowie vor allem auch mit der Möglichkeit zur dynamischen Beurteilung entsprechende Strukturen am Körper beurteilen zu lassen. Dabei liegen erste Anwendungen bereits viele Jahre zurück. So konnten im Jahr 1950 erste Bilder im sogenannten „Wasserbadscanner" von Howry und Bliss die Halsweichteile näher darstellen, bevor dann 1957 durch die Entwicklung des sogenannten „Kontakt-Compoundscanners" durch Donald und Brown ein Wasserbad nicht mehr notwendig war und damit die Grundlagen für die uns heute vertraute Sonographie gelegt wurden. 1965 konnten damit dann Krause und Soldner erste Bilder in der uns heute vertrauten Technik generieren. Seither hat sich die Technik rasend schnell und entsprechend dem technischen Fortschritt weiterentwickelt [zitiert in 8]. In schönen Übersichtsarbeiten für unser Fachgebiet konnten dazu Wening et al. [9] und Tesch et al. [8] die vielfältigen Anwendungsmöglichkeiten für unser Fachgebiet beschreiben und gerade auch zeigen, dass die Sonographie sowohl zur Abklärung akuter und schwerwiegender Verletzungsfolgen wie z. B. der posttraumatischen intra-abdominellen Organverletzung geeignet ist. Weiterhin ist die Sonographie neben frischen Verletzungen am Bewegungsapparat vor allem auch zur Abklärung degenerativer und länger bestehender Erkrankungen an allen Gelenken geeignet. Dabei spielt vor allem die Möglichkeit zur Beurteilung der entsprechenden Gewebestrukturen unter dynamischer Bewegung eine große Rolle und eröffnet hier einen ganz wesentlichen Vorteil gegenüber allen anderen bildgebenden Verfahren [8].

Zuletzt haben sich durch die technischen Weiterentwicklungen für die Sonographiegeräte nun auch noch ganz andere Optionen entwickelt: Die moderne Kontrastmittelsonographie als auch Weiterentwicklungen auf der Basis der Powerdoppler-Untersuchung lassen heute die Perfusion bis ins Kapillarbett hinein verfolgen oder die Scherwellenelastographie kann uns nähere Auskunft über die Gewebebeschaffenheit und deren Elastizität geben [2].

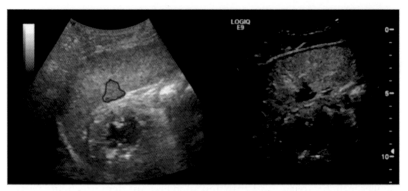

Abb 1: Die moderne Kontrastmittelsonographie bildet die Perfusion bis ins Kapillarbett hinein ab, z. B. hier zur Beurteilung einer traumatischen Milzläsion beim Jugendlichen; ideal zur Initialdiagnostik als auch zur Verlaufskontrolle – strahlungsfrei, bedside, dynamisch und jederzeit verfügbar. (Bild: G. Achatz)

Dabei spielt die Sonographie jedoch nicht nur im Sinne eines diagnostischen Ansatzes eine wichtige Rolle, sondern findet diese auch im Sinne vieler anderer Optionen umfänglich Anwendung in unserem Fachgebiet, wie z. B. im Rahmen der Stoßwellentherapie, der knocheninduktiven gepulsten Ultraschalltechnik oder auch z. B. im Rahmen von Reinigungsprozessen wie der Sonikation.

Unsere Fachgesellschaft hatte die Wertigkeit entsprechend anerkannt und durch die Implementierung der AG Ultraschall dieser Rechnung getragen. Diese vertritt nun gut etabliert die Interessen um diese Technik.

Als operatives Fachgebiet ist die Unfallchirurgie ganz wesentlich von einer optimalen Befundkenntnis abhängig. Nur selten werden operative Eingriffe geplant und indiziert, ohne sich vorher die umfangreichen Möglichkeiten entsprechender bildgebender Verfahren zu Nutze gemacht zu haben. Dabei stellt die Technik des konventionellen **Röntgens** im Alltag sicher den wesentlichen Grundbaustein unserer Arbeit dar. Sei es im ersten Schritt die weitergehende Abklärung einer Verletzung zum Nachweis einer möglichen Fraktursituation oder einer knöchernen Läsion oder die Abklärung schon länger bestehender Beschwerden zur Statuserhebung, die konventionelle Röntgendiagnostik in mindestens zwei Ebenen ist dabei unser tägliches „Arbeitspferd" und aus dem unfallchirurgischen Alltag nicht mehr wegzudenken.

Nachdem Wilhelm Conrad Röntgen 1895 zum ersten Mal über „Eine neue Arth von Strahlen" berichtet hat, entwickelte sich die konventionelle Röntgendiagnostik rasch weiter und wurde schnell auch in unserem Fachgebiet eingesetzt. Seither gab es große Entwicklungsschritte, die Bildaufnahmen wurden von stets besserer Qualität, die Geräte kleiner und anwendungsfreundlicher. Abschließend sind wir im Alltag nun mit digitalen Röntgeneinheiten ausgestattet und für die intraoperative Bildgebung oder auch die dynamische

Untersuchung wurde weiterhin auf der Basis der normalen Röntgendiagnostik die Fluoroskopie entwickelt. Mit Letzterer ist es nun auch möglich geworden, intraoperativ z. B. das Ergebnis aus Reposition und Retention unmittelbar kontrollieren und gegebenenfalls unmittelbar korrigieren zu können. Dies hat die Ergebnisqualität deutlich verbessert, die Sicherheit und Versorgungsqualität für unsere Patienten erheblich gesteigert.

Auf der Basis der normalen Röntgenstrahlen konnte über den Zwischenschritt der Röntgen-Tomographie als erste Stufe einer Art Schnittbildverfahren im Verlauf die **Computertomographie** entwickelt werden, die ab der 1970er Jahre dann zunehmend Einzug im klinischen Alltag gehalten hat.

Die Einführung der Technik der Spiral-Computertomographie in die klinische Routine Anfang der 1990er Jahre hat die diagnostische Radiologie revolutioniert. 1998 ermöglichte die Einführung der Multislice-CT-Technologie (MSCT) eine Reduktion der Scanzeiten um das Achtfache. Dies resultiert aus einer Halbierung der Rotationszeit und vierfachen Volumenabtastung bei gleichbleibender Schichtdicke, wodurch Bewegungsartefakte weitestgehend eliminiert werden konnten. Durch Fortentwicklung der Detektorentechnik konnte zudem eine höhere Auflösung bei geringeren Schichtdicken als Grundlage für die Berechnung dreidimensionaler und multiplanarer Rekonstruktionen (MPR) erreicht werden.

Somit wurde die Durchführung einer Ganzkörper-Computertomographie (GKCT) überhaupt erst technisch möglich und denkbar. Dies führte dann folgerichtig zu Überlegungen, wie man die Ganzkörper-Computertomographie als ein Diagnostikum in die frühe Versorgungsphase Schwerverletzter sinnvoll integrieren könne. Eine immer größere Anzahl von Traumazentren geht mittlerweile dazu über, die Ganzkörper-Computertomographie routinemäßig zur Diagnostik von polytraumatisierten Patienten während der Versorgung im Schockraum einzusetzen. Nach dem Jahresbericht des TraumaRegister® unserer DGU verwenden mittlerweile über 90 Prozent aller am TraumaRegister® teilnehmenden Kliniken diese Art der Diagnostik.

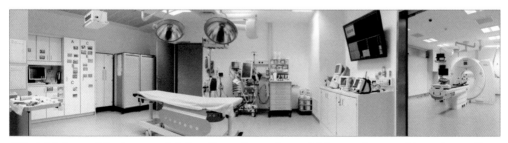

Abb. 2: Moderner Schockraum mit Behandlungsplätzen für zwei Schwerverletzte und integriertem Computertomographen sowie ergänzender Sonographie (hier: Klinikum rechts der Isar der Technischen Universität München). Die Bildgebung hat also unmittelbar auch in den Behandlungsbereich für die Schwerverletztenversorgung Einzug gehalten und ist hier nicht mehr wegzudenken. (Bild: St. Huber-Wagner)

Löw aus Mainz im Jahr 1997 war der Erste, der über den Einsatz der Ganzkörper-Computertomographie im Rahmen der Schwerverletztenversorgung berichtete [5]. Es folgten viele weitere Berichte und es gab mehrere Ansätze, die Ganzkörper-Computertomographie in Schockraumalgorithmen bzw. -protokolle zu integrieren.

Die Vorteile der Ganzkörper-Computertomographie ergeben sich dabei heutzutage aus mehreren Aspekten:

Wesentlich ist erstens der Zeitaspekt im Rahmen der initialen CT-Diagnostik Schwerverletzter.

Für den deutschsprachigen Raum kann man festhalten, dass die Dauer bis zur Durchführung einer CT ca. 24 Minuten dauert, ebenso konnte mehrfach nachgewiesen werden, dass die Zeitdauer, die Schwerverletzte mit GKCT im Schockraum bzw. in der Notaufnahme bis zur Weiterverlegung in den OP bzw. die Intensivstation benötigen, signifikant um etwa 30 Minuten reduziert werden konnte.

In Analogie zur schnellen initialen Ultraschalluntersuchung, dem FAST (focussed assessment with sonography in trauma), prägte Kanz 2010 den treffenden Begriff des FACTT (focussed assessment with computed tomography in trauma) [3].

Weiterhin spielt die diagnostische Sicherheit eine ganz wesentlich Rolle im Rahmen der initialen CT-Diagnostik Schwerverletzter. Eine Gesamt-Sensitivität von mehr als 80 Prozent und eine Gesamt-Spezifität von über 97 Prozent belegen eine hohe diagnostische Sicherheit, wenngleich, insbesondere bei abdominellen Verletzten, Unsicherheiten bestehen können [7]. So begründet sich zuletzt der positive Aspekt der Reduktion der Mortalität: So liegt eine hohe Evidenz dafür vor, die eindeutig einen signifikanten Überlebensvorteil zugunsten der Durchführung einer Ganzkörper-CT im Rahmen der Schockraumdiagnostik

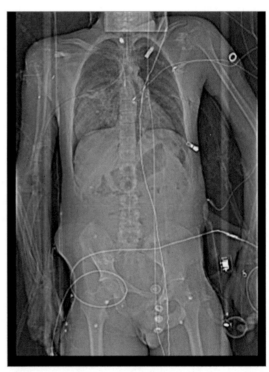

Abb. 3: CT-Topogramm eines schwerstverletzten Patienten mit Pneumothoraces, Lungenkontusionen, Beckenringfraktur Typ C und zahlreichen Frakturen der Extremitäten. Bereits das Topogramm lässt das Verletzungsausmaß abschätzen und macht im Weiteren eine fokussierte Befundung möglich. (Bild: St. Huber-Wagner)

belegen kann. Im Jahr 2009 konnte erstmals der sichere Nachweis erbracht werden, dass sich die Durchführung einer Ganzkörper-CT positiv auf das Überleben auswirkt [1]. Seitdem konnte dieser für das Überleben günstige Effekt von zahlreichen Arbeitsgruppen bestätigt werden.

So wird die CT-Diagnostik weiterhin eine große Rolle spielen und in unserem Fachgebiet weiterhin ein wesentlicher Baustein der Bildgebung sein.

Neben der Abklärung der insbesondere knöchernen Strukturen durch die oben genannten Möglichkeiten waren im Hinblick auf die muskuloskelettale Diagnostik weiterhin vor allem auch die Weichteilstrukturen von Interesse.

Dabei wurde der diagnostische Nutzen der **Kernspintomographie** bzw. Magnetresonanztomographie zum ersten Mal 1973 von Lauterbur und Mansfield beschrieben, wofür beide 30 Jahre später auch mit dem Medizinnobelpreis ausgezeichnet wurden. Praktisch verfügbar ist das MRT nun seit 1984. Kann die CT-Diagnostik sehr gut Aufschluss über die knöchernen Strukturen sowie die Befundsituation an soliden Organen geben, liegen die Stärken der MRT-Bildgebung vor allem in der Darstellung der muskuloskelettalen Weichteilstrukturen. Sie trägt also in Kombination mit der CT-Diagnostik ganz wesentlich zur Diagnose- und damit Entscheidungsfindung in unserem Fachgebiet bei [4]. Dabei werden nun in Deutschland pro Jahr ca. sechs Millionen MRT-Untersuchungen durchgeführt, es gibt mittlerweile gut 2 000 Geräte in Deutschland. Und auch wenn diese Zahlen durchaus auch immer wieder in der Kritik stehen, so darf umgekehrt auch nicht vergessen werden, mit welcher Genauigkeit und Güte damit in sehr vielen Fällen eine Diagnosestellung für unsere Patienten möglich ist. So ist es wertvoll und verantwortungsvoll zugleich, ein Höchstmaß an Abklärung zu ermöglichen und hier die vorliegende Verletzung oder Erkrankung richtig und adäquat zu analysieren [6].

Ausblick

Aktuell sind die vorgenannten Verfahren mit der Sonographie, dem Röntgen, der Computertomographie und auch der Magnetresonanztomographie hervorragend, äußerst wertvoll und auch in der Regel für jeden Patienten zugänglich fest etabliert.

Gerade durch die technischen Weiterentwicklungen werden sich weitere Anwendungsoptionen ergeben und die Untersuchungsbedingungen noch weiter optimieren. So können mit weitergehenden technischen Optionen gegebenenfalls noch höhere Auflösungen in der Bildqualität erreicht werden, zunehmend auch funktionelle Aspekte abgebildet oder z. B. auch durch automatisierte Vor-Befundung die Diagnosestellung unterstützt und beschleunigt werden.

Im Rahmen der CT-Diagnostik werden u. a. Aspekte wie durch Metaanalsyen unterstützte Anwendung bei instabilen Patienten eine Rolle spielen, weitergehende Geräteentwicklungen und vor allem auch iterative Protokolle lassen weiter eine Strahlenreduktion erwarten.

Es wird dabei jedoch auch immer auf den Arzt und bezogen auf unser Fachgebiet auf den Unfallchirurgen ankommen, denn nur dieser kann die Verbindung zwischen Anamnese, klinischem Befund und eben der Bildgebung herstellen. Dies war immer schon wichtig und wird auch immer wichtig bleiben. Nur so kann eine richtige Interpretation des Bildbefundes erfolgen und damit abschließend das „reine" Bild in den Gesamtkontext gesetzt und so die richtige Therapieentscheidung abgeleitet werden.

Somit müssen umgekehrt die jungen Kollegen auch in unserem Fachgebiet weiterhin intensiv in der Kenntnis um die Möglichkeiten der Bildgebung, ihre entsprechenden Indikationen und aber auch die jeweiligen Limitationen ausgebildet werden. Wir dürfen uns nicht davon abhängig machen, Bilder nur „zu bestellen", um uns dann mit dem „servierten" Ergebnis zufriedenzugeben und dieses unreflektiert für die Therapieentscheidung zu übernehmen.

Dabei werden auch weitergehende Techniken der Bildgebung in Zukunft zunehmend interessant werden und somit unser Fachgebiet bereichern. Hier sind aus unserer Sicht vor allem neben den oben genannten und bereits etablierten Verfahren die nuklearmedizinischen Anwendungen zu nennen. Arbeiten wir schon seit Längerem mit Techniken wie der Szintigraphie, z. B. in der Abklärung von Infektsituationen, und der Positronenemissionstomographie (PET) zur Fokussuche, so entwickeln sich hier auch neue Techniken. Die Natrium-Flourid-PET-Untersuchung, die uns bereits jetzt und vor allem zukünftig noch mehr Aussagen z. B. zur Knochenvitalität machen kann, wird damit eine große Hilfe und Unterstützung gerade bei den rekonstruktiven Fragestellungen und den septischen Anteilen unseres Fachgebietes sein.

Die Bildgebung ist also wesentlicher und zentraler Bestandteil unseres täglichen Handelns und wahrscheinlich wird so gut wie kein Patient ohne ihren Einsatz in unserem Fachgebiet behandelt. Bewusst geschätzt wird dieser Stellenwert von unserer Seite nach dem Eindruck der Autoren nicht, berufspolitisch genießen die entsprechenden Themen – sicher auch durch eigene Schuld – nicht die notwendige Bedeutung. Vor allem vernachlässigen wir die Ausbildung für dieses Feld in Diskussionen um Weiterbildungsinhalte und auch im alltäglichen Zusammenarbeiten mit unseren jungen Kollegen nur allzu oft.

Nach 100 Jahren Deutsche Gesellschaft für Unfallchirurgie hat sich an der grundsätzlichen Wertigkeit und Notwendigkeit der Bildgebung in unserem Fachgebiet nichts geändert. Dies wird auch in der Zukunft so bleiben und wir tun gut daran, die Selbstverständlichkeit im Alltag wertzuschätzen.

Summary

In trauma surgery, imaging procedures such as sonography, X-ray, computer tomography and magnetic resonance imaging are well established. Imaging is thus an integral part of our daily activities and in all probability no patient is treated without its use in our specialty.

Technical developments in particular will open up further application options.

However, use of imaging modes will always depend on the physician and, in relation to our specialty, on the trauma surgeon, because only he can establish the connection between trauma history, clinical findings and imaging. Subsequently a correct interpretation of the image findings is made and the correct management decided.

Consequently, young colleagues in our field must continue to be intensively trained in the possibilities of imaging, corresponding indications and the respective limitations.

After 100 years of the German Trauma Society, the fundamental value and necessity of imaging in our field has not changed. This will continue to be the case in the future and we would do well to value this self-evidence in everyday life.

Literatur

1. Huber-Wagner S, Lefering R, Qvick LM, Korner M, Kay MV, Pfeifer KJ, Reiser M, Mutschler W, Kanz KG (2009) Effect of whole-body CT during trauma resuscitation on survival: A retrospective, multicentre study. Lancet 373 (9673): 1455–1461.

2. Jäschke M, Weber AM, Fischer C (2018) CEUS – Einsatzmöglichkeiten am Bewegungsapparat. Der Radiologe 58 (6): 579–589

3. Kanz KG, Paul AO, Lefering R, Kay MV, Kreimeier U, Linsenmaier U, Mutschler W, Huber-Wagner S (2010) Trauma management incorporating focused assessment with computed tomography in trauma (FACTT) - potential effect on survival. Journal of Trauma Management & Outcomes 4 (1): 4

4. Kraus M, Mauch F, Ammann B, Cunnigham M, Gebhard F (2014) Anwendungsgebiete der Magnetresonanztomographie in der Traumatologie – Ergebnisse einer weltweiten Umfrage. Der Unfallchirurg 117 (3): 190–196

5. Löw R, Duber C, Schweden F, Lehmann L, Blum J, Thelen M (1997) Whole body spiral CT in primary diagnosis of patients with multiple trauma in emergency situations. RöFo 166 (5): 382–388

6. Mauch F, Goldmann A, Kraus M (2014) Fachbezogene Anwendung der MRT in Orthopädie und Unfallchirurgie: Voraussetzungen und Limitationen. Der Unfallchirurg 117 (3): 206–210

7. Stengel D, Ottersbach C, Matthes G, Weigeldt M, Grundei S, Rademacher G, Tittel A, Mutze S, Ekkernkamp A, Frank M, Schmucker U, Seifert J (2012) Accuracy of single-pass whole-body computed tomography for detection of injuries in patients with major blunt trauma. Canadian Medical Association Journal 184 (8): 869–876.

8. Tesch C, Friemert B, Huhnholz J, Wening JV und die AG Ultraschall der DGU (2008) Stellenwert der Sonographie in Traumatologie und Orthopädie – Teil 1: Sonographie des Bewegungsapparates. Der Unfallchirurg 111 (9): 659–669

9. Wening JV, Tesch C, Huhnholz J, Friemert B und die AG Ultraschall der DGU (2008) Stellenwert der Sonographie in Traumatologie und Orthopädie – Teil 2: Notfalldiagnostik beim stumpfen Bauch- und Thoraxtrauma 111 (12): 958–964

30   Leitlinienarbeit – eine der zentralen Aufgaben der DGU

Klaus Michael Stürmer, Göttingen

Die ersten acht Leitlinien Unfallchirurgie der DGU wurden 1997 als Taschenbuch beim Thieme Verlag [2] publiziert. Im Oktober 2019 erschien beim Cuvillier Verlag die 5. Auflage [8] als Print- und E-Book mit 32 Leitlinien auf 1053 Seiten, davon 16 evidenzbasiert. Herausgeber war jeweils der Autor dieses Beitrags.

Was war in den 1990er Jahren der Antrieb für wissenschaftliche Fachgesellschaften, Leitlinien zu formulieren, nachdem die Menschheit und die Medizin Jahrtausende ohne sie ausgekommen waren? Es war die Einführung von DRGs (Diagnosis Related Groups) zur Vergütung von Leistungen in der Medizin. Leitlinien sollten den denkbaren Trend zu einer Unter- oder Überversorgung im DRG-System verhindern. Sie sollten helfen zu definieren, was bei einzelnen Diagnosen „notwendig" und was „nicht notwendig" ist. Nur das Notwendige (was die Not wendet!) sollte vergütet werden, aber dieses Notwendige sollte den Patienten auch nicht vorenthalten werden.

Das Prinzip von Leitlinien ist nicht die Formulierung von Vorschriften, die befolgt werden müssen, wie bei Richtlinien oder Gesetzen [3]. Stattdessen soll in Leitlinien ein diagnostischer und therapeutischer Korridor beschrieben werden, in dem ärztliche Behandlung bei einer definierten Verletzung oder Erkrankung erfolgen sollte. Der Korridor sollte regelhaft nicht verlassen werden. Trotzdem ist ein Abweichen von einer Leitlinie mit entsprechender Begründung möglich. Insofern beschränken Leitlinien die ärztliche Therapiefreiheit nur in Ausnahmefällen. Die Grenzen der individuellen Therapiefreiheit wurden bisher nur von der ärztlichen Ethik gewiesen.

Damit ergab sich für die Wissenschaftlichen Fachgesellschaften in der AWMF *(Arbeitsgemeinschaft der Wissenschaftlichen Medizinischen Fachgesellschaften)* die Möglichkeit einer völlig neuen Wissensaufarbeitung und Wissensverbreitung in der Medizin. Bisher beruhte diese auf wissenschaftlichen Publikationen und Lehrbüchern einzelner oder mehrerer Autoren, unter denen nicht selten verschiedene „Schulen" konkurrierten.

Die DGU bekam mit den Leitlinien erstmalig die Chance zu definieren, was zum jeweiligen Zeitpunkt der „State of the Art" des Faches ist – und das im Konsens ihrer Mitglieder. So können gut gemachte Leitlinien die Identität des Faches definieren und fördern.

Die Leitlinienentwicklung begann am 21. November 1995 mit dem Beschluss des Präsidiums der DGU, „Leitlinien für die Diagnostik und Therapie in der Unfallchirurgie" zu erarbeiten. Der damalige Wissenschaftsausschuss unter Leitung von Klaus Michael Stürmer und Norbert Meenen wurde mit der Ausarbeitung beauftragt. Der Ausschuss legte schon am 19. November 1996 die ersten acht Leitlinien dem Präsidium der DGU vor.

1997 erschienen diese ersten Leitlinien bei Thieme als Buch [2]. Bereits 1999 folgte die 2. Auflage [5] mit nun 18 Leitlinien und 2001 die 3. Auflage [6] sowie die 4. Auflage im Jahr 2018 [7]. Alle Mitglieder der DGU erhielten jeweils ein Exemplar des Taschenbuchs zwecks Implementierung und mit der Bitte um kritische Begleitung der Arbeit.

Auf Empfehlung unseres DGU-Ehrenmitglieds und ehemaligen Präsidenten der Bundesärztekammer Dr. Karsten Vilmar sollten sich die Leitlinien zunächst nur auf die unfallchirurgischen Diagnosen der ersten Fallpauschalen beziehen. Das Präsidium der DGU wünschte zudem Leitlinien zu häufigen und therapeutisch relevanten Verletzungen.

Prinzipien bei der Ausarbeitung der DGU-Leitlinien

Die Arbeitsgruppe und spätere Leitlinienkommission einigte sich auf die folgenden grundsätzlichen Prinzipien:

1. Jede Leitlinie soll die Verletzung von der Ätiologie über die Erstversorgung, Diagnostik und Behandlung bis zu Prognose und Prävention umfassend abhandeln.

2. Operationsverfahren bleiben in ihren Details Operationslehren vorbehalten. Eine Gewichtung erfolgt über die Einteilung unter „Häufigste Verfahren, Alternativverfahren und Seltene Verfahren" sowie über spezielle Indikationen.

3. Bei perioperativen Maßnahmen wie Venöse Thrombembolie (VTE)-Prophylaxe, Art der Anästhesie, Antibiotika- und Osteoporose-Prophylaxe etc. wird auf die speziellen Leitlinien verwiesen.

4. Es wird eine einheitliche Gliederung mit heute 14 Kapiteln und weiteren Unterpunkten entwickelt, die bei jeder Leitlinie gleich ist.

5. Die Leitlinien sind checklistenartig aufgebaut.

6. Es soll keine vollständigen Sätze geben, um Verben wie „kann, könnte, soll, sollte, muss, müsste" etc. zu vermeiden.

7. Bei allen ärztlichen Maßnahmen soll eindeutig definiert werden, was „notwendig" ist, was „fakultativ" oder „ausnahmsweise" sinnvoll ist und was „nicht notwendig" ist.

8. Die Leitlinien sollen möglichst in allen Versorgungsstufen der deutschsprachigen Unfallchirurgie anwendbar sein. Exklusive Anforderungen, die nur an wenigen Orten erfüllt werden können, sollen vermieden werden.

9. Die Leitlinien sollen sich auch für das Medizinstudium und die Weiterbildung zum Facharzt eignen.

10. Nach den Vorgaben der AWMF ist die Leitlinienkommission repräsentativ für den Adressatenkreis zusammengesetzt. Ihre aktuell 21 Mitglieder repräsentieren alle Versorgungsstufen der Unfallchirurgie (Universitätsklinik, Krankenhäuser der Maximal-, Regional- und der Regelversorgung, niedergelassene Praxen). Sie sind Universitäts-Professoren, Chefärzte, Oberärzte, Assistenzärzte und Niedergelassene und sie kommen aus unterschiedlichen unfallchirurgischen „Schulen" und Regionen.

11. Seit dem 12. Juni 2002 entsendet die Österreichische Gesellschaft für Unfallchirurgie (ÖGU) zwei ständige Mitglieder in die DGU-Leitlinien-Kommission und seit dem 19. Juni 2019 auch die Schweizerische Gesellschaft für Chirurgie (SGC).

12. Jede Leitlinie hat einen oder mehrere Federführende Autoren, die den Leitlinien-Text von der ersten Ausarbeitung bis zur Verabschiedung bearbeiten und auch die Literatur- und Evidenz-Recherchen durchführen. Sie arbeiten mit den Leitliniengruppen der jeweiligen Spezialgesellschaften zusammen.

13. Alle Leitlinien werden Wort für Wort in Präsenzsitzungen oder Videokonferenzen der Leitlinienkommission beraten und einstimmig verabschiedet.

14. Die Kommission gibt in den Leitlinien zu einzelnen Maßnahmen eigene Empfehlungen, die nicht unbedingt auf Evidenz beruhen, sondern auf der klinischen Erfahrung ihrer Mitglieder.

15. Alle Autoren und Kommissionsmitglieder arbeiten ehrenamtlich und gemeinnützig.

16. Bei Arzneimitteln und Medizinprodukten werden nur die Namen von Generika oder allgemeine Bezeichnungen und keine Firmennamen verwandt. Hinweise auf eine eventuelle Wirkungslosigkeit zugelassener Produkte werden vermieden.

17. Alle Leitlinien werden entsprechend den Empfehlungen der AWMF nach fünf Jahren überarbeitet und aktualisiert.

18. Die Kommission achtet auf die Einhaltung der Regeln.

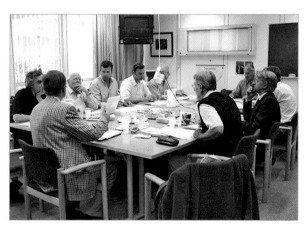

Abb. 1: 36. Leitlinienkonferenz am 7. Mai 2003 in der Uniklinik Göttingen, Diskussion zwischen Kuderna, Siebert und Stürmer. Im Uhrzeigersinn am Tisch: Klaus Michael Stürmer (vorne), Bernd Wittner (halb verdeckt), Heinz Kuderna (ÖGU), Klaus Dresing, Andreas Lenich (als Gast), Walter Braun, Ernst Günther Suren (Kopfende), Michael Schütz (verdeckt), Norbert M. Meenen, Hartmut Siebert

Erfahrung, Zielsetzung und Vision

Die ausgewogene Zusammensetzung der Leitlinienkommission und die langjährige Erfahrung in den Formulierungen und der Konsensbildung haben sich seit 1996 als sehr wichtig erwiesen. Nur so konnte es gelingen, die Leitlinien mit vertretbarem Aufwand immer einheitlich zu formulieren, wobei die meisten Kommissionsmitglieder auch eine oder mehrere Leitlinien federführend ausgearbeitet haben.

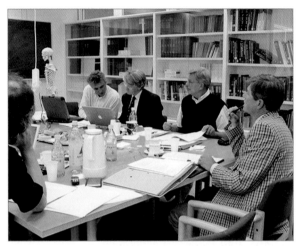

Abb. 2: 36. Leitlinienkonferenz am 7. Mai 2003 in der Uniklinik Göttingen. Von links nach rechts: Michael Schütz, Norbert M. Meenen, Hartmut Siebert, Klaus Michael Stürmer

Ziel ist ein ständig aktualisiertes, einheitliches Leitlinien-Buch der DGU als Print-, E-Book und App, die am Arbeitsplatz schnell und kompetent informieren, was im konkreten Fall zu bedenken ist. Der Wert dieses Buches liegt im breiten Konsens von DGU, ÖGU, SGC, DGOOC (Deutsche Gesellschaft für Orthopädie und Orthopädische Chirurgie) und Spezialgesellschaften. Das Buch eignet sich auch im Studium und zur Vorbereitung der Facharztprüfung. Der DGU-Vorstand sollte die beantragte Finanzierung einer englischen Übersetzung bald freigeben, um die Verbreitung im Ausland zu fördern.

Problematik der Evidenz bei der Leitlinien-Formulierung

Seit 2001 haben wir zunehmend evidenzbasierte Leitlinien ausgearbeitet [4]. Seit 2019 sollen alle Leitlinien evidenzbasiert nach dem Regelwerk der AWMF auf S2e-Niveau bearbeitet werden. Die sorgfältige Evidenz-Recherche beinhaltet einen erheblichen Mehraufwand an ehrenamtlicher Arbeit, so dass dringend professionelle Hilfe finanziert werden muss.

Evidenzbasierte Aussagen werden oft als unumstößlich richtig angesehen. Die Flut weltweiter Publikationen in englischer Sprache ist kaum noch in ihrer Qualität zu bewerten, u. a. bei chinesischen Autoren. So ergibt z. B. aktuell eine weltweite Evidenz-Recherche bei „Distalen Radiusfrakturen" keinen Unterschied im Outcome zwischen konservativer und operativer Therapie. Sollen wir diese Aussage als Empfehlung in unsere Leitlinie aufnehmen ohne genau zu wissen:

Wie wurde klassifiziert? Wie wurde konservativ behandelt? Nach welcher Technik wurde operiert? Konnten die Chirurgen tatsächlich gut operieren? Oder müssen wir uns wieder auf Autoren zurückziehen, bei denen wir wissen, dass sie wie wir klassifizieren und zuverlässig nach Prinzipien der AO (Arbeitsgemeinschaft für Osteosynthesen) operieren können? Sonst vergleichen wir Äpfel mit Birnen, werden verunsichert und beraten unsere Patienten falsch.

Wir dürfen unsere von der deutschsprachigen AO geprägten hohen unfallchirurgischen Standards nicht wegen einer scheinbar evidenzbasierten und rein quantitativen Überlegenheit anderer chirurgischer Kulturen nicht in Frage stellen. So gewinnt die klinische Erfahrung der Federführenden Experten und der Leitlinienkommission wieder zunehmend an Bedeutung. Hier zeigt sich auch der Wert der Kooperation mit ÖGU und SGC. Viele Aussagen der evidenzbasierten Medizin müssen immer wieder auf den Prüfstand zwischen begründeter Erfahrung und Metadaten der Studienaussagen.

Leitlinien dürfen Innovationen nicht behindern

Zu wichtigen neuen Operationstechniken gibt es in der Regel erst nach zehn Jahren ausreichend fundierte Studien, um Evidenz seriös bestimmen zu können. Insofern muss sich jede neue Methode über viele wichtige Jahre ohne Evidenz bewähren und durchsetzen. Die Chirurgen stimmen sozusagen „mit den Füßen ab", also nach ihren individuellen Erfahrungen. Diese Erfahrung muss in Leitlinien einfließen. Wer Leitlinien allein auf evidenzbasierten Aussagen schreiben will, verlässt die Basis chirurgischer Erfahrung und produziert von vornherein veraltete und innovationshemmende Leitlinien.

Leitlinien müssen so formuliert werden, dass sie Innovationen nicht behindern. Sie müssen Innovationen aufgreifen und als „alternative Verfahren" ausdrücklich erwähnen, bis evidenzbasierte Aussagen möglich sind.

Juristische Bedeutung von Leitlinien

Leitlinien werden heute fast immer bei fraglichen Behandlungsfehlern herangezogen. Es besteht aber Einigkeit, dass es Aufgabe des Gerichtsgutachters ist, den zum maßgeblichen Zeitpunkt geltenden medizinischen Standard zu beschreiben und dem Gericht mitzuteilen. Die Funktion des fachgleichen und erfahrenen Gutachters kann nicht durch Leitlinien ersetzt werden. Ihre Anwendung erfordert medizinischen Sachverstand.

Fachgesellschaften versus Spezialgesellschaften?

Die Leitlinien einer chirurgischen Disziplin sollten von ihrer spezifischen Fachgesellschaft gemacht und verantwortet werden. Das ist für die Unfallchirurgie die DGU und das Niveau ist die Zusatzweiterbildung „Spezielle Unfallchirurgie". Nur so können alle Aspekte des Faches berücksichtigt und ihre möglichst breite Anwendung in allen Versorgungsstufen sichergestellt werden. Tendenzen zu einer „closed shop"-Politik von Spezialisten via Leitlinien müssen unterbunden werden.

Die Themen der Leitlinien dürfen nicht dem Zufall überlassen bleiben. Wir haben uns darauf geeinigt, die *häufigen und klinisch relevanten Verletzungen* in Leitlinien abzubilden.

Es ist selbstverständlich, dass bei der Ausarbeitung einer Leitlinie auch Spezialisten und Spezialgesellschaften als Federführende Autoren für bestimmte Verletzungen oder anatomische Regionen maßgeblich hinzugezogen werden [1].

Arbeitsteilung zwischen Unfallchirurgie und Orthopädie

Unser Fach „Orthopädie und Unfallchirurgie" besteht aus zwei Teilen, die beide so anspruchsvoll sind, dass es heute kaum noch möglich ist, beide Teile über gute Grundkenntnisse hinaus zu beherrschen. Es droht sogar eine Aufspaltung des Faches in Spezialisten für einzelne anatomische Regionen oder therapeutische Verfahren. Daher ist eine Arbeitsteilung zwischen speziellen Unfallchirurgen und speziellen Orthopäden nicht zuletzt auch wegen des hohen Arbeitsaufwands sinnvoll.

Unfallchirurgische Leitlinien behandeln die Verletzungen und deren Folgen; Orthopädische Leitlinien die Erkrankungen und Fehlbildungen der Bewegungsorgane. Dazwischen muss man gemeinsame Leitlinien in der „Schnittmenge" definieren, wie z. B. die der Endoprothetik. Beide Disziplinen sind unter dem Dach der DGOU (Deutsche Gesellschaft für Orthopädie und Unfallchirurgie) gegenseitig in die Leitlinienarbeit eingebunden, die von einer gemeinsamen Kommission koordiniert wird.

Rückblick und Ausblick

Es ist in den letzten 25 Jahren gelungen, in der DGU eine sehr erfolgreiche Leitlinienkultur aufzubauen. Alle aktuellen und ausgeschiedenen Mitglieder der DGU-Leitlinienkommission *(Tab. 1)* und die jeweiligen „Federführenden Autoren" *(Tab. 2)* waren hoch motiviert und haben die bisherigen 32 Leitlinien ehrenamtlich ausgearbeitet und alle fünf Jahre novelliert.

Die Beratungen in der Kommission waren immer kollegial und konstruktiv. Es wurde so lange um eine optimale Formulierung gerungen, bis alle einverstanden waren. Mehrheitsentscheidungen waren nicht notwendig. Sehr wertvoll war die Mitarbeit der Kollegen aus Österreich und der Schweiz *(Abb. 1–3)*.

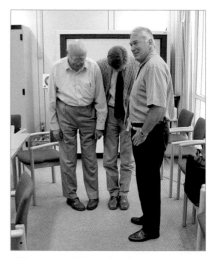

Abb. 3: 36. Leitlinienkonferenz am 7. Mai 2003 in der Uniklinik Göttingen, Diskussion zu Beinachsen und Rotation. Von links nach rechts: Heinz Kuderna (ÖGU), Klaus Michael Stürmer, Ernst Günther Suren

Ich wünsche den in Zukunft aktiven Kolleginnen und Kollegen viel Motivation, Freude und Teamgeist bei der Weiterentwicklung, Formulierung und Pflege der unfallchirurgischen Leitlinien in der Verantwortung der DGU.

Mitglieder der DGU-Leitlinienkommission 1995 bis 2021	
Deutsche Gesellschaft für Unfallchirurgie (DGU) Österreichische Gesellschaft für Unfallchirurgie (ÖGU) Schweizerische Gesellschaft für Chirurgie (SGC)	
Aktuelle Kommissionsmitglieder	
Prof. Dr. Klaus Michael Stürmer (Leiter)	Göttingen
Prof. Dr. Felix Bonnaire (Stellv. Leiter)	Dresden
Priv.-Doz. Dr. Dr. Yves Pascal Acklin (AOT-CH)	Basel (CH)
Dr. Michele Arigoni (SGC)	Locarno (CH)
Priv.-Doz. Dr. Sandra Bösmüller (ÖGU)	Wien (A)
Prof. Dr. Klaus Dresing	Göttingen
Prof. Dr. Karl-Heinz Frosch	Hamburg
Prof. Dr. Thomas Gösling	Braunschweig
Prof. Dr. Lars Grossterlinden	Hamburg
Dr. Maximilian Heitmann	Hamburg
Dr. Rainer Kübke	Berlin
Dr. Lutz Mahlke	Paderborn
Prof. Dr. Ingo Marzi	Frankfurt
Prof. Dr. Norbert Meenen	Hamburg
Priv.-Doz. Dr. Oliver Pieske	Oldenburg
Dr. Philipp Schleicher	Frankfurt
Priv.-Doz. Dr. Dorien Schneidmüller	Murnau
Prof. Dr. Stephan Sehmisch	Hannover
Prof. Dr. Franz Josef Seibert (ÖGU)	Graz (A)
Prof. Dr. Klaus Wenda	Wiesbaden
Dr. Philipp Wilde	Wiesbaden

Ehemalige Kommissionsmitglieder	
Prof. Dr. Michael Blauth (ÖGU)	Innsbruck (A)
Prof. Dr. Walter Braun (Stellv. Leiter)	Augsburg
Prof. Dr. Ulf Culemann	Celle
Prof. Dr. Peter Hertel	Berlin
Prof. Dr. Peter Kirschner	Mainz
Primarius Doz. Dr. Heinz Kuderna (ÖGU)	Wien (A)
Dr. Martin Leixnering (ÖGU)	Wien (A)
Priv.-Doz. Dr. Wolfgang Linhart	Heilbronn
Prof. Dr. Philipp Lobenhoffer	Hannover
Prof. Dr. Stefan Marlovits (ÖGU)	Wien (A)
Prof. Dr. Lars Müller	Köln
Prof. Dr. Jürgen Müller-Färber	Heidenheim
Prof. Dr. Pol Rommens	Mainz
Priv.-Doz. Dr. Gerhard Schmidmaier	Heidelberg
Prof. Dr. Hartmut Siebert	Schwäbisch-Hall
Prof. Dr. Ernst Günther Suren	Heilbronn
Dr. Bernd Wittner	Künzelsau

Tabelle 1: Mitglieder der DGU-Leitlinien-Kommission aus Deutschland, aus Österreich (A) und der Schweiz (CH), AOT-CH (AO-Trauma Schweiz)

Weitere Leitlinien-Autoren außerhalb der Kommission	
Priv.-Doz. Dr. Ralph Akoto	Hamburg
Priv.-Doz. Dr. Peter Balcarek	Pforzheim
Prof. Dr. Manfred Dallek	Hamburg
Alexandra Donath	Berlin
Dr. Thomas Ferbert	Heidelberg
Prof. Dr. Peter Habermeyer	München
Priv.-Doz. Dr. Michael Hackl	Köln
Priv.-Doz. Dr. Tobias Helfen	München
Prof. Dr. Peter Helwig	Dresden
Prof. Dr. Mirco Herbort	München
Priv.-Doz. Dr. Martin Hoffmann	Hamburg
Prof. Dr. Ulrich Holz (†)	Stuttgart
Dr. Alexander Hölzl	Eisenberg

Weitere Leitlinien-Autoren außerhalb der Kommission	
Prof. Dr. Michael Jagodzinski	München
Priv.-Doz. Dr. Bernhard Jeanneret (SGC)	Basel (CH)
Prof. Dr. Christoph Josten	Leipzig
Prof. Dr. Martin Jung	München
Prof. Dr. Christian Kammerlander	München
Prof. Dr. Philipp Kobbe	Aachen
Dr. Erich Kraus	Augsburg
Prof. Dr. Matthias Krause	Hamburg
Prof. Dr. Eugen Kuner (†)	Freiburg i. Br.
Prof. Dr. Philipp Niemeyer	München
Dr. Christoph Obermeyer	Göttingen
Priv.-Doz. Dr. Georg Osterhoff	Zürich (CH)
Prof. Dr. Stefan Piatek	Magdeburg
Prof. Dr. Stefan Rammelt	Dresden
Prof. Dr. H. Resch (ÖGU)	Salzburg (A)
Prof. Dr. Martinus Richter	Rummelsberg
Prof. Dr. Axel Rüter	Augsburg
Prof. Dr. Schädel-Höpfner	Neuss
Prof. Dr. Matti Scholz	Frankfurt
Nikolas Schopow	Dresden
Dr. Jan-Philipp Schüttrumpf	Magdeburg
Prof. Dr. Michael Schütz	Brisbane (AUS)
Prof. Dr. Sebastian Siebenlist	München
Priv.-Doz. Dr. Ulrich Spiegl	Leipzig
Prof. Dr. Dirk Stengel	Berlin
Prof. Dr. Andreas Tiemann	Suhl
Prof. Dt. Harald Tscherne	Hannover
Prof. Dr. Akhil P. Verheyden	Ortenau
Prof. Dr. Martin Wachowski	Göttingen
Prof. Dr. Markus Walther	München
Dr. Andreas Weber	Dresden
Dr. Julia Wolf	Hamburg
Prof. Dr. Johannes Zeichen	Minden

Tabelle 2: Weitere Leitlinien-Autoren, die nicht Mitglied der Leitlinienkommission waren

Summary

An entirely new way to impart knowledge was ushered in by the guidelines of the German Trauma Society (DGU) incrementally developed since 1995 after the introduction of diagnosis-related groups (DRGs): Namely, by defining and constantly updating the "state of the art" across a broad consensus within a major scientific medical society. The objective was and is to describe all commonly occurring and clinically relevant injuries. All guidelines are structured according to the same outline and formulated as checklists. The contents are uniformly drafted by a 21-member Guidelines Committee at the DGU. The committee works together with two representatives each from the Austrian Society of Trauma Surgery (ÖGU) and the Swiss Surgical Society (SGC) in collaboration with the respective societies for the subdisciplines. In 2019, the author published the 5th edition of the German version of the trauma surgery guidelines comprising 32 guidelines, 16 of which are evidence-based. The 1053-page work, commissioned by the DGU, was published by Cuvillier Verlag as both a paperback and eBook. Some of the issues discussed include the problematics of evidence itself, the danger of suppressing innovation, many legal aspects and how the division of labor works between the disciplines of trauma surgery and orthopedics.

Literatur

1. German Polytrauma Guideline Update Group. Level 3 guideline on the treatment of patients with severe/multiple injuries: AWMF Register-Nr. 012/019. Eur J Trauma Emerg Surg. 2018 Apr 44 (Suppl 1): 3–271

2. Stürmer KM (Hrsg.) (1997) Leitlinien Unfallchirurgie, 1. Aufl., ISBN 3-13-110261-6, Thieme Verlag Stuttgart - New York

3. Stürmer KM (1997) Leitlinien in der Unfallchirurgie – Richtschnur oder Fessel? Langenbecks Arch Chir Suppl 114: 114–122

4. Stürmer KM (1999) Evidenz basierte Chirurgie – Implementierung von Studienergebnissen in Leitlinien der Unfallchirurgie, Ber Dtsch Ges Chir 66: 790–795

5. Stürmer KM (Hrsg.) (1999) Leitlinien Unfallchirurgie, 2. Aufl., ISBN 3-13-110262-4, Thieme Verlag Stuttgart - New York

6. Stürmer KM (Hrsg.) (2001) Leitlinien Unfallchirurgie, 3. Aufl., ISBN 3-13-110263-2, Thieme Verlag Stuttgart - New York

7. Stürmer KM (Hrsg.) (2018) Leitlinien Unfallchirurgie, 4. Aufl., ISBN 978-3-7369-9883-4, eISBN 978-3-7369-8867-5, Cuvillier Verlag Göttingen

8. Stürmer KM (Hrsg.) (2019) Leitlinien Unfallchirurgie, 5. Aufl., ISBN 978-3-7369-7092-2, eISBN 978-3-7369-6092-3, Cuvillier Verlag Göttingen

◼ LOBLIED

Die Bedeutung der Marknagelung für die Knochenbruch-behandlung. Eine Hommage an Gerhard Küntscher

Pol Maria Rommens, Mainz und Martin Henri Hessmann, Fulda

Am 9. November 1939 wurde an der chirurgischen Universitätsklinik Kiel von dem dortigen Oberarzt Priv.-Doz. Dr. Gerhard Küntscher (1900–1972) die erste intramedullär applizierte dynamisch stabile Osteosynthese vorgenommen. Das Verfahren wurde von Küntscher „Marknagelung" genannt. Am 28. März 1940 wurde das Operationsverfahren auf der 64. Jahrestagung der Deutschen Gesellschaft für Chirurgie von Küntscher persönlich vorgestellt. Die Verdrängung und Schädigung des als „Herz" des Knochens bezeichneten Marks durch ein metallisches Implantat und der von den damaligen Chirurgen als ausreichend beurteilte Leistungsstand der konservativen Knochenbruchbehandlung lösten eine feindselig geführte Diskussion aus. Nur wenige Weggefährten von Küntscher erkannten die Geburt eines sehr erfolgreichen Verfahrens der operativen Frakturbehandlung. In dem Vorwort des Buches „Technik der Marknagelung", das 1945 erschienen ist, schrieb Albert Wilhelm Fischer (1892–1969): „Das Küntscher'sche Vorgehen stellt die größte Umwälzung dar, welche die Behandlung der Knochenbrüche erfahren hat, es wird sich die Welt erobern" [3, 9, 14] *(Abb. 1).*

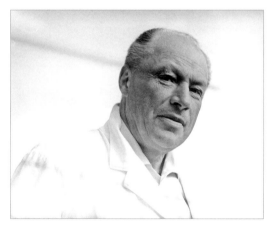

Abb. 1: Gerhard Küntscher in seinen sechziger Jahren

Bedeutende Fortschritte in der Antisepsis, der Asepsis, der Anästhesie, der diagnostischen Radiologie und der Metallurgie trugen wesentlich zur Verbreitung der Marknagelung bei. Die intramedulläre Nagelung hatte jedoch in der Anfangszeit mit großen Schwierigkeiten zu kämpfen. Die ersten Marknägel waren nicht verriegelt; sie waren geschlitzt, hatten ein Kleeblattprofil und wurden ohne vorherige Aufbohrung in den Markraum eingeschlagen. Deren Bruchfixation beruhte auf dem Prinzip der elastischen Verklemmung. Eine gegen Biegung, Rotation, Translation und Ineinanderschieben von Frakturfragmenten gesicherte Marknagelung war nur bei einfachen Frakturen im mittleren Drittel des Schaftes, dort wo der Markraum am engsten ist, möglich. Eine Überdehnung dieses engen Indikationsspektrums führte zu einer hohen Rate an Fehlergebnissen wie ausbleibender Knochenbruchheilung, Fehlstellungen und Infekten.

Nur durch eine Erweiterung des Markraumes durch Aufbohren konnte eine längerstreckige Verklemmung des Nagels im Knochen erreicht und auf diese Weise das Indikationsspektrum der Marknagelung ausgedehnt werden. Obwohl Prototypen von Markraumbohrern bereits ab 1950 von Küntscher eingesetzt wurden, dauerte es aufgrund materialtechnischer Probleme bis 1964, bis Markraumbohrer mit flexiblen Wellen und wechselbaren Bohrköpfen als Teil des Instrumentensets eingeführt wurden [10] *(Abb. 2)*.

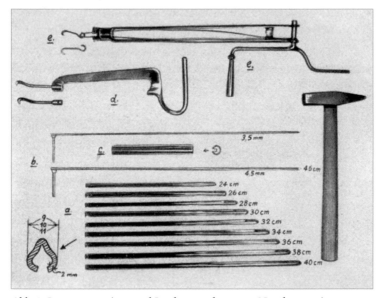

Abb. 2: Instrumentarium und Implantate der ersten Nagelgeneration

Das Aufbohren des Markraums bringt spezifische Vor- und Nachteile. Durch die Erweiterung des Markraums können dickere Marknägel eingebracht werden, was eine höhere Stabilität mit sich bringt. Die Zone der Verklemmung wird nach proximal und distal ausgedehnt, wodurch ein breiteres Spektrum von Schaftfrakturen sich für die (nicht verriegelte) Nagelung eignet. Forschungsergebnisse haben nachgewiesen, dass der endomedulläre Knochenabrieb, der durch das Aufbohren entsteht, vitale Zellen mit einem knochenaufbauenden Potential enthält. Das im Frakturgebiet abgelagerte Bohrmehl und das den Knochenfragmenten umgebende Periost bedingen – zusammen mit der elastischen intramedullären Stabilisierung – eine extramedulläre Kallusbildung, die kennzeichnend für eine sekundäre Knochenbruchheilung ist. Nachteilig ist, dass die Bohrvorgänge zu einem lokalen Temperaturanstieg über die biologische Toleranz hinaus und zu Druckspitzen innerhalb des Markraumes führen können. Abhängig von der Geschwindigkeit des

Bohrers, des Volumens und Designs des Bohrkopfes und der Länge des distalen Schaftfragmentes können Druckspitzen bis zu einem Vielfachen des physiologischen intramedullären Drucks entstehen. Sehr hohe Druckspitzen führen zu einem Einschwemmen von Fett- und Blutpartikeln in die venöse Zirkulation, welche durch Anastomosen eng mit dem intramedullären Blutgeflecht verbunden ist, hinein. Diese bereits von Küntscher beschriebenen „Fettembolien" konnten später anhand von intraoperativen Echografien des Herzens nachgewiesen werden. Gelegentlich hat die Knochenmarksembolie ein lebensbedrohliches, akutes Rechtsherzversagen zur Folge [13]. Die Entwicklung des Reamer-Irrigator-Aspirator-Systems (RIA) steht in einem direkten Zusammenhang mit diesen Beobachtungen. Bei dem RIA-System wird ein Bohrer mit besonders scharfem Bohrkopf langsam vorgeschoben, währenddessen der Markraum kontinuierlich gespült und das Bohrmehl abgesaugt wird. Auf diese Weise entstehen im Markraum nur niedrige Druckspitzen. Das durch die Aspiration gewonnene Bohrmehl kann für eine Spongiosaplastik verwendet werden [15].

Küntscher stellte 1968 auf dem Deutschen Chirurgenkongress in München das Prinzip der „Detension" bei der Behandlung von Trümmerbrüchen des Femurschaftes mittels eines Marknagels vor. Die „Entspannung" der Knochenfragmente stand im Gegensatz zu dem Prinzip der interfragmentären Kompression, welches von der Arbeitsgemeinschaft für Osteosynthesefragen (AO) bei der Plattenosteosynthese empfohlen wurde. Die Entwicklung des Detensors war die Geburtsstunde des Verriegelungsnagels: Im proximalen und distalen Schaftbereich – also frakturfern – wird das intramedulläre Implantat durch Verriegelungsschrauben, die durch Querbohrungen im Nagel von der nahegelegenen in die gegenüberliegende Kortex gebohrt werden, fest mit dem Röhrenknochen verbunden. Durch die Verriegelung werden neben der Achse auch die Länge und Rotation der Extremität gesichert. Die Verklemmung des Nagels im Isthmus sowie das Aufbohren des mittleren Schaftdrittels wurden mit Einführung des Verriegelungsnagels vom Prinzip her verzichtbar, obwohl sich diese Eigenschaften in der klinischen Erfahrung als weiterhin wertvoll erwiesen haben. Gleichzeitig konnte durch die Verriegelung das Spektrum der möglichen Indikationen für die Nagelung auf den gesamten Schaft ausgeweitet werden. Küntscher konnte die Marktreife seiner Idee leider nicht mehr erleben. Klaus Klemm (1932–2000) aus Frankfurt am Main und Wulf-Dieter Schellmann (geb. 1932) aus Peine entwickelten 1972 mit der Firma Ortopedia (Kiel) die ersten Verriegelungsnägel [5], Ivan Kempf (1928–2018) und Arsène Grosse (1938–2019) aus Straßburg mit der Firma Howmedica (Hamburg) im Jahr 1974 [4]. Die Verriegelungsnägel wurden bei der weiteren Entwicklung rund und hohl statt ursprünglich geschlitzt und kleeblattförmig. Die Krümmung der Nägel für Femur und Tibia wurde an die anatomischen Gegebenheiten dieser Röhrenknochen angepasst. Mit der Idee eines Y-Nagels legte Küntscher auch den Grundstein für die Entwicklung des später sehr erfolgreich eingesetzten Gamma-Nagels zur Behandlung von pertrochantären Femurfrakturen.

Es dauerte bis Ende der 1980er Jahre, bis eine neue Nagelgeneration das Indikationsspektrum der intramedullären Nagelung nochmals erweiterte. Bis zu diesem Zeitpunkt bestand ein relevantes Risiko für eine tiefe Infektion bei der Nagelung von Frakturen mit geschlossenem oder offenem Weichteilschaden. Solide, nicht-aufgebohrte Nägel verletzen die endomedulläre Blutversorgung des Knochens wenig. Aufbohrvorgänge der Markhöhle, die mit der Gefahr einer Schädigung der Lungenfunktion durch Fettembolie verbunden sind, unterbleiben. Ungebohrte Nägel haben keinen Hohlraum und sind aus Titan gefertigt, was ihre Resistenz gegen eine tiefe Infektion erhöht. Nicht-aufgebohrte Nägel sind dünner, jedoch rigider. Die Verriegelungsschrauben sind ebenfalls dünner, was ein höheres Risiko für Schraubenbrüche mit sich bringt. Nicht-aufgebohrte, solide Nägel wurden mit gutem Erfolg bei Polytrauma-Patienten und bei Frakturen mit schwerem Weichteilschaden eingesetzt, vorausgesetzt die Fraktur kann mit vitalen Weichteilen bedeckt werden [6–8].

In den beiden letzten Jahrzehnten wurden viele weitere Nageldesigns entwickelt. Ihre Form ist präzise an die Anatomie des jeweiligen Röhrenknochens angepasst. Moderne Implantate tragen auf diese Weise durch ihr Design zu einer achsgerechten Reposition bei. Die Nägel enthalten dreidimensionale Bohrungen ganz nah an der Nagelbasis und am Nagelende. Neue Zugangswege ermöglichen die Nagelung von gelenknahen (metaphysären) und einfachen intra-artikulären Frakturen. Die mehrfache Verriegelung in verschiedenen Richtungen (medio-lateral, antero-posterior und schräg) bietet eine höhere Stabilität gegen axiale, Biegungs- und Rotationskräfte und vermindert dadurch die Gefahr einer

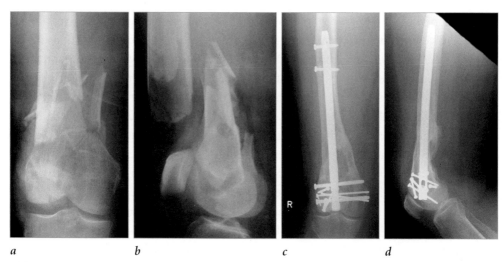

a   b   c   d

Abb. 3: Metaphysäre und intra-artikuläre, zweitgradig offene Fraktur des rechten distalen Femur beim 25-jährigen Motorradfahrer.
a: A.-P.-Aufnahme des distalen Femurs, b: seitliche Aufnahme, c: A.-P.-Aufnahme ein Jahr nach Versorgung mittels retrograder Femurnagelung und separater Zugschrauben für die laterale Kondylenfraktur, d: seitliche Aufnahme; exzellentes funktionelles Ergebnis

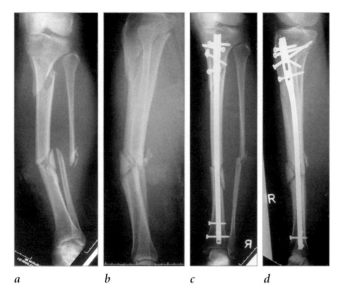

Abb. 4: Etagenfraktur der rechten Tibia mit schwerem geschlossenen Weichteilschaden nach Verkehrsunfall beim 40-Jährigen.
a: *A.-P.-Aufnahme der rechten Tibia*
b: *seitliche Aufnahme*
c: *A.-P.-Aufnahme drei Monate nach Versorgung mittels antegrade Tibianagelung. Die korrekte Achse wurde mit Hilfe von Pollerschrauben gesichert*
d: *seitliche Aufnahme; knöcherne Heilung nach einem Jahr*

sekundären Fehlstellung durch Dislokation [12]. Minimalinvasive Repositions- und Implantationsmethoden tragen zur komplikationslosen und achsgerechten Frakturheilung bei *(Abb. 3a–d und Abb. 4a–d)*.

Neue intramedulläre Implantate wurden für den proximalen Humerus und Humerusschaft, für das Olekranon und die Ulna, für das distale Femur, die proximale und distale Tibia entwickelt. Die Idee eines zentralen Kraftträgers wurde als intra-ossärer Kraftträger auf Knochen wie den Kalkaneus und die Patella erweitert [11, 16] *(Abb. 5a–d)*.

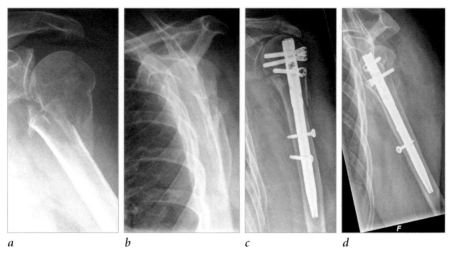

Abb. 5: Subcapitale Humerusfraktur mit starker Dislokation des Schaftfragmentes.
a: *A.-P.-Aufnahme der linken Schulter,* ***b:*** *transskapuläre Aufnahme,* ***c:*** *operative Versorgung mittels Humerusnagel, die mehrere Verriegelungen in verschiedener Richtung im Humeruskopf ermöglicht,* ***d:*** *transskapuläre Aufnahme*

Während die Kontrahenten der Küntscher-Nagelung auf die „Zerstörung" des Markraumes hingewiesen haben, wurde in jüngerer Zeit die osteogene Potenz des Markrauminhaltes entdeckt und weiter untersucht. Die Technik des RIA-Systems wird nun auch für die Gewinnung von Knochendébris gewonnen, die an anderer Stelle im Körper als autologe Spongiosa im Rahmen der Masquelet-Technik bei kritischen Knochendefekten eingesetzt werden kann [1, 2].

Intramedulläre Stabilisierungsverfahren sind mittlerweile der goldene Standard der Frakturbehandlung langer Röhrenknochen geworden. Der Siegeszug der intramedullären Nagelung wird sich weiter fortsetzen. Mit Hilfe von CT- oder MRT-basierten anatomischen Studien wird es möglich sein, das Nageldesign auf die Bedürfnisse des individuellen einzelnen Patienten abzustimmen. Mit Computernavigation wird die präzise Platzierung des Implantates in minimalinvasiver Technik realistischer denn je zuvor. Wir sollten Herrn Professor Gerhard Küntscher dafür danken und ehren, dass er diese Osteosynthesetechnik entwickelt und gegen so viel Widerstand verteidigt, durchgesetzt und verfeinert hat.

Summary

In 1940 Gerhard Küntscher presented preliminary results of intramedullary nailing of femur fractures. Although the technique was heavily contested, he continuously worked on the optimization of instruments and implants for safer use and better acceptance. It took until 1964 for the introduction of flexible reamers. With thicker nails, a larger spectrum of fractures could be stabilized. The interlocking nail was available since 1972, the year in which Küntscher died. Due to control of length, axis and rotation by use of interlocking screws, all types of diaphyseal fractures became „nailable". The design of the drill head and the reamer irrigator aspirator (RIA) were introduced to reduce the increase of intramedullary pressure during reaming. In the nineties, solid and thinner non-reamed nails were introduced for treatment of fractures with severe soft tissue damage. During the last decades, new nail designs and entry portals for nail insertion were developed. Furthermore, multiple interlocking modes from several directions were created for higher stability. With interlocking in proximity to nail ends, metaphyseal and simple intra-articular fractures can now be treated with intramedullary nailing. At present, RIA is used for harvesting bone debris, which is used as bone graft in Masquelet procedures for critical size bone defects. Thanks to Küntscher and his perseverance, surgeons now have multiple nailing options for treating fractures of the extremities. Due to design optimization and computer navigation, patient-adapted implants and improved application techniques through minimal access approaches, the triumphant evolution of intramedullary nailing will continue.

Literatur

1. Cox G, Jones E, McGonagle D, Giannoudis PV (2011) Reamer-irrigator-aspirator indications and clinical results: a systematic review. Int Orthop. 35 (7): 951–6

2. Fung B, Hoit G, Schemitsch E, Godbout C, Nauth A (2020) The induced membrane technique for the management of long bone defects. Bone Joint J. 102-B (12): 1723–1734

3. Havemann D. Historische Entwicklungen in der Unfallchirurgie. Die Marknagelung. Methode und Technik im Spiegel des Fortschrittes. Festvortrag zum 100. Geburtstag von Prof. Dr. Gerhard Küntscher. Kiel, 6. Dezember 2000

4. Kempf I, Jaeger JH, North J, Grosse A, Paty J, Boyoud A, Schmidt R (1976) Centro-medullary nailing of the femur and the tibia using Kuntscher's technique. Value of locking the nail. Acta Orthop Belg. 42 Suppl 1: 29–43. French

5. Klemm K, Schellmann WD (1972) Dynamische und statische Verriegelung des Marknagels. Unfallheilkunde 75: 568–75

6. Krettek C, Haas N, Schandelmaier P, Frigg R, Tscherne H (1991) Der unaufgebohrte Tibianagel (UTN) bei Unterschenkelschaftfrakturen mit schwerem Weichteilschaden. Erste klinische Erfahrungen. Unfallchirurg. 94 (11): 579–87.

7. Krettek C, Schulte-Eistrup S, Schandelmaier P, Rudolf J, Tscherne H (1994) Osteosynthese von Femurschaftfrakturen mit dem unaufgebohrten AO-Femurnagel (UFN). Operative Technik und erste klinische Ergebnisse mit Standardverriegelung. Unfallchirurg. 97 (11): 549–67.

8. Krettek C, Gösling T (2015) Femur Diaphysis. Chapter 19 in „Intramedullary Nailing. A comprehensive guide" (Hrsg: Rommens PM, Hessmann MH). Springer London, pp. 245–316

9. Küntscher G, Maatz R (1945) Technik der Marknagelung. Georg Thieme Verlag Leipzig

10. Küntscher G (1986) Praxis der Marknagelung. Handschriftlich nach 1. Auflage 1962 überarbeitete bisher unveröffentlichte 2. Ausgabe von 1972. Karger Verlag

11. Nienhaus M, Zderic I, Wahl D, Gueorguiev B, Rommens PM (2018) A Locked Intraosseous Nail for Transverse Patellar Fractures: A Biomechanical Comparison with Tension Band Wiring Through Cannulated Screws. J Bone Joint Surg Am. 100 (12): e83

12. Pekmezci M, McDonald E, Buckley J, Kandemir U (2014) Retrograde intramedullary nails with distal screws locked to the nail have higher fatigue strength than locking plates in the treatment of supracondylar femoral fractures: A cadaver-based laboratory investigation. Bone Joint J. 96-B (1): 114–21

13. Pfeifer R, Barkatali BM, Giannoudis P, Pape HC (2015) Physiologic effects associated with intramedullary reaming. Chapter 3 in „Intramedullary Nailing. A comprehensive guide" (Hrsg: Rommens PM, Hessmann MH). Springer London, pp. 27–37

14. Rommens PM, Hessmann MH (2015) Intramedullary Nailing. A comprehensive guide. Springer London

15. Schult M, Küchle R, Hofmann A, Schmidt-Bräkling T, Ortmann C, Wassermann E, Schmidhammer R, Redl H, Joist A (2006) Pathophysiological advantages of rinsing-suction-reaming (RSR) in a pig model for intramedullary nailing. J Orthop Res. 24 (6): 1186–92

16. Zwipp H, Paša L, Žilka L, Amlang M, Rammelt S, Pompach M (2016) Introduction of a New Locking Nail for Treatment of Intraarticular Calcaneal Fractures. J Orthop Trauma. 30 (3): e88–92

31 Prävention von Unfallverletzungen – Unsere vornehmste Aufgabe

Guenter Lob, München

Prävention steht synonym für Vorbeugung, Vorsorge, Prophylaxe von Gesundheitsschäden, was schon im 4. vorchristlichen Jahrhundert als medizinische Essenz von Erasistratos, einem griechischen Naturforscher und Arzt von Keos, gelehrt wurde: *„Wichtiger als die Therapie ist die Prophylaxe"* [10].

In der nicht-operativen Medizin gelang die Vorbeugung von Krankheiten auf breiter Basis durch die Entdeckung der Krankheitserreger in der zweiten Hälfte des 19. Jahrhunderts und fand Ausdruck in der Maxime: „In Zusammenarbeit mit den Behörden und mit den Erziehern sucht der Arzt die Gesellschaft vor gesundheitlichen Schädigungen zu schützen. Die Prophylaxe wird zur vornehmsten Aufgabe der Medizin" [10].

In der operativen Medizin spielten von jeher Unfälle, vor allem seit der Industrialisierung und Motorisierung eine große Rolle. Mit der zwei- und vierrädrigen Motorisierung stieg die Zahl schwerer Verletzungen enorm an. Zum Schutz von Rennfahrern wurde zum ersten Mal 1902 ein Vier-Punkt-Anschnallgurt in einen Elektro-Rennwagen eingebaut, wobei beim Unfall auf der Rennstrecke Zuschauer getötet, die beiden angeschnallten Fahrer unverletzt blieben [9].

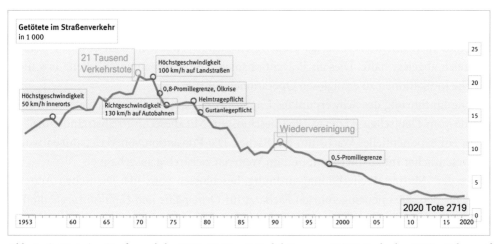

Abb. 1: Getötete im Straßenverkehr 1953–2020 mit Reduktion von 21 000 Ende der 1960er Jahre auf unter 3 000 pro Jahr heute durch Einführung zahlreicher präventiver Maßnahmen (Quelle: Statistisches Bundesamt, Destatis)

Louis Renault erkannte die protektive Wirkung des Gurts im PKW und erhielt 1903 ein Patent auf einen Fünf-Punkt-Anschnallgurt. Erst mit der gesetzlichen Anschnallpflicht in der Bundesrepubklik Deutschland am 1. Januar 1976 sank die Letalität im Straßenverkehr signifikant *(Abb. 1)*.

„1884 wurde von Bismarck das Unfallversicherungsgesetz verkündet, in dem die bisherige private Haftung des Unternehmers durch die Solidarhaftung der durch das Gesetz in Berufsgenossenschaften zusammengeschlossene Unternehmer … abgelöst wurde – die Unfallverhütung wurde somit zur Aufgabe der Berufsgenossenschaften gemacht, welche in der gesetzlichen Ermächtigung zum Erlass von Unfallverhütungsvorschriften und in der Berechtigung zur Überwachung der Betriebe ihren Ausdruck fand" [8].

1890 wurde das berufsgenossenschaftliche Unfallkrankenhaus in Bochum gegründet, dessen Zweck im weiteren Sinn der Sekundär-Prävention, nämlich der Verhinderung von Folgeschäden galt.

Lorenz Böhler (1885–1973) sah die zentrale Aufgabe der Chirurgie in der frühestmöglichen Versorgung von Kriegsverletzten, die er in Lazaretten des Ersten Weltkriegs in großer Zahl versorgte. Er erfasste systematisch Verletzungsmuster, Behandlung, Nachbehandlung und das erzielte Ergebnis, das er in umfangreichen Lehrbüchern, übersetzt in über 40 Sprachen, weitergab und Aspekte der Prävention erarbeitete, um so vielen Patienten Dauerschäden und großes Leid zu ersparen [1]. Zeit seines Lebens kämpfte Lorenz Böhler für ein selbstständiges Gebiet Unfallchirurgie und belegte sehr früh ihre volkswirtschaftliche Bedeutung [2].

Bereits 1935 wählte unser damaliger Erster Vorsitzender der DGU, August Borchard (1864–1940), zur von ihm geleiteten 10. Jahrestagung das weitsichtige Motto: „*Unfallverhütung ist besser als Unfallvergütung*".

Ab 1958 entwickelten Schweizer Orthopäden und Chirurgen in einer Arbeitsgemeinschaft für Osteosynthesefragen (AO) standardisierte Osteosynthese-Techniken. Implantate und Instrumente konnte der Chirurg erst dann erwerben, wenn er einen Kurs erfolgreich abgelegt hatte. Dies als Präventionsmaßnahme, um auszuschließen, dass nicht falsche Indikationen zu erfolglosen Operationen führten.

Die Einführung des Schwerpunktes *Unfallchirurgie* innerhalb des Gebietes Chirurgie wurde vom Deutschen Ärztetag 1968 beschlossen. Mit dieser „Verselbstständigung" begann ein exponentielles Wachstum des Faches. Die Prävention von Verletzungen wurde als wesentlicher Inhalt anerkannt und im Weiteren zielstrebig ausgebaut.

In der (Muster-)Weiterbildungsordnung, beschlossen vom 104. Deutschen Ärztetag, wird für den 2003 neueingeführten Facharzt für *Orthopädie und Unfallchirurgie* die Prävention dreifach hervorgehoben: „*Weiterbildungsinhalt: Erwerb von Kenntnissen, Erfahrungen und Fertigkeiten in der VORBEUGUNG, Erkennung, operativen und konservativen Behandlung, Nachsorge und Rehabilitation von Verletzungen und deren Folgezuständen sowie von angeborenen und erworbenen Formveränderungen, Fehlbildungen, Funktionsstörungen und Erkrankungen der Stütz- und Bewegungsorgane unter Berücksichtigung der Unterschiede in den verschiedenen Altersstufen, der VORBEUGUNG, Erkennung und Behandlung von Sportverletzungen und Sportschäden sowie deren Folgen der PRÄVENTION und Behandlung von Knochenerkrankungen und der Osteoporose".*

Bilanz

1973 wurde von Harald Tscherne am ersten Lehrstuhl für Unfallchirurgie in Deutschland (1970) ein Forschungsprogramm zur Analyse realer Verkehrsunfälle an der Medizinischen Hochschule Hannover (MHH) initiiert. Im Auftrag der BASt (Bundesanstalt für Straßenwesen) fährt seither ein Team aus der Unfallforschung der MHH an den von der Polizei mit Personenschaden gemeldeten Unfallort und dokumentiert den Unfallhergang, Verletzungen und spätere Unfallfolgen [5]. Da eine erfolgreiche Prävention, ob primär oder sekundär, direkt von den verfügbaren Daten abhängt und statistische Signifikanz erfordert, wurde zur Erzielung repräsentativer Ergebnisse 1999 in Dresden eine komplementäre Region Deutschlands, im Kontrast zum Flachland Hannovers, als zweites Zentrum für Verkehrsunfallforschung (VUFO) am Lehrstuhl für Unfallchirurgie in Kooperation mit dem Lehrstuhl für Verbrennungsmotoren an der Technischen Universität Dresden errichtet, das, im Gegensatz zur öffentlichen Förderung durch die BASt in Hannover, in Dresden durch die Forschungsvereinigung Automobiltechnik e. V. (FAT) der Automobilindustrie finanziert wird. Daraus entstand mit zwei komplementären Erhebungsgebieten das Projekt GIDAS (German In-Depth Accident Study). Jährlich werden für diese Datenbank 2 000 Verkehrsunfälle mit Personenschaden erhoben. Neben Crash-Informationen und Kennwerten zur Kollisions- und Fahrgeschwindigkeit, Delta v, EES (Energy Equivalent Speed) und Deformationstiefen gehen mit allen Diagnosen der Verletzung nach AIS (Abbreviated Injury Scale) bis zu jeweils 3 000 Einzeldaten pro Fall ein *(Abb. 2)*. Dies hat zwischenzeitlich zu zahlreichen Präventions-Maßnahmen im Straßenbau, in der Verkehrsführung, zur Verhinderung von Personenschäden im PKW und durch PKWs, zum Schutz von Motorradfahrern, Fahrradfahrern und Fußgängern geführt [4, 5, 7, 12].

Auch an anderen Unfallchirurgischen Universitätskliniken wird Fragen der Unfallanalyse und Unfallprävention im Straßenverkehr nachgegangen. So forscht ein Team der Unfallchirurgischen Klinik der LMU München zusammen mit der BMW Group zu Verletzungsursachen im BMW-Fahrzeug, die Unfallchirurgische Klinik der Universität Regensburg mit der Audi AG im Audi Accident Research Unit (AARU) zu Ursachen der Unfallentstehung unter psychologischen Aspekten. An der Unfallchirurgischen Klinik der Universität Greifswald wird seit 2000 besonders zu Motorradunfällen geforscht, dies in Zusammenarbeit mit der Polizei, Verkehrswacht, dem ADAC (Allgemeiner Deutscher Automobil-Club) und ADFC (Allgemeiner Deutscher Fahrrad-Club) sowie der Diakonie und den Krankenkassen.

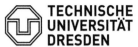
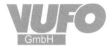

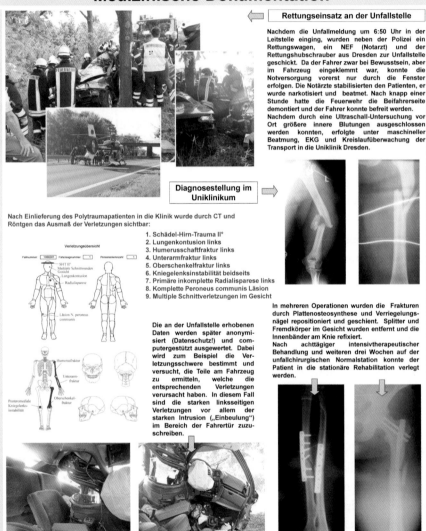

Abb. 2: Fallbeispiel der Dokumentation im GIDAS-Projekt der Verkehrsunfallforschung in Dresden. Neben Unfallhergang, Unfallrekonstruktion, technischer Dokumentation, hier die medizinische Dokumentation eines 4-teiligen Posters zur „Nacht der Wissenschaft" in Dresden am 27. Mai 2015 (Bildmaterial: Hans Zwipp, Dresden, mit dessen freundlicher Genehmigung zum Druck)

Auf Antrag des Autors dieses Beitrags berief der 102. Deutsche Ärztetag 1999 eine Arbeitsgruppe zum Thema: „Verletzungen und deren Folgen – Prävention als ärztliche Aufgabe". Der Abschlussbericht wurde dem 104. Deutschen Ärztetag 2001 vorgelegt, woraufhin zehn Einzelvorschläge zur Unfallprävention beschlossen wurden.

2001 wurde die Arbeitsgemeinschaft „Prävention von Verletzungen" innerhalb der DGU gegründet und 2009 in der Deutschen Gesellschaft für Orthopädie und Unfallchirurgie (DGOU) eine gemeinsame Section Injury Prevention geschaffen. Das Ziel dieser Arbeitsgruppen besteht darin, die Öffentlichkeit mit Studien zur Prävention von Unfallverletzungen und deren Folgen in allen Lebensbereichen zu sensibilisieren und Unfälle im Haushalt, in der Freizeit, beim Sport und im Straßenverkehr zu vermeiden. Seit 2009 werden beim Deutschen Kongress für Orthopädie und Unfallchirurgie (DKOU) Sitzungen zum Thema Unfallprävention ausgerichtet.

Auf zahlreichen nationalen und internationalen Kongressen (ESTES, AAOS, SICOT, EBJIS, OTA)* werden Sitzungen zur Unfallprävention abgehalten. Besonderes Interesse fand das Thema „Road Safety – Injury Prevention" im Iran, zu der die Section Injury Prevention der DGOU seit 2012 an sieben Jahres-Tagungen in Mashat, Teheran und Tabriz auf Einladung aus dem Iran teilgenommen hat. Durch Kontakte zu Krankenhäusern, dem Roten Halbmond und zur Verkehrspolizei entstand der Wunsch der Iranischen Verkehrspolizei, mehr über die Arbeit der Deutschen Polizei zur Sicherung des Straßenverkehrs zu erfahren. Auf Initiative der Section Injury Prevention und mit Zustimmung und Hilfe des Bayerischen Innenministeriums sowie des Deutschen Außenministeriums fuhren drei bayerische Polizisten mit Unfallchirurgen der DGOU zur Tagung nach Teheran. Der Besuch der hochtechnisierten Leitzentrale in Teheran ließ eine präzise und schnelle Hilfsantwort auf Unfälle erkennen und gab Anstoß zur Vernetzung von Unfallkliniken und Forschungseinrichtungen hinsichtlich von Unfällen im Straßenverkehr Teherans.

Um die wichtigen Ergebnisse der Prävention von Verletzungen zusammenzufassen, haben DGU, BDC (Berufsverband Deutscher Chirurgen) und BGW (Berufsgenossenschaft für Gesundheitsdienst und Wohlfahrtspflege) das 2008 erschienene Buch „Prävention von Verletzungen: Risiken erkennen, Strategien entwickeln – eine ärztliche Aufgabe" [3] finanziell unterstützt.

Bei der Analyse realer Verkehrsunfälle fiel auf, dass die Zeit, die zwischen Unfall und erster Hilfe vergeht, entscheidend für das Überleben Verletzter ist. Diese Erkenntnis führte zur Entwicklung der Automatic Crash Notification (ACN) in Europa und den U.S.A. An der Entwicklung bei BMW waren Unfallchirurgen der LMU München sowie der University of Miami beteiligt; das BMW ASSIST System ist seit 1999 im Markt [6].

---

* ESTES – European Society for Trauma and Emergency Surgery, AAOS – American Academy of Orthopaedic Surgery, SICOT – Société Internationale de Chirurgie Orthopédique et de Traumatologie, EBJIS – European Bone and Joint Infection Society, OTA – Orthopaedic Trauma Association

Die ACN Systeme analysieren selbstständig die Schwere des Unfalls und melden die Daten an die nächste Rettungsleitstelle. Je nach Schwere und Zahl der Verletzten können Notarzt, HEMS (Helicopter Emergency Medical System) und Feuerwehr sofort an den Unfallort via ACN gesandt werden *(Abb. 3)*.

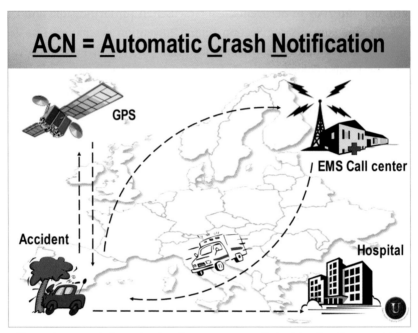

Abb. 3: Die Europäische Union hat den emergency call via ACN für alle neuen Fahr-zeuge ab 1. April 2018 vorgeschrieben

Die Deutsche Gesellschaft für Unfallchirurgie initiiert oder beteiligt sich an weiteren Projekten, um Verletzungen und deren Folgen zu mindern, z. B. mit P.A.R.T.Y. (Prevent Alcohol and Risk related Trauma in Youth), ein in Canada entwickeltes, weltweites Prä-ventionsprogramm. So auch das Programm „Training zwischenmenschlicher Fähigkei-ten als wichtige Säule der Patientensicherheit" zusammen mit LUFTHANSA AVIATION TRAINING-TRAUMANETZWERK hat die Zielsetzung: „Für jeden Schwerverletzten soll an jedem Ort und zu jeder Zeit in gleicher Qualität das Überleben und die bestmögliche Lebensqualität gesichert werden."

Ausblick

Einer Idee aus Schweden folgend gilt international für die Zukunft die VISION ZERO: Null Tote durch Verletzungen, im Arbeitsleben, im Straßenverkehr, im täglichen Leben für alle Altersstufen. Weltweit haben sich zahlreiche Organisationen verpflichtet, an VISION

ZERO zu arbeiten, so die Deutsche Gesetzliche Unfallversicherung (DGUV), das Bundesministerium für Digitales und Verkehr (BMDV), die Weltgesundheitsorganisation (WHO), die Organisation für wirtschaftliche Zusammenarbeit und Entwicklung (OECD), die Stadt New York und viele andere.

Wie sieht das Krankenhaus der Zukunft aus?
Diese Frage wird beantwortet von Mitgliedern des Jungen Forum der DGOU: „Die Medizin befindet sich in einer Phase des Umbruches – der Zugewinn an Erkenntnissen in den letzten Jahren war exponentiell … Vorsorge, Diagnostik und Therapie werden immer präziser und effektiver. Das Krankenhaus der Zukunft wird daher zur Koordinierungsstelle zwischen therapeutischer Behandlung und Prävention. Damit wird es notwendig sein, eine flächendeckende Versorgung präventiver Maßnahmen für alle Patienten zu gewährleisten" [11].

Summarisch gilt für die Zukunft der DGU, was Hans Zwipp als Initiator der Verkehrsunfallforschung in Dresden zur 10-Jahres-Feier 2009 formulierte:

„Die höchste Aufgabe des Unfallchirurgen ist es, den Verunfallten möglichst vollständig wiederherzustellen, die vornehmste aber ist es, Wege zur Vermeidung des Unfalles zu finden."

Summary

Prevention of injuries is our formost task

Prevention, precaution and prophylaxis have been topics in medicine since antiquity. As Erasistratos pronounced in the 4th century B.C.: "More important than treatment is prophylaxis."

Bismarck introduced the Accident Insurance Act in 1884, which led to the Workmen's Compensation Insurance organization, focusing on the prevention of occupational accidents.

In 1973 the Hannover Medical School initiated a continuing analysis of motor vehicle accidents, collecting on the spot data on personal injuries and injury mechanism. Scoring was done according to the AIS (Abbreviated Injury Scale). In 1999 a second survey was begun at the Technical University of Dresden. Subsequently, the GIDAS (German In Depth Accident Study) was established with a detailed analysis of 2000 cases per year of injured motor vehicle occupants, byciclists and pedestrians.

In 2001, a working group was established within the DGU and in 2009 incorporated into a "Section of Injury Prevention" of the new founded DGOU. At the DKOU Congress, one or two sessions have been hosted every year since then. Together with LUFTHANSA AVIATION TRAINING, an interpersonal skills training was initiated together with the DGU as an important pillar of patient safety. Also the P.A.R.T.Y. (Prevent Alcohol and Risk related Trauma in Youth), a prevention program developed in Canada, has been realized by DGU very successfully.

Multiple efforts of research at Hannover, Dresden, Munich, Regensburg und Greifswald have, in collaboration with the automobile industry, led to innovations for passenger safety and rescue improvements, e. g. ACN (Automatic Crash Notification), which became mandatory in the EU as of April 1, 2018, in all new cars.

VISION ZERO, which is an idea from Sweden focuses on the idea of zero deaths from injuries, at work, on the road and in daily life for all ages. To support this idea worldwide, numerous organizations have committed themselves to work on VISION ZERO, like the DGUV (Deutsche Gesetzliche Unfallversicherung, the Workman's Compensation Insurance Company), BMDV (Bundesministerium für Digitales und Verkehr), WHO, OECD, City of New York and many others.

Literatur

1. Böhler L (1943) Knochenbrüche und Unfallchirurgie in ihren Beziehungen zur Umwelt. Maudrich, Wien 1943

2. Böhler L (1957) Unterricht und Organisation der Unfallchirurgie und ihre volkswirtschaftliche Bedeutung, Maudrich, Wien - Bonn - Bern

3. Lob G, Richter M, Pühlhofer F, Siegrist J (2008) Prävention von Verletzungen: Risiken erkennen, Strategien entwickeln – eine ärztliche Aufgabe. Schattauer, Stuttgart

4. Oestern HJ (2008) Polytrauma. In: Prävention von Verletzungen. Hrsg. Lob G, Richter M, Pühlhofer F, Siegrist J. Schattauer, Stuttgart, S. 150–162

5. Otte D (1997) Realität und Möglichkeit einer wirksamen Unfallprävention durch Sicherheitsmaßnahmen im und am PKW. In: Oestern HJ, Probst J, Unfallchirurgie in Deutschland, Springer, Berlin - Heidelberg, S. 156–164

6. Pieske O, Rauscher S, Baur P et al. (2010) Automatische Unfallmelder. Erste Erfahrung aus der Anwendung. Unfallchirurg 113 (5): 350–355

7. Rohrer S (2007) Uni- und multivariate Analyse der Einflussfaktoren auf die Unfallmortalität. Dissertationsschrift. Medizinische Fakultät der Technischen Universität Dresden

8. Seifert J, Ekkernkamp A (2008) Arbeits- und Wegeunfälle. In: Prävention von Verletzungen. Hrsg. Lob G, Richter M, Pühlhofer F, Siegrist J. Schattauer, Stuttgart, S. 79–85

9. Setrish LJK (1982) The Guiness Book of Car Facts and Feats. Guiness World Records Limited, Bristol, UK

10. Sigerist HE (1959) Große Ärzte – Eine Geschichte der Heilkunde in Lebensbildern. Lehmann, München

11. Youssef Y (2021) Wie sieht das Krankenhaus der Zukunft aus? Orthopädie und Unfallchirurgie 11(4): 13–14

12. Zwipp H, Barthel P, Bönninger J, Bürkle H, Hagemeister C, Hannawald L, Huhn R, Kühn M, Liers H, Maier R, Otte D, Prokop C, Seeck A, Sturm J, Unger T (2015) Prävention von Fahrradfahrerunfällen. Z Orthop Unfall 153: 1–11

32 Die Rolle der niedergelassenen Unfallchirurgen im Zusammenspiel mit BG, GUV, PKV, GKV und der DGU

Rainer Kübke, Berlin

Während im Mittelalter die Versorgung von Verletzten und Kranken überwiegend konfessionell und spendenabhängig organisiert war, veränderten sich mit Beginn der industriellen Revolution nicht nur die Verletzungsmuster, sondern auch die Häufigkeit der Unfälle. Damit stellten sich völlig neue Anforderungen an die Versorgung. Eine Versicherung bzw. Absicherung für die Verletzten bestand überhaupt nicht *(Abb. 1)*. Die erste Absicherung wurde mit dem sogenannten „Büchsenpfennig" bei Bergarbeitern geschaffen. Durch die Freiwilligkeit dieser Abgabe konnten die tatsächlichen Bedürfnisse nicht gedeckt werden [4].

Wie aber kam es, dass Deutschland heute eines der besten medizinischen Versorgungssysteme der Welt hat und warum sind niedergelassene Unfallchirurgen und Unfallchirurginnen unverzichtbarer Bestandteil der komplexen Traumaversorgung in diesem Land?

1843 erfolgte im Deutschen Reich die Gründung der ersten privaten Krankenversicherung (PKV) in Nürnberg, die aber die allgemeine Bevölkerung nicht absicherte und eine Zweiklassengesellschaft begründete.

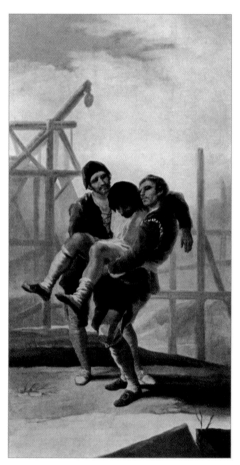

Abb. 1: Der verletzte Maurer von Francesco José de Goya, 1786. Öl auf Leinwand 268 x 110 cm. Museo del Prado (Spanien). (Abdruck genehmigt 17.02.2021)

1881 kam es zu einer Veränderung, als Kaiser Wilhelm I. am 17. September mit der Kaiserlichen Botschaft vor dem Reichstag den Anstoß zur Sozialversicherung gab. Sein Reichskanzler Bismarck führte 1883 mit der Sozialgesetzgebung die Krankenversicherung ein [3, 4]. Aus dieser entwickelten sich im Laufe der Jahrzehnte die zahlreichen gesetzlichen

Krankenkassen (GKV). Bismarcks eigentliches Ziel dieser Maßnahmen bestand darin, die Arbeiter von politischen Aktivitäten abzuhalten.

1884 folgte als Meilenstein des sozialen Versicherungswesens die Unfallversicherung, 1889 die Invaliditäts- und Altersversicherung, 1891 die Rentenversicherung [4].

1885 erfolgte die Gründung der ersten gewerblichen Berufsgenossenschaft (BG) als „Arbeiterversicherung des Deutschen Reichs" die Papier-BG. Hintergrund war, das gewerbliche Berufsleben und die resultierenden Arbeitsunfälle abzusichern. Die Berufsgenossenschaften wurden in Selbstverwaltung der Unternehmer geleitet [3]. Im Januar 1885 wurde die Buchdrucker-Berufsgenossenschaft gegründet, die der Papierverarbeitung, der Gas- und Wasserwerke, gefolgt von den Berufsgenossenschaften der Textil- und Bekleidungsindustrie sowie der Feinmechanik. Im Jahr 1885 entstanden insgesamt 57 Berufsgenossenschaften.

1900 schlossen sich Ärzte zu einem ersten Interessenverband, dem *Hartmannbund*, zusammen. Allmählich wurde deutlich, dass Berufsinteressen und die wissenschaftliche Weiterentwicklung der Unfallchirurgie neue Formen der Kommunikation und Zusammenschlüsse forderten [8].

1921 Die Neuordnung der Versicherung von Arbeitsunfällen generierte einen speziellen ärztlichen Versorger und Behandler: den Durchgangsarzt. Dieser war meistens ein Chirurg, der sich speziell um die Bedürfnisse des Unfallverletzten kümmerte. Mit der Etablierung dieses Spezialisten besteht bis heute die Regel, dass Patienten nach einem Arbeitsunfall einem D-Arzt vorzustellen sind. Der Terminus „Durchgangsarzt" wurde erstmalig in der Reichsversicherungsordnung (RVO) vom 29. November 1921 benutzt. In der RVO wurden hier die vertraglichen Beziehungen zwischen Krankenkassen und Berufsgenossenschaften festgelegt. Für die Übersetzung des „Durchgangsarztes" gibt es bis heute keine einheitliche Erklärung. Sie reicht von „durchgehend geöffnet" bis „gehen Sie mal da zum Durchgang da hinten, da ist der Durchgangsarzt". Geht man von dem Adjektiv aus so bedeutet „durchgängig" allseitig oder ausnahmslos [2]. Als Konsequenz der gewerblichen Berufsgenossenschaften entstanden in den frühen 1920er Jahren die regionalen und zahlreichen Gemeindeunfallversicherungen (GUV) [3]. Nach weiteren 80 Jahren schlossen sich im Jahr 2007 die vielen Gemeindeunfallversicherungen, die landwirtschaftlichen und die gewerblichen Berufsgenossenschaften als deren Hauptverband (HVBG) mit dem Bundesverband der Unfallkassen (BUK) zur Deutschen gesetzlichen Unfallversicherung (DGUV) als Spitzenverband der gewerblichen Berufsgenossenschaften und der Unfallkassen zusammen.

1922 wurde die *Deutsche Gesellschaft für Unfallheilkunde, Versorgungs- und Versicherungsmedizin* gegründet. Es war ein Zusammenschluss von Ärzten, insbesondere von Chirurgen, auch Internisten, Neurologen, Radiologen und anderen, die an der Behandlung von Unfallverletzten oder deren Begutachtung in Kliniken und Praxen beteiligt oder interessiert waren [8].

1924 Während bis dahin der ambulant tätige Arzt prinzipiell in einer privatärztlichen Praxis arbeitete, entwickelten sich nun mit Einführung einer gemeinsamen Gebührenordnung (Allgemeine Deutsche Gebührenordnung für Ärzte), die sowohl für Kliniker als auch für Niedergelassene ab 1924 galt, Vertragsarztpraxen. Somit ergaben sich neue, einheitliche abrechnungsfähige Möglichkeiten der ambulanten Behandlung in der Niederlassung [4]. Waren es anfangs noch häufig chirurgische Facharztpraxen mit einem sehr begrenzten ambulanten Operationsangebot, so entwickelten sich sehr frühzeitig auch belegärztliche Tätigkeiten.

1931 Bis in dieses Jahr gab es außerhalb der berufsgenossenschaftlichen Tätigkeit für Fachärzte nur die Möglichkeit, Einzelverträge mit einer oder mehreren Krankenkassen zu schließen. Das änderte sich 1931/1932 mit der Gründung der Kassenärztlichen Vereinigungen. Größere Betriebe sorgten in ihrem Werk für Erstmaßnahmen bei Betriebsunfällen *(Abb. 2)*.

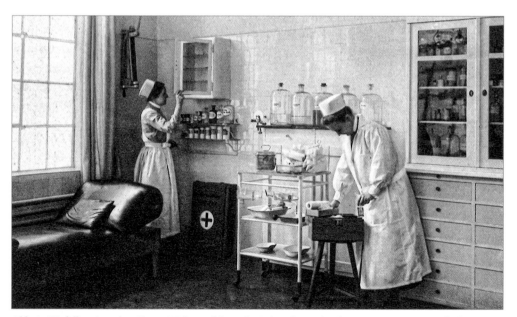

Abb. 2: Unfallstation der Singer Nähmaschinen in Wittenberge in der Prignitz. Zweigwerk der Singer Company, 1904 errichtet. Ansichtskarte der Berufe, 1932. (Aus dem DGU-Archiv, Abdruck genehmigt 08.02.2021)

1968 Erst nach dem Zweiten Weltkrieg mit Wiedergründung der DGU 1950 und allmählicher Akzeptanz dieser Fachgesellschaft durch die Deutsche Gesellschaft für Chirurgie (DGCH), konnte innerhalb des Faches Chirurgie der Schwerpunkt Unfallchirurgie 1968 eingeführt werden. Damit nahm die Zahl der operativ tätigen Unfallchirurgen zu. Diese operierten als Belegärzte und seit den 1980er Jahren auch in ambulanten Operations-Zentren. Seitdem wandelte sich dieses Berufsbild weg von der konservativen Praxis hin zu einer eigenständigen, nicht im Krankenhaus vorgehaltenen, unfallchirurgischen ambulanten Versorgung.

2000 Viele niedergelassene Unfallchirurgen (ca. 10 % der DGU-Mitglieder) waren in ihrer Klinikzeit Mitglieder der DGU geworden und blieben es auch nach Verlassen der Klinik. Eine eigenständige Vertretung für die niedergelassenen Kollegen bildete sich innerhalb der DGU erst heraus, als zur Jahrtausendwende die Mitarbeit von zwei Niedergelassenen im Fachbeirat des Präsidiums und im Berufsständischen Ausschuss (BSA) der DGU etabliert wurde [5].

2000er In der Folgezeit entwickelte sich ein gegenseitiges Zuhören und Verstehen. Es wurden nicht nur Gebührenordnungs- und Abrechnungsprobleme thematisiert. Der wirtschaftliche Druck traf alle Unfallchirurgen in Klinik und in Praxis. Das gesellschaftliche Credo „ambulant vor stationär" spiegelt sich auch in der Entwicklung von vielen wissenschaftlichen Sitzungen des BSA zum ambulanten Operieren während des jährlichen Deutschen Kongresses für Orthopädie und Unfallchirurgie (DKOU) in Berlin wider. Die GKV und die Politik glaubten an eine Kostensenkung durch vermehrt ambulante Leistungserbringung. Die BG's schlossen sich dieser Meinung an. Die DGUV verlangte zusätzlich zur Verbesserung und Sicherung der Qualität unfallchirurgischer Versorgung eine Vorhaltung von Röntgenanlagen und separaten Operationssälen für aseptische und septische Eingriffe in den D-Arztpraxen, was zu einer zusätzlichen finanziellen Belastung der Praxen führte. Zusätzlich wurde dieser Trend zur ambulanten Behandlung verstärkt durch Rechnungsprüfungen der Versicherungsträger in den Kliniken.

Zusätzlich zeigte sich ein weiterer Trend. Die Einstellung zur *Work Life Balance* änderte sich rapide. Weiterhin sahen zunehmend mehr und mehr Kollegen nach Abschluss ihrer Weiterbildung und oft mehrjähriger Facharzttätigkeit in den Kliniken wenig Chancen auf eine attraktive klinische Karriere und drängten in die Praxen. Mit den parallel erzielten Verbesserungen in der Anästhesie sowie vielen zunehmend weniger invasiven, oft arthroskopischen Operationsverfahren ergaben sich nun völlig neue Perspektiven in der ambulanten Behandlung. Aber damit traten auch personelle, ökonomische und rechtliche Probleme auf. Es stellten sich Fragen: Wo sollten die Operationen erbracht werden, in anästhesiologisch geführten OP-Zentren oder in unfallchirurgisch geführten Zentren? Wer rechnet was, wo ab und wer ist postoperativ für was verantwortlich? Es gab immer mehr berufspolitische Fragestellungen. Nachdem sich die anfänglich oft gegenseitige Assistenz der Kollegen als unwirtschaftlich darstellte, OP-Personal auch in den Kliniken fehlte, kamen neue Player ins Spiel. Die ersten Anbieter von Ausbildungen zu Operationstechnischen Assistenten (OTA) etablierten sich.

2003 In diesem Jahr kam es zu zwei wesentlichen Änderungen in Klinik und Praxis. **A:** Das 2003 eingeführte DRG-Abrechnungssystem in den Kliniken führte zu weiteren ökonomischen Zwängen. Wurde zunächst versucht, mehr ambulant in den Kliniken zu operieren, zeigte sich bald, dass dies nicht auskömmlich, sondern defizitär war. Ein neues Berufsfeld wurde geschaffen: der Honorararzt. Auch hierzu gab und gibt es bis heute anhaltenden Beratungsbedarf, eine vernünftige Lösung für eine sektorenübergreifende Leistungserbringung und Qualitätssicherung konnte trotz vieler Gespräche bisher nicht gefunden werden. Aber nachdem die Corona-Pandemie (2020) nicht nur an den Fundamenten des DRG-Systems rüttelt, sollten wir uns sicher darauf einstellen, dass über die bisherige sektorale Aufteilung in niedergelassen und stationär zukünftig neue Versorgungsformen definiert werden müssen. **B:** Die seit den 1990er Jahren bei allen Deutschen Ärztetagen diskutierte Neufassung der (Muster-)Weiterbildungsordnung löste 2003 den seit 1992 bestehenden Schwerpunkt Unfallchirurgie innerhalb des Faches Chirurgie auf und führte mit der bis dahin eigenständigen Orthopädie in der Weiterbildungsordnung den Facharzt für Orthopädie und Unfallchirurgie ein. Dies war vordergründig Folge von ökonomischen Zwängen, sollte doch die personelle und sächliche Doppelvorhaltung muskuloskeletaler Kompetenz durch beide Spezialitäten in den Kliniken eingespart werden. Die operative Behandlung in Unfallchirurgie und Orthopädie wurde damit priorisiert. Das Ausmaß der daraus resultierenden Probleme für die niedergelassenen Kollegen gibt bis heute im Ausschuss Niedergelassener Vertragsärzte (ANV) unendlichen Diskussionsbedarf zur Rolle der konservativen Orthopädie und Unfallchirurgie. Die Weiterbildung nicht operativer Kenntnisse in den Praxen und natürlich die Frage des Neuzuschnitts der ärztlichen Budgets, der bisher getrennt betrachteten Fachgruppen Chirurgie und Orthopädie sind weitere ernstzunehmende Probleme.

2006–2009 Mit Änderung der DGU-Satzung 2006 wurde der Ausschuss Niedergelassener Vertragsärzte (ANV) gegründet. Das Stimmrecht im Präsidium und im Präsidialrat in der DGU wurden verankert. Die erste Sitzung fand am 28. Januar 2009 in Frankfurt/Main statt [6]. Zur OTA-Ausbildung hat die DGU unter intensiver Beteiligung des ANV und des BSA früh an einem eigenen Ausbildungsgang mitgewirkt. Die Definition der unfallchirurgischen Fachinhalte und klaren Stellungnahmen zur rechtlichen Abgrenzung ärztlicher Tätigkeit zu anderen Berufsgruppen erfolgte. Die OTA-Ausbildung wie auch die Teilgebietsradiologie und die anhaltenden Probleme bezüglich der ambulanten Abrechnungsmöglichkeiten gegenüber verschiedenen Kostenträgern blieben viel diskutierte Themen.

Aber auch die Leitlinien der DGU beeinflussten die ambulante Tätigkeit der Unfallchirurgen. Deshalb war es folgerichtig, dass seit 2006 ein Mitglied des ANV in der Leitlinienkommission der DGU aktiv mitarbeitet und sogar eine Leitlinie als federführender Autor mitverfasst hat [10].

2010 Gemeinsam mit dem Berufsverband der Chirurgen (BDC) und dem Berufsverband der Orthopäden und Unfallchirurgen (BVOU) gelang es zunächst in Berlin, die Teilradiologie wieder im Facharzt Orthopädie und Unfallchirurgie zu positionieren [7].

2017 Unzählige Sitzungen und Gespräche zu Abrechnungsfragen in der Niederlassung mit allen beteiligten Mitspielern in Politik und Selbstverwaltung führten zu einer Gruppe innerhalb des ANV in der DGU, die sich ganz gezielt mit Abrechnungsfragen befasst und mit der KBV (Kassenärztliche Bundesvereinigung) seit 2017 bis heute einen stetig aktualisierten Gebührenkommentar zur UV-GOÄ (Gebührenordnung für Ärzte der Gesetzlichen Unfallversicherung) herausgibt [1]. Auch erschien im gleichen Jahr im Weißbuch Konservative Orthopädie und Unfallchirurgie ein Kapitel zur konservativen Unfallchirurgie, das von einem ANV-Mitglied gestaltet wurde [9].

2018 Nach unzähligen Beratungen und Stellungnahmen, auch des ANV der DGU, entschied der Gemeinsame Bundesausschuss (G-BA) am 20. September 2018 den Neuzuschnitt der Facharztgruppen. Ob und wann die Neuzuordnung auch in der Approbationsordnung Berücksichtigung findet, ist nicht absehbar und eine Beteiligung niedergelassener Orthopäden und Unfallchirurgen ist in den derzeit vorliegenden Entwürfen zur Novellierung der ärztlichen Approbationsordnung (ÄAppO) nicht vorgesehen. Warum auch, sind doch nur 70 % der Bevölkerungsmorbidität mit Erkrankungen des muskuloskeletalen Systems assoziiert.

2022 Welche Folgen die demographische Entwicklung bei gleichzeitig ständig zunehmender Bürokratielast auf die Bereitschaft zukünftiger KollegInnen zur Niederlassung oder gar der Übernahme einer D-ärztlichen Praxis hat, bleibt abzuwarten. Zusätzlich führt der Numerus clausus dazu, dass überwiegend Frauen das Medizinstudium aufnehmen. Leider sind die operativen Fächer insgesamt nicht deren priorisierte Weiterbildung.

2022+ Auf absehbare Zeit wird dem Ausschuss Niedergelassener Vertragsärzte der Deutschen Gesellschaft für Unfallchirurgie im Zusammenwirken mit der gesamten Fachgesellschaft DGOU die Arbeit nicht ausgehen. Es geht nun darum, die Werte der Unfallchirurgie zu bewahren und den Generationenwechsel zu begleiten. Möge dieser Bericht dazu beitragen, dass der derzeit geringe Anteil von nur 5 % niedergelassenen D-ÄrztInnen [11] durch Verbesserungen der Vereinbarkeit von Beruf und Familie sich künftig rasch vergrößert.

Summary

In conclusion, it can be stated that the private practice trauma surgeon has developed steadily over the years. New care structures have emerged which allow highly specialised and responsible surgical work even without a BG licence. At the same time, it is also important to be able to meet the requirements of daily practice in a highly competent manner within the framework of continuous further training. There are differences in the requirement profiles for the training obligations of the GKV and the DGUV. In the pandemic times as recently seen, new tasks and responsibilities which were previously unknown, came upon the practise of trauma surgeons.

Literatur

1. Berner B Handbuch UV GOÄ (2019) Deutscher Ärzteverlag

2. Bundesgesetzblatt (1963) Nr 23

3. DGUV (2010) 125 Jahre gesetzliche Unfallversicherung – Streiflichter DGUV

4. Geschichte der Krankenversicherung in Deutschland. https://www.krankenkassenzentrale.de/wiki/geschichte-der-kv# (aufgerufen: 26.01.2021)

5. Hoffmann R, Kohn D, Bonk A (2010) DGU Mitteilungen und Nachrichten 62/2010

6. Kalbe P (2009) Bericht aus dem Ausschuss Vertretung niedergelassener Vertragsärzte (ANV), DGU Mitteilungen und Nachrichten 20/2009

7. Landesverwaltungsamt Berlin (2010) Amtsblatt für Berlin Nr. 10, 317–318

8. Probst J, Siebert H, Zwipp H (2010) 60 Jahre Deutsche Gesellschaft für Unfallchirurgie nach Wiedergründung. Marinadesign, Hannover

9. Pscolla M, Kladny B, Flechtenmacher J, Hoffmann R, Dreinhöfer K. Gips und Verbandstechnik. In: Weißbuch Konservative Orthopädie und Unfallchirurgie. Hrsg. DGOU. Walter de Gryuter Verlag, Berlin. S. 176–180

10. Stürmer M et al. (2019) Leitlinien Unfallchirurgie. 5. Auflage. Cuvillier Verlag, Göttingen

11. Zeitler H (2020) Deutsche Gesetzliche Unfallversicherung e. V. (DGUV), Landesverband Südost, Stand 15.12.2020

33   Ausbildung, Fortbildung und Weiterbildung: Nachwuchs Unfallchirurgie

Almut Tempka, Berlin

Nachwuchsförderung ist eines der höchsten Ziele aller Menschen, die eigenen Kinder sollen reüssieren und seit jeher versuchen Stände, Zünfte und Berufsvertretungen das eigene Können an die Nachkommen weiterzuvermitteln, hoffen auf stetige Weiterentwicklung und hohes Ansehen der Familie oder des eigenen Faches – so auch die Ärzteschaft und die Unfallchirurgie!

Die verfasste Ärzteschaft hat sich auf der Mehrzahl aller Deutschen Ärztetage zunächst dem „Werden des Arztes" (1948), dann der „Ausbildung des Arztes" (1950) und 1953 dem „Bericht des Ausschusses für Fragen der ärztlichen Fortbildung" gewidmet, bis 1961 erstmalig der Terminus *Weiterbildung* Einzug in die Debatte unter dem Leitthema „Die Weiterbildung zum Praktischen Arzt" hielt. In den Folgejahren befassten sich fast alle Ärztetage mit dem Thema Weiterbildung – bis heute. Die Entwicklung der Weiterbildungsordnung hat Professor Hoppe 1997 im Deutschen Ärzteblatt unter dem Titel: „Die Weiterbildungsordnung – Von der Schilderordnung zum integralen Bestandteil der Bildung im Arztberuf" hervorragend dargelegt. Hier wird deutlich, welche andauernden Kämpfe um Profilierung und Spezialisierung in der Ärzteschaft seit Mitte des 19. Jahrhunderts ausgetragen wurden.

Auch die Deutsche Gesellschaft für Unfallchirurgie (DGU) und ihre Vorgängergesellschaften hatten neben dem wissenschaftlichen Fortschritt schon immer den Nachwuchs im Blick. Aber es dauerte bis zur Neufassung der DGU-Satzung 1989, die eine „Konstituierende Sitzung des DGU-Ausschusses für Aus-, Weiter- und Fortbildung" am 28. Januar 1991 ermöglichte. Warum es dazu kam, lässt sich aus den Aktenbeständen der DGU-Geschäftsstelle nur ansatzweise erahnen, gibt es doch noch einige handschriftliche Hinweise und Nebensätze in Vorstandssitzungsprotokollen, die darauf schließen lassen, dass der Nachwuchs jener Tage durchaus nicht mit den „eminenzbasierten" Stellungnahmen zur Weiterentwicklung des Faches Chirurgie übereinstimmten. Aus persönlichen Gesprächen mit Professor Hoppe und Professor Vilmar erfuhr ich von sich diametral widersprechenden Anschreiben an die Bundesärztekammer einerseits aus Fachgesellschaften und Ordinarienkonventen der Chirurgen, andererseits aus den aktiven Reihen der meist jüngeren Vertreter chirurgischer Spezialisierungen, wie eben Unfallchirurgie, Gefäßchirurgie, Herzchirurgie, Plastische Chirurgie und weitere.

Dieser Konflikt wird auch aus dem Protokoll der konstituierenden Sitzung des DGU-Ausschusses deutlich, heißt es dort doch: „Unter Hinweis auf zurückliegende Gespräche über Weiterbildungsfragen mit der Deutschen Gesellschaft für Chirurgie sollte ein Verhandlungsgremium mit ausschließlich emeritierten Ordinarien nicht mehr akzeptiert werden."

Dies gelang auch, denn der Deutsche Ärztetag 1992 in Köln verabschiedete eine Weiterbildungsordnung in der laut Hoppe „Die tradierte Idee vom Teilgebiet als Subspezialisierung im Gebiet ohne Erweiterung der Gebietsgrenzen" jedoch aufgegeben werden musste. Deshalb wurde die Umbenennung von Teilgebiet in Schwerpunkt beschlossen, um zu dokumentieren, dass der Schwerpunkt eines Gebietes über das Mutterfach mehr oder weniger hinausgehende Tätigkeits- und damit Bildungsinhalte aufweist. Diese Einschätzung des Schwerpunktes Unfallchirurgie wurde aber weder 1992 noch in den Folgejahren von den „Vertretern der Chirurgie" aus tiefem Herzen geteilt. Auch die Tatsache, dass es längst selbstständige Lehrstühle für Unfallchirurgie und in der Folge immer mehr selbstständige Unfallchirurgische Kliniken in ganz Deutschland gab, wird bis jetzt von Befürwortern der „Allgemeinen Chirurgie" gerne ignoriert.

Letzte Anhörungen und Abstimmungen zu den unfallchirurgischen Inhalten des Allgemeinen Chirurgen fanden 2018 statt und noch 2020, 17 Jahre nach Einführung des Facharztes Orthopädie und Unfallchirurgie wird in Landesärztekammern darüber diskutiert, welche Verletzungen und muskuloskeletalen Erkrankungen vom Allgemeinen Chirurgen behandelt werden können.

Neben der Weiterentwicklung der (Muster-)Weiterbildungsordnung (MWBO) sind Beratungen zur Aus- und Fortbildung selten aus den Protokollen zu entnehmen. Stellungnahmen zur Reform des Medizinstudiums wurden eher vom Ordinarienkonvent, dem Ständigen Beirat und den Senatoren der DGU im Präsidium eingebracht. Im weiteren Verlauf entwickelte sich im Zusammenhang der Erstellung des Nationalen Lernzielkatalogs eine eigene Arbeitsgruppe Lehre.

Ab 2003 tagten zunächst als Untergruppe des DGU-Ausschusses für Aus-, Weiter- und Fortbildung junge DGU-Mitglieder, deren Zusammenschluss zur offiziellen Gründung des *Jungen Forums der DGU* ab 2006 einen Meilenstein für die Nachwuchsarbeit bedeutete. Plötzlich waren Assistenzärzte und nach kurzer Zeit mit den Youngsters auch Studierende mit Interesse an der Unfallchirurgie in der altehrwürdigen Gesellschaft sicht- und hörbar. Es dauerte Jahre, bis andere Fachgesellschaften den Wert dieser Aktivitäten erkannten und später auch BDC und BVOU auf das Format „Junges Forum O&U" zur Zukunftssicherung setzten.

Sprecher des Jungen Forums O&U sind bis heute Mitglieder des DGOU-Bildungsausschusses und haben ihre Interessen in allen Anhörungen und Veranstaltungen zur Novellierung der Weiterbildungsordnung direkt einbringen können. Diese selbstverständliche Teilhabe und Sichtbarkeit haben DGU und DGOU in einzigartiger Weise gefördert. Das Alleinstellungsmerkmal *„Junges Forum O&U"* ist so erfolgreich, dass in Zeiten des Nachwuchsmangels und des Kampfes um die besten Köpfe inzwischen auch außerhalb der Chirurgie Junge Foren in Fachgesellschaften gegründet wurden.

Die Dauerthemen der vergangenen Jahre wie *work-life-balance,* Feminisierung der Chirurgie, Bedarf an chirurgischen Generalisten, Arbeitszeitgestaltung und Bereitschaftsdienstbelastungen versus Versorgungsanspruch unserer Bevölkerung einerseits und den ökonomischen Begrenzungen sowie juristisch-administrativen Anforderungen andererseits, konnten de facto keiner Lösung näher gebracht werden.

Weder dem DGOU-Bildungsausschuss noch dem Jungen Forum O&U wird die Arbeit ausgehen. Seit Ausbruch der Corona-Pandemie 2020 und paralleler Einführung der neuen MWBO in den Bundesländern zeichnen sich rasante Veränderungen im Gesundheitswesen ab, welche bisher nicht ansatzweise in der MWBO oder den Vorgaben zur ärztlichen Fortbildung Berücksichtigung finden konnten.

Geht es aktuell um die konkrete Frage, wie Anrechnungen von Zeiten und Inhalten bei covidbedingter Beschäftigung außerhalb der chirurgischen Kernarbeitsbereiche für die Weiterbildung zu handhaben sind, so werden in Kürze gleichlautende Fragen auftauchen zur Teilnahme von Weiter- und Fortzubildenden an Videosprechstunden, Telemedizin, e-learning, e-skills-training im Home-Office oder die Wertung der Teilnahme an roboter-navigierten Operationen – wer ist der Operateur, wie werden welche individuellen skills gelehrt und geprüft? Wird sich die derzeit verfolgte Weiterbildungssystematik da bewähren?

Werden die ärztlichen Aufgaben zukünftig von Aufgaben anderer Professionen eindeutig abgrenzbar bleiben und wie wird ordnungspolitisch dann die – abrechenbare – Leistungserbringung abgegrenzt und vom wem überwacht werden? Aufgaben und Diskussionsbedarf für Jahrzehnte!

Ein sehr großes Feld tut sich auf, hoffen wir, es wird kein Kriegsschauplatz zu Lasten der Patienten und unseres schönen Faches. Mögen sich die Aktiven der DGU und DGOU auch zukünftig zu aller Gunsten einbringen!

Summary

Education, training and continuing education: Young trauma surgeons

The promotion of young people is one of the highest goals of all human beings. In 1997, Professor Hoppe gave an excellent account of the development of the CET (Continuing Education and Training) regulations in the German Medical Journal (see Literature) under the title: "Die Weiterbildungsordnung – Von der Schilderordnung zum integralen Bestandteil der Bildung im Arztberuf", translating to: *The CET regulations – from a framework system to an integral part of education in the medical profession.* In addition to scientific progress, the DGU and its predecessor societies have always had an appreciation for the next generation. But it was not until the new version of the DGU statutes was published in 1989 that the "Constituent Meeting of the DGU Committee for Further and Continuing

Education" was held on January 28, 1991. The reason for this can only be extracted from the files in the DGU office, as some handwritten notes remain which suggest that the young residents of those days did not at all agree with the "eminent" statements on the further development of the subject of surgery. The last hearings and votes on the trauma surgery content within general surgery took place in 2018 and indeed, in 2020, 17 years after the introduction of the specialty Orthopaedic and Trauma Surgery, there are discussions in the state medical associations about which injuries and musculoskeletal diseases can be treated by the general surgeon.

Starting in 2003, young DGU-members initially met as a sub-group of the DGU-Committee for Education, Continuing Education and Training. Their merger to form the official foundation of the "*DGU Young Forum*" in 2006 marked a milestone in the work with young people. The unique selling proposition "*Young Forum O&U*" has been so successful that in times of a shortage of resident trainees and the fight for the best brains, Young Forums have now been established in specialist societies outside of surgery. The permanent topics of the past few years like work-life-balance, feminisation of surgery, the need for surgical generalists, working time organisation and on-call duty burdens remain. They relate to the care demands of our population on the one hand and the economic limitations and legal-administrative requirements on the other hand. The problems are still unsolved.

Will responsibilities of physicians remain clearly distinguishable from those of other medical professions in the future and how will the – billable – providing of services be defined and monitored? Topics for discussion for decades! A very large field is opening up, let us hope it will not become a drama theatre at the expense of the patients and our beautiful profession. May the active members of the DGU and DGOU continue to work for the benefit of all!

Literatur

Hoppe JD (1997) Die Weiterbildungsordnung – Von der Schilderordnung zum integralen Bestandteil der Bildung im Arztberuf. Dtsch. Ärztebl. 1997: 94(39)A-2483/B-2121/C-1986

34 Moderne Konzepte der Aus-, Fort- und Weiterbildung in der Unfallchirurgie – Wandel und Chancen!

Matthias Münzberg, Ludwigshafen; Susanne Frankenhauser, Ludwigshafen; Lisa Wenzel, Murnau am Staffelsee

Aktuelle Herausforderungen

Die moderne Medizin entwickelt sich rasant weiter und es ist augenscheinlich, dass eine gute Ausbildung des Nachwuchses sowie eine dauerhafte Fort- und Weiterbildung vonnöten sind. Gleichzeitig sehen sich die Kliniken zunehmend externen Einflussfaktoren wie dem Arbeitszeitgesetz, einem vermehrten Fachkräftemangel sowie einem hohen wirtschaftlichen Druck ausgesetzt, die wenige Valenzen für zeitliche sowie inhaltliche Freiräume von Aus-, Fort- und Weiterbildungsaktivitäten zulassen.

In einer von ökonomischen Vorgaben stark geprägten Medizin müssen im Alltag Qualitätsmarker erreicht werden und gleichzeitig OP-Zeiten sowie Personaleinsatz optimiert werden, sodass es nur zu häufig vorkommt, dass eine praktische Weiterbildung insbesondere im operativen Setting zu kurz kommt. Zeit für Weiterbildung im klinischen Alltag wie z. B. das Assistieren von Operationen bei Mindestzahlen erscheint daher immer schwerer realisierbar zu sein. Parallel dazu sieht sich das Gesundheitswesen mit einem steigenden Fachkräftemangel konfrontiert, bei dem es zu einem Kampf um die besten Köpfe kommt – sowohl um diese für sich zu gewinnen als auch um vorhandenes Personal zu halten. Junge Mediziner fordern immer öfter strukturierte Aus-, Fort- und Weiterbildungskonzepte, die ihnen die Möglichkeit einer persönlichen Weiterentwicklung im beruflichen Setting bieten. Um in diesem Spannungsfeld Lösungsansätze zu implementieren, bedarf es moderner Konzepte.

Säulen der Aus-, Fort- und Weiterbildung in der modernen Medizin

Die verschiedenen Bereiche der Aus-, Fort- und Weiterbildung in der Medizin kann man in die Sparten technische Fertigkeiten, prozedurale Fähigkeiten sowie interpersonelle Kompetenzen untergliedern.

Technische Fertigkeiten

Im Bereich der Unfallchirurgie ist die Entwicklung bzw. Schulung technischer Fertigkeiten im Bereich der operativen Versorgung originärer Bestandteil der Ausbildung aller Nachwuchskräfte. Dass eine adäquate und strukturierte Ausbildung in der klinischen

Patientenversorgung heutzutage zunehmend erschwert ist, erschließt sich aus den einführend genannten Punkten. Die früher in den Dienststunden häufig stattgefundene Ausbildung ist aufgrund des strengen Arbeitszeitgesetzes zunehmend nicht mehr in umfangreichem Ausmaß möglich und aus Sicherheitsaspekten auch nicht sinnvoll. Es bedarf eines Umdenkens, dass eine entsprechende Ausbildung neben der Patientenversorgung auch in simulierter Umgebung stattfinden muss. Die Einführung der AO-Kurse war die Geburtsstunde einer strukturierten OP-Weiterbildung – es werden gezielt theoretische sowie praktische Übungen zu definierten Themenkomplexen der Frakturversorgung vermittelt, gestaffelt nach Aus- bzw. Weiterbildungsstatus. Diverse Übungseinheiten an Knochenmodellen können so ohne negative Auswirkungen repetitiv absolviert werden – noch bevor ein Patientenkontakt ansteht. Zusätzlich wurden Kurse an anatomischen Präparaten etabliert, die verschiedene Zugangswege zu Frakturen thematisieren. Wirklich komplett realistische Bedingungen inklusive aller Teilschritte einer kompletten Frakturversorgung werden in den neuesten Kurskonzepten der „life like fractures" seit 2018 angeboten: Durch repetitive Übungseinheiten an standardisierten und reproduzierbaren Frakturen am Humanpräparat mit intaktem Weichteilmantel können operative Fertigkeiten suffizient erlangt bzw. auch die Versorgung komplexer und seltener Frakturen trainiert werden, um für die Patientenversorgung gut vorbereitet zu sein. Die Kurse beinhalten sämtliche Versorgungsschritte des Alltags und bieten daher eine einzigartige Realitätsnähe: Erörterung von Behandlungsplänen anhand von Röntgen- sowie CT-Bildern, Diskussion verschiedener Versorgungsoptionen im Team, Operationsdurchführung unter Supervision am anatomischen Präparat inklusive Verwendung unterschiedlichster Implantatsysteme sowie verschiedener Zugangswege und eine postoperative Fallbesprechung der dreidimensionalen Rekonstruktionen.

Prozedurale Fähigkeiten

Neben den rein technischen Fertigkeiten besteht der klinische Alltag typischerweise aus Abläufen mit komplexen Prozeduren, die aus einer Aneinanderreihung einzelner Herausforderungen inklusive dem Treffen von Entscheidungen bestehen. Ein Meilenstein in der gezielten Schulung prozeduraler Fähigkeiten im Bereich der Unfallchirurgie stellt die flächendeckende Einführung von ATLS-Kursen (Advanced Trauma Life Support) in Deutschland dar. Durch die Etablierung einer standardisierten Vorgehensweise in der Versorgung von Schwerverletzten inklusive gemeinsamer (Fach-)Sprache konnte eine große Steigerung der Versorgungsqualität erzielt werden. Durch Teilnahme bereits junger Kollegen an Kursen des weltweit praktizierten Ausbildungskonzeptes kann eine frühe Strukturierung im Bereich des prioritätenorientierten Schockraummanagements von Trauma-Patienten gelehrt und eintrainiert werden. Das ATLS-Kursformat wurde zuletzt aufgrund der COVID-19-Pandemie in ein Hybrid-Ausbildungskonzept umstrukturiert. Theoretische

Inhalte werden in einem vorgelagerten, digitalen Kursanteil vermittelt; praxisorientiertes Training im Präsenzteil absolviert. Diese Aufsplittung der Kursinhalte erscheint zukunftsweisend: Die realitätsnahe Versorgung von Patienten anhand von strukturierten Ablaufschemata sowie ein Fertigkeitstraining spezieller Skills sind lediglich im Sinne eines „Hands-on" im Präsenzunterricht sinnvoll vermittelbar. Theoretisches Wissen dagegen ist mittlerweile überall abrufbar und bedarf nicht zwingend einer physischen Anwesenheit an einem speziellen Veranstaltungsort. Vielmehr erscheint es wichtig, die Möglichkeiten durch digitale Angebote, aber auch deren Grenzen zu erkennen. Durch kritisches Filtern und eine hochwertige Recherche kann bereits heutzutage auf eine Vielzahl an Angeboten im medizinischen Sektor gewinnbringend zurückgegriffen werden (z. B. Amboss, ERef Thieme etc.), was wiederum sinnvoll zur Aus-, Fort- und Weiterbildung aller Unfallchirurgen und Unfallchirurginnen beiträgt. Die eigenen Klinikpfade und klinischen Prozeduren lassen sich mit entsprechenden digitalen Verweisen unter anderem in eigens adaptierten Kitteltaschenbüchern einbeziehen, die mehr und mehr auch in digitaler Gestaltung verfügbar sind. Somit kann ein Zugriff für alle Anwender zeit- und ortsunabhängig möglich gemacht werden.

Interpersonelle Kompetenzen

Neben technischen Fertigkeiten und prozeduralen Fähigkeiten rückt die Bedeutung der interpersonellen Kompetenzen in den vergangenen Jahren zunehmend in den Fokus. Allerdings besteht hier noch deutlicher Schulungsbedarf. Insbesondere mit Auswirkungen auf die Patientensicherheit wird der Bereich, der häufig auch mit „Human Factors" überschrieben wird, nun auch in der Forschung immer relevanter. Themenaspekte wie z. B. Kommunikation in interdisziplinären und interprofessionellen Teams, Teamwork unter Leitung eines Teamleaders mit entsprechenden Führungsqualitäten sowie eine strukturierte und fundierte Entscheidungsfindung und ein professioneller Umgang mit Stress sind im klinischen Alltag allgegenwärtig. Sie wurden bisher in der Aus-, Fort- und Weiterbildung allerdings völlig vernachlässigt. Hingegen ist mittlerweile bekannt, dass diese Themen mit der Entstehung eines großen Anteils von Fehlern im medizinischen Umfeld in Verbindung stehen. Die Deutsche Gesellschaft für Orthopädie und Unfallchirurgie (DGOU) hat zusammen mit Lufthansa Aviation Training (LAT) ein interdisziplinäres und interprofessionelles Curriculum entwickelt, um von der Luftfahrt zu lernen und mit der Expertise der Medizin zu agieren. Von Berufsanfängern bis hin zu Führungskräften sind alle Beteiligten im medizinischen Sektor von diesen Themen betroffen, sodass hier ein lebenslanges Lernen zweckmäßig und hilfreich erscheint. Ein Umdenken im medizinischen Alltag unter Einbeziehung interpersoneller Kompetenzen in die Aus-, Fort- und Weiterbildung ist zwingend notwendig und ein entscheidender Schritt zur Kompetenzerweiterung der Mitarbeiter. Letztendlich stellt dies einen wesentlichen Faktor zur Steigerung der

Patientensicherheit durch die aktive Implementierung einer Sicherheitskultur zugunsten der uns anvertrauten Patienten dar.

Neue (Muster-)Weiterbildungsordnung

Bisherige Weiterbildungsordnungen (Facharzt, Zusatzbezeichnungen) basierten typischerweise auf einem Katalog an quantitativen Parametern, die neben einer Mindestzeit der Aus- bzw. Weiterbildung zu erbringen waren. Die neue, kompetenzorientierte (Muster-)Weiterbildungsordnung (MWBO) der Bundesärztekammer beinhaltet nun hauptsächlich kompetenzorientierte Lernziele. Der Kompetenzbegriff ist in den letzten Jahren zunehmend in den Fokus geraten. Kompetenz beschreibt die Fähigkeit, bestimmte Probleme und Aufgaben zu lösen sowie die Bereitschaft, dies auch zu tun. Dies wird durch die neue MWBO unterstützt: Zwar besteht weiterhin die Notwendigkeit einer Mindestzeit, allerdings sind die Weiterbildungsbefugten nun angehalten, die qualitativen Fähigkeiten zu den jeweiligen Tätigkeiten persönlich zu prüfen und zu bescheinigen. Dies ist sowohl eine größere Verantwortung als auch eine besondere Herausforderung für den Weiterbildungsbefugten. Eine genaue Betrachtung der Leistung jedes einzelnen Mitarbeiters und seines Aus- bzw. Weiterbildungsstandes wird somit notwendig – gezielte Förderung in einzelnen Bereichen kann damit aber auch individuell generiert werden. Übergeordnetes Ziel ist es (und sollte es auch bisher sein), eine qualitativ hochwertige Patientenversorgung und Patientensicherheit zu erzielen. Dies gelingt sicherlich nur durch das Einbeziehen der Trias: technische Fertigkeiten, prozedurale Fähigkeiten und interpersonelle Kompetenzen.

Weiterbildungsordnungen haben jedoch auch Grenzen. Die Inhalte werden schlussendlich von den entsprechenden (föderalen) Kammern festgelegt. Die Fachgesellschaft hat – im Gegensatz zu den angloamerikanischen Ländern – lediglich eine beratende Funktion. Die Unfallchirurgie bzw. das Fachgebiet der O&U ist im Wandel. Nach 100 Jahren muss die Definition bzw. die Kompetenz Unfallchirurgie geschärft werden. Jeder Wandel bietet auch Chancen und damit eine klare Stärkung des Faches Unfallchirurgie. Wandel bedeutet aber auch gleichzeitig neue und insbesondere andere Wege zu gehen. Die Weiterbildungsordnung wird weiterhin Bestand haben. Aufgabe der DGU ist es nun, zu definieren, welche Kompetenzen man für das Fach benötigt. Gut ausgebildete Unfallchirurgen dürfen nicht auf die Versorgung komplexer Frakturen reduziert werden. Es gehört vielmehr die ganzheitliche Betrachtung der Traumaversorgung wieder in den Fokus. Dazu gehören neben der Körperhöhlenkompetenz auch die Schnittstellen präklinische und innerklinische Notfallmedizin, Intensivmedizin sowie die Krisen- und Katastrophenmedizin weiter gestärkt. Die Kompetenzen des ,Kümmerers für das Trauma' müssen klar abgegrenzt werden – die DGU muss diese gemeinsam definieren und implementieren. Daher gehört ein strukturiertes Konzept für Aus-, Fort- und Weiterbildung in der Unfallchirurgie in die Hand der Fachgesellschaft.

Schlussfolgerung

Aus-, Fort- und Weiterbildung im medizinischen Sektor muss sich zukünftig mit der Entwicklung und Förderung von Kompetenzen sowohl in technischen als auch in prozeduralen und interpersonellen Bereichen beschäftigen. Neue Kursformate wie beispielsweise „life like fractures" bzw. Interpersonal Competence (IC) weisen eine solche Kompetenzorientierung auf. Das Voranschreiten der Digitalisierung durch die COVID-19-Pandemie bietet gleichzeitig neue Möglichkeiten. Nicht nur Hybridformate, sondern auch der zu jedem Zeitpunkt mögliche Abruf von Aus-, Fort- und Weiterbildungsinhalten „on demand" werden den Wettbewerb um die besten Köpfe in der Unfallchirurgie verändern. Eine strukturierte und nachhaltige Vermittlung von Wissen, Fähigkeiten und Fertigkeiten auch mit Unterstützung digitaler Angebote ist Grundvoraussetzung für alle Fächer. Unabdingbar muss die Unfallchirurgie ihre Kompetenzen für die Zukunft gemeinsam definieren, um sich weiterhin unabhängig und stark bei der zunehmenden Spezialisierung des Faches O&U aufzustellen. Neue strukturierte und innovative Formate sind dafür entscheidend.

Summary

Future education and training in the health care sector must include not only technical as well as procedural skills but also interpersonal competencies. New course formats featuring "life like fractures" or Interpersonal Competence classes (IC) bring these competencies into focus. Brought on by the COVID-19 pandemic the digitalization in medicine is offering new opportunities. Hybrid course formats and the 24/7 on-demand access to education and training content will increase competition for the best talents in trauma surgery. A structured and sustainable transfer of knowledge, skills and abilities, supported by digital offers, is becoming a basic requirement for all medical disciplines. In order to position trauma surgery as an independent and strong discipline, its competencies require clear definitions especially as the specialization in O&U increases. Innovative and newly structured educational formats are thus crucial.

35 Entwicklung und Stellenwert der Akademie der Unfallchirurgie (AUC)

Johannes A. Sturm, Münster

Die 100-jährige Deutsche Gesellschaft für Unfallchirurgie ist in ihrem Kern nicht so alt, wie man meinen könnte, sondern jung geblieben. Sehr dynamisch stellt sie sich besonders in den letzten Jahrzehnten ihrem Satzungsauftrag: *„Verbesserung der unfallchirurgischen Versorgung in der Bundesrepublik Deutschland".*

An der Gründung einer Akademie der Unfallchirurgie ist dies gut zu erkennen. Stand in den ersten Dekaden die Fortentwicklung unfallchirurgischer Methoden (Jahrzehnte der Entwicklung der Osteosynthese nach AO, der Arbeitsgemeinschaft für Osteosythesefragen) sowie die direkte Anregung und Förderung der unfallchirurgischen Forschung (§ 2 der Satzung DGU) im Vordergrund, ist sich die DGU in den 1990er Jahren vermehrt ihrer gesundheitspolitischen Aufgabenstellung in der Gesellschaft bewusst geworden. Wesentlichen Einfluss auf diese Überlegungen hatte die zunehmende Ökonomisierung der Medizin ab 2003 (Einführung der Diagnosis Related Groups – DRGs).

Die zuvor bestehende flächendeckende Bereitschaft, Polytraumatisierte zu behandeln, nahm unter Budget-Überlegungen in besorgniserregendem Umfang ab [5, 8]. Damit war eine wesentliche Kernaufgabe der DGU, die optimale Versorgung Schwerverletzter sicherzustellen, direkt betroffen. Im gleichen Zeitraum wurden außerdem Ergebnisse klinischer Studien bekannt, die eine sehr unterschiedliche, teilweise mangelhafte Versorgungsqualität von Schwerverletzten im bundesweiten Klinikvergleich zeigten [6, 7].

Die DGU startete daher eine Initiative zur *„Qualitätsförderung, Entwicklung der Qualitätssicherung und Qualitätstransparenz"* und veröffentlichte 2006 das Weißbuch „Schwerverletzten-Versorgung in der Bundesrepublik Deutschland" [4]. Darin wurden Empfehlungen veröffentlicht, nicht nur zur Strukturqualität, sondern erstmals auch zur Prozessqualität, zu Personalressourcen, zur notwendigen Aus- und Fortbildung der Ärzte. Die Umsetzung der Empfehlungen in die klinische Praxis sollte in einer gegliederten, strukturierten, flächendeckenden unfallchirurgischen Versorgung mit überprüfbarem, hohem Qualitätsanspruch erfolgen. Dazu sollten Traumazentren gebildet werden, die wiederum in Trauma-Netzen kooperieren. Ein unabhängiges Zertifizierungsunternehmen sollte diese Strukturen in regelmäßigen Zeitabständen zertifizieren [3].

Die Umsetzung der geforderten Maßnahmen brachte eine Fülle von Aufgaben mit sich, die wegen ihrer Komplexität und gleichermaßen wirtschaftlichen Komponenten für die DGU als gemeinnütziger Vereinigung (e. V.) nicht mehr effektiv handhabbar waren.

Daher wurde 2004 die Akademie der Unfallchirurgie (AUC) als GmbH und 100-prozentige Tochtergesellschaft (Geschäftsbetrieb) der DGU mit Sitz in Berlin gegründet. Anfangs war die AUC zu Gast am Institut für Notfallmedizin und Medizinmanagement (INM) der LMU in München (Geschäftsführer Prof. Dr. Christian Lackner), ab 2009 folgte der Autor dieses Beitrags als hauptamtlicher Geschäftsführer. Eine erhebliche Ausweitung der Aufgaben der AUC führte zu mehr Mitarbeitern und damit bei höherem Raumbedarf zur Anmietung größerer Büroflächen in München. Im Juli 2019 übernahm der frühere Leiter der IT der AUC Markus Blätzinger das Amt des Geschäftsführers. In jüngster Zeit ist die AUC in München erneut umgezogen. Neben mehr Bürofläche konnten dabei auch Räume zur Durchführung von Kursen, z. B. Kurse für ATLS (Advanced Trauma Life Support), und auch ein Wet lab gewonnen werden. Aus historischen Gründen gibt es noch einen Standort der AUC in Köln. Dort ist das Geschäftsfeld „Register und Forschungskoordination" der AUC angesiedelt.

Die AUC hat sich zwischenzeitlich als starke Größe in den DGU-Strukturen etabliert und ist als Dienstleister im operativen und administrativen Bereich umfänglich für die DGU tätig. Nach Gründung der DGOU (Deutsche Gesellschaft für Orthopädie und Unfallchirurgie) wurde beschlossen, dass die beauftragte Tätigkeit naturgemäß auch für die DGOU und darüber hinaus auch für sonstige verbundene Fachgesellschaften erbracht werden kann und soll.

Bereich Netzwerke und Versorgungsstrukturen

TraumaNetzwerk DGU®

Mit der Initiative „Qualitätsförderung, Entwicklung der Qualitätssicherung und Qualitätstransparenz" wurde das Projekt TraumaNetzwerk DGU® begonnen. Traumazentren und Trauma-Netze entwickelten sich in einer unerwarteten Dynamik [6]. Mittlerweile gibt es 64 Trauma-Netze mit mehr als 690 beteiligten Traumazentren in Deutschland, 68 in Österreich, in der Schweiz, in Luxemburg, in den Niederlanden, in Belgien und Dubai *(Abb. 1)*.

Zur Qualitätskontrolle dient die verpflichtende Teilnahme aller Traumazentren am bereits 1993 gegründeten TraumaRegister DGU®. Zur Kommunikation in den Trauma-Netzen entwickelte die AUC die Plattform TeleKooperation DGU® (TKmed®).

Eine solche Struktur, von einer Fachgesellschaft entwickelt und umgesetzt, ist in der medizinischen Welt einzigartig. Da mittlerweile deutliche positive Auswirkungen auf die Versorgung schwerverletzter Patienten erfassbar sind, findet diese Initiative hohe Anerkennung und Akzeptanz bei anderen Fachgesellschaften und hat Auswirkungen auf die Gesundheitspolitik von Bundesländern. Die Berufsgenossenschaften haben für ihren Versorgungsauftrag eine ähnliche Struktur geschaffen.

Die AUC hat nach einem Audit durch die Schweizerische Akademie der medizinischen Wissenschaften (SAMW) die Bestätigung im Jahr 2015 erhalten, dass das DGU Zertifizierungsverfahren alle derzeit in der Bundesrepublik geltenden Anforderungen erfüllt.

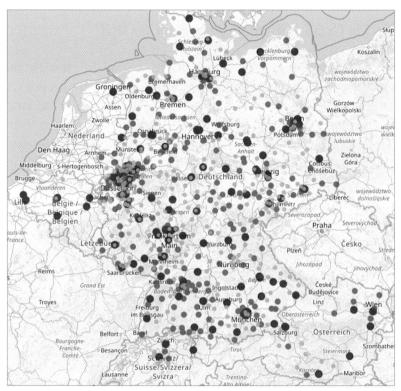

Abb. 1: Übersicht der zertifizierten Traumazentren in Deutschland und den benachbarten Ländern mit Zentren des Level 1 (rot), Level 2 (blau) und Level 3 (grün). Stand: 1/2022 (Quelle: TraumaNetzwerk DGU®, „Kartendaten: © OpenStreetMap-Mitwirkende, Data CC-BY-SA OpenStreetMap")

AltersTraumaZentren DGU®

Die positiven Erfahrungen mit der Zertifizierung von Traumazentren, mit begleitender Qualitätssicherung (TraumaRegister DGU®) haben die DGU bzw. AUC dazu veranlasst, ein ähnliches Modell (AltersTraumaZentren mit verpflichtender Teilnahme am AltersTraumaRegister DGU) zur Versorgung älterer Patienten zu schaffen. Dazu wurde von der AG Alterstrauma der DGU das Weißbuch „Alterstraumatologie" mit Anforderungen an AltersTraumaZentren DGU® herausgegeben [1].

Die gesamte Administration dieses Zertifizierungsverfahrens liegt ebenfalls in der Hand der AUC (Homepage, Vertrag mit den Kliniken, Rahmenvertrag mit unabhängigen,

DAkkS [Deutsche Akkreditierungsstelle]-zertifizierten, Zertifizierungsunternehmen etc.).
2021 gibt es ca. 167 Zentren in Deutschland, 11 Zentren im europäischen Ausland.

Bereich Prävention

P.A.R.T.Y. – Ein Unfall-Präventionsprogramm der DGU

Die AUC der DGU beschäftigt sich vermehrt mit Prävention. Es wurde ein innovatives
Verkehrsunfall-Präventionsprogramm für junge Menschen, genannt P.A.R.T.Y. („**P**revent
Alcohol and **R**isk-related **T**rauma in **Y**outh"), eingeführt. Gruppen, zumeist aus Schulen,
verbringen einen Tag in einer Unfallklinik und erleben dort die typischen Behandlungs-
stationen eines Schwerverletzten, zumeist auch Gespräche mit Schwerverletzten. Das Programm ist abhängig von Sponsoren und hat eine hervorragende Medienresonanz.

Bereich Register und Forschungskoordination

TraumaRegister DGU®

Die Anfänge des heutigen TraumaRegister DGU® reichen zurück bis 1993. Die „AG Scoring" – später AG Polytrauma – erfasste klinische Daten von Schwerstverletzten in einem
ersten freiwilligen Register. Rasch wurde aus Auswertungen bekannt, dass dieses Register
ein wertvolles Instrument zur Qualitätssicherung ist und damit für die Qualitätsoffensive
DGU als verpflichtendes TraumaRegister DGU® unverzichtbar ist.

Die AUC wurde mit dem Aufbau der Datenbank, der allgemeinen Verwaltung und
Kontrolle sowie der Weiterentwicklung und Führung des Registers in Zusammenarbeit
mit der Sektion NIS der DGU beauftragt. Ab 2010 gibt es den Arbeitsbereich „Register"
der AUC mit mehreren Mitarbeitern in einem Büro in Köln.

Wissenschaftliche Auswertungen können von allen Kliniken, die Daten eingeben,
durchgeführt werden. Dies geschieht zusammen mit dem Institut für Forschung in der
Operativen Medizin (IFOM) der Universität Witten/Herdecke. Seit Gründung des Registers sind 407 Publikationen entstanden, im Durchschnitt pro Jahr 24, teilweise mit beacht-
lichem Impactfaktor *(Abb. 2)*.

Das TraumaRegister DGU® ist das weltweit umfangreichste Register für Schwerverletzte. Flächendeckend werden nahezu alle schwerverletzten Patienten der BRD erfasst [2].
Mittlerweile sind beinahe 400 000 Patienten dokumentiert *(Abb. 3)*. Kontinuierlich kann
eine Auswirkung der Auswertungen auf die klinische Arbeit nachgewiesen werden.

Zusammen mit dem mittelfristigen Ziel, Rehakliniken zur Behandlung Schwerverletzter zu zertifizieren, wird das TraumaRegister DGU® um Daten zur Rehabilitation erweitert werden.

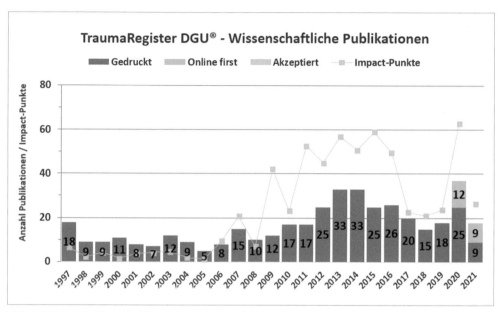

Abb. 2: Wissenschaftliche Publikationen seit Gründung des TraumaRegister DGU®. Stand 1/2022. (Quelle: AUC, eigene Daten)

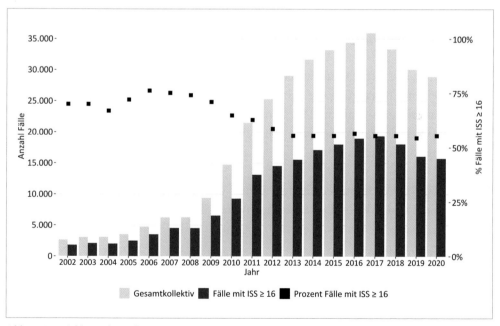

Abb. 3: Entwicklung der erfassten Patienten im TraumaRegister DGU® in den Jahren 2002–2020. Der Rückgang der absoluten Zahlen ab 2018 beruht auf den Auswirkungen der DSGVO (Datenschutz-Grundverordnung). (Quelle: AUC, eigene Daten)

AltersTraumaRegister DGU®

Die Initiative AltersTraumaZentrum DGU® verlangt ebenfalls eine verpflichtende Register-Teilnahme. International anerkannte Qualitätsindikatoren ermöglichen ein internationales Benchmarking. Das AltersTraumaRegister DGU® ist seit Januar 2016 online verfügbar und wird in gleicher Weise wie das TraumaRegister DGU® von der AUC geführt.

Die erwiesene Kompetenz der AUC in Administration, Weiterentwicklung und wissenschaftlicher Auswertung macht die AUC zum Partner für weitere Register:

- HandTraumaRegister DGH der Deutschen Gesellschaft für Handchirurgie (DGH)
- Einsatzregister für die Bundeswehr zur Erfassung von Verletzungen und Erkrankungen im Einsatz
- Register für das Netzwerk Traumaforschung (NTF) zur Umsetzung einer Blutseren-Datenbank und eines Wundflüssigkeit-Registers
- Schädelhirntrauma-Datenbank der DGNC (Deutsche Gesellschaft für Neurochirurgie) und der DGU im TraumaRegister DGU®
- Becken-Modul im TraumaRegister DGU®
- Fetus-Modul im TraumaRegister DGU®
- Schweizer Traumaregister

Forschungskoordination und Projektbeteiligung

Die AUC hilft und berät Gruppen bei der Antragstellung zu Forschungsprojekten, teilweise mit eigener Beteiligung wie zum Beispiel als Konsortialpartner bei dem genehmigten Innovationsfonds-Projekt: „FLS Care zur Implementierung eines Fracture Liaison Service als intersektorale Versorgung von Osteoporose-Patienten nach Hüft-Fraktur mit Vermeidung von Folgefrakturen".

Die AUC ist Mit-Antragsteller bei dem bereits genehmigten Innovationsfonds-Projekt: Lebensqualität und Arbeitsfähigkeit nach schwerem Trauma (LeAf Trauma).

Bereich Telemedizin

Telekooperation TKmed®

Kommunikation, vor allem der Austausch von Bilddaten, ist die Basis einer Kooperation in Trauma-Netzen. Im Weißbuch zur Schwerverletztenversorgung wird daher eine funktionierende und effektive elektronische Netz-Kommunikation gefordert. Vor einigen Jahren gab es keine geeignete Lösung zum Bildaustausch für Kliniken, daher entwickelte die AUC eine eigene Kommunikationsplattform. Mit Experten und Partnern wurde das Produkt TKmed® entwickelt. Die AUC hat den Betrieb, ein Sicherheitszentrum, die Weiterentwicklung und die „klinische Betreuung" in einem Geschäftsbereich „Telemedizin" konzentriert. TKmed® ist heute das größte bundesweite Kommunikationsnetzwerk, etwa die Hälfte aller Traumazentren ist mit Austausch von Bildern und Dokumenten beteiligt. Eine Fortentwicklung „TKmed® direkt" erlaubt eine Ausweitung der Kommunikation zwischen Klinik und Patient.

Bereich Fort- und Weiterbildung (Medical Education)

Die Erfolgsgeschichte der Unfallchirurgie ist unmittelbar mit der Entwicklung neuer Operations-Verfahren verknüpft. Deren Anwendung erforderte eine intensive, strukturierte Fort- und Weiterbildung, z. B. durch die Arbeitsgemeinschaft für Osteosynthesefragen (AO) oder andere Partner. Eine gute Fort- und Weiterbildung für komplexe Themen wie zum Beispiel die Behandlung von Schwerverletzten, von geriatrischen Patienten oder, aktuell benötigt, von Terroropfern existierte nicht. Die AUC wurde mit einer Reihe von Kursformaten in diesem Sinne tätig.

ATLS (Advanced Trauma Life Support)

Im Jahre 2004 wurde die Lizenz für dieses weltweit anerkannte Kurssystem (mehr als 140 Länder) zur Schockraumbehandlung von Schwerstverletzten ATLS® vom amerikanischen College of Surgeons (ACS) erworben und nach deren strengen Regeln implementiert. Die AUC wurde mit der bundesweiten Umsetzung beauftragt. Seitdem wurden in ca. 1 100 Kursen etwa 18 000 Ärzte ausgebildet (80–90 Kurse pro Jahr). ATLS-Refresherkurse wurden als E-Learning-Formate entwickelt und finden großen Zuspruch.

Weitere Kurssysteme:

- ATCN® (Advanced Trauma Care for Nurses) schließt Pflegekräfte in die Schockraum-Ausbildung ein. Die AUC hat die Lizenz aus den U.S.A. erworben. Zur Stärkung des Team-Gedankens werden ATCN®- und ATLS®-Kurse gemeinsam durchgeführt.

- DSTC™ (Definitive Surgical Trauma Care)
  Dieses Kursprogramm ist von der International Association for Trauma Surgery and Intensive Care (IATSIC) zertifiziert und vermittelt Kenntnisse in der Notfallchirurgie/Einsatzchirurgie („Live Saving"-Operationen nach Bauchraum- oder Thorax-Trauma). Die Eingriffe werden am narkotisierten Großtier und an Humanpräparaten trainiert.

- TDSC® (Terror and Disaster Surgical Care)
  Dieses Kursformat richtet sich an erfahrene Ärzte und wird zusammen mit dem Sanitätsdienst der Bundeswehr fortlaufend weiterentwickelt und betrieben. Partner sind die DGAI (Deutsche Gesellschaft für Anästhesiologie & Intensivmedizin), die DGAV (Deutsche Gesellschaft für Allgemein- und Viszeralchirurgie und die DGG (Deutsche Gesellschaft für Gefäßchirurgie und Gefäßmedizin). Vermittelt wird die Behandlung spezieller Verletzungsmuster sowie wichtige Entscheidungsalgorithmen und Maßnahmen zur Schadens-Begrenzung und -Regulierung nach Terrorattacken.

Weitere Kursformate:

- Definitive Anaesthetic Trauma Care (DATC)
- Gefäßtraumatologie für Traumatologen
- Masterkurs Alterstraumatologie (MKAT)
- Zentrumskoordinator Alterstraumazentrum DGU (ZKAT)
- Alterstraumatologie speziell für Geriater (AtGe)
- Krankenhaus-Alarm- und Einsatzplanung
- Zugangswege-Kurs (ZOE)

Die ca. 130 Kurse pro Jahr finden verstreut über ganz Deutschland statt, in Zukunft vermehrt im eigenen Kurszentrum in München.

Kurse zur realitätsnahen operativen Versorgung komplexer Frakturen von der OP-Planung bis zum Eingriff am frakturierten Humanpräparat sind in Vorbereitung.

Die AUC hat für die Kurse zur Information und Administration ein Kursportal entwickelt, das auch als Portal für E-Learning-Formate, Webinare und Online-Kurse dient.

Ausblick

1. Die AUC als Tochtergesellschaft der DGU ist mit diesem breiten Tätigkeitsspektrum für die Aufgabenstellungen der Zukunft hervorragend gerüstet!

2. Durch die professionelle Struktur und Identifizierung des Teams mit den besonderen Aufgabenstellungen der DGU werden Innovationen in der DGU gefördert.

3. Auch Aufträge der DGOU und anderer partnerschaftlicher Organisationen werden im Sinne der Mitglieder – und dem Geist der Satzungen der Organisationen entsprechend – erfüllt.

Summary

At the beginning of the century, the German Trauma Society (DGU) has become extensively active with an initiative "quality promotion, development of quality assurance and transparency" regarding the care of severely injured. A Whitebook "Medical Care of the Severely Injured" was published, focusing on the requirements on structure quality and especially process quality. The impacts of the Whitebook were huge. A trauma network with approved trauma centers, structured and graded for their individual trauma care performance, was developed. To monitor the requested quality of care, a registry was needed. Furthermore, for cooperation within the trauma networks innovative methods for digital transfer of radiological images and else patient documents became necessary. Finally, the auditing criteria for trauma centers have to be completed with advanced medical education and training programs. In order to realize the implementation of such a broad spectrum of economically relevant and increasingly complex activities, the AUC – Academy for Trauma Surgery was established in 2004 as subsidiary of the DGU.

The AUC is a full-service provider and obliged to the statutes of the DGU. According to these statutes the business operations of the AUC do also cover projects for numerous groups of patients, projects for the joint society DGOU as well as other medical institutions. This article describes the success stories trauma network (TraumaNetzwerk DGU®), TraumaRegister DGU®, Tele Cooperation platform TKmed®, the new and fast-growing orthogeriatric center initiative (AltersTraumaZentrum DGU®) and the division "Medical Education and Training" (e.g., ATLS® and other training programs).

Literatur

1. Bücking B, Timmesfeld N, Riem S et al. (2013) AltersTraumaZentrum DGU®. Der Unfallchirurg 117: 842–848

2. Debus F, Lefering R, Frink M et al. (2015) Anzahl der Schwerverletzten in Deutschland, Deutsches Ärzteblatt 112: 823–829

3. Debus F, Hoffmann R, Sturm J, Krause U, Ruchholtz S (2016) Flächendeckende Zertifizierung im TraumaNetzwerk DGU®. Erreichte Meilensteine und neue Herausforderungen. Der Unfallchirurg 119: 74–77

4. Deutsche Gesellschaft für Unfallchirurgie e. V. (2019) Weißbuch Schwerverletztenversorgung, 3. erweiterte Auflage, Berlin

5. Fränkischer Tag: „Notfallversorgung wird immer dünner", 31.10.2006

6. Ruchholtz, S (2000) Das Traumaregister der DGU als Grundlage des interklinischen Qualitätsmanagements in der Schwerverletztenversorgung. Der Unfallchirurg 103: 30–37

7. Ruchholtz S, Nast-Kolb D, Waydhas C et al. (1994) Frühletalität beim Polytrauma. Eine kritische Analyse vermeidbarer Fehler. Der Unfallchirurg 97: 285–291

8. Süddeutsche Zeitung: „Irrfahrt im Krankenwagen", 04.01.2006

36   Ethik, Recht, Geschichte: Wesen und Wandel der DGU

*Michael Roesgen, Düsseldorf; Edzard Bertram, Görlitz; Thomas Friess, Bochum;
Silke Naumann d'Alnoncourt, Stendal; Hans-Jörg Oestern, Celle;
Thomas Schmickal und Egmont Scola, Neumarkt in der Oberpfalz*

Wesen und Wandel lassen sich in der Rückschau verknüpfen, in der Gegenwart erleben, jedoch für die Zukunft allenfalls erahnen.

Die AG „*Ethik, Recht, Geschichte der DGU*" versteht ihre Aufgabe darin, in einer komplexen Gegenwart Besinnung und Reflexion auf die stürmische Entwicklung der Unfallchirurgie zu geben. Thematiken werden von den Mitgliedern der AG selbst aufgenommen. Die Gegenwartsmedizin erlaubt den Eingriff in den gesamten Lebenszyklus des Menschen, sodass zuvor eindeutige Grenzen und Moralvorstellungen oft nicht mehr aufrechterhalten werden können. Der Lebenserhalt als bislang gesellschaftlich anerkannte Maxime kollidiert immer öfter mit der Angst vor einer Verdinglichung des Menschen und dem Gefühl der dadurch schwindenden *Würde des Menschen*. Fragen nach der Begrenzung des Machbaren werden lauter [3], Diagnostik- wie Therapiebegrenzung wird eingefordert [3, 14]. Allgemeine wie individuelle Definitionen von Gesundheit, Krankheit, Lebensqualität und Tod werden im Kontext verschiedener Lebensphasen hinterfragt und neu bewertet. Aber wer soll die Verantwortung für eine Therapiebegrenzung oder gar den Abbruch übernehmen? Auch die Frage nach der Verteilungsgerechtigkeit in Zeiten endlicher personeller und materieller Ressourcen beeinflussen unsere Versorgungsqualität. Wie abhängig ist die moderne Medizin von ökonomischen Rahmenbedingungen und Gewinnmaximierung? Sollten Handlungsmaxime aus Industrie und Wirtschaft wirklich auf die medizinische Behandlung weiter übernommen werden oder führt dies nur zu einem „Imperativ zur Vernutzung" [7]?

Ziele

Das Ziel der *AG Ethik, Recht, Geschichte der DGU* ist es, die Themen ethischer, juristischer und ökonomischer Grenzbereiche und ihrer Schnittstellen zu bearbeiten. Das Ergebnis sollen Handreichungen an das Präsidium sein, ebenso wie an die Mitglieder, die in vorderster Front der klinischen Arbeit stehen. Die in dieser Festschrift ausgebreiteten fachlichen Innovationen erfüllen uns mit Stolz. Unsere Kernkompetenzen liegen sicherlich primär in der evidenzbasierten chirurgischen Versorgung, wie der optimalen Osteosynthese oder der stetigen Verbesserung der Polytraumaversorgung. Da aber Medizin zugleich Wissenschaft und Heilkunst ist, ergänzen „Soft Skills" wie Empathie,

Zuwendung oder Zeitmanagement sowohl unsere Behandlung als auch die Qualität unserer Arbeit [1, 14].

Ethik

Ein zentrales Thema war und ist die Beschäftigung mit der *Priorisierung,* die sich aus der sinnvollen Steuerung begrenzter Ressourcen ableitet. Hierzu wurde eine wissenschaftliche Sitzung auf dem DKOU 2017 gestaltet, deren Ergebnisse publiziert wurden [13]. Neben praktischen Hinweisen wurde vor allem Wert auf die Darstellung der Einflussfaktoren, wie z. B. wissenschaftlicher Fortschritt, demografische Entwicklung, medizinische Bedürftigkeit, Personalressourcen u. a., gelegt. Im Ergebnis sollen durch den rationalen Einsatz der Ressourcen Qualitätsstandards gehoben und damit der Übergang einer Erkrankung in eine chronische Verlaufsform verhindert werden.

Im Rahmen der Corona-Krise ist der Wechsel von einer Individualmedizin hin zu einer Priorisierung bei Ressourcenknappheit hoch brisant geworden. Nicht nur eine mögliche Triagierung wirft ethische Fragen auf. Durch die Limitierung der zur Verfügung stehenden Kapazitäten werden elektive Operationen zurückgesetzt, um Personalressourcen in Pflege und Ärzteschaft zur Behandlung von COVID-19-Erkrankten bereitstellen zu können. Oder es werden Beatmungsgeräte aus den Operationssälen auf die Intensivstationen verlagert. Eine Überlastung der Intensivstationen ist zu befürchten. Wie das Gesundheitswesen insgesamt mit den millionenfachen Impfungen logistisch neben der alltäglichen Arbeit ohne Überbelastung umgehen soll, ist unklar. Eine Priorisierung bei der Impfung birgt ethisch wie gesellschaftspolitisch ein hohes Konfliktpotential, denn nach Artikel 3, Grundgesetz, sind alle Menschen gleich. Ausschließlich in Zeiten ohne ausreichende Ressourcen sollten Gründe wie kalendarisches Alter oder soziale Kriterien, wie z. B. medizinisches Personal, eine Priorisierung rechtfertigen.

„Unfallchirurgie am Lebensende – ethische Überlegungen zur Therapiebegrenzung" waren das aktuelle Thema der wissenschaftlichen Sitzung auf dem DKOU 2019. Es sollte seine Fortsetzung finden auf dem DKOU 2020 mit dem Sitzungsthema: *„Chirurgie am Lebensende"* zusammen mit der Sektion „Alterstraumatologie" sowie der Deutschen Gesellschaft für Chirurgie DGCH. Diese Sitzung musste der digitalen Umgestaltung des Kongresses infolge der Corona-Epidemie geopfert werden. Die demografische Entwicklung wie die fachliche Spezialisierung treiben uns immer mehr an die Grenzen umfassender operativer, sonstiger therapeutischer und diagnostischer Bemühungen. Giovanni Maio fordert in seiner Monographie „Medizin ohne Maß?" [4], vom Diktat des Machbaren zu einer Ethik der Besonnenheit zu kommen. Dieses Problem bestimmt zunehmend den klinischen Alltag. Wie viel Medizin ist sinnvoll, erfolgversprechend, vertretbar? Im Grenzfall stellt sich immer die Frage: Wie viel lassen wir noch geschehen, in welchen Stufen ziehen wir uns zurück oder aber, wie lange setzen wir alle Ressourcen ein, um einen Erfolg herbeiführen zu

können? Was wäre überhaupt Erfolg? Und wie gehen wir mit dem bindenden Wunsch des Patienten um, alles zu tun oder aber alles zu unterlassen? Der BGH hat in seinem Urteil vom 3. Juni 2019 das Selbstbestimmungsrecht des Patienten als absolut zu beachten in den Vordergrund gestellt, sogar die *Hilfe zur Selbsttötung* ausdrücklich als nicht strafbewehrt beurteilt.

Recht

Zur Verwirklichung der anspruchsvollen Ziele hat die AG Ethik, Recht, Geschichte der DGU Schriften verfasst. Mit der Verabschiedung des *Patientenrechtegesetzes* im Februar 2013 wurde ein *Kommentar* herausgegeben, der in den Heften Versicherungsmedizin veröffentlicht wurde [11, 12]. Das Anliegen war, den klinisch arbeitenden Kollegen Handlungsempfehlungen zu geben. Denn der Gesetzestext erschließt sich nicht beim einmaligen, unvoreingenommenen Lesen. Die juristischen Konsequenzen sind erst auf den zweiten Blick zu erkennen und auch erst dann, wenn man einen Sensus für die spezielle Sprache entwickelt hat.

Ergänzend wurde auf dem DKOU 2015 eine wissenschaftliche Sitzung mit dem Thema: *„Fehlerbewusstsein – Fehlervermeidung – Fehlerbewältigung"* gestaltet. Es kamen Jurist, Ethiker und Kliniker zu Wort. Das Resultat war, dass die Erfüllung der gesetzlichen Vorgaben möglich ist, jedoch im Alltag Fallstricke lauern, wie z. B. die Sicherungsaufklärung, die manches Mal vergessen wird, die Alternativ-Aufklärung über andere Behandlungsmethoden, die Dokumentationspflichten u. v. a. m.

Begonnen hat die AG vormals unter der Ägide der *Arbeitsgemeinschaft für Osteosynthesefragen (AO) Trauma Deutschland* mit der Diskussion der *verschuldensfreien Arzthaftung*. Das Thema war präsent aus der Beschäftigung mit der DDR nach der Wendezeit. In der DDR gab es – allenfalls geringe – Entschädigungen für schwere körperliche Schäden nach Verletzungen und Komplikationen einer Therapie. In der der Wiedervereinigung folgenden BRD konnte sich die Idee nicht fortsetzen. Die Diskussionen bezüglich Berechtigter, die Finanzierung durch Krankenkassen, Versicherungen und Patienten zur außergerichtlichen Befriedung der Interessen konnten nicht überein gebracht werden. Insbesondere konnte keine Hemmung gerichtlicher Auseinandersetzungen erwartet werden. Die Arbeit der Schlichtungsstellen und Gutachterkommissionen sind darin bewährt, einen Großteil der Beschwerden außergerichtlich zu befrieden. Auch der medizinische Dienst der Krankenkassen hat Anlaufstellen für Beschwerden eingerichtet, sodass sich die stetig ansteigende Zahl von Vorwürfen ziemlich gleichmäßig auf die drei genannten Institutionen verteilt *(siehe Beiträge 7 und 30)*. Aktuell ist die Diskussion um einen Härtefallfonds im Bundestag wieder aufgeflammt. In Österreich und der Schweiz sind ähnliche Einrichtungen bereits etabliert.

Weitere Themen, die bearbeitet wurden, waren die *Arzthaftung und Schadensversicherung* (2004), die *Patientenverfügung* (2005), *Ökonomische Einflüsse auf Behandlungs-*

entscheidungen (2007), *Klinische Ethikberatung* mit einer Umfrage 2008, Vorschlag für eine Mustersatzung für *Klinische Ethikkommissionen* (2009) zusammen mit dem BDC.

Das *Honorararztwesen* war 2009 bis 2012 ein beherrschendes Thema bei den Krankenkassen und den Kliniken. Unter dem Stichwort „Verzahnung ambulant und stationär" wurden die Krankenhäuser einseitig für den Niedergelassenen Bereich zur stationären Behandlung geöffnet. Im Ergebnis werden bis heute die Hauptabteilungen geschwächt, planbare Eingriffe von der Praxis mit in die Klinik genommen. Dem Krankenhausträger ist es recht, solange die Betten belegt werden. Durch das Grundsatzurteil des BGH vom 16. Oktober 2014 ist die Einbeziehung von Honorarärzten in die Wahlleistungskette nicht zulässig. Zudem unterliegen sie als „Teil"-Beschäftigte des Krankenhauses der Sozialversicherungspflicht (BSG vom 4. Juni 2019). Dennoch: Die Notfallmedizin verbleibt in der Hauptabteilung, ebenso die Besetzung der Nachtdienste wie die Ausbildung der Assistenzärzte, die von den Honorarärzten überwiegend nicht geleistet wird. Ein Konstrukt, das die Lasten der medizinischen Versorgung ungleich, und zwar zu Lasten der Hauptabteilung verteilt. Und auch der Andrang im kassenärztlichen Notfall-System verlagert sich zunehmend in die Zuständigkeit der Krankenhäuser. Mit den von der Politik u. a. auf Druck der Krankenkassen geplanten Schließungen von Krankenhäusern, den Überlegungen zur Begrenzung von Bereitschaftsdiensten und dem Gesetz zu Personaluntergrenzen werden die Stressfaktoren für die Hauptabteilungen zunehmen.

Geschichte

Hervorgegangen ist die AG aus der Vorläuferorganisation „Ökonomie und Ethik" der AOTrauma Deutschland. Sie wurde nach der Wende vom damaligen Präsidenten der AOD 1992 bis 1999, Herrn Professor Dr. Hierholzer *(Abb. 1),* ins Leben gerufen.

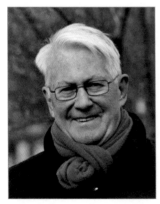
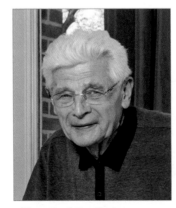
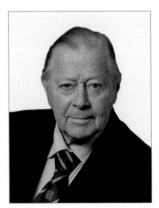

Abb. 1: Prof. Dr. med. Günther Hierholzer

Abb. 2: Prof. Dr. Sieghart Grafe (1935–2020)

Abb. 3: Prof. Dr. Jürgen Probst (1927–2016)

Ihr erster Leiter war Herr Professor Dr. Sieghart Grafe *(Abb. 2)* aus Leipzig. Von 2006 bis 2011 übernahm Edzard Bertram (Görlitz) die Leitung, ab 2012 Michael Roesgen (Düsseldorf).

Die AG Geschichte der DGU hatte Jürgen Probst *(Abb. 3)* 2001 zusammen mit Eberhard Markgraf gegründet. Sie verstanden ihre Aufgabe in der Erforschung geschichtlicher Ereignisse in der Unfallchirurgie und deren führenden Persönlichkeiten sowie in der Auswertung unfallchirurgisch-geschichtlichen Schrifttums, das bis in die Gegenwart Bestand hat. Zahlreiche Veröffentlichungen prägten das Bild dieser wichtigen Institution [2, 5, 6, 8, 9, 10].

Schließlich wurde auf Betreiben von Jürgen Probst zum Jahresbeginn 2016 die AG Ökonomie und Ethik aus der AOTrauma Deutschland herausgelöst und zur neuen AG Ethik, Recht, Geschichte der DGU zusammengefasst.

Die Arbeit der AG wird regelmäßig in den OUMN dargestellt, so in 3/2016, 3/2017, 3/2018, und in den Gremienberichten der AG und Sektionen von DGOU, DGOOC und DGU 2017, 2018, 2019, 2020 erläutert.

Ausblick

Die künftige Arbeit der AG wird sich mit den Friktionen der gesetzlich vorgeschriebenen Personalquoten gegenüber der klinischen Realität an den Krankenhäusern beschäftigen. Die gesetzlichen Maßnahmen sind sinnvoll, aber angesichts nicht vorhandener personeller Ressourcen kritisch zu hinterfragen. Die Ausbildung wird zunehmend akademisiert. Es bleibt abzuwarten, ob die daraus resultierende längere Ausbildung der akademisierten Pflegeberufe zu einer Qualitätssteigerung führt. Für eine Entlastung im ärztlichen Bereich werden große Erwartungen in die Ausbildung des „Physician Assistant" und des „CTA" (Chirurgisch-Technischer Assistent) gesteckt. Ob die Hoffnung, die Zahl der Auszubildenden damit zu steigern, erfüllt und so das Problem des Fachkräftemangels zu lösen ist, bleibt abzuwarten.

Auch für die Zukunft bleiben die angeschnittenen Fragen zur Ethik substanziell. Die zunehmende Digitalisierung der Gesellschaft lässt eine Entlastung auch im klinischen Alltag erwarten. Der Umgang mit „Big Data", technisch, ethisch, individuell und juristisch, die Anfälligkeit für Datenverlust und Datenmissbrauch, wird in den kommenden Jahren an Brisanz gewinnen. Datenschutz einerseits und die Selbstbestimmung des Patienten andererseits benötigen unsere fachliche Kompetenz, Aufklärung, und Empathie. Diese Themen werden die Arbeit der AG in der Zukunft bestimmen.

Abb. 1: http://www.art-allensbach.de/images/PDFs/Katalog17-web.pdf, Seite 4 (aufgerufen: 19.11.2020)

Abb. 2: Privatarchiv M. Roesgen

Abb. 3: https://dgou.de/news/news/detailansicht/artikel/trauer-um-prof-dr-juergen-probst/ (aufgerufen: 19.11.2020)

Summary

The working group "Ethics, Law and History" was established as part of the "German Society for Trauma Surgery" (DGU) and engages in special elaborations with a focus on patients care in diagnostics and surgery. The three areas included in the working group's name are discussed by the members in working sessions. The results of these discussions are published in scientific journals or presented at the annual "Congress of Orthopaedics and Traumatology" (DKOU) in Berlin. Recently, the members focused on the following main topics like *"Priority and posteriority in diagnostic procedures and in surgery in context of limited resources"* and *"Prioritizing treatment of COVID-19 patients in intensive care units and postponing plannable treatments of other patients (i.e., non-emergencies)"* and *"An expected broad debate on the vaccination priority for certain groups of the population (against COVID-19) and the additional resources needed for this vaccination".* All the problems mentioned above need to be seen in context with the legally defined minimum numbers for nursing staff. The existing shortage of qualified nursing staff on the labour markets in Germany and Europe often makes it hard to meet the mandatory quota. Further publications concentrate *"Comprehensive assessment of the benefits and risks of extensive surgery performed on the elderly in respect to their will"* and *"The conflict between the Patients' Rights Act and the Working Time Act, including the impact on daily workflow in medical units".*

Moreover, the history of the "German Society for Trauma Surgery" and their integration into the new "Society of German Orthopaedics and Trauma Surgery" (DGOU) since 2008 is depicted. Future tasks are the establishment of ethical parameters of an increasing digitization as well as the influence of artificial intelligence and of automation on the treatment of patients. We still see the highest significance for our patients of a high level of empathy, emotional care and a steady quality control. All aspects mentioned above must be brought in line with our patients' right of self-determination.

Literatur

1.   Beauchamp TL, Childress JF (2013) Principles of Biomedical Ethics. Oxford University Press, 7th Ed.

2.   Hoffmann R, Pennig D (2018) 10 Jahre DGOU: Unfallchirurgie – quo vadis? Unfallchirurg 121: 850–854

3.   Koslowski P, Kreuzer P, Löw R (1983) Die Verführung durch das Machbare. In: Ethische Konflikte in der modernen Medizin und Biologie. Hrsg.: Koslowski P, Kreuzer P, Löw R. CIVTAS Resultate Band 3. S. Hirzel Verlag, Stuttgart

4.   Maio G (2014) Medizin ohne Maß? Vom Diktat des Machbaren zu einer Ethik der Besonnenheit. Trias (Stuttgart).

5.   Markgraf E, Otto W, Welz K (2008) Beiträge zu Geschichte der Unfallchirurgie in der DDR. Supplement 1: Mitteilungen und Nachrichten 30: 9/2008. Thieme Verlag Stuttgart

6.   Pennig D (2018) Herkunft und Zukunft: Deutsche Orthopädie und Unfallchirurgie. Orthop. Unfallchir. 8: 1–2

7. Precht RD (2020) Künstliche Intelligenz und der Sinn des Lebens. Goldmann Verlag, München, 3. Auflage

8. Probst J (1997) Aus der Geschichte der Unfallchirurgie. In: Unfallchirurgie in Deutschland – Bilanzen und Perspektiven. Hrsg.: Oestern HJ, Probst J. Springer-Verlag Berlin, S. 3–62

9. Probst J, Siebert H (2010) Von der Unfallheilkunde zur Orthopädie und Unfallchirurgie. Der Verletzte im Mittelpunkt. In: 60 Jahre Deutsche Gesellschaft für Unfallchirurgie nach Wiedergründung. Hrsg.: Probst J, Siebert H, Zwipp H. Deutsche Gesellschaft für Unfallchirurgie e. V. Marina-design, Hannover, S. 15–39

10. Probst J (2015) Abschiedsbericht der AG „Geschichte der Unfallchirurgie". OUMN 5: 468–469

11. Roesgen M, Jaeger L, Bertram E, Grafe S, Mischkowsky T, Paul D, Probst J, Scola E, Wöllenweber HD (2015 a) Patientenrechte – Arztpflichten, Teil I. Versicherungsmedizin 67, 2: 70–74

12. Roesgen M, Jaeger L, Bertram E, Grafe S, Mischkowsky T, Paul D, Probst J, Scola E, Wöllenweber HD (2015 b) Patientenrechte – Arztpflichten Teil II. Versicherungsmedizin 67, 3: 123–125

13. Roesgen M, Bertram E, Grafe S, Hermichen H, Oestern HJ, Scola E (2019) Priorisierung oder unbegrenzte Ressourcen in Orthopädie und Unfallchirurgie? Unfallchirurg 122: 490–494

14. Sass HM (2006) Differentialethik. Anwendung in Medizin, Wirtschaft und Politik. LIT Verlag, Berlin

37   Ethik im Alltag des Unfallchirurgen

Friedrich Baumgaertel, Vallendar

> *„Wer glaubt etwas zu sein, hat aufgehört etwas zu werden."*
>
> Sokrates (469–399 v. Chr.)

Das Thema wirft gleich zu Beginn die Frage auf: Braucht ein Unfallchirurg in seinem Alltag eine Ethik, um den Herausforderungen als Arzt gerecht zu werden? Oder reicht es, wenn nur mechanistisches Denken in der Reparatur von Verletzungen unser Verantwortungsgefühl gegenüber unseren Patienten spiegelt?

Die Thematik erfordert eine differenzierte Betrachtung des unfallchirurgischen Alltags in Bezug auf drei unterschiedliche Entwicklungsphasen eines Unfallchirurgen. Diese Phasen beschreiben zum einen den Arzt in der Weiterbildungszeit zum Facharzt, den Arzt mit erlangter Facharztkompetenz und schließlich den Experten mit Weiterbildungsverantwortung und Lehrkompetenzen. Die eigene Sicht zu der unfallchirurgischen Tätigkeit hinsichtlich fachlicher Kompetenzen und zum Arzt-Patient-Verhältnis, Ebene der Entscheidungsbefugnisse und Verantwortungsübernahme, unterscheiden sich deutlich.

Der Arzt am Anfang der Weiterbildung

Am Anfang der Karriere eines Unfallchirurgen steht die Motivation, sich mit dem Handwerk der Chirurgie beschäftigen zu wollen. Diese kann aus der Neigung, mit den Händen arbeiten und dreidimensional agieren zu wollen, entspringen oder auch aus Gründen, die zum Beispiel in der eigenen Biographie zu finden sind. Das mag der eigene Unfall, es mögen Verletzungen oder gar der Unfalltod eines nahen Verwandten sein, sowie Vorbilder aus einer früheren Generation und nicht zuletzt eventuell die Abneigung gegen ein anderes, allzu theoretisches, Fach. „Menschen helfen zu wollen" oder gar Nächstenliebe sind ebenso Beweggründe, die für angehende Mediziner über Jahrhunderte den gemeinsamen Nenner bilden, der uns mit unseren Vorgängern verbindet.

Der heutige Alltag des Unfallchirurgen kann zumindest von Außenstehenden mit einem „organisierten Chaos" beschrieben werden. Sichtbar sind Gespräche mit Patienten, Pflegekräften, Kollegen, ebenso emsiges Dokumentieren und ständig wechselnde Handlungen an unterschiedlichen Orten. Wartende Patienten und deren Familien verfolgen den behandelnden Arzt mit von Emotionen geprägten besonderen Erwartungen. Für den

Arzt jedoch gilt, was unsichtbar bleibt: Jeder neue Fall erfordert eine kontinuierliche Aufmerksamkeit, verlangt zielführendes Handeln, der eigenen empfundenen Kompetenz entsprechend. Man bedient sich gelernter Algorithmen oder SOPs (Standard Operative Procedures) für nahezu jede Entscheidungsfindung. Wie genau jedoch jeder Unfallchirurg seine Kompetenzen relativ zum eigenen Wissensstand und handwerklichen Können einsetzt, basiert nicht nur auf Gelerntem, sondern eben auch auf Fähigkeiten, die eine innere Einstellung zu seinem Tun widerspiegeln. Diese Haltung hat sich aus elterlicher und schulischer Erziehung, der Entwicklung innerhalb einer Gemeinschaft (Verein, Kirche), aber auch aus vererbten Eigenschaften entwickelt. Dennoch beschreibt die daraus resultierende individuelle „soziale Kompetenz" die Herangehensweise nur ungenau, mit welchen emotionalen und mentalen Fähigkeiten unterschiedlichste Alltagssituationen – von der korrekten Diagnostik und Therapie eines vermeintlichen Bagatelltraumas bis zur Koordination der Maßnahmen beim plötzlich eintreffenden Polytrauma – zu bewältigen sind.

Der unerfahrene Unfallchirurg in Weiterbildung kommt schnell zu der Erkenntnis, dass sein medizinisches Handeln abhängig von den Kenntnissen und Fähigkeiten eines gerade für ihn zuständigen Oberarztes ist. Breites Wissen wird in dieser Phase selten, noch weniger handwerkliches Können verlangt. Jedoch werden Enthusiasmus und der Wille zum Lernen sowie die Einsicht bzw. das Bewusstwerden der eigenen Unerfahrenheit vorausgesetzt. Hier ist bereits eine Verpflichtung, den Hippokratischen Eid als „Leitlinie" des ärztlichen Handels zu befolgen, erkennbar. Der Schweizer Medizinhistoriker Charles Lichtenthaeler interpretierte den § 2 im Corpus Hippocraticum mit: *„Ich schwöre … Meinen künftigen Lehrer in dieser Kunst gleich zu achten meinen eigenen Eltern …"* [4]. Im Genfer Ärztegelöbnis des Weltärztebundes in der Version von 1948 lautet es ähnlich: *„Ich werde meinen Lehrern die schuldige Achtung und Dankbarkeit wahren."* Dieses bedeutet eine Selbstverpflichtung, das eigene ärztliche Tun zunächst als eine vorbehaltlose Übernahme von ärztlichem Handeln zu begreifen, d. h. eine Kumulation ärztlicher Erfahrungen über Generationen, verkörpert im jeweiligen lehrenden „Meister". Der Anfänger unterwirft sich der Autorität eines erfahrenen Arztes als Entscheidungsträger zum Wohle der Patienten. Von dem Assistenzarzt in Weiterbildung erwartet man also zunächst nur die Tugenden, die in den Zielen von Lernprinzipien zum Beispiel durch die AO (Arbeitsgemeinschaft für Osteosynthesefragen) beschrieben werden: die offene, wertschätzende Haltung im Tun, eine ehrliche Sicht auf das eigene Agieren und eine positive Einstellung zum Lernen als Voraussetzungen für die Erlangung von Kompetenzen im Sinne von Wissen und manuellen Fähigkeiten. Daraus resultiert die angewandte Ethik bereits beim Anfänger: *Respekt vor dem Patienten, Vertrauen in die Erfahrung Anderer, Demut in der Erkenntnis des eigenen Unvermögens, Achtsamkeit für das Erlernte, Aufrichtigkeit im Umgang mit Kollegen und Mitarbeitern.* Erst später kommen „Wissen und manuelle Fähigkeiten" hinzu.

Von jeder unfallchirurgischen Anfängergeneration der Geschichte wurde Ähnliches erwartet, wenn auch in verschiedenen Epochen unterschiedlich beschrieben.

So wurde der Schweizer Arzt Dr. Jakob Laurenz Sonderegger (1825–1896) vom Schweizer Chirurgen Carl Garré (1857–1928) in dessen Lehrbuch der Chirurgie aus dem Jahre 1923 [2] zitiert:

„Helle Augen und feine Ohren musst du mitbringen, ein großes Beobachtungstalent und Geduld und wieder Geduld zum endlosen Lernen, einen klaren kritischen Kopf mit eisernem Willen, der in der Not erstarkt, und doch ein warmes, bewegliches Herz, das jedes Weh ergreift und mitfühlt; … nebenbei auch ein anständiges Äußeres, Schliff im Umgang und Geschick in den Fingern…" Garré schrieb detailliert über die Lernfähigkeit von Studenten und angehenden Chirurgen: *„Die aufgewandte Willensenergie bestimmt die Arbeitsleistung des Tages … Wohl wird der Wille durch den Verstand geleitet, was ihn aber beflügelt und beseelt, ihm stets aufs Neue Kraft verleiht, das ist die emotionale Seite unserer Psyche … Der tiefste Wesenskern der Gesamtpersönlichkeit wurzelt doch wohl mehr in unserer Emotionalität, als in unserer Intellektualität … Das gilt für den Arzt als Persönlichkeit im hervorragenden Maße. … wo das Helfen nicht angeborene Herzenssache ist, und wo kein Funke der Begeisterung für unser Fach glüht, da bringt der Kandidat nicht mehr denn jenes Minimum von Willen auf, um just das Examen zu bestehen; … Er mag das Handwerksmäßige des Faches oder einer Spezialität meistern, für das Höherberufliche gebricht es ihm an Hingabe …"*

Um so wichtiger erscheint heute für jede junge Ärztin und jeden jungen Arzt der Identifizierungsprozess mit dem 2017 aktualisierten Genfer Gelöbnis [5]. Danach hat der Arzt sein Wissen zu teilen, um dem Patienten vorbehaltlos und der Gesundheitsversorgung, selbst seiner eigenen, zu dienen *(Abb. 1a und b)*.

> The Physician's Pledge
> As a member of the medical profession:
> I solemnly pledge to dedicate my life to the service of humanity;
> The health and well-being of my patient will be my first consideration; I will respect the autonomy and dignity of my patient; I will maintain the utmost respect for human life; I will not permit considerations of age, disease or disability, creed, ethnic origin, gender, nationality, political affiliation, race, sexual orientation, social standing or any other factor to intervene between my duty and my patient; I will respect the secrets that are confided in me, even after the patient has died; I will practise my profession with conscience and dignity and in accordance with good medical practice; I will foster the honour and noble traditions of the medical profession; I will give to my teachers, colleagues, and students the respect and gratitude that is their due; I will share my medical knowledge for the benefit of the patient and the advancement of health care; I will attent to my own health, well-being, and abilities in order to provide care of the highest standard; I will not use my medical knowledge to violate human rights and civil liberties, even under threat; I make these promises solemnly, freely and upon my honour.

Abb. 1a: Das neue Genfer Gelöbnis des Weltärztebundes 2017 in internationaler Fassung [6]

Das ärztliche Gelöbnis

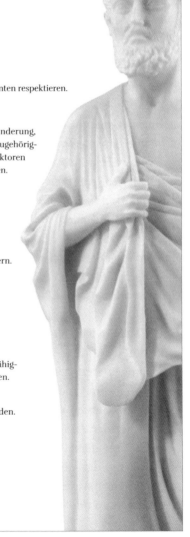

Als Mitglied der ärztlichen Profession gelobe ich feierlich,
mein Leben in den Dienst der Menschlichkeit zu stellen.

Die Gesundheit und das Wohlergehen meiner Patientin
oder meines Patienten wird mein oberstes Anliegen sein.

Ich werde die Autonomie und die Würde meiner Patientin oder meines Patienten respektieren.

Ich werde den höchsten Respekt vor menschlichem Leben wahren.

Ich werde nicht zulassen, dass Erwägungen von Alter, Krankheit oder Behinderung,
Glaube, ethnischer Herkunft, Geschlecht, Staatsangehörigkeit, politischer Zugehörig-
keit, Rasse, sexueller Orientierung, sozialer Stellung oder jegliche andere Faktoren
zwischen meine Pflichten und meine Patientin oder meinen Patienten treten.

Ich werde die mir anvertrauten Geheimnisse auch über
den Tod der Patientin oder des Patienten hinaus wahren.

Ich werde meinen Beruf nach bestem Wissen und Gewissen,
mit Würde und im Einklang mit guter medizinischer Praxis ausüben.

Ich werde die Ehre und die edlen Traditionen des ärztlichen Berufes fördern.

Ich werde meinen Lehrerinnen und Lehrern, meinen Kolleginnen und
Kollegen und meinen Schülerinnen und Schülern die ihnen gebührende
Achtung und Dankbarkeit erweisen.

Ich werde mein medizinisches Wissen zum Wohle der Patientin oder
des Patienten und zur Verbesserung der Gesundheitsversorgung teilen.

Ich werde auf meine eigene Gesundheit, mein Wohlergehen und meine Fähigkeiten achten, um eine Behandlung auf höchstem Niveau leisten zu können.

Ich werde, selbst unter Bedrohung, mein medizinisches Wissen nicht
zur Verletzung von Menschenrechten und bürgerlichen Freiheiten anwenden.

Ich gelobe dies feierlich, aus freien Stücken und bei meiner Ehre.

Abb. 1b: Das neue Genfer Gelöbnis des Weltärztebundes 2017 in deutscher Übersetzung [5]

Behandlungsalgorithmen und technische Hilfsmittel reichen aus, Verletzte regelhaft zielführend zu versorgen. Es stellt sich aber die Frage: Kann ein Unfallchirurg erfolgreich agieren, wenn er sich in seiner Entscheidungsfindung auf Algorithmen in Diagnostik und Therapie, verbunden mit dem Einsatz des technisch Möglichen – als Produkte des Intellekts – beschränkt? In den meisten Fällen ist das nachvollziehbar bis zu der Grenze, bei der die individuellen Umstände eines „Falls" die Entscheidungsfindung berühren. Als Beispiel sei die Behandlungsstrategie bei einem schwerverletzten adipösen, dementen älteren Menschen genannt. Um das Umfeld des Patienten zu berücksichtigen, erfordert es Einfühlungsvermögen, eine persönliche, auf Erfahrung, Erziehung, und ja, auch auf Bildung beruhende, demütige Haltung. Als Beispiel ist die entsprechend unterschiedliche Vorgehensweise bei der Behandlung von Frakturen identischer Klassifikation zu nennen. Kriterien wie Verwandtschaftsgrad, Versicherungsstatus oder gesellschaftliches Umfeld sollten keine Gewichtung erhalten.

Im Alltagsgeschehen der ersten Weiterbildungsjahre zeigt sich die Problematik der Automatismen für den Assistenten, der in seiner unbewussten Inkompetenz das tut, was „üblich" ist im Kreise seiner Kollegen. Er folgt also Algorithmen, die ein Abbild der alltäglichen Tätigkeiten an der gerade betreffenden Klinik darstellen. Diese beruhen jedoch nicht unbedingt und regelhaft auf wissenschaftlichen Erkenntnissen, und somit nicht zwingend auf Leitlinien in der Weiterbildung dienender Algorithmen. Für viele junge Assistenten ohne klinische Erfahrung in der Unfallchirurgie gehört das vor Ort begrenzte, ärztliche Vorgehen zu den Erfahrungen, auf die sie in der ersten Zeit ihrer Weiterbildung vertrauen müssen. Examenswissen und einige Monate des praktischen Jahres helfen vielleicht erste Unsicherheiten zu überwinden. Der Weg zu verantwortungsvollem Handeln führt jedoch nur über die Beobachtung des Vorgehens anderer Unfallchirurgen und über eigene individuelle Anstrengungen, sich mit der Materie der Unfallchirurgie theoretisch mittels Büchern oder digitalen Quellen zu befassen. Genau dies ist die ethische Herausforderung für den Anfänger, der sich in einem Zwiespalt befindet zwischen dem bequemen, aber engen Weg der Nachahmung und dem steinigen Weg der Selbstmotivation zur intensiven Beschäftigung mit unfallchirurgischen Grundlagen. Nur wenige junge Unfallchirurgen haben das Glück, sich nicht nur gefordert zu fühlen, sondern auch in einer strukturierten Weiterbildung gefördert und eingebettet zu sein. In dieser ersten Phase ist es oft das eigene Verantwortungsbewusstsein, welches den Arzt außerhalb aller Algorithmen, Beobachtungen und technischen Lernerfahrungen wachsen lässt. Hier kann die innere Einstellung und Reife als Basis eines Qualitätsanspruches in der medizinischen Tätigkeit als Dienst am Menschen weiterentwickelt werden. So gestaltet sich die Behandlung einer Verletzung zu einem Verfahren, in dem nicht nur der klinikinterne Algorithmus automatisch abläuft, sondern neuste, wissenschaftlich begründete Behandlungsprinzipien eingesetzt werden. Diese müssen differenzierte diagnostische und therapeutische Erwägungen einbeziehen, ein Reflektieren und ein Bewusstsein für Fehler und Komplikationen enthalten sowie die

Achtung gegenüber dem Verletzten in seiner Individualität. Dabei sind Entscheidungen zunächst vorläufiger Natur und je nach Stand der Information und Kontrolle durch den Facharzt neu zu überdenken. In dieser Phase entwickelt sich der Assistent zu einem Arzt, der sich seiner Inkompetenz bewusst ist. Aus der bewussten Inkompetenz entsteht im Verlauf der Weiterbildung eine bewusste Kompetenz im Handeln und das Erkennen der Irreversiblität der Handlung. In der Folge entwickelt sich die Verpflichtung auf Schadensvermeidung, was seit Hippokrates als das Prinzip *primum nil nocere (Erstens, nicht schaden)* bekannt ist. Wenn sich der Arzt der Verantwortung für sein unmittelbares Handeln am Patienten stellt, selbst unter der Obhut eines erfahrenen Facharztes, verdient er sich das Vertrauen des Patienten, der immer eine bestmögliche Hilfestellung erwartet.

Fritz König (1866–1956), langjähriger chirurgischer Ordinarius in Würzburg, schrieb in seinen Erinnerungen [3]: *„Als die ersten zwei Jahre herum waren, da hatte ich nicht nur in der Poliklinik meine Kenntnisse erweitert, die vielen Besonderheiten des technischen Arbeitens mir zu Eigen gemacht, sondern ich war auch dem kranken Menschen in seiner Individualität näher getreten.“* Nicht seine bis dahin recht kurze chirurgische Ausbildung verhalf König zu dieser Erkenntnis, sondern Reflektionsfähigkeit, geschult durch seine Erziehung, Bildung und die im psychosozialen Umfeld erworbenen Eigenschaften: *Integrität, Verlässlichkeit, Mitgefühl und Demut.* Es sind diese Eigenschaften, gepaart mit einem verinnerlichten fachlichen Curriculum, die dem angehenden Unfallchirurgen trotz Unerfahrenheit eine innere Sicherheit geben können, mit den Unzulänglichkeiten und Herausforderungen des klinischen Alltags umzugehen. Dazu gehören auch fachliche Divergenzen, akute Stresssituationen im Arzt-Patienten-Verhältnis, unbequeme organisatorische Vorgaben oder gar die der eigenen Ethik widersprechenden ökonomischen Entscheidungen des Arbeitgebers.

Der Facharzt

Von einem Facharzt für Orthopädie und Unfallchirurgie mit der Zusatzweiterbildung spezielle Unfallchirurgie werden fachlich fundierte und evidenzbasierte Entscheidungen und die Einhaltung von „Medizinischen Standards“ im klinischen Alltag erwartet. Dabei führt die Einhaltung von medizinischen Standards nicht allein zum Behandlungserfolg.

Die zweite Phase wird bestimmt durch persönliche Erfahrung, vertieftes Wissen und auch die Fähigkeit, den Patienten als Mensch in seiner Gesamtheit zu sehen, um so, aus einer Sorgfaltsverpflichtung heraus, gründlich überlegte Entscheidungen zu treffen. Der Facharzt setzt seine erworbenen unfallchirurgischen und emotional-mitgebrachten Kompetenzen bewusst ein. Das Arzt-Patient-Verhältnis wird maßgeblich bestimmt durch die Authentizität, mit dem der Facharzt seinem Patienten begegnet. Dazu gehört die Einsicht und Konsequenz, sein eigenes Können nicht zu überschätzen und auch die Expertise Anderer in den Dienst des Patienten zu stellen. Der § 6 des hippokratischen Eides beschreibt dieses Gebot nach Lichtenthaeler [4]: *„Nie und nimmer werde ich bei Steinkranken den Schnitt machen, sondern sie zu den werkenden Männern wegschieben, die mit diesem Geschäft vertraut sind."*

Als Facharzt erfährt man eine weitaus höhere Ebene der Entscheidungsbefugnisse als der Assistent in Weiterbildung. Entsprechend schwerer gewichtet ist die Verantwortung für die Folgen einer Entscheidung. Dabei sind der Respekt vor der Selbstbestimmung des Patienten, die Auseinandersetzung mit der Persönlichkeit des Patienten, Verschwiegenheit und Aufklärungspflicht maßgebliche Merkmale im Prozess der fachärztlichen Entscheidungsfindung. Hier wird ein Konfliktpotenzial erkennbar, welches zwischen der arzteigenen Erkenntnis der Notwendigkeit einer alternativlosen Behandlung und dem Fehlen der patientenseitigen Zustimmung, der als Körperverletzung geltenden invasiven Maßnahmen, entstehen kann. Beispielhaft zu nennen wäre die akute Phase der Behandlung mehrerer Schwerstverletzter, auf die unter Umständen die Kriterien der Triage Anwendung finden müssen, als auch eine semielektive Behandlungsphase, wenn patientenseitige religiöse Einstellungen einer notwendigen Behandlung – zum Beispiel die Blutübertragung bei Zeugen Jehovas – im Wege stehen. Nach „bestem Wissen und Gewissen" zu handeln schließt auch die Invasivität des chirurgischen Vorgehens mit ein und bestimmt das Ergebnis eines chirurgischen Eingriffs. Ein noch so korrekter Einsatz diagnostischer oder technologischer Hilfsmittel ersetzt aber nicht eine abgewogene Indikationsstellung. Das gewissenhafte Handeln erfordert Sorgfalt in der Planung und Ausführung einer Therapie und die Pflicht, sich zu engagieren. Fachliche Leitlinien vermögen es, chirurgische Prozesse zum Erfolg zu verhelfen, die innere Haltung, selbst auferlegte Leitlinien und angewandte Ethik des Facharztes führen jedoch erst zu einem wirklich optimalen Gesamtergebnis.

Konfliktpotenzial ergibt sich auch dann für den Facharzt, wenn er in seiner Entscheidungsfindung allein die Interessen des ihm anvertrauten Patienten vertritt und dabei die „übergeordneten" Interessen von vorgesetzten Vertretern der Forschung, Lehre oder der Administration infrage stellt. Er beruft sich dabei auf die Maxime des Handelns nach bestem Wissen und Gewissen und demonstriert dabei seine Verhaltensprinzipien. Nach der Aristotelischen Tradition ist diese innere Haltung eine Tugend, die in der Medizinethik das Handeln bestimmt.

Der Experte

Wenn in der letzten Phase der Facharzt zu einem Experten wird, der seine unfallchirurgischen Kompetenzen eher unbewusst und routinemäßig einsetzt, beginnt eine verstärkte Verpflichtung zur Lehre und Weiterbildung, unabhängig vom Arbeitsumfeld. Lehr- und Weiterbildungsbefugnisse werden stets dafür erteilt, strukturierte Lerncurricula der nächsten Generation des „Faches" in geeigneter pädagogischer Form weiterzugeben. Das Wissen um die Curricula kann bei dem unfallchirurgischen Lehrer vorausgesetzt werden.

Bedeutend für den Lernenden ist jedoch, mit welcher Intensität und Disziplin das Curriculum vom Lehrer bzw. Weiterbilder implementiert wird. Eine chirurgische „Schule", wie sie in der Antike (Asklepiadenschule von Kos, Knidos und Sizilien) [1] und noch vor wenigen Jahren in Hannover oder Tübingen den Zweck erfüllen sollte, dem Lernenden Lerninhalte zu vermitteln, ist heute nicht mehr an eine Person oder an ein Institut gebunden. Der unfallchirurgische Bildungsanspruch der AO, der jener einer sogenannten Schule nahekommt und didaktisch und methodisch ideal strukturiert ist, wird heute weltweit vermittelt. Die „AO-Lehre" entfaltet ihre Wirkung auch ohne den Weiterbilder vor Ort, ebenso z. B. Kurse wie ATLS (Advanced Trauma Life Support). Die Aufgaben des Experten als Weiterbilder werden zwar dadurch unterstützt, die Sorgfaltspflicht und Vorbildfunktion gegenüber der Assistentenschaft jedoch nicht gemindert. Das gilt für das Agieren im und außerhalb des Operationssaales. Selbstdisziplin, gerechtes Vorgehen, Zuverlässigkeit, Wertschätzung und Förderwille sind unverzichtbare Voraussetzungen eines Weiterbilders, der lernenden Assistenzärzten und -ärztinnen eine hochqualitative Facharzt-Perspektive bietet. Diesen Idealen gerecht zu werden erfordert vom Experten, sei es ein Chefarzt, Ordinarius oder ein für Weiterbildung verantwortlicher Facharzt, grundlegendes ethisches Verhalten, Gewissenhaftigkeit und Pflichtbewusstsein, setzt aber auch Freude an der Lehre voraus. Am Ende sind es auch hier die in der Persönlichkeit des Experten früh verankerten und stets seine Arbeit begleitenden Tugenden, die den Erfolg des Lehrers und Weiterbilders untermauern und den unfallchirurgischen Alltag in der Versorgung der ihm und seiner Einrichtung anvertrauten Patienten meistern lassen. Wie in der Antike gilt auch heute der § 2 des hippokratischen Eides [4]: „*... seine (Lehrer in dieser Kunst) Nachkommen gleich meinen Brüdern ... diese Kunst zu lehren, wenn sie diese erlernen wollen ... mit Vorschriften und auch mündlichem Unterricht und dem ganzen übrigen Lernstoff mitzuversorgen meinen Söhnen ... wie auch Schüler, die den Eid geleistet und unterschrieben haben nach ärztlichem Brauch ...*"

Summary

The way ethics plays a roll in the daily activities of a trauma surgeon depends on the phase of professional growth he is currently experiencing. The young resident relies on the mentors and the professional environment of his teaching institution for gaining knowledge and skill. The doctor-patient relationship he demonstrates is a product of his upbringing, character and attitude toward achieving high-quality care-giving. During his residency, he evolves from a state of unconscious incompetency to one of conscious incompetency and finally to one of conscious competency, but only if his decision-making follows not only medical guidelines but also ethical principles.

The same goes for the experienced surgeon, whose decision-making requires more clinical experience but also authenticity, a form of humility, diligence and empathy, traits that reflect an ethical standard. Over and above this description, the expert is expected to be a role model in and out of the operating room. He is focused on his teaching responsibilities on a personal level and shows an awareness of the impact of his ethical behavior. All three phases of professional development as a physician reflect the principles of conduct framed in the Hippocratic oath.

Literatur

1. Aschoff L, Diepgen P (1936) Kurze Übersichtstabelle zur Geschichte der Medizin. Verlag von J. F. Bergmann, München. S. 6

2. Garré C, Borchard A (1923) Das Lehren und Lernen der Chirurgie. In: Lehrbuch der Chirurgie. F. C. W. Vogel Verlag, Berlin. S. 11–20

3. König F (1952) Erinnerungen, geschrieben 1947–1952. Erlebnisse, Beobachtungen und Gedanken eines Arztes, Chirurgen und Menschen. Hrsg. von Frieda König, Würzburg, Selbstverlag. S. 83

4. Lichtenthaeler C (1984) Der Eid des Hippokrates. Ursprung und Bedeutung. Deutscher Ärzte-Verlag. Köln.

5. Neues ärztliches Gelöbnis des Weltärztebundes (2019) Ärzteblatt Sachsen 12/2019. S. 13

6. Parsa-Parsi RW (2017) The Revised Declaration of Geneva. A Modern-Day Physician's Pledge. JAMA. 2017; 318(20): 1971–1972. online: October 14, 2017, doi: 10.1001/jama.2017.16230.

38   Resilienz und Belastungen in der täglichen Unfallchirurgie – wie geht das zusammen?

Felix Walcher, Magdeburg; Florian Junne, Magdeburg; Stefan Waßmann, Magdeburg; Susanne Heininger, München und Ulrike Peschel, Merseburg

Resilienz – was ist das?

Die individuelle Resilienz (lateinisch resilire: zurückspringen, abprallen) bezeichnet die psychische Widerstandsfähigkeit eines Menschen bzw. seine Fähigkeit, psychischem Stress und Krisen positiv zu begegnen und diese zu bewältigen [18]. Resilienz ist als Anpassungsergebnis zu interpretieren, welches es ermöglicht, stressrelevante Arbeitsanforderungen und Belastungen im Sinne eines Bewältigungsprozesses zu verarbeiten und dabei Leistungsfähigkeit, Gesundheit und Motivation aufrechtzuerhalten. Gleichermaßen können die erlebten und verarbeiteten Ereignisse durch Rückgriff auf persönliche und sozial vermittelte Ressourcen als Anlass für positive Entwicklungen genutzt werden.

Im Gesundheitswesen sind emotionale Herausforderungen wie der Umgang mit Leiden, Sterben und Tod in Folge von schweren Erkrankungen, aber auch als Ergebnis von Misserfolgen, zu bewältigen in einem Klima, das wesentlich durch hohes Tempo, Einzelkämpfertum und Hierarchiedenken bestimmt ist [12, 13]. Zudem sind die Arbeitsbedingungen in der Akutmedizin immer häufiger geprägt von steigenden Patientenzahlen, Reduktion von Versorgungseinheiten, Druck der Ökonomie, Pflegenotstand und steigender Aggressivität von Patienten gegenüber dem medizinischen Personal [4, 12].

Dies alles sind Gründe dafür, dass die Belastung des medizinischen Personals steigt, wenn auch bei verschiedenen Personen mit unterschiedlich starken Ausprägungen bzw. individuellem Belastungsempfinden. Während sich die einen durch diese Arbeitsbedingungen stark belastet fühlen und möglicherweise krank werden, scheinen andere mit den Gegebenheiten besser umgehen zu können. Diese Fähigkeit der Resilienz beschreibt einen Prozess, in dem jemand eine Risikosituation positiv bewältigt [19].

Die Resilienzfaktoren enthalten demnach unterschiedliche Aspekte bzw. Ressourcen, die in dem Modell der „Sieben Säulen der Resilienz" genannt werden *(Abb. 1)*. Sie beschreiben gleichermaßen Charakterzüge von Personen mit entsprechend hoher Resilienz bzw. innerer Stärke.

Persönlichkeitspsychologische Studien kommen wiederholt zu dem Ergebnis, dass resiliente Menschen hinsichtlich ihres Persönlichkeitsprofils tendenziell eher niedrige Werte im Bereich Neurotizismus und überdurchschnittliche Werte in den weiteren vier Persönlichkeitsfaktoren (Big-Five-Modell der Persönlichkeit) aufweisen.

Laut dem Leibniz Institut für Resilienzforschung wird aktuell davon ausgegangen, „dass Menschen über vielfache Ressourcen verfügen, mit Stress und Belastungen umzugehen. Die Wirkung solcher Schutz- und Selbstheilungskräfte äußert sich im besten Fall im Phänomen der aufgeführten Resilienz. Resilienz besteht, wenn Individuen in großen psychischen oder körperlichen Stresssituationen ihre psychische Gesundheit aufrechterhalten oder diese nach einer kurzen Phase von Belastungssymptomen rasch wiederherstellen können." Resili-

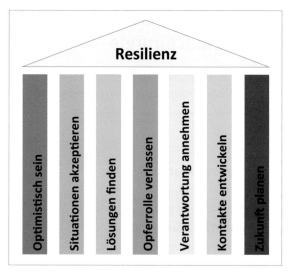

Abb. 1: Modell der „Sieben Säulen der Resilienz". In Anlehnung an Reivich und Shatté [17].

enz gilt damit als „die Fähigkeit zur Aufrechterhaltung oder Wiederherstellung psychischer Gesundheit während oder nach stressvollen Lebensereignissen" [16].

Die Besonderheit dieser Position liegt darin, dass der Resilienz kein festes Merkmal oder eine individuelle Personen-Eigenschaft zugewiesen wird, sondern dass die Belastbarkeit als Folge eines „aktiven und dynamischen Anpassungsprozesses" gesehen werden kann, was in der „Aufrechterhaltung bzw. schnellen Erholung der psychischen Gesundheit auf eine positive Anpassung an Stressoren" sichtbar werden kann. Resilienz gilt damit als aktiver und dynamischer Prozess [16].

Der Begriff Resilienz hält zunehmenden Einzug in die Medizin und wird als Synonym für Widerstandfähigkeit und Erhalt der Belastbarkeit im Hinblick auf Ärztinnen und Ärzte, Pflegekräfte und weitere in der Akutmedizin tätige Berufsgruppen verwendet. Dabei soll Resilienz nicht als Tool verstanden werden, um noch effizienter Anforderungen zu erfüllen, sondern als Fähigkeit, trotz krisenhafter Umstände kognitive Bewältigungsstrategien einsetzen zu können, die zur Erhaltung und Stärkung der psychischen Gesundheit dienen. Resilienz ist jedoch kein „Booster" zur Steigerung der Leistungsfähigkeit.

Leistungsfähigkeit

Unsere individuelle Leistungsfähigkeit ist abhängig von bzw. wird bestimmt durch unsere individuelle Sozialisation, emotionale Intelligenz, Ausbildung, berufliche Qualifikation, Professionalität der aktuellen Tätigkeit, intrinsische und extrinsische Motivation, Arbeitsplatzgestaltung und Arbeitsklima, Rollenverständnis im Team, Teamperformance und vieles mehr. Die Abrufbarkeit der Leistungsfähigkeit unterliegt mehr oder minder hohen Schwankungen, die u. a. durch externe Einflüsse getriggert werden können.

Schwerwiegende Ereignisse und posttraumatische Belastungsreaktionen

Um die Notwendigkeit der Resilienz mit Fokus auf die tägliche Unfallchirurgie zu betrachten, möchten wir im Folgenden berufsimmanente Aspekte und Ereignisse darstellen, die als Stressoren betrachtet werden können.

In allen Bereichen der Medizin, insbesondere in Bereichen der Akut- und Notfallmedizin, sind schwerwiegende Ereignisse systemimmanent [2, 8, 9]. Hierzu gehören

> ➢ unerwarteter kritischer Zwischenfall
> ➢ unerwarteter Tod eines Patienten
> ➢ Vorfälle mit Beteiligung von Kindern
> ➢ Beteiligung von Familienmitgliedern, Freunden, Bekannten oder Kollegen
> ➢ Ereignisse mit vielen Verletzten oder Toten
> ➢ problematische Verläufe durch (vermutete) Fehler
> ➢ persönliche Bedrohung durch Patienten, Angehörige oder Kollegen.

Die Verarbeitung solcher Ereignisse erfolgt individuell sehr unterschiedlich. Mitunter werden schwerwiegende Ereignisse als potentiell traumatisierend wahrgenommen, die sich zur posttraumatischen Belastungsstörung (PTBS) manifestieren können. Diese Reaktionen sind von Unfallopfern, Kriegsopfern und -heimkehrern oder in unserem Arbeitsumfeld von besonders belasteten Berufsgruppen (Feuerwehr, Polizei, Rettungsdienst u. v. m.) bekannt. Der Symptomenkomplex der PTBS besteht aus

> ➢ wiederkehrenden unwillkürlichen und belastenden Erinnerungen an das Ereignis (Intrusionen) bis hin zum Wiedererleben ganzer szenischer Inhalte (Flashbacks)
> ➢ Vermeidung von ereignisbezogenen Reizen (Vermeidungsverhalten)
> ➢ emotionaler Taubheit (Numbing)
> ➢ starker Zunahme des Erregungsniveaus bei Konfrontation (Übererregung)
> ➢ anhaltender Wahrnehmung einer erhöhten Bedrohung.

Die Gesundheitsbranche hat die höchste durch psychische Erkrankungen bedingte Rate an Fehltagen. Dabei gehört das Tätigkeitsfeld der Akutmedizin zu den besonders gesundheitsgefährdenden Arbeitsbereichen [5]. Dass gerade die Expert*innen auf dem Gebiet der Gesundheit hier eine erhöhte Inzidenz zeigen, ist seit langem bekannt und wissenschaftlich gut untermauert [12, 13, 15, 23].

Die Datenlage der PTBS-Inzidenz innerhalb der medizinischen Berufsgruppen ist eher rudimentär bzw. sehr heterogen in den genauer untersuchten Arbeitsbereichen. Bei intensivmedizinischem Personal in den USA wurde das Auftreten einzelner Symptome der PTBS bei bis zu 88 % gesehen, das Vollbild bei bis zu 8 % [1, 3].

Daten über die Unfallchirurgie sind nicht bekannt. Dennoch kann davon ausgegangen werden, dass einzelne der oben genannten Verhaltensauffälligkeiten auch bei Mitarbeitenden in der Unfallchirurgie auftreten, denn gerade die Häufigkeit von potentiell traumatisierenden Ereignissen in der Präklinik, im Schockraum, im OP oder auf der Intensivstation ist naheliegend.

Mitarbeitende bzw. Teams können durch potentiell belastende Ereignisse zu sogenannten Second Victims werden [21], die in ihrer Leistungsfähigkeit eingeschränkt sein können, Verunsicherung im Beruf erleben und gegebenenfalls die Motivation verlieren. Die Beschäftigung mit der Thematik Resilienz in der Unfallchirurgie ist daher eine Aufgabe für uns alle.

Lösungsansätze

Wird Resilienz nicht nur als ein Persönlichkeitsmerkmal, sondern als komplexer Prozess mit vielen beteiligten Faktoren verstanden, ergeben sich zahlreiche Lösungsansätze. Der Fokus kann hierbei auf psychosoziale Unterstützung gelenkt werden [10, 20].

Das Bewusstsein, dass wir aufgrund unserer Haltung und Einstellung in der Unfallchirurgie nicht geschützt sind, und die Beschäftigung mit dem Thema sind erste Schritte zur Wahrnehmung dieses bedeutsamen Aspektes unserer Lebenseinstellung. Der Weltärztebund hat im Jahr 2017 in der Deklaration von Genf [7] den Hippokratischen Eid um folgenden Satz erweitert:

Ich werde auf meine eigene Gesundheit, mein Wohlergehen und meine Fähigkeiten achten, um eine Behandlung auf höchstem Niveau leisten zu können.

Zugegebenermaßen ist den meisten Unfallchirurgen die Notwendigkeit der Entwicklung und Schärfung des eigenen Gesundheitsbewusstseins sehr wohl bekannt, dennoch sind wir in der Umsetzung konsequent inkonsequent.

Führungsstrukturen und deren Aufgaben

Wenn Führung als komplexer Prozess mit vielen beteiligten Faktoren verstanden wird, müssen verschiedene Lösungsansätze betrachtet werden [6]. Die Führung bzw. Leitung ist verantwortlich für Optimierung und Aufbau transparenter Führungsstrukturen sowie für die Einführung einer adäquaten Arbeitsorganisation, um einen maßgeblichen Beitrag zur Gesunderhaltung von Einzelpersonen, Teams und/oder der Gesamtorganisation einer Klinik zu leisten.

Die Leitungsebenen in der Medizin sind jedoch noch zu häufig geprägt von teils tradierten Führungsvorstellungen und stehen Veränderungen hin zu einem modernen Führungsverständnis kritisch bis ablehnend gegenüber. Doch gerade in der interprofessionellen und interdisziplinären modernen Medizin sind die Aufgaben sehr komplex. Hierzu gehören

- ➤ Wertevermittlung
- ➤ Kommunikation auf Augenhöhe
- ➤ Wertschätzung der Arbeit des Einzelnen und der Teams
- ➤ Schaffung einer Kultur der Sicherheit
- ➤ Transparente Entscheidungen
- ➤ Kommunikationskultur
- ➤ Ausreichende Personalausstattung
- ➤ Flexible Arbeitszeitmodelle, verlässliche Dienstpläne
- ➤ Gesunde Arbeitsumgebung
- ➤ Optimierung der Work-Life-Family-Balance.

Teambuilding

Maßnahmen zum Teambuilding und Stärkung der Teamperformance sind ein Teil des in allen Bereichen der Medizin erforderlichen Change Managements einer Klinik. Zum Teambuilding können folgende Aspekte maßgeblich beitragen:

- ➤ Psychologische Sicherheit: gemeinsame Wertebasis sowie Zielvorstellungen und eine positive Fehlerkultur.
- ➤ Umgang mit Neuem/Unerwartetem: Sicht auf Stärken und Möglichkeiten statt auf Schwächen und Probleme, Ansatz des Gestaltens.
- ➤ Verarbeitung kritischer Situationen: konstruktiver Umgang mit Rückschlägen und Niederlagen, Lösungsorientierung.
- ➤ Ganzheitliche Sicht: Balance zwischen Einzel- und Teamleistung, klare Strukturen und Regeln.
- ➤ Kommunikation als wesentlichen Faktor für erfolgreiche Teamarbeit erkennen und ausbauen.
- ➤ Einzelne Teammitglieder ergänzen sich mit ihren individuellen Fähigkeiten und Leistungen und stärken somit die Teamperformance [22].

Die Führungskräfte müssen sich ihrer Bedeutung für das Erleben von psychischer Belastung und Beanspruchung ihrer Mitarbeitenden bewusst sein, strukturiert in der stresspräventiven Führung ausgebildet werden sowie regelmäßige Angebote zur Reflexion ihres Führungsverhaltens nutzen.

In der Unfallchirurgie sind wir neben der täglichen starken Arbeitsbelastung konfrontiert mit potentiell traumatisierenden Ereignissen, die zu einer PTBS einzelner Mitarbeitenden führen können. Ziel einer jeden Klinik sollte es sein, dieses Risiko durch moderne Führungskultur, adäquate Arbeitsbedingungen und ausreichende Präventionsmaßnahmen z. B. im Sinne eines Peer-Supports zu reduzieren – verhindern kann man es nicht.

Peer-Support-Systeme

Zusätzlich zu einer positiven Führungs- und Unternehmenskultur kann der Aufbau eines kollegialen Peer-Supports [10] wertvolle Elemente zur Stärkung der Resilienz einzelner Mitarbeitenden und des Teams beitragen. Als Peers werden speziell ausgebildete Kolleginnen und Kollegen bezeichnet, die einen „Türöffner" in die Regelversorgung darstellen können. Die Aufgaben der Peers beinhalten z. B. niedrigschwellige Gesprächsangebote und sogenanntes Watchful Waiting mit der Aufmerksamkeit für Kolleg*innen, um gegebenenfalls weiterführende Unterstützung anzuraten [5, 9, 11].

Die sorgfältig ausgewählten Peers erhalten eine mehrtägige Schulung und werden regelmäßig supervidiert. Der Peer hat zu jeder Zeit die Möglichkeit, den betroffenen Mitarbeiter an einen Experten weiterzuempfehlen, der sich in der Regel aus den P-Fächern rekrutiert.

Ein solches Peer-Unterstützungs-System gelingt vor allem dann, wenn alle beteiligten Ebenen beachtet bzw. mitgenommen werden, die das System aktiv unterstützen. Allen voran muss die Leitungsebene bereit sein, das Unterstützungssystem explizit zu befürworten und zu fördern [14]. Gleichermaßen müssen Möglichkeiten für Unterstützungsangebote geschaffen und eine persönliche Gesprächskultur entwickelt werden. Als Peers eignen sich Mitarbeiter des Teams, die sich durch verschiedene Parameter wie zum Beispiel langjährige Berufserfahrung, fachliche Expertise, Empathie und Teamgeist auszeichnen und sowohl von den Führungskräften als auch von den Mitarbeitenden anerkannt und geschätzt werden.

Fazit

Die eingangs gestellte Frage „Resilienz und Belastungen in der täglichen Unfallchirurgie – wie geht das zusammen?" kann wie folgt beantwortet werden: Gerade in der Unfallchirurgie muss in Zukunft die Entwicklung und Förderung der Resilienz der Mitarbeitenden einen zentralen Stellenwert einnehmen.

Summary

In this chapter, the topic of resilience is examined with a special focus on trauma surgery. It is shown that resilience, in the sense of the ability to withstand stressful or even potentially traumatizing events, is not a characteristic or ability that one has or does not have. Rather there are numerous ways for effectively maintaining and increasing the resilience of individuals, teams and entire hospitals, in a targeted and effective manner through organizational and personal development.

Literatur

1. Arndt D, Beerlage I (2019) Psychische Belastungen und Belastungsfolgen in der Akut-, Intensiv- und Notfallmedizin: bekannte Fakten, neue Entwicklungen und offene Fragen. In: DIVI Jahrbuch 2019/2020, Fortbildung und Wissenschaft in der interdisziplinären Intensivmedizin und Notfallmedizin. Hrsg. Kluge S, Heringlake M, Janssens U, Böttiger B. Medizinisch Wissenschaftliche Verlagsgesellschaft, Berlin. S. 43–51

2. Arndt D, Heininger S, Hinzmann D, Walcher F, Brauchle M, Müller-Wolff T (2020) Schutz und Erhalt der psychischen Gesundheit von Mitarbeitern in Notaufnahmen und auf Intensivstationen während der COVID-19-Pandemie. In: ErgoMed - Praktische Arbeitsmedizin

3. Bassewitz von V, Michels G, Niecke A (2019) Team-Aspekte in der Intensivmedizin. In: DIVI Jahrbuch 2019/2020. Fortbildung und Wissenschaft in der interdisziplinären Intensivmedizin und Notfallmedizin. Hrsg. Kluge S, Heringlake M, Janssens U, Böttiger B. Medizinisch Wissenschaftliche Verlagsgesellschaft, Berlin. S. 15–20

4. Der 122. Deutsche Ärztetag Beschlussprotokoll; Top II. (2019) Wenn die Arbeit Ärzte krankmacht. S. 221–268.

5. Deutsche Interdisziplinäre Vereinigung für Intensiv und Notfallmedizin (2021) Positionspapier: Mitarbeitende in Intensiv- und Notfallmedizin in den Fokus der Fürsorge. https://www.divi.de/forschung/sektionsgruppen/menschenzentrierte-medizin/perspektive-resilienz (aufgerufen 02.11.2021)

6. Frick E, Schießl A (2015) Resilienz im ärztlichen Berufsalltag fördern. In: Zeitschrift für medizinische Ethik 61: 47–55

7. Genfer Gelöbnis. https://hippokrates.ch/wichtige-texte/genfer-geloebnis/ (aufgerufen 02.11.2021)

8. Hinzmann et al. (2021) Die Situation an deutschen Kliniken mit Blick aus der Anästhesiologie und Intensivmedizin vor der Covid-19 Pandemie – BDA-Befragung zur Psychosozialen Unterstützung in der Akutmedizin im Herbst 2019. Anästh Intensivmed 62: 92–100

9. Hinzmann D, Schießl A (2021) Psychosoziale Unterstützungsangebote in Deutschland – Das Modell PSU-Akut. In: Strametz R/Aktionsbündnis Patientensicherheit e.V. (Hrsg.) Mitarbeitersicherheit ist Patientensicherheit – Psychosoziale Unterstützung von Behandelnden im Krankenhaus. Kohlhammer Verlag Stuttgart

10. Hinzmann D, Schießl A (2019) Resilienzperspektive in der Akutmedizin. In: DIVI Jahrbuch 2019/2020. Fortbildung und Wissenschaft in der interdisziplinären Intensivmedizin und Notfallmedizin. Hrsg. Kluge S, Heringlake M, Janssens U, Böttiger B. Medizinisch Wissenschaftliche Verlagsgesellschaft, Berlin. S. 35–42

11. Hinzmann D, Schießl A, Koll-Krüsmann M, Schneider G, Kreitlow J (2019) Peer-Support in der Akutmedizin. Anästh Intensivmed 60: 95–101. DOI: 10.19224/ai2019.095

12. Jurkat H (2008) Lebensqualität bei Ärztinnen und Ärzten. Dtsch med Wochenschr 133(1/2): 14–16

13. Jurkat H, Reimer C (2008) Arbeitsbelastung und Lebenszufriedenheit bei berufstätigen Medizinern in Abhängigkeit von der Fachrichtung. Schweizerische Ärztezeitung 82: 1745–1750

14. Koll-Krüsmann M, Hinzmann D, Igl A, Heininger S, Kreitlow J, Schießl A (2021) Psychosoziale Unterstützung im Gesundheitswesen. Der gemeinnützige Verein PSUAkut – eine Schnittstelle zwischen kollegialer Unterstützung und Psychotherapie. Ärztliche Psychotherapie 16(2): 87–92. DOI 10.21706/aep-16-2-87

15. Laubach W, Fischbeck S (2007) Job satisfaction and the work situation of physicians: A survey at a German university hospital. Int J Public Health, 52(1): 54–59

16. Leibniz Institut für Resilienzforschung. http://lir-mainz.de/resilienz (aufgerufen 02.11.2021)

17. Reivich K, Shatté A (2003) The Resilience Factor: 7 Keys to Finding Your Inner trength and Overcoming Life's Hurdles. Broadway Books, New York

18. Resilienz. https://de.wikipedia.org/wiki/Resilienz (aufgerufen 02.11.2021)

19. Rönnau-Böse M, Fröhlich-Gildhoff K (2015) Resilienz und Resilienzförderung über die Lebensspanne. Kohlhammer Verlag, Stuttgart

20. Strametz R, Aktionsbündnis Patientensicherheit e.V. (Hrsg.) (2021) Mitarbeitersicherheit ist Patientensicherheit – Psychosoziale Unterstützung von Behandelnden im Krankenhaus. Kohlhammer Verlag, Stuttgart

21. Strametz R, Raspe M, Ettl B, Huf W, Pitz A (2020) Handlungsempfehlung: Stärkung der Resilienz von Behandelnden und Umgang mit Second Victims im Rahmen der COVID-19-Pandemie zur Sicherung der Leistungsfähigkeit des Gesundheitswesens. Zentralblatt für Arbeitsmedizin, Arbeitsschutz und Ergonomie 1–5. Advance online publication. https://doi.org/10.1007/s40664-020-00405-7

22. Walcher F, Scheller B, Heringer F, Mack M, Rüsseler M, Wutzler S, Wyen H, Eichler K, Byhahn C, Müller M, Breitkreutz R, Marzi I (2012) TEAM-G (Trauma Evaluation and Management Germany) als Grundlage für ein interdisziplinäres und interprofessionelles Schockraumtraining. Der Unfallchirurg 115: 457–463

23. Zwack J (2013) Wie Ärzte gesund bleiben – Resilienz im Arztberuf. Hessisches Ärzteblatt 2: 95–99

39 Die Bedeutung des Sports für den Einzelnen, die Gesellschaft und die Unfallchirurgie

Peter Hertel, Potsdam

Sport hat sich in der modernen Gesellschaft in sehr vielfältiger Weise etabliert. Das Wort Sport kann von lateinisch „disportare" – sich zerstreuen – abgeleitet werden [8]. Sport und Spiel sind wesensverwandt. Der Spielgedanke Friedrich Schillers: *Denn, um es endlich auf einmal herauszusagen, der Mensch spielt nur, wo er in voller Bedeutung des Worts Mensch ist, und er ist nur da ganz Mensch, wo er spielt* ist in seinen Briefen „Über die ästhetische Erziehung des Menschen" [9] auch durch die beispielhafte, fast bewundernde Erwähnung der antiken olympischen Spiele gut mit Sport verbunden. Die Turnbewegung am Anfang des 19. Jahrhunderts (Friedrich Ludwig Jahn) hatte dagegen inhaltlich ähnliche national bestimmte Ziele, wie sie die Burschenschaften im Kampf gegen Napoleon hatten. Turnen wurde erst viel später ein Unterbegriff und organisatorisch ein Teil des Sports. Die Organisation DTSB Deutscher Turn- und Sportbund als zentrale Sportorganisation der DDR hatte diesen Unterschied bis zu ihrem Ende namentlich fixiert.

Sport in der annähernden heutigen Gebrauchsweise des Begriffes bildete sich erst vor wenigen Jahrhunderten aus. Jagd, Boxen und Pferderennen gehörten dazu, „The Royal and Ancient Golf Club of St. Andrews" wurde 1754 gegründet. Im Deutschen wird der Begriff wohl zuerst vom weitgereisten (auch nach England) und sehr facettenreichen Fürst von Pückler-Muskau anfangs des 19. Jahrhunderts in seinen vielgelesenen Reisebeschreibungen „Briefe eines Verstorbenen" [15] schriftlich verwendet. Sportliche Aktivitäten im heutigen Sinne wurden jedoch im historischen Ägypten schon vor Jahrtausenden dokumentiert und hatten wie auch in anderen Kulturen sowohl herrschaftliche und rituale Attribute als auch militärische und individuelle Hintergründe. Die intensiv beforschten und oft idealisierten [9, 10] griechischen Olympischen Spiele fanden fast ununterbrochen von 776 vor Chr. (erstmals belegt) bis 393 nach Chr. statt [4]. Ihre Neugründung durch Pierre de Coubertin war schließlich 1896 in Athen erfolgreich. Seinen Vorstellungen entsprechend waren in Athen nur männliche Sportamateure zugelassen, Mannschaftswettkämpfe fanden nicht statt. Coubertin hatte schon zuvor die sportliche Ertüchtigung der (französischen) Jugend auch als nachholende Maßnahme im Wettstreit mit anderen erfolgreichen Nationen gefordert [10].

Erkennbar wird die rasante Entwicklung des Sports bis in die heutige Zeit auch an den vielfältigen Begriffen, die Verbindung zum Sportgeschehen herstellen – wie Sportschule, Mannschaftssport, Leistungssport, Profisport und so weiter. Auch ohne Nennung der einzelnen Sportarten kommen leicht an die hundert Begriffskombinationen zum Sportgeschehen zusammen.

Die körperliche Leistungsfähigkeit der jüngeren Bevölkerung in Abhängigkeit von Risikofaktoren wurde häufig untersucht, z. B. in einer großen Querschnittstudie [12]. Zwei Tests wurden verlangt: ein 1 000-Meter-Lauf und die Halte-Dauer eines Klimmzuges. Insbesondere bei den jungen Erwachsenen war die zunehmende Anzahl von Risikofaktoren (Übergewicht, geringe Sporthäufigkeit, Rauchen) mit einer deutlichen Leistungsminderung verbunden [12]. Bei finnischen Rekruten (n = 340 000) wurde von 1979 bis 2004 eine um insgesamt etwa zehn Prozent abnehmende gemessene Streckenlänge im obligatorischen Zwölf-Minuten-Lauf festgestellt [17]. Abhängigkeiten vom steigenden Bildschirm-Konsum liegen nahe.

Kinder verbessern durch Erlernen komplexer sportlicher Bewegungsmuster auch ihre intellektuellen Fähigkeiten, lernen sich zu entscheiden, erhöhen ihre Alltagskompetenz, üben Teamfähigkeit und die Fähigkeit mit Niederlagen umzugehen – und lernen Schwimmen – wichtig für das eigene Überleben. Besondere Verantwortung haben Erzieher in Kindertagesstätten und Schulen, sowie vor allem Eltern, aber auch die Nahrungsmittelindustrie und die politischen Planer, um möglichst schon im Kindesalter die späteren Sekundärschäden als Folge von Bewegungsarmut und Übergewicht zu vermeiden. Schulsport, Vereinssport und geförderte Programme wie die Bundesjugendspiele, Jugend trainiert für Olympia, Wahl der besten Nachwuchssportler, Jugendaktivitäten der Deutschen Olympischen Gesellschaft mit dem „Goldenen Plan", Vereinskontakte aus den Schulen usw. leisten gute Beiträge dazu, insgesamt nahmen jedoch die Defizite in der Bekämpfung des verbreiteten kindlichen Übergewichts in den letzten Jahrzehnten nicht ab. Nach einer RKI (Robert-Koch-Institut)-Studie von 2018 ist jedes siebente Kind in Deutschland übergewichtig [18].

Die Motivation für sportliche Betätigung unterscheidet sich bei Kindern und Erwachsenen prinzipiell nur gering: Spielfreude, natürlicher Bewegungsdrang, Freude am Wettkampf, Vorbilder, Gewichtsreduktion, bessere Körperform und Kraft, Ausdauerleistung, Kreislauftraining, Geselligkeit, Talent. Gemeinsam bleibt im entspannten kontemplativen Resümee nach einer sportlichen Leistung der Stolz auf die eigene Motivation und die dann vollzogene Eigenleistung individuell oder im Mannschafts-Verbund [11]. Dieser Stolz ist unabhängig davon, ob die Leistung gemessen oder ungemessen vollbracht wurde: Der Sportler hatte eine Leistung geschafft, die im eigenen Einverständnis und in freier Entscheidung geplant war und mit eigenem Willen und oft begeistert ausgeführt wurde.

Viele Studien beschreiben auch quantitativ die günstigen Einwirkungen des Sports bei ausreichend langer und regelmäßiger täglicher oder wöchentlicher Wiederholung auf Stoffwechselerkrankungen (Diabetes), Hypertonus, Krebs, Osteoporose/Frakturhäufigkeit, neurologische Defizite, psychische Erkrankungen, Demenzentwicklung, Lebenserwartung, Volkswirtschaft [12, 17, 19]. Diese Fakten werden gerne gegen die Gesundheits-Kosten sportlicher Betätigung gegengerechnet. Sportunfälle ereignen sich deutschlandweit im Jahr bei etwa fünf Prozent der ca. 23 Millionen sporttreibenden Erwachsenen und der 13 Millionen Schüler im Sportunterricht – besonders im Fußball und in modernen Trendsportarten. Die Kosten werden mit 1,5 Milliarden Euro geschätzt – ein Bruchteil der durch Fehlernährung veranschlagten Gesundheits-Kosten [6].

Die intensive gesellschaftliche Verknüpfung und Bedeutung des Sports wurde ganz akut in der COVID-19-Pandemie 2020 und 2021 sichtbar, insbesondere auch an der subjektiven Empfindung des Sport- und Bewegungsmangels und an den Kompensationsversuchen und Protesten der betroffenen Kinder, Lehrer, Sportler und Vereine, der Sportstätten und Veranstalter. Häufig wechselnde, zwischen den Bundesländern uneinheitlich verfasste und weitgehend pauschale Durchführungsbestimmungen mit im Konkreten schwer nachvollziehbarer Sinnhaftigkeit beinhalteten Einschränkungen oder Verbote von Schulsport auch im Außen-Bereich, Verbote von Indoor-Sport, Vereinsverbote, Verbote von Mannschaftstraining, Reiseverbote, Testverpflichtungen. Vereine mussten wegen des Austritts vieler Mitglieder aufgeben. Profivereine entwickelten mit staatlicher Unterstützung durch das Robert-Koch-Institut und durch weitere Fachleute wohldurchdachte Konzepte (mit räumlicher und zahlenmäßiger Abgrenzung, „Blasenbildung" und Testung), die Saison auch ohne Zuschauer – mit weiterlaufenden Fernseheinnahmen – bis zur Meisterschaft durchzuspielen, mit sehr wenigen Pandemie-bedingten System-Ausfällen etwa durch Quarantäne-Zeiten. Ein schlechtes Beispiel zur vernünftigen Einschränkung der Zuschauerzahl in Pandemie-Zeiten gab die UEFA im Verbund mit einzelnen Austragungs-Ländern während der Fußball-Europameisterschaft 2020 im Juni 2021.

Die genannten Gesundheitsaspekte und emotionalen Werte des Sports haben Einfluss auf die tägliche Praxis in der Unfallchirurgie. Viele ärztliche und nichtärztliche Mitarbeiterinnen und Mitarbeiter in der Unfallchirurgie sind sportlich engagiert, und erholen sich einerseits in ihrer Freizeit aktiv von konzentrierten Operationen und anstrengenden Diensten. Auch mag zum Beispiel die praktische Veranlagung, die meist schon die Berufswahl mitbestimmt hat, vor dem Studium eine mentale Nähe zu den griffigen und handfesten sportlichen Tätigkeiten verschafft haben. Das besonderen Momenten vorbehaltene Flow-Erlebnis einer zügig, gleichmäßig, geplant, erfolgreich und im Einklang ablaufenden Operation kann durchaus vergleichbar zu einem im Bewegungsrhythmus harmonisch, gleichmäßig und schnell ablaufenden Sprint oder dem be- und entschleunigenden rhythmischen Gleiten eines Ruder-Rennbootes bei stillem Wasser gesehen werden [3, 11]. Emotion und Bewegung beflügeln sich selbst und werden dann geradezu eins – verschmolzen in diesem Moment auch ohne äußeren Zweck. Sportlich engagiert und gleichzeitig erfolgreich im Gebiet der Chirurgie/Unfallchirurgie/Orthopädie waren oder sind zum Beispiel Hans Joachim Walde (1942–2013), Eberhard Zohlen (1908–2006), Leonhard Schweiberer (1930–2017), Ingo Kliefoth, Lenka Dienstbach-Wech, Thomas Wessinghage, Sigfried Wentz, Wolfgang Birkner, Sabine Bau, Hans-Peter Boschert, Sebastian Thormann [2], Otto Münch, Martin Engelhardt, Roland Matthes (1950–2019), Gunter Frenzel, Roswitha Gerdes-Kuhn, der im Mai 2021 nach einem Radunfall verstorbene Hartmuth Kiefer (1948–2021), auch der Verfasser.

Sport hat aber neben den erwiesenen positiven Wirkungen nicht zu verleugnende Schattenseiten. Das Schlagwort „Treibe Sport oder bleibe gesund" ist für bestimmte Formen der sportlichen Aktivitäten auch in Statistiken und nicht nur in Einzelfällen durchaus zutreffend – und hier ist die Unfallchirurgie in ihrer ureigensten Aufgabe gefordert: In der Entwicklung von Vorschlägen zur Prophylaxe von Sportverletzungen, durch aktive chirurgische Behandlung von wiederholten einfachen Verletzungen an der Grenze zur Abnutzung oder durch Eingreifen bei akuten zukunftsbestimmenden mittelschweren oder schweren Verletzungen zur Wiederherstellung der Sportfähigkeit *(Abb. 1)*, sowie in der Rehabilitation nach Sportverletzungen.

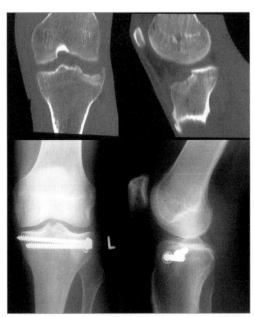

Abb. 1: H. R., Basketball-Profi. Medialer Tibiakopf-Impressionsbruch 2004. Anhebung, Unterfütterung mit autologer Beckenkamm-Spongiosa und Verschraubung. Danach wieder sportfähig, später Basketball-Bundestrainer.

Sowohl in der DGU als auch in der DGOOC existiert eine Arbeitsgemeinschaft für Prävention von Verletzungen und eine Arbeitsgemeinschaft Osteologie zur Vorbeugung osteoporotischer Frakturen. Für die Profi-Fußballvereine wurden von den Berufsgenossenschaften (als Unfall-Versicherer der Profi-Spieler) spezielle Programme zur Reduktion von Kreuzband-Verletzungen empfohlen, die wesentliche erfolgreiche Erkenntnisse internationaler medizinischer Studien verwerten und auf vorbereitenden Aufwärm-, Bewegungs-, Dehnungs- und Agilitätsmustern sowie Erlernung von Sprung- und Falltechniken beruhen [13].

Ski-Abfahrtsläufer sollen entsprechend den Schutzmaßnahmen im Autoverkehr im Rennen aufblasbare Airbag-Rumpfprotektoren anlegen – nicht alle Rennläufer befolgen diesen Rat. Radfahrer können durch Neck-Head-Protektoren und Helme vor Sturzfolgen geschützt werden. Boxer im Amateurbereich sind durch obligatorischen Kopfschutz, kürzere Wettkampf-Rundenzeiten, gepolsterte Handschuhe und regelmäßige Kontrollen weitgehend vor schweren Kopfverletzungen und neuro-psychiatrischen Langzeitschäden geschützt – weit besser als die Boxer im Profibereich. Die Aufmerksamkeit in der Beachtung von Kopfverletzungen im Fußball nimmt zu.

Die wesentlichen Leistungen der Unfallchirurgie sind in der Wiederherstellung der Sportfähigkeit nach Verletzungen zu sehen. In großen Statistiken sind Gesundheitssportler gesünder im Vergleich zur Normalbevölkerung [6]. Der Unfallchirurgie selten bedürfen gering belastende und die Gesundheit fördernde Sportarten wie Schwimmen, stationäres Radfahren, Rudern, Aerobic, Walking und gezügeltes Skifahren. Ganz ohne Gefahren sind die gesunden Sportarten nicht; zu denken ist an Sturzverletzungen oder auch an Ermüdungsbrüche im Bereich der unteren Extremitäten bei Dauerbelastungen. Intensivsportler aus bestimmten Sportbereichen sind jedoch kränker als die Normalbevölkerung [5], auch wenn die bessere Lebenserwartung davon nicht beeinflusst wird. Zu den die Gesundheit bestimmter Körperregionen statistisch beeinträchtigenden Sportarten zählen z. B. fast alle Ballspiele und professionelles Skifahren – allesamt Sportarten, die bedarfsweise enge Verbindungen zur Unfallchirurgie haben und schätzen.

So ist die Inzidenz von arthrotischen Knieveränderungen bei Profifußballern gegenüber der Normalbevölkerung fast dreifach erhöht, mit nur leicht erhöhten Zahlen nach Makro-Unfällen [5]. Unfälle sind also gerade nicht eine überwertige Ursache der höheren Arthroserate, sondern eher die Art der Sportausübung mit zunächst unauffälliger Mikro-Traumatisierung.

Zahlreiche Sportler, insbesondere im Fußball, Handball, Skifahren und Skispringen aus dem Profi- und Amateurbereich erleiden Rupturen des vorderen Kreuzbandes und/oder Verletzungen des Meniskus [6, 7, 13, 16]. Durch operative Wiederherstellung der Bandfunktion (im Wesentlichen durch autologe Ersatzplastiken) kann in vielen Fällen das frühere Sportniveau mit guter Stabilität in Jahresfrist wiederhergestellt werden, mit Aussicht auf jahrelange gute Funktion *(Abb. 2)*.

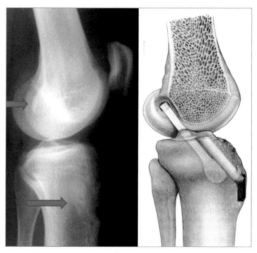

Abb. 2: Th. M., Fußball-Profi. Vordere Kreuzbandruptur, Ersatzplastik des vorderen Kreuzbandes mit Patellasehnen-Transplantat in anatomischer fremdmaterial-freier Pressfit-Technik [7]. Die Pfeile markieren die Verankerung der Knochenblöcke des Transplantates. Jahrelange Fortsetzung der Profi-Karriere. (Zeichnung modifiziert mit freundlicher Genehmigung des Thieme-Verlages)

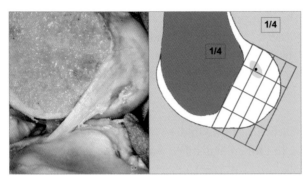

Abb. 3: Die Quadrantenmethode [1] erlaubt femoral eine intraoperative und postoperative Kontrolle der anatomisch korrekten Ansatzbohrung für das Kreuzband-Transplantat. Im seitlichen Röntgenbild (Bildverstärker) wird der laterale Femurkondylus in Quadranten aufgeteilt. Nahe dem Kreuzungspunkt der obersten Quadranten liegt der Mittelpunkt der Transplantat-Bohrung.

Eine Arthrose lässt sich dennoch durch eine derartige Wiederherstellung nicht mit der erwünschten Sicherheit vermeiden. Die Arthroserate ist jedoch in einer Übersichtsarbeit mit Ergebnissen der Kreuzbandplastik nach mindestens zehn Jahren geringer, wenn die Anatomie des Kreuzbandes genau beachtet wurde [1, 16] *(Abb. 3)*. Mit der hier [7] beschriebenen Versorgung von Kreuzbandverletzungen ist es sogar möglich, eine stabile Verankerung der Transplantate vollkommen ohne Fixationsmaterial wie Schrauben, Anker oder Stifte zu erzielen. Damit werden Kosten gesenkt, und die biologische Regeneration am Zielort Knie wird gefördert.

In der operativen Behandlung von isolierten Meniskusverletzungen ergibt sich häufig ein Interessenkonflikt, wenn eine kurzfristige Wiederherstellung der Sportfähigkeit durch Meniskusteilresektion mit schneller Erholung gegen eine – sofern mögliche und prognostisch sinnvolle – Meniskusnaht mit einer Wiederherstellungs-Zeit von bis zu einem Jahr (ähnlich wie bei Kreuzbandverletzungen) abgewogen werden müssen. In dieser Situation bewähren sich genaue Aufklärung, Beachtung der chirurgischen Standards, äußerst zurückhaltende Kommunikation und genaue Absprachen unter allen Beteiligten.

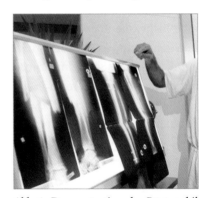

Der lange international sehr erfolgreiche Skiläufer Hermann Maier erlitt 2001 mitten in seiner Leistungsphase bei einem Motorradunfall einen offenen Unterschenkelbruch und wurde durch einen Verriegelungs-Marknagel und plastische Weichteildeckung versorgt, danach hat er bis 2009 erfolgreich seine Karriere fortgesetzt *(Abb. 4)*.

Abb. 4: Demonstration des Röntgenbildes vom offenen Unterschenkel-Trümmerbruch des Abfahrtsläufers Hermann Maier (Olympiasieger 1998) während einer Presse-Konferenz 2001. Versorgung mit Verriegelungsnagel und Weichteil-Hautplastik. Sportliche Karriere bis 2009. (FAZ 26.08.2001, Abbildung modifiziert mit freundlicher Genehmigung von dpa Picture Alliance GmbH)

Ein Trainingsunfall auf der Radrennbahn brachte 2018 die Olympiasiegerin Kristina Vogel um ihre weitere Karriere. Sie erlitt eine Halswirbelsäulen-Verletzung mit Querschnittslähmung und wurde in einer berufgenossenschaftlichen Klinik in Berlin stabilisierend operiert und rehabilitativ und psychologisch in ein neues Leben begleitet und vermittelt jetzt eine durchweg positive Ausstrahlung *(Abb. 5)*.

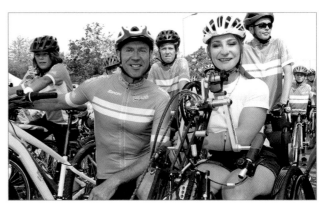

Abb. 5: Olympiasiegerin Kristina Vogel und Tour de France-Profi Jens Vogt unterstützen gemeinsam eine Radsportveranstaltung. Kristina Vogel erlitt 2018 einen Trainingsunfall auf der Radrennbahn und ist seitdem querschnittsgelähmt. (Mit freundlicher Genehmigung von Roth & Roth GbR, gezeigt im Deutschlandfunk Kultur-Nachspiel, 25.04.2021, aufgerufen: 04.06.2021)

Die sozialen so bedeutsamen ausgleichenden Aspekte des Sports in seiner gesamten Breite – nicht nur im bezahlten Fußball – hat der National-Spieler Lars Bender am Ende seiner Karriere optimistisch so beschrieben: „Eine Fußballmannschaft ist ein Sinnbild dafür, wie eine Gesellschaft aussehen sollte. Es ist völlig egal, wer da neben Dir sitzt, wie der aussieht, wo der herkommt, was für eine Religion er hat, was für Ansichten, was für einer Kultur er entspringt. Zusammenstehen, nicht spalten lassen, das ist die Botschaft, die ich raussenden möchte" [14]. Viele Verletzungen haben diesen Fußballer zur vorzeitigen Beendigung seiner Karriere bewogen – davon ist in seinen Worten nicht die Rede. Verletzungen und deren Spätfolgen werden wie selbstverständlich akzeptiert, wenn überwertige Ziele erreicht werden sollen.

Bewegung, Spiel und Sport gehören zur Menschheit und haben weit reichende Einflüsse auf Persönlichkeit, Psyche, Gesundheit und menschliches Verständnis und Zusammenhalt. Wie in allen Lebensbereichen gibt es nicht zu verschweigende Schattenseiten. Sport ebenso wie Unfallchirurgie werden hoch emotional erlebt, die Unfallchirurgie kann einen kleinen Beitrag für den Sport in positiver Richtung leisten.

Summary

The word "Sport" can be derived from the Latin word "disportare" – to disport, play, have fun. In German language the use of the word "Sport" is thought to have been introduced by Fürst Pückler-Muskau in the beginning of the 19th century, remembering the sporting activities he watched while travelling in Great Britain, where the word sport was already used widely. Sportive activities have been documented for thousands of years in historical cultures, for example in Egypt. The historical olympic games in Olympia-Greece were repeatedly held from 776 BC for nearly a thousand years and were revitalized by Pierre de Coubertin in 1896, whose ideal it was to enhance the physical and mental power of the youth. Studies have shown that the physical performance of young people (Finnish recruits) is currently waning, low performance results from lack of sporting activity, smoking and obesity. Obesity is seen in 15 % of young people in Germany.

The motivation for sporting activity is somewhat similar in youth and adults: play, competition, performance, friends, heroes. One common effect after performing any sports activity can be identified: self-recognition follows sport no matter if the effort was measured or not and no matter if it happened competitively or not or in single or team competition. The effort is planned individually and performed individually and brought to an end in one's own responsibility.

Continuous sporting activity over years has been shown to have a positive influence on many aspects of daily life and health – for instance in cancer treatment, diabetes development, mental health and life expectancy. People involved in sporting activities are healthier and live longer in comparison to the general population. But individual healthiness is statistically diminished in special types of sports performance: for instance, professional soccer players have a three times higher rate of knee arthrosis than the general population. This risk is comparable to other dangerous sporting activities.

Trauma surgery has a special relationship to sports – many surgeons, trauma surgeons and orthopaedic surgeons are successfull sports-people themselves. The practical activity in surgery is emotionally near to the practical activity in sports.

The most important impact of trauma surgery is directed to prevention, treatment and rehabilitation of sports related injuries. Many sports people in high impact sports like soccer and skiing suffer from ligament injuries of the knee. Reconstruction after a rupture of the anterior cruciate ligament is one of the most often performed sports surgeries, allowing return to contact sports within one year. The development of a degenerative knee joint can not prevented completely by this procedure, but can be diminished, if surgery strictly regards anatomical landmarks which can be measured by the Quadrant Method.

The covid-19 pandemia 2020/2021 has a severe impact on sporting activities. Each state in Germany has its own local regulations whose impact on the prevention of disease transmission has often been difficult to understand. Sports influences personal development and also social behavior of the population in general. Sporting activities have a widely recognized and accepted influence on education, physical and mental health and national economy. Trauma surgery and sports have a common emotional background, trauma surgery can support sports in a well defined but limited field.

Literatur

1. Bernard M, Hertel P (1996) Die intraoperative und postoperative Insertionskontrolle bei vorderen Kreuzbandplastiken. Ein radiologisches Messverfahren (Quadrantenmethode). Unfallchirurg 99: 332–340

2. Braun K (2020) Interesse am Bewegungsapparat – Karrieren im Spitzensport und in der Orthopädie. Orthopädie und Unfallchirurgie 10 (3): 20

3. Czikszentmihalyi M (1988) Motivation and creativity. New Ideas in Psychology 6: 159–176 (zit. nach [11])

4. Drees L (1962) Der Ursprung der olympischen Spiele. In: Beiträge zur Lehre und Forschung der Leibeserziehung, Verlag Karl Hofmann Schorndorf

5. Freiberg A, Bolm-Audorff U, Seidler A (2021) The risc of knee osteoarthritis in professional soccer players – a systematic review with meta-analyses. Dtsch Aerztebl Int 118: 49–55

6. Henke T (2003): Sportunfälle. In: Beiträge zur Gesundheitsberichterstattung NRW, Ministerium für Gesundheit, Soziales, Frauen und Familie

7. Hertel P, Behrend H, Cierpinski T et al. (2005) ACL reconstruction using bone-patellar tendon-bone press-fit fixation: 10-year clinical results. Knee Surg Sports Traumatol Arthrosc 13: 248–255

8. https://www.frag-caesar.de (aufgerufen: 02.06.2021)

9. https://www.projekt-gutenberg.org: Friedrich-Schiller-Briefe „Ueber die Ästhetische Erziehung des Menschen". Fünfzehnter Brief. (aufgerufen: 02.06.2021)

10. Lenk H (1964) Werte Ziele Wirklichkeit der modernen Olympischen Spiele. In: Beiträge zur Lehre und Forschung der Leibeserziehung, Verlag Karl Hofmann Schorndorf

11. Lenk H (2010): Das flexible Vielfachwesen. In: Velbrück Wissenschaft, Weilerswist 2010

12. Leyk D, Rüther T, Witzki A et al. (2012) Physical fitness, weight, smoking, and exercise patterns in young adults. Dtsch Aerztebl Int 109 (44): 737–745

13. Myklebust G, Engebretsen L, Braekken IH et al. (2003) Prevention of anterior cruciate ligament injuries in female team handball players: a prospective intervention study over three seasons. Clin J Sport Med 13: 71–78

14. Niemand geht so ganz – Abschied der Legenden – FAZ Sport Kommentar (dat.) 25.05.2021

15. Pückler-Muskau H Graf von (1829/1991) Briefe eines Verstorbenen. In: Insel Taschenbuch 1219, Insel Verlag Frankfurt am Main und Leipzig (1991), Sechsunddreißigster Brief, II. Teil, Seite 368; Sechsundvierzigster Brief, II. Teil, Seite 543; Vierundzwanzigster Brief, IV. Teil, Seite 759

16. Rothrauff BB, Jorge A, de Sa D, Kay J, Fu FH, Musahl V (2020) Anatomic ACL reconstruction reduces risk of posttraumatic osteoarthritis: a systematic review with minimum 10-year follow-up. Knee Surg Sports Traumatol Arthrosc 28: 1072–1084

17. Santtila M, Kyröläinen H, Vasankari T et al. (2006) Physical fitness profiles in young Finnish men during the years 1979–2004. Med Sci Sports Exerc 38: 1990–1994

18. Schienkiewitz A, Brettschneider A, Damerow S et al. (2018) Übergewicht und Adipositas im Kindes- und Jugendalter in Deutschland – Querschnittergebnisse aus KiGGS Welle 2 und Trends. Journal of Health Monitoring 3 (1) DOI 10.17886/RKI-GBE-2018-005.2 Robert Koch-Institut, Berlin

19. Stamatakis E, Gale J, Bauman A et al. (2019) Sitting time, physical activity, and risk of mortality in adults. J Am Coll Cardiol 73: 2062–2072

40 Unfallchirurgie und Kunst, wie geht das zusammen?

Lothar Kinzl, Ulm und Klaus Rehm, Köln

Selbst intensive Recherche nach Schnittmengen zwischen den uns thematisch gesetzten Begrifflichkeiten verblieben ergebnislos, was zur Feststellung verleitet, dass Abhängigkeiten zwischen Kunst und der Unfallchirurgie zwanghaft nicht bestehen. Und dennoch unterlagen beide Bereiche vielfältigen kulturellen wie technischen Einflüssen und erfuhren fortwährende Optimierungsprozesse, initiiert durch kreative Menschen.

Kreativität und Denken in Zusammenhängen werden zweifellos gefördert durch aktive Auseinandersetzung mit künstlerischer Gestaltung in all ihren Facetten und beeinflussen nachhaltig Persönlichkeitsentwicklung, so auch die von Chirurgen.

In der Regel sind diese Macher – stehen für Entscheidungsfreude wie Tatkraft und nutzen ihre manuellen Fähigkeiten intelligent im Einklang von Erfahrung und Intuition *(Abb. 1)*.

Der Philosoph und Mathematiker B. Russell (1872–1970) empfand, dass „in jedem Menschen ein Künstler eingesperrt sei – lassen wir ihn frei, damit sich Lebensfreude verbreitet".

Freude – genau das sollte jede Art von Kunst bereiten, dem, der sie mit Herzblut erschafft sowie dem, der sie begierig aufnimmt. Wertschöpfendes Aus- und Anschauen wie auch erfolgreiches, künstlerisches Gestalten wird einem aber nur gelingen, wenn man

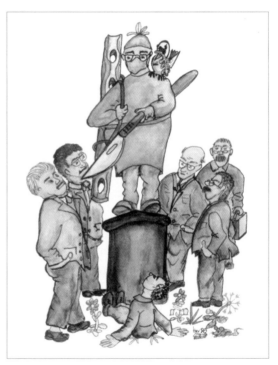

Abb. 1: „*Der Unfallchirurg als solcher*" *von Dieter Havemann (1935–2006), Ordinarius für Unfallchirurgie, Universität Kiel (Persönliches Geschenk von Dieter Havemann an Lothar Kinzl nach dessen DGU-Präsidentenjahr 1998, Bildrechte beim Autor)*

sich von professionellen Handlungszwängen befreit und in Muse nach Orientierung sucht!

Neben Literatur und Philosophie vermögen insbesondere Musik und die darstellende Kunst Harmonie, beglückende Klänge, Form- und Farbbewusstsein und damit erstrebenswerte Lebensqualität zu vermitteln.

Das Verwirrende, Unheimliche und Unfassbare des Lebens lässt sich zielführend nur durch Formgebung ordnen.

Kunst wirkt ähnlich chirurgischen Versorgungsanforderungen durch klare Strukturierung des Ungeordneten. Kunst ist Ausdruck von Kultur, Wärme und Glücksgefühl und vermag mehr denn je Konsumikonen – vornehmlich aus der digitalen Welt – zu verdrängen.

Der Drang der Menschen, ihre Gefühle, Gedanken und Sehnsüchte bildhaft oder musikalisch auszudrücken, ist uralt und wird natürlich wie auch selbstverständlich von vielen „sensiblen" Chirurgen nachempfunden. Sie tun das im Bewusstsein, dass ihr Berufsleben ohne Bilder, Skulpturen oder Musik öde und vor allem ärmer an Inspiration wäre.

Chirurgisch „dilettantisch-künstlerisches" Schaffen setzt die Beschäftigung mit Kunst voraus und ermutigt zur Auseinandersetzung mit professionellen Künstlerpersönlichkeiten, was – günstige Konstellationen verbunden mit zwischenmenschlicher Harmonie vorausgesetzt – zu begeisternden Schöpfungen führen kann.

So gelang es beispielsweise Dietmar Wolter – selbst malender, höchst kreativer Kollege – als ärztlichem Direktor der BG Unfall-Klinik Hamburg, den herausragenden Maler Johannes Grützke (1937–2017) von der faszinierenden Entwicklung der Unfallchirurgie nachhaltig zu begeistern.

Grützke – international anerkannt durch sein gewaltiges Wandbild in der Frankfurter Paulskirche – schuf 1995 in stetem Kontakt mit Dietmar Wolter für den Hörsaal der Klinik einen 16 Meter langen und 1,6 Meter hohen Wandfries, der in sechs qualitätsvollen Bildfolgen markante Ereignisse aus der „Geschichte der Unfallchirurgie" für immer festhält.

Inhaltlich versagte sich der Künstler in seinen Darstellungen jedweder Chronologie unfallchirurgischer Entwicklungsetappen, vielmehr lag es ihm am Herzen, den Bildbetrachtern Vorschläge zu Spekulationen zu vermitteln, die nichts weiter sagen sollen, als dass jeder einem Gemälde entnehmen darf, was er will.

„Ich, Grützke, möchte niemanden indoktrinieren, und die Aussage eines Gemäldes ist das Gemälde selbst und nichts darüber hinaus. Alles darüber hinaus ist erlaubte Spekulation" [1].

Durch meisterhaft verflechtendes Portraitieren der Väter der

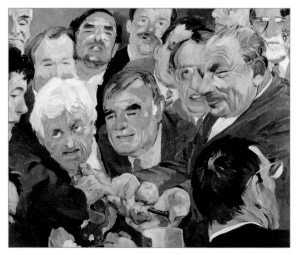

Abb. 2: Ausschnitt aus dem von Johannes Grützke geschaffenen Wandfries im Hörsaal des Berufsgenossenschaftlichen Unfallkrankenhauses Hamburg. Im Zentrum ist der Handelnde: Gerhard Küntscher (Abbildung aus Tafel VI des Wandbildes [1] mit Verlagsgenehmigung)

Unfallchirurgie mit Vertretern dieser Disziplin aus der Neuzeit gelang ein Brückenschlag zu lange zurückliegenden, bahnbrechenden Ideen, die unser chirurgisches Handeln nach wie vor beeinflussen.

So steht zu Recht im Zentrum der Tafel VI *(Abb. 2)* der große Gerhard Küntscher [2], der Erfinder des Marknagels. Ebenfalls in zentraler Position ist unser, von Kinzl und Wolter, geschätzter Lehrmeister Caius Burri (1933–2002) zu erkennen, der die Unfallchirurgie in den 1970er und 1980er Jahren in Deutschland entscheidend mitgeprägt hat. Er, Burri, glänzte als Operateur, war einfallsreicher Visionär und markantes Vorbild für eine ganze Chirurgengeneration.

Die Abbildung 3 vermittelt die mutige Entscheidung zu einem operativen Eingriff, bei dem C. Hansmann [2] eine Lochschiene an das vor ihm liegende frakturierte Schienbein eines Patienten schrauben wird.

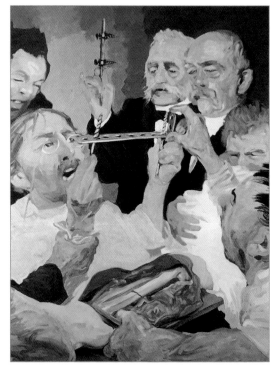

Abb. 3: „Mutige Operation, bei der C. Hansmann eine Lochschiene an das vor ihm liegende, frakturierte Schienbein eines Patienten schrauben wird" (Ausschnitt aus Tafel III des Wandbildes [1] mit Verlagsgenehmigung)

Warum malen Unfall-Chirurgen?

Statistisches Material zur Beantwortung dieser Frage lässt sich kaum treffsicher gewinnen. Daher sei es gestattet, das nachfolgend erstellte Meinungsbild als Projektion persönlicher Mitteilungen dreier uns allen in Erinnerung gebliebener Kollegen zu verstehen.

➤ *Caius Burri (1933–2002), Ordinarius für Unfallchirurgie, Universität Ulm*

Er sah in der Wissenschaft, Natur und der Kunst – außerhalb persönlicher zwischenmenschlicher Beziehungen und dem Zu-sich-selbst-Hineinsehen – die drei wichtigsten Dinge in seinem Leben. Wissenschaft stand für seinen Beruf, Natur wie die Kunst für herausfordernde Kreativität.

„Malend gestalte ich mir – im Sinne meines Freundes Hundertwasser – mein Paradies auf dieser Welt".

➢ *Heinz Gerngross (1947–2005), Leitender Chirurg des BwKrhs Ulm*

Malen war für ihn eher ein „Muss" als Entspannung oder Vergnügen.
„Malen verhilft mir zu begreifen; vielleicht nur eine leere, weiße Wand die stört.
Malen kann man mit allem und über alles.
Malen ist wie etwas erfahren, lieben, freuen oder verzweifeln.
Malen ist Musik, der Kontrapunkt existenzieller Größe oder Insuffizienz.
Malen ist – der Chirurgie vergleichbar – TUN!"

➢ *Leonhard Schweiberer (1930–2017), Ordinarius für Chirurgie, LMU München*

„Die Einswerdung des Menschen mit seiner Tätigkeit finde ich sowohl in einer planmäßi-
gen, ohne Hast vollzogenen Operation, als auch in der Malerei verwirklicht, wenn gestaltend aus einer weißen Fläche ein Bild entsteht".
Als ein bis ins hohe Alter aktiver „Alpiner" verglich er diesen Bildentstehungsvorgang mit
der melodischen Vereinigung eines Skifahrers mit einem unberührten Tiefschneehang.

Warum musizieren Unfall-Chirurgen?

Was der Chirurg an der Musik sucht und findet ist wiederum Ästhetik und Harmonie.
Beschäftigt sich Unfallchirurgie in handwerklich-künstlerischer Weise mit der Reparatur
des materiellen Teils des Daseins, dem Körper, so ist die Musik die Medizin der Seele und
des Geistes. Man muss unterscheiden zwischen einem naiven Hörempfinden und einem
intellektuellen Hörgenuss. Das naive Musikempfinden ist ein mehr körperliches Erlebnis,
das intellektuelle mit einem geistreichen Witz zu vergleichen.

Der musizierende Chirurg, der seine Kraft aus der Harmonie der Musik schöpft, sollte
in der Lage sein, Musik sensitiv zu erleben und intellektuell zu verarbeiten.

So wie das höhere Ziel über das Unästhetische seines Alltags tröstet, so ebnet die Musik
seine stürmisch gekräuselte Seele.

Summary

Although there are no dependencies between trauma surgery and art, both areas are subjects to cultural and technical influences and have experienced optimization processes
initiated by creative people.

In addition to literature and philosophy, music and the performing arts in particular
are able to convey aesthetics and harmony and thus provide for a desirable quality of life.

The initial brushstroke on the white canvas of the amateurishly artistic surgeon is like the incision made every day to expose the surgical site. Both are imbued with the same magic, which is carried by expectation, tension, surprise, decision making and the compulsion to complete the work within an appropriate time frame.

If the surgeon is normally committed to a reference to reality, then as a painter or musician he may reflect on his sensory impressions, happily searching for deeper dimensions and interpretations, perhaps in order to get to the bottom of existence, reflecting more than being born, operating, ageing and dying.

Literatur

1. Grützke J (2002) Das Wandbild „Aus der Geschichte der Unfallchirurgie". ISBN 3-87536-208-X. Merlin Verlag, Gifkendorf. S. 32–33

2. Probst J (1997) Aus der Geschichte der Unfallchirurgie. In: Unfallchirurgie in Deutschland. Bilanz und Perspektiven. Hrsg. Oestern HJ, Probst J. Springer-Verlag, Berlin-Tokio. 3. 14, 33–34

41 Historie und aktuelle Arbeit des Konvents der Universitätsprofessoren für Orthopädie und Unfallchirurgie (KUOU)

*Felix Walcher, Magdeburg; Henning Madry, Homburg/Saar;
Wolf Mutschler, München; Markus Rickert, Gießen*

Die Idee des Konventes

Die Aufgaben der Unfallchirurgie an den Universitätsstandorten sind aufgrund des Dreiklangs aus Forschung, Lehre und Krankenversorgung vielschichtig und bringen besondere Herausforderungen mit sich, die seit jeher von den Universitätsprofessoren mit großer Freude und enormem Engagement angenommen werden.

Eine Vielzahl von externen Einflussfaktoren und systemimmanenten Beschränkungen erschwerten jedoch zunehmend die Arbeit an den Fakultäten und den Universitätskliniken im letzten Jahrzehnt. Daher stellt eine Hauptaufgabe des Konvents die kontinuierliche Analyse des Status quo und der neuen Anforderungen dar, um konzeptionell mögliche Lösungswege zu erarbeiten sowie die Rahmenbedingungen im Bund und in den Ländern zu verbessern. Hinzu kommt die Aufgabe als Kommunikationsplattform für die Universitätsprofessoren, um auch auf dieser Ebene das Zusammengehen von „O&U" (Orthopädie & Unfallchirurgie) weiterzuentwickeln und zu stärken.

Historie des Konventes

Regelmäßige Treffen des „Konvents der unfallchirurgischen Lehrstuhlinhaber", umgangssprachlich als „Ordinarienkonvent" bezeichnet, fanden jeweils zu den Jahrestagungen der Deutschen Gesellschaft für Chirurgie oder der Deutschen Gesellschaft für Unfallchirurgie statt. Die Themenauswahl war anfangs eher weniger strukturiert; diskutiert wurden maßgeblich Aspekte aus der Berufspolitik, die Entwicklung an den Standorten und weitere aktuelle Themen. Eine Satzung des Konvents gab es nicht; die Teilnehmerzahl war eher übersichtlich.

Parallel zum Konvent in der Unfallchirurgie trafen sich die orthopädischen Kollegen in der „Ordinarienkonferenz der DGOOC" gleichermaßen auf der jeweiligen Jahrestagung oder an einzelnen Standorten.

Mit der Einführung des gemeinsamen Facharztes für Orthopädie und Unfallchirurgie am 1. Januar 2006, mit der ärztlichen Weiterbildungsordnung und der Gründung der DGOU (Deutsche Gesellschaft für Orthopädie und Unfallchirurgie) im Jahr 2008 war die

Auflösung beider Konvente und ihre Zusammenführung in einem neuen Konvent eine logische Konsequenz, die allerdings einer gründlichen Vorbereitung, behutsamen Annäherung und eines wertschätzenden Dialoges bedurfte, was wiederum seine Zeit brauchte.

Die ersten Sprecher des gemeinsamen Konvents waren Professor Wolf Mutschler, München, und Professor Volker Ewerbeck, Heidelberg; die nachfolgenden Sprecher sind tabellarisch aufgeführt *(Tab. 1)*. Die erste gemeinsame Klausurtagung 2014 auf Schloss Pillnitz in Dresden markierte als historischer Meilenstein das gemeinsame Verständnis und Auftreten in der Universitätsmedizin *(Abb. 1)*. Das im gleichen Jahr veröffentlichte Positionspapier der damaligen Sprecher widmete sich den Aufgaben, Inhalten und Strukturen der Orthopädie und Unfallchirurgie im universitären Umfeld [2, 7].

Jahre	Sprecher	Stellvertreter	Stellvertreter Forschung
2014	Prof. Mutschler (M)	Prof. Ewerbeck (HD)	
2015	Prof. Mutschler	Prof. Ewerbeck	
2016	Prof. Jansson (M)	Prof. Nerlich (R)	Prof. Pap (MS)
2017	Prof. Jansson	Prof. Nerlich	Prof. Pap
2018	Prof. Walcher (MD)	Prof. Rickert (GI)	Prof. Pap
2019	Prof. Walcher	Prof. Rickert	Prof. Pap
2020	Prof. Rickert	Prof. Walcher	Prof. Madry (HOM)
2021	Prof. Rickert	Prof. Walcher	Prof. Madry

Tabelle 1: Sprecher des Konvents der Universitätsprofessoren für Orthopädie und Unfallchirurgie (KUOU) seit der Gründung im Jahr 2014.
M – München, HD – Heidelberg, R – Regensburg, MS – Münster, MD – Magdeburg, GI – Gießen, HOM – Homburg an der Saar

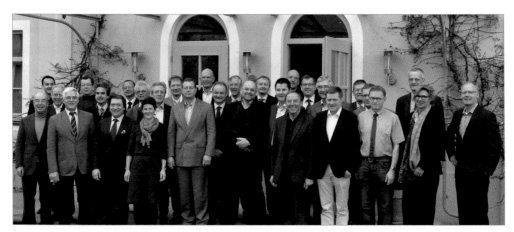

Abb. 1: Gruppenbild der Klausurtagung des Konventes 2014, Schloss Pillnitz in Dresden

Um sich der Entwicklung der Begrifflichkeit der Hochschulreform auch semantisch anzugleichen, wurde der Ordinarienkonvent umbenannt in „Konvent der Universitätsprofessoren für Orthopädie und Unfallchirurgie", kurz KUOU *(Tab. 1, Abb. 2)*. Der sperrigen Abkürzung KUOU zum Trotz hat sich der Zusammenschluss sowohl inhaltlich als auch strukturell deutlich weiterentwickelt [3]. So sah die erarbeitete Geschäftsordnung die Besetzung der Sprecher mit jeweils einem unfallchirurgischen und einem orthopädischen Universitätsprofessor vor.

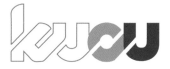

*Abb. 2: Logo des neu gebildeten „**K**onvent der Universitätsprofessoren für **O**rthopädie und **U**nfallchirurgie" (KUOU)*

Stärkung des Stellenwertes der Forschung

Zusätzlich zu den Delegierten aus Orthopädie und Unfallchirurgie wurde der Entwicklung der selbstständigen Professuren für experimentelle muskuloskelettale Forschung dahingehend Rechnung getragen, dass auch die Vertreter von selbstständigen Forschungsinstituten und -abteilungen, sofern diese berufene Professoren der Universitäten sind, gleichermaßen Delegierte des Konventes sein können. Diese Weiterentwicklung findet in der Benennung eines dritten Sprechers aus der orthopädisch-unfallchirurgischen Forschung ihren Ausdruck.

Die Einbeziehung der Forschung erschien logisch, da die etablierten eigenständigen Forschungsprofessuren in Ulm, Berlin, Hamburg, Münster und Homburg traditionell sehr eng mit den Universitätskliniken für Orthopädie und Unfallchirurgie kooperierten [1]. Auf wissenschaftlicher Ebene manifestiert sich diese fruchtbare Zusammenarbeit in gemeinsamen DFG-Forschungsanträgen oder Sonderforschungsbereichen, auf personeller Ebene beispielsweise durch Forschungsrotationen interessierter Kliniker aus Orthopädie und Unfallchirurgie mit dem möglichen Ziel einer Habilitation.

Mit der Formulierung 2 x W3 plus X wurde ein klares Signal an die Universitätsstandorte gesendet, dass das gemeinsame Fach der Orthopädie und Unfallchirurgie in seiner großen fachlichen Breite am besten durch den Erhalt der zwei Lehrstühle Orthopädie und Unfallchirurgie inklusive der zunehmend an Bedeutung gewinnenden unabhängigen Forschung abgedeckt werden kann [2, 12]. Gleichermaßen sollte die Option offengehalten werden, weitere klinische Schwerpunkte an den Standorten entsprechend akademisch besetzen zu können.

Lehre und Weiterbildung

Mit der Entscheidung für die Entwicklung des gemeinsamen Faches Orthopädie und Unfallchirurgie wurde der erste Lernzielkatalog für das Medizinstudium im Auftrag beider Konvente entwickelt und im Jahr 2008 publiziert [13]. Hier zeigte sich bereits die

Bedeutung der Formulierung von gemeinsamen Lernzielen und die Notwendigkeit, dass in der Folge eine sorgfältige Bilanzierung der Lehre an den jeweiligen Standorten durch ein sogenanntes Curriculum-Mapping erfolgen muss. Im Rahmen der Zusammenarbeit der beiden Fächer auf dem Gebiet der Lehre wurde im Jahr 2009 die Arbeitsgemeinschaft Lehre der DGOU gegründet. Zahlreiche Publikationen widmeten sich den Möglichkeiten von Strukturen gemeinsamer Lehre in Orthopädie und Unfallchirurgie [8, 10, 11]. Eine richtungsweisende Entscheidung für die Ausrichtung der Struktur der Lehre wurde 2018 gefällt, indem konstatiert wurde, dass sich das Fach Orthopädie und Unfallchirurgie im Kontext der Lehre in der Chirurgie sieht [9].

Gleichermaßen entwickelte sich im Lauf der Jahre verstärkt ein Bewusstsein für die Belange des Nachwuchses und die Verantwortung der Universitätsmedizin in der Weiterbildung [4–6].

O und U in den Universitätsstandorten

Die Weiterentwicklung universitärer Strukturen in Orthopädie und Unfallchirurgie ist Gegenstand wiederholter und ständiger Diskussionen im Konvent. Das Bekenntnis zu einer Fortführung der Besetzung mit zwei Lehrstühlen zuzüglich berufener Forschungsprofessuren wurde in der Sitzung 2018 [9] erneut bekräftigt *(Abb. 3)*. Die Ausgestaltung dieser Forderung findet an den einzelnen Standorten unterschiedliche Ausprägung. Trotz der Diversität der Strukturen liegt die Erkenntnis zugrunde, dass ein so umfangreiches Fach nicht von einem Universitätsprofessor allein vertreten werden kann.

So entwickeln sich zunehmend auch Kliniken und Zentren für Orthopädie und Unfallchirurgie, denen nominell nur eine Leitung vorsteht, die aber weitere berufene

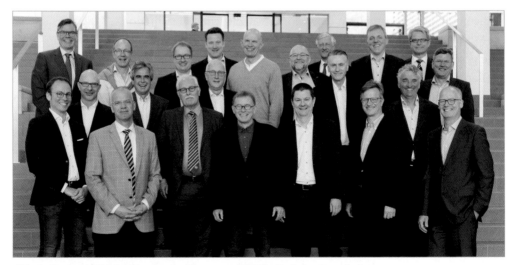

Abb. 3: Gruppenbild der Sitzung des Konventes 2018 in Seeheim-Jugenheim

Universitätsprofessoren für die zentralen Bereiche des gemeinsamen Fachs einschließen, so z. B. spezielle Unfallchirurgie inklusive Polytraumaversorgung im TraumaNetzwerk DGU und berufsgenossenschaftliches Heilverfahren, Endoprothetik sowie weitere Schwerpunkte wie Wirbelsäule, Tumorchirurgie, Kinderorthopädie etc.

Ob und wie sich diese Strukturen bewähren und weiterentwickeln, werden die nächsten Jahre zeigen. Entscheidend ist hier der wertschätzende kontinuierliche Dialog der Partner zugunsten der Patienten und der Mitarbeiter im interdisziplinären Kontext.

Aktuelle Arbeit des Konventes

Die inhaltliche Arbeit des Konventes ist in den Frühjahrssitzungen *(Abb. 3, 4)* seit 2018 in sogenannte Foren gegliedert:
- – Forum Forschung / Drittmittel / Fundraising
- – Forum Lehre / Studium / Ausbildung
- – Forum Politik / DGOU / Gremien
- – Aus den Standorten

Die Internetseite des Konvents (https://www.kuou.de/kuou/) wurde als Satellitenseite der DGOU zur Information von Interessierten im Sinne einer transparenten Außendarstellung sowie für die zügige Orientierung der Delegierten eingerichtet und wird kontinuierlich weiterentwickelt. Über den internen Bereich können Protokolle und Zusammenfassungen der Beiträge eingesehen werden.

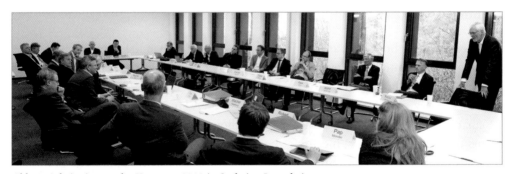

Abb. 4: Arbeitssitzung des Konvents 2018 in Seeheim-Jugenheim

Erhebung des Ist-Standes der Universitätsmedizin und Perspektiven

Die Universitätsmedizin sieht sich besonders in Orthopädie und Unfallchirurgie mit Anforderungen konfrontiert, die eine Diskussion der zukünftigen Ausrichtung erforderlich machen. Mit dem Titel: „Quo vadis Universitätsmedizin" hat sich der Konvent die

Aufgabe gestellt, den Ist-Zustand in Deutschland zu erheben, der sich mit aktuellen Einflussgrößen beschäftigt. Mit der Ökonomisierung, die auch in der Universitätsmedizin eine immer größere Rolle spielt, wird die Handlungsfreiheit der verantwortlichen Akteure eingeengt [7].

Zusätzlich wird mit den veränderten Ansprüchen des Nachwuchses an die Weiterbildung, der verstärkten Bedeutung der Work-Life-Balance und gleichermaßen hohen Erwartungen an moderne Führungsstrukturen die traditionelle und mancherorts auch tradierte Arbeitsweise der Universitätsmedizin in Frage gestellt. Schließlich nehmen das Arbeitszeitgesetz und der neue Tarifvertrag für die Universitätsmedizin aus 2020 eine zentrale Bedeutung ein, dessen sich kein Klinik- oder Institutsdirektor mehr entziehen kann.

Auf Basis eines mit Sozialmedizinern ausgearbeiteten Fragenkataloges wird zudem erfasst, inwieweit eine Modernisierung vieler Aspekte unserer Aufgaben in Krankenversorgung, Lehre und Forschung aus der Sicht der Universitätsprofessoren zu erfolgen hat.

Ausblick

Die unterschiedlichen Historien von Unfallchirurgie und Orthopädie an den Universitätsstandorten haben in Form des Konvents ein gemeinsames Format des kollegialen Austausches, der kritischen Analyse und der zukunftsorientierten Weiterentwicklung universitärer Themen gefunden.

Summary

The merging of orthopaedics and trauma surgery did not stop at the university level. The historical "Convention of Trauma Surgery Chair Holders" and the "Ordinarienkonferenz der DGOOC" became the "Convention of University Professors for Orthopedic and Trauma Surgery", which met for the first time in 2014. All members of the Convention in its current form are university professors in orthopaedic and/or trauma surgery departments or their subdivisions, including the independent research professorships (2 x W3 plus X formula), who are appointed at the universities in Germany. The topics dealt with in the Convention are broad, ranging from research topics to the acquisition of third-party funding and the latest developments in licensing regulations for doctors and to health policy content that increasingly dominates daily activities in the universities. For the future, it is important to break with increasingly restrictive framework conditions, in particular for those of an economized university medicine, and to point out new perspectives under which successful research and teaching in O&U can be carried out in the future. The Convention has made it the central task to actively shape this path.

Literatur

1. Amling M (2014) Thesen zur muskuloskelettalen Forschung in Orthopädie und Unfallchirurgie. Mitteilungen und Nachrichten 2: 141–142

2. Ewerbeck V, Rickert M, Mutschler W (2014) Positionspapier: Aufgaben, Inhalte und Strukturen der universitären Orthopädie und Unfallchirurgie – Aus der Konferenz der orthopädischen und unfallchirurgischen Lehrstuhlinhaber. Mitteilungen und Nachrichten 2: 138–141

3. Jansson V, Nerlich M, Pap T (2016) Konvent der Universitätsprofessoren – Konvent mit neuer Struktur. Mitteilungen und Nachrichten 8: 12–13

4. Lucas B, Weidert S, Krause M, Rickert M, Walcher F, Reppenhagen S (2019) OP-Simulationen, 3-D-Druck und Virtual Reality in der chirurgischen Weiterbildung. Zeitschrift für Orthopädie und Unfallchirurgie 157: 622–625

5. Mittlmeier T, Bonnaire F, Grützner P, Lill H, Matthes G, Prokop A, Seifert J, Voigt C, Walcher F, Wölfl C und Siebert H (2010) Der Weg zum Unfallchirurgen. Situationsanalyse und Konzepte zur Nachwuchsförderung in der Unfallchirurgie im Umfeld des neuen gemeinsamen Faches Orthopädie/Unfallchirurgie (Teil I). Der Unfallchirurg 113: 504–512

6. Mittlmeier T, Bonnaire F, Grützner P, Lill H, Matthes G, Prokop A, Seifert J, Voigt C, Walcher F, Wölfl C und Siebert H (2010) Der Weg zum Unfallchirurgen. Situationsanalyse und Konzepte zur Nachwuchsförderung in der Unfallchirurgie im Umfeld des neuen gemeinsamen Faches Orthopädie/Unfallchirurgie (Teil II). Der Unfallchirurg 113: 598–605

7. Mutschler W, Ewerbeck V (2015) Konvent der Universitätsprofessoren für Orthopädie und Unfallchirurgie. Mitteilungen und Nachrichten 4: 297–298

8. Obertacke U (2014) Thesen zur studentischen Lehre in Orthopädie und Unfallchirurgie. Mitteilungen und Nachrichten 2: 142–143

9. Rickert M (2018) Tagung des Konvents der Universitätsprofessoren – Medizinstudium: Integration von O und U in Chirurgie. Mitteilungen und Nachrichten 8: 44–45

10. Rüsseler M, Fröhlich S, Mittelmeier W, Walcher F, Obertacke U, Arbeitsgemeinschaft Lehre der DGOU (2010) Die Lehre in Orthopädie und Unfallchirurgie im klinischen Studienabschnitt und im Praktischen Jahr (PJ). Eine Analyse möglicher Inhalts- und Strukturmodelle zur Umsetzung der konsentierten Lernziele im neuen gemeinsamen Fach. Zeitschrift für Orthopädie und Unfallchirurgie 148: 542–7

11. Rüsseler M, Obertacke U, Dreinhöfer KE, Waydhas C, Arbeitsgemeinschaft „Lehre" der Deutschen Gesellschaft für Orthopädie und Unfallchirurgie (DGOU), Marzi I, Walcher F (2011) Die studentische Lehre im gemeinsamen Fach Orthopädie-Unfallchirurgie – Eine deutschlandweite Statuserhebung. Zeitschrift für Orthopädie und Unfallchirurgie 149: 27–32

12. Salis-Soglio von G (2012) Enge Kooperation von O und U. Mitteilungen und Nachrichten 4: 12–17

13. Walcher F, Dreinhöfer K, Obertacke U, Waydhas C, Josten C, Rüsseler M, Venbrocks R, Liener U, Marzi I, Forst R, Nast-Kolb D (2008) Entwicklung des Lernzielkatalogs „Muskuloskelettale Erkrankungen, Verletzungen und traumatische Notfälle" für Orthopädie-Unfallchirurgie im Medizinstudium. Der Unfallchirurg 111: 670–687

▰ *KONVERGENZ*

AE: Von einer Arbeitsgemeinschaft zur Deutschen Gesellschaft für Endoprothetik – Ein Erfolgsmodell in der Zusammenarbeit von Unfallchirurgen und Orthopäden

Peter Kirschner, Mainz und Rainer Neugebauer, Regensburg

Die Idee einer Arbeitsgemeinschaft für Endoprothetik hat ihren Ursprung in einem kleinen Freundeskreis von Gleichgesinnten der Unfallchirurgie, Orthopädie und Medizintechnik, die sich am Rande von Tagungen in den frühen 1990er Jahren immer wieder in fachlicher Verbundenheit und gegenseitiger Achtung zu Gesprächen trafen. Unfallchirurgische und orthopädische Kliniken waren im operativen Gebiet des künstlichen Gelenkersatzes in einem oft deckungsgleichen Versorgungsgebiet tätig. Zu der Zeit begann es sich abzuzeichnen, dass die Standards in der Endoprothetik und damit die Weiterbildung der Fachärzte einer Normierung bedurften, die bisher noch nicht allgemeingültig definiert war.

Gründung der AE

So gründeten am 17. Juni 1996 drei Unfallchirurgen: Ulrich Holz (1941–2021), Chefarzt im Katharinenhospital Stuttgart, Rainer Neugebauer, Chefarzt im Krankenhaus der Barmherzigen Brüder Regensburg, und Peter Kirschner, Chefarzt im St. Vincenz und Elisabeth Hospital Mainz, sowie die drei Orthopäden: Wolfhart Puhl, Direktor der Orthopädischen Universitäts- und Rehakliniken Ulm, Rudi Ascherl, Chefarzt an den Städtischen Kliniken Ingolstadt, und Christian Trepte (1949–2008), Chefarzt der Baumann-Klinik Stuttgart, zusammen mit Klaus Hug, Geschäftsführer der G.Hug GmbH/Synthes/Protek Freiburg, den eingetragenen Verein: *AE – Arbeitsgemeinschaft Endoprothetik.* Aus fachlicher und klinischer Sicht erschien uns für eine kompetente, geregelte und freundschaftliche Zusammenarbeit die Parität zwischen Unfallchirurgen und Orthopäden besonders wichtig, beruhten doch die Anfänge der modernen Endoprothetik in Deutschland im Fach Orthopädie und im Schwerpunkt Unfallchirurgie auf seinerzeit unterschiedlichen Gegebenheiten.

Entwicklung der Endoprothetik

1962 publizierte der britische Chirurg und Orthopäde Sir John Charnley (1911–1982) die erfolgreiche Implantation der von ihm entwickelten Totalendoprothese der Hüfte, mit

Kopf, Hals und Stiel aus Metall und einer Polyethylenpfanne im Acetabulum nach dem „low friction"-Prinzip. Als Verankerung im Knochen kam erstmals Knochenzement als PMMA (Polymethylmethacrylat) zur Anwendung [24]. Maurice Müller (1918–2009), Chefarzt der orthopädisch-traumatologischen Abteilung des Kantonsspitals St. Gallen, erkannte die Tragweite des stabil verankerten Hüftgelenkersatzes und propagierte diesen mit Modifikationen [1].

Bereits 1958 hatten Maurice Müller, Martin Allgöwer (1917–2007), Walter Bandi (1912–1997), Robert Schneider (1912–1990) und Hans Willenegger (1910–1998) mit acht weiteren Kollegen die Schweizer AO „Arbeitsgemeinschaft für Osteosynthesefragen" gegründet, die eine fundamental veränderte Knochenbruchbehandlung der primären Knochenheilung propagierte [7, 17].

a) unfallchirurgisch

An der Universitätsklinik im grenznahen Freiburg im Breisgau erkannte der Chirurg Hermann Krauß (1899–1971) als Erster die Tragweite der neuen Behandlungsmöglichkeiten und führte die stabile Osteosynthese sofort in seiner Klinik ein [7, 16]. Seine Schüler Siegfried Weller (1928–2019) und Carl-Heinrich Schweikert (1929–1979) nahmen die AO-Verfahren in ihre späteren Kliniken nach Tübingen und Mainz mit und vertieften die persönlichen Kontakte zu den AO-Gründern in der Schweiz, die in den mittlerweile viel beachteten und für Chirurgen erstmals entwickelten AO-Operationskursen und Symposien stattfanden [7].

Der Importeur der neuen Implantate, Gerhard Hug in Freiburg, vertrieb die AO-Implantate der Firma Synthes sowie die sogenannten Müller-Prothesen der Firma Protek in Deutschland [7]. Durch die Verflechtung bei Herstellern und Vertrieb der neuen AO-Implantate mit den ebenfalls in der Schweiz entwickelten Hüftprothesen hielt der Gelenkersatz unmittelbar Einzug in die großen chirurgischen Kliniken in Deutschland, in welchen sich im großen Fach Chirurgie die Unfallchirurgie in den 1960er Jahren zu verselbstständigen begann. Dies hatte zur Folge, dass die deutschen Chirurgen mit den AO-Methoden der operativen Fakturbehandlung an der Hüfte auch die Möglichkeiten des Hüftgelenkersatzes mit Prothesen immer häufiger nutzten. Als Pioniere der Hüft-Prothetik sind neben Siegfried Weller in Tübingen und Carl-Heinrich Schweikert in Mainz vor allem Heinrich Beck (1928–2006) in Erlangen und Fritz Lechner (1921–2013) in Garmisch-Partenkirchen zu nennen [7, 23, 25]. Sie hatten bereits Mitte der 1960er Jahre in Deutschland die Erfolge des modernen künstlichen Hüftgelenkersatzes eingeleitet. Etwa zeitgleich entwickelte der Chirurg Hans-Wilhelm Buchholz (1910–2002) in Hamburg am Krankenhaus St. Georg zusammen mit der Firma Waldemar Link eine eigene Prothese, die ebenfalls dem „low friction"-Prinzip von Charnley und Müller folgte, erweitert um die Beimischung von Gentamicin in den Knochenzement, was zur Verringerung des Infektionsrisikos führte und einen weiteren Meilenstein darstellte. Zu seinem Lebenswerk gehörte außerdem die Gründung der ersten Spezialklinik für künstlichen Gelenkersatz, die Endoklinik Hamburg [12].

b) orthopädisch

In den orthopädischen Kliniken gestaltete sich der Umbruch in der Hüftchirurgie nicht so radikal. Nach den relativ erfolglosen Methoden des Hüftkopfersatzes mit Plexiglaskappen der Brüder Robert Judet (1909–1980) und Jean Judet (1905–1995) aus Paris 1946 und den Plexiglas-Kopf-Hals-Prothesen nach Max Lange (1899–1975) und Hans Rettig (1922–1998) in München 1950 wurden auch weiterhin Korrekturosteotomien und Weichteilrelease-Operationen durchgeführt, sodass die neuen Prothesen nur zögerlich Einzug in den Alltag der orthopädischen Kliniken hielten [13]. Erwähnenswert sind die Versuche von Heinz Mittelmeier an der Orthopädischen Universitätsklinik in Homburg/Saar in den 1970er Jahren. Die zementfreie Verankerung von Metallschäften und die Keramik-Keramik-Gleitpaarung mit Schraubpfannen scheiterte bereits bei mittelfristigen Ergebnissen an den materialtechnischen Problemen [8].

Jahre der Divergenz mit Konvergenz in der AE

Fachärzte für Orthopädie und die seit 1968 eingeführten Fachärzte für Unfallchirurgie in eigenständigen Kliniken für Unfallchirurgie, führten diese erfolgreichen Operationen am Hüftgelenk in zunehmend großen Zahlen durch. Die Alterszunahme in der Bevölkerung und die damit einhergehenden Verschleißkrankheiten sowie die Frakturhäufigkeit der Hüftgelenke waren nun mittels der Ersatzoperationen erfolgreicher zu behandeln. In dieser Konkurrenzsituation entwickelte sich ein distanziertes Verhältnis zwischen Orthopädie und Unfallchirurgie mit aufkeimendem Wettbewerb in der Versorgung von Hüftendoprothesen.

Nach dem Vorbild der AO, die in der Schweiz ohne Wenn und Aber die Zusammenarbeit von Orthopäden und Chirurgen auf dem Gebiet der Osteosynthesen praktizierte, sollte 1996 mit Gründung der AE die Mitgliedschaft paritätisch geordnet und die Aufgaben von Unfallchirurgen und Orthopäden gemeinsam übernommen werden. Außerdem sollten praxisbezogene Kursformate, Grundlagenforschung und klinische Studien analog der AO auch mit öffentlicher Beteiligung der medizintechnischen Industrie zu einem internationalen Erfolgsmodell führen [7, 23]. Der AE-Gründungspräsident Wolfhart Puhl umschrieb seinerzeit die Übertragung der Entwicklung organisatorischer Strukturen und der Budgetierung auf Klaus Hug aufgrund seiner langjährigen Erfahrung in der AO so:

„Zur Gruppe der Orthopäden und Unfallchirurgen kam mit Vision, Organisationskraft und Hilfsbereitschaft Klaus Hug."

Strukturierung der AE

Zweck des gemeinnützigen Vereins sollte u. a. das Erfassen des aktuellen Wissens um die Endoprothetik und die kritische Auseinandersetzung und Schulung der an diesem Thema besonders interessierten Unfallchirurgen und Orthopäden sein. In Weiterbildungskursen und Hands-on-Workshops sollten Behandlungskonzepte und operative Techniken mit Betonung der handwerklichen Fähigkeiten vermittelt werden, auf die insbesondere Rudi Ascherl höchsten Wert legte. Als begeisterter Lehrer und Promotor der AE betonte er immer wieder die notwendige Empathie und „nihil nocere" beim Operieren. Grundlagenforschung mit Förderung wissenschaftlicher, technologischer, biologischer und praktischer Inhalte sowie Qualitätssicherungsmaßnahmen wurden definiert. Zu den anfangs nur für AE-Kliniken vorbehaltenen Symposien und Kursen kamen bald Weiterbildungskurse, Symposien und Kongresse für alle an der Endoprothetik Interessierten hinzu. Die Weiterbildung des orthopädisch-unfallchirurgischen Nachwuchses nach Etablierung des gemeinsamen Facharztes für Orthopädie und Unfallchirurgie (O&U) 2003 konnte durch die AE gefördert, die Zusammenarbeit mit internationalen Gremien, Gesellschaften und Arbeitsgruppen beschleunigt werden. Die Öffentlichkeitsarbeit für Patienten und Politik sowie die medizinische Dokumentation wurden in der AE weitere wichtigeVorhaben.

Die Mitgliedschaft sollte anfangs Orthopäden und Unfallchirurgen in leitender Position vorbehalten sein, die schwerpunktmäßig in der Endoprothetik tätig und nach Einladung einstimmig in die AE aufzunehmen waren. Dabei wurde auf Proporz und Parität

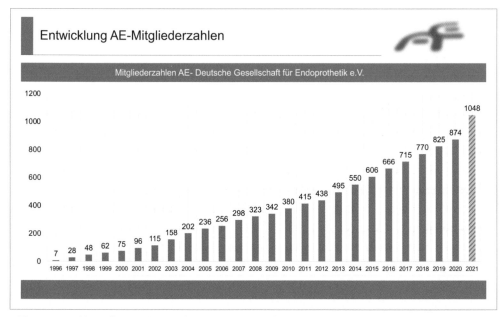

Abb. 1: Entwicklung der Mitgliederzahlen seit der Gründung der AE 1996

von Orthopäden und Unfallchirurgen geachtet. Willkommen und dringend benötigt waren Experten aus Spezialgebieten wie Biomechanik, Werkstoffkunde, Mikrobiologie, Pathologie, Radiologie, Allergologie und den Ingenieurwissenschaften, die sich mit Fragen der Endoprothetik befassten.

Ziel bei Gründung war auch ein kontinuierliches und langsames Wachstum der AE. So nahmen die Mitgliederzahlen in den ersten zwölf Jahren um durchschnittlich 36 Neuaufnahmen pro Jahr zu *(siehe Abb. 1)*. Angesprochen und integriert wurden erfahrene Operateure und Wissenschaftler im Gebiet der Endoprothetik aus aller Welt.

Noch im September des Gründungsjahres 1996 fand in München ein Brainstorming-Treffen zur *Biomechanik* und *Implantat-Entwicklung* statt. Zugegen waren Professor Erich Schneider, Gründer des Biomechanik-Instituts an der TU Hamburg, sowie andere neue potentielle Mitglieder mit Kompetenz in Forschung, Entwicklung und Erprobung von Implantaten. Ein erstes AE-Symposium wurde geplant und Ende November 1996 in Ofterschwang im Allgäu mit dem Hauptthema: *Krafteinleitung am proximalen Femur aus Sicht von Grundlagenforschung sowie klinische und radiologische Erfahrungen* durchgeführt, das in der verschneiten Winterlandschaft des Allgäu zu persönlichen Gesprächen und der Idee von Workshops für jüngere Mitarbeiter der AE-Kliniken führte.

AE-Symposien

Nach erster erfolgreicher Tagung im verscheiten Ofterschwang 1996, vorbereitet von einem kleinen Team um Frau Andrea Trautwein, sollten zahlreiche AE-Kurse mit theoretischem und praktischem Teil als Grund- und Masterkurse zur Hüfte oder zum Knie bald folgen. Bereichert wurden diese durch Ehrengäste wie Bernhard Weber (1927–2002) aus St. Gallen, Walter Blauth (1924–2018) aus Kiel, Werner Müller aus Basel und anderen Experten.

AE-Kurse

Nach initialen Kursen zur Hüfte und zum Knie kamen später auch Kurse für Prothesen an Schulter- und Ellenbogengelenk sowie an kleinen Gelenken (Magdeburg) hinzu, die auch praxisbezogene Kurse für das OP-Personal umfassten.

AE-Preise und AE-Reisestipendien

Diese wurden seit 2000 analog zur AO, DGU, DGOOC und DGOU ausgelobt, um die klinische und experimentelle Forschung zu stimulieren und dem Nachwuchs in AE-Kliniken auch durch Fortbildung im In- und Ausland spezielle Kenntnisse der Endoprothetik zu vermitteln.

Erster AE-Kongress 2000

Wenngleich das zentrale Anliegen der AE initial in der Fort- und Weiterbildung darin bestand, primär nur den Mitgliedern der AE die Experten-Meetings zu Qualitätsmaßnahmen und Behandlungsstrategien anzubieten, wurde bereits der erste AE-Kongress 2000 in Hamburg öffentlich veranstaltet. Allerdings waren bereits 1998 und 1999 in Straßburg zwei gemeinsame Kongresse mit den französischen Orthopäden vorausgegangen. Mittlerweile findet der Kongress jährlich mit internationalen Referenten und Teilnehmern statt. Er repräsentiert nicht nur den neuesten medizinischen Wissens- und Forschungsstand zur Endoprothetik, sondern ist auch Bühne für die Verleihung von Ehrenmitgliedschaften an internationale Forscher wie P. V. A. Mohandas aus Chennai, Indien, an Lorenzo Spotorno (1936–2009) aus Mailand, Italien, an Norbert Gschwend (1925–2020) aus Zürich, Schweiz oder an Michael Freeman (1931–2017) aus London, Großbritannien, Daniel Berry aus Rochester, USA, Nikolaus Böhler aus Linz, Österreich, Clive Duncan aus Vancouver, Kanada und andere.

ComGen 2003

Da die Mitgliedschaft in den ersten Jahren an eine Leitende Funktion in einer Klinik gebunden war, zeigte sich bald, dass viele profilierte Oberärzte dieser Kliniken auch an den aktuellen Entwicklungen teilhaben wollten. Daher wurde 2003 die kleine, sehr aktive und engagierte Nachwuchsorganisation *ComGen* gegründet. Deren Mitglieder werden bei Übernahme einer Chefarztstelle direkt als Mitglieder der AE ohne Aufnahmeverfahren integriert.

AE-Manuale

Die Herausgabe der AE-Manuale zur Endoprothetik in fünf Bänden unter dem Projektkoordinator U. Holz gilt als Meilenstein. Sie beinhalten den aktuellen Wissensstand des künstlichen Gelenkersatzes an Hüfte, Knie, Schulter, Ellenbogen sowie Sprunggelenk und Fuß in allen Belangen [2, 11, 19, 22, 26].

AE-Bulletins

Die seit 2010 herausgegeben Bulletins befassen sich mit speziellen Problemen zu Korrosion und Abrieb, zu Erkenntnissen verschiedener Gleitpaarungen, zur Antibiotikaprophylaxe künstlicher Gelenke bei Infektionen anderer Organe und zur Metall-Implantat-Allergie [10, 14, 18]. Auch Zusammenfassungen von Kursvorträgen und Handlungsempfehlungen zu aktuellen Themen methodischer Änderungen in der Endoprothetik sowie die Ausarbeitung von Leitlinien tragen zur Qualitätsverbesserung bei [4, 5, 9, 15, 20, 21, 27].

Mitgliedschaft

Mit Einführung des neuen Facharztes für Orthopädie und Unfallchirurgie 2003 durch die
Bundesärztekammer und bis 2006 durch die verschiedenen Landesärztekammern wurde die
initiale Parität hinfällig. Die Aufnahme als Mitglied folgte einer persönlichen Bewerbung mit
Nachweisen zur Tätigkeit in der Endoprothetik. Auch aus Österreich und der Schweiz gibt es
Anträge zur Mitgliedschaft, wo zwischenzeitlich AE-Symposien und -Kurse eingeführt wur-
den. Nach dem 25. Jubiläumskongress 2021 umfasst die AE nunmehr 1 048 aktive Mitglieder.

Neuausrichtung der AE mit einer GmbH seit 2009

Die mittlerweile stark gestiegene Zahl der zu organisierenden Veranstaltungen *(Abb. 2)*
und die bürokratischen Anforderungen an die Führung einer immer größer werdenden
AE machten eine Neuausrichtung erforderlich. Neben der wissenschaftlichen Gesellschaft
wurde bereits 2009 eine GmbH für den wirtschaftlichen Betrieb gegründet. Letzteren übernahm als Geschäftsführerin Andrea Trautwein, die von Anbeginn das Büro der AE zuverlässig und erfolgreich geführt hatte. Die Satzung musste angepasst werden und das bis dahin
erfolgreiche Sponsoring der AE durch die Firma Zimmer entsprechend der Antikorruption-
Vorgaben in eine neue Form der Finanzierung durch mehrere Firmen geändert werden.

Im Jahr 2013 erfolgte die Umbenennung in AE – Deutsche Gesellschaft für Endoprothetik als Sektion der Deutschen Gesellschaft für Orthopädie und Unfallchirurgie (DGOU).

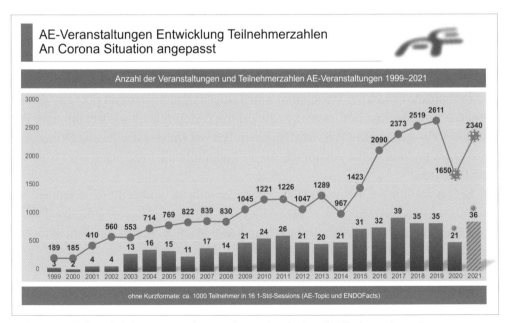

Abb. 2: Anzahl der jährlichen Veranstaltungen der AE (Säulen) und Teilnehmer (Kurve)

Endoprothesenregister

Mit dem schwedischen Endoprothesenregister wurde erstmals gezeigt wie effektiv sich Qualitätskontrollen bei Endoprothesenoperationen an Hüfte und Knie auswirken können. In Deutschland verzögerten Bürokratie, kein wirklicher Wille der Politik und der Krankenversicherungen zur Förderung eines deutschen Registers den Beginn. Unter Federführung der DGOOC und mit Hilfe der führenden Mitglieder der AE konnte das Projekt EPRD (Endoprothesenregister Deutschland) gemeinsam mit dem AOK-Bundesverband GbR, dem Verband der Ersatzkassen e.V. (vdek) und dem Bundesverband Medizintechnologie e.V. (BVMED) aufgebaut werden. Die Datenerhebung läuft seit Gründung im Jahre 2010 [3].

Zur Qualitätskontrolle und Zertifizierung von Endoprothetischen Versorgungszentren in Deutschland etablierte die DGOOC 2013 mit Unterstützung der AE in der DGOU (Deutsche Gesellschaft für Orthopädie und Unfallchirurgie) und dem BVOU (Berufsverband der Fachärzte für Orthopädie und Unfallchirurgie) das EndoCert-System [6]. Damit war ein wesentlicher Beitrag für die weitere Verbesserung der Patientensicherheit und Versorgungsqualität in der Endoprothetik geleistet.

Bei all diesen vielen Aktivitäten sind bleibende Freundschaften entstanden mit gegenseitigem Respekt, Anerkennung und Achtung zwischen Unfallchirurgen und Orthopäden.

Behilflich war dabei zunächst die Parität in der Mitgliedschaft und dies lange bevor sich die Fachgesellschaften zu einem gemeinsamen Facharzt für Orthopädie und Unfallchirurgie durchringen konnten.

Nach nunmehr 25 Jahren des Bestehens sind die Mitgliederzahlen und die große Zahl an Teilnehmern bei den vielen Veranstaltungen der Beleg, dass die AE eine wichtige Funktion bei dem heute weltweit häufigsten Operationsverfahren, dem künstlichen Gelenkersatz, in Wissenschaft, Lehre, Forschung und Praxis ausübt. Dazu haben Unfallchirurgie und Orthopädie in gleicher Weise ihren Anteil beigetragen. Auch wenn der unnötig aufkeimende Verdrängungswettbewerb um die elektive Endoprothetik wieder zunimmt. Wir wollen den eingeschlagenen Weg der Gemeinsamkeit von Unfallchirurgie und Orthopädie weitergehen und uns weiter zusammen auf die Endoprothetik fokussieren zum Wohl unserer Patienten.

Die Entwicklung der Arbeitsgemeinschaft Endoprothetik ist über die Jahre geprägt von einem intensiven, persönlichen Engagement beim Aufbau des Kurswesens, der didaktischen Darstellung der Veröffentlichungen und dem Wunsch, immer auf dem aktuellen Stand in Wissenschaft und Lehre zu sein.

Summary

The idea to form a working group for joint replacement (Arbeitsgemeinschaft für Endo-prothetik-AE) was developed by a circle of friends working as trauma surgeons and ortho-pedic surgeons plus a friend in the medical technology industry. During medical confer-ences, they frequently met for informal professional exchanges in a spirit of mutual respect.

In the early 1990s, both trauma surgery and orthopedic departments often provided identical procedures for joint replacement concurrently.

It became evident that it was necessary to define generally accepted standards for joint replacement procedures during training in trauma surgery as well as in orthopedic sur-gery, which at that time were independent entities. Many of the participants were mem-bers of AO and convinced that AO-principles are examplary for a new society for joint recontruction and/or replacement.

Therefore, the "Arbeitsgemeinschaft für Endoprothetik" (AE – Society for Endopros-thetics) was established on July 17, 1996. The purpose was to collect and record current knowledge in the field of endoprosthetics and to provide a platform for critical discussion and training for interested orthopedic and trauma surgeons.

Membership was generally reserved for leading orthopedic and trauma surgeons. In addition, experts in biomechanics, material science, microbiology, pathology, radiology, allergy and immunology as well as engineers involved in joint replacement development were also welcome.

Training courses and hands-on workshops for hip and knee procedures were designed to teach treatment concepts and surgical techniques with an emphasis on manual skills.

As an institution for professional development, AE organizes expert meetings focused on quality measures and treatment strategies. In addition, an annual public AE congress has been held since 1999 to discuss current scientific and technical problems. On the occasion of this congress honorary membership is presented to distinguished international researchers.

Since its establishment AE has published five manuals covering hip, knee, shoulder, elbow, ankle and foot endoprosthetics. In addition to this, bulletins and conference ab-stracts on guideline changes and quality improvements have been published.

Today, AE membership includes approximately 900 orthopedic and trauma surgeons. Over the past 25 years, a total of 23 571 surgeons attended the 427 events hosted by AE.

After 25 years, it has become clear that as an institution active in science, teaching, re-search and practice, AE plays an important role in artificial joint replacement, the most common surgical procedure in the world today. Trauma surgery and orthopedic depart-ments have equally contributed to this. Therefore, we strive to continue on this shared path of trauma surgery and orthopedics. The two medical disciplines, will continue jointly to focus on joint replacement research and innovation so as to give our patients the best treatment possible.

Literatur

1. Aebi-Müller J (2008) Sternstunden der orthopädischen Chirurgie – Maurice E. Müller. Verlag Hans Huber, Hofgrefe AG Bern

2. Claes L, Kirschner P, Perka C, Rudert M (2012) AE-Manual der Endoprothetik, Hüfte und Hüftrevision. Springer, Heidelberg - Dordrecht - London - New York

3. Grimberg A, Jansson V et al. (2020) Endoprothesenregister Deutschland, Jahresbericht

4. Günther KP et al. (2015) Komplikationsvermeidung und Komplikationsmanagement in der Hüftendoprothetik. AE-Abstracts, DKOU-Sessions 2015

5. Günther KP et al. (2016) Goldstandards in der Endoprothetik - wie viel Evidenz haben wir tatsächlich? AE-Abstracts, DKOU-Sessions 2016

6. Haas H, Grifka J et al. (2013) Zertifizierung von Endoprothetischen Versorgungszentren in Deutschland. Georg Thieme, Stuttgart

7. Heim U (2001) Das Phänomen AO. Verlag Huber, Bern - Stuttgart - Toronto - Seattle

8. Heisel J, Mittelmeier H (1986) 10 Jahre Erfahrung mit Keramik-Hüftendoprothesen. Medizinisch Literarische Verlagsgesellschaft, Uelzen

9. Heller KD et al. (2014) Moderne Verfahren der Hüftendoprothetik - Ist das Risiko gerechtfertigt? AE-Abstracts DKOU- Sessions 2014

10. Kirschner S et al. (2012) Weichteilprobleme: Hüft- und Kniegelenk. AE-Bulletin, Freiburg i. Br.

11. Loew M (2009) AE-Manual der Endoprothetik, Schulter. Springer, Heidelberg - Dordrecht - London - New York

12. Meyer W (2010) Buchholz Hans Wilhelm - Hamburgische Biographie. Band 5, Wallenstein, Göttingen

13. Mittelmeier H, Singer L (1956) Anatomische und histologische Untersuchungen an Arthroplastiken mit Plexiglas-Endoprothesen. Möglichkeiten und Grenzen der Gelenkrekonstruktion. Arch Orthop Unfallchir 48 (5): 519–560

14. Mittelmeier T et al. (2011) Periprothetische Infektionen am Hüftgelenk - von der Forschung in die Klinik. AE-Bulletin, Freiburg i. Br.

15. Morlock M et al. (2017) Aktuelle Implantattechnologie evidenzbasiert genutzt. AE-Abstracts DKOU-Sessions 2017

16. Müller ME, Allgöwer M, Willenegger H (1963) Technik der Operativen Frakturbehandlung. Springer, Berlin - Göttingen - Heidelberg

17. Müller ME, Allgöwer M, Willenegger H (1969) Manual der Osteosynthese. 1. Auflage, Springer, Berlin - Heidelberg - New York

18. Mutschler W et al. (2010) Periprothetische Infektionen am Hüftgelenk - von der Forschung in die Klinik. AE-Bulletin, Freiburg i. Br.

19. Neumann HW (2012) AE-Manual der Endoprothetik, Sprunggelenk und Fuß. Springer, Heidelberg - Dordrecht - London - New York

20. Reichel H et al. (2013) Knieendoprothetik beim Patienten unter 50 Jahren – Standards und Perspektive. AE-Abstracts, DKOU-Sessions 2013

21. Rudert M et al. (2018) Hüftendoprothetik. AE-Abstracts, DKOU-Sessions 2018

22. Ruether W, Simmen B (2013) AE-Manual der Endoprothetik, Ellenbogen. Springer, Heidelberg - Dordrecht - London - New York

23. Schneider R (1983) 25 Jahre AO-Schweiz - Arbeitsgemeinschaft für Osteosynthesefragen 1958-1983. Eigenverlag der AO-Dokumentationszentrale, Bern

24. Waugh W (1990) John Charnley. The man and the hip. Springer, London. ISBN 978-3-540-19587-0

25. Winker KH (2009) Prof. Dr. Dr. h. c. mult. Siegfried Weller. Langenbeck's Archives of Surgery 394: 587–588

26. Wirtz C (2011) AE-Manual der Endoprothetik, Knie. Springer, Heidelberg - Dordrecht - London - New York

27. Zeifang F et al. (2019) Korrosion, Abrieb, Metallionen – Update 2019. AE-Abstracts, DKOU-Sessions 2019

42   Die Rolle der DGU in der Deutschen Gesellschaft für Chirurgie (DGCH)

Hartwig Bauer, Neuötting und Hans-Joachim Meyer, Berlin

Die Deutsche Gesellschaft für Unfallchirurgie, im September 1922 als „Deutsche Gesellschaft für Unfallheilkunde, Versicherungs- und Versorgungsmedizin" (DGUVV) in Leipzig gegründet, ist in den vergangenen 100 Jahren einen langen Weg der Veränderung und Anpassung an sich wandelnde Herausforderungen gegangen [9]. Auch nach Wiedergründung 1950 wurde lange am alten Namen festgehalten, dabei aber zum Ausdruck gebracht, dass sich die Unfallchirurgie in einer weit gefassten Unfallheilkunde als eigenständiger Teil der Chirurgie verstand, der Weg zu einer von der Chirurgie losgelösten Unfallchirurgie jedoch verhindert werden sollte [6]. Vor 50 Jahren hat Lorenz Böhler visionär festgestellt: „Die Unfallchirurgie kann sich erst dann voll entwickeln, wenn an jeder medizinischen Fakultät der ganzen Welt eine eigene selbständige Lehrkanzel für Unfallchirurgie und Begutachtung geschaffen wird, an der ein Lehrer wirkt, der sich dauernd und mit Begeisterung der Behandlung von Unfallverletzten befasst und der Mitarbeiter mit Aussicht auf eine erfolgreiche Zukunft hat." Die DGU hat zur Verwirklichung dieser Idee von der Einrichtung eines ersten Lehrstuhls für Unfallchirurgie 1970 an der Medizinischen Hochschule Hannover durch Harald Tscherne bis heute mit 40 Lehrstühlen an allen Medizinischen Fakultäten wichtige Beiträge geleistet und damit auch gute Perspektiven für den Nachwuchs eröffnet [1, 9].

Die in der DGCH vereinten chirurgisch-wissenschaftlichen Fachgesellschaften

Das Gesamtgebiet Chirurgie wird heute in seinen Spezialisierungen von den jeweiligen eigenständigen Fachgesellschaften repräsentiert, weiterentwickelt und nach außen vertreten. In Umsetzung der neuen Gliederung des Gebiets nach der MWBO von 2003 in acht eigenständige Säulen, verbunden durch eine gemeinsame Basischirurgie (Common Trunk), erfolgte auch eine Neustrukturierung der DGCH als Dachgesellschaft. Die einzelnen chirurgischen Fachgesellschaften wurden als Mitglieder in die DGCH aufgenommen; deren Mitglieder erhielten den Status als assoziiertes Mitglied. Das Stimmrecht der Fachgesellschaften bemisst sich nach der Anzahl ihrer assoziierten Mitglieder nach einem in der Satzung festgelegten Schlüssel [4]. Später schlossen sich auch die Deutsche Gesellschaft für Neurochirurgie (DGNC) und die Deutsche Gesellschaft für Mund-, Kiefer- und Gesichtschirurgie (DGMKG) diesem Konstrukt der Dachgesellschaft an.

Eine heute selbstverständliche enge und fruchtbare Kooperation zwischen der DGCH und der DGU hat lange Tradition und ist nicht erst seit Aufnahme der Vertreter der chirurgischen Fachgesellschaften als stimmberechtigte Mitglieder im Präsidium der DGCH gelebte Realität.

So war eine Reihe von Präsidenten der DGCH vor oder nach dieser jeweiligen Präsidentschaft auch Präsident der DGUVV bzw. DGU *(Tab. 1)* [4, 5].

Präsident DGCH	Name	Präsident DGUVV bzw. DGU
1928	Prof. Fritz König, Würzburg	1934
1931	Prof. Viktor v. Schmieden, Frankfurt/M.	1933
1935	Prof. Georg Magnus, Berlin	1931
1950	Prof. Ernst v. Redwitz	1951
1952/1958	Prof. Karl Heinrich Bauer, Heidelberg	1956
1955	Prof. Heinrich Bürkle de la Camp, Bochum	1950
1961	Prof. Herbert Junghanns, Oldenburg	1966
1982	Prof. Siegfried Weller, Tübingen	1978
1995	Prof. Günther Hierholzer, Duisburg	1985
2003	Prof. Norbert Haas, Berlin	2000
2017	Prof. Tim Pohlemann, Homburg/Saar	2011
2023	Prof. Andreas Seekamp, Kiel	2024

Tabelle 1: Präsidenten der DGCH und ihre Präsidentschaft in der DGUVV (Deutsche Gesellschaft für Unfallheilkunde, Versicherungs- und Verkehrsmedizin) bzw. DGU (Deutsche Gesellschaft für Unfallchirurgie)

Bezogen auf ihre Funktion als Dachgesellschaft koordiniert die DGCH laut Satzung die wissenschaftlichen Tätigkeiten und Erkenntnisse aller in Deutschland tätigen und in den einzelnen Fachgesellschaften verbundenen Chirurgen zum Wohle der Allgemeinheit in allen Bereichen des Gesundheitswesens. In diesem Sinne hat am 20. Juli 2011 in München eine sogenannte Initiativgruppe „Einheit der deutschen Chirurgie" unter Beteiligung aller chirurgischen Fachgesellschaften zehn Leitsätze verabschiedet. Mit diesen Leitsätzen sind nach Art eines „Mission Statement" große Ziele formuliert *(Tab. 2)*. Eine realistische Einschätzung der Wirkmöglichkeit von Fachgesellschaften in unserem Gesundheitssystem setzt allerdings die Kenntnis von dessen Strukturen und deren Wechselbeziehungen voraus [3].

Leitsätze der Deutschen Gesellschaft für Chirurgie

- Wir untersuchen, beraten und behandeln unsere Patienten nach ethischen Grundsätzen, wissenschaftlich begründet und in kollegialer Zusammenarbeit.
- Wir sind Experten für die Diagnostik, die konservative, die interventionelle und die operative Behandlung in der Chirurgie.
- Wir übernehmen Verantwortung für den gesamten Behandlungsverlauf unserer Patienten.
- Wir unterstützen die Prävention von Krankheiten und Verletzungen in der Bevölkerung.
- Wir setzen chirurgische Standards und entwickeln Leitlinien.
- Wir betreiben, fördern und evaluieren chirurgische Forschung. Wir veröffentlichen deren Ergebnisse und machen sie nutzbar.
- Wir begeistern junge Menschen und vermitteln die Attraktivität der Chirurgie.
- Wir gestalten die kontinuierliche Qualifikation von Chirurgen.
- Wir informieren die Öffentlichkeit regelmäßig über unsere Arbeit.
- Wir verstehen uns als verantwortungsvoller Partner in der Gestaltung des Gesundheitswesens.

Tabelle 2: Die mit den Mitgliedsgesellschaften konsentierten Leitsätze der Deutschen Gesellschaft für Chirurgie

Definition, Stellung und Wirkmöglichkeiten der Fachgesellschaften in unserem korporatistisch gegliederten Gesundheitswesen

Charakteristisch für das deutsche Gesundheitssystem ist die führende Rolle, die der Selbstverwaltung in der von der GKV (Gesetzliche Krankenversicherung) finanzierten Gesundheitsversorgung zukommt. Der Staat hat die unmittelbare Gestaltung und administrative Steuerung an sie delegiert (korporatistisches Steuerungsmodell). Dieser Korporatismus ist historisch entstanden und lässt sich bis in die Anfänge der GKV im Kaiserreich beziehungsweise die anschließenden Auseinandersetzungen seit der Weimarer Republik zwischen Krankenkassen und Ärzten zurückverfolgen [3]. Im Zentrum stehen somit die Akteure der gemeinsamen Selbstverwaltung: Die Verbände der GKV, die Kassenärztlichen und Kassenzahnärztlichen Vereinigungen (KBV und KZBV) und die Deutsche Krankenhausgesellschaft (DKG). Der Gemeinsame Bundesausschuss (G-BA) ist das gesetzliche Gremium, in dem diese Verbände und Körperschaften zu gemeinsam getragenen Lösungen kommen sollen. Er hat die Aufgabe, darüber zu entscheiden, welche medizinischen Leistungen von der GKV übernommen werden. Er erlässt Richtlinien wie zum Beispiel zur Verordnung von Arzneimitteln, zur bundesweiten Bedarfsplanung oder der Bewertung von Untersuchungs- und Behandlungsmethoden in der ambulanten und stationären

Versorgung. Er setzt Rahmenbedingungen, z. B. für die Grundelemente des Qualitätsmanagements in Klinik und Praxis (räumliche und technische Ausstattung, Qualifikation des Personals, organisatorische Abläufe) und zur Förderung von Versorgungsforschungsprojekten sowie neuen Versorgungsformen. Zur Erfüllung der Aufträge des Gesetzgebers bedient er sich im Wesentlichen der Zuarbeit von zwei unabhängigen Instituten, dem Institut für Qualität und Wirtschaftlichkeit im Gesundheitswesen (IQWiG) und dem Institut für Qualität und Transparenz im Gesundheitswesen (IQTiG). Ob im ambulanten oder stationären Bereich: Der G-BA setzt somit überall die entscheidenden Rahmenbedingungen. Zweifellos ist die Selbstverwaltung mit einer doppelten Komplexität konfrontiert: Interessenkonstellationen in den eigenen Reihen treffen auf immer anspruchsvollere Aufgaben und eine wachsende Regulierungsdichte. Bleiben die erwarteten Ergebnisse aus, scheut sich der Staat nicht, über sogenannte Ersatzvornahmen zu intervenieren *(Abb. 1)* [3].

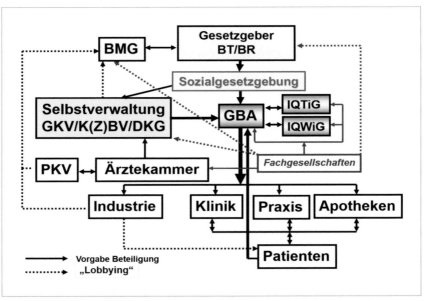

Abb. 1: Strukturen und deren Wechselbeziehungen im deutschen Gesundheitswesen mit den unterschiedlichen Einflussmöglichkeiten von Fachgesellschaften. Eine Beteiligung ist über die Einholung von Stellungnahmen zum Teil gesetzlich vorgegeben. Im Übrigen erstreckt sie sich auf sogenanntes „Lobbying". Die Steuerung der GKV durch die Selbstverwaltung mit dem G-BA als Spitzengremium ist konkreter Ausdruck der korporatistischen Steuerungsmechanismen, derer sich der Staat bedient.

So sind in Deutschland im Gegensatz etwa zu den Colleges in den anglo-amerikanischen Ländern die Einflussmöglichkeiten medizinischer Fachgesellschaften begrenzt. Jene haben in großem Umfang Aufgaben zu erfüllen, die bei uns per Gesetz den Selbstverwaltungsorganen der verfassten Ärzteschaft übertragen sind. Während die Colleges zum Beispiel zuständig sind für die Weiterbildung, fiel bei uns im Rahmen des Grundgesetzes die Zuständigkeit für die Berufsausübung der Heilberufe und damit auch die Fragen der Berufs-und Facharztordnung ab 1949 in die Zuständigkeit der Länder und der damals neu gegründeten Ärztekammern. So laufen Diskussionen um eine Novellierung der MWBO zwischen der gemeinsamen Weiterbildungskommission der chirurgischen Fachgesellschaften sowie Berufsverbänden und den Gremien der Ärztekammer keineswegs spannungsfrei ab [3].

Perspektiven einer starken Gemeinschaft

Für Fachgesellschaften geht es nicht nur darum, Erreichtes zu bewahren, sondern vielmehr auch darum, durch prospektive Handlungskonzepte in einem sich rasch ändernden Umfeld bestehen zu können. Sie sind dabei auf das Engagement und die Mitarbeit junger Mitglieder angewiesen, denen sie in ihren einzelnen Gremien viele Gestaltungsmöglichkeiten und Vorteile für die eigene berufliche Entwicklung, klinisch wie wissenschaftlich, bieten. Die DGU hat hier mit der Einbindung von Nachwuchskräften bis in die Entscheidungsebene ihrer Gesellschaft beispielhafte Angebote. Dieses den Mitgliedern und vor allem dem Nachwuchs zu vermitteln und ihn zu motivieren, sich über den Erwerb fachlicher und wissenschaftlicher Qualifikation hinaus in der Fachgesellschaft auch für die Weiterentwicklung des Faches zu engagieren, liegt besonders in der Verantwortung der Führungskräfte der Fachgesellschaften. Sie sollten jeweils intern klären, wie sie mit der strategischen Balance zwischen der Weiterentwicklung der eigenen Fachlichkeit und der Notwendigkeit einer Bündelung der Kräfte zur Durchsetzung berufspolitischer Interessen im Weiteren verfahren wollen. Im Innenverhältnis von DGCH und Fachgesellschaften ist vor allem zu klären, wie mit dem tief verankerten Wertegegensatz zwischen der Präferenz „Netzwerk" versus Präferenz „Einzelkämpfer" umgegangen werden soll [8].

Der Beruf des Chirurgen erfährt trotz ungebrochen hohen Sozialprestiges grundlegende Veränderungen. Die drückenden ökonomischen Zwänge und das Menetekel von Priorisierung und Rationierung machen es der nächsten Generation nicht einfacher. Für die Anforderungen an unseren Beruf bleibt, um den Auftrag erfüllen zu können, neben den drei an die Person des Arztes gerichteten Dimensionen Skills (Können, Erfahrung), Knowledge (Wissen) und Attitude (Haltung) bzw. den Dimensionen biomedical, clinical und psychosocial science somit als eine weitere Dimension eine sogenannte system science. Ohne Kenntnisse und Fähigkeiten, aber auch ohne eigenes politisches Engagement innerhalb der Institutionen und in der Politik wird es nicht möglich sein, die Bedingungen zu erhalten, die eine hochwertige Behandlung und humane Betreuung kranker Menschen ermöglicht bzw. fördert [7]. Die DGCH als Dachgesellschaft sieht sich darin besonders gefordert.

Chirurgie ist mehr als Operieren und eine fachliche Vertretung in Gesellschaften und Verbänden hat nicht nur den Einzelinteressen zu dienen. So wie Kooperations- und Konsultationsmodelle und fachübergreifende Strukturen heute in unseren Kliniken nicht als lästige Zwangsmaßnahme begriffen werden dürfen, sondern als Chance, mit der Chirurgie im heutigen Systemwandel zu überleben, ist für alle chirurgischen Fächer eine Orientierung an gemeinsamen Zielen und deren gemeinsamer Vertretung nötig [2, 3]. Die Interessen der Chirurgie in ihrer Vielfalt gegenüber staatlichen Organisationen, den Selbstverwaltungsorganen, anderen medizinischen Fachgebieten und nicht zuletzt die Darstellung der Chirurgie in der Öffentlichkeit lassen sich zweifellos von einer starken DGCH wesentlich wirkungsvoller umsetzen als durch die noch so verständlichen Vorstöße einzelner Gruppen innerhalb unseres Faches. Ziel der DGCH ist eine Dachgesellschaft ohne Identitätsverlust der Mitgliedsgesellschaften, die als starke Säulen das gemeinsame Dach zu tragen haben. Ein Zugewinn an gesundheitspolitischer Bedeutung ist allerdings nur dann zu erreichen, wenn es wirklich gelingt, miteinander gleiche Ziele anzustreben.

Die Unfallchirurgie ist weiterhin eine wichtige Säule im Gesamtgebiet Chirurgie, heute gemeinsam mit der Orthopädie mit dem höchsten operativen Versorgungsanteil unserer Bevölkerung. Im Kreis der in der DGCH vereinigten chirurgischen Fachgesellschaften ist die DGU ein gewichtiger und verlässlicher Partner. Es begleiten sie beste Wünsche auf ihrem Weg in die nächsten Dekaden.

Summary

The role of the DGU in the German Society of Surgery (DGCH)

Even 100 years after creation of the German Society of Traumatology and the today's close alliance with orthopaedics, this specialist society is still one of the supporting pillars of the German Society of Surgery. Evidence-based prevention, diagnostics and therapy as well as rehabilitation in traumatology are the main focus of its activities. This applies equally to providing appropriate care structures and the establishment of trauma centers in conjunction with specialized continuing education and training programs as well as to wide-ranging research projects with the translation of results into clinical application. While naturally maintaining the independence of the respective academic societies and with further specialization resulting in particular interests, there is a need, especially at the present time, for an increasing concentration of forces for defining common interests. This pertains to all surgical societies united under the roof of the German Society of Surgery with regard to social and socio-economic environments. This is the only way to find mutual stance within relevant decision makers and in pertinent politics. Only utilizing a sense of networking can the concerns affecting the entire surgical field be more success-fully enforced against governmental organizations in the future. We must continue to face the challenges together in the oncoming years.

Literatur

1. Bauer H (2010) Geleitwort. In: Probst J, Siebert H, Zwipp H (Hrsg) 60 Jahre Deutsche Gesellschaft für Unfallchirur-gie nach Wiedergründung. Marinadesign, Hannover, S. 9

2. Bauer H (2017) Chirurgie ist mehr als Operieren. In: Schwenk W, Freys SM, Kalff JC, (Hrsg) Perioperative Medizin Thieme, Stuttgart, S. 545–552

3. Bauer H (2018) Struktur nationaler chirurgischer Fachgesellschaften und Verbände: was sollte ich wissen? Allge-mein- und Viszeralchirurgie up2date 12: 507–528

4. Deutsche Gesellschaft für Chirurgie (2019). https://www.dgch.de/index.php?id=21&L=352 (aufgerufen: 04.10.2020)

5. Deutsche Gesellschaft für Unfallchirurgie: https://www.dgu-online.de/ueber-uns/ueber-uns/die-dgu.html und https://www.dgu-online.de/ueber-uns/arbeitsgremien.html (aufgerufen: 04.10.2020)

6. Ekkernkamp A, Probst J (2004) Von der Unfallheilkunde zur Unfallchirurgie. Z. ärztl. Fortbild. Qual. Gesundh.wes. 98: 31–36

7. Jonitz G (2020) Neue Anforderungen an den Arztberuf. Persönliche Mitteilung. In: Wagner-Pischel M (Hrsg) Ein neues Ganzes. Quintessenz-Verlag, Berlin (im Druck)

8. Kruse P, Sobieraj A (2010) Projekt Einheit der deutschen Chirurgie. Tiefeninterviews. nextpractice Bremen. Im In-ternet: https://www.bdc.de/wp-content/uploads/ebook/5521/OEBPS/Gutachten_Einheit_Chirurgie_2013_lang.pdf (aufgerufen: 04.10.2020)

9. Zwipp H. Die Geschichte der Deutschen Gesellschaft für Unfallchirurgie: https://www.dgu-online.de/ueber-uns/ueber-uns/geschichte/geschichte-der-deutschen-gesellschaft-fuer-unfallchirurgie.html (aufgerufen: 04.10.2020)

43   BDC und DGU: gemeinsam stärker

Julia Seifert, Berlin und Peter Kalbe, Rinteln

Historische Entwicklung

Das Ende des Zweiten Weltkrieges war die „Stunde Null" für Politik, Gesellschaft und viele Institutionen. Auch die Chirurgie musste sich neu aufstellen und strukturieren. Ihre bisherige Organisation, die Fachgesellschaft und deren Verantwortliche, waren nicht mehr bereit, sich über einen rein wissenschaftlichen Rahmen hinaus zu betätigen, sodass berufspolitische Belange nicht befasst wurden. Es vergingen Jahre der fehlenden politischen Vertretung chirurgischer Interessen in den Gremien großer ärztlicher Organisationen und der Regierungen.

In der Auf- und Umbruchzeit der 1960er, die gekennzeichnet war durch mehr Autonomie und Verantwortung sowie das Bestreben zur Modernisierung, kam es zur Verselbstständigung von Inhalten der Chirurgie zu eigenen Fächern, Gebieten oder Teilgebieten. Das begann mit der Ophthalmologie, der Frauenheilkunde, Orthopädie, Neurochirurgie, Urologie, Anaesthesiologie und setzte sich, wenn auch deutlich später, in der Herauslösung von Herzchirurgie, Kinderchirurgie, Plastischer Chirurgie und Unfallchirurgie fort. Die Aufsplitterung von chirurgischen Interessen mit dem Verlust einzelner Inhalte und Tätigkeitsbereiche, die ehemals ganz und gar in der Verantwortung der Chirurgen standen, führte zu der noch heute anhaltenden Diskussion um die „Einheit der Chirurgie".

Der im Jahr 1960 gegründete *Berufsverband der Deutschen Chirurgen* (BDC) griff diese Strukturprobleme auf. Er fokussierte mit seiner Agenda auf:

(1)   Reorganisation der Facharztweiterbildung (1966)
(2)   Wahrung der Einheit der Chirurgie (1969) und die damit einhergehende Abgrenzung zu Nachbarfächern wie z. B.:
    a.   Radiologie – Röntgentätigkeit der Chirurgen
    b.   Urologie – Wem gehören die Hodenhüllen?
    c.   Anästhesie – Zuständigkeit auf Wach- und Intensivstationen
(3)   Gebührenverhandlungen (1969)
(4)   Beratung zu rechtlichen Fragen (1968)
(5)   Weiter- und Fortbildung für Chirurgen (1969)
(6)   Europäische Vertretung beruflicher chirurgischer Interessen in der UEMS* (1973)
(7)   Spezialisierung in der Chirurgie und Gründung von Teilgebieten (1975)

---

* Union Européenne des Médecins Spécialistes (UEMS) ist die 1958 gegründete, älteste medizinische Organisation in Europa, die etwa 1,6 Millionen Fachärzte vertritt

Der Kieler Gynäkologe Professor Dr. Kurt Semm (1927–1995), der sich langjährig mit laparoskopischer Diagnostik befasst hatte, führte 1980 die erste laparoskopische Appendektomie durch, gelangte damit zu Weltruhm und holte sich die Kritik der Chirurgen ein, da er mit diesem Eingriff die Gebietsgrenzen überschritten hatte [10]. Damit war die Diskussion um die „Wahrung von Gebietsgrenzen" entfacht.

Die Tendenzen der Auflösung gepaart mit einem Druck von außen durch autonome Fachgebiete, die Teile der Chirurgie für sich beanspruchten, verdeutlicht die Notwendigkeit einer berufspolitischen Interessenvertretung, die Ansprüche bündelt, Kompromisse findet und das Gebiet Chirurgie zukunftsfähig macht.

Der BDC heute und seine unfallchirurgischen Mitglieder

Der BDC etablierte sich damit schnell zur Interessenvertretung aller Chirurgen in Deutschland. Mittlerweile ist er mit knapp 17 400 Mitgliedern die größte chirurgische Organisation Europas *(Abb. 1)*.

Seine Aktivitäten sind eng verknüpft und durchwoben mit unfallchirurgischen Belangen. Dies ist zum einen dem hohen Anteil unfallchirurgischer Mitglieder (> 5 200), der Struktur des BDC-Präsidiums, die unfallchirurgische Vertreter vorsieht, und zum anderen seinem großen Angebot an unfallchirurgischen Fortbildungen und Tätigkeiten für D-Ärzte geschuldet. Die Präsidien von DGU und BDC sind somit gegenseitig mit einem

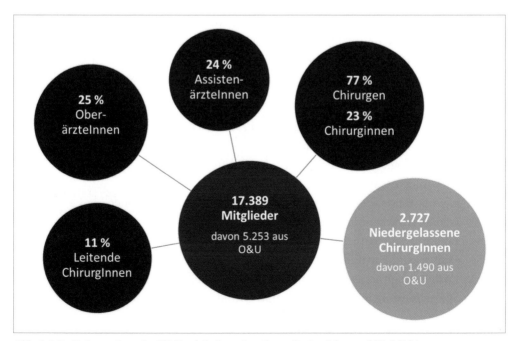

Abb. 1: Mitgliederstruktur des BDC mit hohem Anteil von Orthopäden und Unfallchirurgen

jeweiligen Interessenvertreter besetzt. Darüber hinaus gründete der BDC bereits 1977 sogenannte Referate für alle chirurgischen Teilgebiete, die seit 1995 Sitz und Stimmrecht im Präsidium des BDC haben.

Um die Teilgebiete der Chirurgie, mittlerweile sind es acht Säulen (Allgemeinchirurgie, Viszeralchirurgie, Orthopädie und Unfallchirurgie, Gefäßchirurgie, Thoraxchirurgie, Kinderchirurgie, Plastische Chirurgie und Herzchirurgie) unter einem Dach zu halten, wurde die *Gemeinsame Weiterbildungskommission* durch DGCH und BDC gegründet, in der neben den Teilgebietsvertretern auch die niedergelassenen Chirurgen (u. a. durch den BNC) und der Marburger Bund vertreten sind. Die Kommission dient dem ständigen Austausch und der Absprache von Weiterbildungsinhalten sowie dem Erhalt von Qualitätsansprüchen chirurgischer Weiterbildung.

Beispielhaft sei hier die außerordentlich gut konzertierte Aktion von BÄK, AWMF, BDC, DGU/DGOU u. a. genannt, die notwendig wurde, als das europäische Normengremium CEN (Comité Européen de Normalisation) eine angleichende europäische „Normierung" medizinischer Dienstleistungen vornehmen wollte. Normen und Standards im Dienstleistungsbereich sollten – wie die Normung von Produkten – der Wirtschaft zur Erschließung nationaler und internationaler Märkte verhelfen und dadurch eine Liberalisierung des Handels mit solchen Dienstleistungen über die Grenzen hinweg ermöglichen. Am 16. Mai 2018 wurden diese vier Jahre lang währenden Bestrebungen dank des hartnäckigen Einschreitens der oben genannten Gremien schließlich ad acta gelegt [3, 11].

Während in der voran genannten Angelegenheit absoluter Konsens herrschte, ist dies für die Fusion von Orthopädie (einst eigenständiges Gebiet) mit der Unfallchirurgie (einst Teilgebiet der Chirurgie) zu einem eigenen Fach Orthopädie und Unfallchirurgie (Beschluss DÄT 2003) nicht der Fall. Sie war das Ergebnis einer „Kommission Zukunft Orthopädie, Unfallchirurgie und Chirurgie", an der die DGCH, DGOOC, DGU, BVO (Berufsverband der Orthopäden), VLU (Verein Leitender Unfallchirurgen) und auch der BDC beteiligt waren. In einer Präambel, die 1999 publiziert wurde [5], wurde dieses Fusionsbestreben mit der Bündelung von Kompetenzen und Ressourcen, transsektoralen Synergienutzungseffekten und gemeinsamen, überlappenden Forschungsschwerpunkten sowie einer europäischen Facharztangleichung begründet. Nach zähem Ringen gelang es wenigstens, das neu entstandene Fach unter dem Dach des Gebietes Chirurgie zu halten. Dies auch aus dem ursprünglich chirurgischen Verständnis der Unfallchirurgie heraus, Anwalt und Kümmerer von Schwerverletzten zu sein. Die Nähe zur viszeralen Chirurgie liegt bei diesem Verletzungsmuster auf der Hand, konnte jedoch in praxi nicht entsprechend umgesetzt werden, sodass die chirurgisch definitive Versorgung der Körperhöhlenverletzungen aus dem Repertoire der Orthopädie und Unfallchirurgie verschwunden ist und auch in der Zusatz-Weiterbildung Spezielle Unfallchirurgie nur rudimentär auftaucht.

Die bis dahin gelebte Zuständigkeit und Verantwortlichkeit für diese spezielle Patientenklientel wurde damit weitestgehend den Unfallchirurgen genommen und interdisziplinär neu aufgeteilt. Das im Wesentlichen durch die Mitglieder des Grundsatzausschusses der DGU erarbeitete „Weißbuch der Schwerverletztenversorgung" [9] sollte und konnte diesen Kompetenzverlust begrenzen. Denn die dort geforderte abgestufte organisatorische und personelle Struktur von Kliniken, die an der Versorgung solcher Patienten teilnehmen dürfen (Traumanetzwerkbildung), wurde von der Deutschen Gesetzlichen Unfallversicherung aufgenommen und zur Grundlage für die Teilnahme der Kliniken an einer dreistufigen Versorgung von BG-Patienten gemacht [2]. Für die Weiterentwicklung des Weißbuches [14] ist es unbedingt erforderlich (wie in den Auflagen 1 und 2), die niedergelassenen Unfallchirurgen und D-Ärzte strukturell einzubeziehen, insbesondere in der Phase F der Rehabilitation. Dies auf „Post-Trauma-Ambulanzen" an den Kliniken zu begrenzen, spiegelt nicht die Versorgungsrealität in Deutschland wider. Auch im Bereich der Traumaversorgung setzt sich der BDC für eine sektorenübergreifende Kooperation zwischen Kliniken und Praxen ein. Dies kommt in der Forderung des BDC, einen Behandlungskomplex für die Koordination der Rehabilitation von Mehrfachverletzten/ eines Polytraumas in das Abrechnungsverzeichnis (EBM) der Kassenpatienten zu implementieren, zum Ausdruck.

Interessenvertretung der niedergelassenen Unfallchirurgen und der D-Ärzte durch den BDC

Für die meisten niedergelassenen Chirurgen ist die enge Bindung an die Unfallchirurgie essenziell. Dies spiegelt sich in der Facharztqualifikation der niedergelassenen BDC-Mitglieder: 1490 von 2 727 Niedergelassenen im BDC, also weit mehr als die Hälfte, verfügen über eine Anerkennung als Chirurg mit Schwerpunkt/Teilgebiet Unfallchirurgie, als Facharzt für Orthopädie und Unfallchirurgie oder als Orthopäde.

Dies resultiert u. a. aus der Versorgungsrealität, indem die ganz überwiegende Mehrzahl der ambulanten Patienten die Praxen (und auch die Notfallaufnahmen und Rettungsstellen) mit traumatischen oder degenerativen Problemen der Bewegungsorgane aufsucht und spiegelt sich in der aktuellen Niederlassungsstatistik, die ganz eindeutig vom Facharzt für Orthopädie und Unfallchirurgie dominiert wird, wider [12], *Tab. 1*. Die meisten chirurgischen Praxen sind auf die Unfallversorgung und dabei speziell auf die D-Arzt-Zulassung wirtschaftlich angewiesen. So war es schon in den 60er Jahren evident, dass entweder eine spezielle operative Ausrichtung (von Beginn an häufig in der Proktologie oder Varizenchirurgie) vorhanden war oder aber die Lizenz für die Behandlung von BG-Patienten vorlag. Erst mit der durch BDC-Mandatsträger (K. Fritz, † 2010, J. R. Rüggeberg) entscheidend mitgeprägten Entwicklung der ambulanten Operationen und der Implementierung des dreiseitigen Vertrages nach § 115b SGB V [13] eröffnete sich die Alternative, mit einem weiten Angebot ambulanter Eingriffe betriebswirtschaftlich über die Runden zu kommen.

Facharztqualifikationen in der Niederlassung gemäß Bundesarztregister 2019
nach Bedarfplanungsgewichten („Vertragsarztsitzen"), Stand 31.12.2019, Quelle: KBV

Facharzt (FA) für	Anzahl	Anteil
Orthopädie und Unfallchirurgie/SP Unfallchirurgie	4120	44,6 %
SP Gefäßchirurgie	381	4,1 %
SP Kinderchirurgie	127	1,4 %
SP Plastische Chirurgie	227	2,5 %
SP Rheumatologie	275	3,0 %
SP Thorax/Thorax- und Kardiovaskularchirurgie	7	0,1 %
SP Viszeralchirurgie	283	3,1 %
andere (FA Chir./Orth. ohne SP, Allgemeinchirurgie etc.)	3827	41,4 %
Summe	**9247**	

Tabelle 1: Die Statistik zeigt, dass fast die Hälfte der Vertragsarztsitze mit Orthopäden und Unfallchirurgen oder mit Chirurgen mit Schwerpunkt/Teilgebiet Unfallchirurgie besetzt ist. In der Gruppe „andere" sind noch zahlreiche weitere Vertragsarztsitze mit dem Tätigkeitsschwerpunkt Unfallchirurgie enthalten, ohne dass diese Ärzte über eine entsprechende Schwerpunktbezeichnung verfügen. (SP = spezielle)

Die enge Bindung der Niedergelassenen war somit von jeher an die D-Arzt-Tätigkeit gebunden. Es war somit für den BDC wichtig, auch die Interessen der im BDC organisierten D-Ärzte zu vertreten. Folgerichtig wurde schon am 8. Mai 2007 eine BDC-Arbeitsgemeinschaft „BG und gesetzliche Unfallversicherung" gegründet, die sich fortan regelmäßig traf. Im weiteren Verlauf wurde klar, dass eine Bündelung der verschiedenen ärztlichen Interessenvertretungen notwendig ist, um eine einheitliche Position gegenüber der DGUV (Deutsche Gesetzliche Unfallversicherung) zu vertreten. Auf Initiative des BDC und des D-Ärzte-Verbands wurde dann die „Gemeinsame BG-Kommission der orthopädisch-unfallchirurgischen Berufsverbände" gegründet, die erstmals am 2. September 2011 tagte und dies seitdem halbjährlich fortführt. In dieser Kommission sind neben dem BDC, der die Geschäftsführung innehat, auch die Berufsverbände BVOU (Berufsverband der Orthopäden und Unfallchirurgen) und BNC (Berufsverband Niedergelassener Chirurgen) vertreten sowie die wissenschaftlichen Fachgesellschaften DGU und DGOU und die Vertreter der BG Kliniken und natürlich die DGUV. Zahlreiche Weiterentwicklungen der D-Arzt-Bedingungen und der UV-GOÄ (Unfallversicherung-Gebührenordnung für Ärzte) wurden in diesem Gremium grundsätzlich erarbeitet, konsentiert und zur formalen Beschlussfassung an die Vertragspartner KBV (Kassenärztliche Bundesvereinigung) und DGUV transferiert. Auch das aktuell diskutierte Konzept zur Weiterentwicklung des ambulanten D-Arzt-Wesens wurde am 21. Oktober 2020 erstmals in dieser Kommission öffentlich vorgestellt.

Der BDC pflegt eine enge personelle Verflechtung und inhaltliche Kooperation mit dem Ausschuss Niedergelassener Vertragsärzte (ANV) in der DGU, über den Rainer Kübke an anderer Stelle dieser Festschrift (Kapitel 32) ausführlich berichtet.

Die Fusion von Orthopädie und Unfallchirurgie in einer gemeinsamen Facharztsäule in der Weiterbildungsordnung von 2003 bedeutete für die niedergelassenen Chirurgen die Realisierung der schon längst erlebten Versorgungswirklichkeit in den meisten chirurgischen Praxen. Ähnlich wie in vielen Kliniken kann die aufwändige Infrastruktur nur wirtschaftlich betrieben werden, wenn neben den Akutpatienten auch elektive Fälle mit Erkrankungen der Bewegungsorgane betreut werden. Die Zusammenlegung der Orthopädie und Chirurgie wurde stark zeitverzögert 2018 auch in der Bedarfsplanung (Zulassungsbeschränkungen) nachvollzogen. Der BDC setzt sich aktuell aktiv dafür ein, dass dies spätestens 2021 auch für die Gebührenordnung EBM (Einheitlicher Bewertungsmaßstab, Zusammenlegung der Kapitel 7 und 18) umgesetzt wird.

Kooperation des BDC mit den Unfallchirurgen in Zukunftsfragen

Dem BDC ist es stets gelungen, auf aktuelle Probleme zu reagieren: 1985 gründete Professor Dr. Jens Witte (1941–2003) die „Akademie für chirurgische Weiterbildung und praktische Fortbildung". Sie griff die Notwendigkeit nach ergänzenden Angeboten zur Fort- und Weiterbildung auf, die durch die enorm gestiegene Zahl chirurgischer Einsteiger entstanden war. Bereits 2002 wurden wesentliche Inhalte chirurgischer Weiter- und Fortbildung in das Internet transferiert, sodass der BDC führender Anbieter von Online-Fortbildungen für Chirurgen im deutschsprachigen Raum wurde.

Die von Witte inaugurierte Akademie wurde 2018 in „Deutsche Akademie für chirurgische Fort- und Weiterbildung" (https://www.bdc.de/leistungen/weiter-und-fortbildung/akademie/) umbenannt. Sie bietet jährlich ein aktualisiertes und auf den chirurgischen Alltag fokussiertes Programm für alle chirurgischen Fachdisziplinen, welches sich an der chirurgischen Karriereleiter vom Berufseinsteiger über den Facharzt bis zum Chirurgen in Leitungsfunktion orientiert. Unfallchirurgische Interessen, Bedürfnisse und Ideen werden durch die beiden Stellvertretenden Akademieleiter aus O und U eingebracht und umgesetzt [6–8].

Das AiP (Arzt im Praktikum) wurde nach 16 Jahren Laufzeit 2004 beendet. Es begann die Zeit des „Ärztemangels", dem verschiedene Aspekte zugrunde liegen (Teilzeitbeschäftigung, Verteilungsungleichheiten, Unattraktivität bestimmter Fächer, Verkürzung von stationären Liegezeiten, Fallzahl- und Eingriffszahlerhöhung usw.). Der BDC initiierte 2008 deutschlandweit eine fachübergreifende Kampagne mit dem Titel „NurMut!" *(Abb. 2)*, die große Aufmerksamkeit erzeugte und Grundstein für die zunehmende Einbindung junger Chirurgen in die Gremien der Fachgesellschaften (DGU, DGOU) wurde [1, 4]. Während der Berufsverband einen sogenannten Nachwuchskongress auf die Beine stellte, in dem

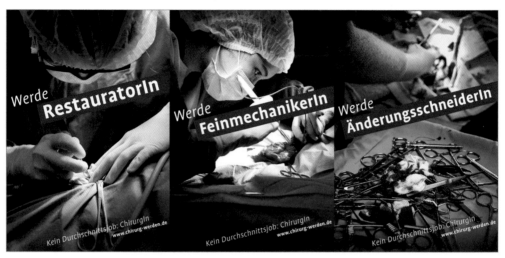

Abb. 2: Fachübergreifende, deutschlandweite Kampagne des BDC 2008 mit dem Titel „NurMUT!"

alle angehenden Studienabsolventen sich auf das sogenannte Hammerexamen vorberei-
ten können, öffnete die DGOU den Jahreskongress für Studierende, die dort die Gelegenheit erhalten mit erfahrenen Referenten, Experten und leitenden Unfallchirurgen und
Orthopäden Kontakt aufzunehmen.

Es mag unserem persönlichen chirurgischen Werdegang geschuldet sein, dass wir eine
enge Verbindung der Unfallchirurgie zur Chirurgie für unabdingbar halten. Wollen wir
auch in Zukunft Gehör finden, müssen wir gemeinsam die chirurgische Zukunft denken,
planen und organisieren. Fachliches und politisches Engagement sowie Kompromiss-
fähigkeit sind die Voraussetzungen für dauerhafte Vielfalt in unserem Beruf.

Und vollkommen klar: Am Ende braucht jeder einen richtigen Verband *(Abb. 3)*.

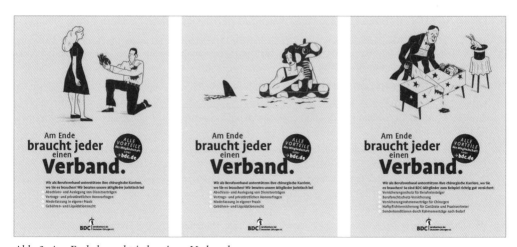

Abb. 3: Am Ende braucht jeder einen Verband

Summary

The alliance of the BDC and the DGU derives from the fact that for the qualification as general surgeon it was required to additionally specialize as Trauma Surgeon. In 2004 Trauma Surgery and Orthopedic Surgery united beneath the umbrella of Surgery. The trauma surgeon's lack of competence in general/visceral surgery therefore has put leadership in polytrauma management in question.

Although Surgery has been divided into eight specialties, it is important to cooperate, act and stand together for a strong community that will be appreciated as a competent partner in professional and political topics. That is what the BDC as the largest European surgical association stands for. Otherwise we will lose influence in determining our own professional future.

Literatur

1. Ansorg J, Krones C, Schröder W, Leschber G, Ochel UA (2008) Nur Mut! Kein Durchschnittsjob – ChirurgIn. Der Chirurg, 2: 52–53

2. DGUV Rundschreiben 10/2012

3. Korzilius H (2014) Normung medizinischer Dienstleistungen: Kammer kritisiert Übergriffe Europas. Dtsch Ärztebl 111(19): A-824 / B-710 / C-674

4. Mittlmeier T et al. (2010) Der Weg zum Unfallchirurgen: Situationsanalyse und Konzepte zur Nachwuchsförderung in der Unfallchirurgie im Umfeld des neuen gemeinsamen Fachs Orthopädie/Unfallchirurgie – Teil I. Der Unfallchirurg, 113: 504–512

5. Präambel der Kommission „Zukunft Orthopädie, Unfallchirurgie und Chirurgie". Der Unfallchirurg 1999, 12: 988–990

6. Seifert J (2009) Die Chance wahrnehmen: Nachwuchsmangel erfordert Umdenken in der Unfallchirurgie. MuN, 60: 56–58

7. Seifert J, Ekkernkamp A, Hoffmann R (2010) Generation ZweitausendPlus: unterm Strich zähl ich (?). Der Unfallchirurg, 113: 335–339

8. Seifert J, Ackerl G (2017) Chirurgische Aus- und Weiterbildung bei uns und unseren Nachbarn. Passion Chirurgie, 4

9. Seifert J (2014) Das Weißbuch der Deutschen Gesellschaft für Unfallchirurgie als Motor für Qualitätsverbesserung in der Versorgung Schwerverletzter in Deutschland. In: Report Versorgungsforschung, Band 8. Hrsg: Jonitz, Mansky, Scriba, Selbmann, Deutscher Ärzteverlag

10. Semm K (1983) Endoscopic appendectomy. Endoscopy 15, 2: 5964

11. Stellungnahme der AWMF zu Normierungsvorhaben im Europäischen Komitee für Normung (CEN) und im Deutschen Institut für Normung (DIN). http://www.awmf.org/die-awmf/awmf-stellungnahmen.html (aufgerufen: 27.12.2020)

12. Statistische Informationen aus dem Bundesarztregister, Stand 31.12.2019. https://www.kbv.de/media/sp/2019-12-31_BAR_Statistik.pdf (aufgerufen: 27.12.2020)

13. Dreiseitiger Vertrag zum Ambulanten Operieren nach § 115 b SGB V. https://www.aerzteblatt.de/archiv/127644/Vertrag-nach-115b-Abs-1-SGB-V-Ambulantes-Operieren-und-sonstige-stationsersetzende-Eingriffe-im-Krankenhaus-(AOP-Vertrag) (aufgerufen: 27.12.2020)

14. Weißbuch Schwerverletzenversorgung, 3. erweiterte Auflage (Vorabdruck) 2019. https://www.dgu-online.de/fileadmin/published_content/5.Qualitaet_und_Sicherheit/PDF/2019_DGU_Weissbuch_Schwerverletztenversorgung_Vorabdruck.pdf (aufgerufen: 27.12.2020)

44 DGU, DGOOC, DGOU und BVOU – wie geht das alles unter einen Hut?

Reinhard Hoffmann, Frankfurt am Main

Die im Titel gestellte Frage könnte man gleich erweitern: Unter welchen Hut soll das denn alles gehen? Und wie genau soll dieser Hut aussehen? Und passt er dann auch allen – sozusagen „one fits all" – und gefällt?

Das ist eine der zentralen Fragen, mit der sich die genannten Fachgesellschaften und der Berufsverband seit Jahren beschäftigen. Weitgehende Einigkeit besteht mindestens verbal darin, dass sich die Fachgesellschaften in erster Linie um Wissenschaft und Weiterbildung kümmern und der Berufsverband um Fragen der Gesundheitspolitik und der Vergütung. So weit, so gut.

Berufsverband für Orthopädie und Unfallchirurgie (BVOU)

Die Fachgesellschaften unterhalten nach wie vor berufspolitische Ausschüsse und der Berufsverband hat „wissenschaftliche" Referate mit einem Schwerpunkt auf Versorgungsforschung. Um Schnittmengen wie die Weiterbildung kümmern sich sowohl Fachgesellschaften als auch Berufsverband. Gemeinsame „Referate" versuchen Interessen und Arbeitsgebiete teilweise zu kanalisieren und zu bündeln. Ineffiziente Redundanzen bleiben jedoch. Eine schlagkräftige berufspolitische Gesamtvertretung des Fachgebietes Orthopädie und Unfallchirurgie wird zusätzlich erschwert durch gewachsene Strukturen des Berufsverbandes. Er wurde 1951/53 als Berufsverband für Orthopädie (BVO) gegründet mit einem zunächst starken Schwerpunkt auf den wirtschaftlichen Interessen niedergelassener Orthopäden. Erst 2009 erfolgte eine Umbenennung in Berufsverband für Orthopädie und Unfallchirurgie (BVOU). Nun wurden auch vor allem klinisch tätige Unfallchirurgen stärker und sichtbar integriert sowie im Vorstand verankert. Der BVOU öffnete sich damit wahrnehmbar der Unfallchirurgie und auch den Klinikern als jetzt gemeinsamer Berufsverband für Orthopädie und Unfallchirurgie. Die Resonanz bei den genuinen Unfallchirurgen und Klinikern blieb jedoch verhalten. Der BVOU wird weithin immer noch als „Club der niedergelassenen Orthopäden" angesehen.

Viele „traditionelle" Unfallchirurgen organisieren sich daher nach wie vor eher im Berufsverband der Deutschen Chirurgen (BDC) oder im Berufsverband niedergelassener Chirurgen (BNC) sowie im Verband leitender Orthopäden und Unfallchirurgen (VLOU). Dies ist sicher mitbedingt durch einen noch bestehenden „Überhang" an Kollegen mit Gebietsbezeichnungen nach alter Weiterbildungsordnung. Diese fühlen sich eher ihren

„ursprünglichen Fächern" (Orthopädie oder Unfallchirurgie) zugehörig als dem neuen – allerdings gerne „mitgenommenem" – gemeinsamen Facharzt für Orthopädie und Unfallchirurgie. Die Niedergelassenen sind in der Regel insbesondere als Freiberufler wirtschaftlich auch deutlich näher und direkter an der Politik als die Kliniker. So ist der VLOU bisher nie wirklich als berufspolitisch-schlagkräftige Vereinigung für die Interessen von Klinikern und Chefärzten sichtbar geworden. Eine Integration des VLOU in den BVOU auf „Augenhöhe" mit den vorzugsweise ursprünglich – oder noch gefühlten – niedergelassenen Orthopäden wäre daher das Gebot der Stunde, um eine starke gesamt-berufspolitische Vertretung beider Sektoren durch **einen** fachspezifischen Berufsverband zu etablieren. Aber gerade die real-existierende, gesundheitspolitische Sektorentrennung sowie die damit vergesellschafteten Probleme – und auch „Anfeindungen" – stehen einem solchen Schritt nach wie vor entgegen. Der Gesundheitspolitik wird es recht sein … Eine politisch vereinte Ärzteschaft aus Niedergelassenen und Klinikern eines der stärksten chirurgischen Fachgebiete wäre eher „unbequem". Besser, man lässt sie sich mit sich selbst beschäftigen … Diese Erkenntnis hat sich leider in der Ärzteschaft noch nicht durchgesetzt. Bei sich ändernden gesundheitspolitischen Rahmenbedingung (Sektorenöffnung) und auch mit dem vermehrten Eintritt weitergebildeter Orthopäden und Unfallchirurgen in das Berufsleben mag zukünftig jedoch Bewegung in diese berufspolitische Landschaft kommen.

Die berufspolitischen Ausschüsse der Fachgesellschaften und der VLOU sollten jedenfalls in den BVOU integriert werden. Der BVOU ist **der** natürliche Berufsverband für die Vertretung der politischen Interessen des gesamten Faches Orthopädie und Unfallchirurgie – innerhalb wie außerhalb des Gebietes Chirurgie. Er wird sich strukturell aber noch weiter öffnen müssen, um diese Aufgaben zukünftig auch umfänglich erfüllen zu können. Bisher passt dieser Hut … noch nicht ganz.

Wissenschaftliche Fachgesellschaften

Die führende Fachgesellschaft für das Fach Orthopädie und Unfallchirurgie ist nach ihrer Gründung im Jahr 2008 inzwischen die Deutsche Gesellschaft für Orthopädie und Unfallchirurgie (DGOU). Sie wird von ihren Gründungsgesellschaften Deutsche Gesellschaft für Unfallchirurgie (DGU) und Deutsche Gesellschaft für Orthopädie und Orthopädische Chirurgie (DGOOC) getragen. Die DGOU aber kann erst seit 2018 auch den Jahreskongress nominell mit ausrichten. Nach wie vor tun sich die „Traditionsgesellschaften" DGU und DGOOC schwer, sich personell, strukturell und inhaltlich zu „verschlanken" sowie Kompetenzen umfänglich der DGOU zu übertragen. Das äußert sich unter anderem in derzeit weiterhin aufgeblähten Organigramm-, Gremien- und Sitzungsstrukturen, was Entscheidungsprozesse jedenfalls nicht beschleunigt. Die Frage nach dem Sinn oder Unsinn einer Gemeinnützigkeit der DGOU treibt die Vorstände seit Jahren um. Ebenso die

Frage nach einer Struktur als reine Dachgesellschaft oder als Mitgliedergesellschaft bzw. als Kombination aus beidem (aktueller Stand).

Neu- und Ausgründungen einer zusätzlichen „Deutschen Orthopädie und Unfallchirurgie" als „Dach" oder Holding stehen im Raum (siehe unten). Wie auch die Zusammenführung der verschiedenen Akademien der Verbände.

Verkompliziert wird die Situation durch sich zunehmend neugründende Sparten- und Organfachgesellschaften nach anglo-amerikanischem Vorbild. Diese zeigen untereinander häufig Schnittmengen, beanspruchen aber für sich jeweils die „Meinungsführerschaft" in ihrem meist umschriebenen Organ- oder Methoden-bezogenen Gebiet – nicht selten gepaart mit zusätzlichem berufspolitischen Anspruch. Hier sind Interessenskonflikte nicht nur untereinander und mit der DGU und der DGOOC sondern auch mit der DGOU – und dem BVOU – vorprogrammiert. Zumal es neben der stets vorgeschobenen Qualität immer auch um Marktanteile und „mediale Sichtbarkeit" geht. Dies äußert sich auch in Abgrenzungsbestrebungen wie inflationär zunehmenden Personen- und Abteilungszertifizierungen. Auch die Forderung nach weiteren Zusatzweiterbildungen kommt zunehmend auf. All dies führt in letzter Konsequenz zu eine „Abwertung" der genuinen Facharztbezeichnung und der bisherigen Zusatzweiterbildungen. Man will sich unterscheiden.

Bisher lassen sich diese Spartenfachgesellschaften dennoch unter dem Dach der DGOU sammeln. Die Forderungen nach Gleichberechtigung zu den ehemaligen Muttergesellschaften (DGU und DGOOC) werden aber immer lauter. Die „Orchestrierung" einer solchen durch Subspezialisierung und Marktmechanismen getriebenen, interessensgeleiteten Vielstimmigkeit auf der oberen Verbandsebene gestaltet sich anspruchsvoll und schwierig. Diese extrem aufwendige und aufreibende Arbeit ist für einen DGOU-Präsidenten wie für den Generalsekretär in ehrenamtlicher Nebentätigkeit kaum noch leistbar.

Der gemeinsame Hut …?

Wie könnte nun ein gemeinsamer Hut aussehen, unter den das alles „passt"? Seit Jahren finden regelmäßig gemeinsame Klausurtagungen der Fachgesellschaften mit dem Berufsverband statt, um eben diese Fragen bis spätestens 2025 zu klären. Zunächst in Potsdam als „Potsdamer Konferenzen", aktuell in Seeheim-Jugenheim. Vielen – speziell den Senatoren der Fachgesellschaften – dauert dieser Prozess, der in 2025 dann 17 Jahre nach Gründung der DGOU abgeschlossen wäre, viel zu lange. Die Interessenslagen der jeweils handelnden Akteure waren allerdings bisher schwer deckungsgleich zu machen und „unter einen Hut" zu bekommen. Die aktuellen personellen Konstellationen geben zu verhaltener Hoffnung Anlass. Lassen sich also bis 2025 vornehmlich besitzständisch motivierte Anachronismen im Interesse des „neuen Fachs" biologisch herausmendeln? Oder wachsen sie vielmehr sogar nach? Die kommenden Jahre werden es zeigen.

Eine mögliche, persönlich gefärbte und bereits andiskutierte „Skizze" eines gemeinsamen Hutes könnte folgendermaßen aussehen:

- Eine nicht gemeinnützige **„Holding": Die Deutsche Orthopädie und Unfallchirurgie** (Fachgesellschaften, Berufsverband, Akademie)
- Klare und eindeutige Trennung der Zuständigkeiten
- **BVOU:** Berufspolitik, Wirtschaftlichkeit; **Fachgesellschaften:** Wissenschaft, Weiterbildung (Ärztekammern), Leitlinien; **Akademie:** Angebote für Fort-/Weiterbildung, Kooperation mit Industriepartnern, digitale Formate und Kongressunterstützung
- **DGOU** als **„führende"**, gemeinnützige wissenschaftliche Fachgesellschaft des gesamten Fachs Orthopädie und Unfallchirurgie – Gesellschaftspräsident und Generalsekretär für vier Jahre
- **DGU und DGOOC** als gemeinnützige wissenschaftliche Fachgesellschaften für die jeweils speziellen Zusatzweiterbildungen. Die „besondere Stellung" der DGU und der DGOOC ergibt sich aus den erreichbaren Zusatzweiterbildungen. Im Übrigen innerhalb der DGOU gleichgestellt mit den weiteren Sektions-Fachgesellschaften
- **AOUC:** AOUC als „führende", nicht gemeinnützige Akademie – fusioniert mit **AUC** und **ADO** als Sektionen (analog zu wissenschaftlichen Fachgesellschaften)*
- **DKOU**** – Ausrichtung durch **DGOU und BVOU** mit jährlich wechselnden Kongresspräsidenten (aus den Sektionen von DGOU und BVOU)

Die DGU würde somit innerhalb der DGOU – wie auch die DGOOC – auf ihre bevorzugte Stellung gegenüber den anderen Sektions-Fachgesellschaften verzichten. Eine besondere Stellung der DGU begründet sich weiterhin durch die erreichbare Zusatzweiterbildung Spezielle Unfallchirurgie. Die der DGOOC durch die Spezielle Orthopädie. Dass zukünftig weitere Zusatzweiterbildungen eingefordert werden, ist im Rahmen fortschreitender Organ-Subspezialisierungen zu erwarten. Über deren Sinnhaftigkeit ist unter Führung der DGOU jeweils zu beraten und abzustimmen. Ebenso wird man sich der Frage nicht entziehen können, welche Sektionen, Subspezialisierungen und Spartenfachgesellschaften letztlich wirklich gebraucht werden und sinnvoll integriert werden können, um das Fach umfänglich abzubilden und zu vertreten.

Da dies alles auf teilweise umfängliche, juristisch begleitete Abstimmungsprozesse, Gremienläufe und Bestätigungen durch Mitgliederversammlungen angewiesen ist, sind

---

* AOUC (Akademie der Orthopädie und Unfallchirurgie), AUC (Akademie der Unfallchirurgie), ADO (Akademie der Orthopädie)

** DKOU (Deutscher Kongress für Orthopädie und Unfallchirurgie)

schnelle Lösungen nicht zu erwarten. Bereits der gesetzte Zeitkorridor bis 2025 erscheint sportlich. Die aus Kreisen der Senatoren vielfach geforderte „Abschaffung" der Traditionsgesellschaften DGU und der DGOOC ist jedenfalls weder mehrheitsfähig noch sinnvoll umsetzbar.

Der „gemeinsame Hut", unter den alles passt, ist derzeit zwar im Entwurf bereits erkennbar. Noch sitzt er allerdings nicht völlig passgenau. Es liegt noch einiges an Arbeit und zum Sortieren vor den Fachgesellschaften und Verbänden. Guter Wille, die Erkenntnis, dass ein solcher Weg „alternativlos" ist – und Freundschaft – werden letztlich zum Erfolg führen.

„Wir", Orthopäden und Unfallchirurgen, sind jedenfalls auf dem Weg – und es ist ein guter Weg!

Fest steht: die DGU ist und bleibt auch in Zukunft innerhalb der DGOU *die* wissenschaftliche Fachgesellschaft für die spezielle Unfallchirurgie, für die Polytraumaversorgung und für die Katastrophenmedizin.

Summary

A German Trauma Society (DGU), a German Society for Orthopaedics and Orthopaedic Surgery (DGOOC), a German Society for Orthopaedics and Trauma Surgery (DGOU) and a Professional Board of Orthopedics and Trauma Surgery (BVOU) – do all of these fit under one hat?

After the merging of orthopaedic (DGOOC) and trauma surgery (DGU) into one medical specialty in 2003, the DGOU was founded in 2008 as a parent society for these very traditional, scientific and professional societies. Indeed the variety of names of the different orthopaedic and trauma societies and associations in Germany highlight the need for well defined responsibilities and clearly structured organizational charters. In addition, the BVOU is responsible for the health policy issues of the newly unified profession. This manuscript highlights the current distribution of work between the societies and outlines the possible development until 2025. – In any case, the DGU will stay the scientific professional society for trauma surgery.

45   DGU – sie ist: Alte Welt, neue Welt? Eine Wahrnehmung von außen.

Volker Ewerbeck, Heidelberg

Ursprünglich war in der Herausgeberplanung dieser Festschrift im Block „DGU – sie ist" auch ein Beitrag mit dem Titel „Wie war das mit dem ‚Unfallorthopäden' – gibt es ihn heute?" vorgesehen. Der Vorschlag zur Übernahme dieses Beitrags als Autor ging liebenswürdigerweise an mich. Obwohl ich diese Bitte als Zeichen der Wertschätzung wahrgenommen hatte, schien mir ein Beitrag zu diesem Thema schwierig zu werden, insbesondere im Rahmen dieser Festschrift zum 100-jährigen Bestehen der Deutschen Gesellschaft für Unfallchirurgie. Im Laufe der langjährigen Bemühungen zur Zusammenführung der Weiterbildungsgänge des damaligen Gebiets „Orthopädie" und des Schwerpunktes „Unfallchirurgie" im Gebiet Chirurgie sind von verschiedenen Seiten erhebliche Befürchtungen geäußert worden, die bis zu einer Ablehnung der Bildung eines gemeinsamen Fachs Orthopädie und Unfallchirurgie (O&U) führten. Von dieser Seite wurde damals der Begriff des „Unfallorthopäden" scheinbar neu entdeckt und als emotionalisierendes Schreckgespenst gegen eine Zusammenführung von O&U eingesetzt. Sicher war nicht allen damaligen Akteuren die Tatsache bekannt, dass von Max Lange (1899–1975), einem der „Väter" der Deutschen Orthopädie, im Jahre 1949 eine Monografie mit dem Titel *„Unfallorthopädie einschließlich der Spätbehandlung von Kriegsverletzungen"* [3] erschienen ist. Deren umfassender und anspruchsvoller Inhalt ließe sich in aktualisierter Version auch unter heutiger Sichtweise mühelos im gemeinsamen Fundus des Fachwissens von Orthopädie und Unfallchirurgie unterbringen. Im Vorwort schrieb Max Lange seinerzeit, er habe das Buch *„geschrieben mit einer inneren Verpflichtung für die Aufgaben der Wiederherstellung nach Kriegs- und Unfallverletzungen."*

Ungeachtet dessen hat sich die Bezeichnung „Unfallorthopädie" zu Recht nicht gehalten, sie soll auch nicht wiederbelebt werden. Als Schreckensvision taugt sie indessen wie andere historisch überlebte medizinische Berufs- oder Fachbezeichnungen nicht.

Dieser kurze Ausflug in die Historie zeigt einmal mehr, dass für ein Verständnis der Gegenwart die Kenntnis ihrer Entstehung hilfreich sein kann. Die Gegenwart („DGU – sie ist") der Fachgesellschaft der Unfallchirurgie wird in dieser Festschrift ausführlich beschrieben, nach dem Ursprungsplan der Herausgeber unter Einbezug des nun entfallenen Beitrags zum Thema „Unfallorthopädie". Es blieb für den Autor die Frage, ob er für eine Beschreibung der Gegenwart der DGU auch mit anderem Thema überhaupt geeignet ist.

Die Antwort muss lauten: Nein.

– Meinen Eintritt in den Ruhestand Anfang des Jahres 2019 begleitete ein mehr oder weniger vollständiger Rückzug aus allen berufsbezogenen Tätigkeiten und Gremien. Über einen Einblick in den jetzigen Zustand der Deutschen Gesellschaft für Unfallchirurgie verfüge ich definitiv nicht.

– Selbst vorher war meine Kenntnis von der Identität der DGU begrenzt. Meine Berührungspunkte zur DGU waren zahlreich, teilweise auch intensiv, langlebig und bis heute vielfach freundschaftlich. Das hatte zu tun mit der Entwicklung von O&U, die am 1. November 1997 mit der Gründung der „Zukunftskommission Orthopädie" durch den Vorsitzenden der Ordinarienkonferenz Deutscher Orthopäden Professor Dr. Wolfgang Küsswetter (1940–1998) ihren Ausgang nahm. Aus dieser ging sehr bald die gebietsübergreifende „Kommission Orthopädie, Unfallchirurgie und Chirurgie" hervor, über deren Initiativen in einem zähen, unerwartet langwierigen Prozess letztlich die Verabschiedung einer gemeinsamen Weiterbildungsordnung zu einem neuen Facharzt für Orthopädie und Unfallchirurgie gelang.

Aus eigener Sicht: Im Laufe der langen gemeinsamen, fachübergreifenden Projektarbeit entstand eine Basis gegenseitigen Vertrauens, die zwar immer wieder in Gefahr geriet, sich aber – zumindest personengebunden – als belastbar erwies. Grundlage war die gegenseitige Bereitschaft, einigermaßen offen zu sprechen, also „im Prinzip" zu sagen, was man denkt, und meinen, was man sagt. Freundschaftlich war das nicht immer, aber meist hilfreich. Ab 1998 wurde ich im Präsidium der DGU für einige Jahre als Gast und Fachvertreter des Gebiets Orthopädie im guten Sinne des Worts willkommen geheißen, eine Zeit, für die ich auch heute noch, aus der Rückschau, dankbar bin. Der gegenseitige Respekt, die Bereitschaft zu wechselseitiger Öffnung, zu offenem Austausch und die allseits erkennbare, engagierte Einsatzbereitschaft der meisten Beteiligten haben den Grundstein gelegt für die Vorstellung, dass hier die richtigen Partner beieinander sein könnten. In Verbindung mit Kontakten zu den Berufsgenossenschaften und meiner Aufnahme als „Trustee" in die AO entstand für mich durchaus eine Art Gesamtbild der DGU im Zusammenspiel mit ihren wichtigen Kooperationspartnern. Damals hatte ich einen vergleichsweise guten Einblick. Heute nicht mehr.

Damals wie heute aber gilt Folgendes, wir haben es unlängst im Vorwahlkampf der Parteien zur bevorstehenden Bundestagswahl erleben dürfen:

– Ein Präsidium ist das eine. Etwas anderes sind die nachgeordneten Gremien und noch etwas anderes die Mitglieder – in diesem Falle diejenigen der Fachgesellschaft.

- Für eine Beschreibung des Ist-Zustands der DGU und ihrer Organisationseinheiten kann die Analyse ihres Leitbilds (z. B. Satzung), ihrer inneren Struktur, der Entscheidungswege, der Kommunikationskultur, der Hierarchie, der Disziplin … etc. Wesentliches beitragen.

Ein anderer Weg kann in dem Versuch bestehen, folgende Fragen zu beantworten:

Was haben die Aktivitäten der Fachgesellschaft bewirkt? Was bewirken sie heute?

Sind Unterschiede zwischen früher und heute erkennbar? Was ist anders? Was ist geblieben? Und für welchen Teil der Effekte ist sie verantwortlich?

Angesichts der Fülle von Aufgaben, denen die DGU ihrer Satzung und ihrem Selbstverständnis zufolge nachkommen soll, ist eine Beantwortung dieser Fragen nicht zu leisten. Es kann aber versucht werden, in definierten Teilbereichen Entwicklungen zu erkennen:

- Stimmt die existierende Weiterbildung zu einem gemeinsamen Facharzt und die vielfach beschworene Einheit von O & U („1 + 1 = 1“) mit der erlebten Wirklichkeit der Mitglieder überein?

- Hat sich diese Wirklichkeit seit der Verabschiedung der Weiterbildungsordnung (WBO) durch den Deutschen Ärztetag 2003 bis heute verändert?

- Wie gingen Orthopäden und Unfallchirurgen vor 2003 („Alte Welt“) miteinander um, und wie heute („Neue Welt“)?

- Zur Erinnerung: Welchen Anteil am Ergebnis der Entwicklungen die Fachgesellschaften – z. B. DGU – haben, soll hier offenbleiben.

Hinweise für diesen Umgang miteinander zwischen O und U gibt es einige:

Aus der **„Alten Welt“** finden sie sich in Aufsätzen und Ansprachen verschiedener Autoren – unter anderen auch von mir selbst als einem überzeugten Unterstützer einer Einheit von O&U. Aus ihnen sei Folgendes zitiert:

- **1997:** „Wenn nicht während der Ausbildung zum Arzt, wann sonst könnte ein erfolgversprechender Versuch unternommen werden, die einseitige Überbewertung von Erfolgserlebnissen abzubauen und die Grunderfahrung für die in der Kindheit und Jugend nahezu regelhaft versäumte Erziehung zum richtigen

Umgang mit eigenen und fremden Gefühlen und Niederlagen nachzuholen. Sind die professionellen Abkapselungs- und Abschottungstechniken erst einmal eingeschliffen, wird die erforderliche Umerziehung nahezu unmöglich. Diese weiterführende Erziehung und Selbsterziehung kann nur gelingen, wenn alle, die zusammenarbeiten können und müssen, wieder miteinander reden." So 1997 formuliert von Professor Dr. Alfred Pannike (1933–2009), Ärztlicher Direktor der Klinik für Unfallchirurgie an der Johann-Wolfgang-Goethe-Universität Frankfurt am Main anlässlich des 75-jährigen Jubiläums der DGU [5]. „Alte Welt"? Zu diesem Zeitpunkt war eine Zusammenführung von O&U noch nicht am Horizont erkennbar. Nicht weniger vertraut klingt sein Kommentar zu einem schon damals aktuellen Thema berufsständischer Aktivitäten: „… Das Ziel der Spezialisierung scheint weniger die zum Vorteil des Kranken verbesserte Qualität, sondern die Erhaltung eines geschützten Abrechnungsbereichs zu sein" [5]. „Alte Welt"? Oder schöne „Neue Welt" der Zertifikate?

— **2003:** „Wir finden in unseren Reihen Steuerungsmechanismen des Verhaltens durch Machtdenken, den Wunsch nach Besitzstandswahrung, besser nach Besitzstandsausweitung, und zwar sowohl fachlich als auch ökonomisch. Wir erleben Auswirkungen von Omnipotenzträumen, die im Einzelfall übergehen zu einem unverblümt formulierten Anspruch auf allumfassende Komplettkompetenz. Wir erleben, dass die vielbeschworenen Gemeinsamkeiten mühselig erkämpft und sich gegenseitig abgerungen werden müssen. Wir wollen nicht übersehen, dass es auch andere, äußerst positive Beispiele gibt. Jedoch – das Niveau eines Konfliktes wird bestimmt durch die untere Grenze und nicht durch die obere" [1]. „Alte Welt"?

— **2004:** „Unser orthopädisch-unfallchirurgischer Umgang miteinander braucht offensichtlich hier und da noch einige Trainingseinheiten. Dies ist nicht verwunderlich. Die Vertretung von Eigeninteressen ist eine legitime Angelegenheit. Aber: Das Maß des hierfür in Anspruch genommenen Listenreichtums, welches der gegenseitige Respekt aushält, ist endlich. Schmerzhafte autobiographische Erfahrungen mögen eine Teilursache für so manchen Machiavellismus im Umgang miteinander sein. Nur: Niemand von uns glaubt, man könne gemeinsam auf verbrannter Erde eine Zukunft aufbauen [2]. „Alte Welt"?

Welche Hinweise zum Umgang miteinander aus einer **„Neuen Welt"** können herangezogen werden? Lassen wir einmal die „Neue Welt" beginnen mit der Verabschiedung der gemeinsamen WBO durch die Landesärztekammern, etwa derjenigen aus Baden-Württemberg im Jahr 2006. Frühestens zu diesem Zeitpunkt hätte eine neue Wirklichkeit durch die Mitglieder erlebt werden können. Bevor im Folgenden auf der Grundlage eigener, subjektiver Wahrnehmungen Mosaiksteine zur Kennzeichnung einer neuen Wirklichkeit zusammengetragen werden, soll zum besseren Verständnis anhand einiger Eckdaten an das historische Umfeld erinnert werden, in welchem sie entstanden sein könnte:

2005–2021	Kanzlerin der BRD	Angela Merkel
2001–2009	US-Präsident	Georg W. Bush
2009–2017	US-Präsident	Barack Obama
2017–2021	US-Präsident	Donald Trump
2021	US-Präsident	Joe Biden

– Lehman Brothers Insolvenz	09/2008
– Paris Attentat	11/2015
– Brexit Referendum	06/2016
– Boris Johnson: Premierminister des UK	07/2019
– Austritt UK aus EU	01/2020
– „Smartphone-Wende"	2007
– COVID-19-Pandemie	2020/2021/2022

All dieses haben diejenigen miterlebt, nach deren eigenen Wirklichkeit von O&U wir hier fragen. Welche Kernbotschaften, welche Grundstimmungen könnten bei jedem von ihnen (uns) zurückgeblieben sein? Welche Überzeugungen, welche positiven, welche negativen Eigenschaften, welche Tugenden und Untugenden mögen in dieser Zeit gediehen sein? Ziemlich sicher scheint Folgendes zu sein:

– Das Vertrauen in die Überlegenheit westlicher („abendländischer") Werte, Kultur, Wirtschaftskraft, Technik, Moral, selbst in die der militärischen Macht wurde erschüttert.

– Die Existenz eines Wertekonsenses in der Gesellschaft schien nicht mehr verlässlich.

– Die über das Internet gewährleistete permanente Verfügbarkeit jeder Information für jedermann zu jeder Zeit („Smartphone-Wende") hat nicht auf breiter Front zu höherer Selbstsicherheit durch Wissen geführt, sondern zu Verunsicherung durch Orientierungsverlust. Letzterer wird noch verstärkt durch die jedem zusätzlich offenstehende Möglichkeit, eigenständig ungehindert und kaum steuerbar Informationen weltweit ins Netz zu stellen.

– Das nach Frank Schirrmacher (1959–2014) [6] den Algorithmen der IT-Weltkonzerne für die Vorhersage von Kundenentscheidungen zugrundeliegende Weltbild, „das hinter allem menschlichen Tun die unausweichliche Logik des Eigennutzes am Werk sieht, produziert Egoismus wie am Fließband: Menschen, die mit diesem Denken in Berührung kommen, verändern ihr Verhalten." Der schrankenlose Egoismus wird nicht mehr verschämt getarnt, sondern „als vernünftige Verhaltensweise akzeptiert und als Norm gebilligt" [6].

– Von ähnlicher Tragweite ist der öffentliche, geradezu zelebrierte Umgang mit Fakten und Wahrheiten durch Menschen, denen in der **„Alten Welt"** qua Amt Vorbildfunktion zukam. In der **„Neuen Welt"** (beginnend vor der US-Präsidentenwahl 2017) haben wir gemeinsam erlebt, wie künftige oder amtierende Präsidenten oder Premierminister führender westlichen Staaten die Begriffe Fakten und Wahrheit schlicht negieren und ersetzen durch „Alternative Fakten oder Schein-Wahrheiten". Sie verantworten die Einführung der Lüge als regelhaftes, gesellschaftsfähiges Instrument im Umgang miteinander, sofern es dem Eigennutz dient. Sie tragen diese Verantwortung nicht allein. Henry Mencken (1880–1956) [4], ein amerikanischer Satiriker, formulierte es 1920 so: „Die Präsidentschaft widerspiegelt immer exakter die innere Seele des Volkes. Eines Tages wird sich der Herzenswunsch der Leute erfüllen und das Weiße Haus mit einem narzisstischen Irren besetzt sein" [4].

– „America first" mutiert auch jenseits der Vereinigten Staaten zu „me first", wird so akzeptiert und bei erfolgreichem Ergebnis einschließlich der zweckdienlichen Lüge sogar als vorbildlich bewundert. Dass dies ungeachtet desaströser Folgen wie z. B. denen der vorhergesehenen Lehman-Brothers-Insolvenz weiter funktioniert, müssen wir (fassungslos) zur Kenntnis nehmen. Die zugrundeliegenden Antreiber Habgier, Selbstsucht und Hochmut werden nicht mehr als Teile der überlieferten sieben „Hauptsünden" der Menschheit erkannt. Eine Überlieferung scheint nicht mehr stattzufinden, sie ist „wie aus der Zeit gefallen". Die Akzeptanz der Anwendung von Instrumenten zur Konfliktentscheidung, die wir unseren Kindern verbieten würden, beruht auf der verbreiteten, auch dem letzten US-Präsidenten nachgesagten Überzeugung, dass es im Konfliktfall neben den Kategorien „Gewinner" und „Verlierer" nichts gibt, und dass es am Ende um die Frage geht „Wer überlebt und wer nicht?" Der Einsatz traditionell als unerlaubt oder unmoralisch empfundener Mittel lässt sich so als Überlebensstrategie rechtfertigen.

Zurück zu einer möglicherweise **„Neuen Welt"** der DGU- bzw. besser der O&U-Mitglieder, also zu uns:

Zur Frage, ob es in unserer gelebten Wirklichkeit die beschworene Einheit von O&U gibt und wie wir miteinander umgehen, gibt es paradoxerweise (stark vereinfacht) zwei Wahrheiten:

Auf der großen, öffentlichen Bühne des erfolgreichen Deutschen Kongresses für Orthopädie und Unfallchirurgie (DKOU) sowie auf den zahlreichen unterschiedlich großen, sinnvollen und segensreichen wissenschaftlichen und Lehrveranstaltungen der Deutschen Gesellschaft für Orthopädie und Unfallchirurgie (DGOU) und ihrer Untereinheiten scheint es eine solche Einheit zu geben. Das Maß an Gemeinsamkeiten ist dort mehr als ausreichend, um das so zu erleben und um pfleglich miteinander umzugehen. Allein die Tatsache, dass solche gemeinsamen Veranstaltungen, allen voran der mächtige publikums- und medienwirksame DKOU, überhaupt stattfinden, rechtfertigt die Wortwahl **„Neue Welt"**: Vor den Jahren 2003/2006 gab es derartige Veranstaltungen schlicht nicht oder allenfalls als Ausnahme in kleinerem Rahmen. Das eigentlich und bedeutsam Neue ist das Zusammengehörigkeitsgefühl der Teilnehmer vor Ort, das mit „pfleglicher Umgang" unzureichend beschrieben ist. Dort findet tatsächlich gelebte Einheit statt. Dort entstehen neue Freundschaften, dort werden bestehende gepflegt. Zu einem erheblichen Anteil allerdings scheint diese Einheit an das „Vor-Ort-Erleben" gebunden zu sein und nicht, oder nur schwer, nach der Rückkehr in den heimatlichen Berufsalltag transferierbar. Ungeachtet dessen ist festzuhalten: Es gibt diese **„Neue Welt".**

Das kann sich allerdings schon ändern abseits der fachbezogenen Publikumsveranstaltungen in der gemeinsamen Gremienarbeit der Fachgesellschaften. Hier scheint das Ziel einer durchsetzungsstarken 1 + 1 = 1-Struktur anstelle einer 1 + 1 = 3-Praxis mancherorts doch noch ein Stück weit entfernt zu sein. Dies ist nicht ausschließlich kleinlichem Proporzdenken oder persönlichen Eitelkeiten geschuldet, die von außen eher zu belegen scheinen, dass es die gelebte Einheit auf dieser Ebene eben nicht gibt. Auch drei noch so ehrlich um die Darstellung einer vertrauensvoll-freundschaftlichen Gemeinsamkeit bemühte Kongresspräsidenten sind schlicht überfordert mit dem Versuch, den Eindruck fehlender Einheit vergessen zu machen, wenn gleichzeitig auf dem *einen* DKOU in *einer* Eröffnungsveranstaltung *drei* Festansprachen von *drei* Kongresspräsidenten für nötig gehalten werden.

In Wahrheit liegt die Ursache aber anderenorts: Sie liegt dort, wo es im Gegensatz zum DKOU keine gelebte Einheit gibt, dort, wo es um persönliche Interessen geht, um die Sicherung von Einfluss und Einkommen, und um die Besetzung von Führungspositionen. Das ist „Zuhause", im eigenen, lokalen Arbeitsumfeld. Interessenskonflikte auf dieser Ebene gibt es regelhaft und überall. Die Wahl der Mittel, sie zu den eigenen Gunsten zu lösen, bestimmt die Art des Umgangs miteinander und entscheidet über Einheit oder Nicht-Einheit. Diese Entscheidung fällt jeder Konfliktbeteiligte persönlich und für sich selbst verantwortlich. Eine Einflussnahme auf diese Entscheidung durch das selbst Erlebte, durch die Zeitgeschichte, durch das eigene gesellschaftliche Umfeld, seine Entwicklung und seine Normen sowie durch den erlernten Verhaltenskodex ist normal und unvermeidlich.

Was also erleben wir vor Ort im Falle von Interessenskonflikten? Wir erleben ein breites Spektrum, von anständigem Umgang miteinander bis zu nicht anständigem. Letzteres ist im Lichte einer gewünschten (?) Einheit fatal: Vertrauen entsteht langsam – und vergeht schnell. Eher harmlose Versuche der Selbstüberhöhung durch Bedarfssimulation, sehr „großzügig" gestaltete Leistungskataloge und andere fragwürdige Qualifikationsnachweise sind nur lästig und unwürdig, sicher aber angesichts zuverlässig arbeitender IT-Dokumentationssysteme gefährlich für den hoffnungsvollen Verursacher, vertrauensschädlich nach innen und rufschädigend nach außen. Inakzeptabel kann es im Umfeld der Besetzung von vakanten akademischen Führungspositionen werden, in dem das bewusste Verbreiten von Falschinformationen zugunsten eigener Interessen und zuungunsten nicht erwünschter Bewerber möglicherweise nicht mehr als vereinzelte Ausnahme gelten kann. Wohlgemerkt im akademischen Umfeld, welches für sich in Anspruch nimmt, Vorbildfunktion für junge Menschen auf dem Wege in einen anspruchsvollen Beruf zu erfüllen. Vorzugsweise in diesem Umfeld werden mit allen erdenklichen Mitteln Berufungsverfahren zum Teil jahrelang verzögert, bis schließlich kein Bewerber mehr zur Verfügung steht und das Fell des Bären intern verteilt werden „muss". Nicht besonders originell, aber gelegentlich „erfolgreich" – und ohne Frage *eines jeden* Auswahlverfahrens für Führungskräfte auch außerhalb der akademischen Welt unwürdig, das Verfahren selbst wird dadurch in Frage gestellt. Die Wahl derartiger Mittel lässt sich erklären durch Hochregulierung der Frage „Wer wird Chef" zur gefühlten Frage „Wer überlebt", was den Einsatz des Mittels persönlicher Beschädigungen rechtfertigen soll. Die Gefahr, dass am Ende traditions- und einflussreiche akademische Positionen unbesetzt bleiben und mit O&U ein Gesamtverlierer übrigbleibt, ist real. Hier wäre einmal auf ungewollte Weise $1 + 1 = 1$ Wirklichkeit geworden, es gibt dann einen gemeinsamen Gesamtschaden. So begibt man sich wieder in bedenkliche Nähe zu dem 2004 erwähnten Bild der „verbrannten Erde". Das menschliche Gedächtnis ist kurz. Gelebte Einheit findet so nicht statt, wohl aber „me first". Der ehemalige Präsident der Bundesärztekammer Professor Karsten Vilmar – ein Unfallchirurg – hat zu Beginn des Konvergenzprozesses von O&U zutreffend bemerkt „Es reichen wenige entschlossene Menschen, um eine gute Idee voranzutreiben." Ergänzend sei angefügt: Es reichen noch weniger „me first"-Persönlichkeiten, um eine gute Idee örtlich zu Fall zu bringen.

Fachgesellschaften können nicht verantwortlich dafür sein, was ihre Mitglieder vor Ort tun. Es kann ihnen allerdings auch nicht gleichgültig sein, wenn gemeinsam definierte Ziele von eigenen Mitgliedern beschädigt werden.

Die Einheit von O&U bleibt eine gute Idee. Es gibt einen großen Fundus von Gemeinsamem, und – in der Natur der Sache liegend – auch von Nicht-Gemeinsamem, was keineswegs trennend sein muss. Dies gilt im Besonderen für die unterschiedlichen Mentalitäten, die in einem gemeinsamen Fach zusammentreffen. Sie können sich vorzüglich ergänzen. Das ist bereits mehrfach gezeigt worden.

Es gibt in bedeutenden Bereichen bereits jetzt schon die „**Neue Welt**" einer funktionierenden O&U-Einheit. Lokal oder regional gibt es im Verhältnis von O&U allerdings auch noch eine „**Alte Welt**", in der eine Einheit allenfalls rudimentär existiert, wo sie – um ehrlich zu sein – Fiktion ist. Noch. Willy Brandts Zitat „Nichts geschieht von selbst" gilt auch hier. Der politische Plakatkünstler Klaus Staeck erklärt passend dazu: „Nichts ist erledigt", womit er die Meinungs- und Pressefreiheit in Deutschland meinte.

O&U verfügen in den Reihen ihrer mehr als 10 000 Mitglieder mit Sicherheit über die richtigen Partner, die das Projekt der Einheit mit Verantwortungsbewusstsein, Leidenschaft und Augenmaß im Sinne von Max Weber (1864–1920) [7], weiter vorantreiben und gestalten können.

Auf dem Weg in die nächsten 100 Jahre sei der DGU als „dem U von DGOU" gewünscht, dass sie gemeinsam mit dem „O" klären kann, ob das Ziel einer Einheit fortbesteht, oder ob und wie es modifiziert werden soll. In jedem Fall sei beiden gewünscht, dass sie sich einig werden, wie es gehen kann und wie nicht. Ein Grundkonsens wäre: Mit „me first" kann es nicht gehen.

Abschließend noch ein letztes Wort aus eigener Sicht: Ich bin sehr dankbar dafür, über die vielen Jahre der Entwicklung von O & U die Gelegenheit erhalten zu haben, so zahlreiche Kolleginnen und Kollegen aus **beiden** Fächern, aus den Fachgesellschaften DGU, DGOOC und später dann aus DGOU kennen zu lernen, mit denen es eine Freude war, zusammenzuarbeiten und auch persönliche Zeit zu verbringen. Mit ihnen fühle ich mich freundschaftlich verbunden, auch wenn wir uns nicht häufig sehen. Auf die Begegnung mit ihnen freue ich mich stets aufs Neue. Sie stammen beileibe nicht alle aus der alten Welt. Aber sie alle stehen zuverlässig für das (siehe Max Weber), was gemeinsame Projekte möglich macht. Kein angeblich neuer Zeitgeist hat sie daran gehindert.

Summary

Trauma surgeons and orthopedic surgeons in Germany: related professions – on the way to unity or still separated? Has there been a change in the way the two deal with each other since 2003, when the project began to unite two independant medical societies? Is there a "new world" of understanding and a chance of full integration? Or is there still the "old world" of rivals competing? The answer is: both reflect actual reality. Is there a way of coming together? This chapter tries to show the destructive energy of a widespread "me first" mentality and in contrast, the need of combining passion, responsibility and mutual perspectives [7] to move forward as a common interest.

Literatur

1. Ewerbeck V (2003) Zusammenschluss Orthopädie / Unfallchirurgie – Übergangsregelung / Übergangsrealität. VLO – VLU Workshop, Frankfurt, 24.–25.1.2003

2. Ewerbeck V (2004) Präsidentenrede, Deutscher Orthopädenkongress, Berlin, 21.10. 2004

3. Lange M (1949) Unfallorthopädie einschließlich der Spätbehandlung von Kriegsverletzungen. Ferdinand Enke Verlag, Stuttgart

4. Mencken H (1920) Baltimore Evening Sun, July 26th 1920

5. Pannike A (1997) Festschrift 75 Jahre Deutsche Gesellschaft für Unfallchirurgie

6. Schirrmacher F (2013) Ego - das Spiel des Lebens. Karl Blessing Verlag 2013

7. Weber M (1919) Politik als Beruf. Reclam, Stuttgart 1992

LA CATASTROPHE

Die Deutsche Unfallchirurgie in der CORONA-Pandemie

Michael J. Raschke, Münster und Dietmar Pennig, Köln

Zum Zeitpunkt der Drucklegung stecken wir noch mitten in der Pandemie, daher mag diese Übersicht dem einen oder anderen Leser redundant erscheinen. Wenn die Pandemie vorbei ist, wird das in einigen Jahren anders sein …

Am 31. Dezember 2019 wurde die WHO über Fälle von Lungenentzündung mit unbekannter Ursache in Wuhan (China) informiert. Die chinesischen Behörden identifizierten einen neuartigen Virus, der die Bezeichnung SARS-CoV-2 erhielt. Das neue Virus breitete sich in Deutschland seit dem 27. Januar 2020 aus. Am 11. März 2020 wurde die Ausbreitung dieser Krankheit von der WHO als *Pandemie* eingestuft. Bei steigenden Infektionszahlen in Deutschland wurde am 22. März 2020 ein bundesweiter Lockdown verhängt, der das gesamte öffentliche Leben lahmlegte. Dieser Lockdown betraf auch die ambulante und die stationäre Versorgung von Patienten [3, 5, 9, 10]. Das gesamte deutsche Gesundheitssystem – sowie die Versorgung von Erkrankungen und Verletzungen im muskuloskelettalen Bereich – wurde auf eine Notfallversorgung heruntergefahren.

Dies stellte das komplexe Gesundheitssystem sowie die deutsche Unfallchirurgie vor nie dagewesene Herausforderungen. Schnell wurde seitens der DGU eine Handlungsempfehlung hinsichtlich elektiver und dringlicher Operationen sowie Notfalloperationen in der Orthopädie und Unfallchirurgie entwickelt und an alle Mitglieder verschickt [2]. Unterschieden wurden in dieser Handlungsempfehlung drei Phasen:

Phase 1: kein Krisenzustand
Phase 2: Kürzung von Elektivoperationen
Phase 3: ausschließlich Notfalloperationen

Im völligen Lockdown ging zwar die Anzahl der polytraumatisierten Patienten zurück, allerdings nahmen die häuslichen Unfälle mit schweren Handverletzungen stark zu [4]. Mitarbeiter unfallchirurgischer Kliniken wurden auf den CORONA-Stationen eingesetzt. In den Kliniken wurden Pandemiestäbe eingerichtet, die sich auf die täglich neuen Erkenntnisse und Verordnungen einstellten. Einlasskontrollen in den Krankenhäusern mit Besuchsverbot, regelmäßigen Testungen der Mitarbeiter, Kohortierung von COVID-Patienten und immer wieder neu auftretende COVID-Ausbrüche mit Quarantänemaßnahmen stellten das Gesundheitswesen vor eine schwere Belastungsprobe.

Das erste Mal in der Geschichte musste der Kongress der DGOU, der im Oktober 2020 stattfinden sollte, abgesagt werden. Gemäß den Maßgaben der Verordnung des Berliner

Senats zu Großveranstaltungen vom 21. April 2020 [6] hatte die Messe Berlin die Agentur Intercongress aus dem Vertrag zur Ausrichtung des Kongresses entlassen. Durch die offizielle Absage seitens des Berliner Senats wurde zwar ein großer finanzieller Verlust von dem Veranstalter abgewendet, allerdings wurden die Fachgesellschaften (DGOU, DGU, DGOOC sowie der BVOU) durch die entgangenen Einnahmen eines i. d. R. erfolgreichen, aber abgesagten DKOU 2020 sehr belastet.

Die bereits im Frühjahr 2020 komplett abgeschlossenen Vorbereitungen für den DKOU 2020 in Berlin konnten zum großen Teil für den DKOU 2021 wieder verwendet werden. Die eingereichten Abstracts 2020 wurden dankenswerterweise in der Zeitschrift für Orthopädie und Unfallchirurgie publiziert [11].

In den Monaten März bis Dezember 2020 fanden – bis auf wenige Ausnahmen – keine Präsenzveranstaltungen der zahlreichen Sektionen der DGOU statt. Der unveränderte Bedarf an Weiterbildung konnte durch zahlreiche Webinare, die nahezu täglich stattfanden, nur teilweise kompensiert werden. Gemeinsam mit der Akademie der Unfallchirurgie (AUC) wurden zunächst Webinare zum Umgang mit verletzten Patienten unter den neuen Rahmenbedingungen der Pandemie initiiert und monatlich veranstaltet. Diese beinhalteten unter anderem relevante Hilfestellungen in dieser völlig neuen Situation:

- Wie geht man im Schockraum mit COVID-19-Verdacht um?
- Unter welchen Bedingungen ist der COVID-19-Patient zu operieren?
- Was ist eine dringliche Operation, was ist eine Notfalloperation?
- Sind besondere Vorkehrungen in den Ambulanzen zu treffen?
- Was bietet die Telemedizin an?

Die gelebten Strukturen der Traumanetzwerke wurden in der Pandemie von den kooperierenden Kliniken zunehmend genutzt und Netzwerktreffen als Videokonferenzen durchgeführt. Neben dem kollegialen Austausch, z. B.: „Wann war die lokale Versorgung aufgrund von Quarantänemaßnahmen oder Überlastung gefährdet?", konnten benachbarte Kliniken aus dem Netzwerk schnell einspringen und die Behandlung sicherstellen. Zusätzlich wurde im ambulanten Bereich vermehrt auf Videosprechstunden zurückgegriffen. Die Pandemie hat einen deutlichen Schub der Digitalisierung ausgelöst und den Wert der Vernetzung dargestellt.

Unter widrigen Umständen und penibel eingehaltenem Hygienekonzept konnte eine vereinsrechtlich wichtige und historische Präsenz-Mitgliederversammlung der DGOU, DGOOC und DGU mit 127 Teilnehmern in „gespenstischer" Atmosphäre am 21. Oktober 2020 im Radisson Blu Hotel in Frankfurt am Main umgesetzt werden *(Abb. 1)*. Die Präsidenten der DGOU – DGOOC – DGU (Wirtz, Bonn und Raschke, Münster) wurden in einem

---

DGU (Deutsche Gesellschaft für Unfallchirurgie), DGOU (Deutsche Gesellschaft für Orthopädie und Unfallchirurgie, DGOOC (Deutsche Gesellschaft für Orthopädie und Orthopädische Chirurgie), DKOU (Deutscher Kongress für Orthopädie und Unfallchirurgie), BVOU (Berufsverband für Orthopädie und Unfallchirurgie)

bisher einmaligen Vorgang für ein weiteres Jahr in ihrem jeweiligen Amt bestätigt. Dieses auch in der Erwartung, die bereits getroffenen Vorbereitungen für den DKOU 2020 auf einem hoffentlich stattfindenden DKOU 2021 in Berlin umsetzen zu können.

Eine „digitale Woche" wurde durch die Akademie der Orthopädie und Unfallchirurgie (AOUC) in beeindruckender Geschwindig-

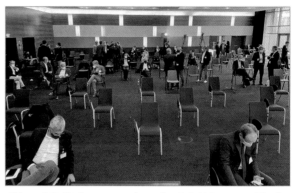

Abb. 1: Mitgliederversammlung der DGOU am 21. Oktober 2020 im Radisson Blu Hotel in Frankfurt am Main

keit organisiert. Die „digitale Woche" wurde im Zeitfenster des ursprünglich geplanten DKOU 2020 ausgerichtet. Diese war zwar kein Ersatz für den ausgefallenen DKOU, allerdings mit mehr als 6 400 registrierten Teilnehmern ein großer Erfolg [1].

Bereits ab Dezember 2020 waren erste Impfstoffe verfügbar. Das medizinische Personal mit engem Patientenkontakt wurde priorisiert, sodass im Frühjahr 2021 ein großer Teil der in den Kliniken Beschäftigten bereits vollständig geimpft war.

Im Sommer 2021 schien sich die Situation weiter zu normalisieren, sodass die Präsidiumssitzung der DGU im historischen Rathausfestsaal zu Münster als Präsenzveranstaltung stattfinden konnte. Wir wähnten uns in der Sicherheit des mit mehr als 90 Prozent

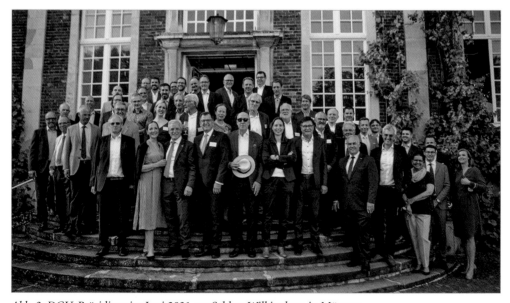

Abb. 2: DGU-Präsidium im Juni 2021 am Schloss Wilkinghege in Münster

angegebenen vollen Impfschutzes. Die lange Zeit ohne persönliche Begegnungen schien vorbei *(Abb. 2)*. Bei allen Teilnehmern war eine große Erleichterung – ja fast eine Euphorie – zu verspüren. Der „ZOOM-Modus" – mit lediglich einem Sprecher zu einer Zeit – wurde sofort wieder verlassen. Die Teilnehmer kehrten glücklicherweise schnell zur ursprünglichen Diskussionskultur mit offenem, fairem und manchmal kontroversem Austausch zurück.

Neben allen neuen Herausforderungen haben wir uns die Zeit genommen, über unser Fach zu reflektieren. Nachwuchs, Attraktivität der Unfallchirurgie, Vernetzung, Daseinsfürsorge, Finanzierung und Versorgungslücken sind einige Themen, die eine neue Bewertung erfahren haben.

- Für den Nachwuchs müssen wir Wege finden, die Begeisterung für unser Fach nachhaltig weiterzugeben.
- Für die Traumanetzwerke wurden Vorschläge erarbeitet, die Eingabe von Registerdaten langfristig sicherzustellen.
- Versorgungslücken nach der Akutbehandlung müssen durch den Verschluss des REHA-Loches sichergestellt werden.

Am 26. September 2021 wurde eine neue Bundesregierung gewählt, die als Ampelkoalition am Mittwoch, den 8. Dezember 2021 vereidigt wurde. Im Koalitionsvertrag der Bundesregierung [8] wurden zahlreiche Vorschläge unserer Fachgesellschaft übernommen wie die Finanzierung der Weiterbildung in den Fallpauschalen, der Ausbau von Notfallzentren, ein Registergesetz und ein Gesundheitsdatennutzungsgesetz zur wissenschaftlichen Nutzung im Einklang mit der Datenschutz-Grundverordnung. Die DGU hält an der Umsetzung dieser Vereinbarungen in dieser und den nächsten Legislaturperioden fest.

Eine Frage, die sich immer wieder stellte, war:

> *Kann der DKOU im Oktober 2021 auf der Messe Berlin stattfinden*
> *und gegebenenfalls unter welchen Bedingungen?*

Hierfür waren unzählige Abstimmungen mit dem Veranstalter Intercongress, den Industrievertretern, den Fachgesellschaften und den Organisationsteams aus Münster und Bonn erforderlich.

Letztendlich wurde, nachdem der Senat Berlin in seiner Verordnung vom 21. September 2021 [7] eine digitale Nachverfolgung verfügt hatte, entschieden, den DKOU 2021 mit dem Motto von 2020 und 2021 (Vereinte Vielfalt = #diversity united) unter 2G-Regeln (geimpft – genesen) stattfinden zu lassen *(Abb. 3)*.

Nach strengen Einlasskontrollen konnten die Abstandsregeln in den Vortragssälen und der Industrieausstellung entfallen. Es war fast wie immer. Insgesamt waren 11 183 Teilnehmer auf dem DKOU 2021 registriert – davon 7 025 Tageskarten zur physischen Teilnahme in 278 Sitzungen in zwölf Vortragssälen.

Bis auf die „Rookie Night" und den traditionellen Gesellschaftsabend konnten sämtliche Veranstaltungen – auch das Rahmenprogramm – durchgeführt werden. Glücklicherweise wurde dem Veranstalter Intercongress lediglich ein einziger Impfdurchbruch gemeldet.

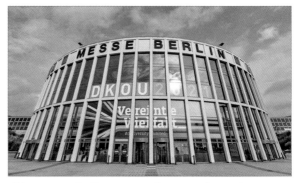

Abb. 3: Messe Berlin – Veranstaltungsort des DKOU im Oktober 2021

Fortes fortuna adiuvat

Zwischenzeitlich hatten sich immer neue „Gesichter" des Coronavirus (Delta- und Omicron-Variante) zum Teil mit einer erheblich höheren Ansteckungshäufigkeit verbreitet, sodass heute (Stand Februar 2022) die Durchführung einer derartigen großen Veranstaltung undenkbar gewesen wäre.

Inzwischen hat sich die Situation in den Kliniken hinsichtlich des Pflegemangels und der fehlenden Intensivkapazitäten weiter verschärft. Die Anzahl der betreibbaren Intensivbetten vor und nach der Pandemie hat um ca. 30 Prozent abgenommen. Dies ist weniger direkt der Pandemie geschuldet, eher haben sich zahlreiche Pflegekräfte von ihrem eigentlichen Beruf abgewendet. Zusätzlich ist der Pflegeaufwand intensivpflichtiger COVID-Patienten deutlich erhöht.

Glücklicherweise hat der Stellenwert der unfallchirurgischen Versorgung und deren Wertigkeit auch in der Wahrnehmung von Öffentlichkeit und Politik während der Pandemie wenig gelitten. Waren es doch die Bereiche der drei T's (Trauma – Tumor – Transplantation), bei denen keine Reduktionen der Kapazitäten vorgenommen wurden.

Die vielschichtigen Auswirkungen dieser beispiellosen Situation haben gezeigt, dass der unbedingte Schulterschluss unter allen Akteuren die große Stärke unseres Faches und unserer Fachgesellschaft ist. Die Sicherstellung unseres Behandlungsauftrages in der Daseinsfürsorge war für alle Beteiligten die treibende Kraft.

Summary

On December 31, 2019, the WHO was informed about cases of pneumonia of unknown origin in Wuhan (Republic of China). On March 11, 2020, the spreading of SARS-CoV-2 was classified as a pandemic by the WHO. This caused an unprecedented challenge to Germany's complex health system overall and as well to German trauma surgery. For the first time in history, the German Congress of Orthopaedics and Trauma Surgery (DKOU) was cancelled. By December 2020, first vaccines were available. Medical personnel with close patient contact were prioritized with regard to early vaccinating, thus in spring 2021, a large number of medical personnel had already been fully vaccinated. In the summer of 2021, the pandemic situation had become sufficiently stable so that the board meeting of the German Trauma Society could take place as a face-to-face event. Some of the themes that were newly evaluated were young academics, attractiveness of trauma surgery, networking, companionship, sponsoring and gaps in health care. In 2020 and 2021, the German Congress of Orthopaedics and Trauma Surgery, having the motto "#diversity united" was able to take place from October 26, 2021 until October 29, 2021, implementing 2G rules (vaccinated or recovered). 11 183 participants were registered, 7 025 one-day passes were sold for face-to-face participation in 278 meetings held in twelve seminar rooms. Luckily, the importance of trauma surgery overall and its contribution to health care in Germany has suffered very little during the pandemic. The multidimensional sequelae of this unprecedented situation have led to a profound solidarity of all persons involved, which constitutes the tremendous strength of our profession and our association.

Literatur

1. Akademie für Orthopädie und Unfallchirurgie (AOUC), Gemeinsames Referat der DGOU e.V. und des BVOU e.V. (2020) #digitalOU2020. [Online 19.10.2020]. https://digitalou.org/digitalou2020/ (aufgerufen: 07.02.2022)

2. Deutsche Gesellschaft für Orthopädie und Unfallchirurgie (2020). [Online 30.03.2020]. https://dgou.de/fileadmin/dgou/dgou/Dokumente/Rundmails/2020/2.0_Empfehlung_Elektive_OPs_final.pdf (aufgerufen: 07.02.2022)

3. Die Bundesregierung (2020) [Online 12.03.2020]. https://www.bundesregierung.de/breg-de/themen/coronavirus/beschluss-zu-corona-1730292 (aufgerufen: 07.02.2022)

4. Kreis CA, Ortmann B, Freistuehler M et al. (2021) Impact of the first COVID-19 shutdown on patient volumes and surgical procedures of a Level I trauma center. European Journal of Trauma and Emergency Surgery. 47 (3): 665–675

5. Robert Koch Institut (2021) [Online: 16.07.2021]. https://www.rki.de/DE/Content/InfAZ/N/Neuartiges_Coronavirus/Projekte_RKI/Nowcasting.html (aufgerufen: 07.02.2022)

6. Senatskanzlei Berlin (2020) Der Regierende Bürgermeister, Senatskanzlei. [Online: 21.04.2020]. https://www.berlin.de/corona/_assets/downloads/vierte-aendvo_2020-04-21_final.pdf (aufgerufen: 07.02.2022)

7. Senatskanzlei Berlin (2021) Die regierende Bügermeisterin, Senatskanzlei. [Online: 21. 09 2021]. https://www.berlin.de/rbmskzl/aktuelles/pressemitteilungen/2021/pressemitteilung.1128591.php (aufgerufen: 07.02.2022)

8. Sozialdemokratische Partei Deutschlands (SPD), BÜNDNIS 90/DIE GRÜNEN und den Freie Demokraten (FDP). Die Bundesregierung (2021) [Online: 10.12.2021]. https://www.bundesregierung.de/resource/blob/974430/1990812/04221173eef9a6720059cc353d759a2b/2021-12-10-koav2021-data.pdf?download=1 (aufgerufen: 07.02.2022)

9. Süddeutsche Zeitung (2020) [Online: 29.02.2020]. https://www.sueddeutsche.de/bayern/coronavirus-bayern-rueckblick-januar-februar-1.4794769 (aufgerufen: 07.02.2022)

10. WHO-Regionalbüro für Europa (2020) Weltgesundheitsorganisation. [Online: 09.05.2021]. https://www.euro.who.int/de/health-topics/health-emergencies/coronavirus-covid-19 (aufgerufen: 07.02.2022)

11. Wirtz DC, Raschke MJ, Lembeck B (2020) Thieme eRef. [Online: 19.10.2020]. https://eref.thieme.de/ejournals/1864-6743_2020_S01#/0 (aufgerufen: 07.02.2022)

DGU –
sie wird sein

III. Zukunft

Zu neuen Ufern lockt ein neuer Tag

J. W. v. Goethe (Faust I, Nacht)

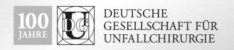

46   Quo vadis Deutsche Gesellschaft für Unfallchirurgie?

Hartmut Siebert, Schwäbisch Hall

Die Leser dieses Beitrags sollten sich darüber klar sein, dass der Autor dieses Beitrags zwischenzeitlich fern jeder berufsbezogenen Tagesaktualität, fern jeder organisatorischen und prozessualen tagtäglichen Arbeit in den Gremien und Projekten der Deutschen Gesellschaft für Orthopädie und Unfallchirurgie (DGOU) sowie der Deutschen Gesellschaft für Unfallchirurgie (DGU) ist.

Die vor mehr als sieben Jahren gemachten Erfahrungen engen meinen Blick ebenso ein, wie mir die tagtägliche Erfahrung der Versorgungsrealität in Praxis, Klinik oder Forschungsinstitut fehlt.

Aus der Ferne nehme ich mehr oder weniger wahr, wie sich die Fachgesellschaften und deren Projekte entwickeln und mit welchem großen Aufwand die Erhaltung, aber auch Weiterentwicklung im täglichen Kleinklein umgesetzt wird.

Meine Sicht als glühender Vertreter des Faches Orthopädie und Unfallchirurgie und des damit verbundenen Facharztes Orthopädie und Unfallchirurgie ist emotional „gefiltert". Die Leser sollten auch wissen, dass ich die Ausübung der Unfallheilkunde als die schönste berufliche Tätigkeit erlebt habe.

„Wo kommet ihr her – wo wollet ihr hingange"? (Anonymus 1765)

Die Frage nach dem Weg, den die Deutsche Gesellschaft für Unfallchirurgie künftig einschlägt, impliziert weniger das Woher des Anonymus, sondern vielmehr die Beantwortung der Fragen

- nach dem Wohin? – der Zielsetzung und der Notwendigkeit
- nach dem Wie? – Organisation und Umsetzung –
- nach der Verfügbarkeit und Beschaffung personeller wie finanzieller Ressourcen?

Zweck, Ziele und Aufgaben der DGU werden in ihrer Satzung vom 23. Oktober 2019 in § 2 (1) beschrieben:

„Die Gesellschaft fördert die wissenschaftliche, praktische, berufliche und interdisziplinäre Tätigkeit auf dem Gesamtgebiet der Unfallheilkunde / Traumatologie, insbesondere der Unfallchirurgie."

Der Verein versteht sich seit seiner Gründung 1922 als Interessen-Vertreter derjenigen, die sich in ihrer beruflichen Tätigkeit direkt und indirekt um die Behandlung von Verletzten kümmern. Was bedeutet: Von der Prävention, der Unfallstelle bis zur Wiedereingliederung der Verletzten in sein soziales und berufliches Umfeld.

In dieser Festschrift finden sich zahlreiche Beiträge, die das Wirken der Deutschen Gesellschaft für Unfallchirurgie seit ihrem Bestehen in Bezug auf die Versorgung von Verletzten illustrieren. Viele Beispiele zeigen eindrucksvoll, welche Wege, auch welche Irrwege die DGU unter wechselnden Rahmenbedingungen gegangen ist und mit welch hohem Einsatz vieler Mitglieder wesentliche Fortschritte in allen Bereichen der Unfallheilkunde geschaffen wurden. Überwiegend wurden die Projekte in Arbeitsgruppen entwickelt und vom Verein erfolgreich umgesetzt. Dies geschah häufig ohne wesentliche politische oder finanzielle Unterstützung, dafür aber ideell von manchen Partnern.

Auch in der Zukunft bedarf es einer starken Vertretung der Interessen derjenigen, die sich für eine bestmögliche Behandlung des Verletzten mittelbar und unmittelbar einsetzen.

Ihre Ziele bleiben dieselben. Das Aufgabenspektrum in der beruflichen Praxis, in Wissenschaft und Lehre wird sich aber den sich ändernden gesellschaftlichen, ökonomischen und politischen Gegebenheiten auch innerhalb der Medizin und ihrer Fachvertretungen anpassen müssen.

Als pars pro toto könnten künftige Entwicklungen beobachtbar werden:

–   Der Zugang zur und die Qualität der Verletztenversorgung werden aufgrund der regional unterschiedlichen Bevölkerungsdichte, der weiteren Spezialisierung im Fach und damit durch Verfügbarkeit von Kompetenz und Ressourcen nicht mehr flächendeckend bestehen.
–   Der Wettbewerb um die Gewinnung von qualifizierten Ärztinnen und Ärzten für die verschiedenen Versorgungsbereiche wird enorm wachsen.
–   Auch weiterhin werden die zur Bewältigung der Versorgung notwendigen finanziellen, strukturellen und prozentualen Ressourcen knapper werden.

Werden die seit 2020 gewonnen Erfahrungen mit der Bewältigung der COVID-19-Pandemie und ihren Folgen an der systemimmanenten Unterfinanzierung des Gesundheitswesens, verbunden mit Fehlallokation der Ressourcen, nichts ändern – oder doch?

2003 wurde die Unfallheilkunde bzw. Unfallchirurgie, was auch zur Bestandsaufnahme und künftiger Entwicklung gehört, Bestandteil des Faches Orthopädie und Unfallchirurgie, wobei nach der Facharztausbildung für Orthopädie und Unfallchirurgie die Weiterbildungsqualifikation „spezielle Unfallchirurgie" die unfallchirurgischen Kompetenzen vertiefend abbildet.

2008 wurde für die Interessenvertretung des Facharztes Orthopädie und Unfallchirurgie die Deutsche Gesellschaft für Orthopädie und Unfallchirurgie als Dachgesellschaft von DGU und DGOOC (Deutsche Gesellschaft für Orthopädie und Orthopädische Chirurgie) gegründet. Sie versteht sich als Interessenvertretung in den Bereichen Wissenschaft und Lehre, Bildung und Versorgung für das gesamte Fach Orthopädie und Unfallchirurgie sowie als Partner medizinischer Fachgesellschaften, Organisationen und Verbände. Die Gründung dieser gemeinsamen Fachvertretung wurde seinerzeit mit viel Vertrauen, aber auch Misstrauen begleitet. Die Hoffnung, durch die neu gewonnene Stärke – über 8 000 Mitglieder im Jahr 2009 – die speziellen berufspolitischen Ziele in Klinik, Hochschule, der verfassten Ärzteschaft, Politik und beruflichen Praxis mit Gewicht vertreten zu können, war groß. Die Erwartungen wurden nur teilweise erfüllt. Auch vierzehn Jahre nach Gründung des Vereins DGOU bestehen Strukturen und Organisationsform weiterhin fast unverändert, was darauf hinweist, dass man mit den Doppelstrukturen zu leben gelernt hat und der Prozess einer „gelebten" Vereinigung beider Fächer in einem schlanken schlagkräftigen Verein noch nicht abgeschlossen ist. Wie wohl dies in den letzten Jahren vielfach angesprochen und kontrovers debattiert wurde. Dies hängt nicht nur von komplexen wirtschaftlichen und juristischen Verflechtungen und Fragen ab, sondern auch davon, wie die Mitglieder und vor allem die Akteure der „Gründungsvereine" DGU und DGOOC die künftige Rolle der DGOU in der Zusammenarbeit mit diesen organisatorisch gestalten wollen?

Übereinstimmung besteht bei den derzeit Verantwortlichen, dass die derzeitigen Strukturen wie die Organisationsform personell wie wirtschaftlich zu aufwendig sind. Es ist in diesem Kontext bemerkenswert, dass die Zahl von Fachgesellschaften und Interessenvertretungen in Folge der Spezialisierung des Faches, der Behandlungsverfahren und auseinanderdriftender Interessengewichtung in den letzten 15 Jahren zugenommen hat. Dies befördert zum einen sicherlich die Weiterentwicklung des Faches, beeinflusst aber auch die Arbeitsweise, Aufgabenstellung und Verfügbarkeit ausreichender personeller und finanzieller Ressourcen in DGOU, DGOOC und DGU. Ein Blick auf die Mitgliederentwicklung in DGOU, DGU und DGOOC zeigt, dass sich zunehmend weniger Kolleginnen und Kollegen für eine zusätzliche Mitgliedschaft in der DGU und DGOOC unabhängig ihres Alters entscheiden *(Abb. 1 und 2)*.

Können wir also auch weiterhin aus einem nahezu unerschöpflichen Reservoir an begeisterten und engagierten Mitarbeiterinnen und Mitarbeitern in den Arbeitsgruppen und Gremien der DGOU sowie ihrer „Gründungsvereine" DGOOC und DGU rechnen?

Eine Fülle an Aufgaben sind für eine Interessenvertretung der Unfallheilkunde zu bearbeiten, deren Vertreter sich fragen (müssen): Sind wir mit unserer derzeitigen Organisationsform und Struktur „fit für die Zukunft"? Oder konkret gefragt: Haben wir für die kommenden zehn Jahre ausreichende finanzielle wie personelle Ressourcen? Worin liegt der Nutzen wie die Notwendigkeit, diese drei Vereine mit der derzeitigen teilweise

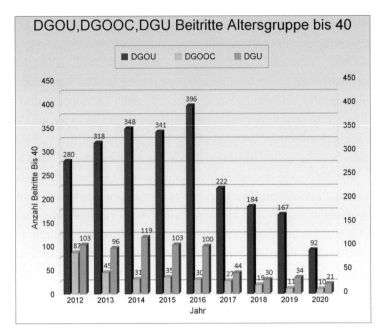

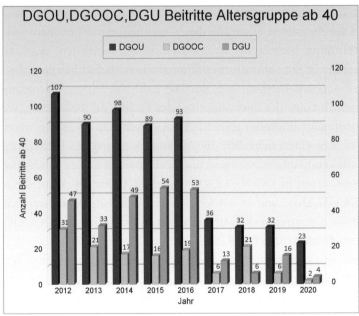

Abb. 1 (oben) und Abb. 2 (unten) zeigen die Zahl der Mitglieder der DGU, DGOOC und DGOU von 2012 bis 2020 bei einem Alter beim Eintritt bis 40 Jahre (oben) und über 40 Jahre (unten). Für die Abnahme der Vereinseintritte ab 2017 in allen Altersgruppen ist wahrscheinlich die Streichung des kostenfreien Zugangs zum Jahreskongress Orthopädie und Unfallchirurgie (DKOU) mitverantwortlich. (Quelle: Mitgliederverwaltung DGOU, DGOOC und DGU; Diagramme: Frau B. Müller, Geschäftsstelle der DGOU in Berlin, November 2020)

redundanten Organisationsstruktur weiter zu pflegen? Diesen Fragen müssen sich nicht nur die DGU, sondern auch DGOOC und DGOU stellen.

Zwei Optionen bieten sich meines Erachtens für die DGU mit ihrem relativ klar umrissenen Aufgabenfeld, um „fit" für die kommenden Aufgaben zu bleiben oder zu werden:

1. Option: Auflösung des Vereins

Die DGU löst sich als Verein auf und findet sich mit seinen ehemaligen Mitgliedern in einer die Unfallheilkunde abbildenden Struktur und Organisationsform in der DGOU wieder. Dadurch kann eine Steigerung der Effizienz, Minderung von Redundanzen in den Organisationsstrukturen und Prozessen sowie Verbesserung der Kommunikation nach innen wie außen erreicht werden. Das Fach und damit die Belange seiner Mitglieder wird „mit einer Stimme" vertreten. Die Abstimmung auch mit Partnern wird organisatorisch zumindest erleichtert. In dieser neuen Konstellation vertritt die DGOU u. a. auch die Belange rund um die Versorgung von Verletzten. Sie sorgt für entsprechende Strukturen und Prozessabläufe, die gewährleisten, dass die in ihrer Satzung für diesen Bereich aufgeführten Ziele und Aufgaben effizient umgesetzt und befördert werden.

Dadurch könnten der fachliche Austausch mit Problembearbeitungen in Projekten und Arbeitsplattformen erleichtert und bei weniger organisatorischer wie struktureller Redundanz personelle wie finanzielle Ressourcen geschont werden. Dies setzt voraus, dass innerhalb einer neu strukturierten DGOU der fachliche und personelle Austausch barrierefrei und zielorientiert stattfindet, die Ressourcenverteilung transparent und sachentsprechend erfolgt und eine ausreichende Zahl engagierter Mitglieder gefunden wird, die sich unter diesen Strukturen und Prozessabläufen einbringen wollen und können. Ein Zukunftsmodell für die nächsten 30 Jahre?

Meine Erfahrungen lehren mich, dass eine Struktur, wie oben skizziert, nicht lange funktionieren kann. Ich befürchte, dass sich innert kürzerer Zeit aus Arbeitsgruppen festere Strukturen mit Hierarchien bilden werden, ob mit oder ohne Bezeichnung „Verein". Beispiele dafür finden sich zahlreich.

2. Option: Erhaltung der Organisationsform Verein

Die DGU wird gemeinsam mit weiteren Interessenvertretungen den Bereich Unfallheilkunde im Fach Orthopädie und Unfallchirurgie vertreten und an der weiteren Ausgestaltung des Faches Orthopädie und Unfallchirurgie in der DGOU mitwirken. Eine Reform der Organisation wie Prozessabläufe in der DGU ist unabdingbar bei sich abzeichnendem Schwund an Mitgliedern, insbesondere aktiver.

Anstelle von seit Jahren und Jahrzehnten bestehenden festen Arbeitsplattformen könnten analog zu anderen großen Verbänden und Vereinen in offenen Arbeitsgruppen mit barrierefreiem Zugang die spezifischen Fragestellungen und Projekte des Bereichs Unfallheilkunde im Fach bearbeitet werden. Sie lösen sich nach Problemlösung oder Beendigung des Projekts auf.

Ich kann mir gut vorstellen, dass sich trotz oder gerade auch wegen der Strukturänderung beider Vereine künftig Engagierte und von der Unfallheilkunde Begeisterte finden werden, um sich an bestehenden Projekten zu beteiligen oder neue zu entwickeln.

Sie haben das breite Spektrum des Faches mit all den sich bietenden Arbeitsschwerpunkten in ihrer Weiterbildung in unterschiedlichem Maße kennengelernt. Ihnen ist die enge Verzahnung der einzelnen Bereiche des Faches, die nicht immer gerechte Ressourcenverteilung und die versorgungspolitische Lage aus tagtäglicher Erfahrung bewusst. Sie „glühen" für ihre berufliche Tätigkeit in der Verletztenversorgung und wollen sich in die Optimierung und Problemlösung über die DGU „speziell" mit Gleichgesinnten einbringen. Die DGOU bietet dabei die Plattform, Fragestellungen, die über den Bereich der Verletztenversorgung hinausgehen, gemeinsam in entsprechenden Arbeitsgruppen zu bearbeiten.

Ein Gedankenspiel: Der gemeinsame Facharzt bewährt sich nicht. Das Fach wird zersplittert – die Verdrängung des Fach-Spezialisten durch den Supraspezialisten – die Klammer bricht und das Fach Orthopädie und Unfallchirurgie erlebt das, was die Allgemeinchirurgie vor einigen Jahren erlebt hat. Mit der Folge, die DGOU löst sich auf. Der Verein DGU sieht sich als Bewahrer des ganzheitlichen Gedankens „Verletztenversorgung aus einer Hand" (Generalist). Nur ein Gedankenspiel?

Denkbar wäre auch: Es bleibt „vorläufig", wie es ist.

Wirtschaftliche, juristische und persönliche Gründe sind zu überwältigend, dass man die Zeit für Reformen in der DGU wie in der DGOU für „noch nicht reif" erachtet. Bedenkenträger finden ausreichend juristische, wirtschaftliche und tagesaktuelle „Gute Gründe", das Thema zu verschieben.

Die künftige Entwicklung der DGU, in welche Richtung auch immer, wird maßgeblich davon abhängig sein, wann und wie die DGOU ihre derzeitig historisch bedingte, heute jedoch nicht mehr erforderliche Organisationsform ändert. Die derzeit verantwortlichen Akteure in den Gremien der DGU, DGOOC wie DGOU spüren, wie behäbig und kräfteraubend die noch bestehenden Strukturen sind. Sie haben die Chance, Änderungen zu induzieren. Sie kennen aus ihrer täglichen Arbeit in beiden Vereinen die Stellschrauben. Die Mehrheit der Mitglieder beider Vereine wird überzeugende Vorschläge zur Reorganisation begrüßen. Wirtschaftliche wie rechtliche Fragen sind als sicherlich wichtige Aspekte lösbar.

Ein mögliches, eher menschliches Hindernis sehe ich darin, dass einzelne Kolleginnen und Kollegen – ob in verantwortungsvoller Position oder in der Aussicht darauf – Verzicht üben müssten. Hierzu bedarf es einer gewissen „menschlichen Größe".

Diejenigen Kolleginnen und Kollegen, die über einen zeitlich noch längeren Zeitraum im Bereich der Unfallheilkunde tätig sein werden, sollten bereits jetzt in den Prozess zur Anpassung der Struktur, Organisation und Aufgabenverteilung der DGU in und mit der DGOU maßgeblich einbezogen werden.

Überblickt man die 100-jährige Geschichte der DGU, wurden die jeweils verantwortlichen Kolleginnen und Kollegen mit ähnlichen Situationen, wie sie sich heute darstellen, konfrontiert. Sie war nicht immer von Erfolg gekrönt: „Eminenz statt Evidenz", personelles „Geklüngel" um Positionen im Verein, was berufliche Karrieren befördern sollte. Menschlich allzu Menschliches, gewiss.

Manche fachliche Entwicklung fand zunächst außerhalb des Vereins DGU statt. Trotzdem hat die DGU schlussendlich die Kraft zur Wandlung bewiesen, was nicht nur das reine Überleben als Verein, sondern auch die Entwicklung nachhaltiger Verbesserungen der Versorgung von Unfallverletzten ermöglichte. Die Rückbesinnung darauf ist förderlich.

Die DGU steht vor lösbaren Herausforderungen. Sie ist hervorragend gerüstet und aufgestellt, hat engagierte Kolleginnen und Kollegen in den verschiedenen beruflichen Tätigkeitsfeldern des Faches und verlässliche Partner, mit denen sich gemeinsame Ziele verwirklichen lassen.

Lessons Learned: 100 Jahre DGU: „wo ganget mer hin?"

Man muss handeln, damit man nicht behandelt wird. Verletzte wird es weiterhin geben, Bedarf und das ethische Gebot, diese bestmöglich zu behandeln, ändern sich nicht. Es bedarf keiner Marketing-Strategien zur Patientenakquise, wohl aber, Menschen und Ressourcen zu gewinnen, deren Anliegen und berufliche wie persönliche Zufriedenheit darin liegt, sich für eine bestmögliche Versorgung von verletzen Menschen zu kümmern. Eine lohnenswerte Aufgabe für einen Verein!

Summary

Quo vadis German Society for Trauma Surgery (DGU)?

The current structures and organisation of both associations need to be reformed in a timely manner, also with regard to the expenditure of human and material resources.

An efficient representation of the interests of trauma medicine as part of orthopaedics and trauma surgery, and not of those of the specialist (!), must be the sine qua non of any structural change.

In my opinion, there are two conceivable options for the future of the DGU:

Option 1: The DGU association dissolves and the interests of injury care and the field of trauma medicine are dealt with in working groups in revised structures of the DGOU. Competence and resources are promoted and provided by the DGOU. The DGOU also represents this area externally.

Option 2: Maintaining the organisational form of an association
In a structurally and organisationally reformed DGU, DGOOC and DGOU, the DGU will represent the field of trauma medicine in orthopaedics and trauma surgery as an association in coexistence with other interest groups and will contribute to the further development of the field.

Even with dwindling DGU membership numbers, there will always be people committed to and enthusiastic about trauma medicine, who will participate in existing projects or develop new ones.

The DGOU is dissolving. Specialism in orthopaedics and trauma surgery is not proving itself and is splitting into different "specialty subjects". The DGU association views itself as preserver of the holistic idea of "care for the injured from a single source" (generalist). Just a play of thoughts?

The DGU has repeatedly demonstrated its will and strength to change, which has not only enabled it to survive as an association, but also to develop sustainable improvements in the care of accident victims. It is important to bear this in mind.

Literatur

Satzung der DGU https://www.dgu-online.de/fileadmin/published_content/7.Ueber_uns/Ueber_Uns/Satzung_und_Geschäftsordnung/DGU_Satzung_Stand_2019_10_23.pdf (aufgerufen: 02.02.2021)

47 Werden DGOOC und DGU trotz oder mit der DGOU überleben?

Fritz U. Niethard, Aachen

Die Unfallheilkunde/Unfallchirurgie feiert 100-jähriges Jubiläum. Gratulation! Grund genug, um zunächst einmal mit Stolz auf Vergangenes und Geleistetes zurückzublicken. Aber natürlich richtet sich der Blick auch in die Zukunft, auf eine Zukunft mit Herausforderungen und Unwägbarkeiten. So spiegelt die Frage, ob die DGU (und auch die DGOOC) trotz oder mit der DGOU überleben werden, die Sorge wider, dass die Zukunft mit nicht gewollten Überraschungen aufwarten könnte.

Zukunft ist nicht vorhersehbar. Wie aber soll dann die Frage nach der Zukunft von DGU und DGOOC beantwortet werden? Wie wird insbesondere die DGU nach 100 Jahren wechselnder Geschichte aussehen? Eine Antwort ist nur begrenzt möglich, wenn man *Stärken, Schwächen, Chancen und Risiken* für die Fachgesellschaften im Sinne einer SWOT-Analyse auflistet und gegeneinander abwägt *(Abb. 1)*.

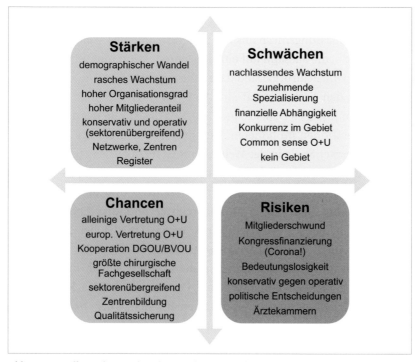

*Abb. 1: Darstellung der Stärken (**Strength**), Schwächen (**Weaknesses**), Chancen (**Opportunities**) und Risiken (**Threats**) für die DGOU in einer Vier-Felder-Matrix (**SWOT**)*

Dazu gehört, dass man das *Umfeld der beiden Gesellschaften* betrachtet, Trends abschätzt und *Vergleiche* heranzieht. Die Frage nach dem Überleben der Fachgesellschaften stellt drei Szenarien gegeneinander:

- DGOOC und DGU überleben in ihrer alten Form, behalten die „Oberhand" und „trotzen" der DGOU, die allenfalls Koordinations- und Kommunikationsorgan ist und bleibt.
- Die DGOU ist *die* gemeinsame Fachgesellschaft und DGU und DGOOC werden als nachgeordnete Gesellschaften mit ihr überleben.
- Das Überleben von DGU und/oder der DGOOC und/oder der DGOU ist gefährdet.

Welche Trends sprechen für das ein oder andere Szenarium?

Für die Medizin als Ganzes sind Megatrends längst ausgemacht: *demographischer Wandel, begrenzte Ressourcen, Digitalisierung inklusive Telemedizin, Ambulantisierung, Spezialisierung mit Zentrenbildung,* Individualisierung der Therapie, und nicht zuletzt die Feminisierung der Medizin. Sie alle betreffen Orthopädie und Unfallchirurgie direkt und umfassend.

Letzten Endes sind alle Trends Folgen des *einen* Megatrends: des demographischen Wandels. Er führt zu höheren Kosten unseres Gesundheitssystems, zu begrenzten Ressourcen und damit zu Anpassungsmechanismen und Instrumenten – allen voran die Digitalisierung der Medizin –, die allesamt auf eine Kostenreduktion hinauslaufen.

Orthopädie und Unfallchirurgie sind davon nicht unbehelligt. Die zunehmende Lebenserwartung beschert den Fächern zwar eine Flut von Altersfrakturen und degenerativen Gelenkerkrankungen [5], aber Deutschland steht, was die Anzahl der durchgeführten Interventionen und Operationen im höheren Alter und was die Zahl der Krankenhausbetten angeht, vielfach an erster Stelle in der Welt. Damit ist nicht ausgemacht, dass Orthopädie und Unfallchirurgie als Fach und als Fachgesellschaft davon profitieren werden.

Allerdings können die DGU mit den Traumazentren und dem Traumaregister als auch die DGOOC mit dem Endoprothesenregister und den Endoprothesenzentren qualitätssichernde Instrumente in der Klinik vorweisen, die bei den ökonomischen Herausforderungen im Gesundheitswesen wegweisend sein können. Die jetzt rasch aufkommende Digitalisierung im Gesundheitssystem fordert jedoch mehr. Die Unmenge medizinischer Daten in Krankenhäusern und Praxen erlaubt den Krankenkassen und der Politik schon jetzt einen Einblick in die Thematik der „Über- bzw. Unterversorgung und Fehlversorgung". Die Digitalisierung kann Patientenströme lenken, die teuren Krankenhäuser entlasten, die ambulante Sicherung auf den Weg bringen und leistungsfähige Zentren aufbauen, die eine *sektorenübergreifende* Gesamtversorgung des Patienten gewährleisten. Orthopädie und Unfallchirurgie müssen diese Chance nutzen und hierzu die Kooperation mit den niedergelassenen Orthopäden und Unfallchirurgen und dem BVOU ausbauen und verstetigen.

Es ist damit zu rechnen, dass in den nächsten Jahren und Jahrzehnten alle Instrumente genutzt werden, um der ökonomischen Herausforderung durch den demographischen Wandel zu begegnen. Die DGOOC macht derzeit gerade die Erfahrung, dass das von ihr gemeinsam mit den Krankenkassen und der Industrie aufgebaute Endoprothesenregister vom Bundesgesundheitsministerium übernommen wird. Wenn die Auswertung der Daten in den Händen der Fachgesellschaften bleiben soll, gelingt dies nur mit einer starken Fachgesellschaft. Auch für die DGU ist zu erwarten, dass das beispielhafte Traumaregister und -netzwerk genutzt wird, um die Landschaft für die Versorgung Schwerverletzter neu zu ordnen.

Umfeld

Technologischer Fortschritt, Kommunikation(-sverhalten), digitale Welten, Globalisierung, Individualisierung und vieles mehr stellen neue Herausforderungen an uns alle. Und so ändern sich auch Inhalte und Ziele der Fachgesellschaften rapide. Sowohl die DGOOC als auch die DGU wurden ursprünglich wegen besonderer Aufgabenstellungen aus der Chirurgie geboren. Die Orthopädie hatte sich 1901 von der Chirurgie abgespalten, weil orthopädische Themen unter Chirurgen nur wenig geschätzt wurden [3]. Wenig anders ging es denjenigen, die unter dem Eindruck des Ersten Weltkrieges mit der Behandlung von Kriegsverletzungen, aber durch die Industrialisierung in zunehmendem Umfang auch mit maschinenbedingten „Friedensverletzungen" zu tun hatten. Sie gründeten 1922 die primär interdisziplinär angelegte Deutsche Gesellschaft für Unfallheilkunde, Versicherungs- und Versorgungsmedizin, in der außer Chirurgen auch Orthopäden, Radiologen, Versicherungsmediziner und vor allem die unter Bismarck entstandenen Berufsgenossenschaften vertreten waren.

Seitdem hat sich das Aufgabenspektrum der Fachgesellschaften beträchtlich verändert. Technologischer Fortschritt und verändertes Patientenspektrum sind an der *Orthopädie* nicht spurlos vorbeigegangen: Die Bedeutung der Kinderorthopädie wird zunehmend geringer; denn Geburtenrückgang, die Früherkennung genetischer Defekte und Vorsorgemaßnahmen haben die Anzahl von Fehlbildungen rapide reduziert. Die Anzahl notwendiger operativer Maßnahmen bei der Hüftdysplasie konnte auf ein Fünftel gesenkt werden [1]. Biologika haben die stationäre Behandlung von Rheumatikern praktisch unnötig gemacht. Aufwändige rekonstruktive Maßnahmen zum Gelenkerhalt stehen hinter der Erfolgsgeschichte des Gelenkersatzes weit zurück, der sogar als „Operation des Jahrhunderts" bezeichnet wurde [2]. Die technologischen Errungenschaften der Arthroskopie, des Gelenkersatzes und der stabilisierenden Wirbelsäulenoperationen haben eine Superspezialisierung hervorgebracht, die auch vor den Fachgesellschaften nicht Halt macht. Die

DGOOC war von dieser Entwicklung besonders betroffen, konnte allerdings den zentrifugalen Kräften entgegenwirken und zunächst zwölf Sektionen unter ihrem Dach vereinen.

Die technologischen Errungenschaften haben auch die *Unfallheilkunde zur Unfallchirurgie* gemacht. Antisepsis, Antibiotika und moderne Osteosynthesetechniken haben eine immer raschere Wiederherstellung von Verletzten selbst nach einem Polytrauma ermöglicht. Die Unfallchirurgie in Deutschland blickt daher auf äußerst erfolgreiche Jahrzehnte zurück und hat sich internationalen Ruf erworben. Inzwischen sind aber auch hier durch den technologischen Fortschritt in der Verkehrssicherheit und Sicherheit am Arbeitsplatz die Unfallzahlen drastisch zurückgegangen *(Abb. 2)*. Nicht mehr die Wiedereingliederung in den Beruf ist das Hauptthema, vielmehr stehen geriatrische Aspekte im Vordergrund und auch hier ist bereits der Spezialist gefragt. Dieser Trend ist ungebrochen.

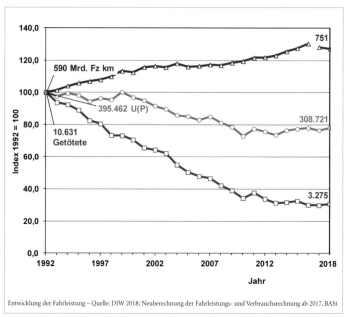

Entwicklung der Fahrleistung – Quelle: DIW 2018; Neuberechnung der Fahrleistungs- und Verbrauchsrechnung ab 2017, BASt

Abb. 2: Entwicklung der Fahrleistung (Fz = Fahrzeug/km), der Unfälle (U) mit Personenschaden (P) und der Getöteten in den Jahren 1992 bis 2018 (Quelle: Deutsches Institut für Wirtschaftsforschung)

Eines der Hauptrisiken für die Fachgesellschaften besteht darin, dass sich der Spezialist nur noch in seiner „Spezialitätengesellschaft" wiederfindet. Einige im Markt wichtige Sektionen erreichen inzwischen die Größe der ursprünglichen Fachgesellschaften DGOOC und DGU *(Abb. 3)*.

Nur 20 % der Sektionsmitglieder sind auch Mitglieder der DGOU. Der anfänglich rasche Zuwachs der DGOU Mitglieder ist inzwischen einem steady state gewichen, obwohl die Anzahl der berufstätigen Ärzte in Orthopädie und Unfallchirurgie weiterhin stark zugenommen hat *(Abb. 4)*. Damit sind im Jahr 2018 nur ca. 57 % aller berufstätigen O+U/OU-Ärzte in der Fachgesellschaft bzw. 36 % im Berufsverband organisiert. In anderen Ländern (allerdings mit anderen und größeren Befugnissen der Fachgesellschaften) beträgt der Mitgliederanteil annähernd 100 %.

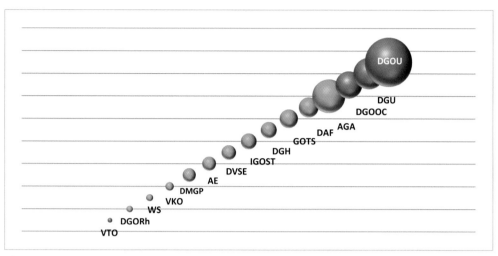

Abb. 3: Größenvergleich von DGOU, DGU und DGOOC zu verschiedenen den Fachgesellschaften ange-gliederten Sektionen

von links: VTO – Verein Technische Orthopädie; DGORh – Deutsche Gessellschaft für Orthopädische Rheumatologie; WS – Wirbelsäule; VKO – Verein Kinderorthopädie; DGMP – Deutschsprachige Medizinische Gesellschaft für Paraplegiologie; AE – Arbeitsgemeinschaft für Endoprothetik; DVSE – Deutsche Vereinigung für Schulter- und Ellenbogenchirurgie; IGOST – Interdisziplinäre Gesellschaft für orthopädische/unfallchirurgische und allgemeine Schmerztherapie; DGH – Deutsche Gesellschaft für Handchirurgie; GOTS – Gesellschaft für Orthopädisch-Traumatologische Sportmedizin; DAF – Deutsche Assoziation für Fuß und Sprunggelenk; AGA – Gesellschaft für Arthroskopie und Gelenkchirurgie

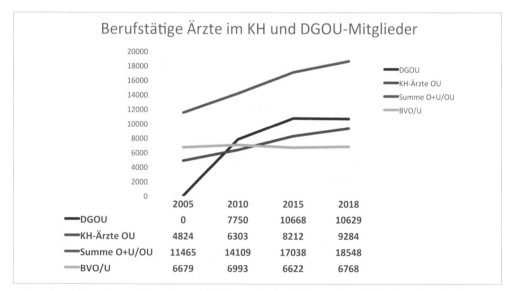

Abb. 4: Anzahl der DGOU- bzw. BVOU-Mitglieder im Vergleich zur Anzahl aller berufstätigen Ärzte im Facharztbereich Orthopädie und Unfallchirurgie (OU) bzw. der berufstätigen O+U-Ärzte im Krankenhaus

Die Abkürzung O steht für den Facharzt für Orthopädie, die Abkürzung U für den Arzt mit Schwerpunkt oder Teilgebietsbe-zeichnung Unfallchirurgie, die beide gemeinsam in der Gruppe O+U erscheinen. Die neuere Generation der Ärzte und Fach-ärzte für Orthopädie und Unfallchirurgie sind mit (OU) abgekürzt. BVO entspricht dem Berufsverband für Orthopädie (bis 2005), BVOU dem Berufsverband für Orthopädie und Unfallchirurgie (Quelle: Statistik der Bundesärztekammer)

Alle traditionellen Großorganisationen haben an Bindungskraft verloren und damit wird es immer schwieriger alle Mitglieder zu erreichen. Bei einer Zunahme dieser zentrifugalen Kräfte ist zu erwarten, dass auch die Finanzierungsbasis der Fachgesellschaft Schaden nimmt. Sie fußt nämlich vor allem auf Kongresserlösen. Mitgliederschwund und schwächelnde Kongresse können das Überleben von DGOOC, DGU und DGOU gefährden. Mit der Veränderung der Versorgungslandschaft, eingeschränkten finanziellen Ressourcen bei Mitgliedern und Industrie besteht grundsätzlich die Gefahr der schwindenden Bedeutung von Fachgesellschaften.

Vergleiche

Das Zusammenwachsen von (Fach)gesellschaften ist nicht mit Federstrichen erledigt, sondern ein andauernder Prozess. Die Kooperation von DGU und DGOOC zunächst in der Union und seit 2008 in der Dachgesellschaft DGOU ist bislang ein Erfolgsmodell. Allerdings ist der für die anstehenden Herausforderungen notwendige letzte Schritt noch nicht getan. Man erinnere sich an die ablehnende Haltung von Lafontaine zur Deutschlandpolitik der damaligen Bundesregierung und zur Wiedervereinigung. Er befürwortete eine *Konföderation* beider deutscher Staaten im Rahmen eines gesamteuropäischen Einigungsprozesses. Ist es vorstellbar, dass sich eine solche Konföderation in Europa hätte behaupten können?

Diese Frage müssen sich auch die Fachgesellschaften von Orthopädie und Unfallchirurgie stellen. Der Konkurrenten gibt es viele: Allgemeinmediziner und Rheumatologen, Kinderärzte und -chirurgen, Neurochirurgen, Radiologen, Allgemeinchirurgen und Physiotherapeuten stellen Ansprüche an das größte chirurgische Fach. Sie zu kanalisieren oder abzuwehren bedarf einer starken Fachgesellschaft, hinter der sich auch die Sektionen mit ihren Subspezialitäten versammeln können.

Wie aber können die Sektionen nachhaltig in die DGOU integriert werden? – Ein Alleinstellungsmerkmal der Fachgesellschaften ist die gemeinsame Weiterbildung. Sie war es auch, die bei dem Vereinigungsprozess von Orthopädie und Unfallchirurgie die zentrale Rolle gespielt hat. Bedauerlicherweise ist in der Systematik der Ärztekammern derzeit kein Platz mehr für die Spezialisierungen in Orthopädie und Unfallchirurgie, da die „niedrigste" Form der Spezialisierung in Form der Zusatzweiterbildung bereits an die spezielle Unfallchirurgie bzw. spezielle orthopädische Chirurgie vergeben ist [4]. Es bedarf also entweder der Aufwertung des Faches Orthopädie und Unfallchirurgie in ein Gebiet, damit darunter die spezielle Unfallchirurgie bzw. orthopädische Chirurgie und darunter wiederum die Subspezialitäten der Sektionen eingeordnet werden können. Oder aber die Orthopädie und Unfallchirurgie bleibt weiterhin Fach im Gebiet Chirurgie und die spezielle Unfallchirurgie bzw. orthopädische Chirurgie reihen sich gleichrangig mit den Sektionen als Zusatzweiterbildung ein *(Abb. 5)*. Damit würde deren Bedeutung schwinden, wenn nicht zumindest die DGOOC sogar überflüssig werden könnte. Wie wichtig diese Entscheidung ist, zeigt die Weiterentwicklung der Wirbelsäulenchirurgie: Sie beansprucht (berechtigterweise) die Anerkennung als Zusatzqualifikation sowohl in der Neurochirurgie als auch der Orthopädie und Unfallchirurgie. Während die Neurochirurgie als eigenständiges Gebiet dieses ohne Probleme verwirklichen kann, ist derzeit innerhalb der Orthopädie und Unfallchirurgie kein Platz für eine Lösung. Die Behandlung von Wirbelsäulenerkrankungen und -verletzungen ist aber für O und U unverzichtbar.

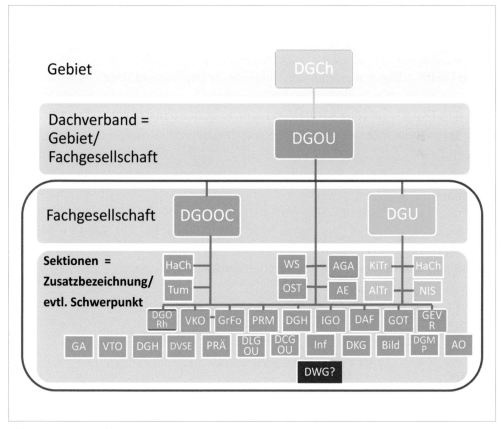

Abb. 5: Weiterentwicklung von DGOOC und DGU: Bleibt die DGOU im Gebiet Chirurgie, werden sich DGU und DGOOC gleichrangig mit den Sektionen als Zusatzbezeichnung einreihen müssen (rot umrandet). Wird die DGOU eigenes Gebiet, sind DGU und DGOOC als Fachgesellschaften und die Sektionen wiederum als Zusatzbezeichnung bzw. Schwerpunkt einzuordnen (Beispiel Neurochirurgie)

Sektionen ergänzend zu Abb. 3: HaCh – Handchirurgie; Tum – Tumoren; OST – Osteologie; KiTr – Kindertraumatologie; AlTr – Alterstraumotologie; NIS – Notfall-, Intensivmedizin und Schwerverletztenversorgung; GrFo – Grundlagenforschung; PRM – Physikalische und Rehabilitationsmedizin; GEVR – Gesellschaft für Extremitätenverlängerung und -rekonstruktion; DHG – Deutsche Hüftgesellschaft; GA – Gutachten; PRÄ – Prävention; DLGOU – Deutsch-Lateinamerikanische Gesellschaft für Orthopädie und Unfallchirurgie; DCGOU – Deutsch-Chinesische Gesellschaft für Orthopädie und Unfallchirurgie; Inf – Knochen- und Weichteilinfektionen; DKG – Deutsche Kniegesellschaft; Bild – Bildgebende Verfahren; AO – Arbeitsgemeinschaft Osteosynthese; DWG? – Deutsche Wirbelsäulengesellschaft ist keine Sektion der DGOU!

Daher muss die DGOU den Schritt zu der *einen* offiziellen und vertretungsberechtigten *Gesellschaft* machen. Die DGOU muss

- den zentrifugalen Kräften der Superspezialisierung durch Integration der zugehörigen Strukturen und Gesellschaften entgegenwirken
- die zunehmende Auflösung der Versorgungsstrukturen zur Kenntnis nehmen und sich gegen Wettbewerber z. B. durch eigene Qualitätssiegel und Zertifizierungen profilieren
- die Trends der Digitalisierung, der Spezialisierung, der Ambulantisierung und der Individualisierung aufgreifen und ihren Vorteil einer sektorenübergreifenden Kompetenz ausspielen.

Nur so wird es gelingen, den Common Sense von Orthopädie und Unfallchirurgie zu stärken, einen Mitgliederschwund zu vermeiden und nicht in die Bedeutungslosigkeit zu rutschen. Die DGOU muss dies schaffen und dann ist es zweitrangig, ob DGU und DGOOC weiterhin mit oder neben den mitgliederstarken Sektionen bestehen.

Summary

The future development of the German Society for Orthopaedics and Trauma is outlined. It will depend on future megatrends for health service and politics: demographic changes, diminishing financial resources, digitalization and outpatient care.

Literatur

1. Kries von R, Ihme N, Oberle D, Lorani A, Stark R, Altenhofen L, Niethard FU (2003) Is the universal ultrasound screening program for congenital dislocation of the hip in Germany effective? Lancet. 2003 Dec 6; 362(9399): 1883–1887. doi: 10.1016/S0140-6736(03)14957-4

2. Learmonth ID, Young C, Rorabeck C (2007) The operation of the century: total hip replacement. Lancet. 2007 Oct 27; 370(9597): 1508-19 doi: 10.1016/S0140-6736(07)60457-7

3. Niethard FU (2001) 100 Jahre Deutsche Orthopädische Gesellschaften: von der DGOC über die DOG und DGOT zur DGOOC. Z. Orthop 139: 181–182

4. Niethard FU, Malzahn J (2017) Was hat die Weiterbildung mit den Versorgungsstrukturen zu tun? Orthopädie und Unfallchirurgie 6: 42–45

5. Petzold T, Haase E, Niethard FU, Schmitt J (2016) Orthopädisch-unfallchirurgische Versorgung bis 2050. Analyse des Inanspruchnahmeverhaltens bei relevanten Erkrankungen und Ableitung der Häufigkeit ärztlicher Leistungserbringer. Orthopäde 45: 167–73

48   Sind O&U zwei Seiten einer Medaille und ideal für gemeinsame Zentren?

Klaus-Peter Günther und Klaus-Dieter Schaser, Dresden

Mit der Redensart „zwei Seiten einer Medaille" beschreiben wir im deutschen Sprachgebrauch einen Sachverhalt, der mehrere, manchmal auch gegensätzliche Eigenschaften haben kann. Auf O&U bezogen muss man darunter nicht nur die Prägung einer Medaille mit den beiden (ursprünglichen) Seiten „Orthopädie" und „Unfallchirurgie" verstehen, sondern kann unser gemeinsames Fach als ein Konstrukt beschreiben, das viele und ganz unterschiedliche Begriffspaare charakterisiert: Auf fachlicher Ebene sind dies beispielsweise „operativ und konservativ", „akut und elektiv", „Gelenkerhalt und Gelenkersatz", „Form und Funktion", „Degeneration und Regeneration" sowie vieles mehr. Eine sehr schöne Form der Darstellung unterschiedlicher Seiten kommt immer wieder in den von unseren Kongresspräsidenten gewählten Motiven zum DKOU (Deutscher Kongress für Orthopädie und Unfallchirurgie) zum Ausdruck: danach prägen „Sicherheit, Zuverlässigkeit, Innovation" (2010) und „Qualität, Ethik, Effizienz" (2012) unser Handeln. Auch sehen wir uns „Grenzen überwinden – Ziele erreichen" (2011) und streben nach „Menschen bewegen – Erfolge erleben" (2013). Manchmal geht es „Zurück in die Zukunft" (2016) oder weiter „Hinterm Horizont" (2015), aber seit der Etablierung eines gemeinsamen Facharztes vor mittlerweile 15 Jahren gilt „Wir sind O&U" (2018).

Sind wir das wirklich und – wenn ja – sind die zwei Seiten „Orthopädie" und „Unfallchirurgie" ideal für gemeinsame Zentren?

Nach den geschilderten Motiven unserer Kongresse wäre die an uns von den Herausgebern der Festschrift gerichtete Frage mit einem klaren „Ja" ohne jedes Zögern zu beantworten. Die inhaltliche Begründung dafür lässt sich mit einer kursorischen Auflistung der wesentlichen Pluspunkte einer Zentrumsbildung für O&U liefern:

- Optimierung der Patientenversorgung (Bündelung von Kompetenzen mit Möglichkeit zu gegenseitigem Lernen und Subspezialisierung, Vermeidung von Doppelstrukturen, eindeutig festgelegte Ansprechpartner für Patienten wie auch Kooperationspartner, etc.)
- Umfassendes Weiterbildungsangebot für ärztlichen Nachwuchs (Reduktion notwendiger Wechsel für den notwendigen Erwerb aller Weiterbildungsinhalte)
- Möglichkeit zur individuellen Karriereplanung für Weiterbildungsassistenten, Fach- und Oberärzte entlang der Verfügbarkeit von Behandlungsschwerpunkten und Zusatzweiterbildungen an Zentren

- Nutzung von Synergiepotenzialen in klinischer und experimenteller Forschung (Schaffung kritischer Masse durch entsprechende Kooperation etc.)
- Gestärkter Stellenwert beider Bereiche zusammen innerhalb von Klinik bzw. Standort und gegebenenfalls auch Fakultät
- Nicht zuletzt auch ökonomische Vorteile (Straffung Implantat-Portfolio und sonstiger Verbrauchsmaterialien, optimierte Nutzung von Unterstützungsprozessen, Harmonisierung Dienstsysteme etc.)

Diese Auflistung erhebt keinen Anspruch auf Vollständigkeit und geht bewusst nicht auf Details ein, weil den meisten Lesern die möglichen Vorteile einer Zentrumsbildung bekannt sein dürften. Aber die Entwicklung der vergangenen Jahre hat gezeigt, dass Zentrumsbildungen nicht immer zwangsläufig zu den genannten positiven Aspekten geführt haben bzw. im Rahmen von Zentrumsgründungen auch Kollateralschäden der Zusammenführung unserer Fächer zu beobachten waren, wie sie auch bei jedem anderen Fusionsprozess entstehen können. Deshalb muss aus unserer Sicht die Antwort auf die Frage nach den „zwei Seiten einer Medaille" etwas differenzierter ausfallen. Vielleicht in dem Sinne, dass die beiden Seiten nur dann ideal für gemeinsame Zentren sind, wenn bestimmte Voraussetzungen dafür zum Zeitpunkt der Gründung eines solchen Zentrums entweder schon vorgelegen haben oder die Bereitschaft aller Beteiligten besteht, an diesen Voraussetzungen gemeinsam zu arbeiten. Wir möchten deshalb im Folgenden etwas ausführlicher auf die nach unserer persönlichen Einschätzung notwendigen Voraussetzungen eingehen, die Prädiktoren für den Erfolg eines „Zentrums für Orthopädie und Unfallchirurgie" darstellen.

Ausreichende Größe des Zentrums

Auch wenn in der Medizin der Zentrumsbegriff heute meist mit umfassender Behandlung, Kompetenz und Spezialisierung assoziiert ist, besteht keinerlei formelle oder juristische Definition und die Verwendung des Begriffs ist außerhalb von Zertifizierungsaktivitäten (siehe unten) nicht geschützt. Letztlich bedeutet eine Zentrumsbildung die Abkehr von traditionell primär fachorientiertem Denken hin zu einem interdisziplinären Ansatz der Patientenbehandlung [2] und Ziel muss sein, einen Mehrwert gegenüber der konventionellen Versorgung zu schaffen [1]. Bei den mittlerweile weit verbreiteten Orthopädisch-Unfallchirurgischen Zentren handelt es sich am ehesten um sogenannte „divisonale" bzw. krankheits- und prozess-orientierte Zentren. Deren Charakteristikum ist eine dezentrale Management- und Organisationsstruktur, bei der Kliniken und Institute eigentlich benachbarter Disziplinen zusammengefasst und die originären Aufgabenbereiche Forschung, Lehre und Krankenversorgung gebündelt bzw. gemeinsam vorhandene Ressourcen genutzt werden [3].

Kritische Erfolgsfaktoren wie zum Beispiel Vorhaltung eines breiten Leistungsangebotes bei gleichzeitig möglicher Subspezialisierung, ausreichende Weiterbildungsmöglichkeiten und Attraktivität für karriere-orientierte Mitarbeiter setzen eine personelle Mindestgröße des Zentrums voraus. Diese lässt sich nicht in eine konkrete Stellenzahl fassen, sondern vermutlich am ehesten durch die Verfügbarkeit von Strukturmerkmalen für heute bereits erforderliche bzw. in naher Zukunft noch anstehende Zertifizierungen für Kernbereiche des Faches beschreiben. Dazu gehören mittlerweile Endoprothetik (Endoprothetikzentrum bzw. Endoprothetikzentrum der Maximalversorgung), Schwerverletztenversorgung (regionales bzw. überregionales Traumazentrum) und entsprechende Zertifizierungen von Leistungsangeboten in Subspezialisierungen (z. B. Wirbelsäulenzentrum der DWG [Deutsche Wirbelsäulengesellschaft], Zentrum für Fuß- und Sprunggelenkchirurgie etc.). Wenn man die oben genannte Begriffsdefinition des krankheitsorientierten und umfassenden Zentrums für Orthopädie und Unfallchirurgie für diese Betrachtung zugrunde legt, ist nach unserer Einschätzung Grundvoraussetzung für ein solches „Zentrum" eine Zertifizierung als Endoprothetikzentrum der Maximalversorgung und überregionales Traumazentrum (bzw. eine der beiden mit korrespondierendem Endoprothetikzentrum oder regionalem Traumazentrum) sowie die zusätzliche Vorhaltung von Leistungsangeboten weiterer Zertifikate (zumindest eines, aber idealerweise mehrerer der oben genannten). Mit diesen Voraussetzungen, die immer an klar definierte Struktur- und Prozessmerkmale von Einrichtungen gebunden sind bzw. eine ausreichend hohe Zahl und Qualifikation beschäftigter Mitarbeiter erforderlich machen, sind wichtige Voraussetzungen für die erfolgreiche Arbeit gegeben.

Etablierung zukunftsfähiger Governance-Strukturen

So, wie schon die frühere Kooperation von Orthopädie und Unfallchirurgie, war auch die Zusammenführung der Fächer in gemeinsame Abteilungen, Kliniken und Zentren vielgestaltig und nicht von einem einzigen Rollenmodell geprägt. Nach Etablierung des gemeinsamen Facharztes sind in Abhängigkeit von lokalen Voraussetzungen (Größe der früheren Struktureinheiten, Trägerschaft, finanzielle und infrastrukturelle Rahmenbedingungen etc.) sowie persönlicher Orientierung leitender Ärzte vormals getrennter Bereiche (fachliche Ausrichtung, Kooperationswille, Innovationsbereitschaft etc.) ganz unterschiedliche Modelle einer Zusammenführung entstanden. Auch gibt es innerhalb mancher Einrichtungen bis heute getrennte Kliniken bzw. Abteilungen für Orthopädie bzw. Unfallchirurgie, in denen die Patientenversorgung, bis auf den häufig praktizierten Austausch von Mitarbeitern zum Erwerb der Facharztqualifikation, voneinander unabhängig erfolgt. Gleiches gilt für orthopädische Fachkliniken, die einen Schwerpunkt in der elektiven Chirurgie bzw. konservativen Therapie haben.

Aber ein funktionsfähiges „Zentrum für Orthopädie und Unfallchirurgie" mit dem oben geschilderten Anspruch einer umfassenden Versorgung auf höchstem Niveau ist nach unserer persönlichen Überzeugung nur dann dauerhaft erfolgreich, wenn motivierende Leitungs- und Lenkungsstrukturen etabliert sind. Grundvoraussetzung ist aus unserer Sicht die Etablierung einer kooperativen Führungsorganisation. Auch hier gibt es nicht ein einziges Modell, aber in Anbetracht der Zentrums-immanenten Größe einer Einrichtung sowie des umfassenden Behandlungsspektrums, ist die Zusammenarbeit mehrerer entsprechend qualifizierter Personen auf Leitungsebene, die in gleicher Dienststellung bzw. auf Augenhöhe das Zentrum nach intern und extern vertreten, chancenreicher als die Führung durch eine einzige Person. Dementsprechend sind in Deutschland (wie auch in anderen europäischen und außereuropäischen Ländern) mittlerweile unterschiedliche Zentrumsmodelle auf universitärer wie nicht-universitärer Ebene entstanden, in denen erfolgreich kooperative Führungsmodelle praktiziert werden.

Unterhalb der obersten Leitungsebene ist weiterhin die Bildung spezialisierter Einheiten für die Behandlung komplexer Erkrankungen und Verletzungen notwendig. Unabhängig davon, wie diese Einheiten benannt werden (Sektionen, Abteilungen, Bereiche, Teams, etc.) und ob sie organ- oder prozedurenbezogen aufgestellt sind, müssen ihren Leitern motivierende Arbeitsbedingungen hinsichtlich fachlich größtmöglicher Eigenständigkeit und Ausstattung geboten werden, um entsprechend qualifizierte Kollegen zu binden. Eine klare Identifikation mit dem übergeordneten O&U-Zentrumskonzept, welches intern und extern vertreten und gelebt wird, ist aber unabdingbare Voraussetzung. Leider sind im Gegensatz zu außerklinischen Organisationsformen vor allem im universitären Bereich die finanziellen Rahmenbedingungen nicht immer gegeben, um Spitzenleistung angemessen zu vergüten, weshalb nicht-monetäre Anreize umso wichtiger sind.

Bereitschaft zur aktiven Suche nach Synergiepotenzialen

Die Zentrumsgründung darf keine Maßnahme um ihrer selbst willen sein, sondern sollte klar ausgerichtete und kommunizierte Ziele verfolgen. Ein Hauptziel ist aus unserer Sicht die Nutzung von Synergien, die sich aus teilweise überlappenden Schnittstellen der ehemaligen Fächer ableiten lassen. Vor dem Hintergrund eines insgesamt zunehmenden ökonomischen Drucks gehört dazu in erster Linie die Optimierung des Personaleinsatzes durch entsprechende Teambildung im ärztlichen wie auch pflegerischen und administrativen Bereich. Allein durch Harmonisierung von bislang getrennten ärztlichen Dienstmodellen können oft Ressourcen eingespart werden. Erfahrungsgemäß ist auch die Bündelung des Implantat-Portfolios ein sehr positiver Aspekt von Zentrumsbildungen. Auch wenn naturgemäß Widerstände zu überwinden sind, bevor sich ehemals getrennte Bereiche zur Standardisierung gemeinsam geführter Prozesse im operativen Bereich entschließen, resultieren sowohl Kosteneinsparungen (günstigere Einkaufskonditionen, reduzierte Vorhaltekosten) als auch ein Potenzial für erleichterte Abläufe gerade im Zentral-OP (leichteres Handling für Zentralsterilisation und Pflege etc.). Die gemeinsame Nutzung von

Raumressourcen und Geräten ist ein weiterer Pluspunkt, wenn dadurch die Auslastung optimiert werden kann. Dies gilt sowohl für diagnostische und therapeutische Maßnahmen wie auch für Forschung und Lehre. Gerade in diesen beiden Bereichen liegt aber auch ein über die Möglichkeit der ökonomischen Optimierung deutlich hinausgehendes weiteres Synergiepotenzial: Für Studierende ist oft schwer verstehbar, dass trotz des Facharztes für O&U die ärztliche Approbationsordnung noch getrennte Lehre für Orthopädie und Unfallchirurgie (letzteres oft noch „versteckt" im Leistungsnachweis Chirurgie) vorsieht. Leider ist es auch in der neuen Approbationsordnung versäumt worden, O&U zusammenzuführen und damit einen mit dem späteren Facharzt konsistenten studentischen Ausbildungsweg zu schaffen. Nach unseren Erfahrungen profitieren aber Lehrende wie auch Studierende von einer entsprechenden Bündelung. Auch im muskuloskelettalen Forschungsbereich, der bekanntermaßen gegenüber anderen (nicht-operativen) Disziplinen oft unter Schwierigkeiten hinsichtlich Drittmittelakquise, Impact und Sichtbarkeit leidet, kann die Bündelung von Inhalten aus O&U zu nachgewiesenermaßen positiven Ergebnissen führen.

Alle genannten Effekte sind aber nur dann erzielbar, wenn die Bereitschaft zur Identifikation und Hebung entsprechender Synergien bei den Beteiligten auf allen Ebenen – von der Spitze im ärztlichen und pflegerischen Bereich über den Mittelbau (Oberärzte und Fachärzte, Stationsleitungen etc.) bis hin zu Weiterbildungsassistenten und zur Administration vorhanden ist. Erfahrungsgemäß besteht diese Voraussetzung meist nicht durchgängig bzw. bei allen Beteiligten, weshalb der Prozess einer Zusammenführung langwierig und mühsam sein kann, bevor die positiven Ergebnisse sichtbar werden und dann zu einer häufig verbesserten intrinsischen Motivation führen. Hier kommt ebenfalls den Führungskräften eine große Verantwortung zu, denn sie sind es, die zu notwendigen Veränderungen motivieren und diese vorleben bzw. die Mitarbeiter dafür begeistern müssen. Gelingt es ihnen nicht, produziert die Zentrumsbildung unnötige Frustration und Reibungsflächen, die entsprechende Erfolge verhindern.

Unterstützung durch Klinikumsleitung und Administration

Eine wichtige Voraussetzung für die erfolgreiche Gründung bzw. Führung eines orthopädisch-unfallchirurgischen Zentrums ist die Unterstützung durch Klinikleitung bzw. administrative Zentralbereiche. Verwaltungsdirektoren bzw. Geschäftsführer gehören bekanntermaßen durch den erwartbaren ökonomischen Effekt eher zu den Treibern für eine Bündelung. Aber auch auf Arbeitsebene muss die Bereitschaft gegeben sein, denn mit einer Zentrumsgründung sind oft erhebliche Umstellungen bzw. Veränderungen im Personalwesen und Controlling verbunden. Für eine erfolgreiche Führung durch die Zentrumsleitung sind in beiden Bereichen angemessene Instrumente zu entwickeln, die sich erheblich von den bisher genutzten unterscheiden können.

Ein nicht unwichtiger Aspekt von orthopädisch-unfallchirurgischen Zentrumsbildungen ist die Summation ihrer ökonomischen Relevanz für Klinikumsleitung bzw. Klinikträger. Dies kann bei positiven Leistungsergebnissen für alle Beteiligten mit Vorteilen verbunden sein, birgt aber auch mögliche Risiken hinsichtlich finanzieller Auswirkungen auf die gesamte Einrichtung bzw. Akzeptanz durch andere Struktureinheiten. Insgesamt sind deshalb die Vorbereitung einer Zentrumsgründung wie auch die Begleitung etablierter Zentren sensible Themen, die eine gute Abstimmung erforderlich machen.

Integrierte Ausgestaltung von Fort- und Weiterbildung, Lehre und Forschung

Mit der Listung von potenziellen Synergien war bereits der Hinweis verbunden, dass diese eine gemeinsam vertretene Darstellung nach innen wie auch außen durch möglichst alle handelnden Personen voraussetzen. Weil der integrierten Führung und Ausgestaltung von Prozessen gerade in Fort- und Weiterbildung wie auch Lehre und Forschung eine hohe Bedeutung zukommt, soll sie hier nochmals besonders herausgehoben werden.

Selbstverständlich müssen Organisationseinheiten eines Zentrums wie zum Beispiel Sektionen, Abteilungen, Bereiche, oder Teams über die Möglichkeit verfügen, Aktivitäten in Krankenversorgung, Forschung und Lehre eigenständig zu verfolgen. Selbst die Entwicklung kompetitiver Aktivitäten kann für die Gesamteinrichtung von Vorteil sein. Aber es sollte vermieden werden, diese Aktivitäten in den „alten Strukturen" orthopädischer bzw. unfallchirurgischer Zuständigkeiten abzubilden. Ein Mehrwert ergibt sich aus unserer Erfahrung bzw. nach unserer Einschätzung nur, wenn bei allen Prozessen eine übergreifende muskuloskelettale Perspektive eingenommen wird. Dies reicht von gemeinsam gestalteten Klinikkonferenzen (Frühbesprechung, Indikationsbesprechung etc.) über ein klar ausformuliertes Weiterbildungscurriculum bis hin zu gemeinsam gestalteten Fortbildungsangeboten für Klinikmitarbeiter wie auch externe Teilnehmer. Auf die Notwendigkeit einer gemeinsam gestalteten studentischen Lehre an universitären Zentren wurde bereits hingewiesen, weil anderenfalls die Motivation für einen Eintritt in das spätere Fach Orthopädie und Unfallchirurgie schwer vermittelbar ist bzw. einen inhaltlichen Bruch darstellt. Auch die Gründe für eine notwendige Bündelung von orthopädischer und unfallchirurgischer Forschung unter einem Dach sind bereits genannt. Eine glaubwürdige Vertretung muskuloskelettaler Inhalte ist nur dann möglich, wenn das tradierte Denken in orthopädischen oder unfallchirurgischen Nischen verlassen wird.

Persönliche Voraussetzungen leitender Ärzte

Über die zurückliegenden 15 Jahre haben wir immer wieder die Erfahrung gemacht, dass Erfolg oder Misserfolg bei der Zusammenarbeit originärer Orthopäden und Unfallchirurgen in einem Zentrum selbst bei Vorliegen der bisher aufgeführten Voraussetzungen vor allem von Persönlichkeitsmerkmalen der beteiligten Führungskräfte bestimmt werden. Eine kooperative Führungsorganisation, wie wir sie als essentiell notwendiges Prinzip einer Zentrumsbildung verstehen, macht es erforderlich, dass die beteiligten Leitungspersonen gut „zusammenspielen", sich ihrer fachlichen Stärken wie auch Schwächen bewusst sind und gemeinsam als Vorbild agieren. Eine wichtige Voraussetzung ist sicher auch, dass eine uneingeschränkte Bereitschaft dazu besteht, die tendentiell polarisierende Durchsetzung von elektiven oder akut-traumatologischen Partikularinteressen zu unterlassen – so schwer sich dies manchmal bei der Bewältigung des Alltagsgeschäfts mit begrenzten operativen, stationären oder personellen Ressourcen und jeweils unterschiedlicher ökonomischer Fallschwere auch umsetzen lässt.

Aufgrund der Größe des Faches ist es nicht möglich, dass eine einzige, leitende Person übergreifend orthopädische und unfallchirurgische Spezialkenntnisse (abgebildet in den Zusatzweiterbildungen „Spezielle Orthopädische Chirurgie" bzw. „Spezielle Unfallchirurgie" – geschweige denn die zusätzliche Kompetenz von Subspezialisierungen wie Zusatzweiterbildungen „Handchirurgie", „Kinder und Jugendorthopädie", „Rheumaorthopädie" etc.) beherrscht, geschweige denn, diese vermitteln kann. Gerade weil das Spektrum des gemeinsamen Fachs so breit ist und die oft zitierte „Versorgung vom Säugling bis zum Greis sowie vom Fuß bis zum Hals" uns charakterisiert, sind Mitglieder der Zentrumsleitung nur dann glaubwürdig und auch Vorbild, wenn sie – ergänzend zu ihrer eigenen mehr oder weniger breiten fachlichen Kompetenz – spezielle Kenntnisse von weiteren ärztlichen Mitgliedern respektieren. Daraus leiten sich nicht zwangsläufig schematisierte Führungsmodelle mit mehreren gleichberechtigten ärztlichen Leitern ab, weil die Größe bzw. Struktur von Zentren sehr unterschiedlich sein und dementsprechend unterschiedliche Governance-Strukturen sinnvoll machen kann. Aber unabhängig davon, ob ein übergeordneter Zentrumsleiter allein etabliert ist oder mehrere sich in die Funktion teilen, bedarf es einer Berücksichtigung dieser Überlegungen, weil anderenfalls Führung nicht glaubwürdig gelingt bzw. überkommene Rollenmodelle zum Nachteil künftiger Generationen weitergegeben werden.

Summary

Are Orthopaedics and Trauma Surgery two sides of a coin and ideal for centre development?

After the formal implementation of a combined curriculum "Orthopaedics and Trauma Surgery" throughout Germany in 2003, many "Centres of Orthopaedic Surgery and Trauma Surgery" were established, where the formerly independent disciplines joined forces. Development of the last 15 years has shown, that the success of these collaboration structures depends on several prerequisites. Very important from an infrastructural point of view are the sufficient size of a centre in terms of personnel and facilities as well as equipment, implementation of governing structures and logistical support from hospital administrators. Surgeon leadership is most crucial and includes willingness not only to identify synergy potentials but also to establish integrated processes of patient treatment, teaching and research.

Literatur

1. Arbeitsgruppe „Gute Zentrumszertifizierung" der Bundesärztekammer 2015. http://www.bundesaerztekammer.de/fileadmin/user_upload/downloads/Der_Zentrumsbegriff_in_der_Medizin.pdf (aufgerufen: 15.12.2020)

2. Schneiders W, Dittmann U, Hannemann F, Jäger M, Eberlein-Gonska M, Schaser KD, Zwipp H, Günther KP (2016) Effekte der Gründung eines UniversitätsCentrums für Orthopädie und Unfallchirurgie. Z Orthop Unfall 154: 629–635

3. Schrappe M (2007) Medizinische Zentren – Systematik und Nutzen. Z ärztl Fortbild Qual Gesundh wes 101: 141–146

49   Umdenken im 21. Jahrhundert: Unfallchirurgie – von der Männer- zur Frauendomäne?

Astrid Bühren, Lisa Wenzel und Volker Bühren, Murnau am Staffelsee

1898 diskutierte der 26. Deutsche Aerztetag sehr kontrovers über die Zulassung von Frauen zum Medizinstudium [32]. 2002 beschäftigte sich der 105. Deutsche Ärztetag das zweite Mal mit dem Thema, diesmal mit den Auswirkungen nach 100 Jahren: „Ärztinnen: Zukunftsperspektive für die Medizin" [6, 17]. 20 weitere Jahre später sind konstant mindestens zwei Drittel der Medizinstudierenden weiblich. Grundsätzlich kommt für 14 % der Studentinnen – und 24 % der Studenten – eine berufliche Karriere in der Orthopädie und Unfallchirurgie infrage, das Interesse sinkt aber u. a. nach demotivierenden Erfahrungen im Praktischen Jahr [5]. Die Zukunftsfähigkeit des Fachs braucht sowohl einen quantitativen, vor allem aber einen qualitativen Zuspruch der potenziellen Talente, und diese sind inzwischen tatsächlich vorwiegend Frauen.

Chirurgie – It's a Man's World

Ein Präsident der Deutschen Gesellschaft für Chirurgie hat 2018 pointiert Selbsterkenntnis formuliert: „Der Ruf nach der Frauenquote in Führungsetagen ist nur deshalb so laut geworden, weil die Männerwelt nicht dazu imstande war, oder sich offen, teilweise auch verdeckt und, um es einmal beschönigend zu umschreiben, situationselastisch geweigert hat, laufbahnfördernde Lebens- und Arbeitsumstände für Frauen zu schaffen. Genüsslich haben so manche Männer beobachtet, wie die eine oder andere Kollegin nach der ersten Babypause und Rückkehr in das Berufsleben auf den brüchigen Sprossen der Karriereleiter durchgebrochen und zurückgefallen ist, um schließlich nach der zweiten Babypause entnervt den Kampf um eine Führungsposition aufzugeben. Böse Zungen behaupten sogar, dass einzelne Sprossen der Karriereleiter von Männern angesägt wurden" [3].

Erkenntnisse müssen an Ergebnissen gemessen werden. Zumindest das Megathema einer geschlechtergerechten Sprache wird von Verlag und Fachgesellschaft 20 Jahre nach der Jahrtausendwende in schon fast absurder Weise ignoriert: „Der Chirurg", „Der Orthopäde" und „Der Unfallchirurg". Die männliche Form markiert „Männer als Norm" und „Frauen als Abweichung oder nicht existent". Der historische Kontext der einstigen Männerdomäne, die als Bestandsargument wichtige Indexerkennung, aber eben auch die derzeitige und zukünftig wachsende Realität können mit der Ergänzung – „Der Unfallchirurg – Die Unfallchirurgin" – gleichermaßen berücksichtigt werden.

Wie tickt der ärztliche Nachwuchs?

Aktuell brennende Themen wie hierarchische Strukturen, Trennung von Arbeit und Freizeit oder Vereinbarkeit von Familie und Beruf werden oft von Frauen angestoßen und folglich als typisch weibliche Herausforderungen betrachtet, obwohl sie bei näherer Betrachtung durchgehend Männer und Frauen gleichermaßen betreffen. Der ärztliche Nachwuchs stimmt mit den Füßen ab.

Laut Bundesvertretung der Medizinstudierenden in Deutschland (bvmd) gewinnt die ambulante Medizin für zukünftige Kolleginnen und Kollegen an Attraktivität. Gründe hierfür sind, dass die Klinik als langfristige Option aufgrund der hohen Arbeitsbelastung und des hohen ökonomischen Drucks unattraktiver wird. 68 % der Studierenden geben an, dass starker ökonomischer Druck bei der Behandlung von Patientinnen und Patienten gegen die Tätigkeit in der Klinik spricht [5]. Doris Henne-Bruns, erste Frau auf einem chirurgischen Lehrstuhl in Deutschland, formuliert nach 19 Jahren Erfahrung in ihrer Abschiedsvorlesung: „Entscheidend für die Sicherung und die Exzellenz der Patientenversorgung wird es aber sein, ob die junge Ärztegeneration sich mit ihren Idealen in dem vorhandenen System wiederfinden kann. Die ökonomische Betrachtungsweise vernachlässigt den gesamten Bereich der sozialen und menschlichen Fürsorge, die das Berufsethos des Arztes ausmacht" [20].

Schwangerschaft und Mutterschutz

In der geschlechterdifferenzierenden Analyse zu den Herausforderungen für den unfallchirurgischen Nachwuchs verbleibt als frauenspezifisches Alleinstellungsmerkmal die Fähigkeit zur Schwangerschaft und Geburt eines Kindes. Die in der Folgezeit resultierenden Aufgaben wie Betreuung und Erziehung können prinzipiell partnerschaftlich durch beide Elternteile und geeignete gesellschaftliche Rahmenbedingungen gemeistert werden. Am 1. Januar 2018 ist ein Gesetz zur Neuregelung des Mutterschutzrechts (MuSchG) in Kraft getreten, in § 9 (1) heisst es: „Nachteile aufgrund der Schwangerschaft, der Entbindung oder der Stillzeit sollen vermieden oder ausgeglichen werden" [18].

Zur Studie „Schwanger im OP" gaben 76 % der Chirurginnen an, ihre operative Tätigkeit während der Schwangerschaft fortsetzen zu wollen [16] wie die Chirurgin in *Abb. 1*.

In einer deutschlandweiten Erhebung unter schwangeren Frauenärztinnen und Chirurginnen wollen sogar 88 % weiter operieren [24]. Voraussetzung ist, dass diese Entscheidung freiwillig getroffen wird und jederzeit widerrufen werden kann [34]. In der praktischen Umsetzung hat sich die Situation für schwangere Chirurginnen auch nach dem 1. Januar 2018 nicht grundlegend geändert und ihnen bleibt der Weg in den Operationssaal meist weiterhin versperrt, sie werden „herausgeschützt" [9]. Dies hindert insbesondere Assistenzärztinnen daran, ihre Weiterbildung in gewünschter Kontinuität, aber auch Fachärztinnen,

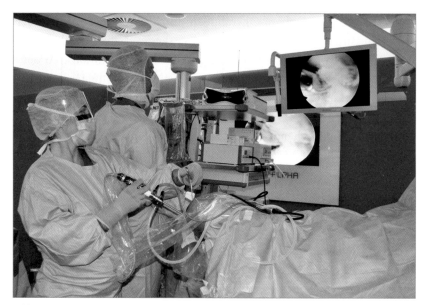

Abb. 1: Eine schwangere Chirurgin führt eine Arthroskopie durch unter Einhaltung der erforderlichen Schutzmaßnahmen. (Copyright der DGOU am 09.12.2020 erteilt)

ihren beruflichen Karriereweg mit entsprechendem Erfolg fortzusetzen, einschließlich nachvollziehbarer Frustration und einhergehender psychischer Belastung. Dabei sind laut MuSchG § 9 (1) erforderliche Maßnahmen auch zum Schutz der psychischen Gesundheit zu treffen. Zur Bindung der Ärztin an die Klinik empfiehlt sich das Heidelberger Schwangerschafts- & Elternzeitprogramm (HeiSEP), damit bekommt sie auch eine Perspektive für ihre operative Tätigkeit nach erfolgtem Mutterschutz bzw. der Elternzeit [35].

In einer aktuellen Umfrage des Jungen Forums O und U geben nur 26 % der weiblichen Befragten an, dass schwangeren Ärztinnen die Möglichkeit gegeben wird, ihre operative Tätigkeit fortzusetzen. Dagegen wird 15 % seitens der Klinikleitung/Verwaltung sehr deutlich nahegelegt, sich ein ärztliches Beschäftigungsverbot einzuholen, mit dem Hintergrund, dass der Arbeitgeber dann per Umlage U2 das fortgezahlte Arbeitsentgelt von der Krankenkasse erstattet bekommt. Regelhaft werden diese Stellen wegen fehlender Bewerbungen oder schlicht zur willkommenen Kosteneinsparung nicht nachbesetzt, mit konsekutiver Mehrbelastung der verbleibenden Kolleginnen und Kollegen. 23 % der Ärztinnen halten ihre Schwangerschaft geheim und führen entsprechend ihrer eigenen fachlichen Kompetenz und Verantwortung weiterhin Operationen durch [22].

Das Junge Forum der Deutschen Gesellschaft für Orthopädie und Unfallchirurgie hat gemeinsam mit dem Perspektivforum Junge Chirurgie das Positionspapier „Operieren in der Schwangerschaft", OPidS, als Handlungsempfehlung auf der Basis wissenschaftlicher Erkenntnisse erarbeitet: Durch eine individuelle Gefährdungsbeurteilung kann das Risiko für zahlreiche Gefahrenquellen im OP weitestgehend minimiert werden. Zunächst sollten

Schwangere vorzugsweise planbare Operationen durchführen und nicht in der Notaufnahme tätig sein. Intravenöse und regionale Anästhesieverfahren stellen eine gängige Alternative zu Narkosegasen dar, beim Röntgen können die Schwangeren den OP-Saal verlassen [28]. Bezüglich der infektiösen Risiken existieren z. B. für Hepatitis C und HIV schnell verfügbare Tests zum Patientenscreening und intraoperativ präventive Schutzmaßnahmen und Techniken [37]. Die Umsetzung derartiger gesetzeskonformer Maßnahmen ist allerdings nicht flächendeckend gegeben, laut der vorgenannten Studie nur in einem Drittel der Kliniken [22].

Sexuelle Belästigung und Diskriminierung

Ein überwiegend Frauen und speziell auch Chirurginnen belastendes Thema ist die sexuelle Belästigung. Die Grenze zwischen nett gemeintem Kompliment und Übergriffigkeit ist zwar fließend, aber es gibt eine klare und inzwischen als Straftatbestand definierte Grenzziehung. Abwertende oder obszöne Sprüche, sexistische Äußerungen durch Gesten oder Worte, unerwünschte Gespräche einschließlich derartiger E-Mails und Telefonate, ein unerwünschter Körperkontakt z. B. am OP-Tisch und natürlich alle noch weitergehenden Annäherungen bis zur tätlichen Bedrohung gelten als sexuelle Belästigung und Nötigung. Die Umfrage des Jungen Forums O und U ergibt: Verbale sexuelle Diskriminierung und ungewollte sexualisierte körperliche Annäherung im beruflichen Alltag erleben 35 % der Chirurginnen monatlich, 14 % wöchentlich und 3 % täglich, aber auch 7 % der Chirurgen monatlich und 3 % wöchentlich. 50 % der Frauen und 90 % der Männer mussten derartige Erfahrungen bisher nicht machen [22]. Im Umkehrschluss gehört für die Hälfte der in dieser Befragung überwiegend jüngeren Ärztinnen sexuelle Belästigung zum Berufsalltag in der Chirurgie.

Im Jahr 2020 und angesichts der breit publizierten MeToo-Bewegung sind derartige Quoten auch mit Blick auf die gesellschaftliche Imageprägung und die konsekutive Abschreckung des Nachwuchses ein Unding. Nach § 12 AGG müssen Arbeitgeber und damit auch die Vorgesetzten alle Angestellten vor sexueller Belästigung schützen. In Analogie zu den Klimazielen ist von den Fachgesellschaften daher proaktiv und mit klaren zeitlichen Vorgaben unter fortlaufender Ergebniskontrolle Abhilfe einzufordern und zu initiieren. Hinweise liefern ein Leitfaden der Antidiskriminierungsstelle des Bundes [4] oder z. B. die von der Universität zu Köln erarbeiteten Richtlinien zum Umgang mit Diskriminierung, sexualisierter Gewalt und Mobbing [15].

Diskriminierungen erfahren auch und besonders unterrepräsentierte Minoritäten, vor allem wenn sie zudem noch weiblich sind. Für lesbische Chirurginnen zeigen Studiendaten im Vergleich zu ihren heterosexuellen Kolleginnen noch einmal erhöhte Raten für sexuelle Belästigung und berufliche Benachteiligung. Derartige Effekte werden auch für nicht weiße Ethnien und religiöse Minderheiten berichtet, mit der Konsequenz verschlechterter

Karriereaussichten, einem erhöhten Stress im Beruf und letztendlich resultierenden individuellen Gesundheitsstörungen wie der Depression mit allen Folgen, wie z. B. Sucht oder auch Suizid [36].

Genderspezifisch besteht für Frauen zusätzlich zur Berufstätigkeit durch die noch immer traditionelle Mehrbelastung in Familie und Haushalt – in Corona-Zeiten im Übrigen verstärkt [38] – ein erheblicher Risikofaktor für ihre psychische und physische Gesundheit. Speziell Ärztinnen haben ein signifikant höheres Suizidrisiko [13]. Für Deutschland wird es für Ärztinnen mit 2,5- bis 5,6-mal und bei Ärzten mit 1,1- bis 3,4-mal höher als in der Allgemeinbevölkerung angegeben [33]. Angebote zu einer strukturierten Gesundheitsvorsorge und Stärkung der Resilienz sollten präventiv allen Mitarbeiter*innen und insbesondere den Ärztinnen zugänglich sein [10].

Vereinbarkeit von Familie und Beruf

2001 wurde die Frage „Ist die Chirurgie männlich?" von einem chirurgischen Ordinarius so beantwortet: „Es ist bei der heute sehr komplizierten und wissenschaftlich rasch fortschreitenden Medizin kaum vorstellbar, Familie und Beruf miteinander zu vereinbaren. Eine Frau, die sich in der Chirurgie und der wissenschaftlichen Laufbahn bewegt, hat in der Regel keine Chance, eine Familie zu gründen, oder sie vernachlässigt Beruf oder Ehe und Familie" [12]. Dazu passend ergab eine Umfrage des Berufsverbands aus 2008, dass 86 % der Chirurginnen die Chancengleichheit zwischen den Geschlechtern im beruflichen Alltag nicht gewahrt sehen [2].

Aktuell ist zumindest bezüglich der Forderungen nach einer Vereinbarkeit von Familie und Beruf fast der Gleichstand erreicht. Für 94 % der Studentinnen und 86 % der Studenten bildet die Vereinbarkeit den wichtigsten Faktor für die Wahl des späteren Fachgebietes. Als häufigster Grund gegen eine angestellte Tätigkeit im Krankenhaus wird von Frauen mit 80% und von Männern mit 76 % die hohe Arbeitsbelastung genannt. In der Konsequenz lautet eine typische Antwort im Berufsmonitor zur Fachgebietswahl: „Ich würde vom Interesse her wirklich extrem gerne in der Chirurgie/Unfallchirurgie arbeiten, bin jedoch von den schlechten Arbeitsbedingungen, insbesondere gegenüber Frauen und hinsichtlich der super schlechten Vereinbarkeit von Familie und Beruf abgeschreckt" [5].

Das Rekrutierungspotential für den ärztlichen Nachwuchs aus dieser Generation Z ist zu mehr als zwei Drittel weiblich. Zukünftige Ärztinnen haben bei klaren Vorstellungen zu beruflichen Zielen, Familienleben und Freizeit konkrete Anforderungen: Kinderbetreuung zeitlich flexibel und arbeitsplatznah, Ferienbetreuung, Unterstützung bei familiären Pflegeaufgaben und haushaltsnahen Dienstleistungen zur Verringerung der Mental Load, Möglichkeit zum Home-Office wo vertretbar entsprechend der New-Work-Konzepte, Arbeitszeitmodelle individualisiert und tätigkeitsbezogen ausgestaltet, Vermeidung von Mehrarbeit oder ggf. auf Wunsch mit Freizeitausgleich, gleichberechtigte

Aufstiegschancen, Jobsharing und Teilzeittätigkeit auch in Führungspositionen. Mutterschutzgesetzgebung, eine Ausdehnung der Partnermonate beim Elterngeld oder eine regelhafte Ganztagsbeschulung sind Beispiele für allgemeine politische Forderungen, jedoch können Kliniken und Universitäten viele der vorgenannten Faktoren selbst initiieren oder zumindest unterstützen [8].

Die genannten Faktoren in Verbindung mit einer qualifizierten Weiterbildung, guten Arbeitsatmosphäre und Karriereförderung sind ausschlaggebend für die Entscheidung, in ein durch Notfälle geprägtes und damit prinzipiell hochmotivierendes Fach einzusteigen, das aber eben auch rund um die Uhr und 365 Tage im Jahr besetzt sein muss. Für viele Lebensbereiche, aber insbesondere die Unfallchirurgie, gilt, dass es einfacher ist, eine frische Begeisterung zu entfachen, als eine Motivation auf Dauer zu halten, mit Forderungen und Förderungen, Verantwortungsübergabe und auch mit finanziellen Anreizen. Neben einer verlässlichen Planung der Karriere und einer gegenseitigen kommunizierten Wertschätzung zählen auch positive Beispiele und Vorbilder im beruflichen Umfeld.

Weibliche Rollenvorbilder – Der Ist-Zustand

Chirurgische Chefärztinnen beschreiben sich mit Blick auf ihre männlichen Kollegen durchaus als sach- statt machtorientierter, mit stringenterem Zeitmanagement, belastbarer im OP, in der Führung als teamorientierter, mit flacherer Hierarchie agierend, im Kommunikationsstil als empathischer, auch Patient*innen und Angehörigen gegenüber, wertschätzender und selbstkritischer [7]. In der Umfrage des Jungen Forums O und U halten sich 25 % der befragten Ärztinnen im Vergleich zu Männern für die besseren Führungskräfte, umgekehrt denken dies nur 5 % der Ärzte im Vergleich zu Frauen [22].

Laut Bundesärztekammer (BÄK) sind 4,4 % aller berufstätigen Ärztinnen in einem chirurgischen Fach tätig, gegenüber 14,4 % bei den Männern. Insgesamt 11 407 Fachärzte und Fachärztinnen sind im Fachgebiet Orthopädie und Unfallchirurgie tätig, 7 371 davon stationär. Insgesamt gibt es 2 048 Fachärztinnen für das Fachgebiet Orthopädie und Unfallchirurgie, 1 415 von ihnen, im Sinne eines Frauenanteils von 24 %, sind stationär tätig, davon 57 in leitender Funktion in der Definition der BÄK entsprechend 4 %. Von den 5 956 stationär tätigen männlichen Kollegen sind 1 040 entsprechend 18 % in leitender Funktion [1, 26]. In den BG-Verfahren sind bundesweit 3 817 Durchgangsärzt*innen zugelassen, davon 251 entsprechend 6,6 % Durchgangsärztinnen. Von diesen sind 204 niedergelassen und 47 in Kliniken zu den stationären Heilverfahren zugelassen, 33 im stationären DAV, 9 im Verletzungsartenverfahren und 5 im Schwerstverletztenartenverfahren der Deutschen Gesetzlichen Unfallversicherung [39].

Folgerichtig sind weibliche Vorbilder in der Unfallchirurgie bisher rar. Seit 2020 ist Tina Histing in Tübingen sowohl Deutschlands erste Lehrstuhlinhaberin für Unfallchirurgie als auch die erste Ärztliche Direktorin der großen BG Klinik Tübingen *(Abb. 2)*.

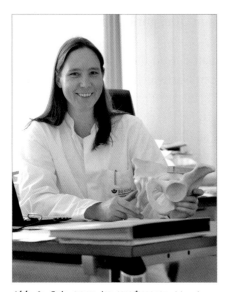

Abb. 2: Seit 2020 ist Professorin Dr. Tina Histing sowohl Deutschlands erste Lehrstuhlinhaberin für Unfallchirurgie als auch die erste Ärztliche Direktorin der Unternehmensgruppe BG Kliniken. (Copyright der BG Klinik Tübingen liegt vor)

Klinisch orthopädisch geprägte Lehrstühle existieren in Marburg mit Susanne Fuchs-Winkelmann, in Frankfurt mit Andrea Meurer und in Oldenburg mit Ingke Jürgensen. Die Bundeswehr, wie die Unfallchirurgie eine klassische und ausgeprägte Männerdomäne, verzeichnet mit Gesine Krüger und Erika Franke immerhin zwei Generalstabsärztinnen. Als gute Orientierungsmöglichkeit zu Rollenvorbildern sind fast alle leitenden Chirurginnen in Deutschland kurzbiographisch in dem Buch „Chirurginnen" vorgestellt [23].

Die fehlende Diversität in der Besetzung von Führungspositionen, zu beobachten in allen chirurgischen Fachgebieten, ist ein gesellschaftliches Megathema, additiv zur fehlenden Förderung und Berücksichtigung von Frauen mit vielen weiteren Ursachen und Wechselwirkungen. Aktuell zusätzlich problematisierend wirkt das Phänomen, dass namentlich die klassischen Chefarztpositionen durch die Klinikgeschäftsführungen und dabei insbesondere durch die Klinikkonzerne über Befristungen des sicheren Arbeitsplatzes, überbordende bürokratische Verpflichtungen bei gleichzeitigen Beschneidungen von Kompetenz und Mitsprache sowie deutlich reduzierten Gehaltsaussichten zunehmend unattraktiver ausgestattet werden [21].

Laut „Jahresumfrage Junges Forum O und U 2020" [22] wollen sich von den jungen Ärztinnen 17 % in eigener Praxis niederlassen und 4 % angestellt in einer Praxis arbeiten. Im Falle einer Klinikkarriere wollen 29 % Oberärztin, 11 % Leitende Oberärztin, 7 % Chefärztin, 1 % Klinikdirektorin und 3 % Lehrstuhlinhaberin werden. Die anderen haben ihre Wunschposition schon erreicht. Das Kernziel der beruflichen Wunschvorstellung von Studentinnen lautet: „Möglichkeiten der Familiengründung ohne Verzicht auf Karriere" [5]. Für die digitalen Y- und Z-Generationen wird somit ein Paradigmenwechsel erkennbar, der sich der noch in den Führungspositionen befindlichen analogen Generation nur schwer erschließt. Während Mediziner*innen der Babyboomer-Generation in strengen Hierarchien sozialisiert wurden und Karriere für sie einen großen Stellenwert hatte, verschieben sich bei der jüngeren Generation die Prioritäten: „Den Chefarzt strebe ich nicht an" [25]. Die Erfahrungsbücher zweier junger Chirurginnen finden eine weite Leser*innenschaft beim Nachwuchs und sind geeignet, in der zumeist männlichen Vorgesetztensicht neue Erkenntnisse zu erzeugen [27, 30].

Männerdomäne Fachgesellschaft – Konzepte zur Überwindung

Die Deutsche Gesellschaft für Unfallchirurgie verschläft derzeit die Chance, sich für den potenziellen und zwangsläufig mehrheitlich weiblichen Nachwuchs attraktiv zu machen. Der Generalsekretär äußert sich aktuell: „Spezifische Pläne zur Förderung von Unfallchirurginnen existieren nicht" [31]. Stand 2020 war und ist im Geschäftsführenden Vorstand keine Frau vertreten. Satzung und Geschäftsordnung sind durchgehend männlich formuliert. Im Leitbild von O und U heißt es: „Wir Orthopäden und Unfallchirurgen setzen uns für das Wohlergehen und das Leben unserer Patienten ein."

Moderne Konzepte sehen anders aus. Die Eckpunkte gibt z. B. der Präsident der Medizinischen Hochschule Hannover schon 2013 vor: „Zur Durchsetzung der Chancengleichheit von Männern und Frauen ein Anreizsystem schaffen, Gleichstellungsplan als Instrument des Gender Controlling, Einführung einer Frauenquote für Führungspositionen, flexible Arbeitszeitmodelle" [19]. Das Unternehmensprogramm „Erfolgsfaktor Familie" beschreibt die neue Arbeitsweise der heutigen Gesellschaft im globalen und digitalen Zeitalter u. a. mit Einführung von New Work [29]. Die Klinik für Allgemeine Chirurgie am Universitätsklinikum Schleswig-Holstein Campus Lübeck hat beispielhaft ein von der EU gefördertes Projekt FamSurg (family and surgery) durchgeführt mit derzeitig ständigem Ausbau [14].

Eine erfolgreiche und wunschgerechte Karriere beruht zweifelsohne auch auf Beziehungen und Kontakten. Mangels Zugang zum old-boy network müssen Chirurginnen sich folgerichtig eigene Netzwerke aufbauen [11]. Mit dem Jungen Forum O und U gibt es seit 2003 eine Interessenvertretung des studentischen Nachwuchses, der 2018 erstmals und dem Zug der Zeit folgend mit Gina Grimaldi und Lisa Wenzel eine weibliche Doppelspitze wählte. Im Deutschen Ärztinnenbund gibt es seit 2001 ein gut funktionierendes MentorinnenNetzwerk. „Die Orthopädinnen e. V." netzwerken verlässlich seit 2009. 2021 wurde der Verein „Die Chirurginnen e. V." gegründet, das Netzwerk ist unter dem Motto „Gemeinsam einfach besser" als eine Plattform des Erfahrungs- und Wissensaustausches für alle Frauen gedacht, die chirurgisch tätig sind sowie für interessierte Studentinnen.

Die deutsche Unfallchirurgie muss rasch verkrustete Strukturen der Selbstdarstellung, Zielsetzung und Arbeitsweise aufbrechen, schon gar nicht mehr nur, um nicht im Kampf um die besten Talente abgehängt zu werden, sondern um den überlebensnotwendigen Nachwuchs überhaupt noch im eigenen Land zu generieren. Nach 20 Jahren Fokussierung auf den Zusammenschluss mit der Orthopädie sollte das Fach den Blick auf die aktuelle gesellschaftliche Wirklichkeit richten und sich damit gleichzeitig für die akademischen Berufseinsteiger*innen, die nun einmal zu 70 % weiblich sind, attraktiv machen. Eckpunkte wie Vereinbarkeit von Familie und Beruf, Anerkennung von Familienarbeit als Qualifikation, flache Hierarchien und eine faire Anerkennungs- und Wertschätzungskultur betreffen dabei Männer und Frauen gleichermaßen. Unfallchirurginnen sind allerdings aufgrund der besonderen Arbeitsbedingungen mit Rund-um-die-Uhr-Bereitschaft und mit Blick auf den hergebrachten Ist-Zustand des Faches besonders sensibilisiert. Wenn es nicht gelingt, gleichberechtigte Aufstiegschancen, flexible Arbeitszeitmodelle, adäquate Kinderbetreuung und für Schwangerschafts-, Mutterschutz- und Erziehungszeiten fördernde Rahmenbedingungen zu implementieren und gleichzeitig die immanenten frauenfeindlichen Riten zu stoppen, wird in Zukunft der größere Teil des potenziellen Nachwuchses das Fach meiden.

Summary

In overall terms it would be futile to replace the male dominated world of Trauma Surgery with the other extreme i. e. female domination. Rather, a fundamental rethinking with the induction of the topics relevant for female doctors – in many respects just as pertinent for male doctors – is essential. In Germany 25 % of the resident positions in Trauma Surgery and Orthopaedics are held by women doctors. Women however occupy only 4 % of the higher positions among doctors dealing with the most severely injured patients and most complex procedures. A department chair in Trauma Surgery was filled by a woman for the first time ever in 2020.

A clear requirement for the female 70 % of all medical students in their choice of specialty and career, is a well defined work and family life compatibility. Despite the advancing commercialization of medicine and the evolution of free market models that include even emergency areas such as Trauma Surgery, the general framework for female surgeons must be developed in line with current social standards. This must include the prospect and possibility of flexible working time models including parttime and job sharing even in management positions, hospital childcare facilities, provisions for child care during school holidays, family support, household-related services to reduce mental load and home office opportunities corresponding to New Work.

It is important that a career in Trauma Surgery is attractive to women both in reality and in perception with the following key points: Ruling out disadvantages or "gender penalties" during further training and career advancement because of pregnancy and motherhood. Fixing clear guidelines aimed at advancing equal opportunities for desired management positions and eradication of discriminatory and sexualized behaviour. Creating incentive schemes and transparency policies within the institutions. Only then will the 'glass ceiling' effect be abolished.

The German Society for Trauma Surgery, DGU, and the German Society for Orthopedics and Trauma Surgery, DGOU, must visibly do justice to reality in their own committees, position female surgeons adequately and use their influence to increase the participation of women in these specialty areas in a future-orientated manner. Externally, family-promoting measures are to be politically demanded proactively and with great clarity and implemented in one's own sphere of influence. Only by doing all of this will we see the transformation of the male dominated field of Trauma Surgery into a more family and women friendly discipline, thereby reducing the risk of a shortage of surgical talents.

Literatur

1. Ärztestatistik der Bundesärztekammer zum 31.12.2019 (2019) Ärztinnen nach Bezeichnungen und ärztlichen Tätigkeitsbereichen. https://www.bundesaerztekammer.de/fileadmin/user_upload/downloads/pdf-Ordner/Statistik2019/Stat19Tab04.pdf (aufgerufen: 10.10.2020)

2. Ansorg Jörg U, Leschber Gunda (2009) Chirurgin in Deutschland – Ergebnisse einer Umfrage 2008, 01.04.2009 BDC| Umfragen. https://www.bdc.de/chirurgin-in-deutschland-ergebnisse-einer-umfrage-2008/ (aufgerufen: 10.10.2020)

3. Anthuber Matthias (2018) „Damenrede", Nachlese Chirurgenkongress 2018. Passion Chirurgie, Mitgliederzeitschrift: DGCH, BDC, S. 77 06/11/

4. Antidiskriminierungsstelle des Bundes (2020) Was tun bei sexueller Belästigung am Arbeitsplatz? Leitfaden für Beschäftigte, Arbeitgeber und Betriebsräte, Stand: Mai 2020, 7. Auflage. https://www.antidiskriminierungsstelle. de/SharedDocs/Downloads/DE/publikationen/Leitfaeden/leitfaden_was_tun_bei_sexueller_belaestigung.pdf?__ blob=publicationFile&v=11 (aufgerufen: 10.10.2020)

5. Berufsmonitoring Medizinstudierende 2018. Kassenärztliche Bundesvereinigung. https://www.kbv.de/media/sp/ Berufsmonitoring_Medizinstudierende_2018.pdf (aufgerufen: 30.10.2020)

6. Beschlussprotokoll des 105. Deutschen Ärztetages vom 28.–31. Mai 2002 in Rostock. https://www.bundesaerztekammer.de/aerztetag/beschlussprotokolle-ab-1996/105-daet-2002/zu-punkt-III-der-tagesordnung-aerztinnen-zukunftsperspektive-fuer-die-medizin/ (aufgerufen: 30.11.2020). Vortragsfolien und kompletter Vortragstext bei der Referentin Dr. Astrid Bühren

7. Bühren Astrid (2020) Chefärztinnen in der Chirurgie – Rollenvorbilder für Medizinstudentinnen und junge Chirurginnen. Passion Chirurgie. 10(7/8): Artikel 04_01.

8. Bühren Astrid (2010) Checklisten/Anforderungsprofile für familienfreundliche Einrichtungen. In: Bühren Astrid, Schoeller Annegret (Hrsg.) Familienfreundlicher Arbeitsplatz für Ärztinnen und Ärzte. Lebensqualität der Berufsausübung. Bundesärztekammer

9. Bühren Astrid (2010) Mutterschutz JA – Berufsverbot NEIN. Derzeitige gesetzliche Regelungen sind Hindernis für Vereinbarkeit von Beruf und Familie. Deutsche Gesellschaft für Chirurgie – Mitteilungen 3/2010, 230–233

10. Bühren Astrid (2010) Ärztinnen und Ärzte im Gleichgewicht – Beruf, Familie, Freizeit und Gesundheit. In: Report Versorgungsforschung, Arbeitsbedingungen und Befinden von Ärztinnen und Ärzten, F W Schwartz / P Angerer (Hrsg.), Deutscher Ärzteverlag Köln

11. Bühren Astrid (2006) Netzwerke-Mentoring-Coaching – Wiedereinstieg. In: Dettmer Sabine, Kaczmarczyk Gaby, Bühren Astrid: Karriereplanung für Ärztinnen. Springer, Heidelberg

12. Bühren Astrid (2001) Ist die Chirurgie männlich? Diskussion eines Vorurteils, Sonderband zum Chirurgenkongress 2001 „Umdenken in der Chirurgie", 177–190, Herausgeg. Klaus Schönleben. Hans Marseille Verlag GmbH München

13. Duarte Dante, El-Hagrassy Mirret M, Couto Tiago C E, Gurgel Walter, Fregni Felipe, Correa Humberto (2020) Male and female physician suicidality: A systematic review and meta-analysis. JAMA Psychiatry. 2020; 77: 587–597

14. FamSurg-Umsetzungsleitfaden. Ein ganzheitlicher Ansatz zur Karriereentwicklung von Chirurginnen und zur Etablierung familienfreundlicher Strukturen in der Chirurgie. Universitätsklinikum Schleswig-Holstein. (2014) Klinik für Allgemeine Chirurgie Campus Lübeck. www.uksh.de

15. Freimuth Axel, Rektor der Universität zu Köln (2019) Richtlinie zum Umgang mit Diskriminierung, sexualisierter Gewalt und Mobbing. 15.02.2019 in Kraft getreten. Amtliche Mitteilungen 22/2019

16. Fritze-Büttner Frauke, Toth Bettina, Bühren Astrid, Schlosser Katja, Schierholz Stefanie, Rumpel Beatrix, Helm Paul C, Bauer Ulrike M M, Dittmar Ronny, Niethard Maya, Prediger Sarah (2019) Im Fokus: Schwanger im OP. BDC-Umfrageergebnisse: Operieren in der Schwangerschaft. Passion Chirurgie 03/1/2019, 9–163

17. Gerst Thomas (2002), TOP III – Ärztinnen – Zukunftsperspektive für die Medizin: Familie und Beruf – beides muss möglich sein. Politik: Deutscher Ärztetag. Dtsch Arztebl 2002; 99 (23): A-1563 / B-1316 / C-1230. https://www.aerzteblatt.de/archiv/31872/TOP-III-Aerztinnen-Zukunftsperspektive-fuer-die-Medizin-Familie-und-Beruf-bei-des-muss-moeglich-sein (aufgerufen: 03.11.2020)

18. Gesetz zum Schutz von Müttern bei der Arbeit, in der Ausbildung und im Studium. https://www.gesetze-im-internet.de Gesetz zum Schutz von Müttern bei der Arbeit, in der Ausbildung und im Studium (Mutterschutzgesetz – MuSchG). Ausfertigungsdatum: 23.05.2017. Vollzitat: „Mutterschutzgesetz vom 23. Mai 2017 (BGBl. I S. 1228), das durch Artikel 57 Absatz 8 des Gesetzes vom 12. Dezember 2019 (BGBl. I S. 2652) geändert worden ist" Hinweis: Geändert durch Art. 57 Abs. 8 G v. 12.12.2019 I 2652 (aufgerufen: 21.12.2020)

19. Gleichstellungsmaßnahmen der Medizinischen Hochschule Hannover Dokumentation und Konzept. (2013) Präsident und Vorstand für Forschung und Lehre der MHH Prof. Dr. med. Bitter-Suermann, 26.03.2013.

20. Henne-Bruns Doris (2020) Verantwortung in der Medizin heute, leicht modifiziert nach Video-Abschiedsvorlesung von Prof. Dr. med. Doris Henne-Bruns. CHAZ 21: 532–536, Kaden Verlag, Heidelberg

21. Hoffmann Reinhard (2020) Chefarzt – ein Auslaufmodell?! Orthopädie und Unfallchirurgie, 10 (6), 46–49

22. Jahresumfrage Junges Forum O und U 2020. https://jf-ou.de/projekte/umfragen/ (aufgerufen: 08.03.2021)

23. Klimpel Volker (2021) Chirurginnen. Dr. Reinhard Kaden Verlag, Heidelberg

24. Knieper Catherine, Ramsauer Babette, Hancke Katharina, Woeckel Achim, Ismail Lars, Bühren Astrid, Toth Bettina (2014) „Schwanger und Operieren": Auswertung einer deutschlandweiten Erhebung unter Frauenärztinnen und Chirurginnen. Geburtshilfe Frauenheilkd. 2014 Sep; 74 (9): 875–880. Georg Thieme Verlag KG Stuttgart. New York

25. Kreis Torsten (2014) Talentmanagement: Der Kampf um Arbeitskräfte. Dtsch Arztebl 111(19): [2]

26. Lutz Patricia M, Lenz Julia, Achtnich Andrea, Geyer Stephanie (2020) Ärztinnen in der Orthopädie und Unfallchirurgie in Deutschland: ein aktueller Status Quo. Orthopäde, https://doi.org/10.1007/s00132-020-04048-7, published online: 08.12.2020

27. Müller Lieschen (2020) „Oha, können Sie denn auch operieren?" Eine junge Unfallchirurgin erzählt aus ihrem Klinikalltag. Hanserblau

28. Niethard Maya, Donner Stefanie (2014) Positionspapier „Operieren in der Schwangerschaft". Erarbeitet in Zusammenarbeit mit der Deutschen Gesellschaft für Orthopädie und Unfallchirurgie, dem Jungen Forum O&U und dem Perspektivforum Junge Chirurgie. www.OPidS.de (aufgerufen: 19.09.2020)

29. Operation Vereinbarkeit: Kulturwandel im Krankenhaus/Zukunft der Arbeit. https://www.erfolgsfaktor-familie.de/news-1/meldung/operation-vereinbarkeit-kulturwandel-im-krankenhaus.html (aufgerufen: 02.11.2020)

30. Ostmüller Klara (2008) Aeskulap's zerbrochener Stab – Weg zur Chirurgin. ARAKI-Verlag, 1. Auflage

31. Pennig Dietmar, Beantwortung eines von den Autorinnen am 11. August 2020 an die Geschäftsstelle der DGU gerichteten Fragenkatalogs per Mail vom 24. August 2020.

32. Penzoldt Franz (1898) Das Medizinstudium der Frauen. Referat auf dem 26. Deutschen Aerztetag zu Wiesbaden. Jena

33. Püschel Klaus, Schalinski Sarah (2006) Zu wenig Hilfe für sich selbst – Ärzte in Suizidgefahr. Archiv für Kriminologie, 21b; 89–98

34. Toth Bettina, Bühren Astrid (2011) Ich bin schwanger und operiere trotzdem – alles klar? Chir Allg 12: 168–170

35. Toth Bettina, Schütz Florian, Strowitzki Thomas, Sohn Christof (2011) Heidelberger Schwangerschafts- & Elternzeitprogramm (HeiSEP). FRAUENARZT, 52, 9, 849–51

36. Weiss Roberts, Laura (2020) Women and Academic Medicine. Acad Med. 2020 Oct; 95 (10): 1459–1464.

37. Wicker Sabine, Rabenau Holger F, Haberl Annette E, Bühren Astrid, Bechstein Wolf O, Sarrazin Christoph M (2012) Blutübertragbare Infektionen und die schwangere Mitarbeiterin im Gesundheitswesen Risiko und Präventionsmaß-nahmen. Der Chirurg, 83, 136–142

38. Würzen Barbara von (2020) Rollen und Aufgabenverteilung bei Frauen und Männern in Corona-Zeiten. Ergebnisse einer repräsentativen Umfrage, Bertelsmann

39. Zeitler Harald, Persönliche Mitteilung (2020) Deutsche Gesetzliche Unfallversicherung e. V. (DGUV), Landesver-band Südost, Stand 15.12.2020

In Absprache mit den Editoren werden in diesem Literaturverzeichnis die Vornamen der Autoren und Autorinnen ausgeschrie-ben. Dies entspricht nicht der Zitierweise nach „Der Unfallchirurg", trägt aber dem Inhalt des Artikels Rechnung.

50   Möglichkeiten und Zukunft der telemedizinischen Unfallchirurgie

Michael Nerlich und Tanja Herbst, Regensburg

Die Überwindung von Raum und Zeit

Technische Möglichkeiten

Seit der Erfindung des *Tele*-fons gibt es schon *Tele*-Medizin. Bereits ab 1874 wurden Telegraf und später das Telefon für medizinische Zwecke eingesetzt [8]. Die Übermittlung von Bildern, zunächst analog, dann aber zunehmend digital, beschleunigte die medizinischen Anwendungen in der *Tele*-Radiologie und allen anderen Disziplinen, die Bildgebung nutzen; darunter auch die Unfallchirurgie. Internet und Smartphones machen Kommunikation für alle möglich und überall verfügbar. Telemedizin und eHealth-Anwendungen sind heute nicht mehr aus dem medizinischen Alltag wegzudenken. Sämtliche Bereiche von Orthopädie und Unfallchirurgie (O&U) verzeichnen durch diverse elektronische Möglichkeiten deutliche Verbesserungen in den Kommunikationsstrukturen, was sich eindeutig positiv auf die Qualität der Patientenversorgung auswirkt.

Der Nutzen der Telemedizin in der Unfallchirurgie

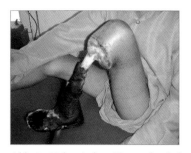

Abb. 1: Nekrotischer Unterschenkel (© Nerlich)

Eines Tages im Jahr 1999 erhielten wir eine E-Mail einer internationalen Hilfsorganisation mit einer Anfrage aus Nepal: In einem Krankenhaus wurde ein siebenjähriger Junge vorstellig, dem nach einem giftigen Schlangenbiss ein Schamane den Unterschenkel abgebunden hatte. Der Junge überlebte, doch der Unterschenkel war verloren *(Abb. 1)*.

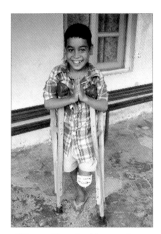

Abb. 2: Ein dankbarer Junge: der Snake bite boy (© Nerlich)

Nun die Frage der örtlichen Ärzte an die Spezialisten in Deutschland: Amputation oberhalb des Kniegelenkes im Gesunden oder unterhalb des funktionsfähigen Kniegelenkes? Die E-Mail-Antwort innerhalb 24 Stunden über 8 000 km Entfernung: Jeder Zentimeter ist wichtig, also offene Amputation distal. Ergebnis: Ein gerettetes Gelenk, ein dankbarer Junge *(Abb. 2)*. Das Teilen von Wissen ist humanitär, solidarisch, partizipativ und grenzenlos möglich!

Telemedizin in der Unfallchirurgie: von der Präklinik bis hin zur Nachsorge

In der Unfallchirurgie ist effektive Kommunikation zwischen Präklinik, Klinik und Nachbehandlung essentiell – im wahrsten Sinne des Wortes lebensnotwendig. Telemedizinische Lösungen dienen dazu, Informationen möglichst zeitsparend, strukturiert und vollständig zwischen Sender und Empfänger zu übermitteln. Die Abläufe in Kliniken und Krankenhäusern werden seit Jahrzehnten zunehmend durch elektronische Kommunikationssysteme gestützt, welche die ärztliche Tätigkeit in vielen Bereichen erleichtern.

Nachdem anfangs speziell in Hinblick auf die Teleradiologie diverse Insellösungen existierten, es aber fachbereichsübergreifend an schnittstellenkompatiblen Systemen mangelte, hat die Deutsche Gesellschaft für Unfallchirurgie (DGU) zusammen mit der Akademie der Unfallchirurgie GmbH (AUC) durch Festschreibung der Rahmenbedingungen im Weißbuch Schwerverletztenversorgung DGU den Weg für ein flächendeckendes Teleradiologie-System geebnet. Nichtsdestotrotz existieren jedoch nach wie vor Kommunikationsdefizite, vor allem sektorenübergreifend, die künftig – unterstützt durch eHealth-Systeme – zu optimieren sind.

PRÄKLINIK und NACHSORGE

Im Regensburger Projekt NOAH (Notfall-Organisations- und Arbeits-Hilfe) wurde erstmals die Machbarkeit eines Datenübertragungssystems für den Rettungsdienst nachgewiesen [11]. Diese Projektidee wurde anschließend aufgegriffen und weiterentwickelt bis hin zum Notfall-Informations-Dokumentations-Assistenten (NIDA) [9]. Dieses NIDA-Pad konnte im Jahr 2014 im Rahmen des Projekts „Telematik II" durch das Bayerische Rote Kreuz und das Bayerische Innenministerium landesweit in allen öffentlich-rechtlichen Rettungsfahrzeugen der Rettungsdienstbereiche implementiert werden und ist heute aus der täglichen präklinischen Arbeit nicht mehr wegzudenken, da es Zeit spart und Leben rettet.

Die ersten, richtungsweisenden Schritte zu größerer Akzeptanz und vermehrter Implementierung von telemedizinischen Lösungen wurden im Bereich der Nachsorge, vor allem in den Praxen niedergelassener Kollegen, unternommen. Heute werden zur Überwachung von Bewegungsabläufen in Nachsorge und Rehabilitation Sensoren eingesetzt, welche die Ergebnisse digital erfassen und zur weiteren Auswertung an den Arzt übermitteln [2].

INNER- UND INTERKLINISCHE KOMMUNIKATION:
Telekooperation TNW®/TKmed®

Neben dem telemedizinischen Fortschritt im Bereich prä- und postklinischer Versorgungs-strukturen waren auch Modifizierungen in der inner- und interklinischen Kommunikation zur Verbesserung der Versorgungsqualität unerlässlich. Als erste Fachgesellschaft Deutschlands hat deshalb die DGU mit Unterstützung der AUC die Übertragung radiologischer Bilddaten zwischen Kliniken in einem TraumaNetzwerk flächendeckend ausgebaut [4]. Von effizienter teleradiologischer Vernetzung profitiert vor allem die Schwerverletztenversorgung und Notfallmedizin in lokalen, regionalen und überregionalen TraumaZentren DGU®.

Teleradiologie: Vorteile für Second Opinion und Notfallverlegung

Die geballte Expertise eines maximalversorgenden Zentrums wird mittels teleradiologischer Anwendungen in kleinere, periphere Krankenhäuser getragen. Auch großvolumige DICOM-Dateien (CT/MRT etc.) können rasch an die Experten im überregionalen TraumaZentrum DGU® übermittelt werden *(Abb. 3)*. Deren Einschätzung wird an die Ärzte im anfragenden Krankenhaus zurückgemeldet. Unnötige Verlegungen (strapaziös) oder Doppeluntersuchungen (Strahlenbelastung) werden vermieden. Behandlungskompetenzen und damit die Daseinsberechtigung kleinerer Krankenhäuser werden durch diese teleradiologische Second Opinion sichergestellt. Bei Notfallverlegungen sind die Bilder im empfangenden Zentrum bereits vor Eintreffen des Patienten verfügbar, was wertvolle Zeit spart.

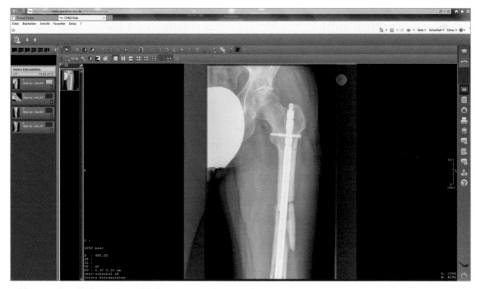

Abb. 3: Teleradiologische Bildübertragung (© UKR)

Im elektiv-chirurgischen Bereich ist das Einholen einer ärztlichen Zweitmeinung mittlerweile eine wesentliche Komponente der Selbstbestimmtheit des modernen Patienten. Hier öffnen sich Entscheidungsspielräume bzw. es werden Unsicherheiten durch zwei identische Aussagen eliminiert. Fachärzte bieten hierfür bereits Tele-Sprechstunden an, sodass sich die Fahrt in die Praxis oder Klinik für den Patienten erübrigt, was besonders in strukturschwachen Regionen Vorteile hat. Eine unmittelbare, umfassende, redundanzfreie Kommunikation für bestmögliche Patientensicherheit und schnelle Behandlungsabläufe wird dadurch ermöglicht. Gleichzeitig können die Kosten für das Gesundheitssystem bei verbesserter Versorgungsqualität gesenkt werden.

Patient Empowerment

Niedergelassene Fachärzte oder die Patienten selbst können von jedem internetfähigen PC aus ihre radiologischen Aufnahmen über die Telekommunikationsplattform der TraumaNetzwerke DGU® direkt an einen klinischen Empfänger senden [12]. Unter dem Stichwort „Patient Empowerment" zeigt sich dieser Trend zu patientenzentrierten Lösungen, welche die aktive Mitwirkung der Patienten fordern und fördern. Ein mündiger und informierter Patient soll in Diagnosefindung und Behandlungsablauf eingebunden und selbstbestimmt beteiligt werden [10]. Weniger attraktiv sind wohl für Patienten derzeit noch Online-Chats oder Videotelefonate mit dem behandelnden Arzt, hingegen werden webbasierte Organisationstools wie z. B. eine Online-Terminvereinbarung positiv angenommen [6]. Künftig werden Patientinnen und Patienten durchaus stärker zur Verantwortung gezogen, was das Verfügbarmachen der eigenen Behandlungsdaten für Nach- und Weiterbehandler auf digitalen Gesundheitsportalen sowie damit einhergehend das Erteilen bzw. Entziehen entsprechender Zugriffsberechtigungen auf die eigenen Patientendaten betrifft. „Patient Empowerment" setzt sich immer mehr durch, allerdings kann und darf es den Patienten nicht einfach übergestülpt werden, sondern setzt auch unbedingt ein gewisses Maß an „digital literacy" voraus: kompetenten, verantwortungsvollen Umgang mit digitalen Methoden und Informationen.

Die Auswirkungen der COVID-19-Pandemie

Die Corona-Krise hat technologisch einen gewaltigen Schub für die Digitalisierung der Medizin bewirkt [3]. Die Einschränkung der Reiseaktivitäten von Kongress zu Kongress, die Reduzierung zwischenmenschlicher Kontakte hat uns Orthopäden und Unfallchirurgen nicht blockiert und gelähmt. Mitarbeiter des Gesundheitswesens wurden durch virtuelle Möglichkeiten rund um den Globus viel enger zusammengebracht. Wir haben die Chance genutzt, die drei Säulen der Universitätsmedizin, nämlich Forschung, Lehre und Patientenversorgung, ohne wesentliche Zeitverluste auf eine virtuelle Ebene zu verfrachten. Was anfangs noch für viele neu und ungewohnt war, zeigt erstaunlich gute Resultate.

Virtuelle Konferenzen erreichen mehr Teilnehmer als je zuvor

Virtuelle Kongresse und Seminare ermöglichen einer viel größeren Personengruppe, zu partizipieren. Auch die Wissensvermittlung für Menschen auf unterschiedlichen Karrierestufen hat sich verbessert, weil Wissen leichter zugänglich wurde. Die vermeintlichen Beschränkungen der Pandemie haben positive Seiten und fordern uns dazu auf, die teils bereits vorhandenen virtuellen oder telemedizinischen Tools auch tatsächlich zu nutzen. In Lehre und Ausbildung, Fort- und Weiterbildung werden durch Webinare und sonstige Online-Möglichkeiten neue Wege beschritten. Hemmschwellen werden nach und nach abgebaut. Neue Wege der Kommunikation und der Zusammenarbeit entstehen.

Wir erleben die Demokratisierung der Bereitstellung von Bildungsmaterial. Menschen, die nicht über die finanziellen Mittel und Möglichkeit verfügen, den halben Globus zu bereisen, erhalten jetzt ebenfalls freien Zugang zu Wissen. Zeit, die auf Reisen verloren geht, kann sinnvoller genutzt werden. Der MedTech Summit fand 2020 erstmals vollständig virtuell mit 153 Ausstellern, über 3 000 Teilnehmern aus 62 Ländern und über 160 Referenten in vier virtuellen Konferenzräumen statt [7]. Und die digitale Woche O&U verzeichnete im Bereich der Seminare und Workshops mehr Teilnehmer als bei Präsenzveranstaltungen [1].

Neue Wege der Kommunikation und der Patientenversorgung

Im Zuge der Pandemie haben wir uns rasch daran gewöhnt, unser Wissen auch auf virtuellen Wegen zu teilen. Zukunftsweisende Möglichkeiten der Artificial Intelligence (AI) werden vielleicht in nicht allzu ferner Zeit den physisch abwesenden Vortragenden kompensieren, der als holographisch anwesender 3-D-Podiumsteilnehmer auf Kongressen und Veranstaltungen erscheint, seine virtuelle Präsentation vorträgt und in Echtzeit mit dem Publikum weltweit in direkter Interaktion diskutiert.

Doch nicht nur die zwischenmenschliche Kommunikation wird innovative Wege beschreiten, auch die Patientenversorgung verändert sich. Heute nutzen wir klassische Telemedizin in O&U für Videosprechstunden oder für die Überwachung von Rehabilitationsmaßnahmen [2, 6]. Aber auch Robotik ist in mancherlei Hinsicht Telemedizin. Durch Nutzung virtueller Systeme in OP-Planung und OP-Simulation können wir auch operativ erhebliche Fortschritte verzeichnen *(Abb. 4)*. Roboter-assistierte Navigationssysteme machen z. B. Operationen mit direkter haptischer Rückkoppelung an den Operateur möglich. Solche Methoden sind längst verfügbar und werden sich in unterschiedlichster Ausprägung immer mehr im klinischen Alltag etablieren [5]. Die Ausbildung junger Ärztinnen und Ärzte profitiert hiervon erheblich; die Phase des „Ausprobierens" einer neuen Eingriffsmethode während der Operation am Menschen wird zugunsten höherer Patientensicherheit abgelöst.

Das weltweite Digitalisierungsbestreben und in gewisser Weise auch die COVID-19-Pandemie der Jahre 2020/21 hat unsere Möglichkeiten drastisch verändert. Viele der Lektionen, die wir Gesundheitsexperten gelernt haben, werden nachhaltig die Art und Weise verändern, wie wir medizinische Dienstleistungen erbringen, wie wir zusammenarbeiten, wie wir uns weiterbilden und wie wir generell miteinander umgehen. Die Telemedizin in allen ihren unterschiedlichen Ausprägungen wird dabei immer mehr zum Rettungsanker für Kliniken, Praxen und Patienten. Die Fächer Orthopädie und Unfallchirurgie passen sich flexibel an neue Strukturen

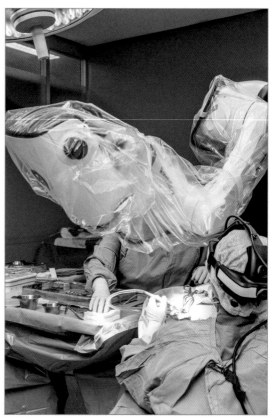

Abb. 4: Robotik im Operationssaal (© 2021 UKR/Martin Meyer)

und Anforderungen an und sind in der Lage, moderne Gesundheitsversorgung durch verstärkten Einsatz telemedizinischer Lösungen zu bieten. Dies ist unser Weg in die Zukunft.

Summary

Telemedicine and eHealth applications have become an indispensable part of everyday medical life. In all areas of orthopedics and trauma surgery, various electronic options have resulted in significant improvements in the communication structures, which clearly have had a positive effect on the quality of patient care. In trauma surgery, smooth communication without loss of time between the preclinical, clinical and follow-up management is essential. Telemedical solutions are used to transmit information in a time-saving, structured, targeted and complete manner between sender and recipient. This calls for a change in medical structures, and a cross-sectoral approach is necessary. The processes in clinics and hospitals are increasingly supported by electronic communication systems, which facilitate medical work in many areas. After a lack of interdisciplinary systems between trauma departments was detected, the German Society for Trauma Surgery (DGU) paved the way for a comprehensive, interface-compatible teleradiology system by setting the framework conditions in the "Whitebook: Medical Care of the Serverely Injured". Nevertheless communication deficits continue to exist, especially across sectors. Communication should be optimized in the future – supported by eHealth methods and systems. Overall, present efforts towards patient-centered solutions (active participation of the patient, so-called „patient empowerment") can be observed. The COVID-19 pandemic of 2020/21 has drastically changed our ways of getting in touch, sharing our knowledge and caring for patients. We have accepted the challenge and have changed the way we provide services and adapted them to new eHealth structures and requirements. We hope that many of the lessons we have learned during the COVID-19 pandemic will permanently change the way we work together, how we educate ourselves and how we generally deal with one another.

Aufgrund der besseren Lesbarkeit wird nur die kürzere, männliche Schreibweise verwendet. An dieser Stelle wird betont, dass damit alle Geschlechter gleichberechtigt angesprochen werden.

Literatur

1. Ansorg J (2021) Vom Live-Teilnehmer zum Online-Besucher: Digitale Transformation von Weiter- und Fortbildungsangeboten. Orthopädie und Unfallchirurgie 11: 36–38

2. Backhaus L, Bierke S, Karpinski K, Häner M, Petersen W (2020) SARS-CoV-2-Pandemie und ihre Auswirkungen auf Orthopädie und Unfallchirurgie: „Booster" für die Telemedizin [The SARS-CoV-2 pandemic and its impact on orthopedics and trauma surgery: a boost for telemedicine] [published online ahead of print, 2020 May 14]. Knie Journal 2020: 1–10. doi: 10.1007/s43205-020-00062-z

3. COVID-19-Pandemie. https://www.aerzteblatt.de/nachrichten/115940/COVID-19-Pandemie-beschleunigt-Innovationen-im-Gesundheitswesen (aufgerufen: 11.06.2021)

4. Ernstberger A, Schmucker U, Herbst T, Nerlich M (2017) Verbesserung der Prozessqualität bei Traumapatienten durch digitale Bild- und Dokumentenübermittlung. In: Pfannstiel et al. (Hrsg.): Digitale Transformation von Dienstleistungen im Gesundheitswesen II. Springer 2017. S. 89–106

5. Federspil P, Stallkamp J, Plinkert P (2001) Robotik – Ein Evolutionssprung in der operativen Medizin? Dt Ärztebl 98 [Heft 44]: A 2879–2884

6. Holderried M, Schlipf M, Höper A, Meier R, Stöckle U, Kraus TM (2018) Chancen und Risiken der Telemedizin in der Orthopädie und Unfallchirurgie. Z Orthop Unfall 156: 68–77

7. MedTech Summit 2020. https://www.bayern-innovativ.de/seite/virtuelle-medteclive-mit-medtech-summit-2020 (aufgerufen: 11.06.2021)

8. Meilensteine der Telemedizin. https://telemedizinlabor.wordpress.com/2020/02/03/meilensteine-der-telemedizin/ (aufgerufen: 11.06.2021)

9. NIDA. https://www.meddv.de/de/11-produkte-und-loesungen/einsatzdokumentation/17-nidapad (aufgerufen: 11.06.2021)

10. Patient Empowerment. https://www.thieme.de/de/thieme-telecare/134766.htm (aufgerufen: 11.06.2021)

11. Schächinger U, Kretschmer R, Röckelein W, Neumann C, Maghsudi M, Nerlich M (2000) NOAH – A mobile emergency care system. Eur J Med Res 5: 13–8

12. TKmed® Direkt. https://www.tkmed-direkt.org/information/ (aufgerufen: 11.06.2021)

51 Deutsche Gesellschaft für Unfallchirurgie (DGU), Deutsche Gesellschaft für Chirurgie (DGCH) und Arbeitsgemeinschaft für Osteosynthesefragen (AO) – Ergänzung oder Konkurrenz?

Norbert Peter Haas, Berlin

In der Betrachtung der Entstehungs- und Entwicklungsgeschichte dieser drei Gesellschaften liegt der Schlüssel zur Beantwortung dieser Frage.

Die Deutsche Gesellschaft für Chirurgie wurde 1872 in Berlin gegründet und zählt damit zu den ältesten medizinischen Fachgesellschaften. Zweck der Gesellschaft war und ist die Förderung der wissenschaftlichen und praktischen Belange der Chirurgie. Im 19. Jahrhundert gab es nur eine alles umfassende Chirurgie, die sogenannte operative Medizin. Die Weiterentwicklung des Faches im Laufe der Jahrzehnte führte jedoch unweigerlich zur Spezialisierung und Entstehung von neuen chirurgischen Spezialgebieten und operativen Fächern.

Im Zuge dieser Entwicklung und Spezialisierung im Gesamtfach Chirurgie wurde 1922 in Leipzig die Deutsche Gesellschaft für Unfallheilkunde, Versicherungs- und Versorgungsmedizin gegründet. Es war ein Zusammenschluss von an der Behandlung und Begutachtung von Unfallverletzten interessierten Ärzten, vornehmlich jedoch von operativ tätigen Ärzten. Dieser zunehmenden Spezialisierung bei der Behandlung von Unfallverletzten trug dann 1968 der Deutsche Ärztetag Rechnung, indem er die Unfallchirurgie als chirurgisches Teilgebiet anerkannte. Im Rahmen der operativen Weiterentwicklung der Unfallheilkunde wurde die Gesellschaft für Unfallheilkunde 1990 in die Gesellschaft für Unfallchirurgie umbenannt.

Im Rahmen der weiteren Spezialisierung der operativen Unfallchirurgie wurde 1958 in Biel (Schweiz) die Arbeitsgemeinschaft für Osteosynthesefragen (AO) gegründet. Sie widmete sich insbesondere der operativen Knochenbruchbehandlung und der Entwicklung geeigneter Implantate zur Frakturstabilisierung. Zu diesem Zeitpunkt innovative Wege, die insbesondere im deutschsprachigen Raum Europas vorangetrieben wurden.

Diese generelle Entwicklung zunehmender Spezialisierung hat auch heute noch nicht ihr Ende gefunden. Sowohl in der Chirurgie als auch speziell in der Unfallchirurgie schreitet die Hochspezialisierung getrieben von neuen Entwicklungen in der operativen Behandlung unaufhaltsam voran. Fast jedes Organ und jedes Gelenk hat heute seinen speziell ausgebildeten Chirurgen und entsprechend dazu entstandene organbezogene Fachgesellschaften. Auch in der AO entstanden spezialisierte Subgruppen wie AO-Trauma, AO-Spine, AO-Recon und andere.

Dieser historische Rückblick zeigt, dass es sich hier um eine kontinuierliche Entwicklung der Chirurgie im Rahmen der zunehmenden Spezialisierung und der damit einhergehenden Erweiterungen der operativen Möglichkeiten handelt. Die drei anfänglich erwähnten Gesellschaften sind also von der Entwicklung und von ihrer Entstehung her primär keine konkurrierenden Einrichtungen. Sie sind wie bei einem Baum die speziellen Verästelungen ausgehend von einem gemeinsamen Stamm mit gemeinsamen Wurzeln.

Trotzdem gab es in der Vergangenheit immer wieder Bestrebungen und konkurrierendes Gedankengut in den entstandenen Gesellschaften zum Teil mit dem Ziel der vollständigen Abgrenzung, mit dem Aufbau von unüberwindbaren Gegensätzen und dem Bruch im Hinblick auf jegliche Zusammenarbeit und der Negierung historischer Abhängigkeiten. Dies aber schwächte die Sichtbarkeit der Chirurgie im Gesamten. Durch die immer zahlreicheren und anfänglich zur besseren Abgrenzung besonders stark konkurrierenden kleineren Spezialgesellschaften wurden die chirurgischen Belange im Allgemeinen, aber auch die Interessen der verschiedenen Spezialgesellschaften in der Öffentlichkeit überhaupt nicht mehr wahrgenommen. Als Präsident aller drei Gesellschaften habe ich das nicht nur als Insider, sondern auch in der Außensicht schmerzhaft wahrgenommen.

Eine Rückbesinnung auf unsere gemeinsamen Wurzeln und Werte führte um die Jahrtausendwende langsam zu einem Stopp dieses Auseinandertriftens der chirurgischen Fächer und ihrer Subspezialitäten. Es kam zu langsamer Annäherung und Kooperation der chirurgischen Fachgesellschaften unter dem Dach der ursprünglichen Muttergesellschaft, der Deutschen Gesellschaft für Chirurgie. Heute sind alle Säulen des Gebietes Chirurgie mit ihren speziellen Fachgesellschaften unter dem Dach der Deutschen Gesellschaft für Chirurgie wieder vereint. Auch die Neurochirurgen (2007) und die Mund-Kiefer-Gesichts-Chirurgen (2010) sind der gemeinsamen Dachgesellschaft beigetreten.

Auch innerhalb der DGU wurden die Gemeinsamkeiten mit den orthopädischen Chirurgen zunehmend erkannt. Dies führte 2003 zum gemeinsamen Facharzt für Orthopädie und Unfallchirurgie und letztendlich 2008 zur Gründung der Deutschen Gesellschaft für Orthopädie und Unfallchirurgie (DGOU). Die DGOU vertritt die übergeordneten und gemeinsamen Interessen des Faches Orthopädie und Unfallchirurgie und sie ist die größte Fachgesellschaft innerhalb der chirurgischen Fächer. In den Sektionen der DGOU wiederum finden sich die im Rahmen der Weiterentwicklung entstandenen hochspezialisierten Fachgesellschaften wieder. Auch die im Rahmen der Spezialisierung entstandene AO Trauma Deutschland ist eine Sektion innerhalb der DGOU.

So kann man heute uneingeschränkt sagen, dass die unterschiedlichen chirurgischen Fachgesellschaften mit den entstandenen hochspezialisierten Subgruppierungen miteinander stark verbunden und vernetzt sind und eine große chirurgische Einheit bilden. Aufgrund von Effizienzsteigerung und Ressourcenschonung werden fächerübergreifend viele Projekte, Studien, Öffentlichkeitsarbeit und Stellungnahmen gemeinsam erarbeitet. Dabei ist jede Fachgesellschaft verantwortlich für ihr Interessensgebiet, auf das meistens bereits der Name der Gesellschaft hinweist. Diese neue Gemeinsamkeit aller unterschiedlichen Gesellschaften im chirurgischen Tätigkeitsfeld spiegelt sich auch in vielen fächerübergreifenden gemeinsamen Veranstaltungen und Kongressen wider.

Vielfalt in der Einheit mit gegenseitiger Ergänzung heißt die historisch begründete Erfolgsformel. Konkurrenz im positiven Sinne besteht nur noch darin, die Chirurgie immer weiter voranzubringen, letztendlich zum Wohle der uns anvertrauten Patienten.

Summary

German Society for Trauma Surgery (DGU), German Society for Surgery (DGCH) and the Association for the Study of Internal Fixation (AO) – Complementation or competition?

At the beginning of academic surgery there was only the German Society for Surgery as a scientific society, founded in 1872. It is one of the oldest scientific societies. As a result of further development and, above all, specialization in surgery many new scientific societies in the field of surgery were formed. So was the Society for Trauma Surgery founded in 1922. As part of the further specialization in operative trauma surgery, the AO was founded in 1958. The AO is highly specialized in the surgical stabilization of fractures.

The founded scientific societies are the consequences of specialization and development in surgery. They do not compete with each other but complement each other. They all have a common trunk in surgery and they are responsible for the advancement of surgery in the particular field they represent.

Diversity in unity with mutual complementation is the historically founded formula for success. Competition in a positive sense is only to advance surgery for the benefit of our patients.

52 Welche Relevanz hat die AOTrauma Deutschland für die deutsche Unfallchirurgie und die DGU?

Michael J. Raschke, Münster; Ulrich Stöckle, Berlin; Philip Wilbrandt, Rechlin

Die AO (Arbeitsgemeinschaft für Osteosynthesefragen) ist eine Vereinigung von Unfallchirurgen mit dem Ziel, die Knochenbruchbehandlung zu verbessern und zu standardisieren. Es werden daher Prinzipien der Behandlung von Frakturen und deren Folgezustände entwickelt, gelehrt und weiterentwickelt. So bietet die AO eine neutrale, offene Plattform für vertrauensvolle Diskussionen über Themen und Probleme auf den unterschiedlichen Ebenen einer ärztlichen Karriere. Durch die vielfältigen Angebote der AO kann ein Arzt über die Jahre in das AO-Netzwerk hineinwachsen und auf den jeweiligen Ebenen Wissen erwerben, weitergeben und Erfahrungen austauschen.

AO und DGOU

Die AOTrauma Deutschland (AOTD) entstand im Jahr 2013 aus der deutschen Sektion der AO International, welche 1970 gegründet wurde. Diese Anpassung der Strukturen war erforderlich, um den internationalen Anschluss zu gewährleisten. Eingeleitet wurde dieser Schritt von Hans-Joerg Oestern, umgesetzt dann vom neu gewählten Vorstand (Michael Raschke/Florian Gebhard/Ulrich Stöckle) auf der Mitgliederversammlung in Leipzig 2013. Die Entwicklung der AO und die der DGU sowie die der seit 2008 bestehenden DGOU (Deutsche Gesellschaft für Orthopädie und Unfallchirurgie) waren immer eng verzahnt. Seit 1978 waren alle Präsidenten der DGU auch aktive Mitglieder der AO. Die AOTrauma Deutschland ist seit 2011 eine Sektion der DGOU. Das Präsidium hat vier Mitglieder *(Abb. 1)*.

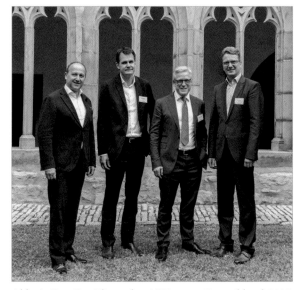

Abb. 1: Das Präsidium der AOTrauma Deutschland 2021. Von links nach rechts: Christof Müller (Schatzmeister), Ulrich Stöckle (Präsident), Michael J. Raschke (Past-Präsident), Ulf Culemann (EDUC-Vorsitzender)

Anfänge und Erfolge der deutschen AO

Hermann Krauß (1899–1971), Ordinarius der Chirurgie am Universitätsklinikum Freiburg im Breisgau, hatte 1960 den Mitbegründer der AO, Hans Willenegger (1910–1998), nach Freiburg eingeladen. Dieser referierte über die neuen AO-Prinzipien zur operativen Knochenbehandlung. Aber als noch eindrucksvoller erwiesen sich die fünf kürzlich operierten Patienten, die er mitgebracht hatte. Noch im gleichen Jahr nahmen Krauß und sein Mitarbeiter Siegfried Weller (1928–2019) am ersten AO-Kurs in Davos teil. 1961 wird Freiburg die erste AO-Klinik in Deutschland und die erste AO-Klinik außerhalb der Schweiz überhaupt. Damit verbunden war die Erlaubnis, die neuen Implantate und Instrumente der AO operativ verwenden zu dürfen. 1965 fand der weltweit erste AO-Kurs außerhalb der Schweiz in Freiburg statt, sowie ein Unfallsymposium in Mainz mit 250 Teilnehmern unter der Leitung des aus Freiburg gekommenen Fritz Kümmerle (1917–2014) und seinem damaligen Oberarzt Carl-Heinz Schweikert (1929–1979), dem späteren Ordinarius für Unfallchirurgie in Mainz (1971–1979). Außerdem richtete die AO im gleichen Jahr in Bochum den ersten Kurs für OP-Personal aus [2, 3].

Seitdem schulte die AO in Deutschland auf mehr als 350 AO-Kursen über 19 000 Ärzte, über 8 000 Schwestern und Pfleger des OP-Personals auf mehr als 170 speziellen OP-Personal-Veranstaltungen und diskutierte auf mehr als 320 AO-Seminaren/Symposien/Webinaren mit über 20 000 Teilnehmenden.

1976 gründete sich in Ost-Berlin die ostdeutsche Sektion der AO. Sie blieb die einzige nationale AO-Sektion in Osteuropa bis zum Ende des Kalten Krieges. Der erste AO-Kurs in der DDR fand 1968 in Halle unter der Leitung von Eberhard Sander (1923–2015) statt, der 1965 an einem AO-Kurs in Davos teilgenommen hatte [5].

Entscheidend für den Erfolg der AO war die Entwicklung von Grundprinzipien der funktionellen Anatomie und der Osteosynthese:
- Anatomische Reposition besonders bei Gelenkfrakturen
- Stabile Osteosyntheseformen – absolute, relative Stabilität
- Primäre und sekundäre Frakturheilung
- Weichteilschonung & gewebeschonende Operationstechnik – Erhalt der Perfusion in den Fragmenten
- Vermeidung von Immobilisationsschäden mit funktioneller Nachbehandlung

Darauf basierend begründete die AO eine Schule mit klaren Prinzipien und strukturierten Lernzielen, die für jeden AO-Kurs weltweit galten:
1) Grundlagen
   Knochenbiologie und Frakturheilung, operative Zugänge und Weichteilschonung, Asepsis, Klassifikationen, Metallurgie

2) Indikation und Verfahrenswahl

Operationsplanung, Berücksichtigung der AO-Prinzipien, Anwendung der AO-Techniken

3) Osteosynthesetechniken

Handhabung des Instrumentariums und korrekte Platzierung der Implantate, Bedeutung der absoluten und relativen Stabilität

Das klingt aus heutiger Sicht alles selbstverständlich und genau das ist der Erfolg der AO. Denn zum Zeitpunkt der Gründung der AO im Jahr 1958 kämpften Chirurgen bei der Osteosynthese mit Problemen wie

- Missachtung der von Pauwels wissenschaftlich begründeten Biomechanik
- Unzureichende Operationsplanung
- Fehlerhafte Operationstechnik
- Insuffiziente Implantate und unzureichendes Instrumentarium
- Mangelhafte Asepsis, postoperative Osteitis

Mehrheitlich wurde anfänglich die operative Knochenbruchbehandlung abgelehnt. Daher fehlte zunächst die entsprechende Schule und somit die operative Aus- und Weiterbildung der Chirurgen. So verneinte 1962 z. B. Max Lange (1899–1975) in seiner orthopädisch-chirurgischen Operationslehre den dauerhaften Halt von Schrauben im Knochen [4].

Was hat die AO bewirkt?

Die „Einmaligkeit und Bedeutung der AO liegen darin, dass sich eine Gruppe gleichgestellter, erfahrener, aber noch junger Chirurgen zusammenfand, um ein neues Behandlungskonzept mittels eigener Ausrüstung zu entwickeln, zu überprüfen und in Zusammenarbeit mit Konstrukteuren, Ingenieuren, Wissenschaftlern und Ökonomen nach außen zu vertreten", schrieb Urs Heim (1924–2013). Bedeutend für den Erfolg der AO urteilte er: „… war die innovative und anspruchsvolle Unterrichtsform, mit welcher man sich gegen Fehlleistungen in Indikation und Technik absichern wollte" [1].

Es würde den Umfang dieses Kapitels sprengen, alle durch die AO veränderten Behandlungsverfahren, Operationstechniken, Implantate und Instrumente aufzulisten. Vor Allem hat die AO die Indikationen und Techniken der operativen Behandlung von Knochenbrüchen kontinuierlich standardisiert und erweitert sowie die Nachbehandlung auf der Basis frühestmöglicher Mobilisierung weltweit durchgesetzt. Entscheidend war die konsequente Umsetzung der gewonnenen Erkenntnisse aus der Forschung über Biologie, Biomechanik und neue Materalen, der klinische Erfahrungsaustausch *(Abb. 2)* sowie die strikte Dokumentation von klinischen Studien. Wesentlich war und ist die Einführung

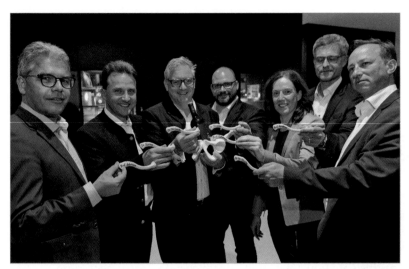

Abb. 2: Was die AOTD verbindet: Der Erfahrungsaustausch. Von links nach rechts: Guido Wanner, Benjamin König, Martin Lucke, Marco Sträter, Sabine Ochman, Markus Kröber, Oliver Pieske (2017 Münster)

und stetige Verbesserung einer einheitlichen Klassifikation der Frakturen. Alle Erkenntnisse wurden präzise aufgearbeitet und ergaben die **AO-Schule** für Ärzte und auch für OP-Personal. Dabei verwendete die AO immer modernste Schulungsmethoden, wie beispielsweise praktische Übungen mit selbst hergestellten Kunststoffknochen, prä-frakturierten Knochen, vielfach ausgezeichnete eLearning-Module und den ersten unfallchirurgischen digital-analogen Hybrid-Kurs in Deutschland. Mitentscheidend für den globalen Erfolg der AO war die internationale Verbreitung der AO-Prinzipien durch die über 8000 AO-Stipendiaten weltweit.

AO in Deutschland und Deutsche in der AO weltweit

Nach der Gründung der deutschen Sektion der AO im Jahr 1970 entwickelte diese vielfältige Aktivitäten. Neben der jährlich wachsenden Anzahl an Kursen gehörten zu den wichtigsten Angeboten die Reisestipendien von deutschen Ärzten in die Welt, aber zunehmend auch von Ärzten aus aller Welt in deutsche Kliniken. Damit leistete die AO einen wesentlichen Beitrag zur internationalen Reputation der deutschen Unfallchirurgie. Die bis zu einem Jahr dauernden Aufenthalte von mittlerweile mehreren Generationen von Unfallchirurgen im AO Research Institute (ARI), dem Forschungsinstitut in Davos, und die Kooperation vieler Forschungszentren in Deutschland mit dem ARI haben die Muskuloskeletale Forschungslandschaft in Deutschland nachhaltig beeinflusst. Dazu gehört auch die finanzielle Förderung von Forschungsprojekten durch verschiedene Programme der AO, aktuell insbesondere durch die Nachwuchsförderung der AOTrauma Deutschland.

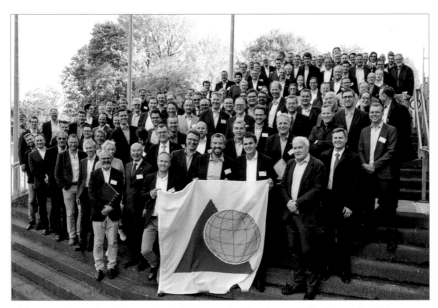

Abb. 3: Drei-Länder-Tagung D-A-CH 2019 in Hamburg. Teilnehmer der Tagung aus Deutschland-Österreich-Schweiz

Von Anbeginn gab es eine enge Kooperation mit den nationalen Sektionen der Schweiz und Österreichs, die bis heute durch gemeinsame D-A-CH-Tagungen (alle drei Jahre) und Stipendien fortgeführt wird *(Abb. 3)*.

Besondere Verdienste erwarben sich Unfallchirurgen der deutschen AOTrauma-Schule um Weller, Burri (1933–2002), Tscherne, Oestern, Holz (1940–2021), Wentzensen, Zwipp, Haas und zahlreiche Andere bei der weltweiten Verbreitung der AO-Philosophie.

Überdurchschnittlich viele Ärzte aus Deutschland brachten sich in der Entwicklung neuer Techniken und Verfahren der AO ein. Dieser Input findet bis heute in der Technischen Kommission der AO als AO Technical Commission (AOTC) statt. Unter der Leitung von Ärzten und in enger Kooperation mit dem Industriepartner werden klinische Probleme aller anatomischer Regionen in internationalen Teams diskutiert, bis neue Behandlungsmethoden, neue Prinzipien und Implantate zur Marktreife gebracht werden. Nur ein durch die AOTC genehmigtes Produkt (AOTC Approval) darf weltweit auf Kursen der AO gelehrt werden. Damit trugen deutsche Unfallchirurgen wesentlich zur Verbesserung der OP-Techniken, Implantate und Instrumentarien bei.

Aber nicht nur in der Entwicklung, sondern auch im wissenschaftlichen Nachweis der Erfolge der neuen Behandlungsmethoden, einerseits durch Dokumentation, später durch anspruchsvolle klinische Studien, spielten deutsche Kliniken und die deutsche AOTrauma eine wesentliche und im internationalen Vergleich überdurchschnittliche Rolle. Beides führte dazu, dass viele Ärzte aus Deutschland als Faculty zum Einsatz kommen, sowohl auf den AO-Kursen in Davos, als auch bei den internationalen AO-Kursen weltweit.

Führende Positionen innerhalb der *AO International* wurden bzw. werden besetzt von:
- Siegfried Weller, Präsident 1994–1996
- Norbert Haas, Präsident 2010–2012
- Florian Gebhard, Präsident-elect
- Tim Pohlemann, AOTC-Vorsitz 2009–2017 und AOF-Board-Mitglied
- Pol Rommens, AOT-Research-Vorsitz seit 2017
- Michael Raschke, AOTC-Vorsitz seit 2018

Neuorientierung der AO nach Wechsel der Industriepartner

Im Jahr 2005 wurden sämtliche Patente der AO Foundation und das Markenrecht am Namen Synthes® an das Medizintechnikunternehmen Synthes, Inc. verkauft. Synthes, Inc. hatte sich bereits in den Jahren zuvor durch die Übernahme der bis dato gleichberechtigten Industriepartner Stratec® und Mathys® eine außergewöhnlich starke Position gesichert und war damit zum Exklusivpartner der AO geworden.

Gleichzeitig wurde zwischen beiden Parteien ein *Cooperation and Support Agreement* ausgehandelt, welches der AO Foundation ein jährliches Budget zur Durchführung von Forschungs- und Entwicklungsprojekten sowie weltweiten Schulungsaktivitäten garantiert. Diese Vereinbarung wird in regelmäßigen Abständen neu verhandelt und ist bis heute in seiner Grundform gültig geblieben.

Daneben hat die AO sich frühzeitig im Bereich der Bildgebung und der computerassistierten Chirurgie mit anderen namhaften Partnern in vergleichbaren Kooperationen engagiert. Aus deutscher Sicht sind hier besonders Siemens Healthineers® und Brainlab® zu nennen.

Für die AO Foundation stellen Partnerschaften mit der Industrie einen Grundpfeiler ihres Geschäftsmodells dar. Als non-for-profit-Organisation erwirtschaftet sie keinen Gewinn. Einnahmen werden stets vollständig in Aktivitäten reinvestiert, Budgetdefizite durch erwirtschaftete Zinsgewinne aus dem Stiftungsvermögen ausgeglichen.

Nach der Übernahme von Synthes, Inc. durch Johnson & Johnson® (J&J) und der Verschmelzung mit dem bereits zu J&J gehörigen Implantathersteller DePuy® zu einem neuen Großunternehmen DePuy Synthes® im Jahr 2012 begann ein Prozess der Neuorientierung. Die bereits initiierte Schaffung von Spezialisierungsbereichen zur direkten Ansprache der jeweiligen Netzwerke (AOTrauma, AOSpine, AOCMF und AO VET) wurde weiter vorangetrieben und in den Regionen umgesetzt. Good-governance-Vorgaben, wie etwa die vollständige Abberufung der stimmberechtigten Industrievertreter in entscheidungstragenden Gremien, die Einführung strenger weltweiter Compliance- und Transparenzregeln oder die Schaffung und Umsetzung von Corporate Social Responsibility und Gender- und Diversity-Programmen sind heute wesentliche Bestandteile der Organisationsphilosophie.

Dem jahrzehntealten Stiftungszweck *(promoting excellence in patient care and outcomes in trauma and musculoskeletal disorders)* Rechnung tragend, wurde 2014 mit der Gründung von AORecon (i.e. a global network of orthopedic surgeons committed to best-in-class education in joint preservation and replacement) ein weltweites Programm zur Schulung chirurgischer Prinzipien im Bereich Gelenksersatz und -erhalt erfolgreich ausgerollt, um so die gesamte Bandbreite der muskuloskelettalen Medizin abzubilden *(Abb. 4)*.

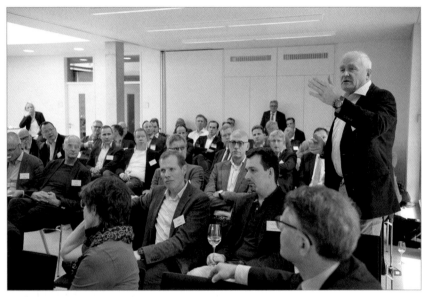

Abb. 4: Intensive, offen geführte Diskussionen. Beispiel: 1. Tagung der Akademie der AOTD in Münster, 2017. Redner: Norbert Haas und Teilnehmer der Akademie

Es wurden verschiedene Fonds aufgelegt zur Förderung neuartiger strategischer Projektideen, zur Durchführung von Machbarkeitsstudien und der finanziellen Seed-Beteiligung an jungen Start-up-Unternehmen.

Anfang 2020 wurden diese Aktivitätsbereiche Teil des neugeschaffenen *AO Innovation Translation Centers,* in dem unter der Steuerung und Expertise der in der Technischen Kommission aktiven Experten sämtliche Bereiche des Innovationsmanagements für die AO Foundation abgedeckt werden.

Hierzu zählt nicht zuletzt auch die Erhebung klinischer Daten in zahlreichen globalen Forschungsprojekten sowie der im Zeitalter der Digitalisierung immer relevanter werdenden Registerstudien durch ein eigenes Inhouse-Institut für klinische Forschung.

Forschung, Entwicklung und Schulung sind bis heute die wesentlichen Kernbereiche der Organisation, die neben ihrem bekannten Hauptsitz in Davos auch noch Nebenstellen in den USA, Kolumbien, Brasilien, Hong Kong und Shanghai unterhält.

Konklusion und Ausblick

Die AOTrauma Deutschland hat als bedeutender Teil der AO International Zugang zu einem globalen Netzwerk von Wissen, Personen und Ressourcen. Deshalb kann sie den deutschen Unfallchirurgen viele Angebote machen, die zugeschnitten sind auf die unterschiedlichen Bedürfnisse der Entwicklungsphasen eines Arztes, einer Ärztin im Fach Orthopädie und Unfallchirurgie. Die Attraktivität und Wertschätzung der AO drückt sich durch das „Dabei-sein-Wollen", das „Mitmachen-Wollen" als Spirit der AO aus *(Abb. 5)*. Was früher eine „AO-Klinik" war, bedeutet heute die Mitgliedschaft in der Akademie der AOTD und die persönliche Auszeichnung „Leitender AOTrauma Chirurg".

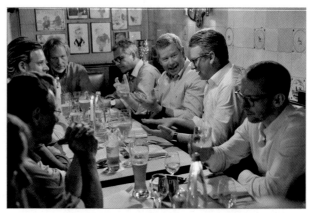

Abb. 5: Das AOTD-Gemeinschaftsgefühl. Von links nach rechts: Peter Laier, Tobias Hüttl, Klaus Wenda, Guido Wanner, Klaus Dresing, Ulf Culemann, Thomas Gösling (2017 Münster)

Die AOTrauma wird weiterhin die deutsche Unfallchirurgie als auch die DGU prägen und mit qualitativ hochwertigen Veranstaltungen, nicht nur beim jährlichen DKOU (Deutscher Kongress für Orthopädie und Unfallchirurgie) in Berlin, sondern auch nachkommenden Generationen im Fach für Orthopädie und Unfallchirurgie als permanente Plattform für problemorientierte, offene, ehrliche und fehler-tolerante Diskussionen Orientierung geben. Das Netzwerk und die Bereitschaft, Probleme offen zu diskutieren und aus Fehlern gemeinsam zu lernen, macht das A & O der AO aus.

Summary

Relevance of the AOTrauma Germany for the German Trauma Society

The histories of the German chapter of the AO Foundation and the German Trauma Society (DGU) have been closely interconnected from the beginning of the AO. German surgeons were involved in the first steps and developments and still are deeply committed into the achievements of the AO Foundation. The history is closely related to pioneers of the German Trauma Society (DGU), who also were as well pioneers of the AO, for example Weller, Burri, Tscherne, Oestern, Holz, Wentzensen, Zwipp, Haas and others.

This refers to the efforts in education with globally the highest number of educational events in Germany (> 40 events/year), as well as the second highest number of active AO members globally. AO fellowships have enabled German surgeons to gain experience in foreign countries but also attracted surgeons from around the world to come to Germany. As AO fellows can chose which country they like to go to, and Germany being the second most popular country, AO fellowships are an indicator for the international reputation of trauma surgery in Germany. Since early times of the German AO there was and is a deep relation with the German speaking chapters in Austria and Switzerland. Every three years a joint meeting of the three chapters at alternating locations reflects and intensifies the close collaboration of the three countries with initiation of research and travelling fellowships. Beside these achievements AOTrauma Germany has always been involved in the development of principles in the treatment of fractures, in analyzing their outcomes, as well as fielding innovation. Also AOTrauma Germany is an open platform of fair and respectful discussion, fostering a culture of learning through errors made. Therefore trust and mutual understanding are values highly cherished in the AO community which regards itself as a family. AOTrauma Germany is a well respected chapter within the international AO. It offers an approach to a global network of knowledge, resources and innovation. The AO is the only section for fracture treatment within the DGU and the DGOU. Therefore AOTrauma Germany provides opportunities for education for each interested member at all levels within his/her medical career.

Literatur

1. Heim U FA (2001) Das Phänomen AO. Gründung und erste Jahre der Arbeitsgemeinschaft für das Studium der Osteosynthese. Verlag Hans Huber, Bern, S. 7, 209

2. Kuner EH (1997) Die Gründung und Entwicklung der Arbeitsgemeinschaft für Osteosynthesefragen. In: Oestern HJ, Probst J et al. (Hrsg) Unfallchirurgie in Deutschland. Bilanz und Perspektiven. Springer-Verlag, Berlin, S. 135–143

3. Kuner EH (2015) Vom Ende einer qualvollen Therapie im Streckverband. Knochenbruchbehandlung gestern und heute. Kaden Verlag, Heidelberg

4. Lange M (1962) Orthopädisch-Chirurgische Operationslehre. 2. Auflage. Bergmann, München, S. 57

5. Wieland O (2011) Erlebnis Unfallchirurgie. novum pocket, A-Neckenmarkt, S. 56/57

53   Gibt es noch grundsätzliche Ziele der DGU nach ihrem 100-jährigen Bestehen?

Peter Biberthaler, München*

Die Antwort auf diesen leicht provokanten Titel ist vollkommen klar: Die Frage, ob es noch grundsätzliche Ziele für die DGU geben soll, hängt davon ab, ob es die DGU in Zukunft noch geben soll. Wenn wir davon ausgehen, dass die DGU entsprechend dem auf der Homepage veröffentlichten Leitbild als Interessenvertretung der Inhaber der Zusatzbezeichnung „spezielle Unfallchirurgie" gelten soll und damit weiter bestehen möge, dann gibt es eine ganze Reihe von grundsätzlichen Zielen, die ich näher beleuchten möchte.

Die vorangegangenen Kapitel dokumentieren eindrucksvoll eine Erfolgsgeschichte. Wir leben jedoch im Moment in einer Zeit disruptiver medizinischer und gesellschaftspolitischer sowie technischer Entwicklungen.
 Gestatten Sie daher, dass ich Sie mitnehme auf eine Reise in die Zukunft, beginnend mit einer Bestandsaufnahme aktueller medizinischer und gesellschaftspolitischer Entwicklungen:

1. Es ist völlig unstrittig, dass die Traumazahlen in den letzten Jahrzehnten kontinuierlich rückläufig waren. Insbesondere betrifft dies die Königsdisziplinen der Unfallchirurgie, das Polytrauma sowie die Unfälle der gesetzlichen Unfallversicherung. Im Gegensatz dazu haben die Unfälle im Bereich der Alterstraumatologie deutlich zugenommen. Darüber hinaus hat die Zahl der Freizeitunfälle ebenfalls deutlich zugenommen.

2. Es hat eine signifikante Reduktion der anatomischen Strukturen gegeben, die der Unfallchirurg versorgen kann oder darf. Wenn wir von der Situation vor 20 bis 30 Jahren ausgehen, wurde damals beim Polytrauma das Neurotrauma und abdominelle Trauma vom Unfallchirurgen versorgt. Dies hat sich nun stark verändert. Die Qualitätsoffensiven der jüngeren Vergangenheit haben hier jeweils die anatomischen Spezialisten in den Vordergrund gebracht, mit der Konsequenz, dass der unfallchirurgische Generalist hieran nicht mehr beteiligt ist.

---

*   stellvertretend für den Grundsatzausschuss der DGU

3. Durch die Entwicklung der unmittelbaren Informations-Zugänglichkeit über soziale Medien und Internet hat sich in der jüngeren Vergangenheit ein Trend ergeben, dass jeder Patient, der hierzu noch in der Lage ist, versucht, über das Internet den „besten" Spezialisten für sein Problem zu finden. Klar ist in diesem Zusammenhang, dass hier die Spezialisten der unterschiedlichen anatomischen Entitäten, wie zum Beispiel Schulter oder Knie, durch ihre wissenschaftliche und publikatorische Aktivität deutlich sichtbarer sind. Auch wenn der generalisierte Unfallchirurg diese Verletzungen genauso gut versorgen wird, so ist klar, dass er keine Zeit haben wird, im vergleichbaren Maße in der Öffentlichkeit präsent zu sein wie der Spezialist. Damit wird er von den modernen Suchmaschinen nicht gefunden und ist damit für diese Medien nicht existent. Der Arzt tritt folglich hinter die Institution, die ihn beschäftigt, zurück und ist damit deutlich leichter austauschbar. Beispielhaft genannt werden soll hier die Tatsache, dass es z. B. in der Umgebung von München überhaupt kein Kliniksterben gibt, sondern im Gegenteil die Anzahl von Kliniken, die hoch standardisierte spezialisierte Eingriffe in hoher Schlagzahl privat-rechtlich organisiert anbieten, deutlich zugenommen hat. Auch wenn das eine unbequeme Erkenntnis sein mag, aber diese Entwicklung ist eindeutig zu erkennen.

4. Die Entwicklung von innovativen Medizinprodukten ist für die Entwickler natürlich immer auch mit der hierfür möglichen Rückerstattung vergesellschaftet. Durch die kontinuierliche Reduktion der Implantatkostenerstattung im Bereich unfallchirurgische Operationen ist es für den einen oder anderen Implantathersteller vielleicht nicht mehr interessant, in generelle Innovationen wie unfallchirurgische Implantate zu investieren. Die ausgeprägte Innovationswelle im Bereich der Wirbelsäulenimplantate im Vergleich zu anderen Traumasystemen mag hier ein Indiz sein.

5. Das Gebiet der Alterstraumatologie ist von zunehmenden Fallzahlen betroffen. Dieses Kollektiv ist aber häufig aufgrund der Gesamtsituation nicht mehr in der Lage, sich über das Internet oder Ähnliches zu informieren. Daher tritt hier der „Spezialist" hinter der Institution zurück. Somit ist durchaus denkbar, dass die Versorgung der alterstraumatologischen Patienten institutionell umorganisiert werden könnte. Denkbar sind hier große Zentren in der Nähe zu Ländern mit deutlich niedrigerem Gehaltsniveau, um hier Ärzte und Pfleger zu beschäftigen, welche eine vergleichbare medizinische Leistung zu ganz anderen Konditionen erbringen können. Die disruptiven Veränderungen z. B. der Drohnentechnologie werden hier in mittelferner Zukunft ganz neue Klinikstrukturen wachsen lassen.

6. Durch den G-BA-Beschluss der Neuordnung der Notfallversorgung sind die Leitungspositionen in der Notaufnahme für Unfallchirurgen deutlich erschwert bis

unmöglich geworden. Wichtig ist hierzu, dass die neue Zusatzbezeichnung „Klinische Akut- und Notfallmedizin" als Zusatzbezeichnung dazu führt, dass man sich als Weiterbilder entscheiden muss, welche Weiterbildungsermächtigung man beantragen möchte. Es ist nur eine Zusatzbezeichnung erlaubt, „Spezielle Unfallchirurgie" oder die neue Bezeichnung. Obwohl klar ist, dass die Behandlungskompetenz für Traumapatienten beim Unfallchirurgen bleiben muss, wird die Diskussion über den „Traumaleader" im Schockraum durch diese veränderten Leitungsstrukturen nicht einfacher. Auch wird es zu beobachten bleiben, wie die Eindringtiefe der Behandlung von Traumapatienten sich entwickelt, wenn der Unfallchirurg in der Notaufnahme „nur" noch der Konsilarzt ist. Beispiele aus anderen Ländern, wie z. B. Frankreich, zeigen hier, dass die Behandlungskompetenz zwischen den Notaufnahmeärzten und den Unfallchirurgen durchaus zu Diskussionen führen kann.

Diese Entwicklungen zeichnen ein möglicherweise relativ düsteres Bild der Zukunft der Unfallchirurgie. Dem möchte ich entgegentreten. Ich glaube, dass es an uns sein wird, die derzeitigen Entwicklungen als Chancen zu sehen und daraus neue ebenso erfolgreiche Konzepte zu entwickeln, wie unsere Vorväter das mit der Entwicklung der generalisierenden Unfallchirurgie getan haben. Allerdings gibt es wenig Alternativen zu neuen innovativen Konzepten. Die Fortführung der aktuellen Strategie wird aufgrund der oben genannten Entwicklungen dazu führen, dass Klinikgeschäftsführer Unfallchirurgie als *cash cow* (siehe BCG [2]) sehen, ohne dort Investitionen vorzunehmen und sie langsam, aber sicher abklingen lassen bzw. sich im Rahmen der Berechnung der Vorhaltekosten intensiv damit beschäftigen werden, ob es überhaupt noch sinnvoll ist, eine Unfallchirurgie zu betreiben.

Die Bedeutung eines Fachs und damit verbunden die politische Wahrnehmung und monetäre Vergütung im DRG-System orientiert sich ganz klar an der Therapie von Patienten. Hier war die DGU in der Vergangenheit so erfolgreich, da sie zumindest eine temporäre Monopolstellung für die Versorgung von verletzten Patienten innehatte. Daher geht der Weg in die Zukunft nur über innovative Therapien mit idealerweise Entwicklung von zumindest temporär monopolisierten Therapien.

Ziele und Ideen für die Zukunft

Wir müssen ähnlich disruptive neue innovative Therapien entwickeln, wie sie unsere Vorväter gemeinsam mit der AO entwickelt haben. Hier spielen meines Erachtens die aktuellen Entwicklungen der digitalen Revolution eine große Rolle, die bislang in unser Fach zu wenig Einzug genommen haben. Hierunter spielen Entwicklungen der künstlichen Intelligenz, automatisierte Erfassungsprozesse mit z. B. KI-gesteuerter Frakturerkennung und -klassifikation im Röntgenbild oder postoperative Funktionsparameter mittels „wearables" für große Registerstudien, Navigation und Robotik eine Rolle.

Für die unmittelbare Versorgung von Frakturen sind lohnende Ziele zum Beispiel die Identifikation von Progenitorzellen im Frakturhämatom als Prädiktor einer möglichen Frakturheilung oder die Entwicklung von Implantaten, welche in der Lage sind, durch zum Beispiel externe magnetische Beeinflussung ihre Stabilität zu verändern, um die Mobilisierung der Patienten zu beschleunigen [1].

Da die Zahl der Arbeitsunfälle kontinuierlich zurückgeht, aber die Zahl der Freizeitunfälle ansteigt, könnten wir überlegen, eine Initiative zu starten, welche mit den privaten Unfallversicherungen ein ähnlich erfolgreiches Konzept initiiert, wie in der Vergangenheit mit der gesetzlichen Unfallversicherung.

Die Abhängigkeit von Unfällen hinsichtlich bestimmter Wetterphänomene ist eindeutig dokumentiert, hier könnte man eine Kooperation mit Institutionen der Langzeitwetterbeobachtung eingehen, um ungefähre Vorhersagen für unfallträchtige Wetterphänomene treffen zu können.

Um der entpersonalisierten und damit austauschbaren Chefarztposition etwas entgegenzusetzen, könnten wir komplett neue Berufsfelder aufbauen. Das Beispiel von Kollegen aus den USA, die mit ihren Praxen rund um kleinere und mittlere Kliniken positioniert sind und hier die Notfallversorgung übernehmen, könnte ein mögliches, sehr attraktives Alternativ-Modell sein im Gegenzug zu den immer weiter eingedampften Klinik-Unfallchirurgien, die ohne Versorgungsrealitäten benachbarter Gebiete aufgrund der hohen Vorhaltekosten gar nicht mehr überlebensfähig sind. Hierfür müssten wir aber ganz neue Wege denken und gegebenenfalls unsere Weiterbildungsstrukturen umgestalten.

Umsetzung

Wir brauchen mehrere grundsätzliche Entscheidungen:

1) Soll es in Zukunft eine eigenständige DGU geben?

2) Wenn es eine eigenständige DGU geben soll, brauchen wir dringend eine groß angelegte Innovationsoffensive, um die Position des Unfallchirurgen entsprechend dem Leitbild der DGU in Zukunft stärken zu können. Hier müssen neue, disruptive Therapien entwickelt werden, um von der *cash cow* in die *rising star*-Position zu kommen [2].

3) Diese Innovationsoffensive muss von denjenigen gestaltet werden können, die die Konsequenzen dieser Entwicklung auch persönlich tragen werden, also Unfallchirurgen die auch in 15 bis 20 Jahren noch im Dienst sind. Wir müssen unserem Nachwuchs mehr Raum lassen, ansonsten wird der weiter mit den Füßen entscheiden. Solange die Realität so bleibt, dass es attraktiver ist, in der

Niederlassung ohne Dienstbelastung und mit reduzierter Verantwortung erfolgreich zu sein, so lange wird sich das Interesse für den klinisch tätigen Unfallchirurgen weiter reduzieren. Die Radiologen haben gar kein Nachwuchsproblem und das alleinige Negieren dieser Tatsache wird das Problem nicht beseitigen.

4) Ein „weiter so" wird zum Untergang der DGU führen, auch wenn diese Erkenntnis unbequem ist. Es gibt keine Alternative dazu, liebgewonnene bequeme Gewohnheiten aufzugeben, neue Strategien zu entwickeln und diese dann auch zu wagen. So wird auch das Finanzierungskonzept der DGU auf den Prüfstand gestellt werden müssen.

Daher möchte ich Sie alle einladen, gemeinsam mit dem Grundsatzausschuss der DGU diese spannenden neuen Wege zu beschreiten und die dafür nötigen Diskussionen zu führen, um die nächsten 100 Jahre mindestens so erfolgreich wie bisher zum Wohle unserer Patienten arbeiten zu können.

Summary

The question if there are remaining goals for the German Trauma Society following its 100th anniversary is retorical: yes, there are plenty of very important goals:
- The development of innovative therapeutic strategies to regain a monopolistic therapeutic management standing, similar to the AO in the 50s and 60s. Initiating a real scientific offensive with optimum financing and a maximum of intellectual input.
- Starting a real digital offensive to implement all potential options of modern IT technology, artificial intelligence etc. into the field of traumatology.
- Connecting with private accident insurance companies
- The developing of innovative job constellations similar to the US and by breaking up the sector frontiers between out-patient and in-patient treatment as seen in private office work and simultaneous call duty in near-by hospitals.

By reaching these goals, the German Trauma Society can expect a prosperous and long-lasting future.

Literatur

1. Baker CE et al. (2018) Bone fracture acute phase response – a unifying theory of fracture repair: clinical and scientific implications. Clinical Reviews in Bone and Mineral Metabolism 16: 142–158

2. BCG – Matrix. https://de.wikipedia.org/wiki/BCG-Matrix (aufgerufen: 26.03.2021)

54 DGOU – Führung, Vertretung und Integration der muskuloskeletalen Fachbereiche

Dietmar Pennig, Köln

Die Gründung der Deutschen Gesellschaft für Orthopädie und Unfallchirurgie (DGOU) am 8. Juli 2008 war die logische Konsequenz aus der in vielen Bereichen erfolgten Annäherung zwischen der klassischen Orthopädie und der klassischen Unfallchirurgie. In Europa war die Unfallchirurgie im deutschsprachigen Raum als eigenständige Entität in Deutschland und Österreich vertreten. In nahezu allen anderen orthopädischen Ländern der EU umfasste die Orthopädie ebenfalls das muskuloskeletale Trauma. Der zunehmende gestalterische Einfluss der Europäischen Union in Brüssel war neben den sachlichen Gründen, welche die zunehmende Verflechtung der beiden Disziplinen sinnvoll erscheinen ließ, von der Notwendigkeit gezeichnet, hier Europa-kompatible Strukturen auch in Deutschland zu schaffen. Mit der gewollten beruflichen Freizügigkeit erschien es bedeutsam, das zahlenmäßig größte Land in Europa an diesem Berufsbinnenmarkt teilhaben zu lassen.

Von ausschlaggebender Bedeutung jedoch war die inhaltliche Überschneidung der Fächer, die letztendlich in der Gründung der DGOU gipfelte.

Gesamtwirtschaftliche Bedeutung von Orthopädie und Unfallchirurgie

Im Bericht des Statistischen Bundesamtes (letzte Übersicht aus 2015) sind die Krankheiten des Muskel-Skelettsystems mit etwas mehr als zehn Prozent der Gesamtkrankheitskosten zu beziffern. Hinzu kommen die Kosten für Verletzungen und Vergiftungen, die bei knapp über sechs Prozent der Gesamtkrankheitskosten liegen. Diese Kosten fallen gesammelt in allen Altersgruppen (<15, $15-65$, $65-85$ und >85 Jahre) an.

Zählt man die angeborenen Fehlbildungen und Deformitäten hinzu, beträgt der Anteil, welcher durch das Fach Orthopädie und Unfallchirurgie repräsentiert wird, insgesamt 570 Euro je Einwohner bei medizinischen Gesamtkosten von 4 140 Euro pro Einwohner. Die Bedeutung von Orthopädie und Unfallchirurgie liegt zahlenmäßig damit auf gleicher Höhe wie der gesamte Komplex der Krankheiten des Kreislaufsystems mit ebenfalls 570 Euro pro Einwohner [1]. Diese Krankheitskosten im ambulanten und stationären Bereich zusammengefasst machen klar, welche Bedeutung Orthopädie und Unfallchirurgie gesamtwirtschaftlich innehaben.

Steuerung des Bedarfes als Konsequenz der Weiterbildungsordnung

Bereits im Jahre 2003 war über die (Muster-)Weiterbildungsordnung der Facharzt für Orthopädie und Unfallchirurgie eingeführt worden. Diese Umsetzung des hochbedeutsamen Beschlusses des Deutschen Ärztetages näherte damit auch die im Jahre 1901 gegründete Deutsche Gesellschaft für Orthopädische Chirurgie der 1922 gegründeten Deutschen Gesellschaft für Unfallheilkunde, Versicherungs- und Versorgungsmedizin an. Dies allein schon weist auf die Größe des neu entstandenen Fachgebietes hin.

Die Statistik der Bundesärztekammer zur Anerkennung von Facharztbezeichnungen mit Stand vom 31. Dezember 2019 verdeutlicht, dass in allen operativen Fächern die Facharztbezeichnung Orthopädie und Unfallchirurgie zahlenmäßig weit vorne liegt (2019: 916, darunter 258 Ärztinnen; Viszeralchirurgie: 452, darunter 174 Ärztinnen). Die anderen operativen Disziplinen liegen deutlich darunter. Die (Muster-)Weiterbildungsordnung sieht als Zusatzweiterbildung die spezielle orthopädische Chirurgie und die spezielle Unfallchirurgie vor. Andere Zusatzweiterbildungen sind mit der Kinderorthopädie und der orthopädischen Rheumatologie direkt dem Fachgebiet Orthopädie und Unfallchirurgie zugeordnet. In der Häufigkeit liegt die spezielle Unfallchirurgie bei den absolvierten und geprüften Zusatzweiterbildungen mit 2 063 weit vorne, mit deutlichem Abstand (836) gefolgt von der speziellen orthopädischen Chirurgie.

Die letzte Novelle der Weiterbildungsordnung hat mit der Einführung der Zusatzweiterbildung *Klinische Akut- und Notfallmedizin* sowie der Zusatzweiterbildung *Infektiologie* zwei bedeutsame Weiterbildungstitel für den Facharzt für Orthopädie und Unfallchirurgie erreichbar gemacht.

Die Weiterbildung in unserem Fach ist die wesentliche Klammer, welche die Rolle von Orthopädie und Unfallchirurgie für die Versorgung von Erkrankungen und Verletzungen jedes Lebensalters hervorhebt. Mit der Weiterbildungsordnung verbunden ist der Behandlungsauftrag für das gesamte Patientengut. Die Krankenhausplanung NRW, konzipiert im Jahre 2021 und für die Umsetzung in 2022 vorgesehen, wird sich vom strukturellen Ansatz an den Weiterbildungsermächtigungen und -titeln in den jeweiligen Krankenhäusern und Kliniken orientieren. Dies zeigt die erhebliche Bedeutung der ärztlichen Weiterbildung für die Funktion und die Struktur des öffentlichen Gesundheitswesens.

Weitere Spezialisierung und Vertretung von Subspezialitäten in der Öffentlichkeit

Orthopädie und Unfallchirurgie muss und wird die weitere Spezialisierung sowohl konzeptionell als auch inhaltlich unterstützen. Die Sektionen und Arbeitsgemeinschaften, die sich mit Körperregionen beschäftigen, sind ein wesentlicher Motor der klinischen Forschung, Fortbildung und Innovation. Hier gilt es eine Plattform zu schaffen, auf der sich mitgliederstarke Organisationen wie beispielsweise AGA, DKG, DHG, DVSE, DWG, DAF, AE und AO Deutschland wiederfinden und unterstützt werden können. Auch hochspezielle Entitäten mit naturgemäß geringeren Mitgliederzahlen wie Vereinigung Kinderorthopädie und Sektion Kindertraumatologie finden neben anderen in der Infrastruktur der Geschäftsstelle der DGOU in Berlin administrative Unterstützung.

Eine weitere wesentliche Funktion ist die Übernahme politischer Mandate in Auseinandersetzung und Diskurs mit benachbarten Fachgebieten zur Sicherstellung des Behandlungsumfangs und der Behandlungsqualität für unsere Patientinnen und Patienten. Mit 10 500 Mitgliedern ist die DGOU in den Kontakten, Erarbeitung von Stellungnahmen und der Vertretung im Gesundheitsausschuss, dem G-BA und den Bundes- sowie Landesärztekammern ein relevanter und unverzichtbarer Faktor. Die Sichtbarkeit in Medien und Öffentlichkeit ist als Kernkompetenz der Fachgesellschaft auch aufgrund ihrer Größe zu verstehen.

Die oben genannten Arbeitsgemeinschaften, Sektionen und weiteren Organisationen strebten in der Vergangenheit bereits und streben auch für die Zukunft zunehmend die Herausgabe von Personen- und Institutionszertifikaten an. Im Sinne der Sicherung der Qualität und der Nachprüfbarkeit der Leistungsfähigkeit muss die DGOU diesen Prozess begleiten. Ziel kann dabei nur sein, Fehlanreize zu vermeiden und für die notwendige Transparenz zu sorgen. Hierzu wird der Dialog mit der Bundesärztekammer zu suchen sein, für welche die Einordnung der Zertifikate durchaus nicht problemfrei ist.

Die damit weiter zunehmende Spezialisierung hat erhebliche Auswirkungen auf die Organisation der Krankenhäuser aller Versorgungsstufen. Hierbei gilt es zu berücksichtigen, dass in Ballungsräumen eine gänzlich andere Nachfragesituation vorherrscht als in Flächenregionen, in denen die Erreichbarkeit im Vordergrund stehen wird. Von der Zentralen Notaufnahme bis hin zu differenzierten Departmentstrukturen gilt es Blaupausen anzuwenden, die den spezifischen Anforderungen in den Ballungszentren, aber auch in den Flächenregionen gerecht werden.

Das Patientengut in einer Zentralen Notaufnahme ist mit 43,1 Prozent zu einem erheblichen Anteil in einer Auswertung von 524 716 Notfallpatienten einer Millionenstadt von unfallchirurgischen und orthopädischen Behandlungsfällen geprägt. Dementsprechend muss die Führungsfunktion auch über unser Fach wahrgenommen werden können. Unter der Entwicklung von Departmentstrukturen darf die umfassende Versorgung des Notfalles in unserem Fachgebiet keinesfalls in den Hintergrund treten. Die DGOU im Schulterschluss mit ihren Gründungsgesellschaften DGOOC und DGU muss sich hier als Kümmerer für den Patienten mit Erkrankungen und Verletzungen verstehen. Dies ist ein nicht delegierbarer Anspruch. Die Zusatzweiterbildungstitel spezielle Unfallchirurgie und spezielle orthopädische Chirurgie werden auch in Zukunft von DGU und DGOOC verantwortet werden, die auf dem Facharzt Orthopädie und Unfallchirurgie als elementare und breit angelegte Qualifikation basieren.

Entwicklung von Qualitätsinitiativen in der Versorgung

Die Dreistufigkeit der Notfallversorgung gemäß G-BA (Basis-, erweiterte und umfassende Notfallversorgung) verdeutlicht die Auffassung des Gesetzgebers hinsichtlich personeller und struktureller Anforderungen zur Daseinsfürsorge der Bevölkerung. Diese Dreistufigkeit entspricht sowohl den Traumazentren (lokales, regionales und überregionales Traumazentrum) als auch der dreistufigen Konzeption des berufsgenossenschaftlichen Heilverfahrens. Hier wird zum einen durch den Gesetzgeber, zum anderen durch die Deutsche Gesetzliche Unfallversicherung (DGUV) eine konzeptionelle Lizenzierung vorgenommen, vornehmlich im Vertretungsbereich der DGU. Ein ähnliches Qualitätsmerkmal entsteht auf der Basis der Zulassung als Endoprothetikzentrum und Endoprothetikzentrum der Maximalversorgung für den Bereich der DGOOC.

Eine ebenfalls konzeptionell wirkende und bedeutsame Verordnung hat der G-BA zur Versorgung coxaler Femurfrakturen auf den Weg gebracht. Hier ist insbesondere der fachübergreifende Versorgungsstandard zwischen operativ Tätigen und Geriatern definiert und implementiert worden. Dies hat bereits jetzt und wird in Zukunft noch größere Auswirkungen auf die Versorgungslandschaft haben. Die nachweisbaren statistischen Vorteile in Bezug auf Überlebenswahrscheinlichkeit und Lebensqualität lassen sich an den Zahlen des Alterstraumaregisters ablesen.

Das im Auftrag der DGOU gemeinsam mit der Deutschen Gesellschaft für Geriatrie (DGG) erarbeitete Weißbuch Alterstraumatologie und Orthogeriatrie hat Bewusstsein und Vorgehensweise im Bereich der elektiven Eingriffe bei alten und hochaltrigen Menschen weiterentwickelt. Mit der Altersstruktur einer westlichen Industriegesellschaft ist dieser Ansatz von umfassender ärztlicher, menschlicher und volkswirtschaftlicher Bedeutung.

Internationale Vertretung in Orthopädie und Unfallchirurgie

Die internationalen Kontakte der DGOU werden über das Referat Internationale Angelegenheiten (RIA) gesteuert. Die hier vorhandenen und gepflegten bilateralen Kontakte mit den entsprechenden Gesellschaften in europäischen Ländern, aber auch in Übersee (beispielhaft zu nennen sind Japan, China, Nord- und Südamerika) sind für das internationale Ansehen sowie für den Austausch im klinisch-wissenschaftlichen Kontext unverzichtbar. Unterschiede und Übereinstimmungen sind hier gleichermaßen wichtig für die gegenseitige Wertschätzung. Zum besseren Verständnis braucht es den Austausch. Dieser Austausch ist für eine Fachgesellschaft dieser Größenordnung ein enormer Gewinn.

Die wechselseitigen Einladungen von Gastnationen schaffen das notwendige Zusammenhaltsgefühl in Orthopädie und Unfallchirurgie, welches im internationalen Umfeld notwendig erscheint und letztendlich der Versorgung der uns anvertrauten Patientinnen und Patienten, aber auch der Fort- und Weiterbildung der Ärztinnen und Ärzte in dem Gebiet Orthopädie und Unfallchirurgie in erheblichem Umfang nutzt.

Résumé

Das Herausarbeiten von Qualitätsmerkmalen ist für ein versorgungszentriertes Fach wie Orthopädie und Unfallchirurgie von großer Bedeutung. Die damit verbundene evidenzbasierte Medizin und Versorgungsforschung erfordert erhebliche finanzielle Ressourcen, die aus Mitteln der Fachgesellschaften, aus den Wirtschaftsbetrieben der Fachgesellschaften und aus Zuwendungen von Sponsoren als Unterstützung sowie aus Forschungsstipendien rühren. Die Größe der DGOU ist hier ein strategischer Vorteil, der auch in der Konzeption fachübergreifender Forschungsprojekte zum Tragen kommt. Auch in diesem Bereich ist Führung und Vertretung der muskuloskeletalen Fragestellungen im Dialog mit den kooperierenden Fächern Kernkompetenz der DGOU. Universitär verankerte Forschungsprojekte sind zur Validierung der aufgestellten Leitlinien und zur Verstärkung der Positionen von Orthopädie und Unfallchirurgie von ausschlaggebender Bedeutung. Dies erfordert im universitären Kontext finanzielle Kraftanstrengung, die von politischer Seite zwingend zu unterstützen ist.

Die DGOU darf sich somit als feste Klammer des großen Gebietes Orthopädie und Unfallchirurgie mit all seinen Facetten begreifen. Dies soll und muss gleichzeitig zu einer Weiterentwicklung auch von Spezialitäten in der Tiefe des Faches führen. Als Basis ist der gemeinsame Facharzt für Orthopädie und Unfallchirurgie zu verstehen, und damit auch die DGOU als Fachgesellschaft, welche die junge Ärztin und den jungen Arzt von Beginn des Berufslebens an begleitet, betreut und fördert.

Summary

German Society for Orthopaedics and Trauma Surgery: Leadership, Guidance and Integration of Musculoskeletal Specialties

The German Society for Orthopaedics and Trauma Surgery (DGOU) was instrumental in enabling a fusion of orthopaedics and trauma surgery. The economic impact of medical care with respect to the musculoskeletal system accounts for more than 15 percent of overall health costs in Germany. There were 916 board certified specialists in orthopaedics and trauma surgery in 2019, by far the highest number among the surgical specialties. Further specialization is evolving, but excellent general care must not be neglected despite necessary specialization. Trauma centers are classified into basic, extended and maximum care levels which correspond to the local, regional and central layout structure. This concept is also embraced by the workers compensation board. In joint reconstruction, basic as well as maximum levels are certified in more than 700 hospitals. Care of the elderly is a special focus. Not only fractures of the proximal femur but also elective surgical procedures require a structured approach involving surgeons as well as geriatricians. With 10 500 members, the DGOU is an important and respected organization that consults governmental as well as independent institutions. International representation is a key characteristic of the DGOU. The DGOU provides guidance and structure for the young surgeon at the onset of her or his career.

Literatur

1. Biberthaler P, Foerschner L, Gehring C, Trentzsch H, Kanz KG, Prueckner S (2019) Stellenwert der Unfallchirurgie für die Notaufnahmen einer deutschen Millionenstadt – Eine Auswertung von 524.716 Notfallpatienten. Unfallchirurg 122: 44–52

LA FUTURA

100 Jahre DGU – die Menschen hinter der Medizin
Denkanstoß des Jungen Forums O und U

Lisa Wenzel, Murnau am Staffelsee und Gina Grimaldi, Magdeburg

Berufsbild im Wandel

Das 19. und 20. Jahrhundert ist geprägt von großen Chirurgen, deren Namen auch in der heutigen Zeit Bedeutung haben. Bernhard Rudolph von Langenbeck (1810–1887), Johann von Mikulicz-Radecki (1850–1905) oder Martin Kirschner (1879–1942) seien beispielhaft genannt. Es war eine Zeit der medizinischen Revolution mit enormen wissenschaftlichen und technischen Fortschritten, wie der Entwicklung der Narkose, der Röntgendiagnostik oder der Entdeckung des Penicillins [12, 3, 20]. Die männerdominierte Welt der Chirurgie war verbunden mit herausragendem Prestige und Ansehen. Große Chirurgen zogen Lehrlinge an, es entstanden regelrechte ‚Schulen' der Chirurgie, die sich um eine Person konzentrierten (z. B. Professor Ferdinand Sauerbruch [1875–1951], später zur Zeit der Unfallchirurgie: Professor Harald Tscherne) [10]. Der Beruf ‚Chirurg' war zugleich die Identität eines Mannes und Lebensmittelpunkt der gesamten Familie. Unter Frau Doktor oder Frau Professor verstand man ganz selbstverständlich die Frau an der Seite des erfolgreichen Chirurgen. Es herrschte ein deutliches Hierarchiegefälle vom Chefarzt über den Chirurgen zur Krankenschwester und schließlich zu den Patient*innen.

Auch heute noch ist das Prestige der Unfallchirurgie in der Gesellschaft hoch, der ‚Halbgott in Weiß' ist allerdings längst Geschichte. Die Gründe dafür sind vielfältig.

Im Laufe der letzten 30 Jahre ist es zu einem Umdenken in der Gesellschaft, sowohl auf der Seite der Ärzt*innen als auch der der Patient*innen gekommen. Moderne Arbeitnehmer*innen identifizieren sich nicht mehr vorwiegend über ihren Beruf und akzeptieren diesen auch nicht als Lebensmittelpunkt [4]. Die jungen Unfallchirurg*innen (Stichwort: ‚Generation Y') fordern einen Freizeitausgleich für geleistete Stunden ein und stehen den Arbeitgeber*innen nicht nur privat, sondern auch gesetzlich, nicht mehr jederzeit zur Verfügung [19]. Die Häufigkeit von Eltern- und Teilzeit nimmt laut der Statistik der Bundesärztekammer zu [5]. Anträge hierfür sind in der Leitungsebene jedoch häufig ungern gesehen und mit Karriereeinbußen verbunden. Der Realität muss hier ins Auge gesehen werden, eine moderne Klinik oder Arztpraxis wird um flexible Arbeitszeitsysteme nicht herumkommen. Erfolgreiche Ansätze hierzu wurden im Rahmen der Corona-Pandemie 2020 angewandt.

Zusätzlich hat sich in Deutschland mit der Weiterentwicklung des auf der Idee von Otto von Bismarck (1815–1898) fußenden Sozialversicherungssystems für die Bürger*innen eine Selbstverständlichkeit entwickelt, mit der diese jederzeit eine Arztkonsultation einfordern können. So wird es zur Regel und nicht zur Ausnahme, nachts in den Notaufnahmen länger bestehende Beschwerden oder auch weniger schwerwiegende Traumata abzuklären [2, 24]. Patient*innen wurden in ihren Rechten gestärkt, Bildung ist flächendeckend vorhanden und durch die Verfügbarkeit des Internets sind Informationen variierender Qualität immer abrufbar. Auch Online-Arzt-Bewertungsportale und Bestenlisten haben an Bedeutung zugenommen und den Wettbewerb forciert. Wurde den Patient*innen früher die Entscheidungsfindung in Therapiefragen im paternalen System abgenommen, ist es heute die Aufgabe der Ärzteschaft, die Patient*innen im Rahmen des ,informed consent' aufzuklären und ihnen die Therapieentscheidung dann selbst zu überlassen – eine Errungenschaft der Medizinethik des 20. Jahrhunderts. Auch die Einführung des DRG-Systems hat zu einem Wandel des heutigen Berufsbilds beigetragen. Die Zunahme der Bedeutung der Wirtschaftlichkeit nimmt verheerenden Einfluss auf weite Teile der Medizin und stellt eine psychische Belastung bis hin zur Burnout-Gefahr für viele Ärzt*innen dar [14]. Entscheidungen zu operativer Therapie oder Liegedauer von Patient*innen obliegen nicht mehr nur den Chirurg*innen, schließlich entscheidet heute im Zweifel der Medizinische Dienst der Krankenversicherung, ob eine Krankenhausbehandlung vollständig gezahlt wird [7]. Selbst Unfallchirurg*innen in leitender Position müssen sich gegenüber der Geschäftsführung verantworten und Behandlungszahlen und Effizienz nachweisen. Dies führt zu einer Zunahme des bürokratischen Aufwands in der Unfallchirurgie, zur kosteneffizienten Einsparung von Personal auf Kosten der Patient*innen und zu einem deutlichen Verlust der Attraktivität der chefärztlichen Posten [15]. Weniger als 20 % der 25- bis 45-jährigen Mitglieder der DGOU streben aktuell eine leitende Position an [17].

Im Rahmen der Ökonomisierung wird sogar eine Zunahme nicht notwendiger Operationsindikationen zur Rettung der finanziellen Schieflage in den Kliniken diskutiert. Schützen könne sich nur, wer eine Zweitmeinung einhole [25, 11]. Patient*innen werden also regelrecht aufgefordert, die Meinung des ehemaligen ,Halbgottes in Weiß' kritisch zu hinterfragen.

Spezialisierungstendenz

Die Entwicklung der Unfallchirurgie als eigenständiges Fach aus der Chirurgie heraus kennzeichnet den Beginn einer zunehmenden Spezialisierung. Mit der Zusammenführung der DGU und DGOOC zu einer Muttergesellschaft, der DGOU, wurde das Fach deutlich um seine Grenzen erweitert. Die Abspaltung der Unfallchirurgie vom Fach der Chirurgie wurde damit jedoch umso deutlicher und geht mit dem Verlust eines großen Teils der sogenannten ,Höhlenkompetenz' einher. So sind die jüngeren Fachärzt*innen in

O und U nicht mehr mit der Abdominal- und Gefäßchirurgie groß geworden [13]. Hierdurch, und mit der zunehmenden Subspezialisierung, geht die Fähigkeit des/der Einzelnen zur Versorgung des gesamten unfallbedingten Arbeitsfeldes verloren [23]. Dafür können Spezialist*innen in ihren Subspezialisierungen bzw. ihren Teilgebieten sowohl die unfallchirurgischen als auch die orthopädischen Aspekte bis hin zur konservativen Therapie abdecken und gezielt weiterentwickeln. Die Spezialist*innen haben sich hierzu innerhalb der DGOU zu Arbeitsgruppen zusammengeschlossen und erreichen so ein hohes Niveau der Chirurgie, das einzelne „Generalist*innen" nicht abbilden könnten [8, 9]. Dabei muss sich die Fachgesellschaft jedoch der Frage stellen: Was passiert mit der Unfallchirurgie, deren ureigener Charakter es doch ist, jeden Notfall sofort zu versorgen, wenn es nur noch Spezialist*innen gibt? Die Fertigkeit von Unfallchirurg*innen zur Abbildung der Notfallkompetenz ist auch bei zunehmender Subspezialisierung für die Arbeit in einem Traumazentrum von absoluter Notwendigkeit. Dabei ist die Struktur in Deutschland mit der Aufteilung der Traumazentren und dem Zusammenschluss zu Traumanetzwerken für eine flächendeckende Versorgung, die dank der DGU besteht, unbedingt erforderlich [21].

Fragt man den Nachwuchs in O und U, so geben knapp 40 % der 25- bis 45-jährigen Mitglieder der DGOU [18] als langfristiges Ziel an, die allgemeine ,Traumatologie' oder die Tätigkeit als ,Generalist*in' anzustreben, während 60 % eine Spezialisierung beispielsweise in Fuß-, Wirbelsäulen-Chirurgie, Endoprothetik oder eine sonstige Subspezialisierung anstreben *(Abb. 1)*.

Die Waage zwischen den Generalist*innen und Spezialist*innen zu halten, wird eine der Herausforderungen der nächsten Jahre sein.

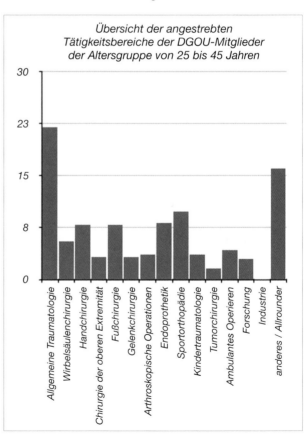

Abb. 1: „Grafik Spezialisierungen": Meinungsbild aus der Jahresumfrage des Jungen Forums O und U 2020, beantwortet von Mitgliedern der DGOU zwischen dem 25. und 45. Lebensjahr (n = 305).

Unfallchirurgie und Notfallmedizin

Wo beginnt die Unfallchirurgie? Ganzheitlich betrachtet beginnt sie mit dem Unfall (auf der Straße) und endet frühestens nach Abschluss der Rehabilitation mit der Reintegration in das Berufsleben. Dabei kommt es zwangsläufig zu Überschneidungen mit anderen Fachrichtungen, hier seien die Notfallmedizin und Rehabilitationsmedizin beispielhaft genannt. Der Übergang zur Rehabilitationsmedizin ist dabei relativ klar geregelt. Aktuelle Entwicklungen führen jedoch zu Diskussionen um die Rolle der Unfallchirurg*innen in der innerklinischen Notfallmedizin und deren Struktur. Ein ‚Facharzt Notfallmedizin‘, wie er beispielsweise in England etabliert ist, wird aktuell diskutiert [18]. Die Zusatz-Weiterbildung ‚Klinische Akut- und Notfallmedizin‘ wurde bereits als erster Schritt in diese Richtung im Jahr 2018 vom Ärztetag beschlossen.

Die Natur der Unfallchirurgie, nämlich Unfallpatient*innen zu versorgen, lässt uns zwangsläufig einen großen Teil unserer Zeit in den Notaufnahmen verbringen. Über die Notaufnahme wird, neben einigen elektiven Patient*innen und Folgeeingriffen nach Trauma, unser gesamtes Patientenspektrum rekrutiert. Kann von innerklinischen Notfallmediziner*innen eine Erstversorgung traumatologischer Patient*innen auf unfallchirurgisch-fachärztlichem Niveau erwartet werden? Im Sinne der Weiterbildung müssen und wollen wir unsere Präsenz in den Notaufnahmen in jedem Fall erhalten und uns dabei weiterhin vorwiegend traumatologischem Patientengut widmen.

Weiterbildung und Nachwuchsmangel

Die Weiterbildungsassistent*innen in O und U in Deutschland werden seit 2003 durch das Junge Forum O und U berufspolitisch vertreten. Die Grundlage für unsere Weiterbildung bildet die sogenannte (Muster-)Weiterbildungsordnung. Diese definiert Mindestanforderungen (Kenntnisse, Erfahrungen und Fertigkeiten), die Fachärzt*innen für Orthopädie und Unfallchirurgie erfüllen müssen [6]. Was die jungen Fachärzt*innen nach Ablegen der Prüfung tatsächlich leisten können, ist nach Einschätzung der DGOU-Mitglieder, allerdings sehr unterschiedlich. Die vorgegeben Mindestanforderungen an Fachärzt*innen werden häufig bescheinigt, obwohl nicht durchgeführt. In einer Umfrage des Jungen Forums O und U von 2019 gaben 25 % der Assistenzärzt*innen in Orthopädie und Unfallchirurgie an, mindestens 10 % der dokumentierten Eingriffe nicht selbst durchgeführt zu haben. 63 % glauben, der Weiterbildungskatalog sei in der vorgegebenen Zeit nicht realistisch erfüllbar.

Die Befragung der letzten Jahre ergibt außerdem folgendes Bild: Die Weiterbildung ist in ihrer Umsetzung zu wenig strukturiert. Durch das DRG-System fehlt es an finanzieller Unterstützung bei hohem ökonomischen Druck, welcher zu fehlender Zeit für Weiterbildung innerhalb und außerhalb des Operationssaals führt. Dabei sind Assistenzärzt*innen durch den stetigen Zeit- und Leistungsdruck psychisch belastet [15].

Was ist also los mit unserer Weiterbildung in Deutschland? Führen wir in Deutschland zu wenige operative Eingriffe durch, um die Anzahl an Weiterbildungsassistent*innen ausbilden zu können? Ist es richtig, dass Assistent*innen für Weiterbildungseingriffe unbezahlt und nicht versichert länger in der Klinik bleiben, um das Operieren zu erlernen? Eine Kurzbefragung der Mitglieder des Jungen Forums O und U 2021 gibt Hinweise darauf, dass dies in relevantem Ausmaß geschieht. Für eine statistische Aussagekraft sind jedoch weitere Befragungen nötig. Oder sind vielleicht die Anforderungen der Weiterbildungsordnung zu hoch? Trotz der Spezialisierung muss ein gemeinsamer Standard für den Facharzt in O und U erhalten bleiben, ein Herabsetzen der Anforderung ist daher keine Option! Die Anzahl der operativen Eingriffe in Deutschland richtet sich zwingend nach dem Bedarf der Patient*innen, nicht nach der Weiterbildungsnot.

Wir glauben daher, dass neue Wege beschritten werden müssen ohne die Anforderungen der Weiterbildungsordnung zu reduzieren, wobei eine Justierung der Drehschrauben ‚Zeit‘ und ‚Geld‘ entscheidend ist. Die Anzahl der operativen Eingriffe pro Weiterbildungsassistent*in muss erhöht werden. Dies gelingt auf dieselbe Weise wie in der Zeit, als die Chirurgie noch in ihren Kinderschuhen steckte, nämlich am Humanpräparat *(Abb. 2)*.

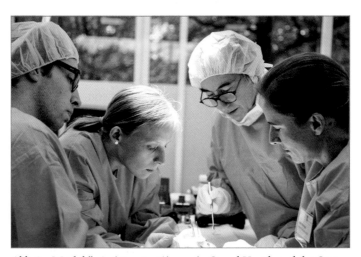

*Abb. 2: „Wet lab": Assistenzärzt*innen in O und U während des Operations-Trainings an Humanpräparaten – ohne Zeitdruck und mit der Möglichkeit Fehler zu machen.*

Durch den Wegfall des Zeitdrucks und die Möglichkeit, verschiedene Methoden zu testen, ist sogar noch eine Steigerung des Lerneffekts zu erzielen. Darüber hinaus wird die Patientensicherheit erhöht, da die ersten Schritte bereits realitätsgetreu geübt werden konnten.

Voraussetzung wäre eine anteilige Anerkennung von Operationen am Humanpräparat als Weiterbildungseingriffe. Dazu müsste mehr Geld für Weiterbildung zur Verfügung stehen. Das wäre durch die Ausgliederung der Finanzierung der Weiterbildung aus dem DRG-System möglich.

Betrachten wir außerdem die Aufgaben von Assistenzärzt*innen und die Organisation der Weiterbildung in den Kliniken, so fällt auf, dass nicht selten der bürokratische Anteil den Arbeitstag dominiert. Durch die Einführung von sogenannten *Physician Assistants (PA)* könnte den Assistenzärzt*innen ein Teil der Bürokratie abgenommen werden und mehr Zeit an Patient*innen und für Weiterbildung zur Verfügung gestellt werden. Sollte der PA allerdings stattdessen im OP eingesetzt werden, wäre das eine fatale Entwicklung für die Weiterbildung, denn auch die OP-Assistenz birgt großes Lehrpotenzial [22].

Auch für Forschung wäre durch eine Finanzierung der Weiterbildung mehr Raum geschaffen. Diese findet laut den aktuellen Umfragen nämlich weiterhin überwiegend in der Freizeit statt und wird daher zunehmend unattraktiv, ist jedoch für einen hohen medizinischen Standard eine Grundvoraussetzung [18]. Zu wünschen wäre also eine Auseinandersetzung mit der Struktur und Finanzierung der Weiterbildung sowie die Anerkennung von Weiterbildungsinhalten durch alternative Fortbildungsmethoden.

Durch die Erhöhung der Zufriedenheit der Assistenzärzt*innen mit der Weiterbildung wäre auch ein erster Schritt zur Bekämpfung des Nachwuchsmangels getan. Während des Studiums können sich 40 bis 60 % eine chirurgische Tätigkeit vorstellen, doch die Chefärzt*innen beklagen vielerorts einen Mangel an Assistenzärzt*innen [1]. Dies mag zum einen an den oben genannten Problemen der Weiterbildung liegen, zum anderen ist es die herausfordernde Vereinbarkeit von Familie und Beruf von Chirurg*innen durch die aktuellen Arbeitsbedingungen, die die Studierenden von der Berufswahl Chirurg*in abhalten. Teilzeitkräfte sind beispielsweise bei der Weiterbildung deutlich benachteiligt [16]. Gerade eine Schwangerschaft wirft Frauen in der Karriere weit zurück. Dabei sind es doch gerade die Frauen, die vermehrt in den Arbeitsmarkt der O und U strömen und im Weiteren der Klinik oder dem Fachgebiet O und U verloren gehen. Das muss nicht sein, zukunftsträchtige Themen sind deshalb die Auflösung der starren Arbeitszeitmodelle mit gesetzeskonformer Umsetzung der Arbeitszeiten, Bereitstellung von Kinderbetreuungsmöglichkeiten sowie die Auflösung traditioneller Rollenmuster.

Weiterhin sind Konsequenzen aus den Studien zur psychischen Belastung junger Ärzt*innen zu ziehen, wie die Reduktion der Workload und der Ausbau von Unterstützungsangeboten für Belastungssituationen. Arnold van de Laar sagt es in seinem Buch ‚Schnitt!‘ treffend: „Sind Chirurgen durchgeknallt, brillant, gewissenlos? Sind sie Helden oder Aufschneider? Das Fach liegt in einem Spannungsfeld. Operieren ist schön, aber die Verantwortung wiegt bleischwer" [26].

Summary

The German Society for Trauma Surgery (DGU) has undergone change in the last 100 years. Surgery has been transformed from a male dominated paternalistic system to become a caregiver of patients. Also, trauma surgery has been affected by the fusion with the orthopedic surgery. Young orthopedic and trauma surgeons are no longer trained in general surgery. Instead, there is a tendency to increased specialization within the profession. Therefore it is necessary to preserve a balance between general trauma surgery and advanced specialization. In addition, it will be necessary to define the role of trauma surgery in the field of Emergency Medicine in the future. Also, in our opinion, trauma surgery education of residents lacked adaption to changed conditions, bureaucracy and rising economic pressure. Money and time now need to be invested to maintain the quality of trauma surgery education. New paths of knowledge transfer have to be taken. For example, manual skills must be practiced and learned during training on fresh frozen specimens in a wet lab. In order to keep trauma and orthopedic surgery attractive for residents, adjustment of working conditions, including a reduction of the pressure to perform, the introduction of flexible work and call systems and an improved work-life balance are necessary. All these changes should be supported by the united forces of the orthopedic and trauma surgery societies DGU, DGOOC and DGOU to shape a promising future.

Literatur

1. Ärzteblatt © may/EB/aerzteblatt.de (2018) Chirurgen plagen Nachwuchssorgen. https://www.aerzteblatt.de/nachrichten/93364/Chirurgen-plagen-Nachwuchssorgen (aufgerufen: 15.12.2020)

2. Ärzteblatt © may/EB/aerzteblatt.de (2019) Viele Patienten gehen ohne Not in die Notaufnahme. https://www.aerzteblatt.de/nachrichten/101531/Viele-Patienten-gehen-ohne-Not-in-die-Notaufnahme (aufgerufen: 15.12.2020)

3. Brandt Ludwig, Krauskopf Karl-Heinz (1996) 150 Jahre Anästhesie: „Eine Entdeckung in der Chirurgie". Dtsch Arztebl 93(45): A-2957 / B-2293 / C-2089

4. Bund Kerstin (2014) Wir sind jung … und brauchen das Glück: Wie die Generation Y die Berufswelt verändert und warum alle von diesem Wandel profitieren. DIE ZEIT Nr. 10

5. Bundesärztekammer (2018) Ärztestatistik zum 31. Dezember 2018 der Bundesärztekammer

6. Bundesärztekammer, Arbeitsgemeinschaft der deutschen Ärztekammern (2018) (Muster-)Weiterbildungsordnung (MWBO) 2018. © Bundesärztekammer, Berlin

7. Deutscher Bundestag (2019) Gesetzentwurf der Bundesregierung Entwurf eines Gesetzes für bessere und unabhängigere Prüfungen (MDK-Reformgesetz). Bundesanzeiger Verlag GmbH, Köln, ISSN 0722-8333

8. Deutsche Kniegesellschaft e. V., https://deutsche-kniegesellschaft.de (aufgerufen: 15.12.2020)

9. DVSE, https://www.dvse.info (aufgerufen: 15.12.2020)

10. Eckart Wolfgang U (2016) Ferdinand Sauerbruch – Meisterchirurg im politischen Sturm. Eine kompakte Biographie für Ärzte und Patienten. Springer, Wiesbaden, ISBN 978-3-658-12547-9

11. Eckstein Hans-Henning, Kühnl Andreas, Pennig Dietmar, Rüggeberg Jörg-Andreas (2015) Wird in Deutschland zu viel operiert? – Meinungen aus der Chirurgie. Passion Chirurgie 5(09): Artikel 02_02_02

12. Fleming Alexander (2001) On the antibacterial action of cultures of a penicillium, with special reference to their use in the isolation of B. influenzae. Original paper reproduced from the British Journal of Experimental Pathology 1929, vol. 10, pp. 226–236 in Bulletin of the World Health Organization: International Journal of Public Health 2001; 79(8): 780–790, https://apps.who.int/iris/handle/10665/75001 (aufgerufen: 15.12.2020)

13. Friemert Benedikt (2011) Katastrophenopfer brauchen Komplexchirurgen. Springer-Verlag, Berlin Heidelberg, Orthopädie und Unfallchirurgie Mitteilungen und Nachrichten, Ausgabe Oktober

14. Glöser Sabine (2020) Klinikalltag belastet junge Ärztinnen und Ärzte. Dtsch Arztebl 117(14): 4

15. Hoffmann Reinhard (2020) Chefarzt – ein Auslaufmodell?! Springer-Verlag, Berlin Heidelberg, Orthopädie und Unfallchirurgie Mitteilungen und Nachrichten, Ausgabe 6: 46–49

16. Junges Forum Orthopädie und Unfallchirurgie, Jahresumfrage des Jungen Forums (2019), https://jf-ou.de/projekte/umfragen/ (aufgerufen: 20.03.2021)

17. Junges Forum Orthopädie und Unfallchirurgie, Jahresumfrage des Jungen Forums (2020), https://jf-ou.de/projekte/umfragen/ (aufgerufen: 20.03.2021)

18. Laun Reinhold A (2013) Der neue Facharzt Notfallmedizin – Beruf und Perspektiven. Passion Chirurgie 3(05): Artikel 02_02

19. Marburger Bund, https://www.marburger-bund.de/bundesverband/tarifvertraege (aufgerufen: 15.12.2020)

20. Röntgen Wilhelm Conrad (1895) Über eine neue Art von Strahlen (Vorläufige Mittheilung) In: Aus den „Sitzungsberichten der Würzburger Physik.-medic. Gesellschaft" 1895

21. Ruchholtz Steffen, Lewan Ulrike, Debus Florian, Mand Carsten, Siebert Hartmut, Kühne Christian A (2014) TraumaNetzwerk DGU(®): optimizing patient flow and management. Injury. 45 Suppl 3: S. 89–92

22. Taheri Pouria, Wenzel Lisa, Möller Jens (2017) Arztassistent und Assistenzarzt" – Personaloptimierung in der Klinik. ZOrthop Unfall 155

23. Trentz Otmar, Woltmann Alexander (2017) Der Unfallchirurg zwischen Anspruch und Wirklichkeit. Trauma Berufskrankh 19, 37–41

24. Werner Susanne (2016) Jeder zweite Patient kein echter Notfall. https://www.aerztezeitung.de/Politik/Jeder-zweite-Patient-kein-echter-Notfall-238780.html; veröffentlicht am 29.01.2016 (aufgerufen: 15.12.2020)

25. Willems Walter (2009) In Deutschland wird zu viel operiert. https://www.welt.de/gesundheit/article4563068/In-Deutschland-wird-zu-viel-operiert.html; veröffentlicht am 18.09.2009 (aufgerufen: 15.12.2020)

26. Van de Laar Arnold (2015) Schnitt! Die ganze Geschichte der Chirurgie erzählt in 28 Operationen. Pattloch Verlag GmbH + Co, München 2. Auflage, S. 16–17, ISBN 978-3-629-13072-3

In Absprache mit den Editoren werden in diesem Literaturverzeichnis die Vornamen der Autoren und Autorinnen ausgeschrieben. Dies entspricht nicht der Zitierweise nach „Der Unfallchirurg", trägt aber dem Inhalt des Artikels Rechnung.

Autorenverzeichnis

Achatz, Gerhard, Dr. med., Stellvertretender Klinischer Direktor und Geschäftsführender Oberarzt der Klinik für Unfallchirurgie und Orthopädie, Rekonstruktive und Septische Chirurgie, Sporttraumatologie am Bundeswehrkrankenhaus Ulm, Oberer Eselsberg 40, 89081 Ulm, Stellvertretender Leiter der AG EKTC der DGU, GerhardAchatz@Bundeswehr.org

Arndt, Joachim, Diplom-Politologe, Geschäftsstellenleiter der Deutschen Gesellschaft für Unfallchirurgie, Straße des 17. Juni 106–108, 10623 Berlin, jarndt@dgou.de

Bauer, Hartwig, Prof. Dr. med., ehem. Generalsekretär der DGCH, Fischervorstadt 61, 84524 Neuötting, prof.bauer@t-online.de

Baumgaertel, Friedrich, Prof. Dr. med., Gut Mallendarer Berg, 56179 Vallendar, f.baumgaertel@t-online.de

Bertram, Edzard, Privatdozent Dr. med., Pestalozzistraße 12, 02826 Görlitz, drazde.m@online.de

Biberthaler, Peter, Univ.-Prof. Dr. med., Direktor der Klinik und Poliklinik für Unfallchirurgie, Klinikum rechts der Isar der TU München, Ismaninger Straße 22, 81675 München, Leiter des Grundsatzausschusses der DGU, peter.biberthaler@mri.tum.de

Blätzinger, Markus, CEO AUC – Akademie der Unfallchirurgie GmbH (Trauma Surgery Academy), Geschäftsstelle München, Emil-Riedel-Straße 5, 80538 München, office@auc-online.de

Bouillon, Bertil, Prof. Dr. med., Head of the Department of Trauma and Orthopaedic Surgery of the University of Witten/Herdecke, Cologne Merheim Medical Center, Ostmerheimer Straße 200, 51109 Köln, bouillonb@kliniken-koeln.de

Bruns, Nico, Assistenzarzt, Unfallchirurgische Klinik, Medizinische Hochschule Hannover, Carl-Neuberg-Straße 1, 30625 Hannover, bruns.nico@mh-hannover.de

Bühren, Astrid, Dr. med., Ehrenpräsidentin des Deutschen Ärztinnenbundes, Hagenerstraße 31, 82418 Murnau am Staffelsee, abuchren@t-online.de

Bühren, Volker, Prof. Dr. med., Paracelsus Medizinische Privatuniversität Salzburg, Institut für Biomechanik, Prof.-Küntscher-Straße 8, 82418 Murnau am Staffelsee, vbuehren@t-online.de

Disch, Alexander Carl, Prof. Dr. med., Leiter des Universitäts-Wirbelsäulenzentrums (UCSC; Level-1 nach DWG) und der Sektion Wirbelsäule am UniversitätsCentrum für Orthopädie, Unfall- und Plastische Chirurgie am Universitätsklinikum Carl Gustav Carus Dresden, TU Dresden, Fetscherstraße 74, 01307 Dresden, alexander.disch@uniklinikum-dresden.de

Ekkernkamp, Axel, Prof. Dr. med. Dr. h.c., Direktor der Klinik für Unfall-, Wiederherstellungschirurgie und Rehabilitative Medizin, Universitätsmedizin Greifswald, Sauerbruchstraße, 17475 Greifswald. BG Kliniken gGmbH. Präsident der DGU 2008, Gründungsvizepräsident der DGOU, ekkernkamp@ukb.de

Ewerbeck, Volker, Univ.-Prof. Dr. med., Höhenstraße 22, 69118 Heidelberg, volker.ewerbeck@t-online.de

Franke, Georg Maximilian, Dr. med., Weiterbildungsassistent für Orthopädie und Unfallchirurgie, Klinik für Orthopädie und Unfallchirurgie, Universitätsklinikum Schleswig-Holstein, Campus Kiel, Arnold-Heller-Straße 3, Haus C, 24105 Kiel, GeorgMaximilian.Franke@uksh.de

Frankenhauser, Susanne, Dr. med., Master of Medical Education (MME), Oberärztin Klinik für interdisziplinäre Rettungs- und Notfallmedizin, BG Klinik Ludwigshafen, Ludwig-Guttmann-Straße 13, 67071 Ludwigshafen, susanne.frankenhauser@bgu-ludwigshafen.de

Friemert, Benedikt, Prof. Dr. med., Oberstarzt und Klinischer Direktor der Klinik für Unfallchirurgie und Orthopädie, Rekonstruktive und Septische Chirurgie, Sportmedizin, Bundeswehrkrankenhaus Ulm, Oberer Eselberg 40, 89081 Ulm, Präsident der DGU 2022, benediktfriemert@t-online.de

Friess, Thomas, Dr. med., Projektkoordination AltersTraumaZentrum DGU® und AltersTraumaRegister DGU®, Akademie der Unfallchirurgie (AUC), München, thomas.friess@auc-online.de

Gather, Andreas, Dr. med., BG Klinik Ludwigshafen, Facharzt für Orthopädie und Unfallchirurgie, Referent des Ärztlichen Direktors, Ludwig-Guttmann-Straße 13, 67071 Ludwigshafen am Rhein, andreas.gather@bgu-ludwigshafen.de

Gebhard, Florian, Univ.-Prof. Dr. med., University Hospital Ulm, Department for Orthopedic Trauma, Albert-Einstein-Allee 23, 89081 Ulm, florian.gebhard@uniklinik-ulm.de

Grimaldi, Gina, Leiterin des Jungen Forums O und U, Assistenzärztin für Orthopädie und Unfallchirurgie, Klinik für Unfallchirurgie an der Uniklinik Magdeburg, Leipziger Straße 44, 39120 Magdeburg, ginagrim.lab@gmail.com

Gründler, Beat M., Dr. med., MAS Vmed (Uni BS), Präsident der Schweizerischen Gesellschaft für Traumatologie und Versicherungsmedizin (SGTV) c/o Axa, Teufenerstraße 20, 9000 St. Gallen, beat.gruendler@hin.ch

Grunwald, Erhard, Prof. Dr. med. Dr. phil., Generalarzt a. D., 56072 Koblenz, Maastrichter Ring 20A, Grunwald.Gessner-Grunwald@t-online.de

Grützner, Paul A., Prof. Dr. med., BG Klinik Ludwigshafen, Ärztlicher Direktor und Direktor der Klinik für Unfallchirurgie und Orthopädie, Ludwig-Guttmann-Straße 13, 67071 Ludwigshafen am Rhein, paul.gruetzner@bgu-ludwigshafen.de

Günther, Klaus-Peter, Prof. Dr. med., Geschäftsführender Direktor des UniversitätsCentrums für Orthopädie, Unfall- und Plastische Chirurgie sowie des Universitäts-Wirbelsäulenzentrums (UCSC; Level-1 nach DWG) am Universitätsklinikum Carl Gustav Carus Dresden, TU Dresden, Fetscherstraße 74, 01307 Dresden, klaus-peter.guenther@uniklinikum-dresden.de

Haas, Norbert P., Univ.-Prof. Dr. med. Dr. h. c., Director emeritus des Centrums für Muskuloskeletale Chirurgie, Universitätsklinikum Charité Berlin, norbert.haas@charite.de

Halder, Andreas M., Prof. Dr. med., Ärztlicher Direktor und Chefarzt der Klinik für Operative Orthopädie, Waldhausstraße 44, 16766 Sommerfeld/Kremmen, Präsident der DGOOC 2022, Stellvertreter Präsident der DGOU, andreas.halder@sana-hu.de

Hartwig, Erich, Prof. Dr. med., Hofberg 24, 97483 Eltmann, e.hartwig@gmx.net

Heininger, Susanne, Dr. phil., Geschäftsführerin PSU AKUT, Adi-Maislinger-Straße 6−8, 81373 München, susanne.heininger@psu-akut.de

Herbst, Tanja, M. A., Wissenschaftliche Mitarbeiterin, Universitätsklinikum Regensburg, Klinik und Poliklinik für Unfallchirurgie, Franz-Josef-Strauß-Allee 11, 93053 Regensburg, tanja.herbst@ukr.de

Hertel, Peter, Prof. Dr. med., Klinik Sanssouci, Helene-Lange-Straße 13, 14469 Potsdam, info@kliniksanssouci.de

Hessmann, Martin Henri, Prof. Dr. med., Direktor der Klinik für Orthopädie und Unfallchirurgie, Klinikum Fulda, Pacelliallee 4, 36043 Fulda, martin.hessmann@klinikum-fulda.de

Hildebrand, Frank, Univ.-Prof. Dr. med., Direktor der Klinik für Unfall- und Wiederherstellungschirurgie, Uniklinik RWTH Aachen, Pauwelsstraße 30, 52074 Aachen, fhildebrand@ukaachen.de

Hoffmann, Reinhard, Prof. Dr. med. Dr. med. habil., Ärztlicher Direktor, BG Unfallklinik Frankfurt am Main gGmbH, Chefarzt Unfallchirurgie und Orthopädische Chirurgie, Friedberger Landstraße 430, 60389 Frankfurt am Main, reinhard.hoffmann@bgu-frankfurt.de

Horst, Klemens, Privatdozent Dr. med., Oberarzt der Klinik für Unfall- und Wiederherstellungschirurgie, Uniklinik RWTH Aachen, Pauwelsstraße 30, 52074 Aachen, khorst@ukaachen.de

Huber-Wagner, Stefan, Prof. Dr. med., Chefarzt der Klinik für Unfallchirurgie, Wirbelsäulenchirurgie und Alters-traumatologie am Diakonie-Klinikum Schwäbisch Hall, Diakoniestraße 10, 74523 Schwäbisch Hall, stefan.huber-wagner@diakoneo.de

Ignatius, Anita, Univ.-Prof. Dr. med. vet., Direktorin des Instituts für Unfallchirurgische Forschung und Biomechanik, Universitätsklinikum Ulm, Helmholtzstraße 14, 89081 Ulm, anita.ignatius@uni-ulm.de

Junne, Florian, Univ.-Prof. Dr. med., Direktor der Klinik für Psychosomatische Medizin und Psychotherapie, Universitätsklinikum Magdeburg A.ö.R., Leipziger Straße 44, 39120 Magdeburg, florian.junne@med.ovgu.de

Jürgens, Christian, Prof. Dr. med., Hansastraße 36, 20144 Hamburg, chr.juergens@t-online.de

Kalbas, Yannik, Dr. med., PhD Kandidat Clinical Science, Klinik für Traumatologie, Universitätsspital Zürich, Rämistrasse 100, 8091 Zürich, yannik.kalbas@usz.ch

Kalbe, Peter, Dr. med., Vizepräsident des BDC, Praxis am Wall Rinteln, Gelenkzentrum Schaumburg, Josua-Stegmann-Wall 7, 31737 Rinteln, kalbe@bdc.de

Kinzl, Lothar, Univ.-Prof. Dr. med., Gartenhalde 28, 89081 Ulm, lothar.kinzl@gmx.de

Kirschner, Peter, Prof. Dr. med., ehem. Chefarzt der Unfallchirurgischen Abteilung des St. Vincenz und Elisabeth Hospital Mainz, Gründungsmitglied der AE, prof.kirschner@t-online.de

Kladny, Bernd, Prof. Dr. med., Chefarzt der Abteilung Orthopädie, Fachklinik Herzogenaurach, In der Reuth 1, 91074 Herzogenaurach, Generalsekretär der DGOOC und DGOU, bernd.kladny@fachklinik-herzogenaurach.de

Krettek, Christian, Univ.-Prof. Dr. med., Direktor Unfallchirurgische Klinik Medizinische Hochschule Hannover, Carl-Neuberg-Straße 1, 30625 Hannover, krettek.christian@mh-hannover.de

Kübke, Rainer, Dr. med., Vorsitzender des ANV (Ausschuss Niedergelassener Vertragsärzte) der DGU, Straße des 17. Juni 106–108, 10623 Berlin, rkuebke@t-online.de

Lang, Hauke, Univ.-Prof. Dr. med., Präsident der Deutschen Gesellschaft für Chirurgie (2021–2022), Direktor der Klinik für Allgemein-, Viszeral- und Transplantationschirurgie an der Universitätsklinik der Johannes Gutenberg-Universität Mainz, Langenbeckstraße 1, 55131 Mainz, hauke.lang@unimedizin-mainz.de

Liener, Ulrich, Prof. Dr. med., Ärztlicher Direktor der Klinik für Orthopädie, Unfallchirurgie und Sporttraumatologie, Zentrum für Schwerbrandverletzte Marienhospital, Stuttgart, Sektion Alterstraumatologie, ulrich.liener@vinzenz.de

Lob, Guenter, Prof. Dr. med., em. Leiter der Abteilung Unfallchirurgie der LMU München, Klinikum Großhadern, Emeritus der LMU München, Ehrwalder Straße 82, 81377 München, prof.lob@medlob.de

Lobenhoffer, Philipp, Prof. Dr. med., Gelenkchirurgie Orthopädie Hannover, Bertastraße 10, 30159 Hannover, philipp.lobenhoffer@g-o-hannover.de

Lögters, Tim, Prof. Dr. med., Chefarzt der Klinik für Unfall- und Wiederherstellungschirurgie, Handchirurgie und Orthopädie, St. Vinzenz-Hospital Köln, Merheimer Straße 221–223, 50733 Köln, Leiter der Sektion Handchirurgie der DGU ab 01.01.2022, tim.loegters@cellitinnen.de

Lohse, Martin, Prof. Dr. med., Präsident der GDNÄ seit 2019, Institut für Pharmakologie und Toxikologie der Universität Würzburg, Versbacher Straße 9, 97078 Würzburg, und Chairman, ISAR Bioscience Institut, Semmelweissstraße 5, 82152 Planegg/München, lohse@toxi.uni-wuerzburg.de und martin.lohse@isarbioscience.de

Lönnecker, Stefan, Dr. med., Chefarzt der Abteilung für Anästhesie, Intensiv-, Rettungs- und Schmerzmedizin, BG Klinikum Hamburg, Bergedorfer Straße 10, 21033 Hamburg, s.loennecker@bgk-hamburg.de

Madry, Henning, Univ.-Prof. Dr. med., Direktor des Institutes für Experimentelle Orthopädie und Arthroseforschung, Universität des Saarlandes, Gebäude 37, Kirrbergerstraße 100, 66421 Homburg/Saar, henning.madry@uks.eu

Markgraf, Eberhard, Univ.-Prof. Dr. med., em. Direktor der Klinik für Unfall-, Hand- und Wiederherstellungschirurgie, Universitätsklinikum, Friedrich-Schiller-Universität Jena, eberhardmarkgraf@gmx.de

Marzi, Ingo, Prof. Dr. med., Direktor der Klinik für Unfall-, Hand und Wiederherstellungschirurgie, Universitätsklinikum Frankfurt, Goethe-Universität, 60590 Frankfurt am Main, marzi@trauma.uni-frankfurt.de

Matthes, Gerrit, Prof. Dr. med., Chefarzt der Klinik für Unfall- und Wiederherstellungschirurgie am Klinikum Ernst von Bergmann, Charlottenstraße 72, 14467 Potsdam, gerrit.matthes@klinikumevb.de

Meyer, Hans-Joachim, Prof. Dr. med. Dr. h. c., Generalsekretär der DGCH, Luisenstraße 58/59, 10117 Berlin, h-jmeyer@dgch.de

Militz, Matthias, Dr. med., Leitender Arzt Abteilung Septische und Rekonstruktive Chirurgie, BG Unfallklinik Murnau, Prof.-Küntscher-Straße 8, 82418 Murnau am Staffelsee, matthias.militz@bgu-murnau.de

Mittlmeier, Thomas, Univ.-Prof. Dr. med., Direktor der Klinik für Unfall-, Hand- und Wiederherstellungschirurgie, Universitätsmedizin Rostock, Schillingallee 35, 18057 Rostock, thomas.mittlmeier@med.uni-rostock.de

Mommsen, Philipp, Prof. Dr. med., Oberarzt Unfallchirurgische Klinik, Medizinische Hochschule Hannover, Carl-Neuberg-Straße 1, 30625 Hannover, mommsen.philipp@mh-hannover.de

Mörs, Katharina, Dr. med., Fachärztin für Orthopädie und Unfallchirurgie, Klinik für Unfall-, Hand und Wiederherstellungschirurgie Universitätsklinikum Frankfurt, Goethe-Universität, 60590 Frankfurt am Main, katharina.moers@kgu.de

Müller, Lars Peter, Univ.-Prof. Dr. med., Leiter der Unfall-, Hand- und Ellenbogenchirurgie, Klinik und Poliklinik für Orthopädie und Unfallchirurgie am Universitätsklinikum Köln AöR, lars.mueller@uk-koeln.de

Münzberg, Matthias, Privatdozent Dr. med., Chefarzt Klinik für interdisziplinäre Rettungs- und Notfallmedizin, Leiter Ressort Medizin, BG Klinik Ludwigshafen, Ludwig-Guttmann-Straße 13, 67071 Ludwigshafen, matthias.muenzberg@bgu-ludwigshafen.de

Mutschler, Wolf, Univ.-Prof. Dr. med., Klinikum der Ludwig-Maximilian-Universität München, Nussbaumstraße, 80336 München, wolf.mutschler@icloud.com

Naumann d'Alnoncourt, Silke, Dr. med., Johanniter Krankenhaus, Wendstraße 31, 39576 Stendal, silke.naumannd'alnoncourt@sdl.johanniter-kliniken.de

Nerlich, Michael, Prof. em. Dr. med., ehem. Direktor der Klinik und Poliklinik für Unfallchirurgie am Universitätsklinikum Regensburg, Franz-Josef-Strauß-Allee 11, 93053 Regensburg, michael.nerlich@ukr.de

Neugebauer, Edmund A. M., Univ.-Prof. Dr. Prof. h. c. Dr. h. c., Präsident, Medizinische Hochschule Brandenburg Theodor Fontane, Campus Neuruppin, Fehrbelliner Straße 38, 16816 Neuruppin, praesident@mhb-fontane.de

Neugebauer, Rainer, Prof. Dr. med., ehem. Chefarzt der Unfallchirurgischen Abteilung des Krankenhauses der Barmherzigen Brüder Regensburg, Gründungsmitglied der AE, neugebauer.rainer@googlemail.com

Niethard, Fritz U., Prof. Dr. med., ehem. Generalsekretär der DGOOC/DGOU, Rote-Haag-Weg II, 32d, 52076 Aachen, funiethard@gmail.com

Oestern, Hans-Jörg, Prof. Dr. med., ehem. Chefarzt der Unfallchirurgischen Klinik am Allgemeinen Krankenhaus Celle, hans-joerg.oestern@t-online.de

Pape, Hans-Christoph, Univ.-Prof. Dr. med., Direktor der Klinik für Traumatologie, Universitätsspital Zürich, Rämistrasse 100, 8091 Zürich, hans-christoph.pape@usz.ch

Pennig, Dietmar, Prof. Dr. med., Generalsekretär der DGU und stellvertretend der DGOU, Straße des 17. Juni 106–108, 10623 Berlin, dietmarpennig@t-online.de und office@dgu-online.de

Peschel, Ulrike, Psychologin, Organisationsentwicklung, Coaching, Training, OTC GmbH, Vor dem Klausentor 4, 06217 Merseburg, kontakt@ulrike-peschel.de

Pishnamaz, Miguel, Privatdozent Dr. med., Leitender Oberarzt der Klinik für Unfall- und Wiederherstellungschirurgie, Uniklinik RWTH Aachen, Pauwelsstraße 30, 52074 Aachen, mpishnamaz@ukaachen.de

Pohlemann, Tim, Univ.-Prof. Dr. med., Direktor der Klinik für Unfall-, Hand- und Wiederherstellungschirurgie, Universitätsklinikum des Saarlandes, Gebäude 57, Kirrberger Straße, 66421 Homburg, tim.pohlemann@uks.eu

Rammelt, Stefan, Prof. Dr. med., Leiter des Zentrums für Fuß- und Sprunggelenkchirurgie, Sektionsleiter Fuß, Sprunggelenk und Kinderorthopädie am UniversitätsCentrum für Orthopädie und Unfallchirurgie, Universitätsklinikum Carl Gustav Carus an der TU Dresden, Fetscherstraße 74, 01307 Dresden, stefan.rammelt@uniklinikum-dresden.de

Raschke, Michael J., Univ.-Prof. Dr., Past-Präsident AOTrauma Deutschland, Direktor der Klinik für Unfall-, Hand- und Wiederherstellungschirurgie, Universitätsklinikum Münster (UKM), Albert-Schweitzer-Campus 1, Waldeyerstraße 1, 48149 Münster, michael.raschke@ukmuenster.de

Rehm, Klaus E., Univ.-Prof. Dr. med., Keussenstraße 12, 50935 Köln, klauserehm@gmx.de

Richter, Peter H., Privatdozent Dr. med., University Hospital Ulm, Department for Orthopedic Trauma, Albert-Einstein-Allee 23, 89081 Ulm, peter.richter@uniklinik-ulm.de

Rickert, Markus, Univ.-Prof. Dr. med., Direktor der Klinik und Poliklinik für Orthopädie und Orthopädische Chirurgie, Klinikstraße 33, 35392 Gießen, markus.rickert@ortho.uni-giessen.de

Roesgen, Michael, Privatdozent Dr. med., Silcherstraße 10, 40593 Düsseldorf, dr.m.roesgen@gmx.de

Rommens, Pol Maria, Univ.-Prof. Dr. med., em. Direktor Zentrum für Orthopädie und Unfallchirurgie, Universitätsmedizin Mainz, Langenbeckstraße 1, 55131 Mainz, prommens@uni-mainz.de

Ruchholtz, Steffen, Univ.-Prof. Dr. med., Direktor der Klinik für Unfall-, Hand- und Wiederherstellungschirurgie, Universitätsklinikum Gießen/Marburg, Baldingerstraße, 35033 Marburg, Leiter des Ausschusses TraumaNetzwerk DGU, steffen.ruchholtz@uk-gm.de

Sandner, Karlheinz, Prof. Dr. med., em. Kommissarischer Direktor der Klinik III Unfall- und Wiederherstellungschirurgie am Zentrum für Chirurgie der Universität Leipzig, profkasa@t-online.de

Schädel-Höpfner, Michael, Prof. Dr. med., Chefarzt Klinik für Unfallchirurgie, Orthopädie und Handchirurgie, Lukaskrankenhaus Neuss, Rheinland Klinikum, Preußenstraße 84, 41464 Neuss, Leiter der Sektion Handchirurgie der DGU 2012–2017, schaehoe@gmail.com

Schaser, Klaus-Dieter, Prof. Dr. med., Ärztlicher Direktor des UniversitätsCentrums für Orthopädie, Unfall- und Plastische Chirurgie sowie des Universitäts-Wirbelsäulenzentrums (UCSC; Level-1 nach DWG) am Universitätsklinikum Carl Gustav Carus Dresden, TU Dresden, Fetscherstraße 74, 01307 Dresden, kschaser@uniklinikum-dresden.de

Scheibel, Markus, Prof. Dr. med., Chefarzt Schulter- und Ellbogenchirurgie, Schulthess-Klinik Zürich, Visiting Professor, Centrum für Muskuloskeletale Chirurgie (CMSC), Charité-Universitätsmedizin Berlin, markus.scheibel@charite.de

Schmickal, Thomas, Dr. med., Chefarzt Unfallchirurgische Klinik, Klinikum Neumarkt, Nürnberger Straße 12, 92318 Neumarkt/Oberpfalz, thomas.schmickal@klinikum.neumarkt.de

Schücking, Beate A., Prof. Dr. med., Rektorin der Universität Leipzig, Rektorat, Ritterstraße 26, 04109 Leipzig, rektorin@uni-leipzig.de

Scola, Egmont, Prof. Dr. med., ehem. Chefarzt der Unfallchirurgischen Klinik am Klinikum Neumarkt in der Oberpfalz, prof.scola@gmx.de

Seekamp, Andreas, Univ.-Prof. Dr. med., Direktor der Klinik für Orthopädie und Unfallchirurgie, Universitätsklinikum Schleswig-Holstein, Campus Kiel, Arnold-Heller-Straße 3, Haus C, 24105 Kiel, andreas.seekamp@uksh.de

Seifert, Julia, Prof. Dr. med., Leitende Oberärztin am Unfallkrankenhaus Berlin, Klinik für Unfallchirurgie und Orthopädie, Warener Straße 7, 12683 Berlin, Stellvertende Leiterin Deutsche Akademie für chirurgische Fort- und Weiterbildung, BDC, julia.seifert@ukb.de

Senst, Wolfgang, Prof. Dr. med., ehem. Chefarzt der Klinik für Chirurgie, Bezirkskrankenhaus Frankfurt/Oder, wsenst@web.de

Siebert, Hartmut, Prof. Dr. med., ehem. Generalsekretär der DGU 2006–2013, Dreimühlengasse 2, 74523 Schwäbisch Hall, hrsiebert@t-online.de

Smekal, Vinzenz, Prim. Privatdozent Dr., Ärztlicher Leiter des Unfallkrankenhauses Klagenfurt, Waidmannsdorfer Straße 35, 9021 Klagenfurt am Wörthersee, Austria, Präsident der ÖGU 2022 + 2023, vinzenz.smekal@auva.at

Stöckle, Ulrich, Univ.-Prof. Dr. med., Präsident AOTrauma Deutschland, Geschäftsführender Direktor des Centrums für Muskuloskeletale Chirurgie, Charité – Universitätsmedizin Berlin, Augustenburger Platz 1, 13353 Berlin, ulrich.stoeckle@charite.de

Striepling, Enno, Dr. med., Arbeitsmedizinischer Dienst der BG Bau, Holstenwall 8–9, 20355 Hamburg, enno.striepling@amd.bgbau.de

Stübig,Timo, Privatdozent Dr. med., Oberarzt, Unfallchirurgische Klinik, Medizinische Hochschule Hannover, Carl-Neuberg-Straße 1, 30625 Hannover, stuebig.timo@mh-hannover.de

Stuby, Fabian, Prof. Dr. med., Ärztlicher Direktor BG Unfallklinik Murnau, Prof.-Küntscher-Straße 8, 82418 Murnau am Staffelsee, AeDir@bgu-murnau.de

Sturm, Johannes A., Prof. Dr. med., Geschäftsführer des AUC der DGU 2004–2019, Schlüterstraße 32, 48149 Münster, johannes.sturm@auc-online.de

Stürmer, Klaus Michael, Univ.-Prof. Dr. med., em. Direktor der Klinik für Unfallchirurgie, Orthopädie und Plastische Chirurgie, Universitätsmedizin Göttingen UMG, km.stuermer@med.uni-goettingen.de

Südkamp, Norbert, Univ.-Prof. Dr. med., Dekan Medizinische Fakultät, Albert-Ludwigs-Universität Freiburg, Breisacher Straße 153, 79100 Freiburg und ehem. Direktor der Universitätsklinik für Orthopädie und Unfallchirurgie Freiburg im Breisgau, norbert.suedkamp@uniklinik-freiburg.de

Tempka, Almut, Prof. h. c. Dr. med., Charité Universitätsmedizin Berlin, Leitende Ärztin, Centrum für Musculoskeletale Chirurgie, Sektion Rehabilitation und Physikalische Therapie, Augustenburger Platz 1, 13353 Berlin, almut.tempka@charite.de

Thietje, Roland, Prof. Dr. med., BG Klinikum Hamburg, Bergedorfer Straße 10, 21033 Hamburg, r.thietje@bgk-hamburg.de

Walcher, Felix, Univ.-Prof. Dr. med., Direktor der Klinik für Unfallchirurgie, Universitätsklinikum Magdeburg A.ö.R., Leipziger Straße 44, 39120 Magdeburg, felix.walcher@med.ovgu.de

Waßmann Stefan, Dr.-Ing., Arbeitspsychologe, Universitätsklinikum Magdeburg A.ö.R., Leipziger Straße 44, 39120 Magdeburg, stefan.wassmann@med.ovgu.de

Weise, Kuno, Prof. Dr. med., ehem. Ärztlicher Direktor der BG Unfallklinik, Tübingens, info@prof-weise.de

Wentzensen, Andreas, Prof. em. Dr. med. Dr. med. habil., ehem. Direktor der BG Klinik Ludwigshafen, awentzensen@web.de

Wenzel, Lisa, Dr. med., Leiterin des Jungen Forums O und U, Assistenzärztin für Orthopädie und Unfallchirurgie, Berufsgenossenschaftliche Unfallklinik Murnau, Prof.-Küntscher-Straße 8, 82418 Murnau am Staffelsee, lisa.wenzel@onlinehome.de

Wilbrandt, Philip, ehem. Leiter der Geschäftsstelle der AOTrauma Deutschland, Inselstraße 25, 17248 Rechlin, philip.wilbrandt@gmail.com

Windolf, Joachim, Univ.-Prof. Dr. med., Direktor der Klinik für Orthopädie und Unfallchirurgie, Universitätsklinikum Düsseldorf, Moorenstraße 5, 40225 Düsseldorf, Leiter der Sektion Handchirurgie der DGU 2006–2011, windolf@uni-duesseldorf.de

Zwipp, Hans, Univ.-Prof. Dr. med., em. Direktor der Klinik für Unfall- und Wiederherstellungschirurgie, em. Ärztlicher Direktor des UniversitätsCentrums für Orthopädie und Unfallchirurgie am Universitätsklinikum Carl Gustav Carus der TU Dresden, hans.zwipp@t-online.de

Bildnachweis

Die Bildrechte für die einzelnen Abbildungen liegen, wenn nicht anders angegeben, bei den Autoren der Beiträge.

Umschlag Rückseite (von links nach rechts):
Porträtfotografie von Carl Thiem, Gründer des Neuen Städtischen Krankenhauses von Cottbus, 1914, Autor unbekannt, (aus dem DGU-Archiv, Abdruck genehmigt 08.02.2021);
Rettungsszene mit Paul Frank mitten im Bild, aus dem Buch Paul Frank: Das Berliner öffentliche Rettungswesen, seine Entwicklung und seine jetzige Gestalt. Schoetz, Berlin, 1927 (Foto mit Genehmigung der Familie);
Unfallstation der Singer Nähmaschinen in Wittenberge in der Prignitz. Zweigwerk der Singer Company, 1904 errichtet. Ansichtskarte der Berufe, 1932 (aus dem DGU-Archiv, Abdruck genehmigt 08.02.2021)

Umschlag Vorderseite (von links nach rechts):
Tagungsführer der zweiten Deutsch-Österreichisch-Schweizerischen Unfalltagung in Berlin, Kongresshalle, vom 20. bis 22. November 1975 (aus dem DGU-Archiv, Abdruck genehmigt 08.02.2021);
Rettungsszene, Zusammentreffen des Notarztes (RTH) und des Rettungsdienstes (RTW) am Unfallort, entsprechend dem Rendezvous-System, zur Versorgung eines Schwerverletzten (Foto mit Genehmigung von Prof. A. Seekamp);
Frakturen zweier langer Röhrenknochen, Femur rechts und Tibia links sowie Thoraxtrauma mit Rippenserienfrakturen, Spannungspneumothorax mit Hautemphysem und kollabiertem linken Lungenflügel als ein vital bedrohliches Verletzungsmuster (Fotos mit Genehmigung von Prof. A. Seekamp)

Abkürzungsverzeichnis

Auf dieses wurde verzichtet, da jede Abkürzung im Sachverzeichnis aufgeführt und deren Erklärung im Text über die angegebene Seitenzahl nachlesbar ist.

Sachverzeichnis

Namensverzeichnis